SIXTH EDITION

한 권으로 끝내는

심전도 기초에서 활용까지

HUSZAR'S ECG AND 12-LEAD INTERPRETATION

KEITH WESLEY, MD, FACEP, FAEMS

탁양주 외 공역

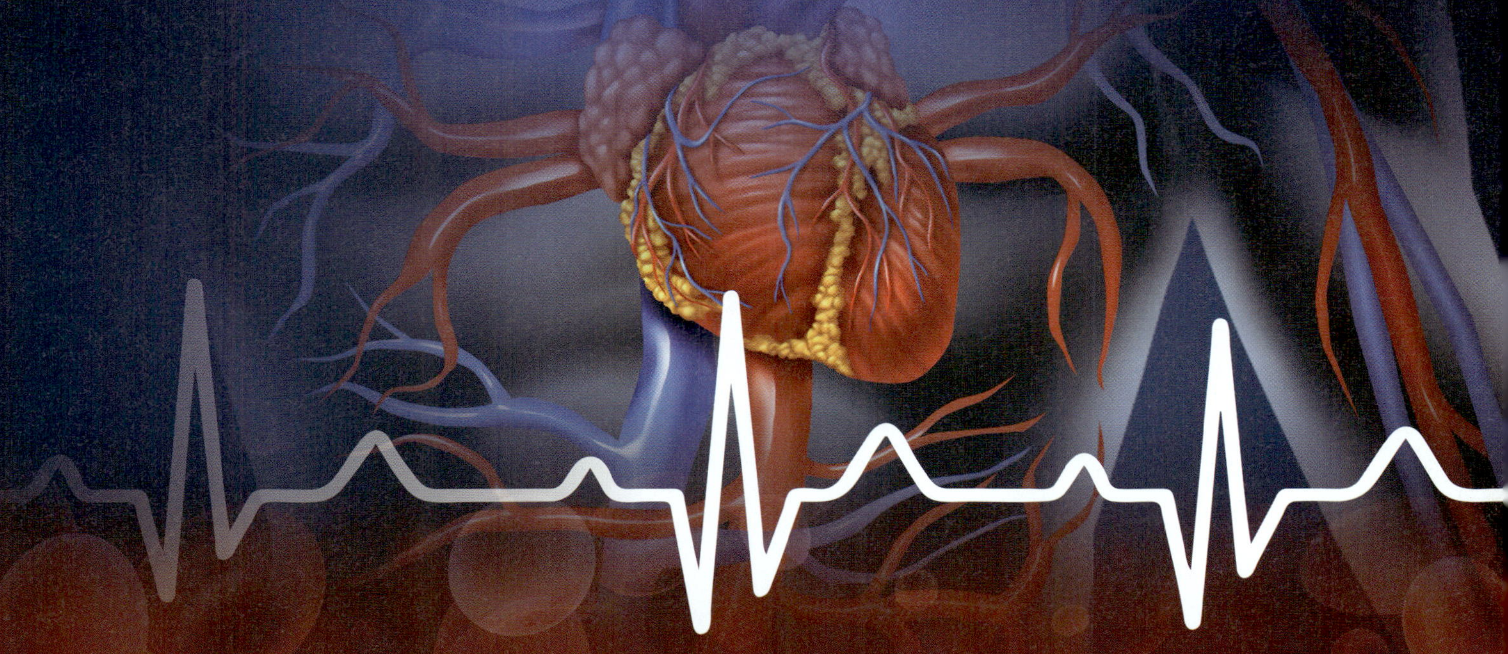

ELSEVIER

메디컬에듀케이션

Huzar's ECG and 12-Lead Interpretation, 6th edition

Publisher's note: Elsevier takes a neutral position with respect to territorial disputes or jurisdictional claims in its published content, including in maps and institutional affiliations.
ISBN: 978-0-323-71195-1

Notices

이 한국어판은 메디컬에듀케이션 책임하에 번역되었습니다. 이 책에 수록된 정보, 기법, 실험 등은 의사와 연구자들의 판단 하에 이용되거나 평가되어야 합니다. 의학 분야의 빠른 발전과 성장으로 개개 진단법과 약물 복용법의 검증도 별도로 요구됩니다. Elsevier와 저자, 편집자, 기고자들은 이 책에서 번역된 내용 또는 제품, 기법, 사용법 등으로 인해 발생하는 상해 또는 재산상의 피해에 대해 법적인 어떠한 책임을 지지 않습니다.

HUSZAR'S

ECG AND 12-LEAD INTERPRETATION

SIXTH EDITION

KEITH WESLEY, MD, FACEP, FAEMS

Medical Director
United Emergency Medical Response
Wisconsin Rapids, Wisconsin

ELSEVIER

Sixth Edition

한 권으로 끝내는

심전도 기초에서 활용까지

HUSZAR'S ECG AND 12-LEAD INTERPRETATION

2024년 8월 23일 인쇄
2024년 8월 30일 발행

저 자 Keith Wesley
역 자 탁양주 외 공역
발 행 인 이문수
발 행 처 메디컬에듀케이션(Medical Education)
등 록 제 2021-000122 호
주 소 경기도 용인시 수지구 신수로 767, B동 732호(동천동, 분당수지 U-TOWER)
이 메 일 medu@medupub.com
홈페이지 www.medupub.com
전 화 Tel. 02-6482-3461 Fax. 02-6499-3463

I S B N 979-11-6900-240-0 (93510)
정 가 35,000원

역자진

TRANSLATORS

대표역자

탁양주 한국교통대학교

공역자

(가나다순)

강광순 대전보건대학교
기은영 안산대학교
김동훈 경북도립대학교
김보균 가천대학교
김준호 대전대학교
김진욱 서원대학교
박진홍 충청대학교
방성환 부천대학교
안희정 연성대학교
유경규 대원대학교
유영건 선린대학교
이상구 경일대학교
이상한 서정대학교
이슬기 동의과학대학교
이현지 강원대학교
이효철 호남대학교
정한호 마산대학교
한승은 나사렛대학교

저자 소개

ABOUT THE AUTHOR

텍사스 타일러 출신의 Keith Wesley는 응급의학과 전문의로 1982년 브리검영 대학을 졸업한 후 1986년 휴스턴의 Baylor의과대학을 졸업하였다. 인디아나폴리스의 감리교 병원에서 전공의 수련을 마쳤으며 그곳에서 생애 첫 항공의료경험을 하였다.

Dr. Wesley는 1989년부터 위스콘신의 여러 병원에 근무하면서 응급의료에 기여하고 있으며 1992년 위스콘신주의 의료자문위원회 창립멤버로 12년간 봉사하고 있고 지난 4년간 회장을 역임하였다.

1992년부터 2004년까지 Dr. Wesley는 위스컨신 주립대학 가정의학과 전공의 수련과정의 임상조교수로 가정의학과 전공의들의 응급의료 수련을 책임지고 있다.

2006년 Dr. Wesley는 위스콘신주 응급의료체계의 메디컬 디렉터로 선출되어 활동하다가 2008년 미네소타주의 메디컬 디렉터로 자리를 옮겨 2010년까지 활동하였으며 현재는 세인트 폴 병원의 HealthEast시스템에서 응급의료이송의 책임자로 일하고 있다.

Dr. Wesley는 National Council of State EMS Medical Director의 회장을 역임하였으며 현재도 미국응급의학회 회원으로 활동하고 있다. 4권의 저서를 공동집필하였고 다수의 논문을 발표하였으며 세계적 학술회의의 주요연자로 초청받고 있다. 현재도 JEMS 학술지의 편집위원으로 활동 중이다.

미국응급의학회 정회원으로 활동 중인 Dr. Wesley는 의대와 간호대 학생 및 응급구조사와 의사들의 교육 프로그램을 만드는데 활발히 기여하고 있다.

위스콘신의 Eau Claire에서 골든리트리버 찰리와 시츄 새미와 함께 살고 있는 Dr. Wesley는 업무 외의 시간에는 경찰과 tactical paramedic으로 일하다 은퇴한 아내 카렌과 함께 여가를 즐기고 있다.

저자 서문

FOREWORD

Dr. Keith Wesley의 Huszar's ECG and 12-Lead Interpretation은 오랫동안 응급의료의 대들보이자 의학교육의 협력자 역할을 해왔다. 이 책은 임상에서 심전도 판독을 하는데 체계적인 접근을 할 수 있게 도와준다. 이번 6판 교재는 급성심장질환의 치료에 관한 새로운 지식을 반영하여 중요한 내용들을 업데이트하였다.

수년 전 Dr. Robert J. Huszar 만난 적이 있는데 그는 응급의료에서 심장질환을 어떻게 다룰지에 매우 열정적인 관심을 보였다. 그는 재치 있고 박식하며 심전도를 배우는 사람들에게 존경심을 느끼고 있었다. 1970년대 텍사스에서 내가 파라메딕을 교육할 때 항상 Dr. Huszar의 심전도 교재를 사용하였다(당시는 '응급심장진료'라는 제목이었음). 같은 응급의학과 동료 의사이며 오랜 친구인 Dr. Keith Wesley는 Dr. Huszar의 전통을 이어받아 이 교재를 한 차원 새롭게 만들어서 지금 까지 널리 이용되고 있다.

미국의 질병관리통제본부 발표에 따르면 1초마다 37명의 미국인이 심혈관질환으로 사망하고 있다. 다른 의학적 질환과 마찬가지로 심혈관질환의 치료에서 조기 진단은 매우 필수적 요소이다. 심전도는 심장발작이나 다른 생명을 위협하는 질환을 빠르게 진단하는 가장 민감도가 높은 진단법이므로, 응급의료종사자를 비롯한 의료종사자들은 심전도의 측정과 판독에 능숙할 필요가 있다. Dr. Huszar와 Wesley는 이 교재를 통해 여러분이 심전도를 이해하고 급성심장질환 환자에게 즉각적이고 효율적인 치료를 제공하도록 도와줄 것이다.

이번 6판 교재는 간결하지만 포괄적으로 심전도의 내용을 포함하도록 개정되었다. 이 책은 심전도를 측정하고 판독하는 모든 의료종사자들의 교육이나 참고자료로 탁월한 교재이다.

Bryan E. Bledsoe, DO, FACEP, FAEMS
네바다 대학 응급의학 및 손상의학과 교수

일러두기

PREFACE

이 교재는 의사, 간호사 및 응급의료종사자들에게 심전도 판독의 기본지식을 알려주기 위해 만들어졌다. 또한 부정맥에서 환자의 임상증상과 징후 및 적절한 치료가 얼마나 중요한지를 알려주고 있다.

심전도 감시와 간편한 12유도 심전도 측정은 급성관상동맥증후군 환자의 진단과 치료에 핵심적인 술기가 되고 있다. 따라서 본 교재의 일부에서 급성관상동맥증후군 환자의 12유도 심전도 판독을 다루고 있으며 병태생리와 임상증상 및 징후, 치료에 관해서도 언급하고 있다.

각 심전도 리듬은 특징적 소견을 소개하는 표와 함께 전형적인 소견을 먼저 보여준 다음 구체적인 설명과 함께 다양한 소견 및 예외적인 소견들을 소개하고 있다. 대부분의 심전도 소견은 실제 환자의 것이므로 각 리듬의 특징적 소견을 한 심전도 판독지에 다 보여주지는 않는다.

부정맥의 치료 알고리듬은 최근의 미국심장협회 소생술 가이드라인을 근거로 작성하였으나 의학은 계속 발전하고 있고 각 지역마다 치료방침이 다를 수 있으므로 항상 이 점을 같이 고려해야 한다.

이 교재는 시각적으로 한눈에 참고할 수 있는 정보를 보여주는 방식으로 편집하였다.

심전도 키박스

ECG KEYS BOXES

부정맥의 진단과 치료는 기본적인 심전도 지식을 기본으로 하므로 심전도 키박스에서는 임상적 적응증과 약물 등 핵심정보를 제공하고 있다.

저자의 한마디

AUTHOR'S NOTES

환자의 심전도는 다양한 상황에 따라 전형적인 소견을 보이지 않을 수도 있다. 저자의 한마디에서는 Dr. Wesley가 심전도 판독 뿐 아니라 진단과 치료를 하기위해 이 부정맥에서 고려할 사항을 조언해준다. 예를 들어 Dr. Wesley는 병력청취를 할 때 통증뿐만 아니라 불편감에 대해서도 반드시 물어보라고 조언한다. 또한 다른 교재에서 권장하는 것과 다른 방법을 조언하기도 한다.

반드시 기억할 사항

TAKE-HOME POINTS

교재를 다 정독하기 어려울 때 이 부분에서 정리한 핵심내용을 숙지하면 각 장에서 제일 중요한 부분을 알 수 있다.

복습문제

CHAPTER REVIEW QUESTIONS

각 장의 주요내용을 복습하는 부분으로 부록 C의 자가학습문제와 함께 심전도 판독능력을 향상시키는 데 도움이 될 것이다. 심전도 축 결정에 관심이 많다면 부록 A를 참고하는 것이 도움이 된다. 각 장의 복습문제는 내용에서 설명한 술기 및 기본이론을 근거로 만들었으며 각 부정맥의 진단과 치료에 필요한 핵심내용으로 구성되어 있다.

역자 서문

TRANSLATOR'S FOREWORD

심장의 기능적, 형태적 이상을 진단하는 다양한 진단기법이 개발되어 사용되고 있지만 100년 전 네덜란드의 생리학자인 아인토벤이 개발한 심전도는 지금도 심장의 부정맥을 진단하는 가장 중요하고 기본적인 검사법으로 이용되고 있다. 또한 12유도 심전도는 심근경색의 진단에 가장 빠르고 표준적인 1차 검사법으로 권장되고 있으며 이 외에도 심장의 형태적 이상을 진단하는 데 보조적인 도구로 사용되고 있다. 그러므로 심전도 감시와 12유도 심전도를 빠른 시간 내에 정확하게 측정하고 심전도 리듬의 이상을 적절하게 감별하는 것은 의료인, 특히 응급의료종사자들에게 가장 기본적으로 요구되는 능력이라고 할 수 있다.

이 책은 응급의학과 전문의로써 오랜 기간 다양한 부정맥과 심장질환 환자를 경험한 저자가 심전도의 기본원리와 정상심전도의 기본구성을 알기 쉽게 설명하고 다양한 부정맥의 진단적 특징과 감별점을 상세하게 설명하여 주고 있다. 또한 12유도 심전도의 기본 구성과 이를 이용한 심근경색과 심실내 차단의 심전도 특징과 감별진단에 관하여 저자의 경험을 바탕으로 임상에서 중요한 내용을 위주로 설명해주고 있다. 각 장마다 중요한 내용은 표나 그림으로 한 눈에 알기 쉽게 요약하여 보여주고 있으며 각 장의 마지막에 반드시 기억할 사항을 정리하여 두고 있어, 처음 심전도를 공부하는 학생뿐만 아니라 의료현장에서 일하고 있는 의료인들이 곁에 두고 필요할 때 찾아볼 수 있는 용도로 사용하기 편리하게 만들어져 있다. 책의 부록에는 심전도의 축을 계산하는 다양한 방법과 심전도 리듬의 판독을 스스로 공부할 수 있는 자율평가 문제도 수록하여 본인 스스로 자신의 심전도 리듬 판독 능력을 평가할 수 있게 하였다. 이 책에 사용된 한글 의학용어는 대한의사협회 의학용어위원회의 제6판 개정판을 기준으로 하였으며 중요한 용어나 혼동을 줄 수 있는 용어는 영어로 병기하였다. 11장과 17장의 치료와 관련된 내용은 미국 내 진료지침과 저자의 미국 내 임상경험을 바탕으로 한 것이므로 국내의 진료지침과 상이할 수 있다는 것을 감안하여 우리나라 환자의 치료에 적용할 때는 참고사항으로 이용하기 바란다.

이 교재가 심전도를 공부하는 모든 분들에게 도움이 되어 심전도의 기본원리와 부정맥의 진단적 특징을 잘 이해하고 심전도 판독하는 데 어려움이 없어지고 자신감을 가지기를 기대한다. 또한 이 교재로 익힌 심전도 판독 능력이 긴박한 실제 의료현장에서 십분 활용되어 위급한 상황에서 환자의 생명을 구하는 데 중요한 도구로 사용되기를 바란다.

2024년 8월

역자 대표 **탁양주**

간편목차

CONTENTS

세부목차

CONTENTS

14 심장 구조 및 전해질이상 등에 의한 심전도 소견

15 관상동맥질환과 12유도 심전도

16 심근경색의 심전도 판독

17 급성관상동맥증후군의 진단과 치료

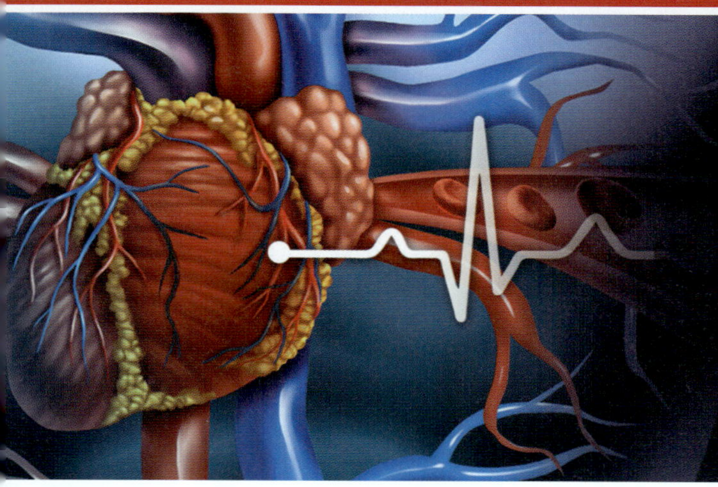

1 심장의 해부 및 생리

Anatomy and Physiology of the Heart

심장의 해부 및 생리

CARDIAC ANATOMY AND PHYSIOLOGY

심장이 존재하는 가장 중요한 목적은 몸의 순환계통을 통해 혈액을 보내는 것이다. 심장은 짝을 이루는 네 개의 방으로 이루어진 근육조직이다(그림 1.1): 위쪽의 방은 *심방*이라 부르며, 아래의 방은 *심실*이라 부른다. 위쪽에 있는 *오른심방*과 *왼심방*은 얇은 벽으로 이루어져 있고, 아래쪽에 있는 *오른심실*과 *왼심실*은 두꺼운 근육벽으로 이루어져 있다. 혈관계통과 연결되는 두 심방의 지점은 *심장바닥*이라 하고, 심실은 원뿔모양으로 *심장끝*을 형성한다. 심장의 모양을 보면 이런 배열 때문에 바닥이 위에 있고 끝이 아래에 있는 것처럼 보여 뒤집혀 있다고 생각할 수 있다(그림 1.1).

> **저자의 한마디**
>
> 심장은 내분비계통의 한 부분이다. 심장은 혈압 및 콩팥 기능을 조절하는 호르몬을 분비한다. 이 교재에서는 심장의 혈액펌프 역할만 논의하기로 한다.

심장의 구성

심장의 벽은 세 개의 조직층으로 이루어져 있다(그림 1.2):

1. **심내막** 심장의 가장 안쪽은 *심내막*이라 불리는 얇고 부드러운 층이다. 심내막은 심방과 심실의 내벽과 혈액 사이의 마찰을 감소시킨다.
2. **심장근육** 중간층은 심장근육이라 불리며 수축과 이완을 반복하는 근육으로 이루어져 있다. 심실의 근육층은 심방보다 두꺼워서 다시 두 개의 층으로 나누는데 안쪽의 반을 *심내막밑영역*, 바깥쪽의 반을 *심외막밑영역*이라고 한다.
3. **심외막** 심장의 가장 바깥층인 *심외막*은 심내막과 비슷한 부드럽고 얇은 결체조직으로 이루어져 있다. 심외막은 심장과 심장을 싸고 있는 심장막주머니 사이의 마찰을 줄여준다.

왼심실의 벽은 오른심실벽보다 3배 이상 두껍다. 심방의 벽은 심실과 같은 3개의 층으로 이루어져 있지만 중간 근육층이 심실보다 매우 얇다.

> **저자의 한마디**
>
> 심외막은 내장쪽심장막이라고도 불린다.

심장의 보호

심장은 *심장막* 혹은 *심장막주머니*라 불리는 심장을 보호하는 이중구조의 막으로 둘러 싸여 있다. 강한 바깥층인 벽쪽심장막(그림 1.2)은 허파와 가로막에 직접 닿아 있다. 가장 안쪽 심장막은 *내장쪽심장막*이라 불리며 심장의 바깥쪽과 닿아 있다. 내장쪽심장막과 벽쪽심장막 사이의 공간에는 소량의 심장막액이 들어 있다. 이 액체는 심장과 심장막주머니 사이의 마찰을 줄여준다.

아래쪽으로는 심장막이 가로막에 닿아 있고, 앞쪽으로는 복장뼈와 닿아 있으며, 뒤쪽으로는 식도, 기관 및 기관지와 닿아 있고, 위쪽으로는 대동맥, 위대정맥과 아래대정맥(합쳐서 대정맥이라 함), 양측 허파정맥과 닿아있다. 이런 식으로 심장막은 심장을 가슴에 단단히 붙여두고 심장의 움직임을 가슴세로칸(종격동) 내에서 제한하는 역할을 한다.

심장의 순환

심방중격(얇은 막으로 된 벽)이 두 심방 사이를 분리한다. 보다 두꺼운 근육벽인 심실중격은 두 개의 심실 사이를 분리한다. 이 두 가지 중격(벽)이 심장을 오른쪽과 왼쪽의 펌프시스템으로 효율적으로 구분해 준다. 각각은 심방과 심실을 구성한다.

오른심장

오른심장은 혈액을 허파순환으로 보내고 왼심장은 혈액을 온몸순환으로 보낸다. 온몸순환은 사지뿐만 아니라 심장으로 혈액을 공급하는 관상동맥순환까지 포함한다.

오른심방은 우리 몸에서 생긴 탈산소화된 혈액을 다음 두 혈관에서 공급받는다:

1. 우리 몸의 가장 큰 두 개의 정맥, 위대정맥과 아래대정맥(합쳐서 *대정맥*이라 함)
2. 심장의 뒤쪽에 있는 관상정맥동. 이 정맥은 관상동맥순환으로부터 혈액을 받아들인다.

오른심방으로 들어온 혈액은 삼첨판을 통해 오른심실로 전해진다. 그 다음에 오른심실이 탈산소화된 혈액을 허파동맥판을 통해 허파동맥을 따라 허파로 전달한다. 허파에서 혈액은 산소를 받아들이고 이산화탄소를 배출한다.

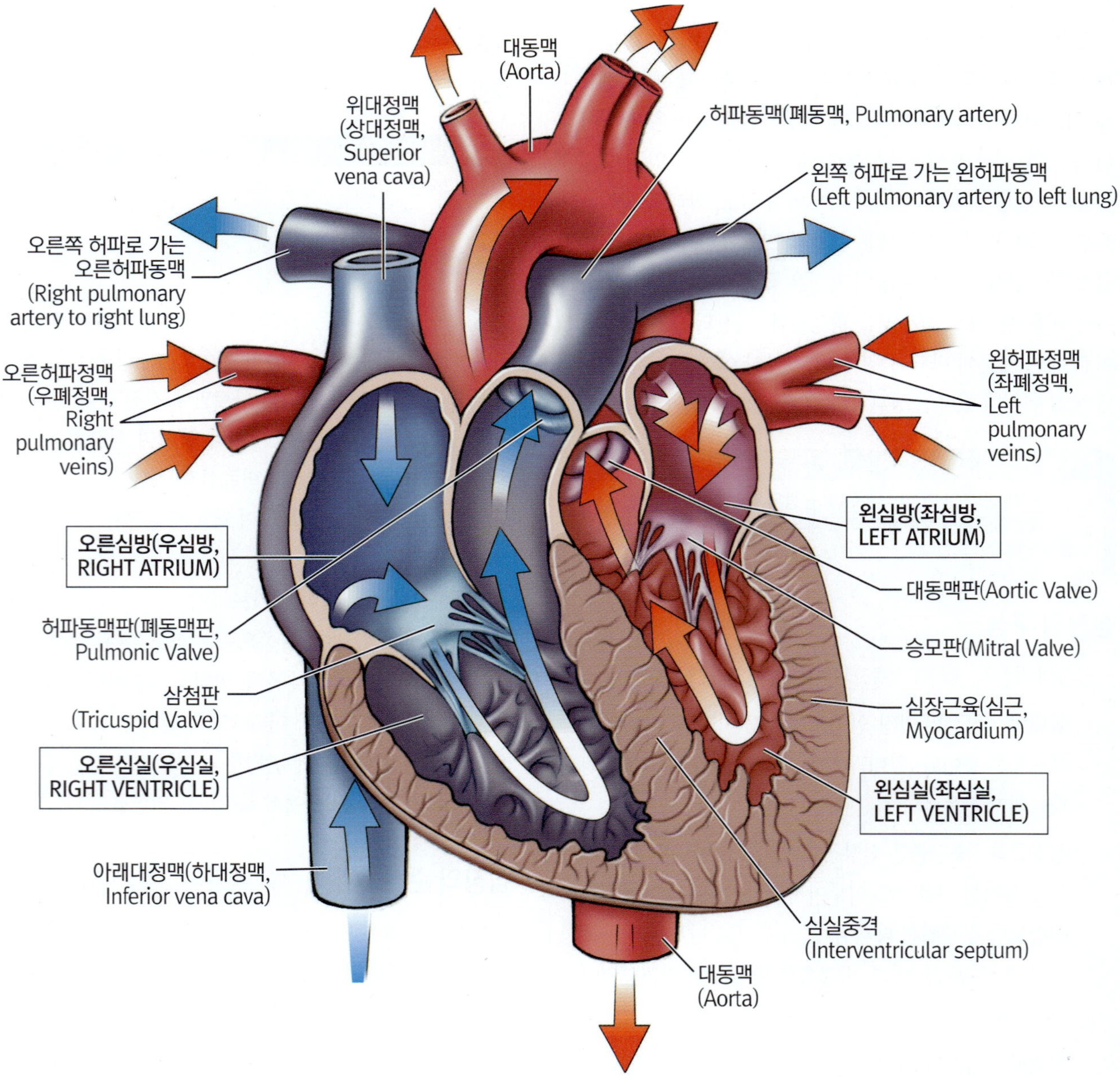

그림 1.1 심장의 해부학적 구조와 혈액순환
(Modified from Herlihy, B. (2011). *The human body in health and illness.* (4th ed.). St. Louis: Saunders.)

왼심장

왼심방은 새로 산소화된 혈액을 허파정맥을 통해 허파로부터 받아들여 승모판을 통해 왼심실로 전달한다. 왼심실은 동맥판을 통해 산소화된 혈액을 우리 몸의 가장 큰 동맥인 대동맥으로 보내며, 대동맥은 우리 몸 전체의 세포에게 산소를 전달하기 위해 심장을 포함한 온몸 구석구석까지 혈액을 전달한다.

심방과 심실의 수축과 이완

심장은 다음과 같은 율동적인 순서로 펌프작용을 반복적으로 행한다(그림 1.3):

- 제일 먼저 심방이 이완하면(심방이완기) 대정맥과 허파정맥으로부터 혈액이 들어온다. 대정맥과 허파정맥의 압력을 *전부하*라고 한다.
- 심방이 혈액으로 다 채워지면 심실이 이완하기 시작한다. 심방의 압력이 심실의 압력보다 높아지면 삼첨판과 승모판(합쳐서 *방실판막*)이 열리고 혈액이 빠른 속도로 열린 판막을 통해 심실로 들어온다.
- 심방은 방실판막을 열어두기 위한 전부하압력을 유지하기 위해 수축한다(심방수축기). 혈액은 심실의 용적을 계속 채우고 있으며 심방의 수축기 마지막, 심방과 심실의 압력이 똑같아지는 순간 삼첨판과 승모판은 닫힌다.
- 그 다음으로 심실이 급격하게 수축한다(심실수축기). 이로 인해 심실의 압력이 급격히 상승하게 된다. 삼첨판과 승모판이 완전히 닫히고 나면 대동맥판과 허파동맥판이 열리면서 혈액이 허파와 온몸순환계통으로 급격하게 분출된다.
- 그동안 심방은 다시 이완되어 혈액으로 차게 된다. 심실은 완전히 비워지자마자 다시 이완하고(심실이완기), 심실의 압력은 떨어져서 대동맥과 허파동맥판은 단단히 닫히고 삼첨판과 승모판은 열려서 심장의 체계적이고 율동적인 움직임은 다시 계속된다.

저자의 한마디

관상동맥순환은 대동맥판이 닫히는 심실이완기에 일어난다.

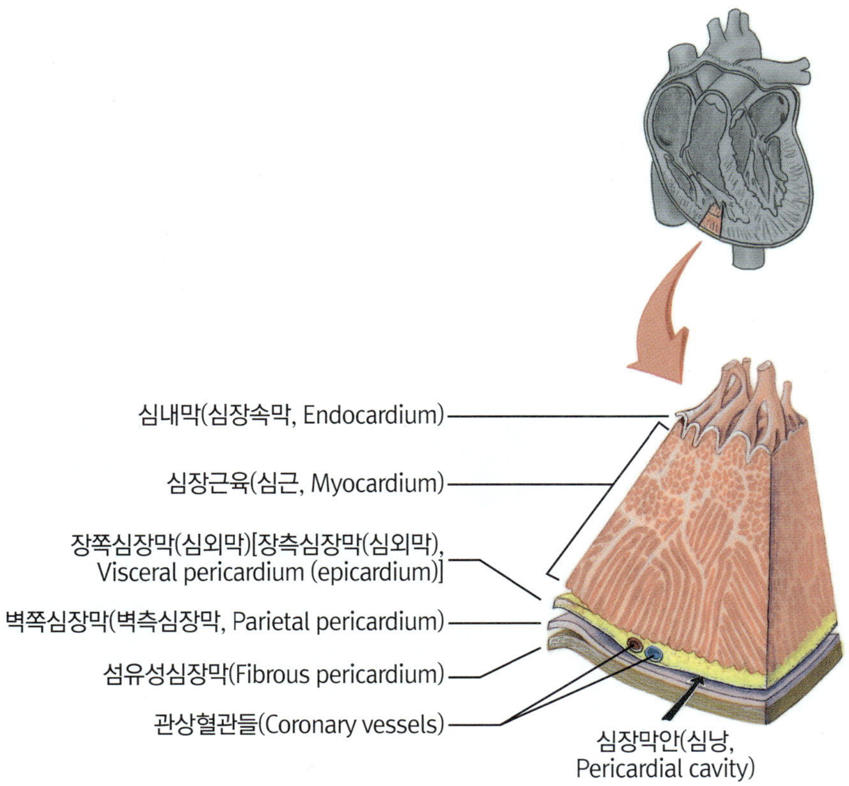

그림 1.2 심장막
(Applegate, E. (2011). *The anatomy and physiology learning system.* (4th ed.). St. Louis: Saunders.)

한번의 심실 수축과 이완을 *심장주기*라 하며 심장주기는 심방 수축의 시작 시점부터 심실 이완까지 이어진다.

심장의 전기전달체계

ELECTRICAL CONDUCTION SYSTEM OF THE HEART

심장의 전기전달체계는 다음 구조로 이루어진다(그림 1.4):

- 동방결절
- 동방결절과 방실결절 사이의 전도로 및 심방내 전도로 (Bachmann's bundle)
- 방실결절과 히스다발로 이루어진 방실접합부
- 오른방실다발갈래와 왼방실다발갈래 및 앞쪽다발과 뒤쪽다발이라 불리는 왼방실다발갈래의 앞쪽과 뒤쪽 작은 전도로
- 푸르킨예 섬유망

동방결절은 위대정맥이 오른심방으로 들어오는 입구 부근에 위치한다. 동방결절은 전기적 신호를 자율적이고 규칙적으로 생성하는 페이스메이커 세포로 이루어져 있다. 이 자극은 심방과 심실을 타고 전달되어 심장의 수축을 유발한다(그림 1.5).

동방결절과 방실결절 사이의 전도로는 오른심방벽을 통해 앞쪽, 중간, 뒤쪽 세 개의 결절간 전도로로 이루어져 있다.

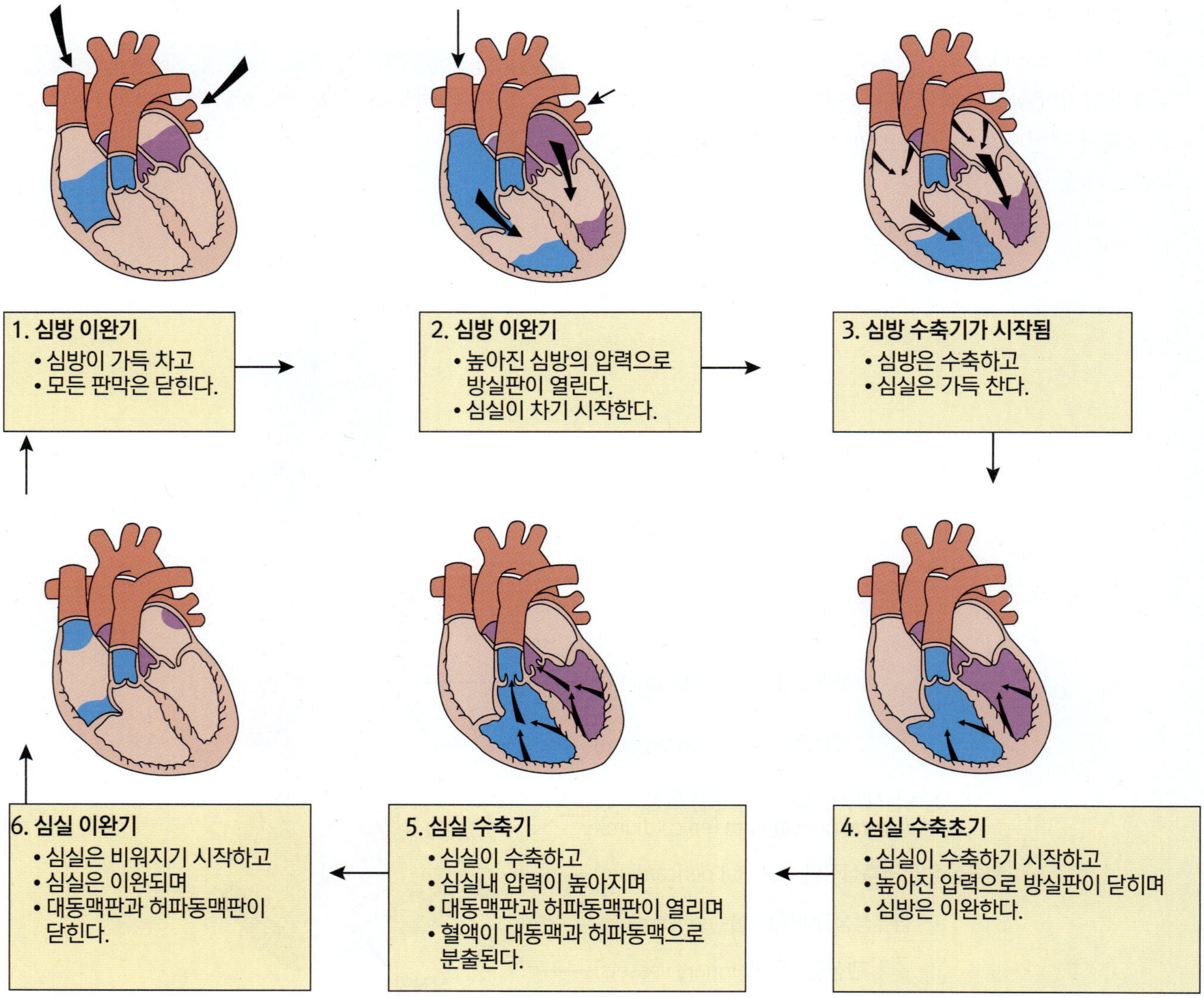

그림 1.3 심실의 이완기와 수축기

(VanMeter, K. C. & Hubert, R. J. (2014). *Gould's pathophysiology for the health professions.* (5th ed.). St. Louis: Saunders.)

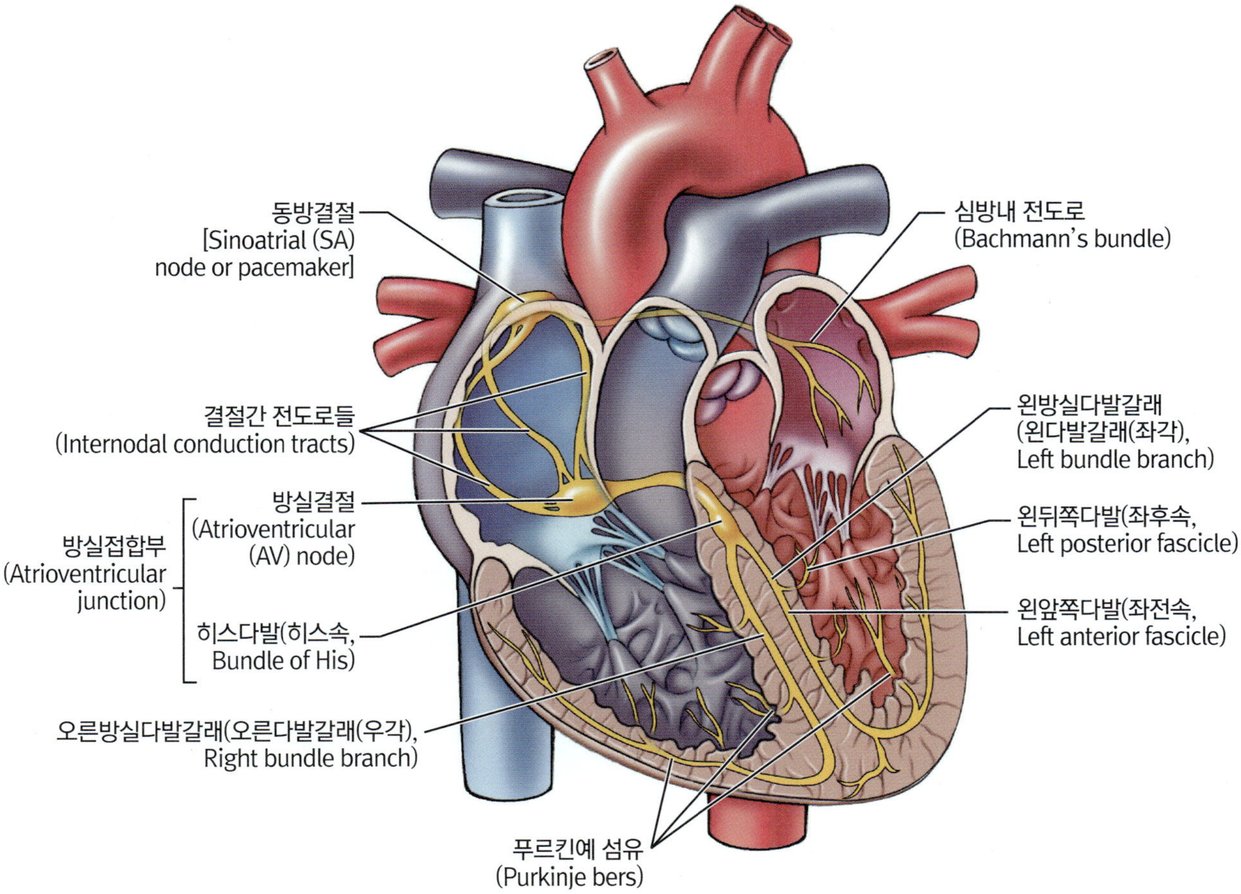

그림 1.4 심장의 전기전도로

(Modified from Herlihy, B. (2011). *The human body in health and illness.* (4th ed.). St. Louis: Saunders.)

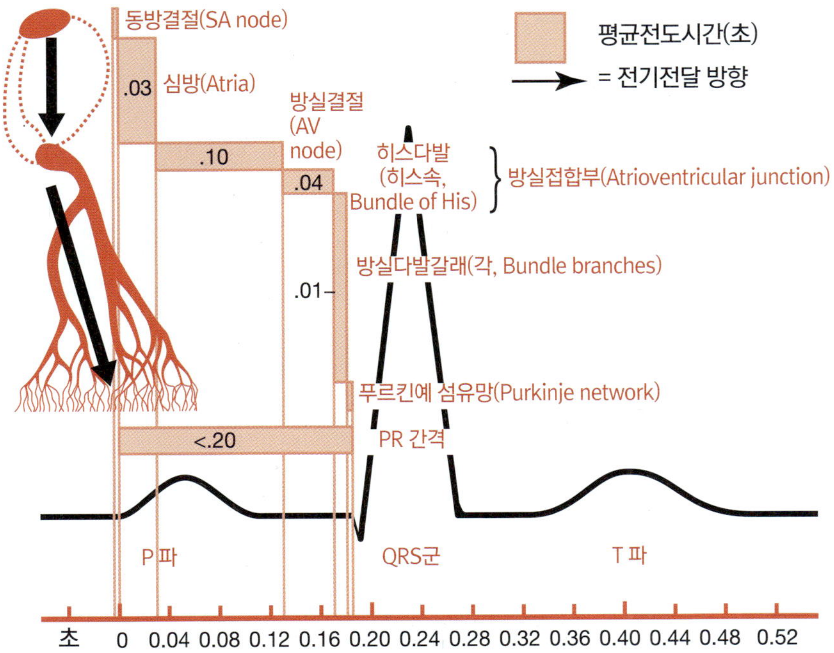

그림 1.5 심장의 전도로를 통한 전기의 전달시간

이 전도로는 동방결절의 전기자극을 방실결절까지 0.03초만에 전달한다. 심방내 전도로(Bachmann's bundle)는 앞쪽 결절간 전도로의 가지로서 심방 전체를 거쳐 동방결절의 자극을 왼심방으로 전달한다.

방실접합부의 전방부를 형성하는 방실결절은 일부는 관상정맥동의 입구 앞쪽인 심방중격의 오른쪽에 위치하고 일부는 삼첨판의 기저부 바로 위쪽에 있는 심실중격의 위쪽 부분에 놓여 있다. 방실결절은 세 부분으로 이루어진다:

1. **심방결절 영역.** 심방의 아래부분과 결절 사이에 위치하는 작은 부분으로 방실결절의 위쪽을 형성한다.
2. **중간결절 영역.** 방실결절의 중간에 있는 가장 크고 중요한 부분으로 이 부분에서 전기의 전달이 느려진다.
3. **결절-히스 영역.** 가장 아래쪽에 있는 방실결절과 히스다발 사이에 있는 작은 부분을 결절-히스 영역이라 한다. 심방결절 영역과 결절-히스 영역은 페이스메이커 세포를 가지고 있으나(이 장의 끝부분에 기술됨) 중간결절 영역은 페이스메이커 세포가 없다.

방실결절의 기본적 기능은 심방에서 온 전기자극을 히스다발로 가장 효율적으로 전달하기 위해 심실 안에 혈액이 다 찰 때까지 전기전달속도를 늦추는 것이다. 섬유조직으로 된 고리가 심실과 나머지 심방 사이를 차단해서 방실결절을 통해서만 전기자극이 심실로 전달되게 해 준다. 심실과 심방 사이에 추가로 전기를 전달하는 부전도로에 관해서는 뒤에서 설명하도록 한다.

전기자극은 방실결절을 통과하면서 속도가 느려져서 히스다발까지 도달하는데 0.06~0.12초가 걸린다. 방실결절에서 전기전달속도가 느려지는 이유는 심실이 수축하기 전에 심방은 완전히 수축해서 비워지고, 심실은 완전하게 채워지게 하기 위해서이다.

방실접합부의 가장 아래쪽에 있는 히스다발은 심실중격의 위쪽에 위치하며 방실결절과 왼방실다발갈래 및 오른방실다발갈래를 연결한다. 전기자극이 히스다발에 도달하면 자극은 빠른 속도로 심실로 연결되어 왼방실다발갈래 및 오른방실다발갈래로 전달된다.

왼방실다발갈래 및 오른방실다발갈래는 히스다발에서 유래하며 푸르킨예 섬유까지 합쳐서 심실의 히스다발–푸르킨예 전도계라고도 알려져 있다. 심실의 페이스메이커 세포는 이들 히스다발–푸르킨예 전도계에만 존재한다.

왼방실다발갈래 및 오른방실다발갈래는 작은 가지로 나뉘어서 심실 전체의 심장내막에 존재하는 푸르킨예 섬유망과 연결되어 전기자극을 전달한다. 푸르킨예 섬유의 끝은 심장근육세포에 연결되어 전기자극의 전달을 마친다.

심장의 세포들

CARDIAC CELLS

심장의 세포는 수축을 담당하는 심장근육세포와 전기전달체계를 이루는 페이스메이커 세포의 두 종류로 이루어져 있다(그림 1.6, 표 1.1).

심장근육세포

심장근육은 실린더 모양이며 끝 부분은 두 개 이상의 가지로 나뉜다. 이 가지들은 주변 세포들의 끝부분과 연결되어 융합체(syncytium)라는 세포들의 결합체를 만든다. 세포들

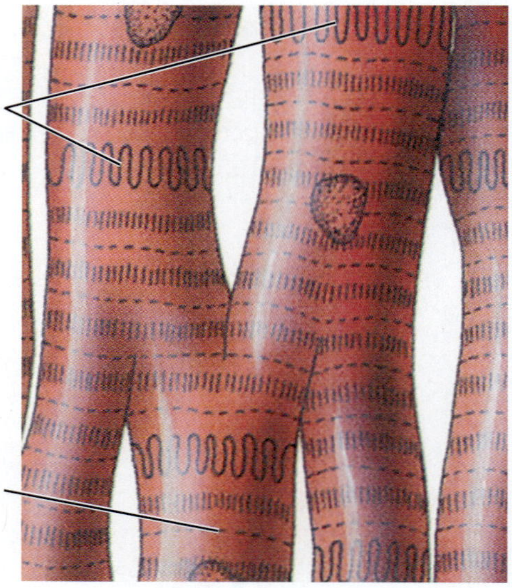

그림 1.6 심장의 세포들
(Modified from McCance, K. L. & Huether, S. E. (2015). *Pathophysiology: The biologic basis for disease in adults and children.* (5th ed.). St. Louis: Mosby.)

표 1-1 심장세포와 그 기능

유형	주요 기능
심장근육세포	수축과 이완
페이스메이커 세포	전기자극의 생성 및 전도

이 연결되는 부위에는 다른 세포에 없는 사이원반(intercalated disk)이라 불리는 특수한 막이 존재한다. 이 막에는 틈새이음(gap junction)이라 불리는 약한 전기저항이 존재하는데 이 저항으로 인해 전기는 다른 세포로 매우 빨리 전달된다. 심장의 세포가 전기자극을 전달하는 기능을 전기전달능이라고 한다.

모든 심장근육세포는 반투과성 막으로 싸여 있고 이 막을 통해 이온이라 불리는 전하를 띤 화학입자들이 세포 안팎으로 움직여서 심장이 수축하고 이완하게 한다.

> **저자의 한마디**
>
> 투과성 세포막을 통해 이온이 자유롭게 움직이며 불투과성 세포막은 이온이 통과하지 못한다. 반투과성 세포막은 특정 이온의 투과만 허용한다.

심장근육세포는 심방과 심실의 두꺼운 근육층을 형성하며 이 세포들은 액틴과 미오신이라는 가는 근원섬유로 이루어져 있다. 근원섬유들은 심장근육의 수축기능을 담당하며 전기자극에 의해 빠른 시간에 수축과 이완을 반복한다.

> **저자의 한마디**
>
> 심장근육의 수축력은 디기탈리스 등 심장근육 수축을 자극하는 약물이나 정맥환류량 증가, 운동, 흥분, 저혈량증 등 생리적 상황에 의해 커진다. 반대로 프로카인아미드, 퀴니딘, 베타차단제, 칼륨 등 약물이나 저칼슘혈증, 갑상샘저하증 등 상황에서는 수축력이 약해진다.

페이스메이커 세포

전기전달체계의 페이스메이커 세포는 심장근육과 달리 근원섬유가 없으므로 수축기능이 없다. 대신 심장근육보다 더 많은 틈새이음을 가지고 있어 심장근육세포보다 적어도 6배 이상 전기자극을 더 빨리 전달한다. 또한 전기를 스스로 생성할 수 있는 능력, 즉 전기생성능을 가진다.

심장의 전기생리

ELECTROPHYSIOLOGY OF THE HEART

인체의 심장은 전기자극에 의해 조절된다. 심장의 페이스메이커 세포는 전기자극을 생성하고 전달하는 기능을 가진다. 심장근육세포는 수축하는 기능 이외에도 페이스메이커 세포보다 덜 효율적이긴 하지만 주변세포로 전기를 전달하는 기능도 있다. 전기자극은 세포막을 통해 양전하를 띤 이온(주로 나트륨과 칼륨 이온이고 칼슘도 약간 작용)이 안과 밖으로 이동하면서 전달된다. 매 순간 세포 안과 밖의 이온들의 농도 차이에 의해 전위가 발생하며 mV로 표시한다.

> **저자의 한마디**
>
> 심장근육세포와 페이스메이커 세포 모두 전기를 전달하므로 이들을 합쳐 심장세포라고 부른다.

심장세포의 안정상태

안정상태에서 심장세포는 양이온들이 세포막을 둘러 싸고 있으며 세포막 안쪽에는 동일한 수의 음이온이 존재한다. 이렇게 양이온과 음이온이 마주보고 있는 상태를 분극되었다(polarized)고 한다. 50야드 라인 선상에 마주보고 두 경쟁 풋볼 팀이 정렬된 것처럼 양이온과 음이온이 이와 같이 정렬되면 휴식세포들은 *분극*되었다고 말한다(그림 1.7).

심장세포가 안정상태에 있을 때는 양이온(양전하의 나트륨이온(Na^+))은 세포막 밖에 고농도로 존재하고 세포막 안에는 다양한 음이온들(특히, 유기인, 유기황과 단백질 등의 음이온)과 약간의 칼륨이온(K^+)이 존재한다. 양이온은 양전하를 음이온은 음전하를 운반하므로 세포막 안쪽은 음전하를 바깥쪽은 양전하를 띠게 되어 이러한 조건하에서, 세포막 사이에는 음성 막전위가 존재한다. 이러한 전압차는 세포막이 세포밖에서 양으로 하전된 나트륨이온 또는 세포 안에서 음으로 하전된 인, 황, 단백질을 투과할 수 없기에 가능하다.

안정상태에서 세포막 사이에 존재하는 전압차는 *안정막전위*(resting membrane potential)라고 한다. 심장세포의 안정막전위는 일반적으로 -90 mV 정도이다. 안정막전위가 음성인 이유는 세포막의 바깥쪽에 양이온이 더 많이 존재하기 때문이며 이 전위가 양성이라면 양이온이 세포 안에 더 많이 존재하는 것을 의미한다.

탈분극과 재분극

전기자극을 받으면 극성을 띤 심장세포의 세포막은 나트륨 양이온을 투과시켜 나트륨 양이온이 세포 안으로 들어오며, 이로 인해 세포 안의 음전하가 줄어들게 된다.

이렇게 안정상태의 극성을 띤 세포의 전위가 바뀌는 것을 *탈분극*(*depolarization*)이라고 한다(그림 1.8). 안정상태의 -90 mV의 막전위가 -65 mV까지 떨어지면 빠른 나트륨통로라고 불리는 세포막의 큰 통로들이 열린다. 이 통로들은 나트륨이 세포막을 빠르고 자유롭게 통과하게 해 주며 결과적으로 나트륨 양이온들이 세포 안으로 밀려들어오게 되고 세포 안은 빠르게 이

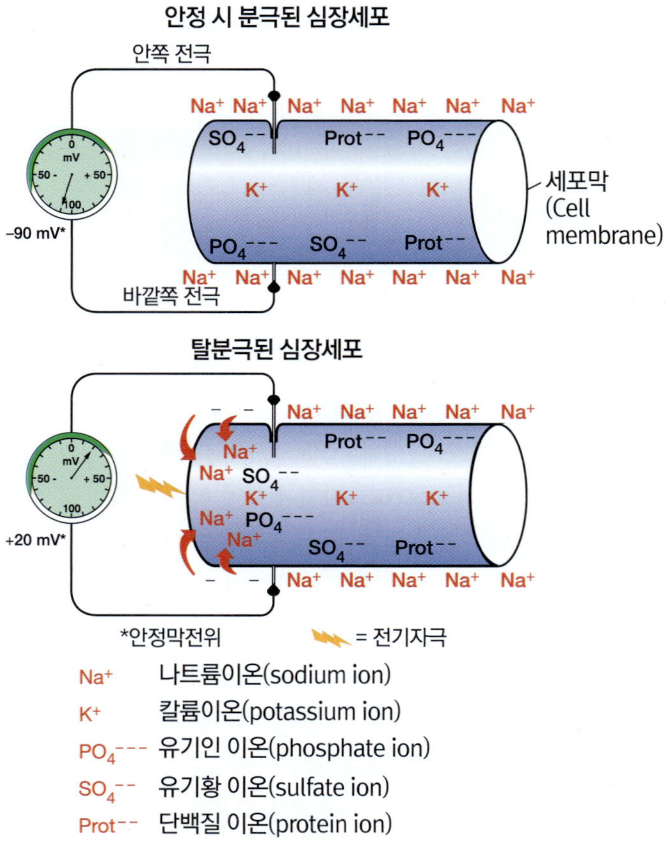

그림 1.7 분극 혹은 탈분극된 심장세포의 막전압

전보다 더 양전하를 띠게 된다. 세포 안과 밖의 나트륨이온의 농도가 같아지면 세포막전위는 0 mV까지 떨어지고 심장근육세포는 탈분극 상태가 된다. 나트륨이온이 계속 세포안으로 밀려들어오면 세포막의 전위는 일시적으로 +20~+30 mV까지 올라간다(지나치기(overshoot)).

나트륨통로는 심장근육세포는 존재하지만 페이스메이커 세포에는 존재하지 않는다. 페이스메이커 세포에는 세포막 전위가 -50 mV 일 때 열리는 느린 칼슘-나트륨통로가 존재한다. 탈분극 동안 이 통로를 통해 칼슘과 나트륨 양이온이 세포 안으로 느린 속도로 들어온다. 이로 인해 빠른 통로를 가진 심장근육세포에 비해 탈분극이 느린 속도로 일어난다.

심장근육세포가 탈분극되는 순간 세포 안의 칼륨이온이 세포 밖으로 나가면서 원래의 안정막 상태로 돌아가는 일련의 과정이 시작된다. 이 재분극(그림 1.8) 과정은 세포막을 통한 나트륨, 칼슘 및 칼륨 이온의 복잡한 교환에 의해 이루어진다.

저자의 한마디

안정상태의 분극된 세포막의 바깥쪽 전압은 탈분극된 세포막의 바깥쪽 전압보다 음전하를 적게 띠며 이 전위차에 의해 세포들의 탈분극과 재분극을 유발하는 전기의 흐름이 시작된다.

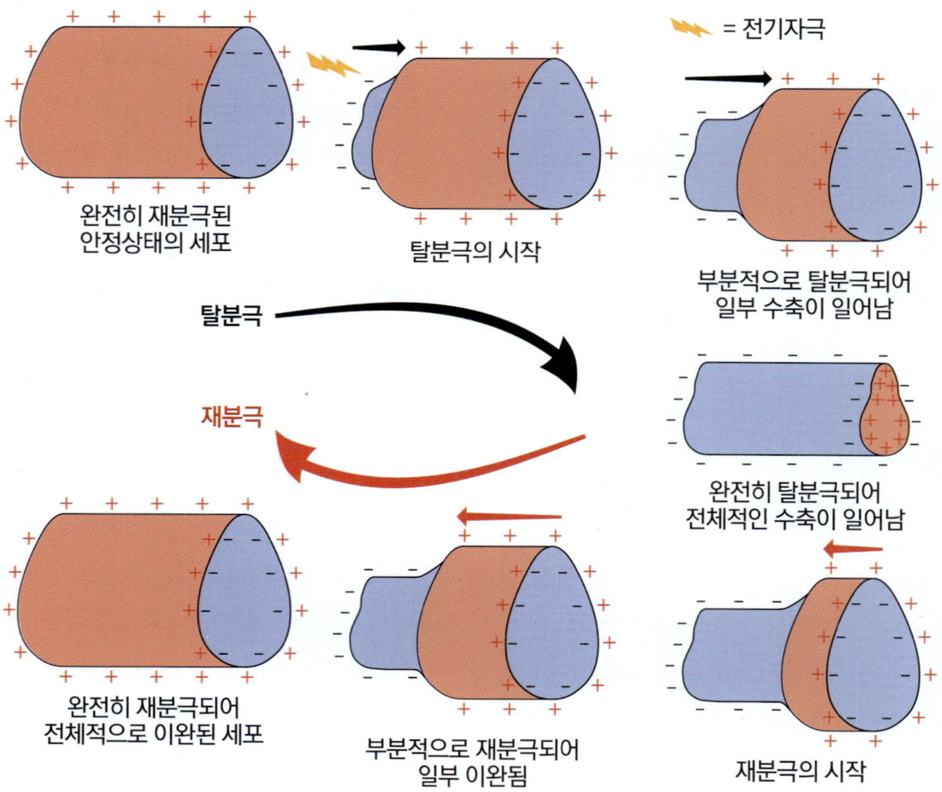

그림 1.8 심장세포의 탈분극과 재분극

하나의 심장세포가 탈분극되면 이 전기자극에 의해 옆에 있는 세포의 탈분극이 촉진된다. 심장근육세포의 탈분극은 심장근육의 수축을 일으키며 이 자극을 계속 옆으로 전파하고 페이스메이커 세포의 탈분극은 주변 페이스메이커 세포로 자극을 전달한다. 이러한 세포들의 탈분극의 흐름을 통해 전기적 에너지가 생성되며 이 전기에너지는 심장에 흐르는 전류로 측정된다.

> **저자의 한마디**
>
> 페이스메이커 세포의 전류는 심장근육세포에 비해 매우 적으므로 심전도(ECG) 기계에는 심장근육세포의 전류만이 측정된다.

역치전위

심장근육세포는 다시 탈분극되기 위해 원래의 안정막 상태(-90 mV)까지 재분극될 필요는 없다. 동방결절과 방실결절의 세포들은 -30~-40 mV 정도만 재분극되어도 탈분극이 가능하다. 다른 심장의 세포들은 -60~-70mV 정도면 탈분극이 가능하다. 세포가 탈분극되기 위해 필요한 재분극의 수준을 역치전위라고 한다.

> **저자의 한마디**
>
> 심장근육세포는 페이스메이커 세포보다 역치가 높으며(즉 더 음(-)의 역치전위를 지니며), 이로 인해 심장의 전기신호가 전도될 때 주어진 전기전도로를 통하는 것이 가장 우선적이고 효율적인 전도방법이 될 수 있다.

활동전위

활동전위란 탈분극과 재분극을 통해 세포막의 전위가 바뀌는 것(양전위에서 음전위로)을 말한다. 이러한 전위의 변화는 다섯 단계로 나뉘어 도식적으로 표현할 수 있다: 0단계에서 4단계(그림 1.9):

- **0단계.** 0단계는 활동전위가 역치전위에 도달할 때까지 높고 가파르게 상승하는 곡선을 보이는 단계로 이로 인해 빠른 나트륨통로가 열려서 나트륨이 빠르게 세포 안으로 들어온다. 양이온이 세포 안으로 유입되므로 세포 안은 전기적으로 양극이 된다. 상승곡선을 보이는 동안 세포는 탈분극되고 수축한다.
- **1단계.** 1단계 중에(초기 빠른 재분극 기간) 빠른 나트륨통로는 닫히고 세포 안으로 나트륨이 들어오는 것은 중단되며 대신 칼륨이 세포 밖으로 나간다. 결과적으로 세포 안의 양이온이 줄어들어 세포막전위는 0까지 떨어진다.
- **2단계.** 2단계는 지속적인 평탄한 곡선을 유지하는 단계로 이 기간 동안 심장근육세포가 천천히 재분극된다. 이 단계는 서서히 진행되며 이로 인해 심장근육이 완전히 수축을 하고 이완을 시작할 수 있다. 2단계 동안 막전위는 0 mV 정도를 유지한다. 세포막을 통한 복잡한 이온교환이 이루어지는데 칼슘과 나트륨은 서서히 세포 안으로 들어오고 칼륨은 세포 밖으로 나간다.

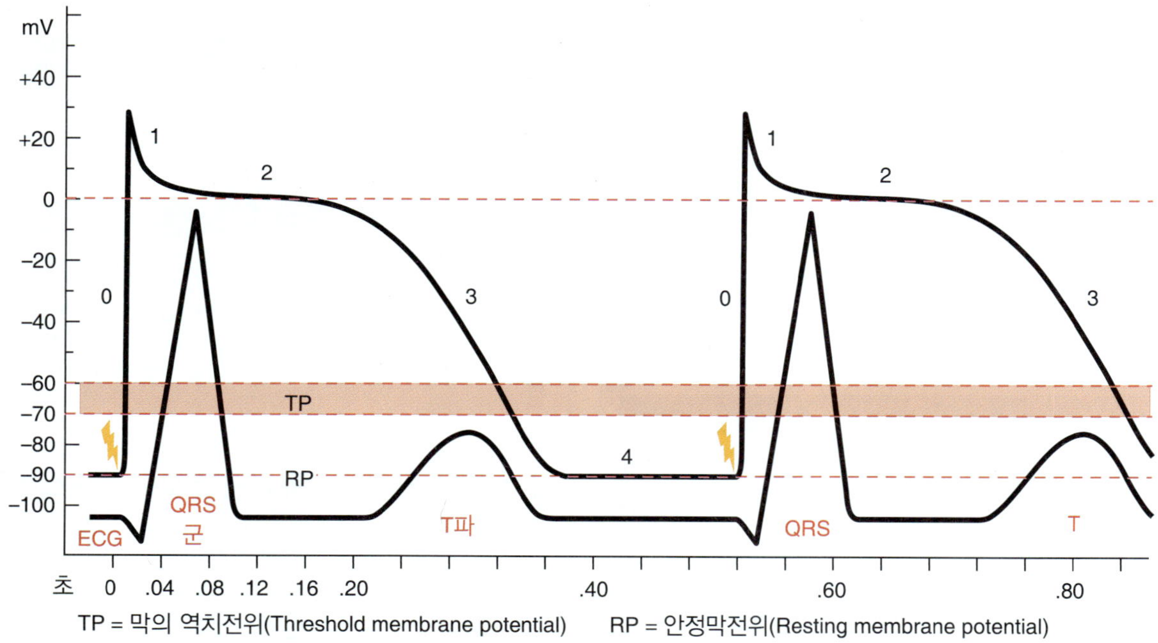

그림 1.9 심장근육세포의 활동전위

- **3단계.** 3단계는 빠른 재분극의 마지막으로 이 기간 동안 세포 안은 음극이 되고 막전위는 원래의 -90 mV의 안정막 상태로 되돌아간다. 이 변화는 주로 칼륨이 세포 밖으로 나가는 것에 의해 일어난다. 재분극은 3단계가 끝날 때 완성된다.
- **4단계.** 4단계가 시작되면(활동전위 사이 단계) 세포막은 안정상태로 돌아가고 세포막의 안은 -90 mV 정도의 최대치의 음전위를 유지한다. 그러나 세포 안에는 나트륨이 과잉으로 남아 있고 세포 밖은 칼륨이 과잉으로 존재한다. 이때 나트륨–칼륨 펌프가 작동하여 세포 안의 나트륨은 내보내고 세포 밖의 칼륨은 세포 안으로 들여보낸다. 이 펌프와 세포막의 불투과성으로 인해 활동전위 사이에 안정적인 막전위 상태가 유지된다.

불응기

심장세포의 불응기는 심장 활동전위 0단계가 시작되는 시점부터 3단계가 끝나는 지점까지이다. 심전도상 이 기간은 QRS군의 시작부터 T파의 끝까지이다.

불응기는 절대적 불응기와 상대적 불응기로 나뉜다(그림 1.10). 절대적 불응기(ARP)는 전체 불응기의 2/3 정도이며 0단계 시작점부터 3단계가 끝나는 지점, 즉 T파의 최고점까지이다. 이 기간 동안 (완전 탈분극 상태인) 심장세포는 재분극을 하고 있는 과정에 있기 때문에 역치자극에도 탈분극할 수 없다. 다시 말하면 불응기 동안 심장근육세포는 수축하지 못하며 전기전도계의 세포들은 탈분극할 수 없다.

상대적 불응기(RRP)는 불응기의 나머지 1/3 기간인데 보통 3단계의 후반 1/2 기간, 즉 T파의 하향곡선 기간이다. 이 기간 동안 심장세포는 이미 재분극되고 있으므로 충분히 강한 자극이 주어지면 탈분극할 수 있다. 이 시기는 *재분극의 매우 불안정한 기간(vulnerable period of repolarization)*이라고 알려져 있다.

불응기

심장세포가 탈분극을 시작해서 재분극이 끝나기까지의 기간으로 자극에 의해 탈분극되지 않는 시기이다.

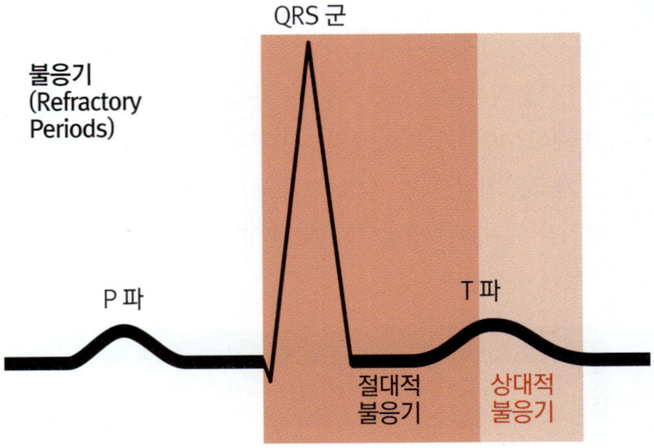

그림 1.10 불응기

자동능

심장세포가 4단계 기간에 스스로 탈분극하는 능력을 *자동능*이라고 한다. 자동적으로 탈분극하기 위해서는 세포막이 4단계 기간에 나트륨이온을 투과하여 음전위를 역전시키고 역치자극에 도달해야만 한다. 역치자극에 도달하자마자 세포는 빠른 속도로 탈분극되며(0단계), 탈분극의 속도는 4단계의 탈분극 곡선의 기울기에 따라 달라진다(그림 1.11). 4단계 탈분극의 기울기가 가파를수록 탈분극의 속도는 빨라지고, 심장의 자극생성속도(firing rate)도 빨라지며, 기울기가 완만하면 탈분극 속도는 느려지고 자극생성속도도 느려진다.

자동능

외부자극 없이 스스로 역치전위에 도달해서 자발적으로 완전히 탈분극할 수 있는 심장세포의 고유한 능력

저자의 한마디

교감신경계통 활동 및 카테콜아민 투여의 증가는 4단계의 탈분극 곡선이 가파르게 되어 심장 페이스메이커 세포의 자동능이 증가하고 자극생성속도가 증가한다. 반대로 부교감신경계통이 활성화되거나 4단계 탈분극 곡선의 기울기를 완만하게 하는 약이 투여되면 자동능은 감소하고 자극생성속도도 줄어든다.

심장의 주된 페이스메이커와 보충 페이스메이커

앞서 이야기 한 바와 같이 심장의 페이스메이커 세포들은 자동능을 가진 심장 전도계의 특별한 세포들이다. 이 세포들은 동방결절, 결절간 심방전도로(internodal atrial conduc-

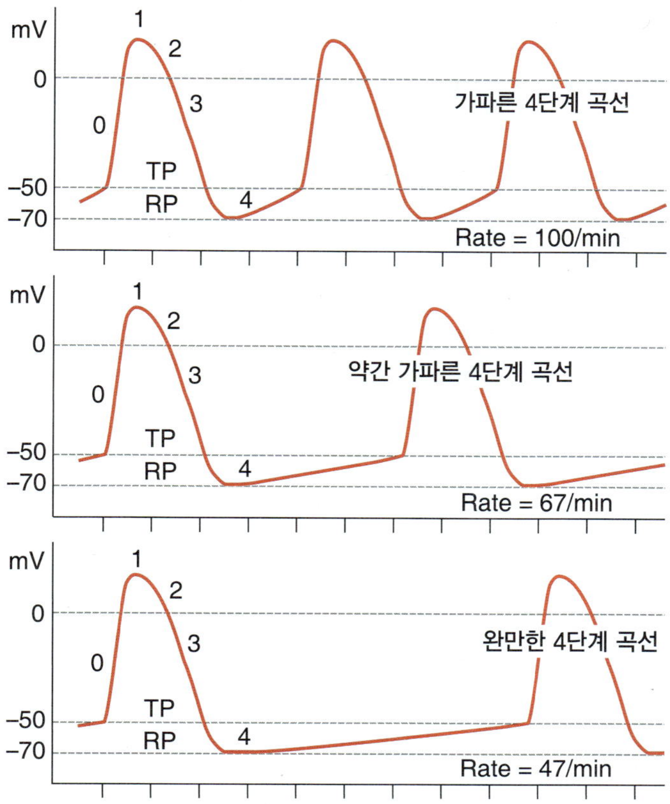

그림 1.11 페이스메이커 세포의 활동전위. 자발적인 탈분극의 속도는 4단계 곡선의 경사도에 따라 다르다. *RP*, 안정막전위; *TP*, 역치전위

tion tracts) 방실결절, 히스다발, 방실다발갈래, 푸르킨예 섬유에 존재한다. 동방결절의 페이스메이커 세포는 빠른 자극 생성속도(60~100회/분)를 가지기 때문에 일반적인 상황에서는 심장의 주된 페이스메이커로 작용한다(그림 1.12). 전도계의 다른 페이스메이커 세포들은 느린 속도의 자동능을 가지고 있으므로 동방결절이 작용하지 않을 때에만 작용한다. 때문에 이들은 *보충 페이스메이커 세포*(*escape pacemaker cell*)라고 불린다.

정상적으로 심장의 박동은 가장 상위 페이스메이커에 의해 조절된다. 매번 가장 우위의 페이스메이커 세포가 전기적 자극을 내려보내므로 상대적으로 느리게 자극을 생성하는 보충 페이스메이커 세포들은 스스로 탈분극하기보다 이 자극에 반응하여 탈분극된다. 이 현상을 초과박동성 억제(overdrive suppression)라고 한다.

동방결절은 가장 상위의 자동능을 가지고 있으므로 정상적으로 심장의 주된 우월한 페이스메이커이다(그림 1.11); 즉, 동방결절의 자동능의 속도(분당 60~100회)가 다른 페이스메이커 세포의 자동능의 속도보다 빠르다.

만약 동방결절이 정상적 속도로 탈분극하지 못하거나 기능을 멈추는 상황, 혹은 어떤 이유에서든 동방결절의 자극이 전달되지 못하는 상황이 되면, 예를 들어 방실결절의 보충 페이스메이커 세포들이 심장의 페이스메이커 역할을 하게 되지만 속도는 더 느리다(분당 40~60회). 만약 방실결절이 이 기능을 하지 못하면 방실결절 하부의 페이스메이커나 심실의 페이스메이커가 더 느린 속도(분당 40회 이하)로 이 역할을 하게 된다.

동방결절이나 다른 페이스메이커 세포들이 정상적으로 전기자극을 내보내는 속도를 *페이스메이커의 고유 속도*(*inherent firing rate*)라고 한다. 보충 페이스메이커 세포에서 유래한 심장박동을 *이탈박동* 혹은 *보충리듬*이라고 하며 어떤 페이스메이커에서 시작했는지(예를 들어, 방실접합부 혹은 심실) 구분할 수 있다.

기외 전기자극 생성의 기전

어떤 상황에서는 페이스메이커 세포인가 아닌가에 상관없이 심장의 일부 세포가 추가적인 전기자극을 생성하기도 한

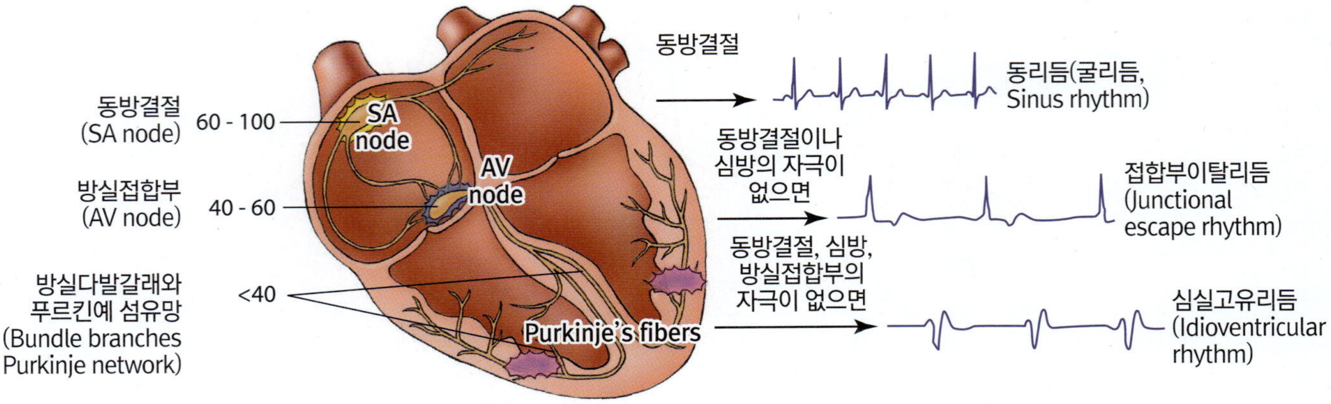

그림 1.12 심장의 주된(dominant) 페이스메이커와 보충(escape) 페이스메이커

다. 이 활동은 정상적인 전기전도로를 벗어나서 발생하므로 *기외적*(*ectopic*)이라고 표현하고, 결과적으로 심장의 기외수축이 발생한다. 이 리듬은 이소성 페이스메이커의 위치(예를 들어, 심방, 접합부 혹은 심실)에 따라 구분된다. 기외수축을 일으키는 3가지 주요한 기전은 (1) 자동능의 증가, (2) 재진입, (3) 방아쇠 현상(triggered activity)이다.

기외성(ectopy)

심장의 정상적 전도로 이외의 장소에서 생성되는 전기자극에 의해 만들어진 비정상적(기외) 리듬 혹은 박동

자동능의 증가

*자동능의 증가*란 페이스메이커 세포들이 자신의 고유박동수보다 빠르게 자극을 발생시키는 것이다. 이 현상은 4단계에서 세포막이 비정상적으로 나트륨에 대한 투과도가 커지면 발생하는데, 결과적으로 나트륨이온이 과다하게 유입되어 4단계의 탈분극 곡선이 가파르게 생성된다. 원래 자동적으로 탈분극되지 않는 심장근육세포들도 자동능이 증가되면 스스로 탈분극하기도 한다. 자동능의 증가로 심방이나 접합부 혹은 심실의 기외수축이 발생한다.

자동능이 증가하는 흔한 이유는 카테콜아민(교감신경항진제) 증가, 디기탈리스 중독, 아트로핀의 투여이다. 이외에도 저산소증, 고탄산혈증, 심근허혈 혹은 경색증, 심장근육의 이완(stretching), 저칼륨혈증, 저칼슘혈증, 심장의 고온 혹은 저온상태도 자동능을 증가시킨다.

재진입

재진입(*reentry*)은 전도로의 일부에서 탈분극파가 막히거나 느리게 전달되는 것으로(그림 1.13 A, B) 나머지 부분의 전달은 정상적으로 일어난다. 이로 인해 정상적인 전도로에 의해 직전에 탈분극된 주변 세포로의 앞방향 혹은 역방향으로의 전달이 지연된다. 만일 주변세포가 충분히 재분극되었다면 지연되어 전달된 전기자극이 이 세포를 조기에 탈분극시켜서 기외수축을 일으킨다. 심근허혈이나 고칼륨혈증은 전기전도로를 막아서 재진입을 초래하는 가장 흔한 두 가지 원인이다. 다른 재진입의 원인으로는 이 장의 앞에서 언급한 심방과 심실 사이의 추가적인 전도로 같은 부전도로(그림 1.13 C, D)이다.

정상적인 앞방향 탈분극파의 전달에 의해 심장세포가 탈분극한 후에 전기자극이 부전도로로 들어가면 역방향으로 탈분극파가 위쪽에 있는 심장근육세포에 다시 전달되고, 이 자극은 다시 정상전도로를 통해 앞방향으로 전달되어 심장세포는 조기에 탈분극된다. 즉, 재진입의 순환로가 형성되어 전기자극이 아주 빠른 속도로 전달되게 된다. 전기자극은 부전도로를 통해 앞방향으로 전달되기도 하고, 정상적 전도로를 통해 역방향으로 전달되기도 한다.

이러한 재진입 기전을 통해 비정상적인 하나 혹은 반복적 전기자극이 심방, 방실접합부, 방실다발갈래 혹은 푸르킨예 섬유로 전달되며 기외수축이나 심방빈맥, 접합부빈맥 혹은 심실빈맥을 형성한다. 이러한 재진입에 의한 빈맥은 갑자기 시작하고 갑자기 멈추는 것이 특징이다.

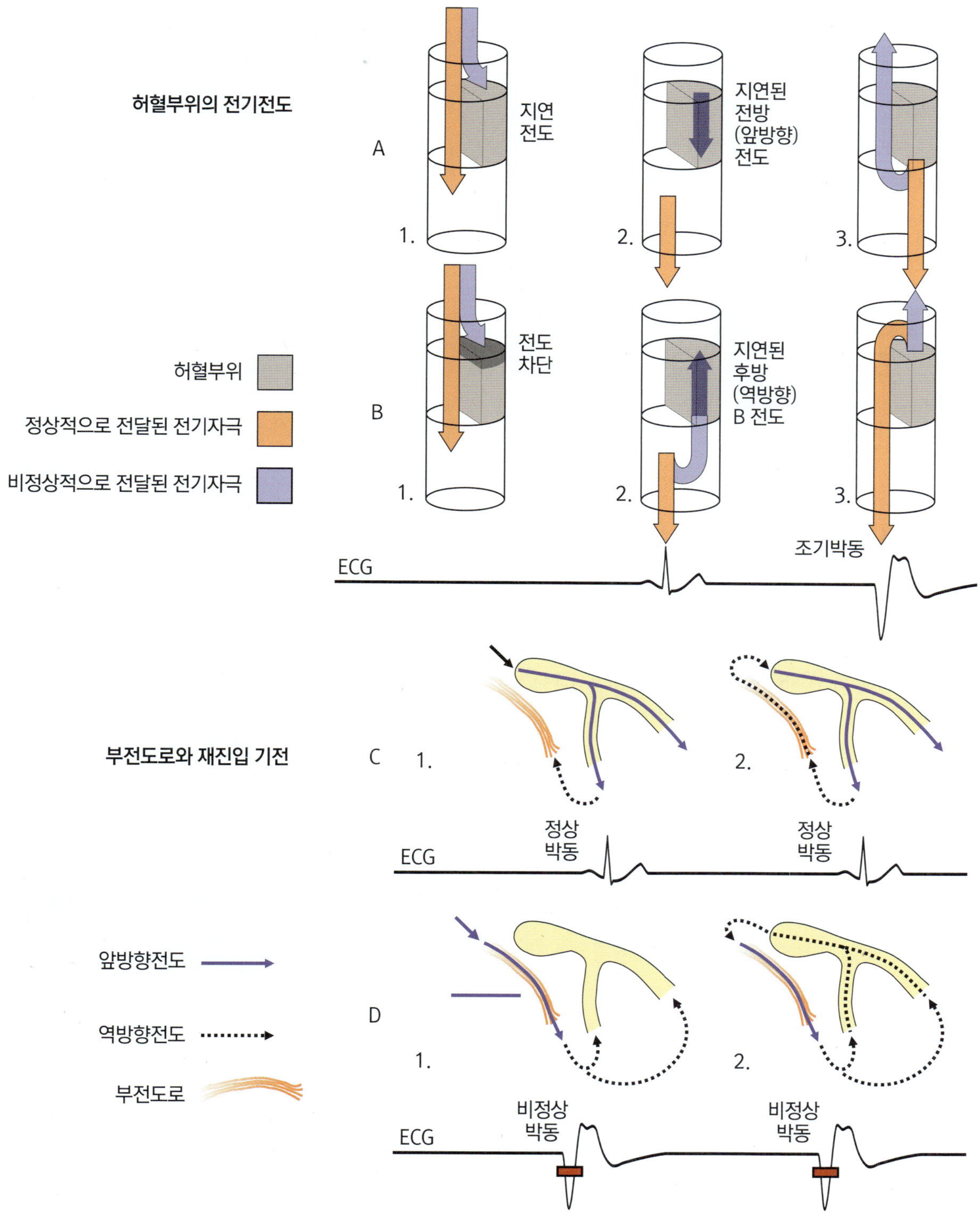

그림 1.13 재진입 기전의 예시 **A.** 지연전도 **B.** 지연전도와 전도차단 **C.** 전도로를 통한 앞방향전도 **D.** 전도로를 통한 역방향전도

방아쇠 현상

*방아쇠 현상*은 (페이스메이커 세포가 아닌) 심장근육세포가 하나의 전기자극에 의해 탈분극되고 나서 다시 탈분극되는 비정상적 상황이다. 처음 탈분극 이후에 세포막의 활동전위가 저절로 역치전위까지 증가하여 다시 탈분극된다. *후탈분극(afterdepolarization)*이라고 불리는 이 현상은 3단계의 탈분극 직후 혹은 4단계의 후반부에 발생한다. 방아쇠 현상으로 인해 심방이나 심실의 기외수축이 1개 혹은 2개의 그룹(이단맥)으로 발생하거나 세 개 혹은 그 이상의 그룹(갑작스런 빈맥)으로 발생하기도 한다.

> **저자의 한마디**
>
> 방아쇠 현상의 흔한 원인은 자동능의 증가와 마찬가지로 카테콜아민의 증가, 디기탈리스 중독, 저산소증, 심근허혈 혹은 심장근육손상, 심장이 늘어나거나 차가워지는 상황이다.

심장의 자율신경계통 조절

AUTONOMIC NERVOUS SYSTEM CONTROL OF THE HEART

심장은 교감신경과 부교감신경을 통한 자율신경계(autonomic nervous system, ANS)에 의해 조절된다(그림 1.14). 서로 상대적인 효과에 의해 두 신경계통은 심박출과 혈압을 조절한다.

심장의 자율신경계통 조절은 숨뇌에 있는 두 개의 독립된 신경중추에 의해 이루어진다.

1. **심장자극중추.** 이 중추는 교감신경계통의 일부로서 여기서 나온 자극은 교감신경계통에 의해 심장의 전기전도로에 전달된다. 교감신경계통의 자극은 다음과 같은 효과를 나타낸다:
   - 동방결절이나 이소성 페이스메이커의 자극생성속도를 증가시킨다.
   - 심방과 심실 사이, 특히 방실결절을 통한 전기전도를 증가시킨다.
   - 심방과 심실의 수축력을 증가시켜서 심박동수와 심박출량 및 혈압을 증가시킨다.
2. **심장억제중추.** 이 중추는 부교감신경계통의 일부로서 미주신경을 통해 방실결절과 방실접합부 및 심실의 일부로 자극을 전달한다. 미주신경이 자극되면 심박동수는 느려지며 미주신경계통의 자극이 약하면 교감신경계통이 주로 작동하여 심박동수는 증가하게 된다. 미주신경이 자극을 내보내는 속도를 미주신경긴장(*vagal tone*)이라고 한다. 다른 중요한 심장억제중추는 목동맥팽대이다. 목동맥팽대는 목동맥이 약간 팽창된 부분으로 속목동맥과 바깥목동맥이 갈라지는 부분에 위치한다. 목동맥팽대에 존재하는 감각신경계통의 말단이 혈압과 심박동수를 조절하는 역할을 한다.

부교감신경계통의 자극은 다음 효과를 나타낸다:

- 동방결절과 심방 및 방실접합부에 있는 이소성 페이스메이커 세포의 자극생성속도를 감소시킨다.
- 방실결절을 통한 자극의 전도를 지연시킨다.

결과적으로 심장박동이 감소하고 심박출량과 혈압이 감소하며 때에 따라 방실결절을 통한 전도가 완전히 차단되기도 한다.

체위에 따라 혈압요구도가 달라지므로 우리 몸 여러 곳에 있는 수용기에서 심장자극중추와 심장억제중추로 신호를 전달하고, 이곳에서 이 신호를 분석하여 교감신경과 부교감신경을 통해 심장으로 적절한 자극을 전달하고, 이를 통해 심장세포의 자동능, 전기전도도, 수축력에 영향을 미친다.

> **저자의 한마디**
>
> 발살바 수기(후두개에 압력을 주거나 장에 자극을 주거나 방광에 자극을 주는)라 불리는 목동맥팽대에 압력을 가하는 방법으로 부교감신경계통을 자극할 수 있다. 오심, 구토, 기관경련, 땀 흘림, 기절, 과다한 침 흘림 등은 과도한 부교감신경계통 자극의 증상이다. 아트로핀으로 이런 현상을 막을 수 있다.

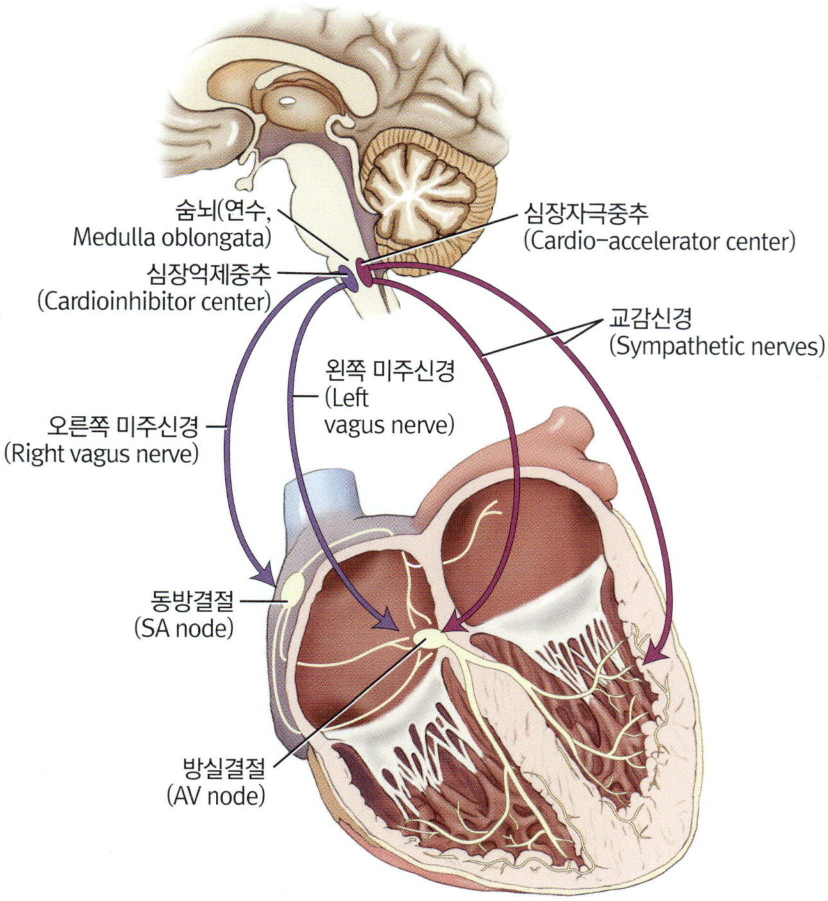

그림 1.14 심장의 자율신경계통에 의한 조절

반드시 기억할 사항

TAKE-HOME POINTS

- 심장은 가슴의 중앙에 있고 바닥에는 심방이 꼭대기에는 심실이 있다. 심장은 심장막주머니로 둘러 싸여 있으며 심외막으로 봉해져 있고 심내막이 가장 안쪽에 있다.
- 심실은 3개의 층으로 구성된다: 가장 안쪽의 심내막, 심장근육으로 이루어진 중간층, 얇은 결합조직으로 이루어진 심외막이다.
- 심장주기를 통해 대정맥과 허파에서 온 혈액은 심방을 통해 심실로 가고 심실에서 허파와 온몸으로 뿜어져 나온다.
- 심장주기는 두 개로 이루어진다: 이완기는 심방과 심실이 이완하여 혈액이 차는 시기이다. 수축기는 심방과 심실이 수축하여 혈액을 뿜어내는 시기이다.
- 심장에는 심방과 심실을 수축하기 위해 전기자극을 전달하는 특수한 전기전도로가 존재한다. 주요 전도로는 동방결절과 심방내 전도로, 방실접합부, 왼방실다발갈래 및 오른방실다발갈래 및 푸르킨예 섬유망으로 이루어진다. 신호는 부전도로를 통해 전달되기도 하는데 여러 가지 비정상적 리듬을 초래한다.
- 심장은 전기전도, 자동능과 수축력이라는 특성을 통해 심장 근육이 수축과 이완을 조화롭게 진행하여 우리 몸에 적절한 혈류를 형성하는 역할을 한다.
- 심장의 전기생리는 세포막을 통한 양이온과 음이온의 이동에 의해 조절된다. 고유한 이온들의 조성은 세포막의 투과도에 의해 변화한다.
- 이온들의 이동에 의해 전기가 발생하여 활동전위를 만들

고 이 전위차에 의해 주변세포가 탈분극되어 전기자극이 전달된다.

- 활동전위는 5단계로 이루어진다: 0단계, 탈분극; 1단계, 초기의 빠른 재분극; 2단계, 긴 평탄기; 3단계, 빠른 재분극의 마지막; 4단계, 활동전위 사이의 시기
- 주된 페이스메이커와 이소성 페이스메이커로 인해 상위 페이스메이커가 작동하지 않더라도 하위의 페이스메이커가 대신 작동하는 안전장치를 마련하고 있다.
- 탈분극과 재분극 과정을 통해 전기자극은 전도로를 따라 내려간다. 이 과정은 자율신경계통 및 주변 환경과 병태생리적 상황에 의해 영향을 받는다.

복습문제

1. 심장을 싸고 있는 심장막의 가장 안쪽을 무엇이라 고하는가?
   A. 심내막
   B. 심외막
   C. 심장근육
   D. 심장막

2. 심장의 _____ 은 혈액을 _____ 순환계통으로 보내고 _____ 은 혈액을 _____ 순환계통으로 보낸다.
   A. 왼쪽; 허파; 오른쪽; 온몸
   B. 왼쪽; 심실; 오른쪽; 심방
   C. 오른쪽; 허파; 왼쪽; 온몸
   D. 오른쪽; 온몸; 왼쪽; 허파

3. 오른심실은 탈산소화된 혈액을 _______ 판을 통해 _____ 혈관을 거쳐 허파로 혈액을 내보낸다.
   A. 대동맥; 승모
   B. 승모; 삼첨
   C. 허파동맥; 허파
   D. 삼첨; 허파

4. 심장이 이완되어 심실이 혈액으로 가득 차는 시기는?
   A. 심방의 이완기
   B. 심방의 수축기
   C. 심실의 이완기
   D. 심실의 수축기

5. 심장의 정상적 전기전도로에 속하는 것은?
   A. 중격
   B. 관상정맥동
   C. 오른방실다발갈래
   D. 미주신경

6. 심장세포가 스스로 탈분극되는 능력을 무엇이라 하는가?
   A. 자동능
   B. 전도도
   C. 수축력
   D. 자기 흥분성

7. 안정상태에서 심장근육세포의 세포막 안에는 고농도의 _____ 전하를 띤 _____ 이온이 존재한다.
   A. 음; 칼륨
   B. 음; 나트륨
   C. 양; 칼륨
   D. 양; 나트륨

8. 심장이 전기자극에 반응하여 탈분극하지 못하는 시기는?
   A. 절대적 불응기
   B. 기외수축기
   C. 상대적 불응기
   D. 안정상태

9. 심장의 주된 페이스메이커는?
   A. 방실결절
   B. 히스다발
   C. 푸르킨예 섬유
   D. 동방결절

10. 부교감신경계의 일부인 미주신경이 심박수를 느리게 하는 경우는?
    A. 미주신경이 자극될 때
    B. 아트로핀에 의해 미주신경이 차단될 때
    C. 미주신경이 잘렸을 때
    D. 흥분제를 투여할 때

복습문제

11. 다음 그림의 각 부분의 명칭을 표기하시오.

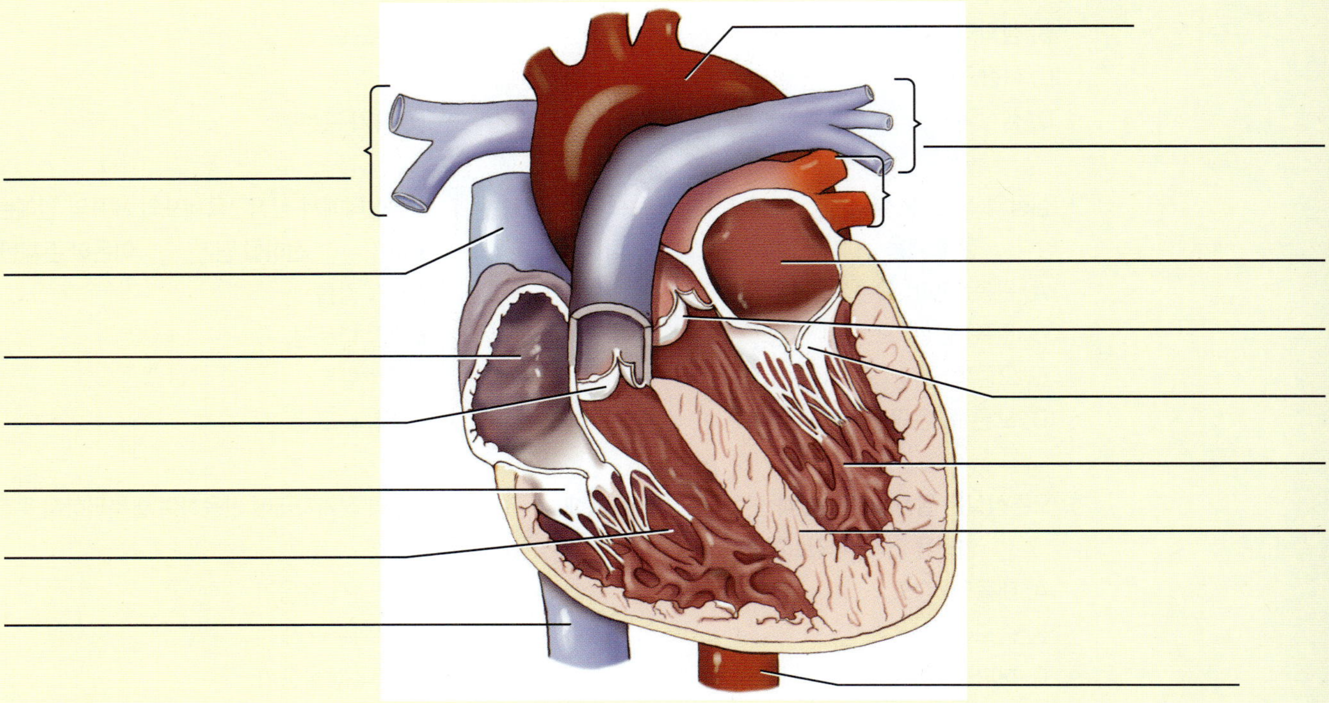

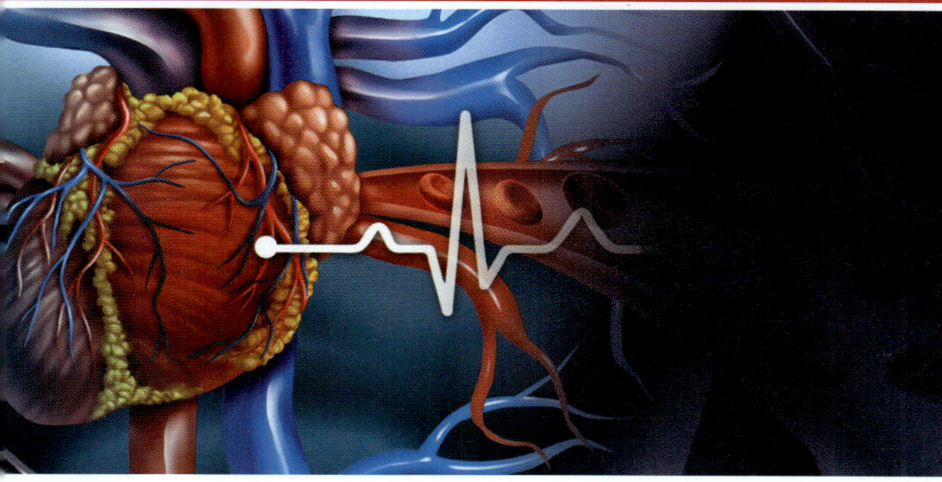

2 심전도 유도 및 심전도 감시

ECG Leads and Cardiac Monitoring

심전도의 기본개념

BASIC ECG CONCEPTS

> **저자의 한마디**
>
> 이 교재에서 심전도(ECG)라는 용어를 계속 사용하는데 일부 교재는 독일어에서 유래한 EKG라는 용어를 사용하기도 한다. ECG는 뇌파검사(EEG)와 간혹 혼동되는 경우가 있어 말로 할 때는 EKG를 더 많이 쓴다. 뇌파검사(뇌의 전기적 활동을 측정하는 검사, EEG)와 간혹 혼동되는 경우가 있어 말로 할때는 EKG를 더 많이 쓴다.

심전도의 전기적 근원

심전도는 심장의 전기적 활동의 크기와 방향을 도식적으로 기록한 것이다. 심전도는 개별 세포의 탈분극을 감지하는 것이 아니다. 페이스메이커 세포들의 탈분극의 결합을 감지하는 것도 아니다. 이들 세포로 생성된 전기적 자극은 표준 전극으로 감지하기에는 너무 작다. 심전도는 각각의 심장주기 동안 심방 및 심실의 심장근육세포들을 따라 전달되는 탈분극과 재분극의 전기적 파장에 의해 생성되는 전기적 자극의 합을 감지하는 것이다. 이 전기적 활동은 피부에 부착된 전극을 통해 감지된다.

심전도 기록지

심전도는 수평축을 따라 움직이는 모눈종이에 초(sec) 단위로 기록되고, 전기의 세기(amplitude)는 수직축에 밀리미터(mm) 단위로 기록된다(그림 2.1).

모눈종이는 옅은 색의 작은 사각형과 짙은 색의 큰 사각형으로 구성되며 수직축 사이의 거리는 기록지가 나오는 속도에 따라 달라진다. 예를 들어, 1초당 50 mm를 움직이는 것과 25 mm를 움직이는 것은 다르다. 표준 기록속도는 25 mm/sec이다. 다른 속도는 특별한 경우에만 이용된다.

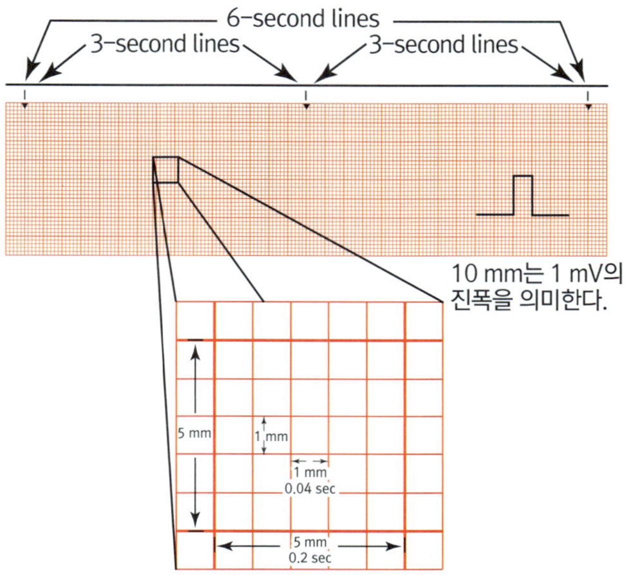

그림 2.1 심전도 기록지

> **저자의 한마디**
>
> 이 교재의 모든 심전도는 특별한 언급이 없는 한 25 mm/sec의 표준속도가 기준이다.

심전도가 25 mm/sec의 표준속도로 기록되면 수직축 사이의 거리는 다음과 같다:

- 짙은 수직선은 5 mm를 표시한다.
- 1초 = 25 mm이면, 5 mm = 1/5초(0.20초)이다.
- 옅은 수직선은 1 mm를 표시한다.
- 5 mm = 1/5초이면, 1 mm = 1/25초(0.04초)이다.

일반적으로 1 mV의 전기적 신호는 10 mm 크기의 심전도 파형을 형성한다.

기록속도에 상관없이 수평축 사이의 거리는 다음을 표시한다:

- 짙은 수평선은 5 mm이다.
- 옅은 수평선은 1 mm이다.

그러므로 25 mm/sec의 표준속도에서 큰 사각형과 작은 사각형은 다음을 표시한다:

- 큰 사각형 한 개는 5 mm이고, 거리는 0.2초이다.
- 작은 사각형 한 개는 1 mm이고, 거리는 0.04초이다.

심전도 기록지의 제일 윗부분이나 아랫부분에 짧은 선이나 화살표가 주기적으로 인쇄되어 있다. 이 선은 시간을 표시하는 시간선(time line)으로 15개의 큰 사각형(75 mm)마다 있다. 심전도가 25 mm/sec의 속도로 기록되면 이 거리는 3초를 의미한다. 그러므로 첫 번째 선에서 3번째 선까지는 6초를 의미한다.

Time line

심전도의 시간간격을 표시하는 짧은 수직선 혹은 화살표로서 표준 기록속도에서 이 간격은 3초를 의미한다.

정상 심전도의 기본 구성

BASIC COMPONENTS OF A NORMAL ECG

심장에서 발생하는 전기적 활동과 다양한 심전도 파형 사이의 관계를 이해하는 것은 매우 중요하다. 심방과 심실의 탈분극 및 재분극 시 발생된 전류는 전극을 통해 감지되고 증폭되어 표시된다. 이 전류는 몇 개의 파들로 이루어지는데 이것을 심전도 파형이라고 한다(그림 2.2). 심전도 파형 사이에 평평한 선이 존재하는데 이를 기저선(등전위선, isoelectric line)이라 하며, 이 기간 동안은 전기활동이 발생하지 않는다. 일반적으로 심전도 파형을 검사할 때 이들의 모양과 기간, 시간 간격; 기저선과의 관계에 기초한 각 분절들을 분석한다.

기저선

심전도상 거의 평평한 선으로 심장에서 전기적 활동이 나오지 않는 기간을 의미한다. 기저선은 각 파(wave)나 군(complex) 및 간격(interval)과 분절(segment)을 분석하는 기준점으로 사용된다.

다음 장에서 각 파의 특징을 자세하게 알아보기로 하고, 지금은 간단한 특성만 살펴보고자 한다.

- 심방의 탈분극에 의해 형성된 파형을 기록한 것을 P파라고 한다.
- 심실의 탈분극에 의해 형성된 Q파와 R파 및 S파를 합쳐 QRS군이라 한다.
- 심실의 재분극은 T파로 나타난다. 심방의 재분극은 심실의 재분극과 동시에 일어나므로 이 파형은 QRS군에 숨겨져 보이지 않는다.

정상 심전도 파형에서 P파가 가장 먼저 보이고 다음으로 QRS군과 T파가 따라 나온다. 각 파와 군의 사이 간격을 분절과 기간이라고 하며 그들의 모양은 심장의 전기적 전달의 속도를 나타낸다:

- PR분절은 P파의 끝부분에서 QRS군의 시작점까지이다.
- ST분절은 QRS군의 끝부분에서 T파의 시작점까지이다.
- ST분절의 시작점, 즉 QRS군의 끝부분이 J포인트이다.

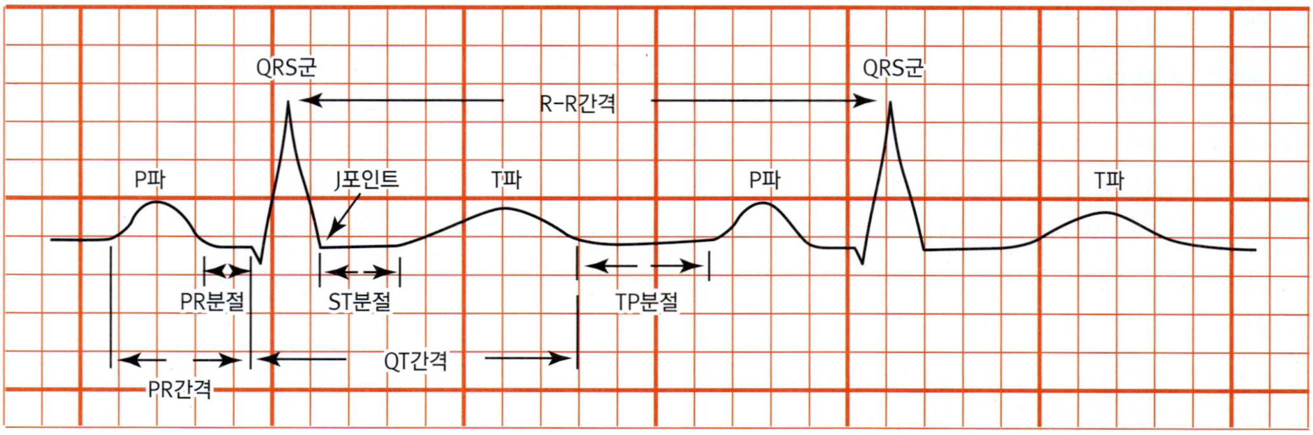

그림 2.2 심전도의 구성요소

- 마지막 분절인 TP분절은 T파의 끝부분에서 다음 P파의 시작점까지이다.
- PR간격은 P파의 시작점부터 QRS군의 시작되는 지점까지이다.
- QT간격은 QRS군의 시작점에서 T파의 시작하는 지점까지이다.
- R-R간격은 연속된 두 개의 R파 사이의 거리를 측정한 것이다.

심전도 유도

ECG LEADS

유도의 기본개념

피부에 부착된 전극은 심장근육세포의 탈분극과 재분극에 의해 생성되는 전기적 자극을 감지한다. 각 전극은 양(+)극 혹은 음(-)극을 띠고 있다. 각 전극은 오른팔, 왼팔, 왼다리, 가슴벽 등 신체의 특정 위치들에 부착된다. 심전도의 유도(lead)란 양극과 이에 대응하는 음극에 의해 정의된다.

전극

심장의 전기적 활동을 감지하기 위해 피부에 부착하도록 고안된 감지장치

심전도는 음전하의 움직임에 의한 전기적 파장을 양(+)극을 기준으로 가까워지느냐 멀어지느냐를 보여준다. 따라서 유도의 방향에 따라 심장의 전기적 활동이 기록되는 방향이 달라진다.

유도

양극쪽에서 기록한 두 전극 사이의 심장의 전기활동의 형태

심전도를 얻기 위해서는 각 전극을 환자의 피부에 붙인 후 심전도 측정장치에 연결한다. 심전도 측정장치는 선택된 유도에 따라 각 전극을 양극 혹은 음극으로 전환한다. 심전도 유도에는 단극과 양극의 두 종류가 있다.

양극유도

양극과 음극의 두 가지 극성을 모두 가진 것을 양극유도(bipolar lead)라고 한다. 양극유도는 팔과 다리에 전극을 붙이기 때문에 표준사지유도라고 하며, 유도 I, II, III가 있다.

양극유도

양극 쪽에서 양극과 음극 사이의 전기적 흐름을 관찰한 형태

심전도 리듬을 하나의 유도로 관찰할 때 주로 유도 II가 이용된다(그림 2.3). MCL_1도 심전도 감시에서 자주 사용되는 유도이다. MCL은 modified chest lead의 약자이다. 이 유도는 주로 병원에서 심전도 감시를 할 때만 유용하다. 유도 I, III와 MCL은 심전도 감시에서 잘 사용되지 않는다.

유도 II를 이용한 심전도 감시

유도 II는 오른팔에 음극을 왼다리에 양극을 부착해서 얻어진다. 가끔 전극들이 심장의 전기활동 대신 호흡에 의한 가슴근육의 움직임을 감지하기도 한다. 이런 전기적 방해 혹은 잡음은 심전도의 기저선을 움직이거나 다른 전기파형을 남긴다. 이런 오류를 줄이기 위해 전기적으로 중성인 제 3의 전극(접지전극, ground electrode)을 붙인다. 보통 왼가슴 윗부

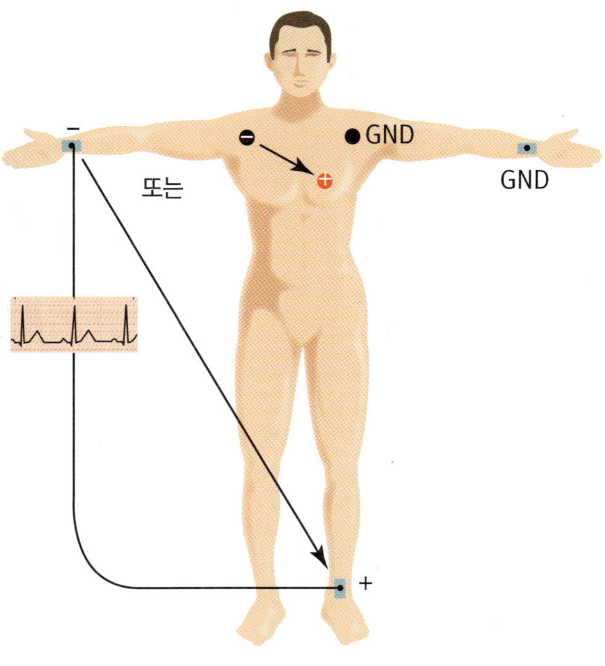

그림 2.3 유도 II를 이용한 심전도 감시

분이나 오른다리 혹은 왼팔에 부착하는데 신체 어느 부위에 붙여도 상관은 없다.

유도의 양극쪽으로 전류가 흐르면 심전도상 위로 향하는 파형이 표시된다. 반대로 양극에서 멀어지는 방향으로 전류가 흐르면 아래로 향하는 파형이 표시된다. 왼다리에 양극이 부착되어 있으면 심장에서 만들어진 전류 중에서 왼다리로 향하는 전류는 양성(상향)파로 기록되고 왼다리에서 멀어지는 전류는 음성(하향)파로 기록된다(그림 2.4).

심방과 심실의 정상적 탈분극은 가슴의 오른쪽 위에서 시작해서 왼다리로 향한다. 결과적으로 탈분극의 전류는 왼다리로 향하고 이것은 유도 II에서 P파(심방의 탈분극)와 R파(심실의 탈분극) 두 개의 상향파로 기록된다.

심방과 심실의 탈분극과 재분극은 심전도상 P파, QRS군, T파로 나타난다(그림 2.5).

P파. 동방결절에서 시작된 심방의 탈분극이 왼쪽 아래로 향하면서 상향의 P파를 형성한다.

QRS군. 심실의 탈분극의 시작은 제일 얇은 부분인 심실중격의 왼쪽에서 오른쪽 방향으로 향하는데 심전도상 작은 하향파인 Q파를 형성한다. Q파 이후에 바로 오른쪽에서 왼쪽으로 향하는 왼심실의 탈분극(R파)과 왼쪽에서 오른쪽으로 향하는 오른심실의 탈분극(S파)이 일어나는데 보통 왼심실의 탈분극에 겹쳐져서 오른심실의 탈분극은 감춰진다. 심장의 위치와 크기, 방향 및 심실의 크기에 따라 왼심실 기저부의 탈분극파가 작은 S파로 R파 뒤에 보이기도 한다.

T파. 마지막으로 심실의 재분극에 의해 T파가 형성된다.

> **저자의 한마디**
>
> 다른 언급이 없는 한 이 교재의 심전도는 유도 II에서 기록된 것이다.

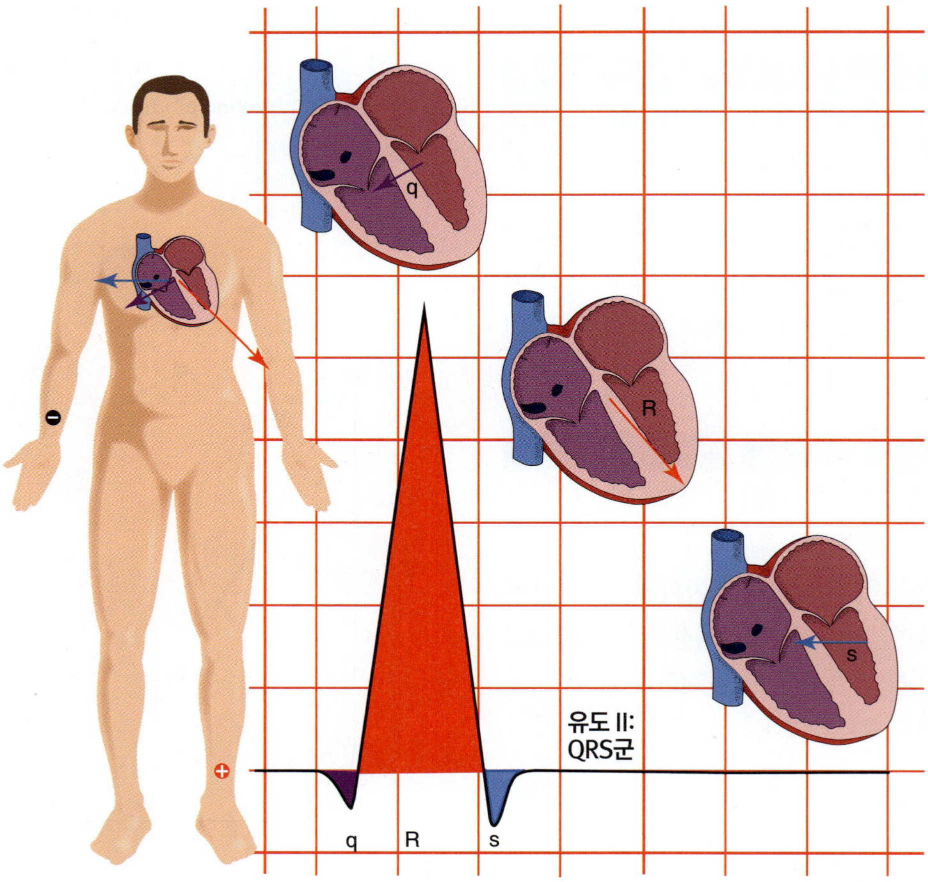

그림 2.4 정상 탈분극의 순서 및 방향

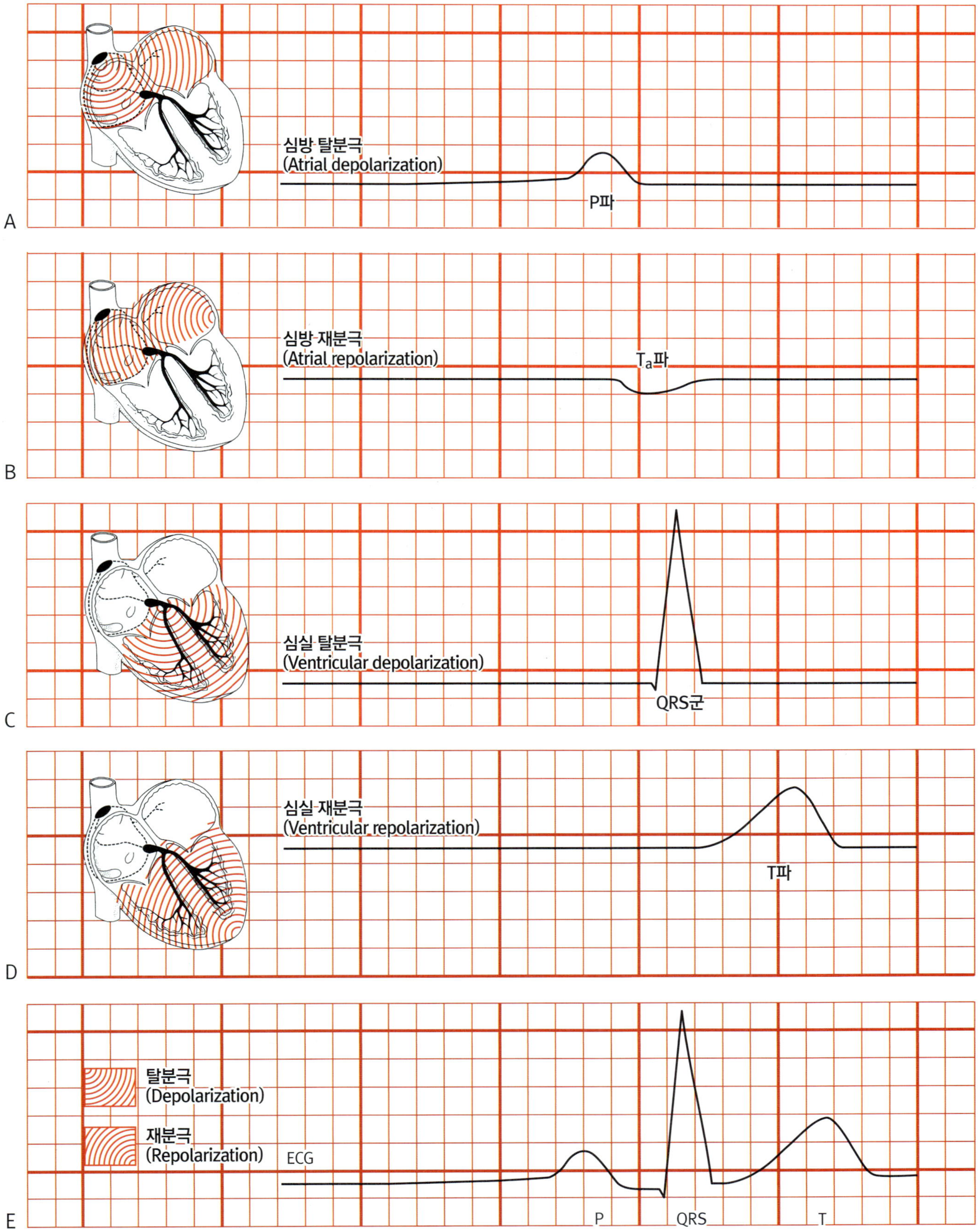

그림 2.5 심실과 심방의 탈분극과 재분극의 심전도 기록
A. P파. B. T_a파. C. QRS군. D. T파. E. 유도 II의 ECG.

유도 I과 유도 III를 이용한 심전도 감시

또 다른 양극유도인 유도 I과 유도 III도 심전도 감시에 이용된다(그림 2.6).

유도 I. 유도 I은 음극을 오른팔(혹은 오른쪽 빗장뼈 바로 아래 가슴의 오른쪽 윗부분), 양극을 왼팔(혹은 왼쪽 빗장뼈 바로 아래 가슴의 왼쪽 윗부분)에 붙여서 얻어진다. 접지전극은 오른쪽 혹은 왼쪽 가슴 아래부분에 붙인다.

유도 III. 유도 III은 음극을 왼팔(혹은 왼쪽 빗장뼈 바로 아래 가슴의 왼쪽 윗부분), 양극은 왼다리(혹은 5번째 갈비사이와 빗장중간선이 만나는 왼쪽 가슴의 앞부분 아래쪽)에 붙여서 얻어진다. 접지전극은 오른다리(혹은 오른쪽 가슴 아래부분)에 붙인다.

변형된 흉부유도들

MCL유도들은 단극유도인 흉부유도와 유사하지만 민감도가 조금 떨어지는 유도이다. 그러나 일부 리듬을 보는 데 유용하게 사용된다.

MCL_1을 이용한 심전도 감시. MCL_1은 흉부유도인 V_1과 유사한 양극유도로서(그림 2.7) 양극은 4번째 갈비사이의 오른쪽 복장뼈 부근에 붙이고 음극은 왼쪽 빗장뼈 바로 아래 빗장중간선에 붙인다. MCL_1은 특히 12유도 심전도를 얻을 수 없을 때 넓은 QRS군을 가진 일부 리듬의 원인을 알아내는 데 유용하다.

MCL_6을 이용한 심전도 감시. MCL_6는 V_6와 유사한 양극유도로서 양극은 겨드랑중간선과 5번째 갈비사이가 만나는 곳에 붙이고 음극은 왼쪽 빗장뼈 바로 아래 빗장중간선에 붙인다(그림 2.8). MCL_6에서 P파, QRS군, T파의 모양은 유도 II와 비슷하다. MCL_6도 MCL_1와 유사하게 12유도 심전도를 얻을 수 없을 때 사용된다.

단극유도

하나의 전극(양극)만을 가진 유도를 단극유도라고 한다. 각각의 음극 대신에 심장의 중앙부분에 음극이 위치하는데 이 위치는 심전도 기계에 의해 측정된다. 단극유도는 12유도 심전도에서 사용된다. 단극유도도 양극유도(bipolar lead)에서와 같이 양(+)극 쪽에서 심장의 전기적 흐름을 관찰한다.

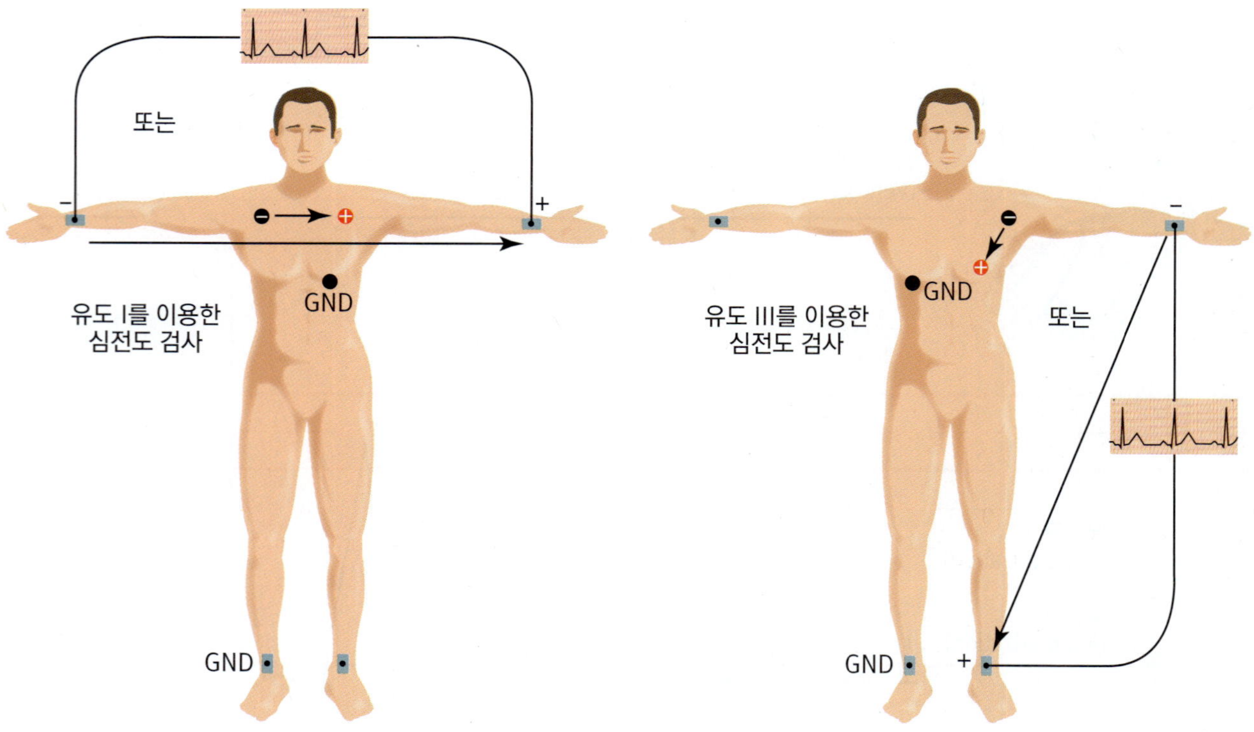

그림 2.6 유도 I과 III를 이용한 심전도 감시

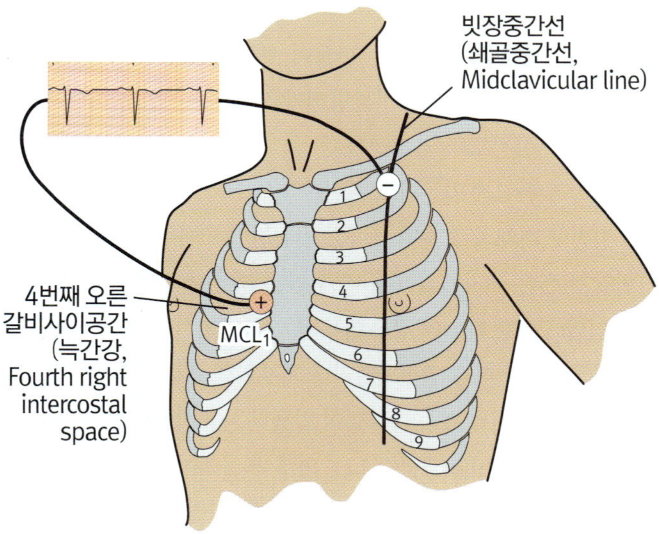

그림 2.7 MCL_1 유도를 이용한 심전도 감시

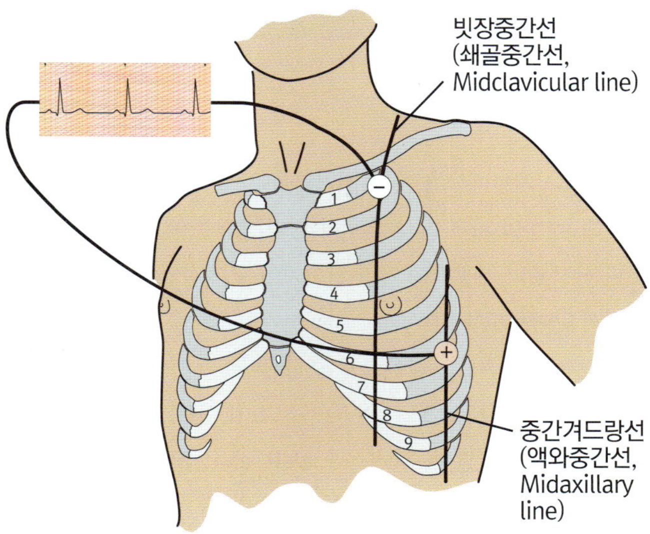

그림 2.8 MCL_6 유도를 이용한 심전도 감시

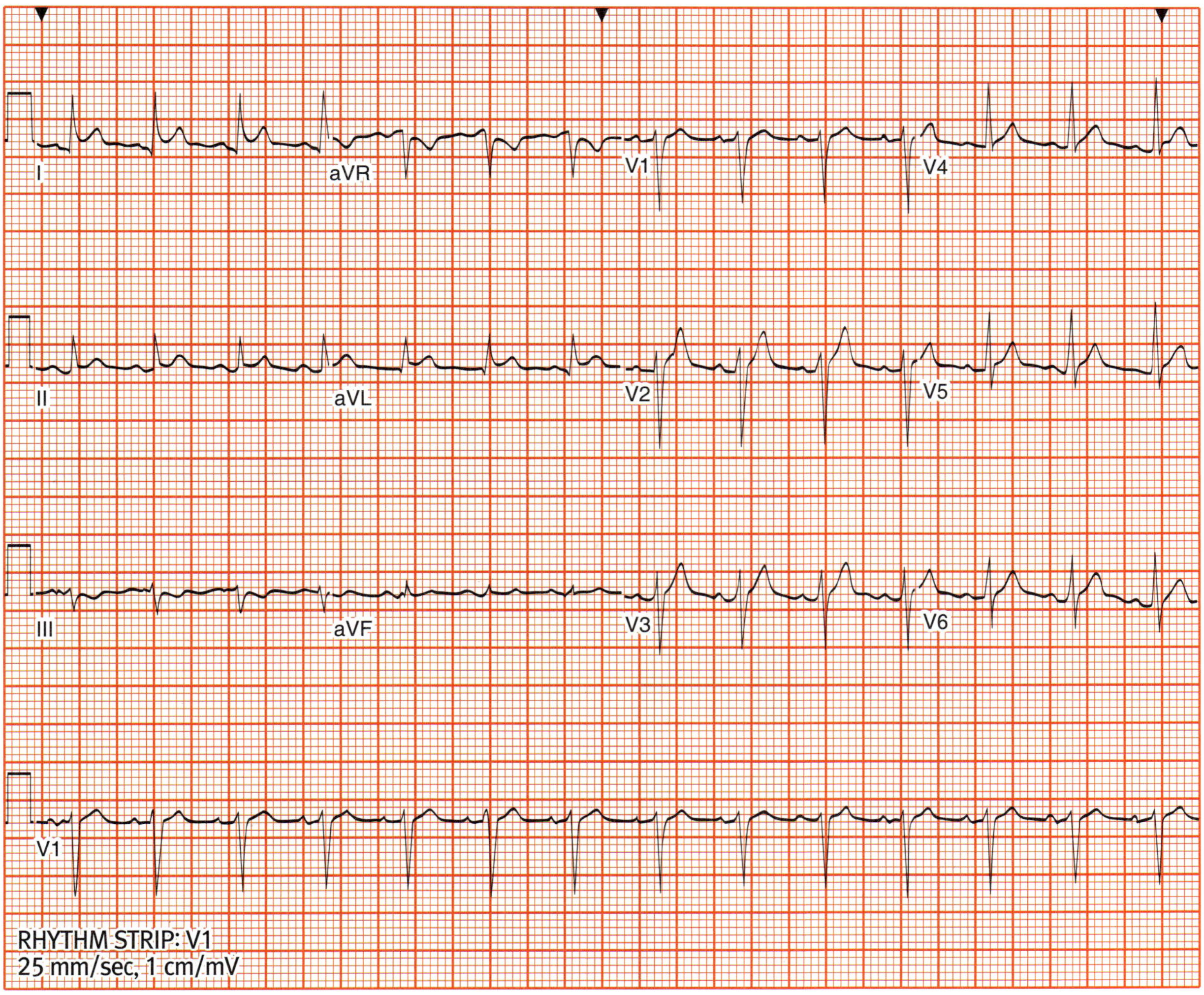

그림 2.9 12유도 심전도의 예

단극유도

심장중앙부에서 한 개의 양극으로 흘러가는 심장의 전기활동을 관찰한 형태

표준심전도에는 심장의 전기활동을 구체적으로 분석하기 위해 12개의 서로 다른 유도가 있다(그림 2.9). 지금은 12유도 심전도의 개괄적인 것만 알아보고 구체적인 것은 다음 장에서 알아보도록 한다.

12유도 심전도는 다음으로 구성된다:

- 3개의 기본(양극)사지유도(유도 I, II, III)
- 3개의 증폭(단극)유도(유도 aVR, aVL, aVF)
- 6개의 흉부(단극)유도(유도 $V_1, V_2, V_3, V_4, V_5, V_6$)

증폭유도와 흉부유도에 관해서는 12장에서 자세하게 알아보도록 한다.

12유도 심전도는 급성관상동맥증후군 혹은 심장마비, 다발갈래차단(각차단)과 관련된 심전도 변화를 진단하기 위해 사용된다. 또한 몇 가지 빈맥을 감별 진단하는데도 유용하다. 병원 내에서는 주로 12유도 심전도가 사용되며 병원 전 응급상황에서도 급성관상동맥증후군의 적절한 진단과 빠른 이송을 위해서도 진단의 표준으로 이용된다.

심전도의 표준관리

ACQUIRING A QUALITY ECG

전류방해

전류방해(artifacts)는 심장 이외의 전기활동에서 비롯되는 전파로서 정상적인 심전도의 형성을 방해한다. 근육 떨림, 교류전류(AC) 방해, 전극접촉 불량, 가슴압박 등이 전류방해의 원인이다.

전류방해

정상 심전도의 모양을 변형시키는 심장 이외의 전기활동에 의한 전파활동

예를 들어, 긴장하고 심하게 떠는 환자에서는 근육 떨림 때문에 심전도가 흔들리는 현상이 보인다(그림 2.10). 환자가 숨을 쉬는 것 때문에 전류방해가 생길 수도 있다. 이런 전류방해는 심전도의 기저선을 흔들리게 해서 비정상 파형을 구분하기 어렵게 만든다.

심전도 기계의 접지가 불량하거나 전선이 아주 팽팽하거나 변압기 혹은 전자기기가 주변에 있는 경우 전파방해가 생길 수 있다(그림 2.11). 이 경우 아주 두꺼운 기저선이 생긴다.

전극이 느슨하게 연결되었거나 피부와의 접촉이 불량한 경우에는 여러 개의 뾰족한 파형이 발생하는데 심전도에서 가장 흔한 전류방해이다(그림 2.12). 피부에 혈액이나 토사물, 땀, 머리카락 등 이물이 있을 때에도 전류방해가 발생한다.

심폐소생술 중의 가슴압박도 넓은 상향파를 보이는데(그림 2.13), 규칙적인 가슴압박과 동시에 나타나게 된다.

저자의 한마디

심폐소생술 중 심전도에서 가슴압박에 의한 파형이 관찰된다고 해서 적절한 심박출에 의한 순환이 유지된다고 말하기는 어렵다.

QRS의 크기와 기저선의 흔들림

심전도 기계는 받아들인 전류를 증폭해서 화면에 보여줄 수 있기 때문에 대부분의 심전도 기계는 전기신호가 약할 경우 진폭을 증가시킬 수 있는데 이를 gain이라고 한다. gain을 증가시키면 기록지상의 심전도 파형의 크기가 커지므로 판독을 쉽게 할 수 있다.

gain

심전도 기계에서 전기신호를 증폭하는 기능

술통형 가슴이나 비만에서처럼 전기신호가 가슴의 치밀한 조직을 통과하는 경우 저항이 증가하므로 작은 진폭의 파형이 생긴다.

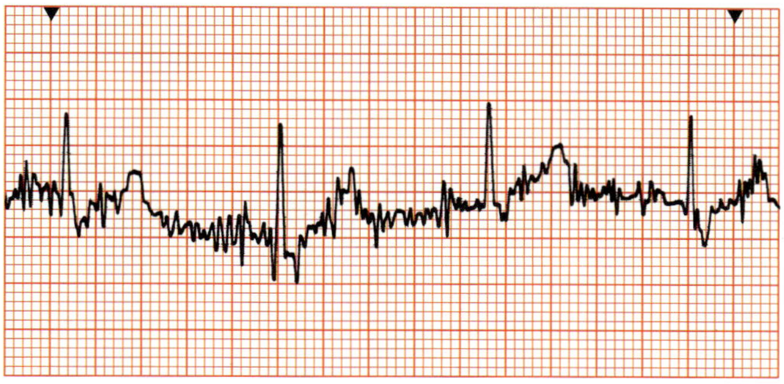

그림 2.10 근육 떨림

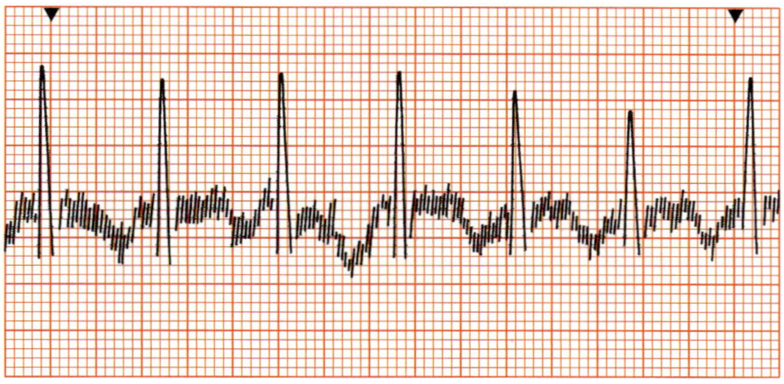

그림 2.11 전파방해

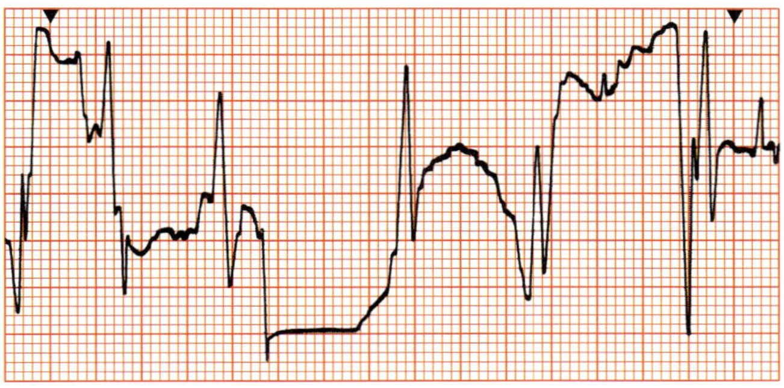

그림 2.12 전극의 접촉 불량

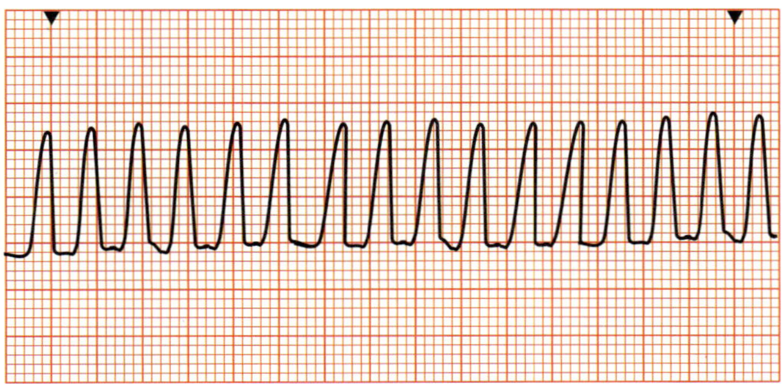

그림 2.13 외부의 가슴압박

반드시 기억할 사항

TAKE-HOME POINTS

- 심전도는 심방과 심실의 탈분극과 재분극에서 발생한 전류를 시각적으로 보여주는 것이다. 이 전류는 우리 몸에 부착된 전극을 통해 측정된다.
- 이 결과 얻어진 심전도 파형은 모니터를 통해 보여지거나 기록지에 출력된다.
- 심전도 기록지는 심전도 파형의 크기와 시간을 측정할 수 있도록 고안되었다.
- 심전도는 우리 몸의 여러 방향에서 심장의 전기흐름을 보기 위해 다양한 유도에서 얻어진다.
- 심전도 각 파형은 기저선을 기준으로 파형의 모양과 기간 및 시간 간격을 측정하여 분석한다.
- 심전도의 기본 구성은 P파; Q, R, S파; T파; PR, ST, TP 분절; PR, QT, R-R간격; J포인트이다.
- 심전도 유도는 양극유도와 단극유도가 있는데 양극유도(유도 I, II, III)는 두 개의 전극을 몸에 붙이고 단극유도는 한 개의 전극만 붙인다. 유도 II가 가장 많이 사용되는 유도이다.
- MCL_1과 MCL_6는 양극유도로서 12유도 심전도를 측정할 수 없을 때 사용된다. 이 유도는 단극유도인 V_1과 V_6와 유사하다.
- 단극유도는 하나의 전극만 사용하며 12유도 심전도에서만 이용된다.
- 심전도 판독에서는 주로 양극유도가 사용되고 급성관상동맥증후군 등의 판독 시 단극유도가 이용된다.
- 심전도에서 보이는 전류방해는 심장의 전류가 아닌 다른 전기활동에 의해서 발생하며 심전도 파형을 왜곡시킨다. 근육의 떨림이나 전파방해, 전극의 느슨한 부착, 가슴압박 등에 의해 발생한다.
- 심전도 기계에서 신호를 증폭하는 gain은 특히 화면을 통한 심전도 판독에 도움이 된다.

복습문제

1. 어떤 종류의 전기활동이 심전도 기록을 만드는가?
   A. 심방과 심실의 탈분극 및 재분극
   B. 심장을 통한 혈액의 흐름
   C. 심방과 심실의 수축과 이완
   D. 심방과 심실의 탈분극을 시작하는 전류의 전달

2. 심전도가 표준속도인 25 mm/sec의 속도로 측정되면 짙은 선 및 옅은 선 사이의 시간간격은?
   A. 5초와 1초
   B. 20초와 4초
   C. 0.2초와 0.4초
   D. 0.2초와 0.04초

3. 심전도 기계는 ________ 크기의 전기신호가 심전도상 ________ 크기의 진폭으로 나오도록 조정되어 있다.
   A. 0.5 mV; 1 mm
   B. 1 mV; 10 mm
   C. 5 mV; 10 mm
   D. 10 mV; 5 mm

4. 심전도에서 심실의 탈분극을 나타내는 부분은?
   A. P파
   B. QRS군
   C. 심방의 T파(T_a)
   D. T파

5. 심전도에서 심실의 재분극을 나타내는 부분은?
   A. P파
   B. QRS군
   C. 심방의 T파(T_a)
   D. T파

6. 전류방해의 가장 흔한 원인은?
   A. 가슴압박
   B. 근육떨림
   C. 전극 접촉 불량
   D. gain을 증가시키는 것

7. 하나의 양극과 심장 중심에 있는 기준점으로 구성된 유도는?
   A. 양극유도
   B. MCL_1유도
   C. 다소성 유도
   D. 단극유도

8. 유도 II는 음극과 양극을 어디에 붙이는가?
   A. 왼팔과 왼다리
   B. 오른팔과 왼팔
   C. 오른팔과 왼다리
   D. 오른팔과 왼쪽 가슴 윗부분

9. 만약 양극이 왼다리에 붙여져 있다면 양극쪽으로 오는 전류는 심전도상 어떻게 보이는가?
   A. 음성(하향파)
   B. 음성(상향파)
   C. 양성(하향파)
   D. 양성(상향파)

10. MCL_1유도는 양극을 어디에 붙이는가?
    A. 왼쪽 빗장뼈 아래
    B. 4번째 갈비사이 높이의 복장뼈 중간부위
    C. 4번째 갈비사이의 왼쪽 복장뼈 부근
    D. 4번째 갈비사이의 오른쪽 복장뼈 부근

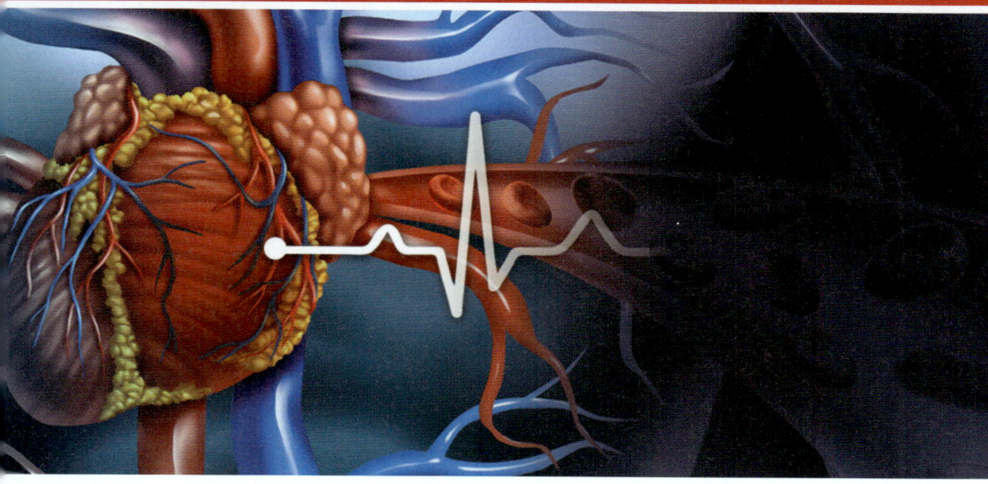

3 심전도 파형의 기본요소

Components of the ECG Waveform

1887년 왈러 교수가 처음으로 인간 심장의 전기적 활동을 기록하였다. 왈러 교수는 Lippmann capillary electrometer라는 기계를 이용하여 두 가지 파만을 기록하였다. 이 파는 심실의 전기활동을 알려주며 V_1과 V_2로 명명하였다. 같은 기계를 이용하여 아인토벤 박사는 A, B, C, D라고 명명한 4가지 파를 기록하였다. 이후 기계의 성능이 개발되어 더 많은 파를 기록하게 되었는데 아인토벤은 분석수학자인 르네 데카르트가 곡선의 각 지점을 설명하는 데 사용한 P, Q, R, S와 T를 이용하여 파를 새로 명명하였다. 1903년 아인토벤은 심장의 더 구체적인 전기활동을 기록할 수 있는 기계를 발명하였는데 이 공로로 1924년 노벨의학상을 받았으며 "현대 심전도의 아버지"라고 불리게 되었다.

> **저자의 한마디**
>
> 유도 II는 심전도 분석에서 가장 흔하게 사용되는 유도이므로 이 장에서 심전도 파형을 분석할 때 특별히 더 잘 보이는 유도가 없는 한 유도 II를 사용한다.

2장에서 언급한 것처럼 심전도 파형은 파와 간격, 분절로 구성된다(그림 2.2 참조).

심전도 파 WAVES

P파

P WAVE

> **P파**
>
> P파는 오른심방과 왼심방의 탈분극을 나타낸다.

정상 동 P파

특징

기원	동방결절(SA node)
전기생리	심방의 탈분극
시작/종료	TP분절/PR분절
방향	상향
기간	0.08~0.10초
진폭	0.5~2.5 mm
모양	부드럽고 둥근 곡선
순서	차단이 없는 한 QRS군의 앞에 나옴

기원 정상 P파는 동방결절에서 시작하기 때문에 동 P파라고도 불린다.

심장 해부생리 정상 동 P파(그림 3.1)는 심방 심장근육세포의 정상적인 탈분극을 나타낸다. 심방의 탈분극은 동방결절 근처에서 시작하여 오른쪽에서 왼쪽 아래 방향으로 전달된다. 정상 동 P파의 처음 부분은 오른심방의 탈분극을 두 번째 부분은 왼심방의 탈분극을 보여준다. P파가 보이는 동안 전기자극은 동방결절에서 마디사이 심방전도로를 따라 방실결절까지 전달된다.

파의 구성

시작과 끝 P파는 기저선에서 점진적으로 벗어나는 지점에서 시작하여 파형이 평평한 선을 이루면서 다시 기저선으로 돌아가 만나는 지점에서 끝난다.

방향 P파는 유도 II에서 대부분의 전기적 파장이 양극쪽으로 향하며, 유도 II의 양극은 우측 윗가슴 또는 우측 팔에 위치하기 때문에 P파는 위쪽을 향하는 양성파이다.

기간 0.08~0.10초

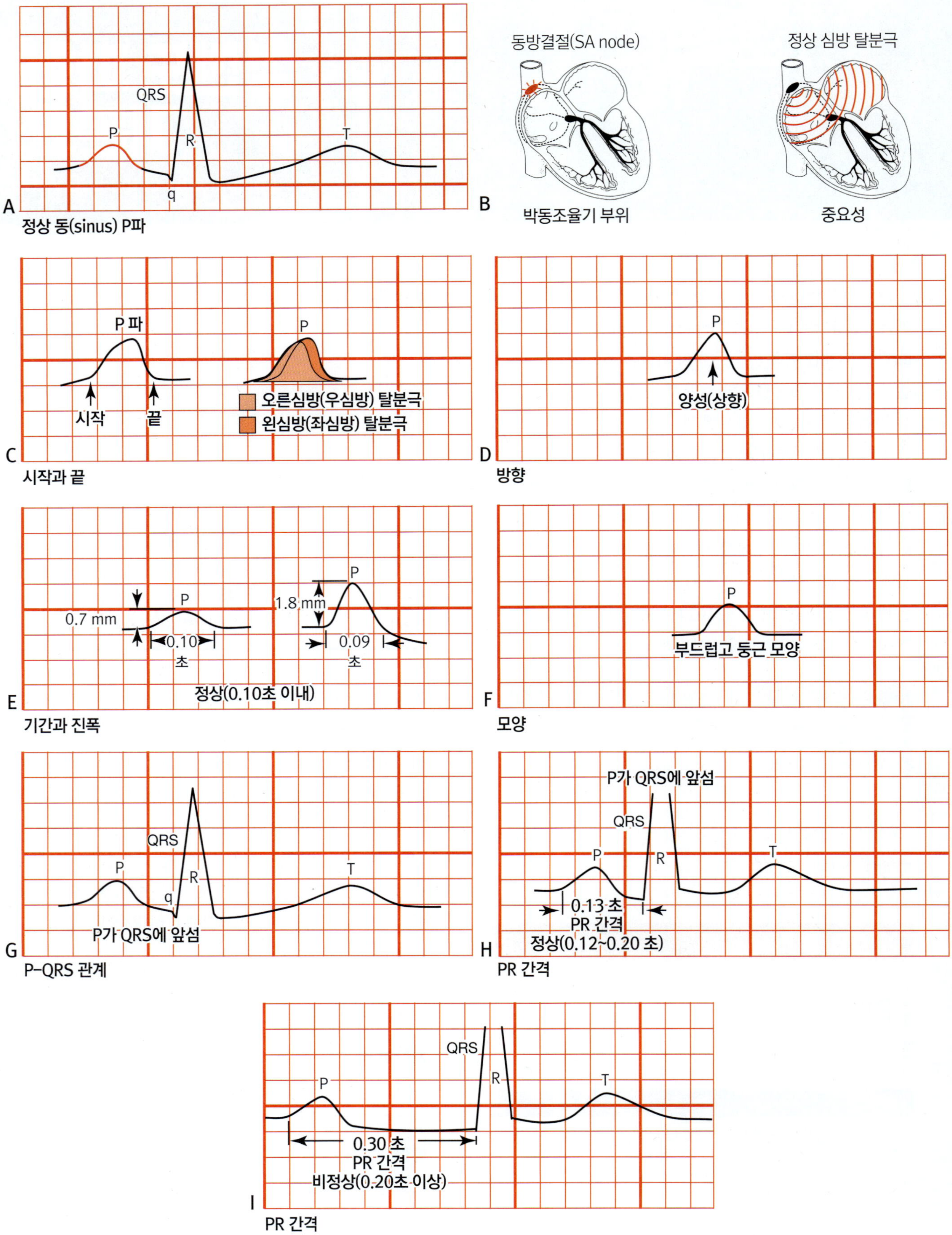

그림 3.1 정상 동(sinus) P파

진폭 보통 0.5~2.5 mm. 2 mm를 넘는 경우는 드물다.
모양 부드럽고 둥근 모양
순서 방실차단 등 특정한 리듬을 제외하고는 거의 QRS군의 앞에 나온다(9장 참조).

중요성

정상 동 P파는 전기활동의 시작이 동방결절에서 시작했음을 의미하며 심방이 정상적으로 탈분극했음을 시사한다.

비정상 동 P파

특징

기원 비정상 동 P파도 동방결절에서 시작한다.
심장 해부생리 비정상 동 P파는 비정상적인 손상된 심방의 탈분극을 시사한다(그림 3.2). 오른심방의 압력이 커지거나 오른심방이 확장되면 넓고 큰 P파가 보이며 방향이 아래로 향하기도 한다.

오른심방과 왼심방이 모두 두꺼워지거나 확장되면 두 개의 파가 겹친 모양의 이상성 P파(*biphasic P wave*)가 나타난다. 이 파는 심장의 앞쪽에서 동방결절을 직접적으로 보여주는 V_1과 V_2 유도에서 가장 잘 관찰된다. 이상성 P파는 처음에는 상향파로 나타나다 왼심방이 탈분극함에 따라 하향파로 나타난다. 이상성 P파에 대해서는 14장에서 더 자세하게 설명한다.

파의 구성

시작과 끝 정상 P파와 동일
방향 유도 II에서는 상향파이나 V_1과 V_2 유도에서는 이상성 P파(초기에는 상향이다가 하향파로 바뀜)
기간 보통 정상범위(0.08~0.10초)이나 드물게 0.16초를 초과하기도 한다.
진폭 정상(0.5~2.5 mm)이거나 정상 초과. 2.5 mm를 넘는 경우 허파성 P파(P pulmonale)라고 정의한다.
모양 크고 대칭형이거나 넓고 패임(절흔)이 있는 모양. 패임이 있는 0.12초 이상의 넓은 P파(각각의 곡선이 0.04초 이상)를 승모판성 P파라고 정의한다.
순서 정상 동 P파와 동일

중요성

비정상 P파가 있다는 것은 P파가 동방결절에서 시작했지만 심방에서 비정상적인 탈분극이 이루어졌다는 것을 의미한다.

이소성 P파: P Prime, P′

이소성 P파
P파가 심방에서 잘못된 방향으로 탈분극되어 만들어지는 파형

특징

기원 이소성 P파는 동방결절이 아닌 심방이나 심실 혹은 방실결절에서 시작된다.

저자의 한마디
이소성(ectopic)이란 용어는 그리스어의 ek- (~외의)와 topos (장소)가 합쳐진 말로 이소성 P파란 동방결절 이외의 장소에서 시작한 P파를 의미한다.

심장 해부생리 이소성 P파(P′)(그림 3.3)는 동방결절이 아닌 심방의 다른 곳에서 탈분극이 시작되어 잘못된 방향이나 순서로 전달되어 생긴다. 동방결절이 아닌 탈분극의 시작점을 이소성박동조율기(이소성 페이스메이커)라고 한다.

- 이소성박동조율기가 오른심방의 위쪽 혹은 중간에 있으면 탈분극은 정상적인 방향(오른쪽에서 왼쪽 아래쪽방향)으로 전달된다.
- 이소성박동조율기가 방실결절 근처 오른심방의 아래쪽에 있거나 왼심방에 있으면 탈분극은 역방향(왼쪽에서 오른쪽 위쪽방향)으로 전달된다.
- 박동조율기가 방실결절에 있으면 전기자극은 방실결절에서 심방쪽으로 역행전도되어 역행성 심방의 탈분극이 생긴다. 이소성 P파는 다음 심전도 리듬에서 관찰된다.
    - 유주박동조율기
    - 심방조기수축
    - 심방빈맥

파의 구성

시작과 끝 정상 P파와 동일
방향 이소성박동조율기가 심방에 존재하면 상향 혹은 하향파로 보인다. 만일 이소성박동조율기가 오른심방의 위쪽

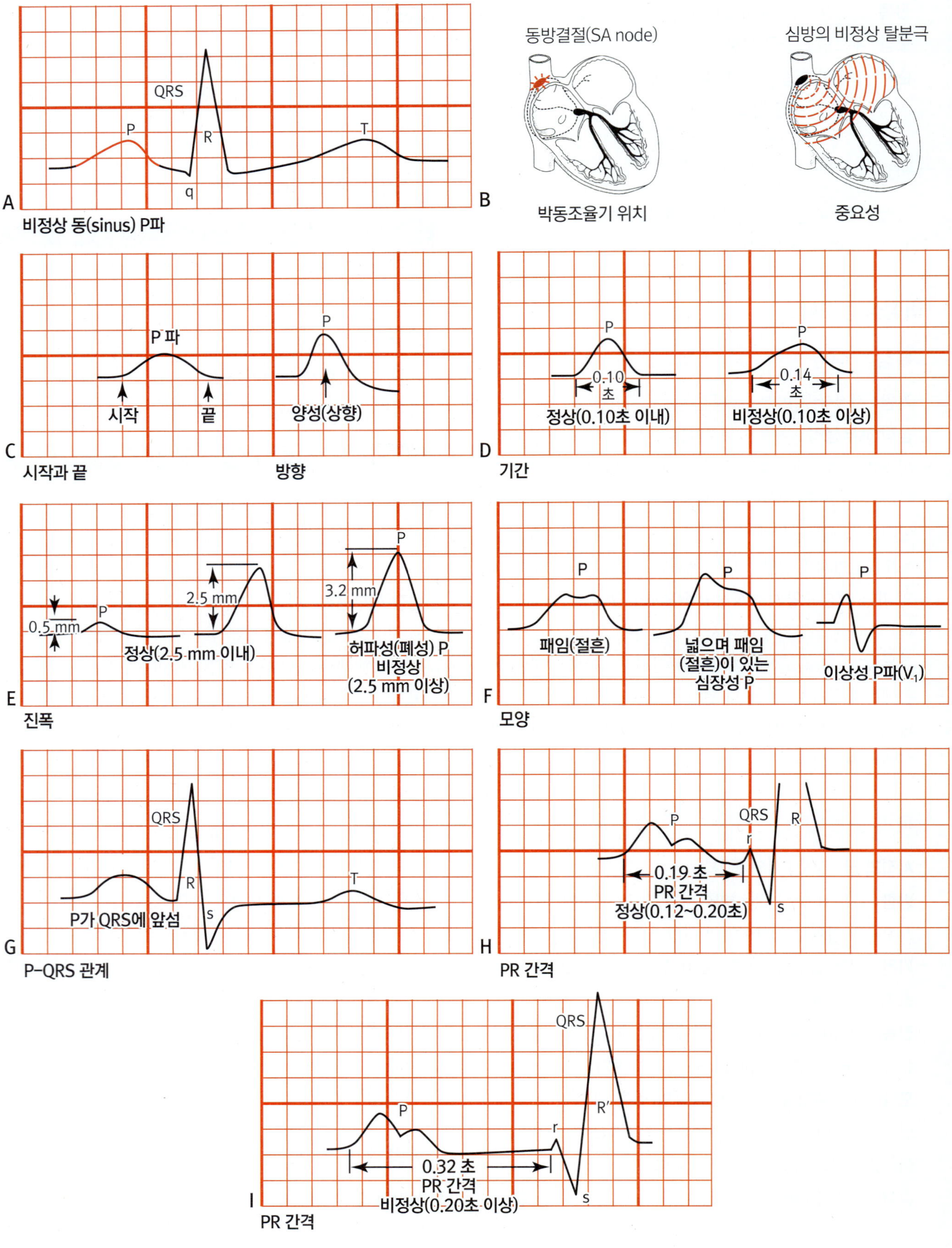

그림 3.2 비정상 동(sinus) P파

에 있으면 정상 P파와 비슷한 모양을 보인다. 이소성박동조율기가 오른심방의 중간에 있으면 위쪽에 있을 때보다 작은 진폭의 상향파를 보인다. 만일 방실결절이나 왼심방에 존재하는 경우는 뒤집힌 모양의 하향파로 보인다.

기간 시작하는 부위에 따라 달라진다(정상 혹은 연장).

진폭 보통 2.5 mm를 넘지 않는다.

모양 부드럽고 둥근 모양이나 미세한 패임이 있기도 하다.

순서 뒤에 오는 QRS군에 선행하거나 묻혀서 안 보이기도 한다.

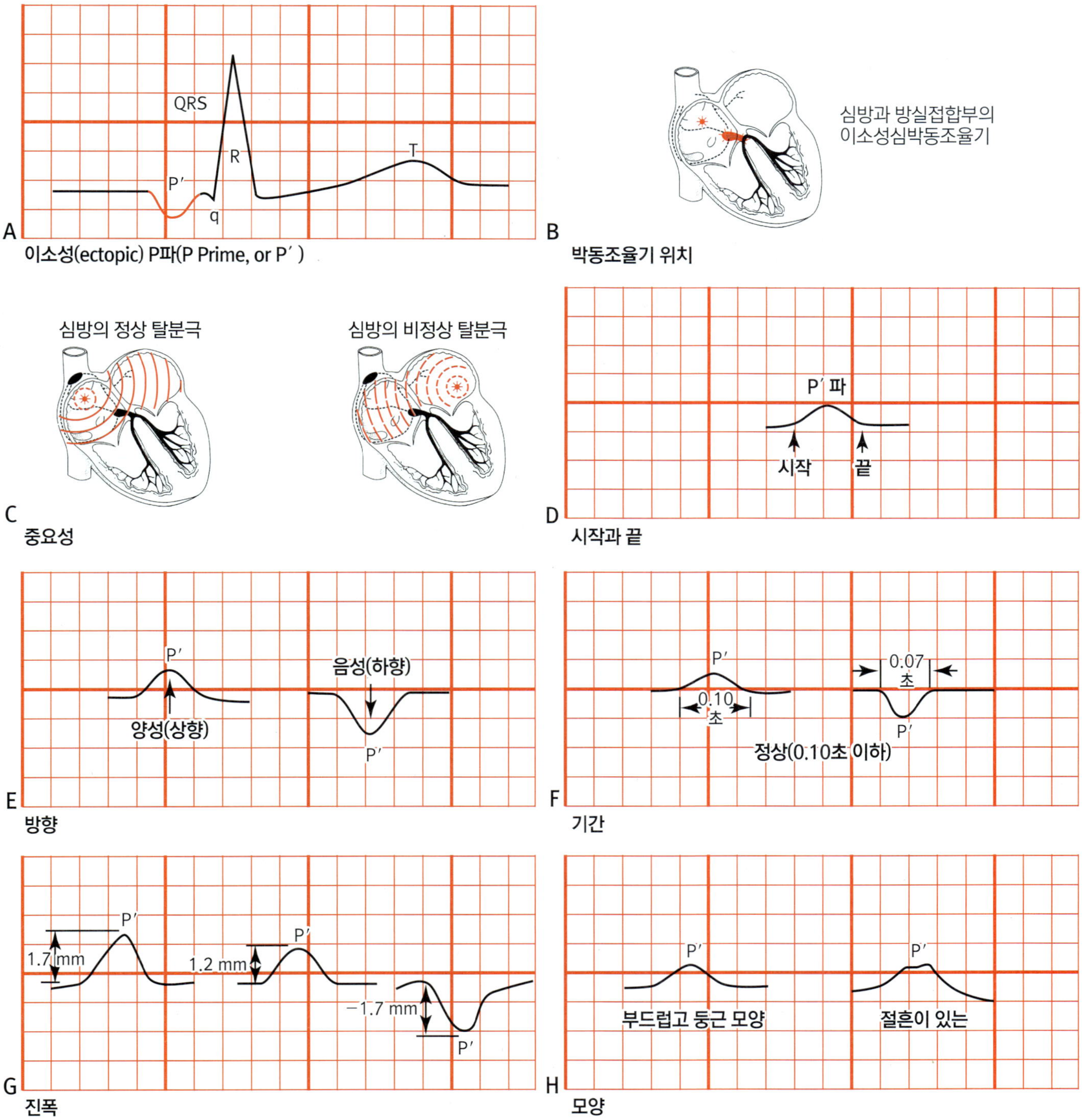

(계속)

그림 3.3 이소성(ectopic) P파(P prime, or P′)

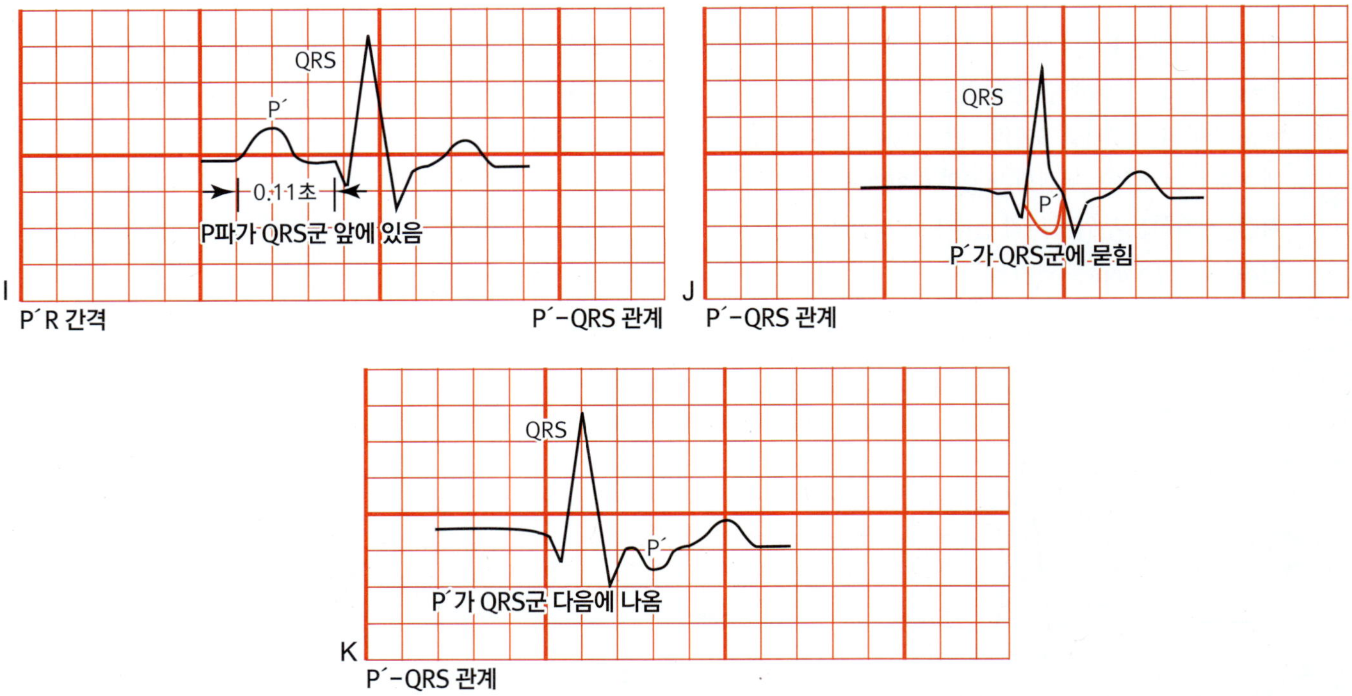

그림 3.3 이소성(ectopic) P파(P prime, or P´)

- 이소성박동조율기가 심방 혹은 방실결절의 윗부분에 존재하면 QRS군의 앞에 나온다.
- 이소성박동조율기가 방실결절의 아랫부분에 있으면 QRS군 뒤에 나오기도 하는데 이는 전기자극이 방실접합부를 통해 역방향으로 전달되는 속도보다 심실을 통하는 속도가 더 빠르기 때문이다. 따라서 심전도 상에서 QRS군에 묻혀서 나오거나 QRS군 다음에 나온다.
  만일 이소성 P파가 QRS군과 같이 발생하면 QRS군에 묻혀서 안 보이기도 하며 QRS군 다음에 나오면 뒤따르는 ST분절이나 T파와 겹쳐져서 그들의 모양을 변형시키기도 한다.

중요성

이소성 P파란 동방결절 이외의 심방에서 전기자극이 시작되어 오른심방과 왼심방의 탈분극이 잘못된 방향과 순서로 전달되는 것을 의미한다.

저자의 한마디

심방의 이소성박동조율기에 의해 심방세동과 심방조동도 발생할 수 있다. 심방세동은 심방의 여러 곳에서 많은 이소성 전기자극이 발생하여 정상 P파가 생기지 않는 리듬이며, 심방조동은 한 곳에서 빠르게 이소성 탈분극파가 발생하여 톱니바퀴 모양의 특징적 P파를 보인다. 4장과 6장에서 더 자세하게 설명하겠다.

QRS군

QRS COMPLEX

QRS군

QRS군은 오른심실과 왼심실의 탈분극을 의미한다.

정상 QRS군

특징

기원	방실결절 아래 심실중격
생리	심실의 탈분극
시작/끝	PR간격 끝/ST분절의 시작
기간	0.06 ~ 0.12초
방향	
Q파	처음 하향파
R파	처음 상향파
S파	R파 후의 처음 하향파
QS파	하나의 하향파
RS파	하나의 상향파
진폭	2 ~ 15 mm
모양	좁고 뾰족한 모양
순서	P파 뒤에 나오며 T파에 선행함

기원 방실결절 바로 아래 심실중격

심장 해부생리 정상 QRS군(그림 3.4)은 심실의 탈분극을 의미한다. 탈분극은 방실결절 근처 심실중격의 왼쪽에서 시작하여 오른쪽으로 심실중격을 통과한다. 이후 심실의 속막에서 시작하여 심실바깥막으로 탈분극이 전달된다. Q파라 불리는 QRS군의 처음 부위는 심실중격의 탈분극을 의미하며; 나머지 QRS군의 부위는 동시에 일어나는 왼심실과 오른심실의 탈분극을 의미한다. 왼심실이 오른심실보다 크고 심장근육이 많기 때문에 대부분의 QRS군은 왼심실의 탈분극에 의해 만들어진다.

파의 구성

시작과 끝 QRS군의 시작은 P파 이후 PR간격의 기저선에서 갑자기 벗어나는 지점이며 끝나는 지점은 갑자기 파형이 평평해져서 ST분절과 만나는 점이다. QRS군과 ST분절이 만나는 지점을 J포인트(혹은 Junction)라고 한다.

세부 구성요소 QRS군은 하나 이상의 파로 이루어진다: R파라 불리는 상향파와 Q파, S파, 혹은 QS파라 불리는 하향파. 각 파의 특징은 다음과 같다:

- Q파: Q파는 처음 나오는 하향파로 R파에 선행한다.
- R파: R파는 QRS군의 첫 상향파로 여러 개가 나올 수 있으며, 두 번째는 R′, 세 번째는 R″로 표시한다.
- S파: S파는 R파 다음에 나오는 하향파로 여러 개가 나올 수 있으며, 두 번째는 S′, 세 번째는 S″로 표시한다.
- QS파: QS파는 큰 하나의 하향파로만 QRS군이 이루어진 것이며, 상향파가 섞여있지 않다.

QRS군에서 Q파는 한 개이지만 R파와 S파는 여러 개가 있을 수 있다.

QRS군을 나타내는 약자는 파의 크기에 따라 대문자나 소문자를 사용한다. 즉 큰 파일 경우는 Q, R, S를 사용하고 작은 파일 경우는 q, r, s를 사용한다. 즉 심실의 탈분극은 대소문자를 사용하여 더 자세하게 표기할 수 있다(예를 들어 qR, Rs, qRs).

방향 상향파 우세, 하향파 우세, 혹은 이상파(biphasic, 상향파와 하향파의 조합)로 나누어 해석할 수 있다. 예를 들어 상향파 우세인 경우는 R파의 면적이 Q파와 S파의 면적을 합한 것보다 많다. QRS 군의 방향은 육안으로 판별 가능한 경우가 많지만, 확실치 않다면 기저선에 자를 대고 위쪽과 아래쪽의 면적을 비교하면 된다.

기간 성인에서 0.06~0.12초 소아에서는 0.08초 이하. QRS군의 기간은 Q파나 R파의 시작점에서 J포인트까지 측정한다. Q파의 기간은 0.04초 이하가 정상이다.

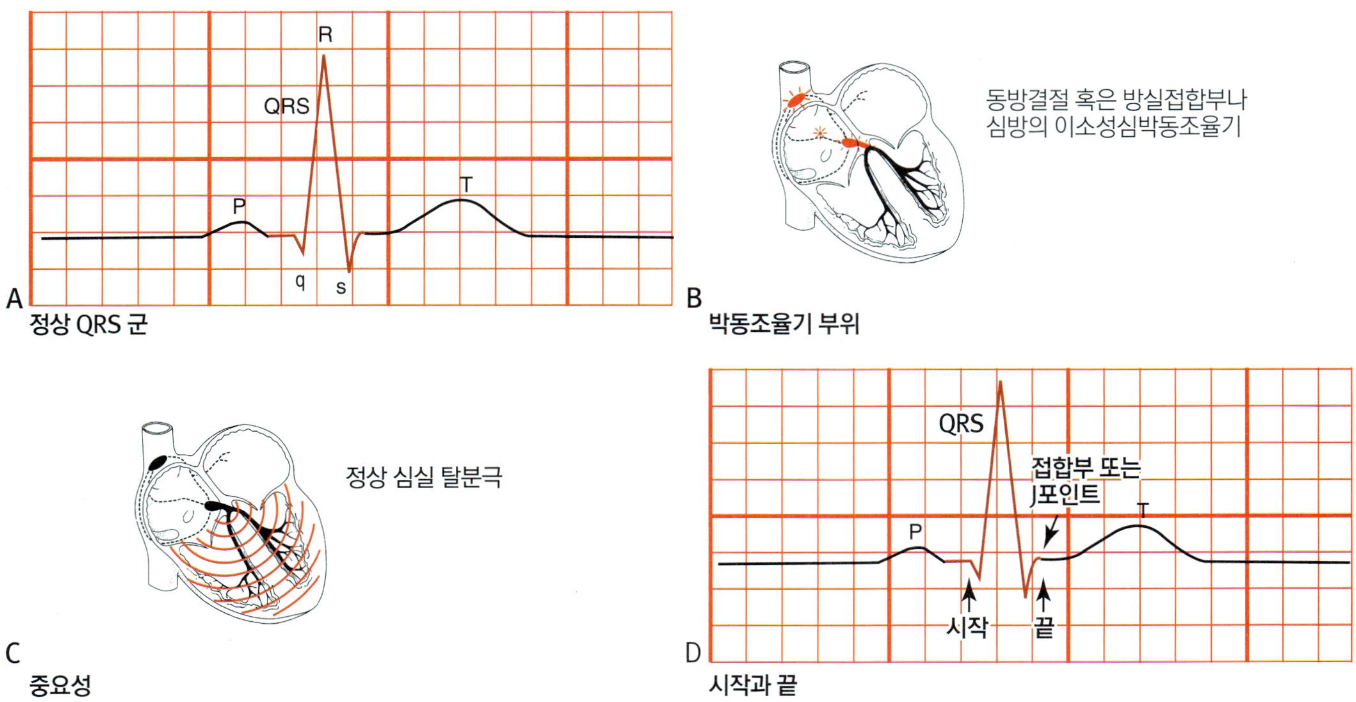

(계속)

그림 3.4 정상 QRS군

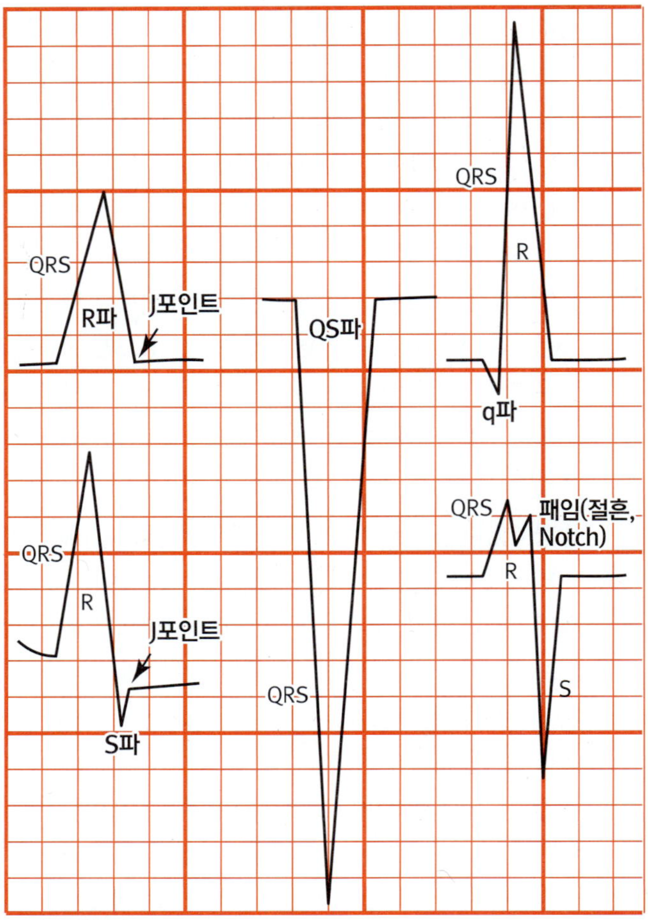

E
파의 구성요소

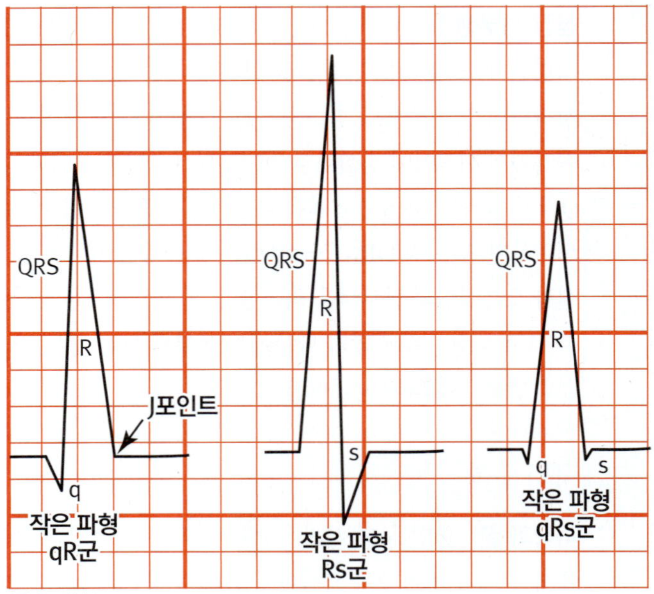

F
주요 파형

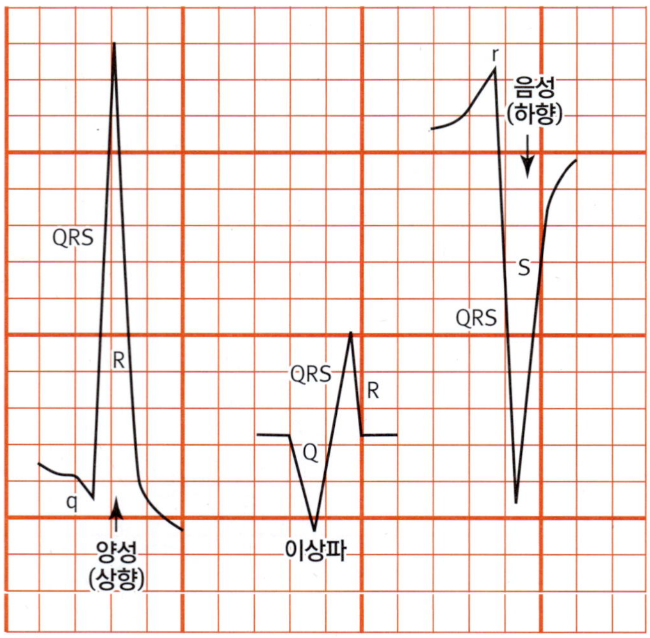

G
방향

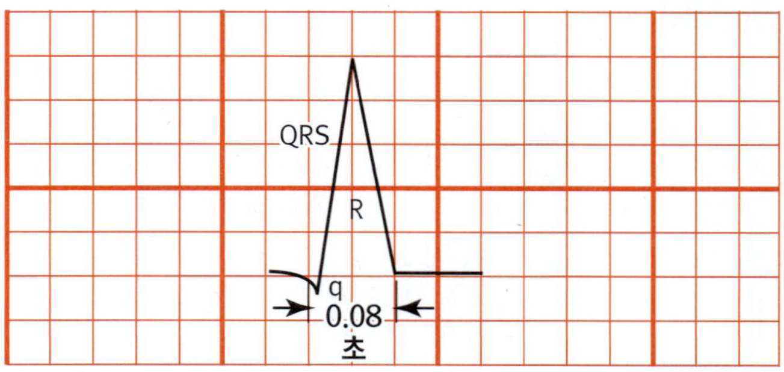

H
기간

(계속)

그림 3.4 정상 QRS군

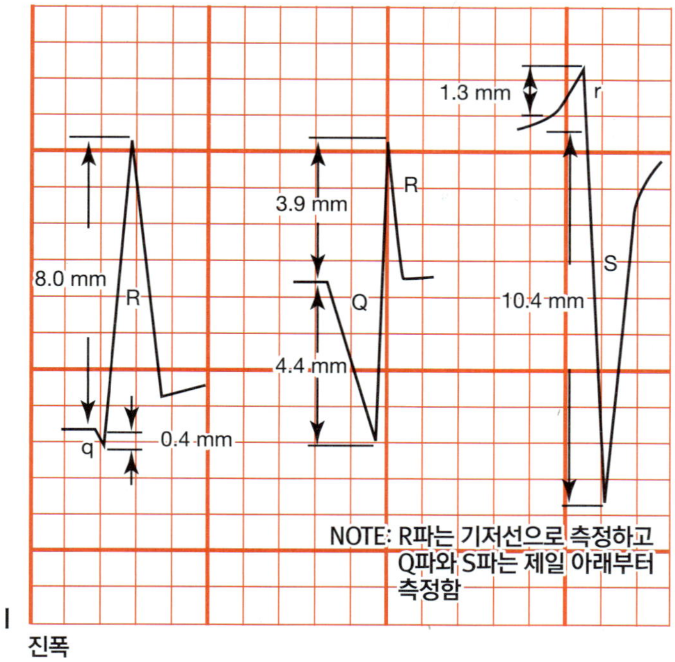

그림 3.4 정상 QRS군

> **저자의 한마디**
>
> Q파가 시작하는 점에서 R파의 최고점까지가 심실흥분시간(ventricular activation time, VAT)이다. VAT는 심실중격의 탈분극과 심내막에서 심외막까지 탈분극되는 시간을 의미한다. VAT의 최대치는 0.05초이며 일부 교재에서는 이 시간이 내인성편향(intrinsicoid deflection)과 같다고 설명한다.

진폭 QRS군에서 R파와 S파의 진폭은 2 mm부터 15 mm 이상까지 매우 다양하다. 정상 Q파의 진폭은 R파 크기의 25% 이하이다.

모양 QRS군의 모양은 일반적으로 좁고 뾰족한 모양이다.

순서 정상 QRS군은 P파 다음에 나오며 T파가 뒤따라 나온다.

중요성

정상 QRS군은 방실접합부에서 히스다발을 따라 푸르킨예 섬유망과 왼오른방실다발갈래 및 왼심실과 오른심실이 정상적으로 전기자극이 전달되었다는 것을 의미한다.

비정상 QRS군

특징

기원 방실접합부에서 다발갈래(각), 푸르킨예 섬유망, 심장근육층까지 모두 포함한다.

심장 해부생리 비정상 QRS군(그림 3.5)은 심실의 비정상 탈분극(심실의 비정상 전도)을 의미한다. 비정상 QRS군은 다음 원인에 의해 생긴다:

- [다발갈래차단(각차단) 등] 심실내 전도장애
- 심실의 조기흥분
- 이소성 전기자극
- 인공박동조율기에 의한 심실자극

심실내 전도장애는 다발갈래차단(각차단)에 의해 잘 발생하지만 일부 심장질환이나 전해질이상, 약물 등에 의한 비특이성 광범위 전도장애에 의해서도 생긴다. 다발갈래차단(각차단)은 히스다발에서 왼오른방실다발갈래를 통한 푸르킨예 섬유망까지의 전기전도의 일부나 전부가 차단되는 것이다. 손상되지 않은 다발갈래를 통한 전기전달은 정상적으로 이루어진다(13장 참조). 한쪽의 다발갈래가 차단되면 그 쪽 심실의 탈분극은 정상 전도된 심실보다 늦어진다. 이는 전기자극이 길고 비효율적인 경로를 통해 돌아와서 차단된 심실의 심장근육세포를 탈분극시킬 때까지 기다려야 하기 때문이다. 이렇게 지연되면 QRS군의 간격은 0.12초보다 길어지게 된다.

불완전 다발갈래차단(각차단)의 경우 다발갈래를 통한 전기전달이 일부만 차단되므로 차단된 심실의 탈분극이 정상 전도된 심실보다 약간 늦어져서 QRS군의 간격이 0.10초보다는 길어지지만 0.12초를 넘지는 않으며 대부분 정상 파형을 보인다.

불완전 혹은 완전 다발갈래차단(각차단)은 정상동리듬에서 보일 수도 있지만 심실위부정맥(동방결절, 심방, 방실접합부에서 시작된 부정맥)에서 보이기도 한다.

심실조기흥분은 왼방실다발갈래와 오른방실다발갈래의 일시적 전도장애에 의해서 생긴다. 직전에 전기자극을 전달하여 아직 불응기에 있는 상태인 왼방실다발갈래나 오른방실다발갈래로 전기가 전달되어 발생한다. 이 현상은 심방조기수축이나 빈맥에서 발생하며 다발갈래차단(각차단)에서 나타나는 비정상적 QRS군이 생긴다.

비정상적 심실전도는 다음의 상심실성빈맥에서 잘 발생하며 심실리듬과 유사한 모양을 보인다.

- 조기 심방 혹은 접합부복합체
- 심방빈맥
- 심방조동과 심방세동
- 비발작성 접합부 빈맥
- 발작성상심실성빈맥

이소성 혹은 보충 박동조율기에 의해 발생한 비정상적 전기자극이 왼오른방실다발갈래를 통해 한쪽의 심실로 먼저 전달되면 다른 쪽 심실보다 먼저 탈분극된다. 이 결과 0.12초보다 긴 간격과 비정상 파형을 가진 QRS군이 생긴다. 이 현상은 가속성 심실고유리듬, 심실이탈리듬, 심실빈맥, 심실조기수축 같은 심실리듬에서 주로 보인다(8장 참조).

삽입된 인공박동조율기에 의해 만들어진 QRS군은 오른심실의 내벽에 삽입된 전극에 의해 생성된다. 해당 QRS군은 대개 0.12초보다 길며 좌각차단 양상을 보이는데 이는 전기자극이 오른심실에서 왼심실로 느린 경로를 통해 전달

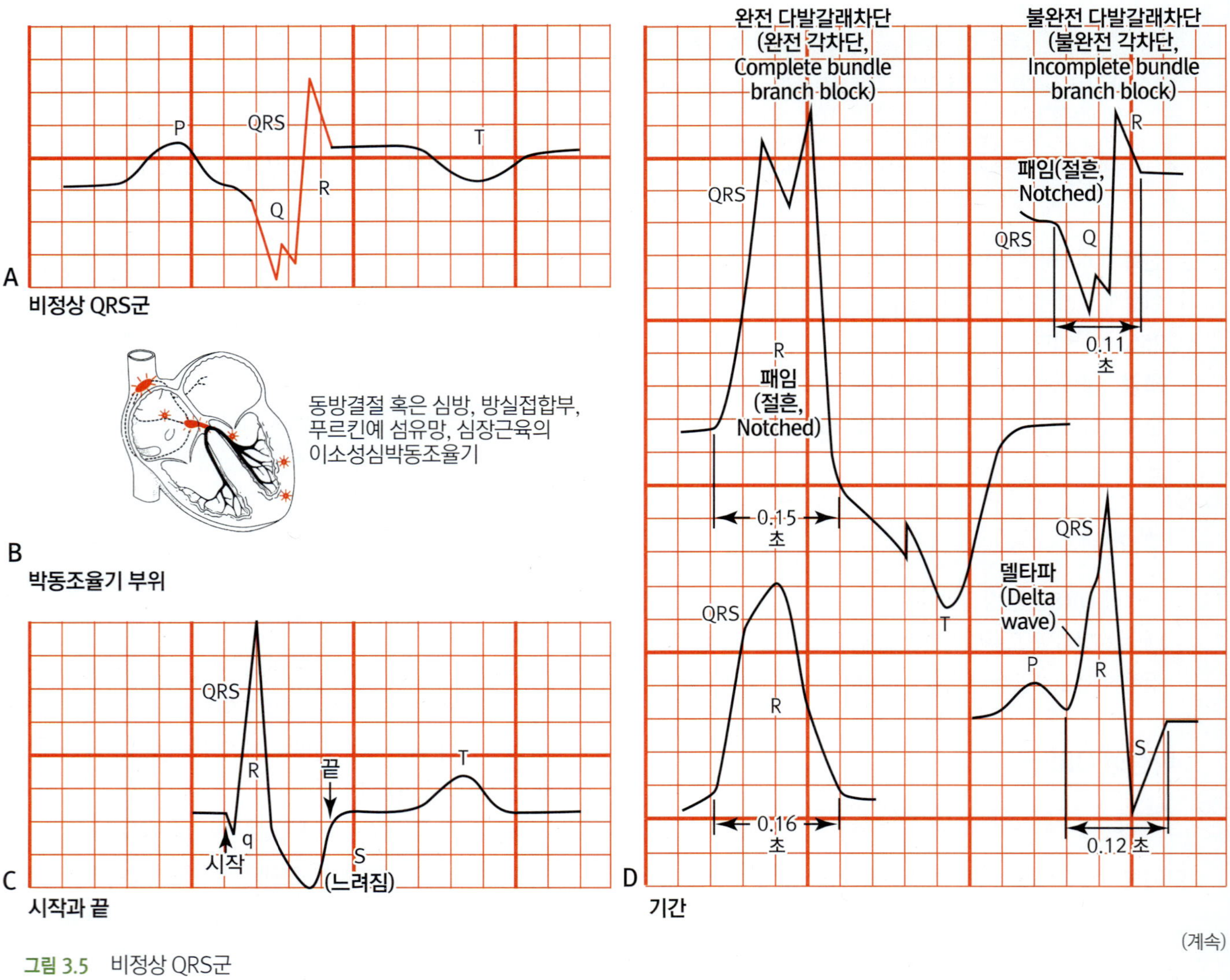

(계속)

그림 3.5 비정상 QRS군

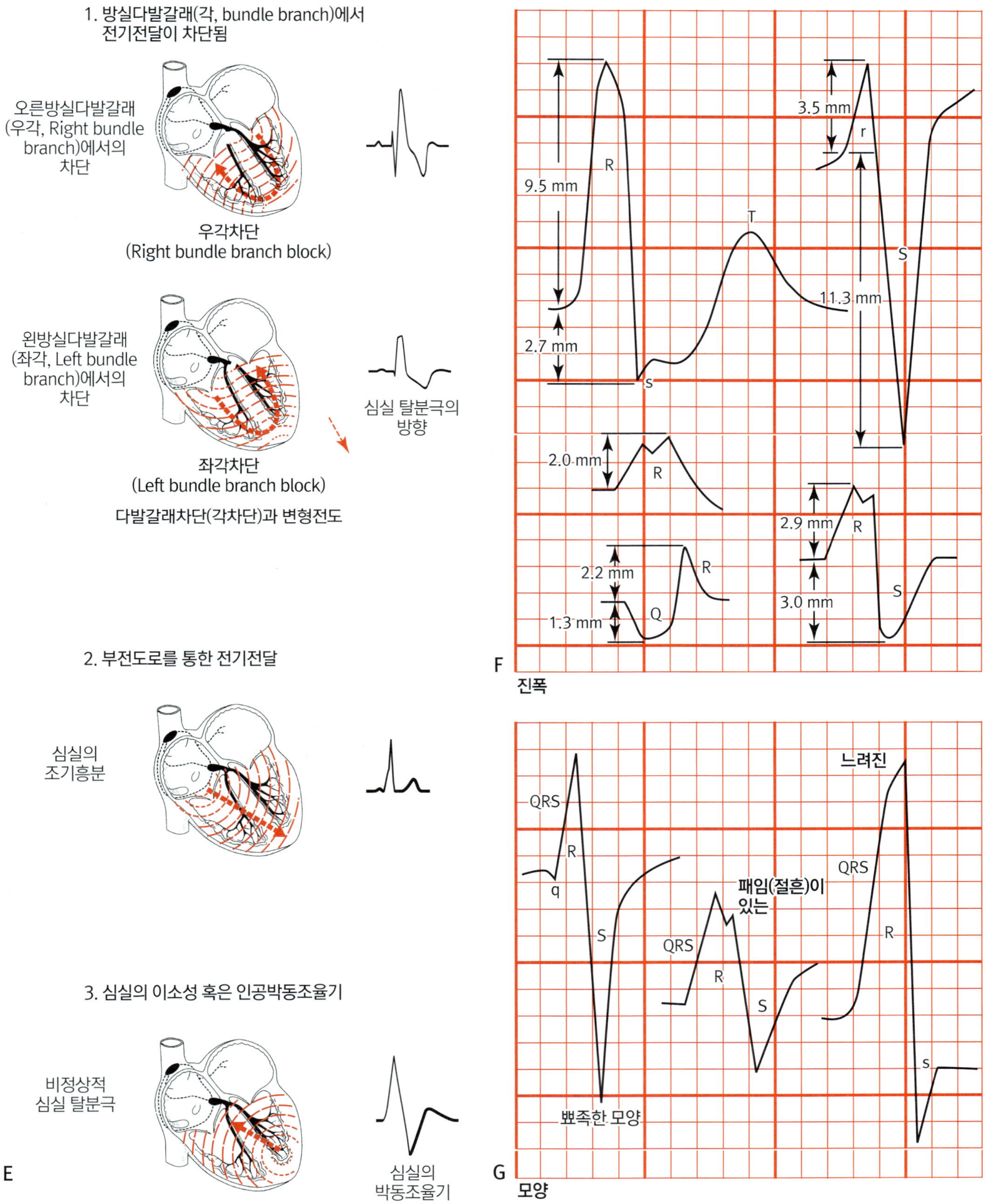

그림 3.5 비정상 QRS군

되어야 하기 때문이다. 하지만 탈분극은 심실의 내막에서 일어나므로 인공박동조율기에 의해 만들어진 QRS군은 이소성박동조율기에 의해 생기는 QRS군과 유사한 모양을 보인다. 인공박동조율기에 의해 만들어진 QRS군의 흔한 표지자로는 pacemaker spike가 있다. 이는 QRS군에 선행하는 좁은 편향의 이상성 파형으로, 인공박동조율기의 전극에 의해 생성되는 전기자극 그 자체이다(10장 참조).

파의 구성

시작과 끝 정상 QRS군과 동일

방향 상향파나 하향파 혹은 이상파

기간 0.12초 이상. 다발갈래차단(각차단)이 있을 경우 0.10~0.12초이면 불완전 다발갈래차단(각차단), 0.12초 이상이면 완전 다발갈래차단을 의미한다. 이소성박동조율기에 의한 QRS군은 항상 0.12초 이상이며 대부분 0.16초 이상이다. 그러나 이소성박동조율기가 다발갈래에서 시작한 경우 QRS군의 기간은 약간 연장되어 0.10초 정도이거나 정상인 경우도 있다.

진폭 1~2 mm부터 20 mm까지 다양하다.

모양 좁고 뾰족한 모양의 정상 파형[불완전 다발갈래차단(각차단)]부터 넓고 둥글거나 절흔이 있는 파형[완전 다발갈래차단(각차단)과 심실리듬] 등 다양한 형태를 보인다. 심실조기흥분에 의한 QRS군은 델타파라 불리는 초기의 천천히 끌려올라가는 R파로 인하여 넓은 기저부를 보인다.

순서 비정상 QRS군은 선행하는 P파가 있거나 없을 수 있으며 T파는 항상 뒤따라 나온다.

중요성

심실의 비정상 탈분극은 다음 원인에 의해 일어난다:

- 히스다발에서 왼방실다발갈래와 오른방실다발갈래를 통해 푸르킨예 섬유망으로 가는 전기자극의 전달이 막힌 경우[다발갈래차단(각차단)과 변형심실전도]
- 심방에서 심실 간 비정상 전도로를 통한 전기자극의 전달(심실조기흥분)
- 이소성 혹은 이탈성 박동조율기에 의한 심실의 탈분극
- 체내에 삽입된 인공심박조율기에 의한 심실의 탈분극

T파

T WAVE

T파

T파는 심실의 재분극을 의미하며 특징적인 정상 혹은 비정상 파형을 보인다.

정상 T파

특징

기원	심실의 심외막
생리	심실의 재분극
시작/끝	ST분절의 끝/TP분절의 시작
방향	상향파
기간	0.10 ~ 0.25초
진폭	5 mm 이하
모양	둥글고 비대칭적 모양
순서	항상 QRS 다음에 나옴

기원 심실의 심외막

심장 해부생리 정상 T파(그림 3.6)는 심실의 재분극을 의미한다. 정상적인 심실의 재분극은 심외막에서 시작하여 심장근육층을 지나 심내막으로 이어진다. T파는 심실의 수축기 동안 생긴다.

파의 구성

시작과 끝 T파의 시작은 ST분절에서 벗어나기 시작하는 지점이다. 만약 T파가 QRS군이 끝나는 지점(J포인트)에서 시작하면 ST분절이 보이지 않는다. T파가 다시 기저선으로 돌아가는 지점이 끝나는 지점이다. ST분절이 없을 때 T파는 ST-T파라 불리기도 한다. T파의 시작과 끝지점을 정확히 알 수 없는 경우도 많다.

방향 상향파

기간 0.10~0.25초 이상. QT 기간이 아닌 T파 단독의 기간은 의미 없다.

진폭 5 mm 이하

모양 비대칭적이고 둥근 모양이다. 처음 앞부분이 뒷부분에 비해 길며 비대칭적이다.

순서 항상 QRS군 다음에 나온다.

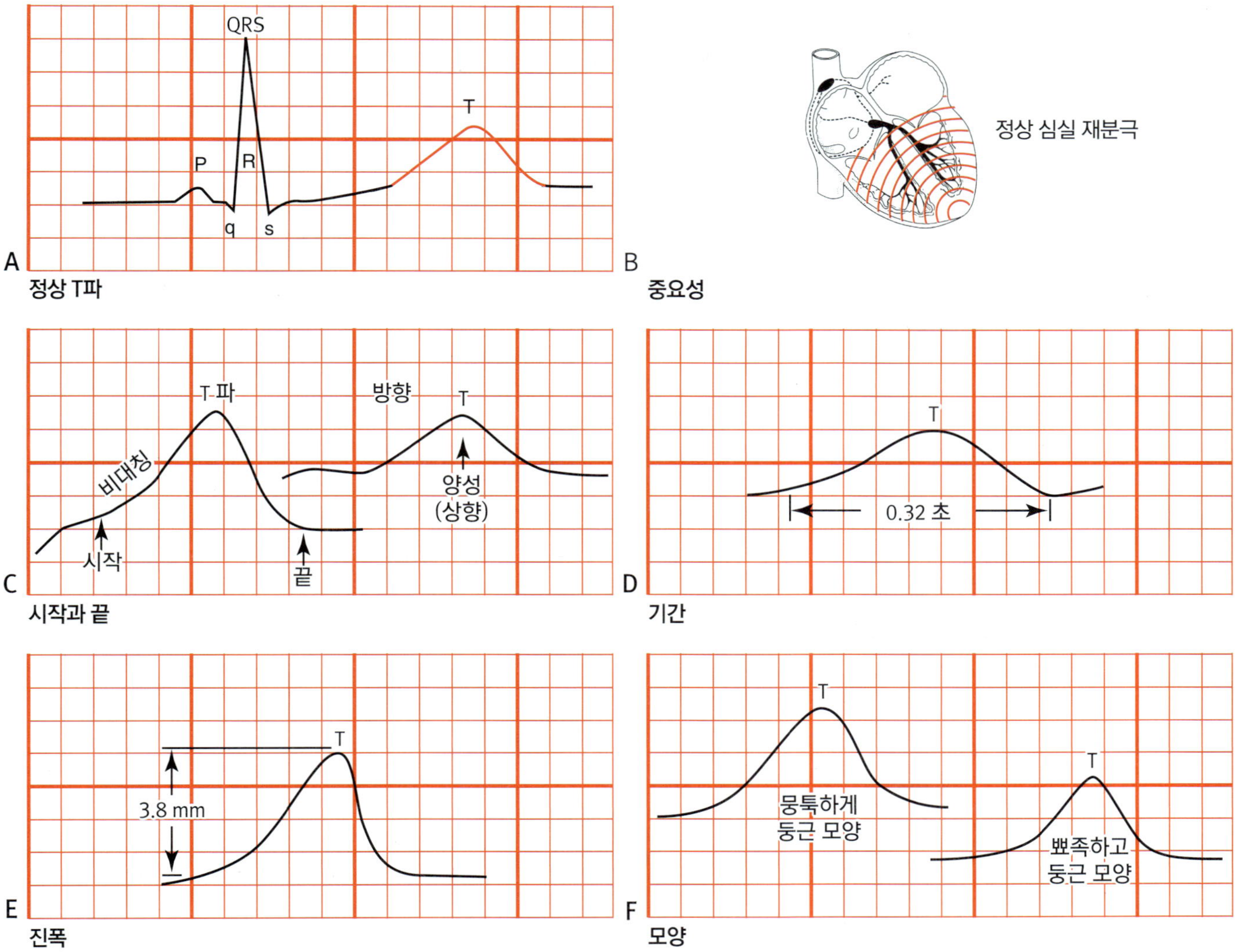

그림 3.6 정상 T파

저자의 한마디

정상에서 T파는 항상 QRS군과 같은 방향이며 R파 진폭의 2/3를 넘지 않는다. 대칭적 T파는 허혈이나 전해질이상 같은 병적 상황을 의미한다.

중요성

T파를 분석할 때는 반드시 ST분절도 함께 살펴보아야 한다. 정상 T파와 ST분절이 보인다는 것은 심실이 정상적으로 재분극했다는 것을 의미한다.

비정상 T파

특징

기원 심실의 심외막이나 심내막에서 발생한 전기자극

심장 해부생리 비정상 T파(그림 3.7)는 심실의 비정상 재분극을 의미한다. 심실의 재분극이 심외막에서 시작하면 심장근육을 통해 심내막으로 전달되는 순서는 같지만 재분극의 속도가 느려져서 큰 상향의 T파가 생긴다. 반대로 심내막에서 재분극이 시작되면 전기자극이 바깥으로 전달되어 뒤집힌 하향의 T파가 생긴다. 비정상적인 심실 재분극은 다음 원인에 의해 생긴다:

- 급성관상동맥증후군, 심근염, 심장막염, 심실확장과 관련된 심근허혈
- 심실의 비정상적 탈분극[다발갈래차단(각차단)이나 이소성 심실리듬]
- 전해질이상(칼륨 과다)이나 약물(퀴니딘, 프로카인아미드)

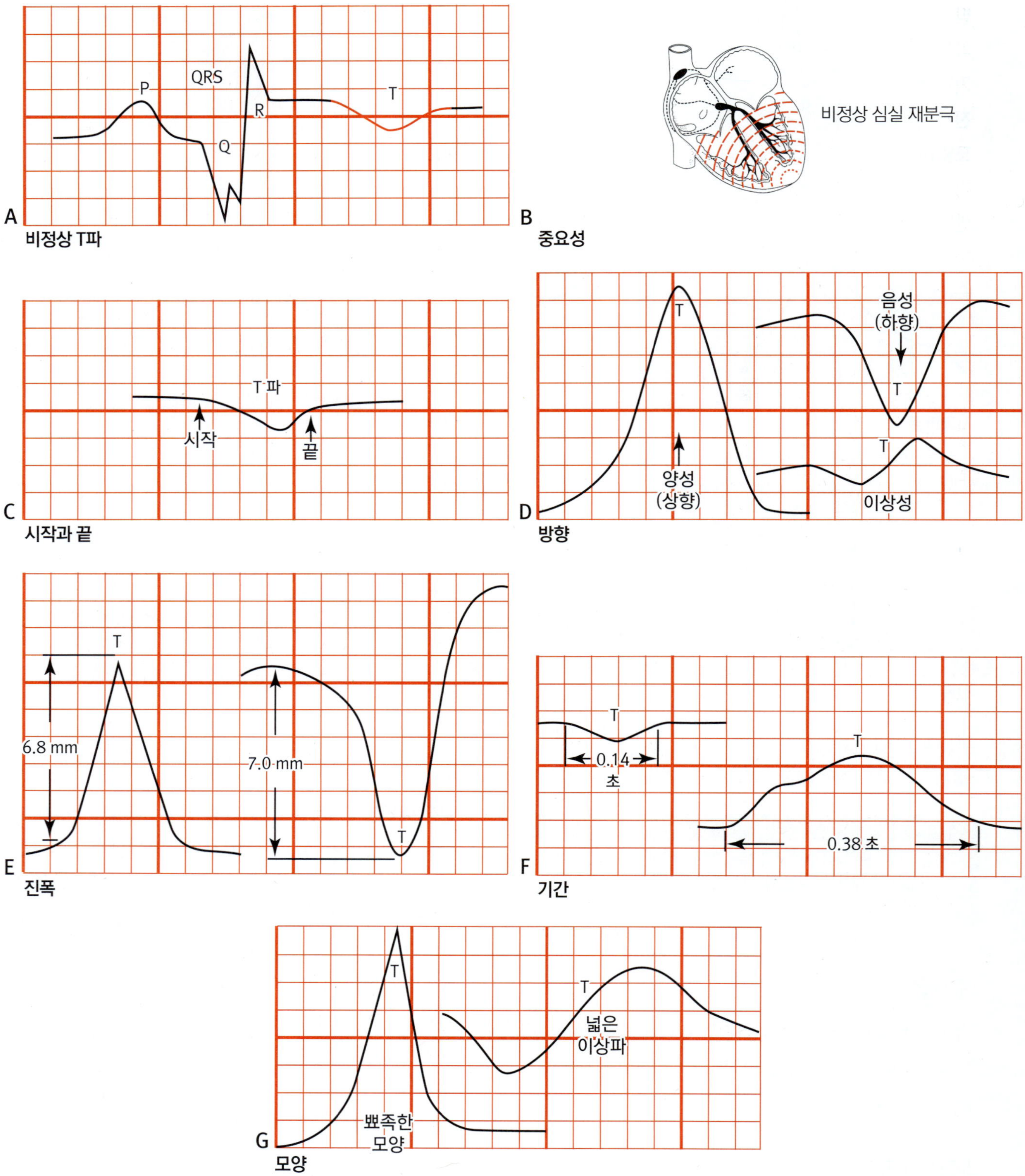
P
QRS
R
Q
T
A
비정상 T파
비정상 심실 재분극
B
중요성
T 파
시작
끝
C
시작과 끝
T
양성
(상향)
음성
(하향)
T
T
이상성
D
방향
T
6.8 mm
7.0 mm
T
E
진폭
T
0.14
초
T
0.38 초
F
기간
T
뾰족한
모양
T
넓은
이상파
G
모양

그림 3.7 비정상 T파

파의 구성

시작과 끝 정상 T파와 동일

방향 키가 큰 상향파, 작은 하향파 혹은 이상파. 비정상 T파는 QRS군과 같은 방향이기도 하지만 아닐 수도 있다.

기간 0.10~0.25초 이상

진폭 다양함

모양 둥글거나 완만하거나 뾰족하거나 넓거나 패임이 있기도 함. 가장 흔한 유형은 대칭적인 모양이나 정상 T파와 반대의 비대칭(앞부분은 가파르고 좁으며 뒷부분은 완만하고 넓은 모양)을 보여주는 파형이다.

순서 항상 QRS군의 뒤에 나온다.

중요성

비정상 T파는 심실의 비정상적 재분극을 의미하며 비정상 T파의 임상적 의미를 해석하기 위해서는 반드시 ST분절도 함께 고려해야 한다.

U파

U WAVE

U파

U파가 T파 다음에 나오면 푸르킨예 섬유의 재분극이 지연되었음을 의미한다.

특징

기원	푸르킨예 섬유
생리	푸르킨예 섬유의 재분극
시작/끝	TP분절에서 벗어나는 시점/TP분절의 끝
방향	상향파
기간	측정불가
진폭	5 mm 이하
모양	둥글고 대칭적 모양
순서	T파 뒤에 나오고 P파에 선행함

기원 심실의 푸르킨예 섬유에서 기원

심장 해부생리 U파(그림 3.8)는 심실 푸르킨예 섬유의 재분극 혹은 심실 일부분의 지연된 재분극을 의미한다. 흔하지 않고 잘 구분하기도 힘들지만 심박동이 느려질 때 U파가 잘 나타난다.

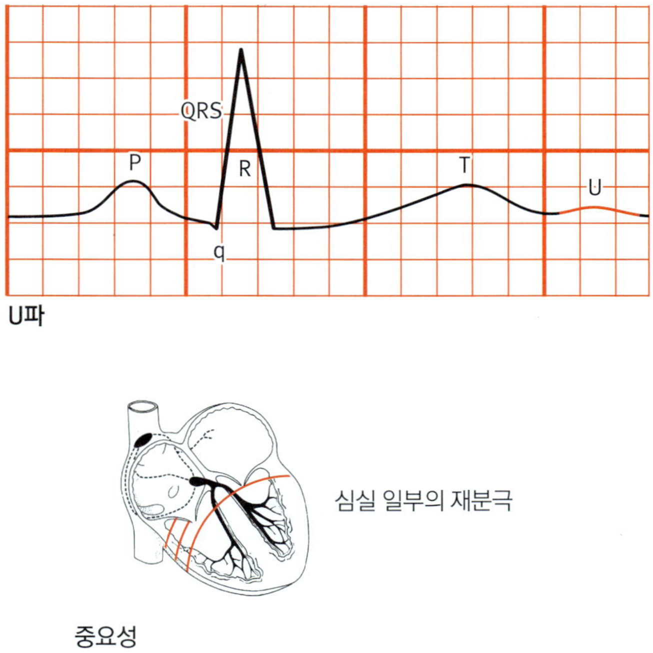

그림 3.8 U파

파의 구성

시작과 끝 U파는 기저선 혹은 T파의 하향곡선에서 벗어나기 시작하는 시점에서 시작되며 기저선으로 돌아가는 시점이 끝나는 지점이다. P파로 혼동하지 말아야 한다.

방향 선행된 T파와 같은 상향파

기간 일반적으로 측정하기 힘들다.

진폭 일반적으로 2 mm 이하이며 선행한 T파보다 작다. 2 mm 이상의 U파는 비정상이다.

모양 대칭적이며 둥근 모양

순서 보일 경우 T파 뒤 다음 주기의 P파 앞에 나온다.

중요성

U파는 심실의 재분극이 이루어졌다는 것을 의미하며 2 mm 이하의 U파는 정상에서도 보인다. 비정상적인 2 mm 이상의 큰 U파는 다음의 경우 관찰된다:

- 저칼륨혈증
- 심장근육병
- 왼심실비대
- 디기탈리스, 퀴니딘, 프로카인아미드의 과량 복용

저자의 한마디

큰 U파는 P파로 오인되기도 하는데 접합부리듬 같이 P파가 없는 경우 1도 방실차단을 동반한 동리듬으로 오진될 수 있다. 큰 U파와 P파가 같이 있을 때는 2:1 방실차단으로 잘못 판독할 수 있다. U파는 P파나 QRS군이 아닌 T파와의 관계에서만 의미를 가진다는 것을 명심하면 U파를 P파와 구분하는 데 도움이 된다.

간격 INTERVALS

PR간격

PR INTERVAL

PR간격

PR간격(그림 3.9)은 전기자극이 심방에서 방실결절을 지나 히스다발까지 전달되는 시간을 의미한다. PR간격은 P파가 시작되는 지점부터 QRS군이 시작되는 지점까지이다.

정상 PR간격

특징

생리	심방과 심실 사이에 탈분극이 전달되는 시간
시작/끝	P파의 시작/QRS군의 시작
기간	심박수에 따라 다르지만 보통 0.12 ~ 0.20초

심장 해부생리 심방의 탈분극이 일어나기 직전에 심실은 심방보다 압력이 낮으므로 이 차이에 의해 발생하는 음압에 의해 피가 심실로 들어온다. 심실이 수축하기 시작하면 심실로 들어가는 혈류는 멈추게 된다. 심방의 탈분극 기간(P파)에 심방이 수축하면 심실충만압과 심방으로 혈액을 제공하는 대정맥 사이에 압력이 같아지므로 심실이 완전히 찰 때까지 방실판이 계속 열려 있게 된다. 이러한 "심방의

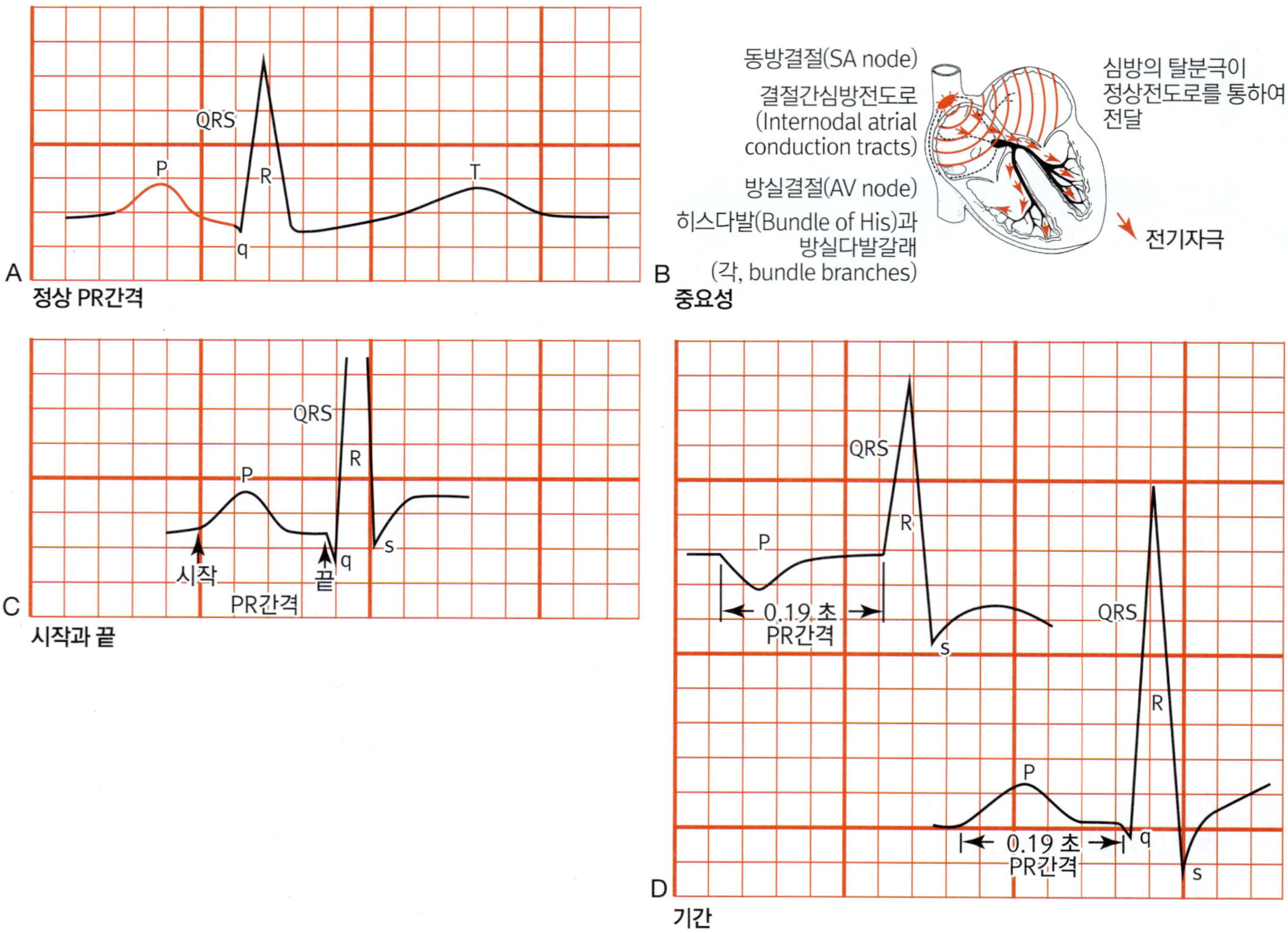

그림 3.9 정상 PR간격

수축"은 심실에 25%의 혈액을 공급하는 역할을 한다.

앞에서 설명한 바와 같이 P파는 심방의 탈분극을 나타낸다. 심방의 탈분극이 끝난 후에 방실결절을 통해 심실로 전기자극이 전달될 때 전달속도가 느려진다. 이 시기를 포함하는 것이 PR간격이며 심방이 충분한 수축기능을 할 수 있도록 해 준다.

파의 구성

시작과 끝 P파의 시작부터 QRS군의 끝 지점까지이다.
방향 기저선과 일직선
기간 0.12~0.20초. 심박수가 빠를 때는 심박수가 느릴 때보다 PR간격이 짧아진다(예를 들어 심박수가 120회 PR간격이 0.16초일 때 심박수가 60회로 느려지면 PR간격은 0.20초로 길어진다).
순서 심방과 심실의 전도가 정상이면 P파 뒤에 항상 QRS군이 뒤따라온다.

> **저자의 한마디**
> 일부 교재에서는 0.20초 이상이면 PR간격의 연장되었다고 하지만, 이 교재에서는 0.20초보다 길어진 경우를 연장되었다고 하고 0.20초는 경계선으로 본다.

중요성

정상 PR간격은 동방결절에서 시작된 전기자극이 심방과 방실결절을 통해 지연없이 심실로 정상적으로 전달되었음을 의미한다.

비정상 PR간격

특징

심장 해부생리 0.20초보다 연장된 비정상 PR간격(그림 3.10)은 방실결절 또는 히스다발을 통한 전기자극의 전달이 느려질 때 발생한다. 0.12초보다 짧아진 PR간격은 방실결절 근처 심방의 이소성박동조율기, 또는 방실접합부의 이소성 또는 이탈성박동조율기에 의해 대부분 발생한다. 전기자극이 방실결절에 도달하기 위한 거리가 줄어들었기에 PR간격이 짧아지는 것이다.

PR간격이 짧아지면 역행전도(방실결절에서 심방쪽으로 왼쪽에서 오른쪽 위쪽방향)된 음성(하향)P파가 동반된다. 방실결절을 거치지 않고 부전도로에 의해 심방의 전기가 심실로 전달될 때에도 PR간격은 짧아지며 정상 모양의 P파가 동반된다.

파의 구성

시작과 끝 정상 PR간격과 동일
방향 기저선과 일직선이거나 완만한 상향곡선
기간 0.48초보다 연장되는 경우는 드물다. PR간격은 매 박동마다 달라지기도 한다. PR간격이 정상이었다가 점점 길어져서 전기자극이 히스다발에 도달하지 못해 QRS군이 나오지 않는 경우도 있다.
순서 P파 이후에 항상 QRS군이 동반된다면 이 QRS군은 P파에 의해 발생한 것을 알 수 있다.

중요성

비정상적으로 연장된 PR간격은 방실결절과 히스다발 드물게는 왼오른방실다발갈래를 통한 전기전달이 지연되었음을 의미한다. 만일 PR간격이 일정하게 연장되었으면 지속적으로 전기전달이 지연되었음을 의미한다. PR간격이 점점 길어지면 전도지연도 더 심해지는 것을 알 수 있다.

비정상적으로 짧은 PR간격은 다음 원인에 의해 생긴다:

- 방실결절이나 방실접합부의 이소성박동조율기에 의한 전기자극의 발생
- 동방결절에서 발생한 전기가 방실결절이나 접합부를 우회하여 부전도로를 통해 심실로 전달될 때

QT간격

QT INTERVAL

> **QT간격**
> QT간격은 심실의 탈분극 시작에서 재분극까지 시간을 의미한다.

특징

생리	심실의 탈분극과 재분극 총 시간
시작/끝	QRS군의 시작점/T파가 기저선으로 되돌아가는 지점
기간	심박수에 따라 다르나 0.45초 이하

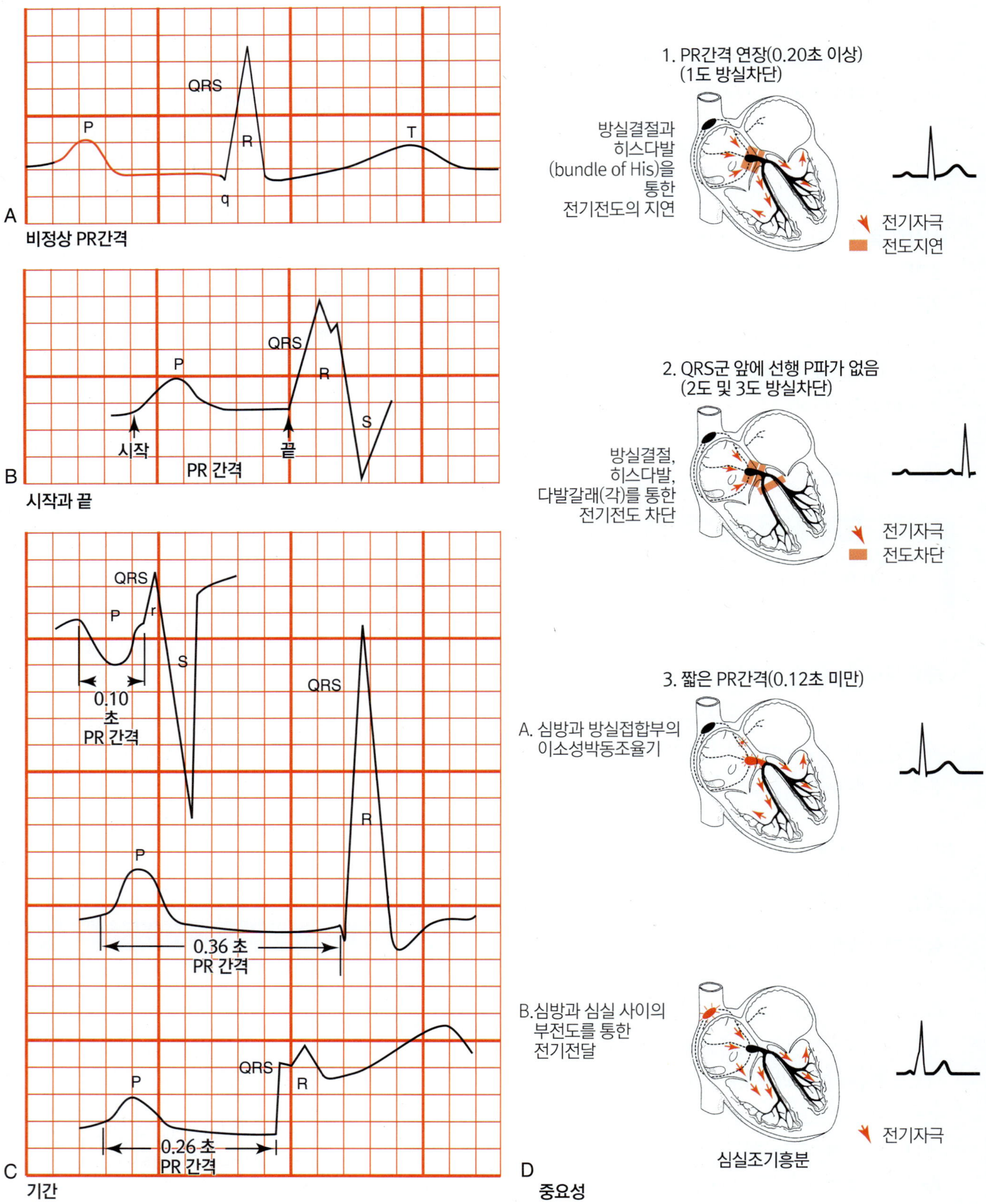

그림 3.10 비정상 PR간격

심장 해부생리 QT간격(그림 3.11)은 심실의 탈분극과 재분극이 일어나는 시간으로 QRS군과 ST분절, T파가 포함된다. 연장된 QT간격은 각 심박수에 따른 정상 QT간격보다 10% 이상 연장된 것으로 심실의 재분극이 연장된 것을 주로 의미한다. 비정상적으로 길어진 QT간격은 다음 원인에 의해 발생한다:

- 심장막염, 급성 심근염, 심근허혈이나 경색, 왼심실비대, 저체온증
- 서맥(심한 동서맥, 느린 심실이탈박동을 동반한 3도 방실차단)
- 전해질이상(저칼륨혈증, 저칼슘혈증)과 유동식 식단
- 약물(소탈롤, 프로카인아미드, 아미오다론, 페노싸이아진, 삼환계 항불안제; 시프로플록사신, 에리쓰로마이신 등 일부 항생제)
- 중추신경계이상(뇌졸중, 거미막밑 출혈, 뇌손상)
- 선천성 QT간격연장증후군

비정상적으로 짧은 QT간격은 각 심박수에 따른 정상 QT간격보다 10% 이상 짧아진 경우이며, 심실의 재분극이 촉진되어 발생한다. 그 원인으로는 디기탈리스 요법이나 고칼슘혈증이 있다.

파의 구성

시작과 끝 QRS군의 첫 파가 시작되는 지점에서 시작하여 T파가 기저선으로 되돌아가는 지점에서 끝난다.

> **저자의 한마디**
> QT간격을 분석할 때는 T파가 잘 보이는 유도에서 하는 것이 좋다.

기간 심박수에 따라 달라지는데 보통 R-R간격의 절반 이하가 정상이고 그 보다 연장된 경우는 비정상이며 절반인 경우는 경계치이다. 심박수가 빨라지면 QT간격도 짧아지고 심박수가 느려지면 QT간격은 길어진다(심박수가 120일 때 QT간격이 0.29초이면 심박수가 60일 때 QT간격은 약 0.39초이다). 왜냐하면 심박수가 빨라질수록 심실의 수축기는 짧아지고 심실의 탈분극과 재분극 시간도 단축되기 때문이다. QT간격은 일정할 수도 있지만 심박수에 따라 달라지기도 한다. 그러므로 정확한 QT간격을 측정하는 것은 어렵고 보통 평균 간격을 이용한다.

QT간격은 심박수에 따라 다르므로 "정상" QT간격을 알기 위해서는 심박수에 따라 "보정된" QT간격을 이용한다. 이것을 보정 QT간격(QTc)이라 한다. 심박수에 따른 정상

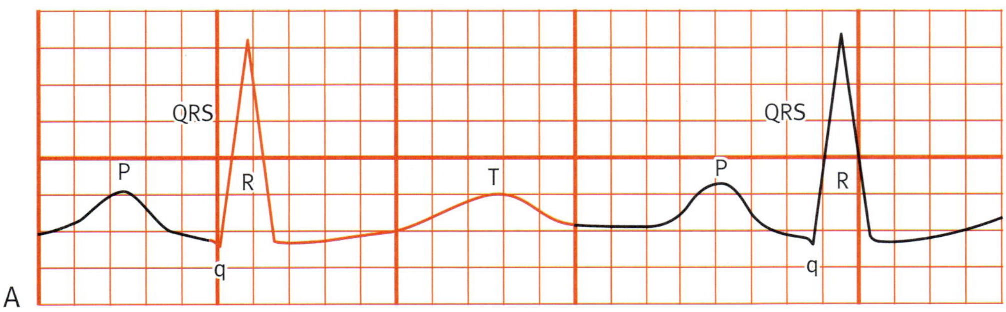

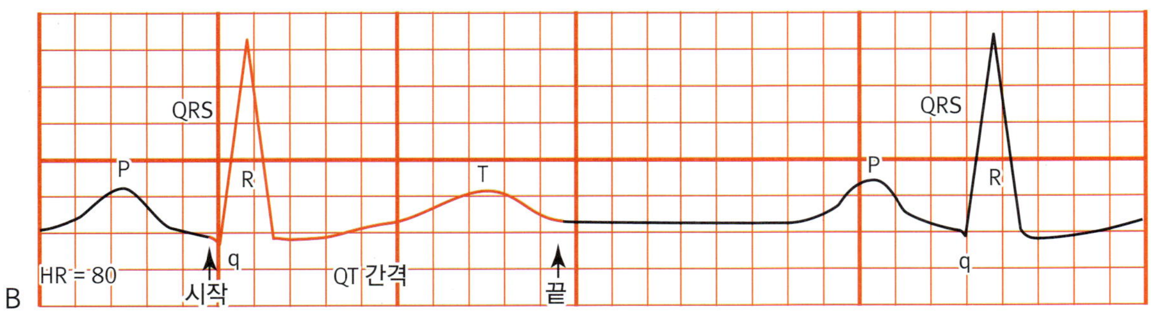

그림 3.11 QT 간격

QT간격, 즉 보정 QT간격(QTc)과 상하 10%의 수치가 표 3.1에 나와 있다.

QTc를 계산하는 공식은 다음과 같다:

$$QTc = QT(msec) + 1.75(심박수 - 60)$$

예를 들어 심박수가 100회, QT간격이 330 msec이면

$$1.75\ (100 - 60) = 1.75 \times 40 = 70$$

330 + 70 = 400, 즉 0.40초이므로 정상이다.

중요성

QT간격은 심실의 탈분극이 시작되는 시점부터 재분극이 끝나는 시점까지의 기간이다. 심실이 탈분극되는 중인 QRS군의 대부분의 구간에서는 심장근육세포를 자극하더라도 다시 탈분극하거나 수축하지 않는다. 이를 절대적 불응기라고 한다. 절대적 불응기는 재분극이 시작되는 단계의 앞부분까지 일부 이어지지만, T파의 특정 시점부터는 불안정하여 충분히 강한 자극이 주어지면 탈분극할 수 있다. 이를 상대적 불응기라고 한다. QT간격이 연장되면 상대적 불응기 또한 길어진다.

따라서 QT간격의 연장은 뒤틀림(염전성)심실빈맥(torsades de pointes)과 같은 치명적인 심실성 리듬의 발생 가능성을 증가시킨다. 짧은 QT간격은 드물지만 유아나 소아에서 급사의 가능성이 큰 선천성 심장질환에서 주로 나타나므로 인공심박동기 삽입이 필요하다.

표 3-1 QT간격

심박수/분(min)	R-R간격(초, sec)	QTc (초)와 정상범위
40	1.5	0.46 (0.41~0.51)
50	1.2	0.42 (0.38~0.46)
60	1.0	0.39 (0.35~0.43)
70	0.86	0.37 (0.33~0.41)
80	0.75	0.35 (0.32~0.39)
90	0.67	0.33 (0.30~0.36)
100	0.60	0.31 (0.28~0.34)
120	0.50	0.29 (0.26~0.32)
150	0.40	0.25 (0.23~0.28)
180	0.33	0.23 (0.21~0.25)
200	0.30	0.22 (0.20~0.24)

R-R간격

R-R INTERVAL

R-R간격

R-R간격은 두 개의 심실탈분극 사이의 시간을 의미한다. R-R간격은 규칙적이거나 불규칙적이다.

특징

생리	1개의 심실주기
시작/끝	1개의 R파의 최고점/다음 R파의 최고점
기간	심박수에 따라 달라짐

심장 해부생리 R-R간격은(그림 3.12) 심방과 심실이 한번씩 수축하고 이완하는 심장주기를 의미한다.

저자의 한마디

연속해서 나타나는 R파 사이에 하나 이상의 P파가 있을 수 있다. 이 경우 P-P간격을 측정하는 것도 심전도 판독에 도움이 된다.

파의 구성

시작과 끝 일반적으로 첫 번째 R파의 최고점에서 시작해서 다음 R파의 최고점에서 끝난다.

기간 심박수에 따라 달라진다. 심박수가 빠르면 심박수가 느릴 때보다 R-R간격은 짧아진다(예를 들어 심박수가 120이면 R-R간격은 0.5초이고;심박수가 60이면 R-R간격은 1초이다). R-R간격은 일정할 수도 있지만 리듬에 따라 변하기도 한다. R-R간격이 일정하면 심실의 박동수는 규칙적이고, 일정하지 않으면 불규칙적이라고 한다. 불규칙한 리듬은 다음에서 보인다:

- 심방이나 접합부, 심실의 조기수축을 동반한 규칙적 리듬
- 심방세동
- 다양한 전도비율의 심방조동
- 2도 방실차단

중요성

R-R간격을 측정하고 P파가 나오는 시간과 연결해서 분석하는 것은 심전도 판독의 가장 중요한 부분이다.

저자의 한마디

R-R간격을 측정할 때는 매번 QRS군의 같은 부분에서 측정해야 한다. 특히 넓은 QRS군일 때는 특별히 중요하다.

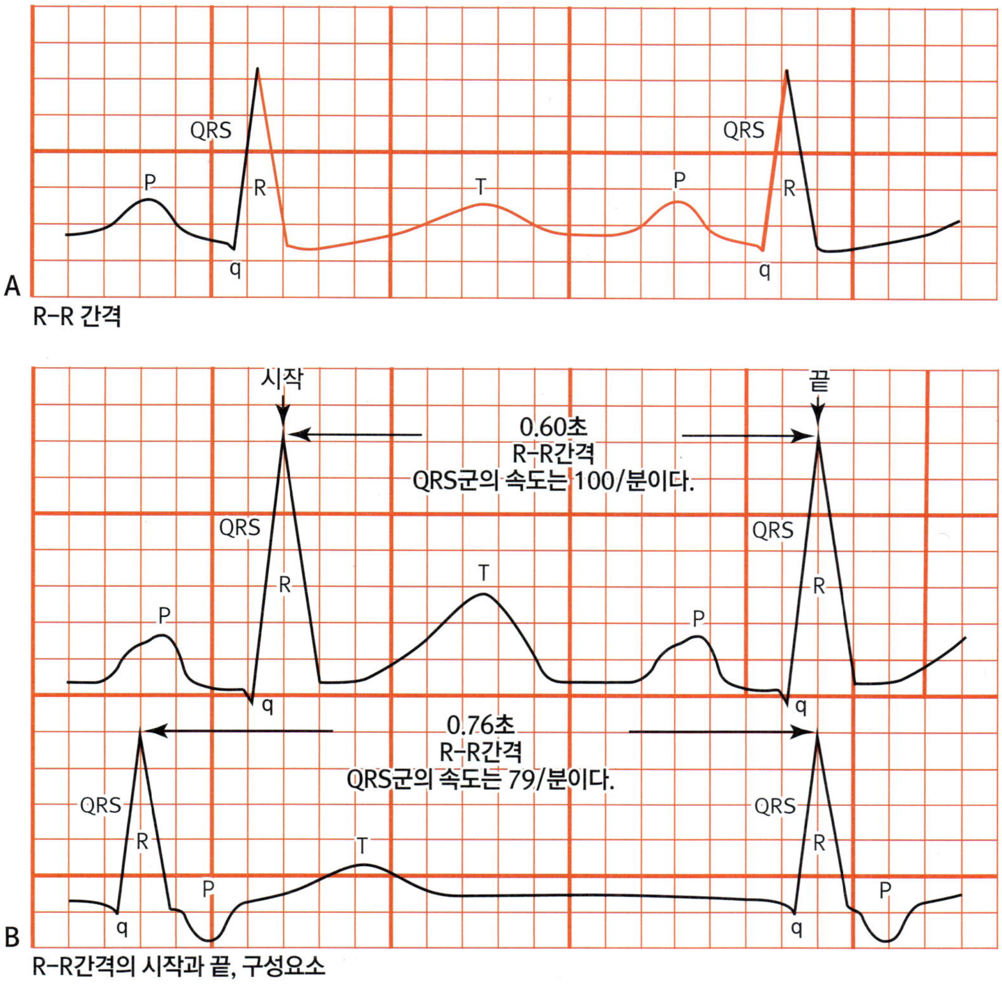

그림 3.12 R-R 간격

분절 SEGMENTS

TP분절
TP SEGMENT

TP분절

이어진 두 개의 P-QRST군 사이의 기간으로 심전도에서 전기활동이 없는 기간이며 '기저선' 혹은 '등전위선'이라 불린다.

저자의 한마디

일반적으로 분절은 기저선을 기준으로 '상승' 혹은 '하강'되었다고 표현한다. 기저선은 전기활동이 없는 영점 구간으로 기저선보다 위에 있으면 양성(상승), 아래쪽에 있으면 음성(하강)으로 표시한다. 심전도의 기저선을 측정하는 방법은 TP분절에 자를 대고 연결해 보는 것이다.

특징

생리	심실의 재분극과 심방의 탈분극 사이의 기간을 의미함
시작/끝	T파가 끝나는 지점/다음 P파의 시작점
기간	심박수에 따라 달라짐
진폭	등전위선(수평)

심장 해부생리 TP분절은 심실의 재분극에서 다음 심방의 탈분극까지의 시간을 의미한다. TP분절은 심장에서 전기활동이 없는 시기이며 T파 다음에 나오는 U파를 포함한다.

파의 구성

시작과 끝 T파가 끝나는 지점에서 시작하여 다음 P파가 시작하는 지점까지이다.

기간 0.0~0.40초 혹은 그 이상으로 다양한데 심박수 및 P

파와 QRS-T군의 조성에 따라 달라진다. 심박수가 빠르면 심박수가 느릴 때보다 TP분절이 짧아진다. 예를 들어 심박수가 120회 이상이면 TP분절은 보이지 않으며 P파 다음에 바로 T파가 보이거나 P파에 T파가 묻힌다. 심박수가 60회 이상이면 TP분절은 0.4초 이상이다.

진폭 보통 TP분절은 평탄한 등전위선이다.

중요성

TP분절은 심전도상 전기활동이 없는 기간으로 ST분절 상승 혹은 하강의 기준이 된다.

> **저자의 한마디**
>
> TP분절을 판독할 때 T파와 U파를 혼동해서는 안 된다.

PR분절

PR SEGMENT

> **PR분절**
>
> 심방의 탈분극 이후 방실결절에서 히스다발을 거쳐 왼오른방실다발갈래와 푸르킨예 섬유를 통해 심장근육으로 전기자극이 전달되는 시간을 의미한다.

특징

생리	심방의 탈분극과 심실의 탈분극 사이의 시간을 의미함
시작/끝	P파가 끝나는 지점/다음 QRS군의 시작점
기간	0.02 ~ 0.10초
진폭	등전위선(수평)

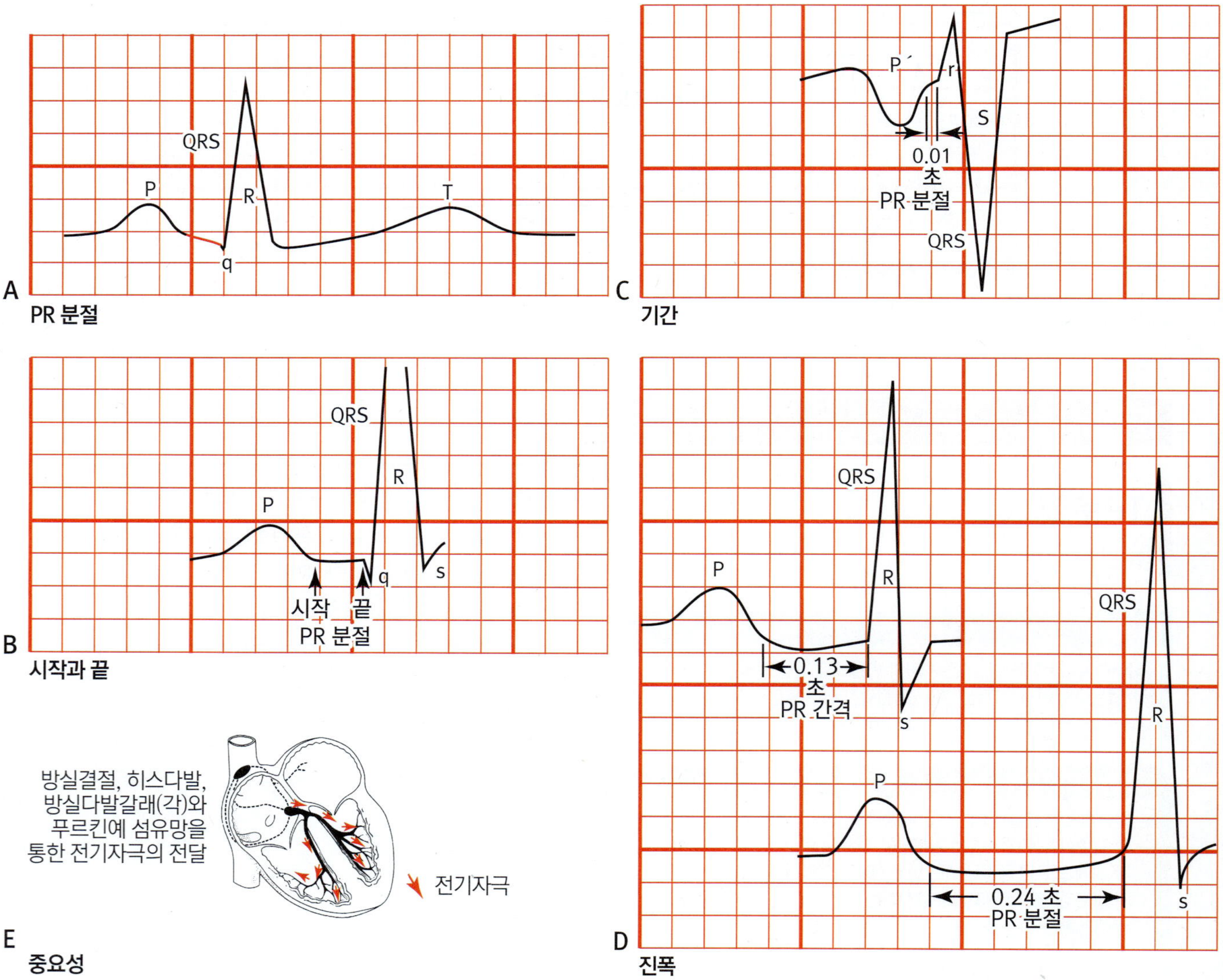

그림 3.13 PR 분절

심장 해부생리 PR분절은(그림 3.13) 심방의 탈분극이 끝나는 시점에서 자극이 방실결절에서 히스다발을 통해 심장근육으로 전달되어 심실의 탈분극이 시작되는 시점까지의 시간을 의미한다.

파의 구성

시작과 끝 P파가 끝나는 시점에서 QRS군이 시작되는 시점까지이다.

기간 정상적으로 0.02~0.10초이다. 방실결절과 히스다발을 통한 전기전달이 지연되면 0.10초 이상이다.

진폭 보통 PR분절은 평평하지만(등전위) 약간 아래로 하강한 형태를 보이기도 한다.

중요성

PR분절이 0.10초 이하일 경우 전기자극이 정상적으로 방실결절을 통해서 전달되었다는 것을 의미한다. PR분절이 0.10초 이상인 경우는 방실접합부를 통한 전기전달이 지연되었음을 의미한다.

ST분절

ST SEGMENT

ST분절

심실의 탈분극이 완료된 시점과 재분극 사이의 기간을 의미한다.

정상 ST분절

특징

생리	심실 재분극의 초기
시작/끝	QRS군이 끝나는 지점/T파의 시작점
기간	심박수에 따라 다르나 보통 0.20초 이하
진폭	등전위선(수평)

심장 해부생리 ST분절은(그림 3.14)은 심실의 탈분극이 끝나는 시점과 재분극이 시작되는 시점 사이의 기간이다. 심전도상 전기활동이 없는 이 시기는 심실의 기계적 수축이 거의 끝나는 시기이다.

파의 구성

시작과 끝 QRS군이 끝나는 지점에서 시작하여 T파가 시작하는 지점까지이다. QRS군과 ST분절 사이의 접합부를 J포인트라고 한다.

기간 심박수에 따라 달라지며 보통 0.20초 이하이다.

진폭 보통 등전위선이며 J포인트에서 0.04초까지 1 mm 이하로 약간의 상승 혹은 하강은 정상범위로 본다. TP분절을 기준으로 ST분절의 상승과 하강을 판단한다. 심박수가 너무 빨라 TP분절이 없을 때에는 PR분절이 기준으로 사용된다.

형태 평탄하거나 약간의 곡선을 보이기도 한다.

중요성

ST분절 다음에 정상 T파가 보이면 심실이 정상적으로 재분극함을 의미한다. T파와 ST분절을 분석하는 것은 심근허혈/심근경색을 진단하는 데 매우 중요하다(15장 참조).

비정상 ST분절

특징

심장 해부생리 비정상 ST분절은(그림 3.15) 보통 심근경색이나 심장근육 손상에 의해 발생하는 비정상적인 심실의 탈분극을 의미한다. 심근경색에 의한 ST분절 변화는 손상된 심장근육이 정상 심장근육에 비해 빨리 탈분극되어 전기적 활동이 T파로 몰려가기 때문에 발생한다.

파의 구성

시작과 끝 정상 ST분절과 동일

기간 0.20초 이하

진폭 ST분절이 1.0 mm 이상 상승하거나 하강하면 비정상으로 볼 수 있다.

형태 상승된 경우 보통 평탄하거나 위로 부드러운 곡선을 그리고 하강인 경우 평탄하거나 아래로 끌려가는 모양을 보인다.

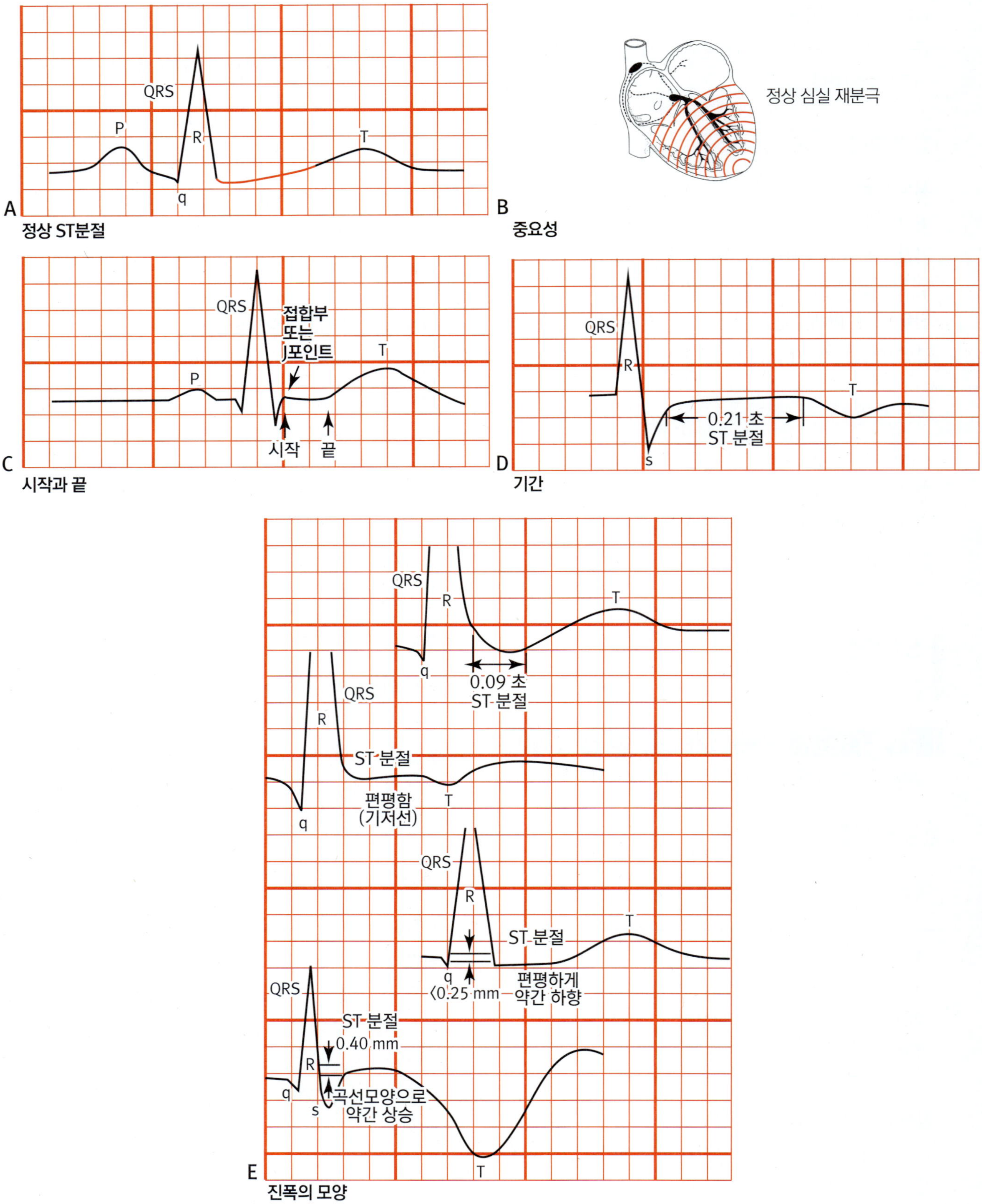

그림 3.14 정상 ST분절

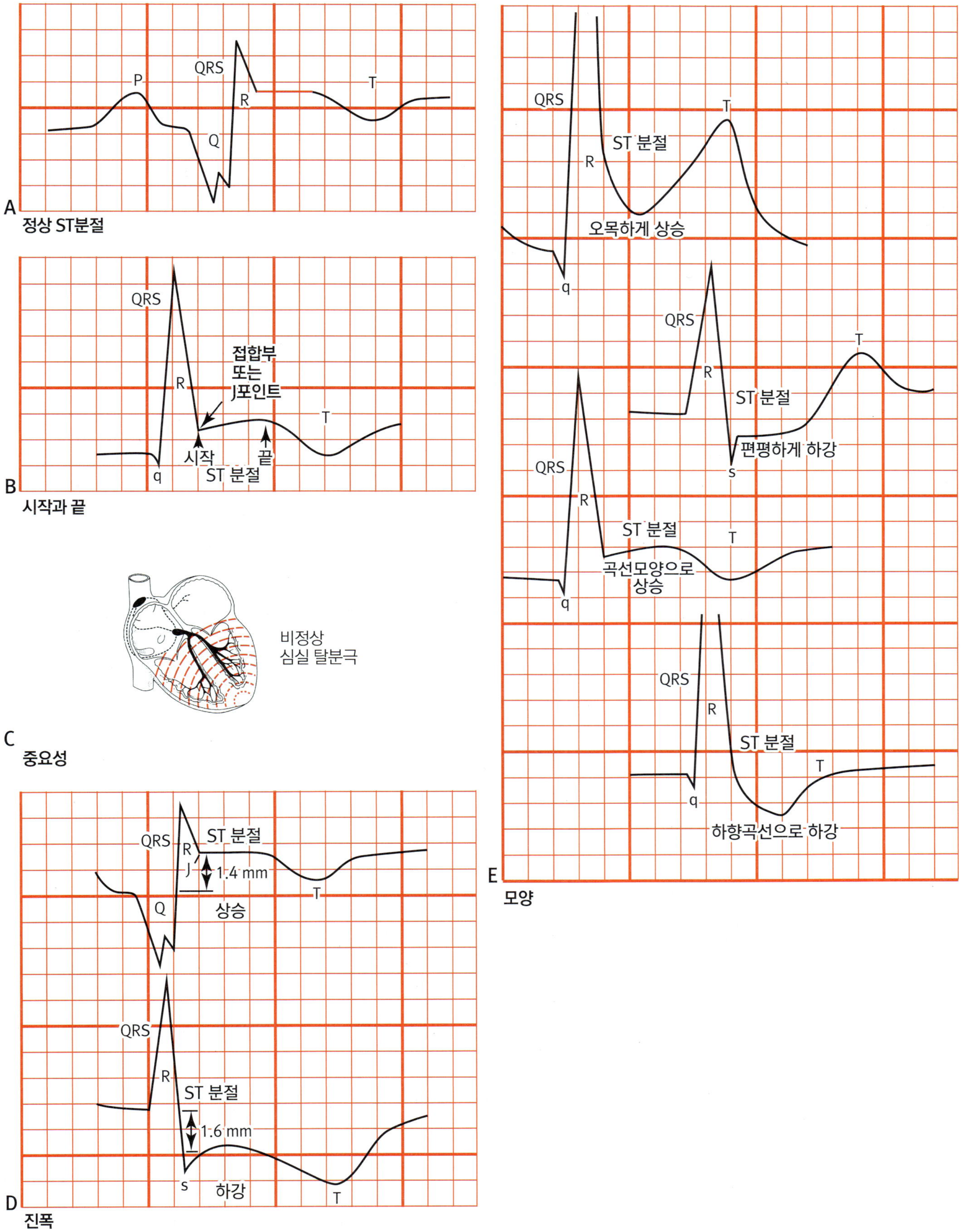

그림 3.15 비정상 ST분절

중요성

비정상 심실 재분극이 발생함을 의미한다. ST분절 상승의 흔한 원인은 다음과 같다.

- 급성심근경색(심장근육의 사망)
- 심근허혈(저산소증)
- 프린즈메탈 협심증(관상동맥경련에 의한 심각한 심장근육전층의 허혈)
- 심실류
- 급성 심장막염
- 조기 재분극(정상인에서도 관찰되는 심근허혈과 비슷한 ST분절의 상승)
- 왼심실비대와 좌각차단(유도 V_1 ~ V_3)
- 고칼륨혈증(유도 V_1, V_2)
- 저체온증(J파와 오스본 파가 함께 관찰됨)

ST분절 하강의 흔한 원인은 다음과 같다.

- 심내막하경색(비ST분절 상승 심근경색)
- 협심증(심내막하 심근허혈)
- 심근경색의 상대변화
- 오른심실 혹은 왼심실비대("끌려가는" 형태)
- 우각차단 혹은 좌각차단
- 디기탈리스 효과
- 저칼륨혈증

저자의 한마디

ST분절을 분석할 때는 반드시 T파와의 관계를 고려해야 한다. 왜냐하면 두 파가 모두 심실의 재분극에 관련되어 있어 상호 영향을 주기 때문이다.

반드시 기억할 사항

TAKE-HOME POINTS

- 심전도는 파와 간격, 분절로 구성되며 각각 심장의 관련 부위에 따라 특징적 모양을 보인다.
- P파는 심방의 전기활동과 관련되어 있으며 QRS군과 T파는 심실의 전기활동과 관련되어 있다.
- P파와 QRS군의 각각 심방과 심실의 탈분극과 관련되어 있으며 T파는 심실의 재분극을 의미한다.
- 각 파형의 크기와 폭은 각 부위의 전기적 크기와 속도를 나타낸다.
- PR간격은 심방과 방실결절 사이를 전기신호가 통과하는 시간을 의미한다.
- QT간격은 심실의 탈분극에서 재분극까지의 시간을 의미한다.
- 비정상 PR간격과 QT간격은 심장을 통한 전기전달에 장애가 있음을 의미한다.
- R-R간격은 심실의 탈분극 사이의 시간을 의미하므로 심장의 맥박수를 알려주는 지표이다.
- TP분절은 P-QRS-T주기 사이에 전기활동이 없는 기간으로 심전도상 기저선을 보인다.
- PR분절은 PR간격에 더불어 심방에서 방실결절로 심전도 신호가 통과하는 과정에 관련된 추가정보를 준다.
- ST분절은 심실의 탈분극 과정을 의미한다.
- ST분절의 이상은 심근허혈을 의미한다.
- 많은 상황이 심전도 파형에 영향을 줄 수 있는데 정상과 비정상 소견을 잘 이해하는 것이 심전도 판독에 가장 중요한 열쇠이다.

복습문제

1. 넓고 톱니 모양인 P파는 주로 어떤 상태나 상황에서 발생하는가?
   A. 기립성 저혈압
   B. 승모판 및 대동맥 판막 질환
   C. 심장막염
   D. 빠른 ECG 기록 속도

2. 정상 PR간격은?
   A. 0.08~0.24초
   B. 0.08~0.16초
   C. 0.10~0.24초
   D. 0.12~0.20초

3. 이소성 P파는 어떤 종류의 심방 탈분극을 의미하는가?
   A. 삽입된 인공박동조율기에서 발생
   B. 동방결절에서 발생
   C. 심실에서 발생
   D. 비정상적인 방향이나 순서에 의해 발생

4. 정상 QRS군은 무엇을 의미하는가?
   A. 심방 탈분극
   B. 심실 탈분극
   C. 심방 재분극
   D. 심실 재분극

5. 심실중격과 심실의 탈분극을 합친 시간은 무엇이라 하는가?
   A. 심방 재분극 시기
   B. QT간격
   C. 중격 흥분시간
   D. 심실 흥분시간

6. 부전도로를 통한 심실의 조기흥분과 관련 없는 조직은?
   A. 부가적인 방실전도로
   B. 심방-히스다발
   C. 켄트다발
   D. 결절심실다발/섬유속심실다발

7. 심근허혈, 급성심근경색, 고칼륨혈증, 프로카인아미드 부작용에 의해 변하는 심전도 파형은?
   A. P파
   B. QRS군
   C. T파
   D. U파

8. 비정상적으로 큰 U파는 무엇을 의미하는가?
   A. 심장눌림증, 당뇨병
   B. 뇌졸중, 실신
   C. 저칼륨혈증, 심근증
   D. 저체온증, 어지러움

9. 방실결절에서의 전기전달이 지연될 때 심전도 변화는?
   A. ST분절 상승
   B. 큰 T파
   C. PR간격 연장
   D. QRS군 연장

10. 비정상 ST분절은 무엇을 의미하는가?
    A. 비정상적인 심방의 재분극
    B. 비정상적인 심실의 수축
    C. 비정상적인 심실의 재분극
    D. 방실결절에서의 전도 지연

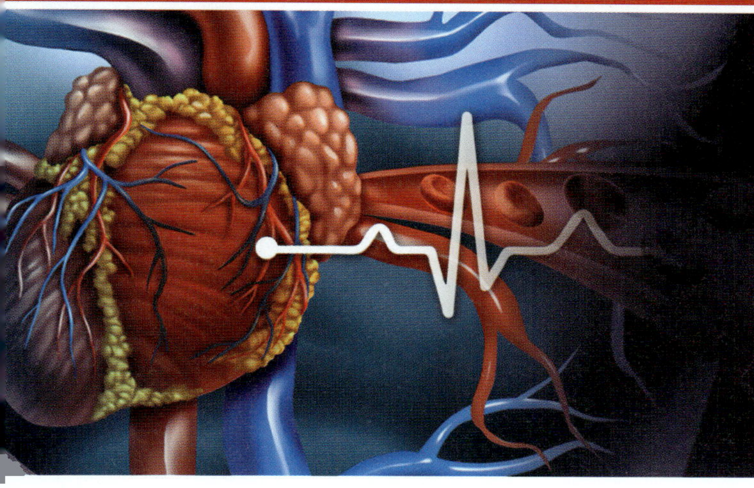

4

단계적 심전도 판독

Step-by-Step ECG Interpretation

심전도 판독을 위한 체계적 접근

SYSTEMATIC APPROACH TO ECG ANALYSIS

심전도 판독의 경험 여부와 상관없이 심전도 분석을 하기 위해서는 체계적으로 접근하는 것이 필요하다. 대부분 심전도는 쉽게 판독되지만 흔한 심전도 소견들에도 변칙이 있어 체계적으로 접근하지 않으면 혼동되는 경우도 있다. 또한 심전도 판독을 가르치기 위해서는 체계적으로 접근하는 것이 도움이 된다. 체계적으로 심전도 판독하는 것에 익숙해지면 심전도 판독이 더 쉬워지고 자신 있게 된다.

> **저자의 한마디**
>
> 심전도를 판독하는 순서는 교재마다 다르나 자세히 살펴보면 기본 체계는 거의 비슷하다. 심전도 판독 능력이 향상될수록 자신만의 판독법을 찾아내는 것이 매우 유용하다.

박스 4.1에 심전도 판독의 단계를 개략적으로 설명하였다.

박스 4-1 부정맥 판독

- 단계 1: 맥박수 확인
- 단계 2: 규칙성 확인
- 단계 3: P파 및 이소성 P파(P′파), F 혹은 f파 확인
  1. 심방의 속도와 규칙성 확인
  2. 심방의 속도와 심실의 속도 상관성 분석
- 단계 4: PR간격과 RP′간격 및 방실결절의 전도속도 확인
  1. PR간격이 일정한지 확인
  2. 모든 P파 뒤에 QRS군이 따라 나오는지 확인
  3. 방실결절에서의 전도 비율 확인
- 단계 5: QRS군을 확인하고 분석
  1. QRS군의 폭과 모양 확인
  2. QRS군이 일정한지 확인
  3. QRS군과 연관된 P파가 있는지 확인
- 단계 6: 부정맥의 시작이 어디인지 확인
- 단계 7: 부정맥의 종류 확인
- 단계 8: 부정맥의 임상적 중요성 확인

1단계: 맥박수 결정

STEP ONE: DETERMINE THE RATE

심전도 리듬의 빠르기와 심장 박동의 빠르기는 항상 똑같지 않다. 심박수는 심장이 수축하는 속도를 맥박으로 감지하여 결정하는 것이며, 어떤 경우에는 심전도상 전기활동은 보이지만 맥박이 만져지지 않은 경우도 있기 때문이다. 실질적인 심박수와 심전도 리듬의 빠르기를 비교하는 것은 이 리듬의 임상적 중요성에 관련된 중요한 정보를 준다.

P파는 심방의 속도를 알려주고 QRS군은 심실의 수축 속도를 알려주는데 정상에서는 심방의 속도와 심실의 속도가 동일하다. P파 다음에 일부 QRS군이 따라 나오지 않거나 P파가 없는 경우에는 심방의 속도와 심실의 속도를 모두 계산해야 한다. 일반적으로 심전도 리듬의 빠르기는 대개 QRS군의 속도를 의미한다.

1분 동안 심전도에 기록되는 P파와 QRS군의 숫자를 세면 심전도 리듬의 속도를 계산할 수 있다. 심전도 기록지의 모든 파형을 세는 것은 현실적이지 않으므로, 심전도 리듬의 속도는 6초법, 계산자법, R-R간격법, 300의 법칙을 이용하여 계산하게 된다.

> **저자의 한마디**
>
> 심전도상의 맥박수와 실지 맥박수는 다를 수도 있으며 심전도에서 보이는 QRS군이 실지 박동으로 연결되는지는 직접 맥박을 측정해야만 알 수 있다.

6초법

6초 계산법은 가장 많이 이용되는 간단한 맥박수 계산법으로 리듬이 규칙적일 때만이 아니라 불규칙적일 때도 사용할 수 있다. 정확하지만 번거로운 계산자를 이용한 법을 제외하고는 가장 빠른 계산 방법이지만 가장 부정확한 방법이다.

심전도 기록지의 위쪽이나 아래쪽에는 3초마다 짧은 선이

표시되어 있다(그림 4.1). 기록지가 표준속도인 분당 25 mm로 움직이면 3번째 선까지의 간격은 6초가 되며, 이 간격 안에 있는 QRS군의 수를 센 후 10을 곱하면 맥박수를 계산할 수 있다(그림 4.2). 조기수축이 있는 경우에는 맥박수 계산에 포함시킨다.

보기 6초 동안 8개의 QRS군이 보이면 1분 안에는 10개의 6초 구간이 있는 것이므로 10을 곱한다:

$$8 \times 10 = 80\text{회/분}$$

맥박수가 매우 느리거나 불규칙할 경우에 정확한 맥박수를 계산하기 위해서는 12초 동안의 QRS군의 수를 세어서 맥박수를 계산하기도 한다.

보기 12초 동안 6개의 QRS군이 보이면 1분 안에는 5개의 12초 구간이 있는 것이므로 5를 곱한다:

$$6 \times 5 = 30\text{회/분}$$

계산자법

그림 4.3과 같은 맥박수 계산자는 심박수를 빠르고 정확하게 계산할 수 있도록 도와주는 장비이다. 계산자에 쓰여 있는 정확한 방법(예를 들어 "이 화살표에서 3번째 QRS군이 분당 맥박수이다")대로 하면 가장 정확하게 맥박수를 계산할 수 있다. 조기수축은 계산에서 제외해야 하므로 가능한 한 조기수축이 포함되지 않은 부분에서 측정하는 것이 좋다.

조기수축

조기수축이란 P-QRS-T주기 사이에 예상보다 빨리 출현하는 QRS군을 말한다.

R-R간격법

R-R간격을 이용하여 맥박수를 측정하는 방법은 4가지이다. 모두 2개의 R파 사이의 간격을 측정하여 계산하는 방법이므로 리듬이 규칙적일 때 이용 가능하고 조기수축에 이용해서는 안 된다.

방법 1

연속한 두 개의 R파 사이의 간격을 시간으로 계산하는 것이다. 작은 한 칸이 0.04초이므로 60을 이 시간으로 나누면 분당 맥박수를 알 수 있다(그림 4.4).

보기 두 개의 R파 사이의 간격이 0.56초이면 맥박수는:

$$60 \div 0.56 = 107\text{회/분}$$

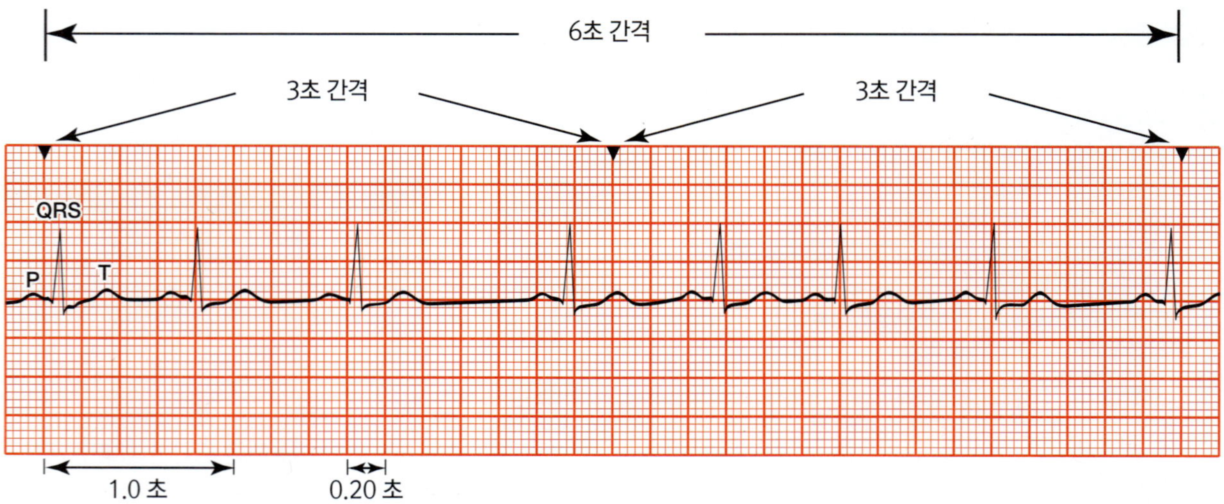

그림 4.1 25 mm/초의 속도로 기록되는 심전도에서 3초와 6초 간격

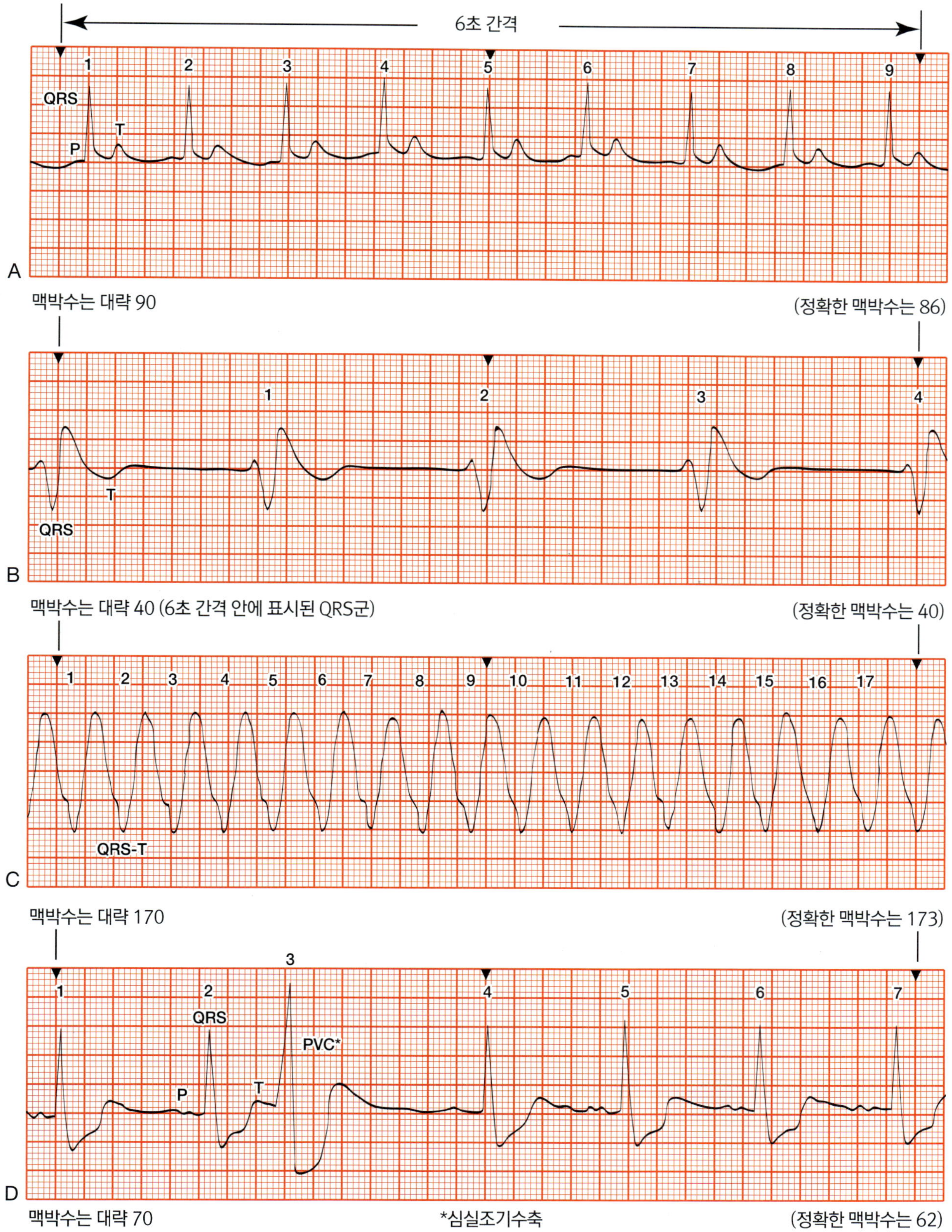
6초 간격
A
QRS
P
T
1 2 3 4 5 6 7 8 9
맥박수는 대략 90
(정확한 맥박수는 86)
B
QRS
T
1 2 3 4
맥박수는 대략 40 (6초 간격 안에 표시된 QRS군)
(정확한 맥박수는 40)
C
QRS-T
1 2 3 4 5 6 7 8 9 10 11 12 13 14 15 16 17
맥박수는 대략 170
(정확한 맥박수는 173)
D
1 2 3 4 5 6 7
QRS
P
T
PVC*
맥박수는 대략 70
*심실조기수축
(정확한 맥박수는 62)

그림 4.2 6초법

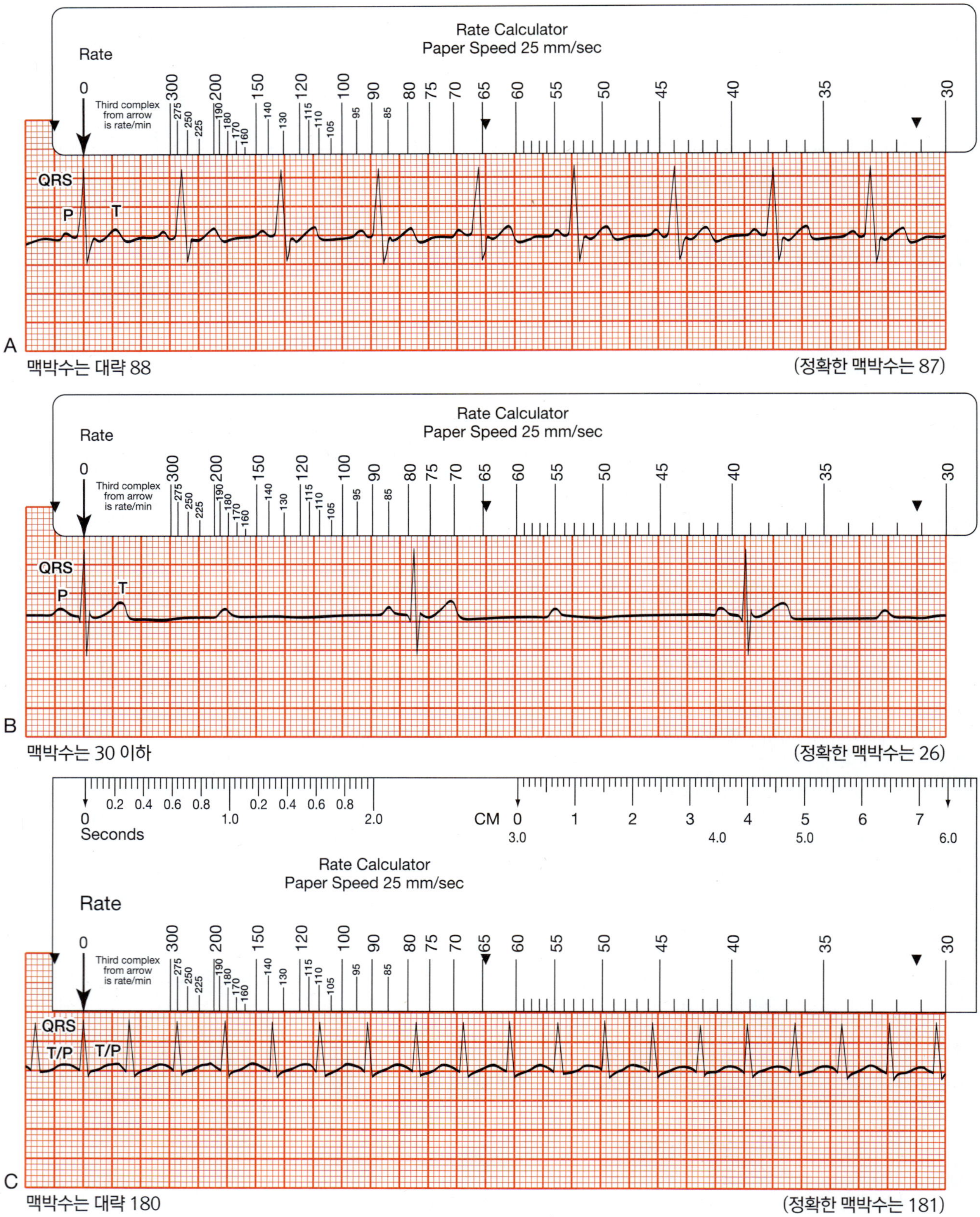
Rate Calculator
Paper Speed 25 mm/sec
Rate
0
Third complex from arrow is rate/min
300 275 250 225 200 190 180 170 160 150 140 130 120 115 110 105 100 95 90 85 80 75 70 65 60 55 50 45 40 35 30
QRS
P
T
A
맥박수는 대략 88
(정확한 맥박수는 87)
Rate Calculator
Paper Speed 25 mm/sec
Rate
0
Third complex from arrow is rate/min
300 275 250 225 200 190 180 170 160 150 140 130 120 115 110 105 100 95 90 85 80 75 70 65 60 55 50 45 40 35 30
QRS
P
T
B
맥박수는 30 이하
(정확한 맥박수는 26)
0.2 0.4 0.6 0.8 0.2 0.4 0.6 0.8
0 1.0 2.0
Seconds
CM 0 1 2 3 4 5 6 7
3.0 4.0 5.0 6.0
Rate Calculator
Paper Speed 25 mm/sec
Rate
0
Third complex from arrow is rate/min
300 275 250 225 200 190 180 170 160 150 140 130 120 115 110 105 100 95 90 85 80 75 70 65 60 55 50 45 40 35 30
QRS
T/P
T/P
C
맥박수는 대략 180
(정확한 맥박수는 181)

그림 4.3 계산자법

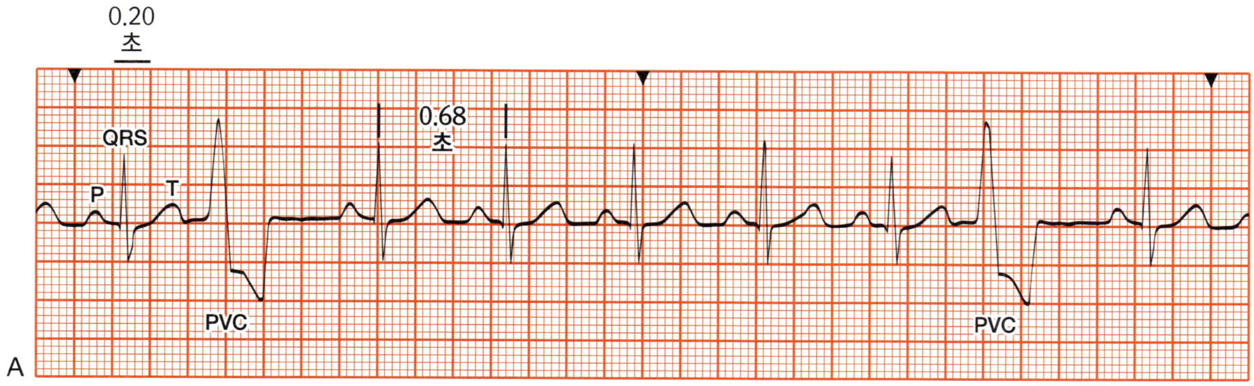

맥박수 = $\dfrac{60}{0.68\ 초}$ = 88.

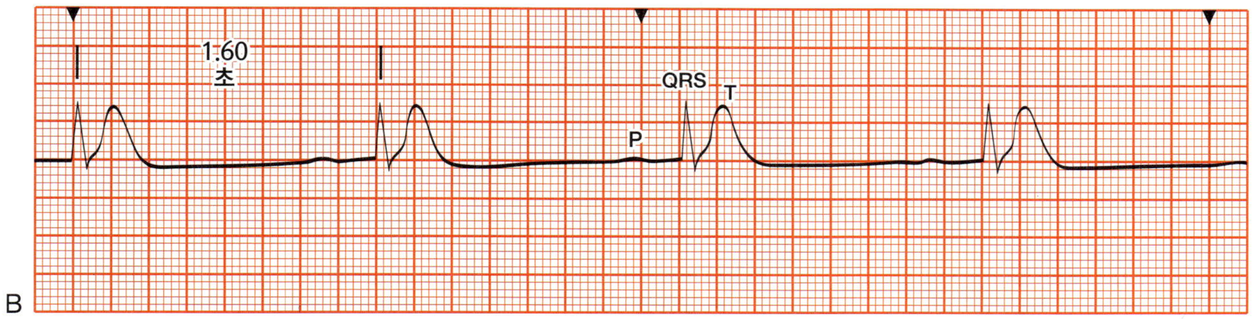

맥박수 = $\dfrac{60}{1.60\ 초}$ = 37.5, 혹은 반올림해서, 38.

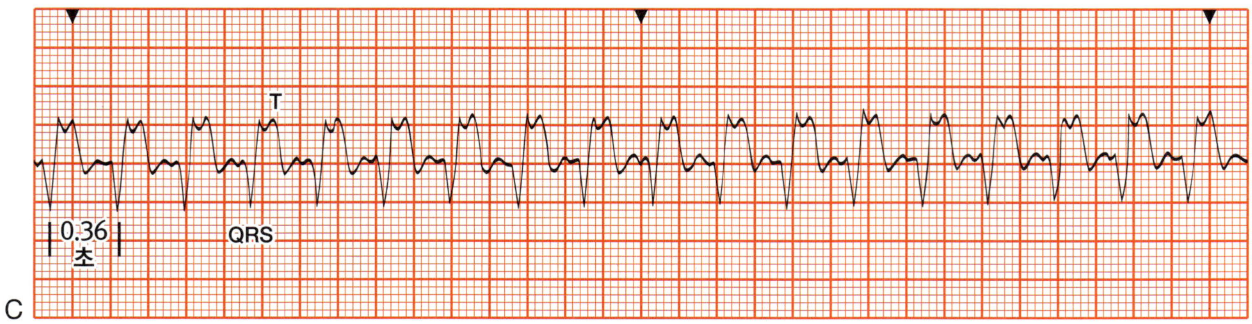

맥박수 = $\dfrac{60}{0.36\ 초}$ = 167.

그림 4.4 R-R간격법 1

방법 2

60초는 큰 칸으로 300개이므로 두 개의 연속한 R파 사이의 큰 칸(0.20초)수를 센 후 300을 이 칸수로 나누면 맥박수를 알 수 있다(그림 4.5).

보기 두 개의 연속한 R파 사이에 큰 칸이 2.5개 있으면 맥박수는:

$$300 \div 2.5 = 120\text{회/분}$$

A

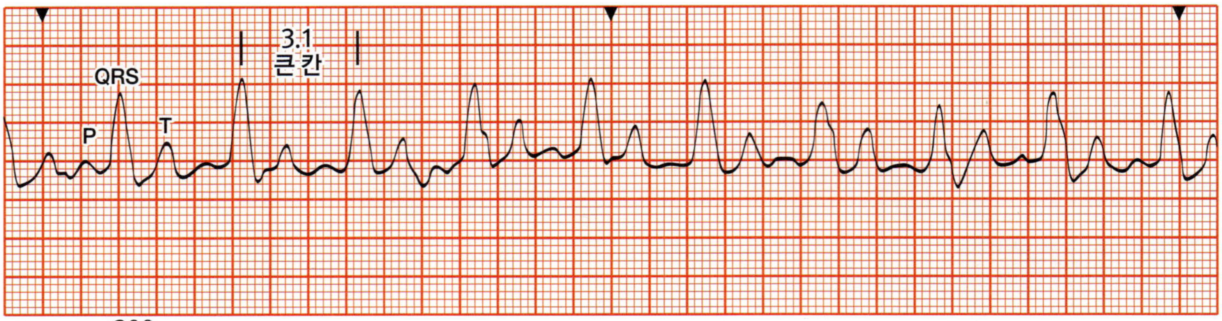

맥박수 = $\frac{300}{3.1\ \text{큰 칸}}$ = 97.

B

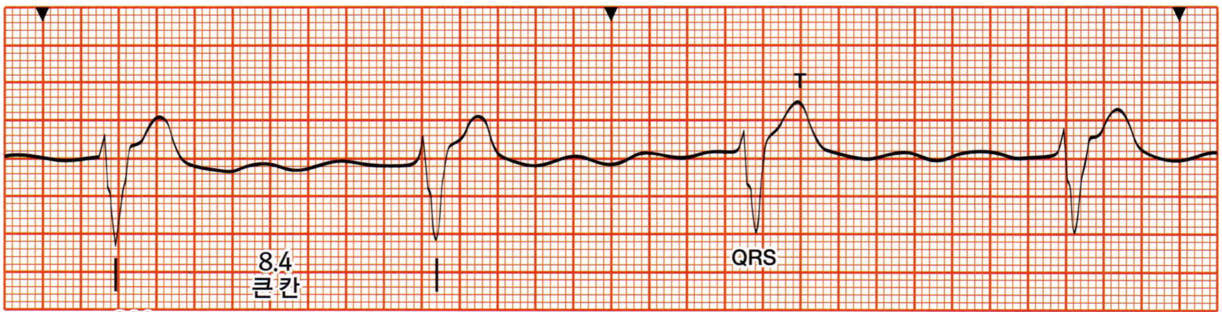

맥박수 = $\frac{300}{8.4\ \text{큰 칸}}$ = 36.

C

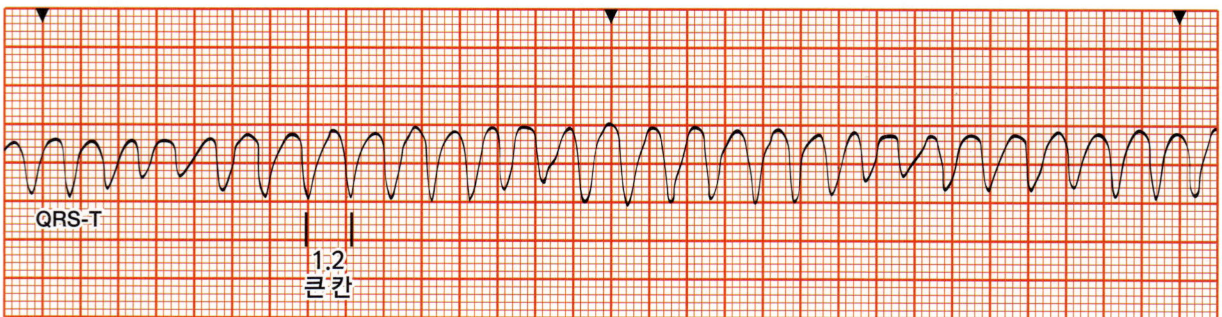

맥박수 = $\frac{300}{1.2\ \text{큰 칸}}$ = 250.

그림 4.5 R-R간격법 2

방법 3

60초는 작은 칸(0.04초)으로 1,500개이므로 두 개의 연속한 R파 사이에 있는 작은 칸수를 세어 1500을 이 칸수로 나누면 맥박수를 알 수 있다(그림 4.6).

보기 R파 사이의 작은 칸이 19개이면 맥박수는:

1500 ÷ 19 = 78.9회/분, 약 79회/분

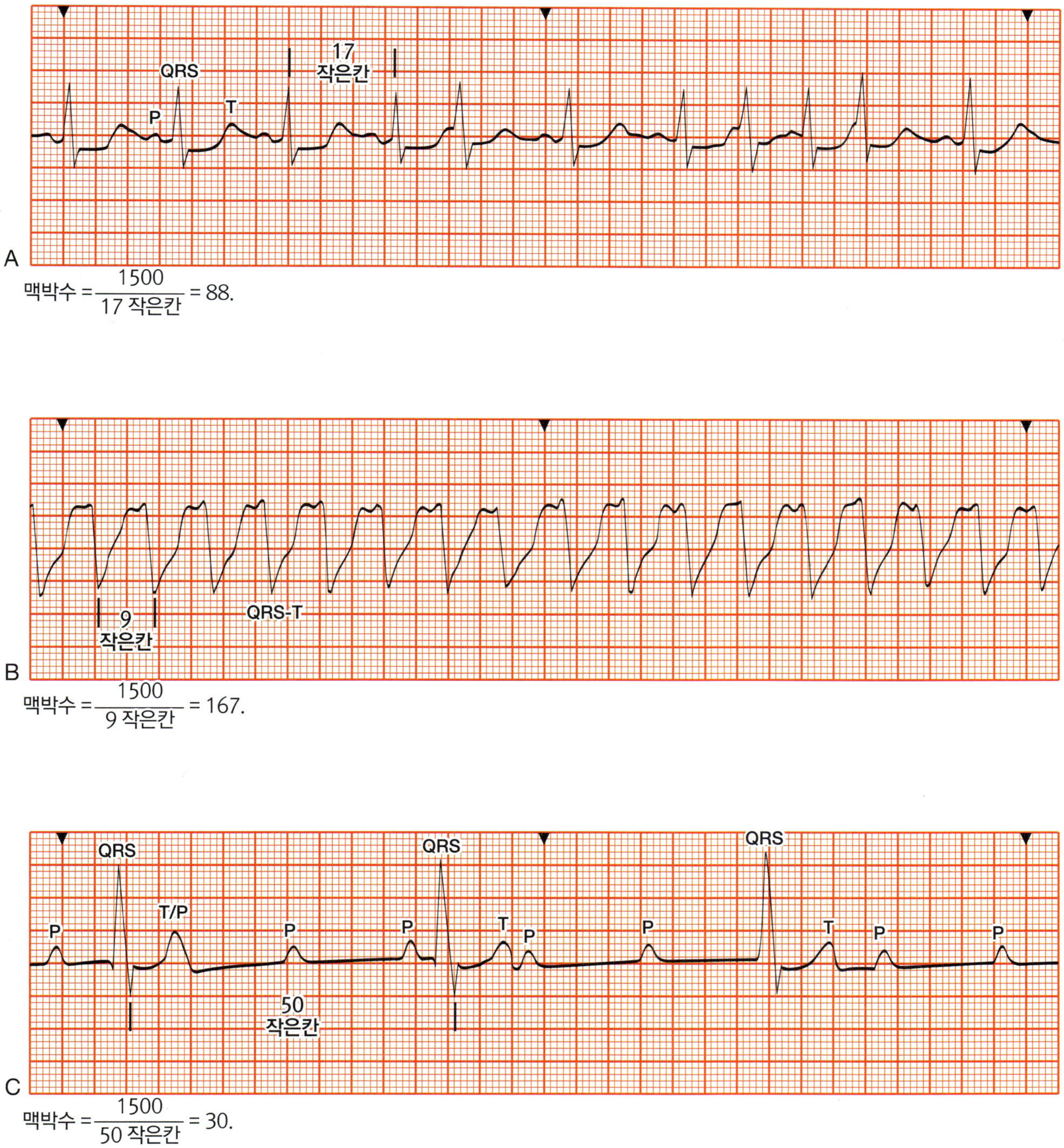

그림 4.6 R-R간격법 3

표 4-1	연속한 2개의 R파 사이의 작은 칸 수를 센 후 다음의 기준에 따라 맥박수를 계산한다.		
작은칸	심전도 속도/분	작은칸	심전도 속도/분
5	300	27	56
6	250	28	54
7	214	29	52
8	188	30	50
9	167	31	48
10	150	32	47
11	136	33	45
12	125	34	44
13	115	35	43
14	107	36	42
15	100	37	41
16	94	38	40
17	88	39	39
18	84	40	38
19	79	41	37
20	75	42	36
21	72	43	35
22	68	44	34
23	65	45	33
24	63	47	32
25	60	48	31
26	58	50	30

방법 4

두 개의 연속한 R파 사이의 작은칸수를 센 후 맥박수 변환표(표 4.1)를 이용하여 계산한다(그림 4.7).

보기 두 개의 R파 사이의 작은 칸이 17개면 맥박수는 88회/분이다.

저자의 한마디

복잡한 계산이나 표를 외울 필요가 없는 방법 2와 3이 가장 흔하게 사용되는 방법이다.

300의 법칙

이 방법은 리듬이 규칙적일 때 이용하는 방법으로(그림 4.8) 앞에서 설명한 R-R간격법 중 300을 큰 칸으로 나누는 방법 2를 변형한 것이다. 300을 큰 칸으로 일일이 나누는 대신 매 큰 칸마다 미리 계산한 맥박수를 정해 놓았다. 미리 계산된 맥박수는 300, 150, 75, 60, 50, 43, 38, 33, 30이다. 미리 이 맥박수를 외웠다가 QRS군과 큰 칸의 진한 선이 일치하는 지점을 찾고 다음 QRS이 나오는 가장 근접한 진한 선을 찾으면 맥박수를 알 수 있다.

맥박수를 계산하는 법은 다음과 같다.

1. 진한 수직선에 일치하는 R파를 찾은 후 "A"라고 표시한다.

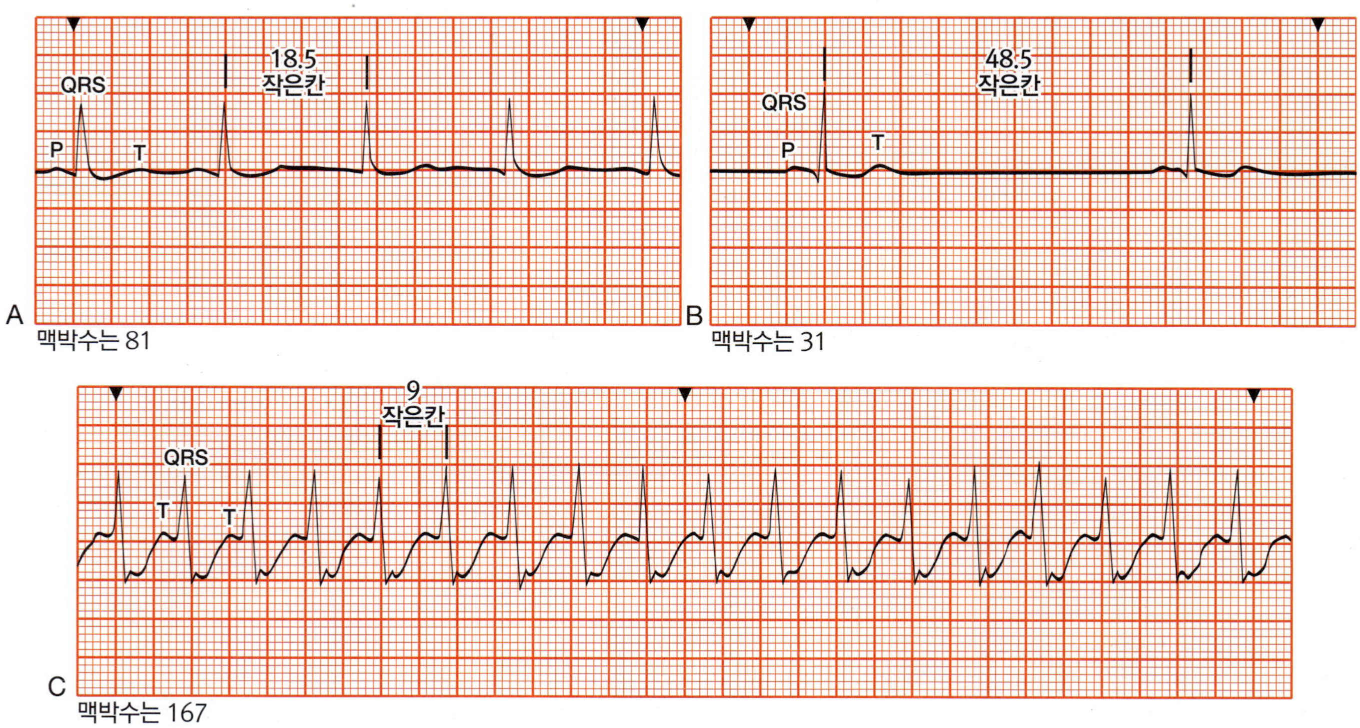

그림 4.7 R-R간격법 4

2. A 다음의 진한 선에 300, 그 다음은 150 순으로 연속된 수들을 표시한다.
3. "A" 다음에 나오는 R파에 "B"라고 표시한다. B가 진한 수직선에 일치하면 거기에 표시된 숫자가 맥박수이다.
4. 만약 B가 진한 수직선에 정확히 일치하지 않으면 가장 가까운 수직선과 B와의 거리를 감안하여 맥박수를 추정할 수 있다.

보기 B가 150과 100의 중간에 위치하면 맥박수는 약 125회/분이다.

보기 B가 75와 60의 1/3선에 있으면 맥박수는 약 70회/분이다.

> **저자의 한마디**
> P파의 맥박수도 동일한 방법으로 측정한다.

2단계: 규칙성

STEP TWO: DETERMINE REGULARITY

R-R간격이 일정한지를 보면 규칙성을 알 수 있다. 규칙성을 결정하는 가장 간단한 방법은 R-R간격을 측정한 후(그림 4.9) 이어지는 R-R간격이 처음과 동일한지 측정하는 것이다.

만일 심전도캘리퍼를 사용한다면 캘리퍼 한쪽을 R파의 가장 뾰족한 부분에 두고 다음 R파에 캘리퍼의 나머지 부분을 위치하면서 계속 R-R간격이 일정한지 측정할 수 있다.

종이와 연필을 사용할 경우는 종이를 심전도 기록지에 수평으로 대고 두 R파 사이 간격을 표시한 후 종이를 움직이면서 계속 R-R간격이 일정한지 확인하면 된다. 규칙성을 결정하는 가장 정확한 방법은 R-R간격을 측정하여 비교하는 것이다.

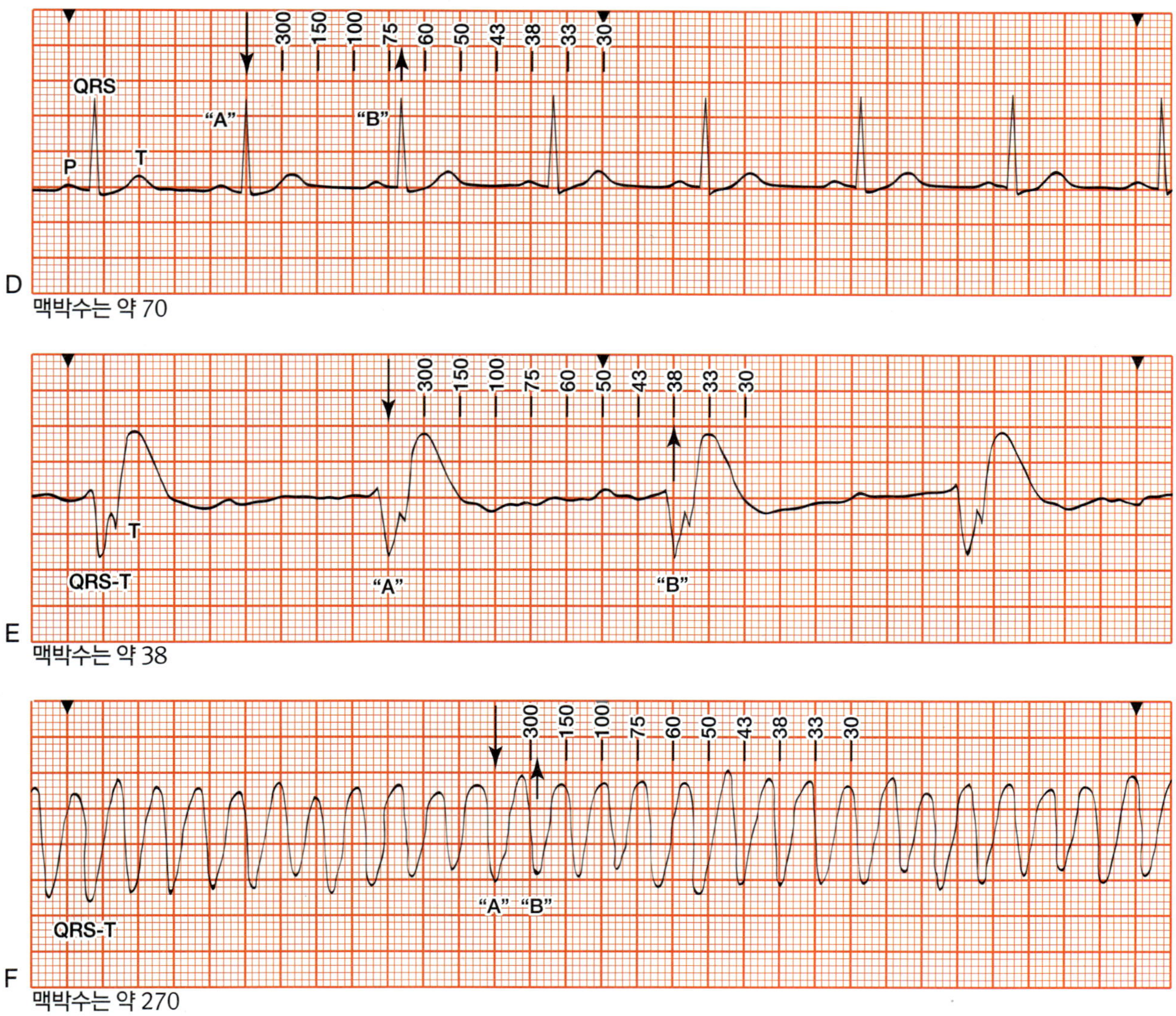

그림 4.8 300의 법칙

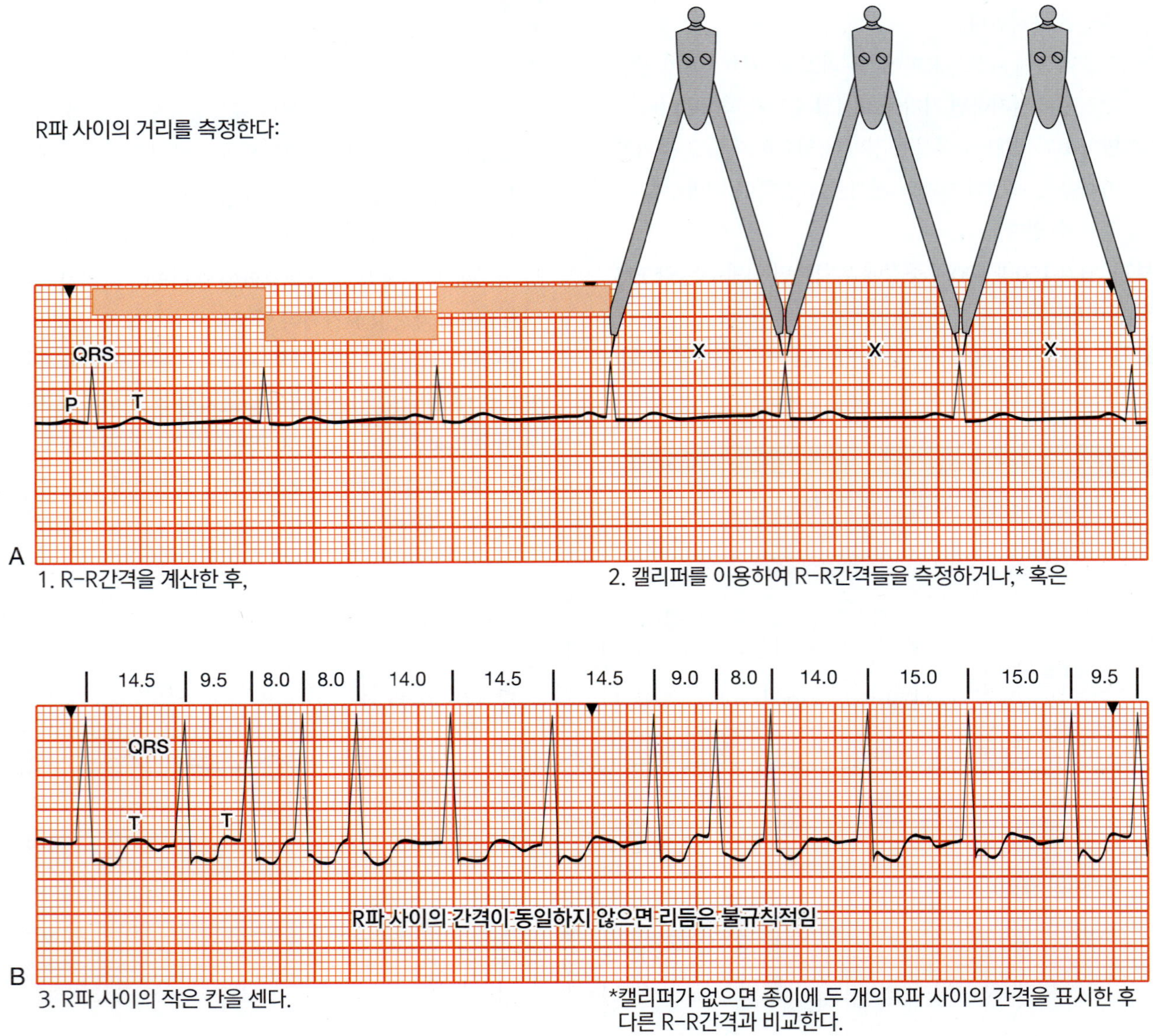

그림 4.9 규칙성의 결정

저자의 한마디

캘리퍼를 사용하면 R–R간격뿐만 아니라 각 파의 넓이와 높이를 정확하게 측정할 수 있다.

규칙적 리듬

일반적으로 R-R간격은 0.08초(작은칸 2칸) 정도는 다를 수 있으므로 이 정도 차이가 있으면 규칙적이라고 한다(그림 4.10).

불규칙적 리듬

가장 긴 R-R간격과 가장 짧은 R-R간격의 차이가 0.08초 이상이면 불규칙적 리듬이라고 한다(그림 4.11).

약간 불규칙한 리듬이라고 할 때는 동부정맥처럼 가끔씩만 R-R간격의 차이가 0.08초 이상 날 때를 말한다.

저자의 한마디

전체 R–R간격의 10% 이하로 차이가 날 때는 리듬은 규칙적이라고 할 수 있다.

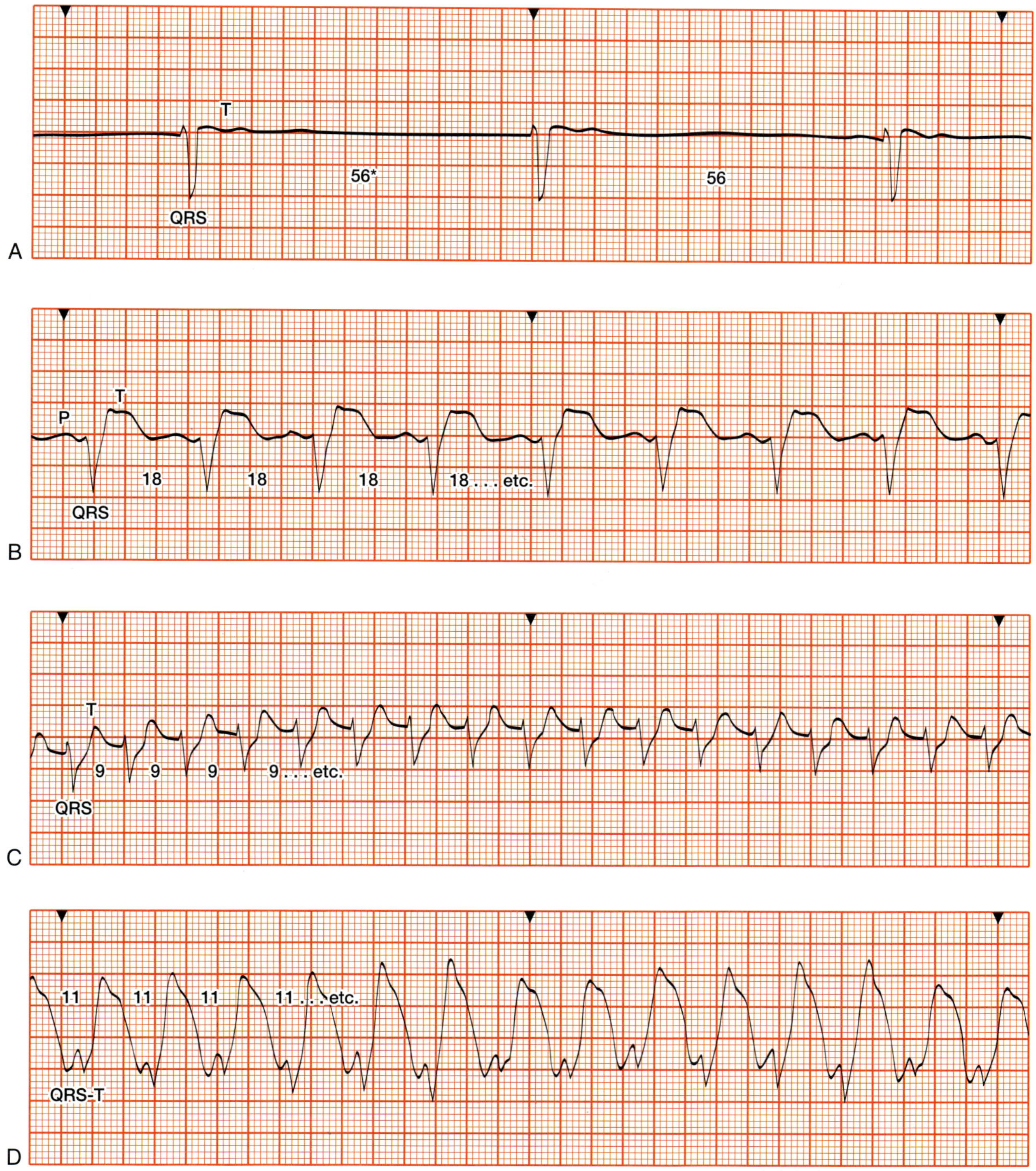

* 그림의 숫자는 R파 사이의 작은 칸 수임

그림 4.10 규칙적 리듬

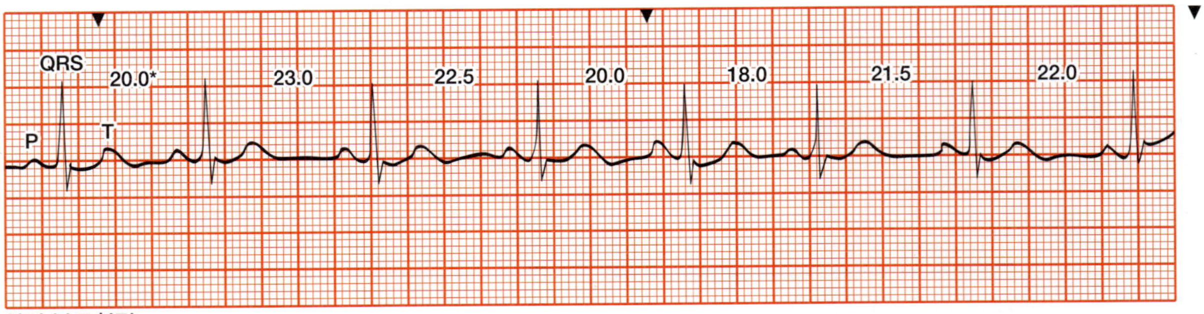

A
약간 불규칙적

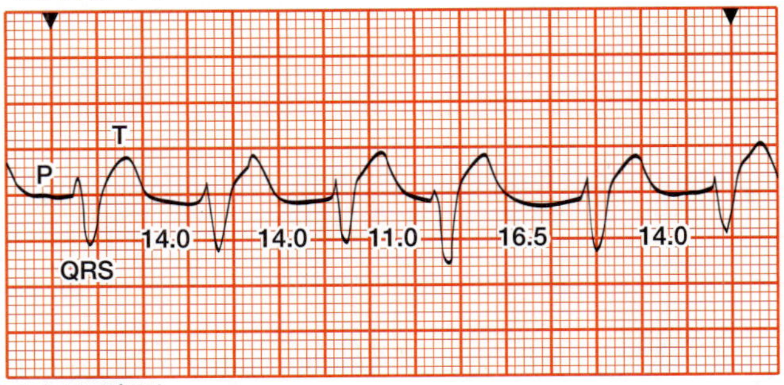

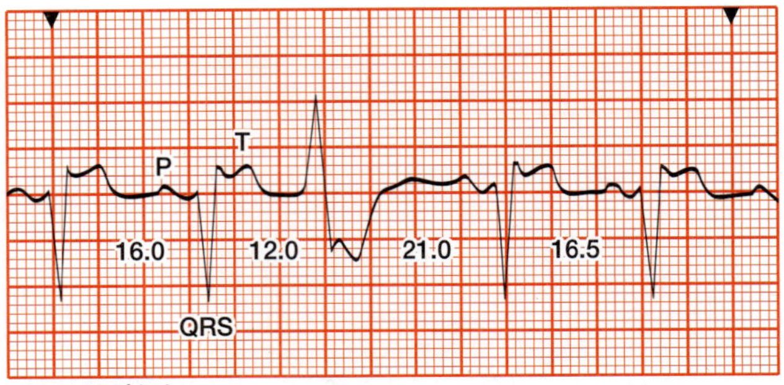

B
가끔 불규칙적 가끔 불규칙적

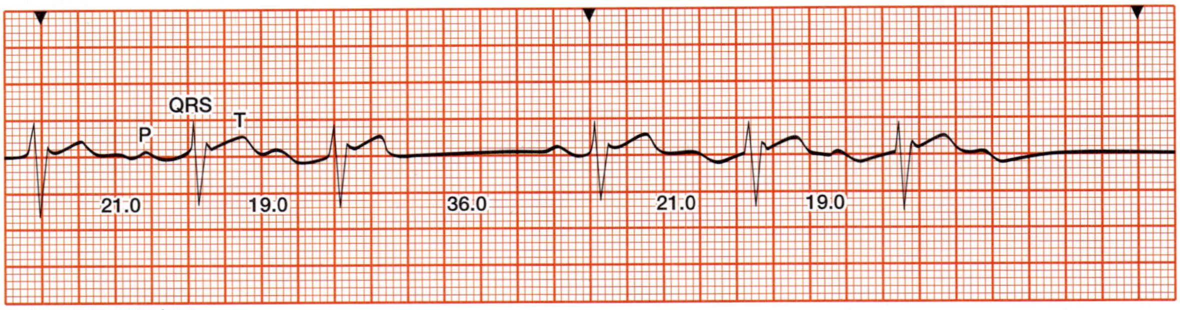

C
규칙적으로 불규칙적

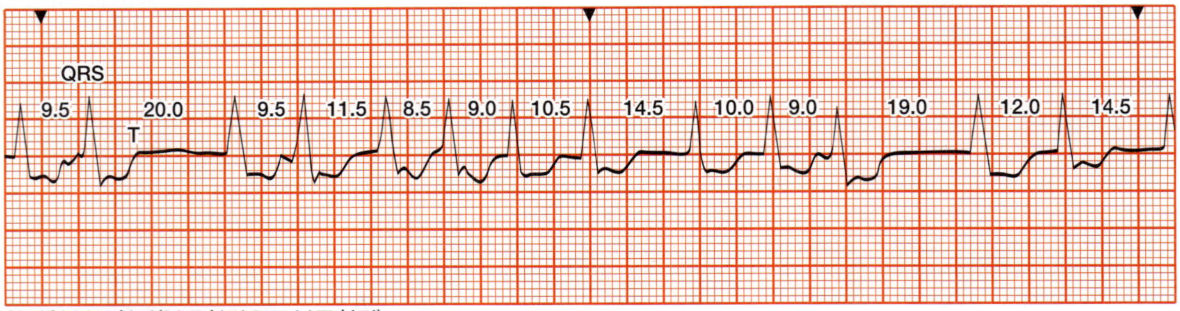

D
완전히 불규칙적(불규칙적으로 불규칙적)

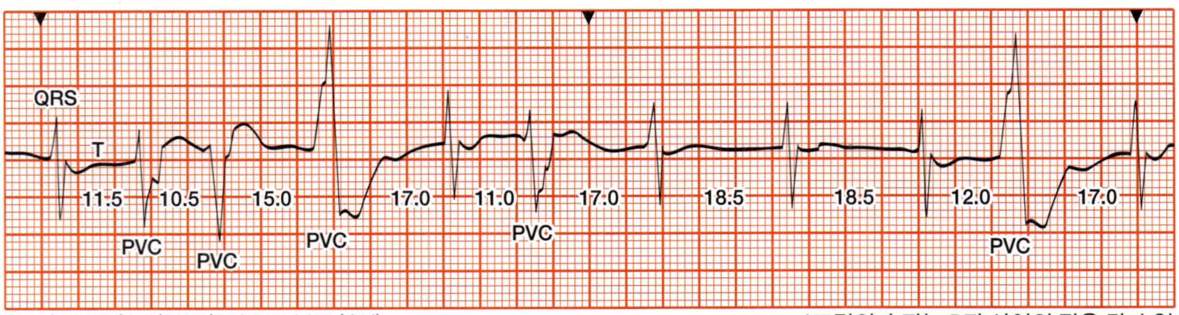

E
완전히 불규칙적(불규칙적으로 불규칙적)

*그림의 숫자는 R파 사이의 작은 칸 수임

그림 4.11 불규칙적 리듬들

심박수에 따라 규칙성의 기준은 달라진다. 리듬이 빠를수록 R-R간격이 더 일정해야만 한다. 일반적으로 규칙적 리듬에는 잠시의 불규칙적 리듬을 포함하기도 한다. 흔한 예는 조기 심실 또는 심방 수축이다.

규칙적으로 불규칙한 리듬(regularly irregular, 일정 패턴을 가진 불규칙적 리듬)도 있다. 예를 들어, R-R간격이 점점 길어지는 경우도 있고, 짧고 긴 R-R간격이 교대로 반복되는 경우도 있다. 이처럼 불규칙성이 일정한 규칙성을 가질 때를 의미한다.

불규칙적으로 불규칙한 리듬은 아무런 규칙성이 없는 리듬이다. 가장 대표적인 예는 다음 리듬이다:

- 심방세동
- 다형 심방빈맥
- 심실세동

저자의 한마디

이 교재에서는 '불규칙적으로 불규칙(irregularly irregular)'이라는 용어 대신 '완전불규칙(totally irregular)'이라는 용어가 간결하기 때문에 사용할 것이지만, 일반적으로는 '불규칙적으로 불규칙'이라는 용어를 사용한다.

3단계: P, P′, F, f파 확인 및 분석

STEP THREE: IDENTIFY AND ANALYZE THE P, P′, F, OR f WAVES

정상 P파는 유도 II에서 상향의 완만한 곡선을 그리는 파이다(그림 4.12). 높이는 0.5~2.5 mm이고 간격은 0.10초 이하이다. 정상에서는 QRS군의 앞에 항상 나오나 방실차단에서는 P파 다음에 QRS군이 존재하지 않을 수 있다.

방실차단

방실차단이란 방실접합부와 다발갈래를 통한 심방과 심실 사이의 전기적 전달이 완전히 혹은 불완전하게 차단되는 것이다(9장 참조). 이 경우 P파의 수가 QRS군의 수보다 많아진다.

비정상 P파는 정상 P파와 다른 형태를 보인다. P파는 유도 II에서 상향파이거나 하향파를 보이며 평평한 모양을 보이기도 한다(그림 4.13). 완만한 곡선 형태일 수도 있고 뾰족한 모양이나 변형된 모양을 보일 수도 있다. 높이나 간격도 달라질 수 있으며 QRS군 없이 혼자 나오기도 하고 QRS군 뒤에 나오거나 숨기도 한다.

비정상 P파가 상향인지 하향인지를 확인하면 P파의 기원이 어디인지 알 수 있다(표 4.2):

- 유도 II에서 양성(상향) P파는 동방결절이나 오른심방의 윗쪽에서 기원하며 모양은 대부분 변형되어 있다.
- 유도 II에서 음성(하향) P파는 오른심방 아래쪽이나 왼심방, 방실접합부, 심실에서 기원한다.

동방결절에서 기원한 P파는 P라고 표시하며 심방이나 방실접합부, 심실에서 기원한 P파는 P′이라고 표시한다.

만약 P파가 존재하면 첫 번째로 P파의 형태를 분석한다. 그 다음 심실과 마찬가지로 P-P간격을 측정하여 심방의 속도를 확인하고 마지막으로 P파 다음에 QRS군이 항상 따라 나오는지 확인한다. 심방과 심실 사이의 전기전도가 정상이라면 P파의 속도와 QRS군의 속도가 같을 것이다. 만일 다르다면 심방과 심실 사이의 전도장애가 있거나 단독으로 QRS군이 나오는 리듬일 것이다.

만약 P파가 보이지 않는다면 F파나 f파가 있는지 확인한다(그림 4.14). 유도 II에서 심방조동의 F파는 특징적인 상향의 톱니바퀴모양을 보인다. F파의 속도는 보통 240~360/분이며 규칙적이다. QRS군은 규칙적으로 2개 내지 4개의 F파마다 보인다. 그러나 다양한 방실차단이 존재하면 F-QRS비율은 불규칙적일 수 있다.

다양한 방실차단

F파와 QRS군의 비율이 일정하면 고정된 방실차단이 존재하는 것이고, 이 비율이 불규칙적으로 변하면 다양한 방실차단이 존재한다.

심방세동은 형태를 알 수 없는 불규칙한 f파가 특징이다. 파의 높이가 1 mm 미만이면 미세한 세동이라고 하고, 1 mm 이상이면 거친 세동파라고 한다. 세동파가 매우 미세하면 거의 평평한 등전위선처럼 보이기도 한다. f파의 속도는 보통 300~600(평균 400)회/분이며 리듬은 불규칙적이다. QRS군은 불규칙적이며 심방과 심실의 불규칙적인 전도를 의미한다. 6장에서 F파와 f파의 특징은 더 자세하게 설명하겠다.

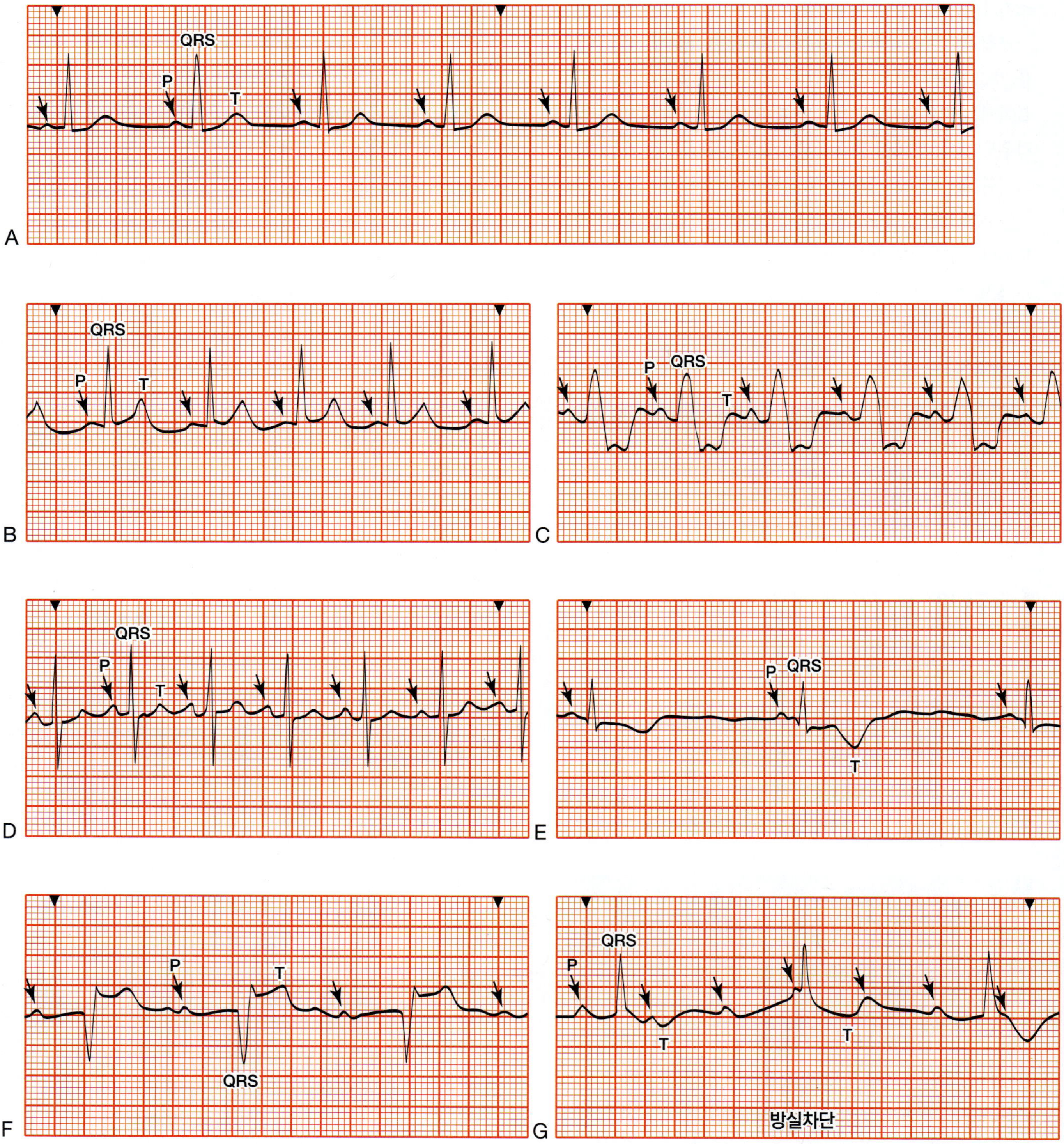

그림 4.12 정상 P파들

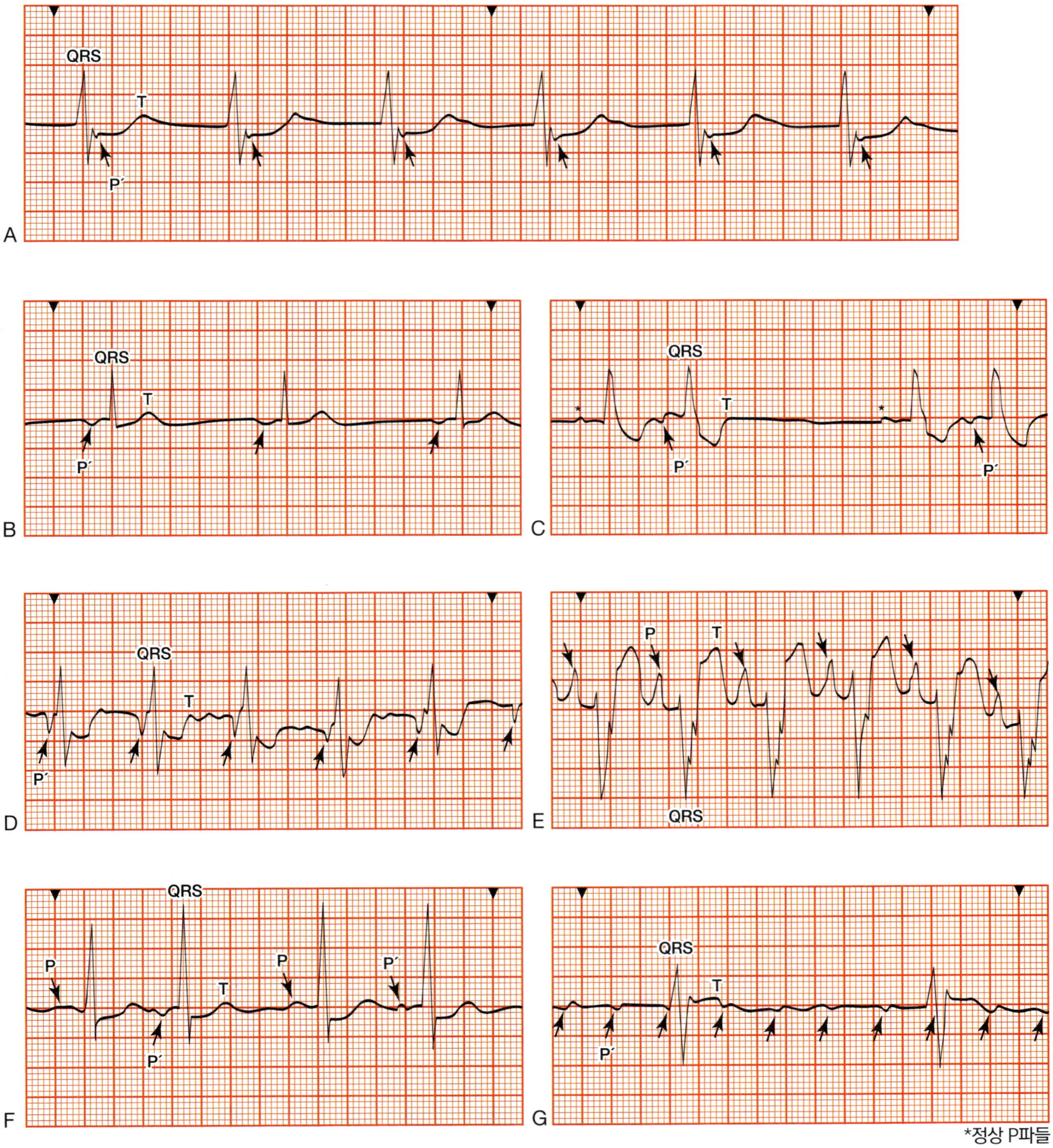

*정상 P파들

그림 4.13 비정상 P파들

표 4-2 기원에 따른 P파의 모양

P파의 기원	유도 II에서의 모양	QRS군과의 관계
동방결절(P′파)	양성(상향)	QRS에 선행
오른심방의 위쪽 혹은 중간부분(P′파)	정상, 뾰족하거나 넓고 패임(절흔)이 있음	QRS에 선행
오른심방의 아래쪽 혹은 왼심방(P′파)	음성(하향)	QRS에 선행
방실접합부(P′파)	음성(하향)	QRS에 묻힘
윗부분	음성(하향)	QRS에 선행
중간부분	없음	QRS에 묻힘
뒷부분	음성(하향)	QRS 다음에 나옴

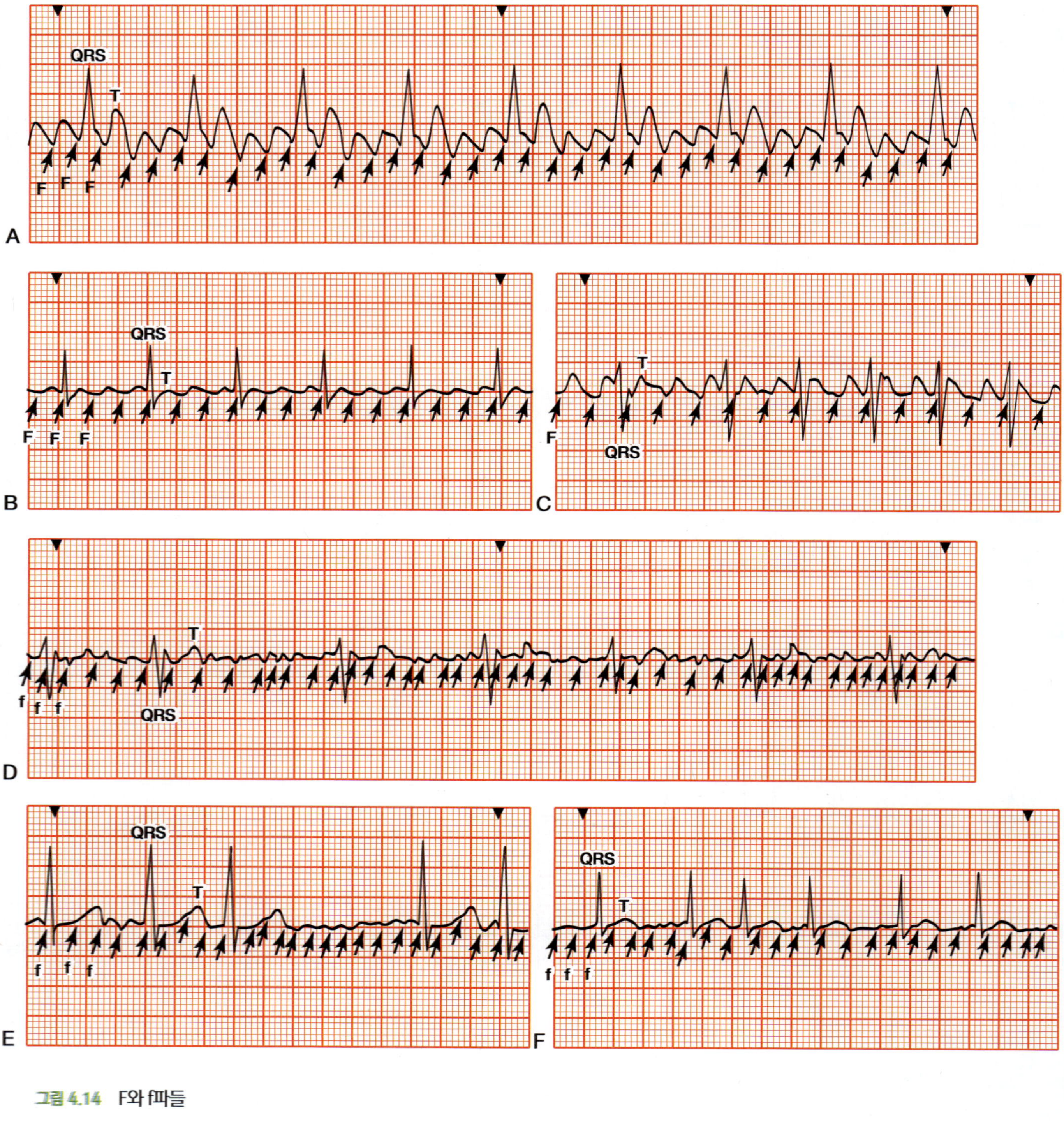

그림 4.14 F와 f파들

4단계: PR간격 및 방실전도비율 결정

STEP FOUR: DETERMINE THE PR OR RP' INTERVAL AND ATRIOVENTRICULAR CONDUCTION RATIO

P파의 시작에서 QRS군 시작점까지의 시간을 측정하여 PR간격을 결정한다. F파 혹은 f파가 있는 경우는 PR간격을 측정할 수 없다.

- PR간격이 서로 동일한지 확인한다.
- 모든 P파 뒤에 QRS군이 따라 나오는지 확인한다.
- P파와 QRS군의 수를 비교하여 방실전도비율을 결정한다.

방실전도비율

QRS군에 대한 P, P′, F, f파의 비율을 말하며 방실전도비율이 4:3인 경우 4개의 P파 뒤에 항상 3개의 QRS군이 따라 나온다.

정상 PR간격은 0.12~0.20초이며(그림 4.15) PR간격이 이 범위 안에 있으면 P파를 형성한 전기자극이 동방결절이나 심방의 중간보다 윗부분에서 시작하였음을 의미한다. 또한 방실결절과 히스다발에서의 전기전도가 정상적임을 의미한다. 심장의 박동수가 빨라지면 PR간격은 짧아진다. 그러나 비정상 전도가 있거나 P파가 동방결절에서 유래되지 않아도 PR간격이 정상일 수도 있다.

PR간격이 0.12초 이하이거나 0.20초 이상인 경우는 비정상이다(그림 4.16).

- 만일 PR간격이 0.12초 이하라면 (1) 전기적 흥분이 심방의 아래 부분이나 방실결절에서 시작되었거나 (2) 심방에서 심실로 전기가 비정상 전도로를 따라 전달되었음을 의미한다.
- 만일 PR간격이 0.20초 이상인 경우는 방실결절에서의 전도가 지연되었음을 의미하며, 이때 PR간격이 동일하다면 1도 방실차단이 존재한다(표 4.3).

1도 방실차단

방실결절을 통한 일정한 전도지연이 있는 부정맥으로 PR간격이 0.20초 이상 연장된다.

- 만일 QRS군 다음에 P파가 나온다면 RP′간격을 측정한다. 이 경우 P′파와 QRS군은 방실결절의 아래 부분이나 심실에서 시작되었다. 보통 RP′간격은 0.12초 이하이나 0.20초까지 길어질 수도 있다.
- 만일 P파 다음에 QRS군이 따라 나오지 않는다면 PR간격은 측정할 수 없으며, 이 리듬은 방실결절이나 히스다발 및 다발갈래에서의 전기전도가 차단되었음을 의미한다. P파 다음에 QRS군이 가끔 따라나온다면 불완전 방실차단이 존재한다. 방실차단에 대하여서는 9장에서 자세히 설명한다.

불완전 방실차단(2도 방실차단)

하나 이상의 P파가 심실로 전도되지 않는 부정맥이다.

- PR간격이 불규칙하다면 P파 다음에 QRS군이 따라 나오지 않을 때까지 PR간격이 점점 연장되는지 확인하라. 방실전도비율이란 P파와 뒤따르는 QRS군 사이의 비율을 말한다.

박동소실

박동소실이란 P파가 심실로 전도되지 않는 것이다. 이는 방실차단이 존재할 때 발생한다.

- PR간격이 일정하지만 간헐적으로 P파 이후에 QRS군이 따라 나오지 않는 경우 2도 방실차단 중에서 II형이다. II형 방실차단은 P와 QRS 비율, 즉 방실전도 비율에서 P파가 QRS군보다 많다. 다음은 방실전도 비율의 다양한 예시들이다(그림 4.17):
  - P파 다음에 QRS군이 항상 따라 나오면 방실전도비율은 1:1이다.
  - 2개의 P파마다 하나의 QRS군이 따라 나오면 방실전도비율은 2:1이다.
  - 3개의 P파마다 2개의 QRS군이 따라 나오면 방실전도비율은 3:2이다.
  - 4개의 P파마다 3개의 QRS군이 따라 나오면 방실전도비율은 4:3이다.
  - 5개의 P파마다 1개의 QRS군이 따라 나오면 방실전도비율은 5:1이다.

만일 QRS군이 P파와의 연관성이 없이 존재하면 3도 방실차단이 있는 것이다. 이 경우 QRS군은 비정상적으로 넓다.

완전(3도)방실차단

방실결절을 통한 심방에서 심실로의 전기전도가 완전히 차단된 경우로 일시적으로 발생하기도 하나 영구적일 수 있다.

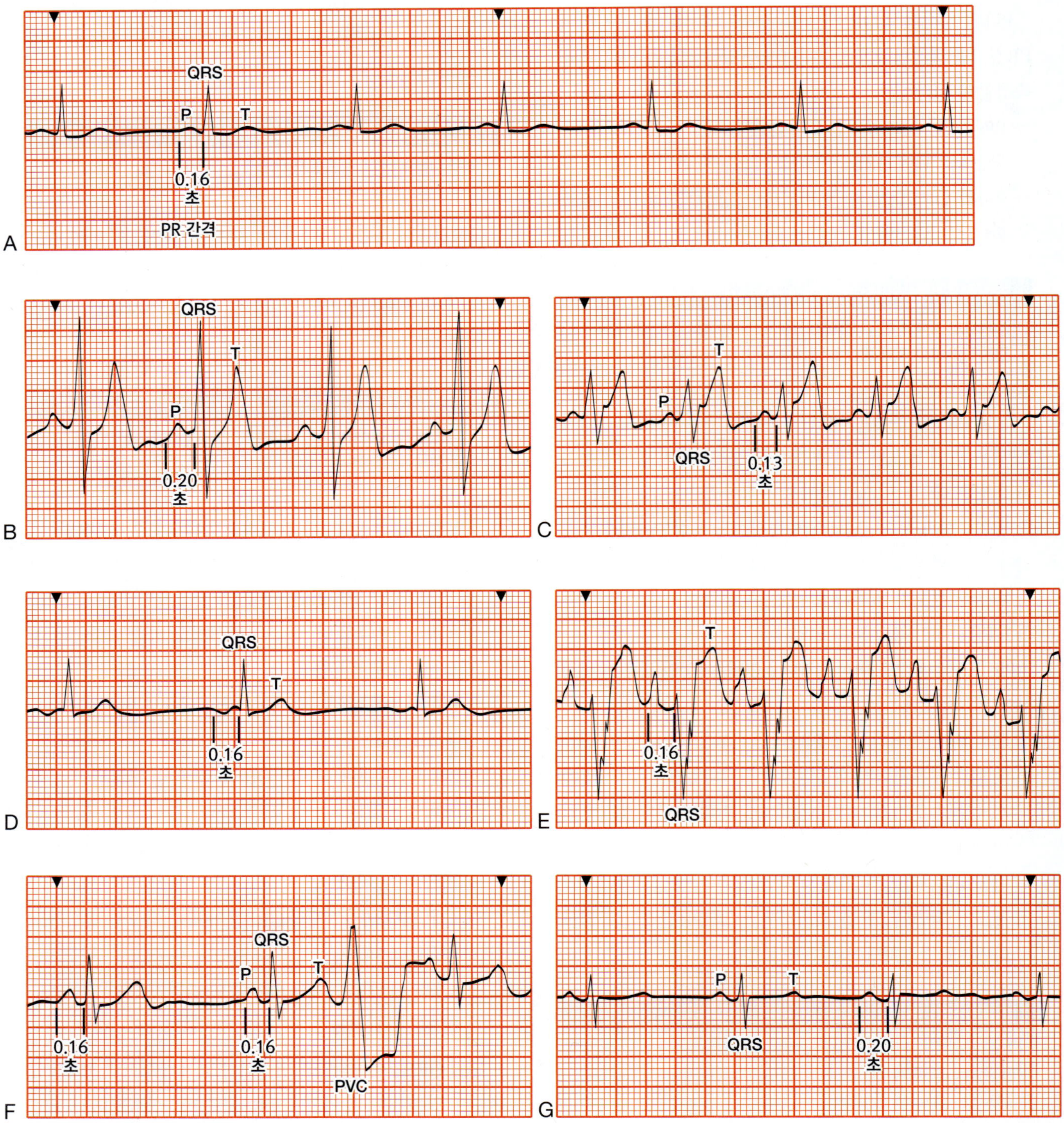

그림 4.15 정상 PR간격

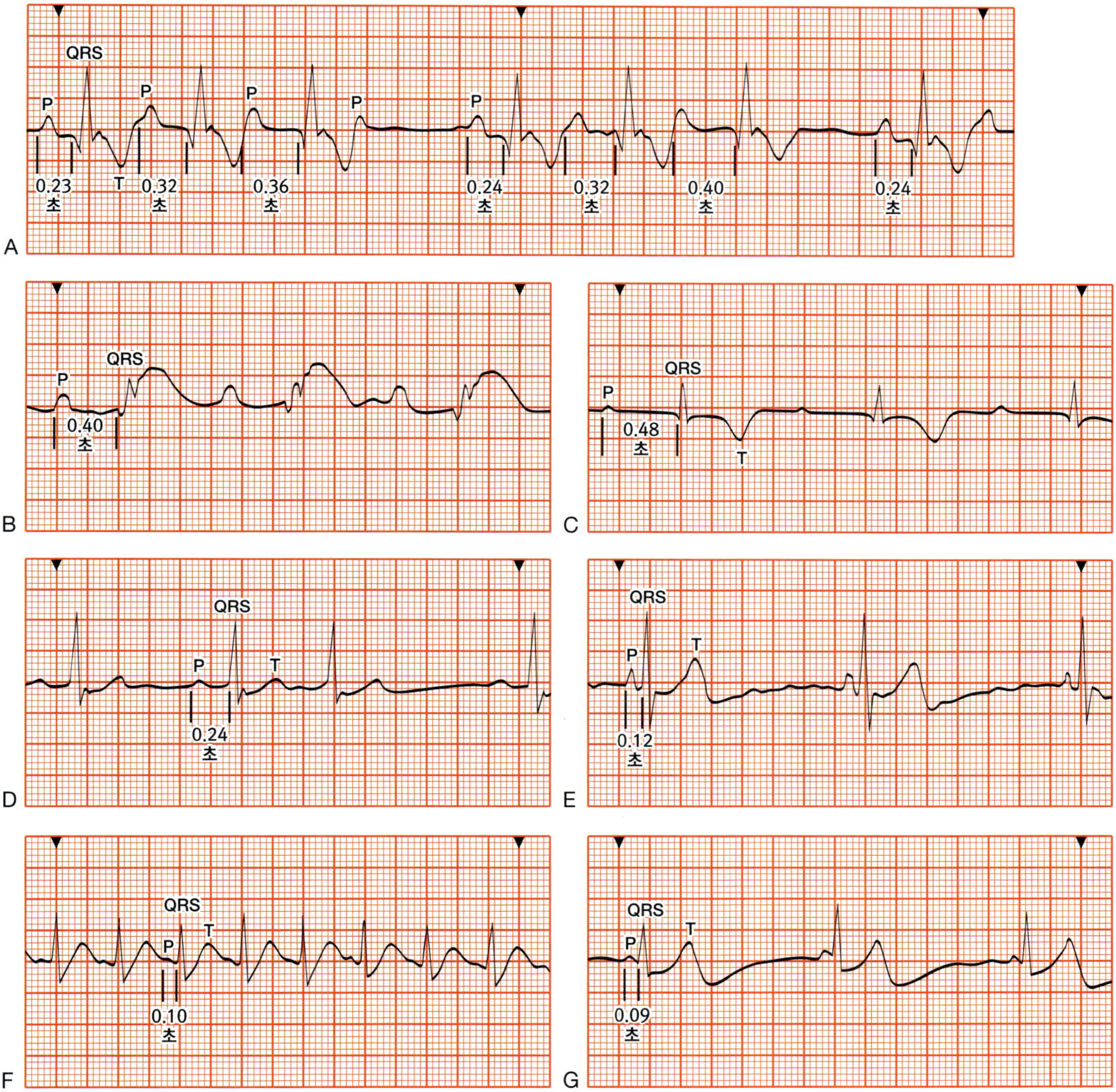

그림 4.16 비정상 PR간격

표 4-3 방실차단에서의 PR간격 및 전도비율

방실차단	PR간격	방실전도비율
1도 방실차단	동일하게 연장됨	1:1
2도 I 형(벤케바흐) 방실차단	점점 길어짐	5:4, 4:3, 3:2 또는 6:5, 7:6 등
2도 II 형 방실차단	일정함	2:1, 3:1, 4:1, 5:1 등
3도 방실차단	P와 QRS 사이에 관련성 없음	알 수 없음

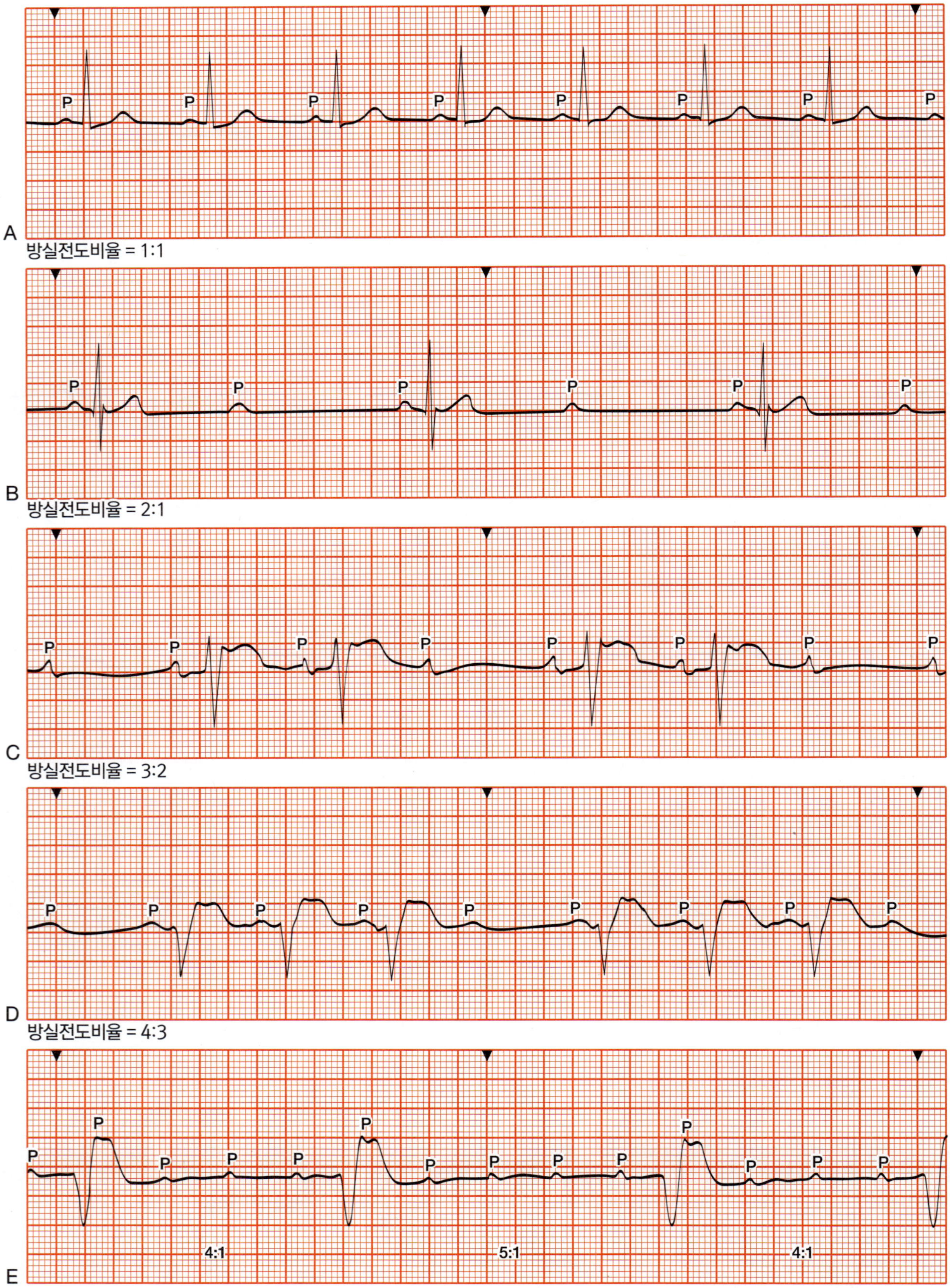

그림 4.17 방실전도비율의 예

5단계: QRS군의 분석

STEP FIVE: IDENTIFY AND ANALYZE THE QRS COMPLEXES

다음의 순서에 따라 QRS군을 분석한다:

1. QRS의 존재 유무를 파악한다.
2. QRS군의 간격을 측정한다. 정상인 경우 0.12초 미만이며 비정상인 경우 0.12초 이상이다.
3. QRS군의 모양을 파악한다. 방실결절을 따라 정상적으로 전도되면 QRS군의 모양은 정상이고 정상전도로를 따라 전기가 전달되지 않으면 비정상적 모양이다.
4. QRS군을 비교해서 간격과 모양이 서로 동일한지 확인한다.
5. QRS군과 연관성이 있는 P 혹은 P′파가 있는지 확인한다.

정상 QRS군에서는 간격이 0.12초 이내이며(그림 4.18) 이는 정상 전도로를 따라 전기가 심실로 전달되었음을 의미한다.

비정상 QRS군은 간격이 0.12초 이상으로 연장되어 있으며 넓고 큰 비정상모양을 보인다. 비정상 QRS군은 다음 리듬에서 보인다:

- 심실리듬. 심실에서 시작된 이탈율동
- 다발갈래차단(각차단). 왼다발갈래(좌각) 혹은 오른다발갈래(우각)를 통한 전기전도의 차단
- 심실내전도장애(IVCD). 심장질환(심근경색, 심근섬유증, 심근비대), 전해질이상, 약물과용 등에 의한 심장근육을 통한 전기전달의 장애나 지연
- 변형전도(aberrancy). 불응기에 전기가 왼다발갈래(좌각)나 오른다발갈래(우각)로 전달되어 발생하는 일시적 다발갈래차단(각차단)
- 심실조기흥분. 심실의 조기흥분으로 인하여 발생하는 크고 가끔 패임이 동반된 모양의 변형된 QRS파. 심방의 전기적 흥분이 방실결절과 히스다발을 거치지 않고 비정상 전도로를 따라 심실 내로 들어올 때 생긴다.

부전도로

부전도로는 방실결절을 우회하는 몇 가지 부가적인 전도로인데 방실결절을 거칠 때보다 더 빨리 전기가 심방에서 심실로 전달된다.

모든 QRS군이 동일하고 파형과 간격이 정상이면 동방결절, 심방 또는 방실접합부에서 발생한 전기자극이 히스다발, 다발갈래, 푸르킨예 섬유망을 통해 지연 없이 정상적으로 전도된 것이다.

QRS군이 동일하나 파형이나 간격이 비정상이면 (1) 심실에서 유래한 리듬이거나 (2) 심방에서 시작한 리듬이 다발갈래차단(각차단), 심실내전도장애, 변형전도 혹은 조기심실흥분을 동반한 것이다.

6단계:리듬의 기원

STEP SIX: DETERMINE THE ORIGIN OF THE RHYTHM

P파와 QRS군을 분석하고 이들의 관계를 확인하면 리듬이 어디서 시작되었는지 알 수 있다. 동방결절 또는 심방의 모든 부위에서 기원하는 리듬은 상심실성 리듬이라고 하며, 방실접합부, 방실결절, 심실에서 기원하는 리듬은 심실성 리듬이라고 한다. QRS와 연관된 P파가 존재하면 리듬은 P파가 시작된 부위에서 발생한 것이다(그림 4.19).

표 4.4는 P파와 QRS군의 연관성을 분석해서 리듬의 기원을 정리한 것이다.

만일 P′파와 QRS군이 관련성이 있다면 이 리듬은 방실결절 근처 심방의 하부나 방실결절 혹은 심실에서 기원한 것이다. 유도 II에서 하향 P′파와 연관된 QRS군을 분석하면 정확한 리듬의 기원을 알 수 있다:

- 하향 P′파가 규칙적으로 QRS군 앞에 있으면 이 리듬은 방실결절 근처 심방의 하부나 방실접합부의 상부에서 기원한 것이다. 특징적으로 P′R간격은 0.12초 미만이나 1도 방실차단 함께 있으면 연장된다.
- 하향 P′파가 규칙적으로 QRS군 뒤에 따라 나오면 이 리듬은 방실접합부의 먼쪽에서 시작한 것이다. RP′간격은 보통 0.20초 미만이고 QRS군의 모양은 심실 기원의 리듬과 같이 넓고 비정상적인 모양을 보인다.

QRS군이 P파와 관련성이 없다면 이 리듬의 기원이 어디인지 계속 확인해야 한다(그림 4.20). QRS군의 모양을 확인하고 다발갈래차단(각차단)이나 변형전도, 심실내전도장애가 있는지도 확인한다. 유도 II만 가지고는 P파와 관련 없이 단독으로 발생한 QRS군의 기원을 확인하기 어려운 경우도 많다. 이 경우 12유도 심전도와 MCL_1유도를 찍는 것이 도움이 된다.

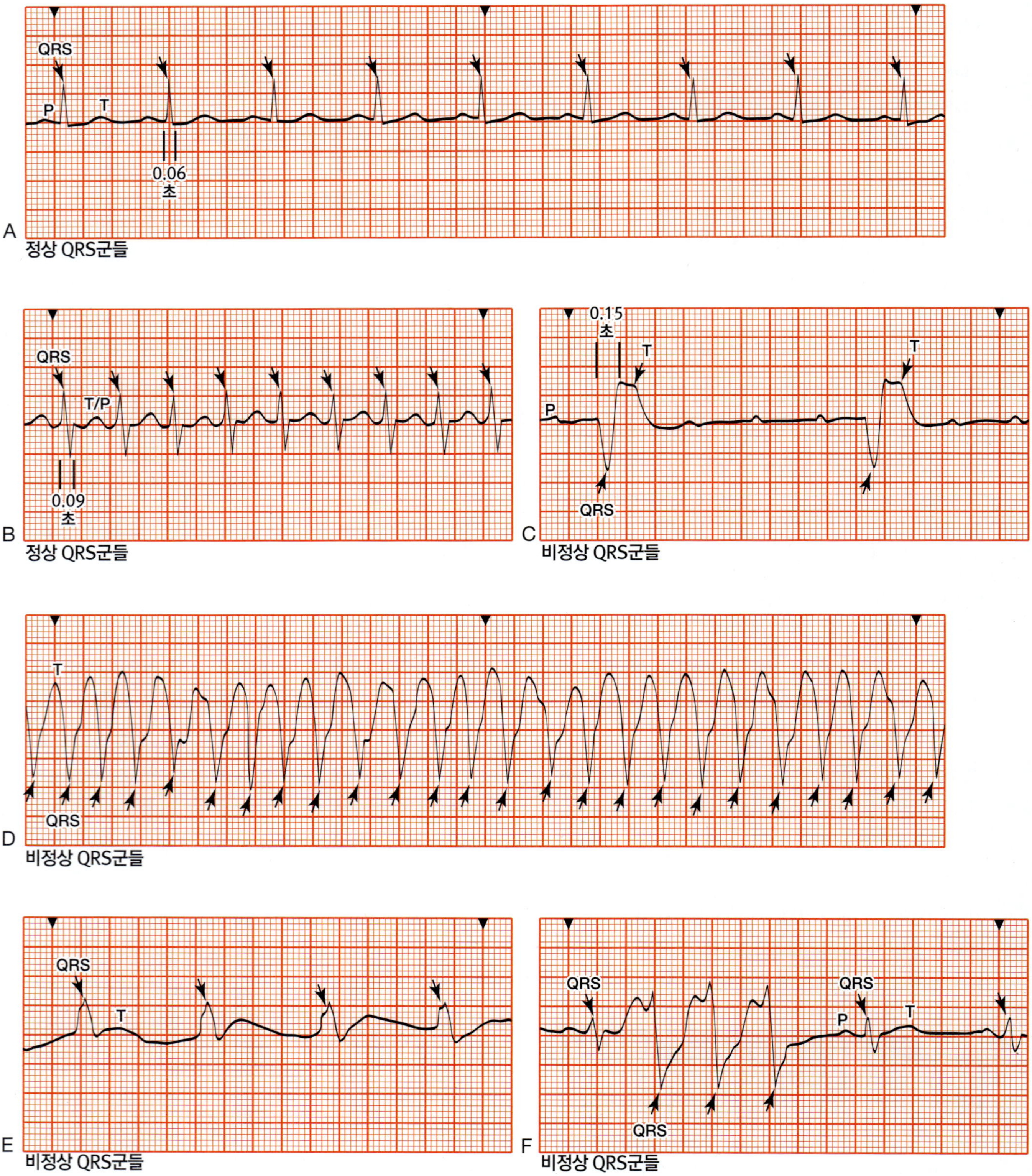

그림 4.18 QRS군의 확인

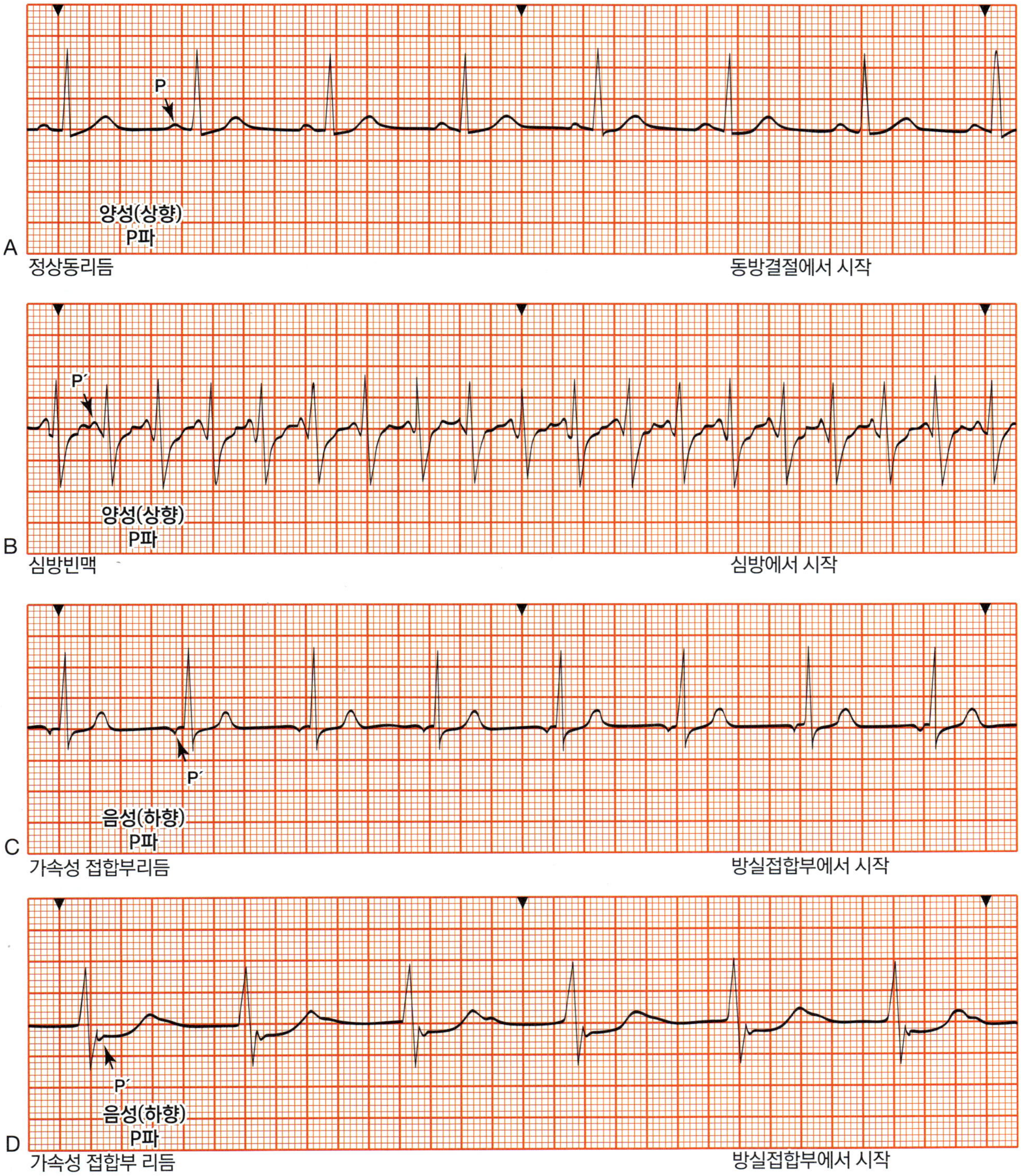

그림 4.19 P파를 동반한 QRS군이 있는 리듬

표 4-4 P파를 동반한 QRS군이 있는 리듬의 기원

기원	유도 II에서 P파의 방향	P/QRS 관계	PR 간격
동방결절 혹은 오른심방의 윗부분이나 중간부분	양성(상향)	P가 QRS에 선행	0.12~0.20초 0.12초 이내*
심방의 아랫부분 혹은 방실접합부의 가까운쪽	음성(하향)	P가 QRS에 선행	0.12초 이내
방실접합부의 먼쪽	음성(하향)	P가 QRS 다음에 나옴	알 수 없음(R´P간격 <0.20초)

*부전도로와 관련된 경우

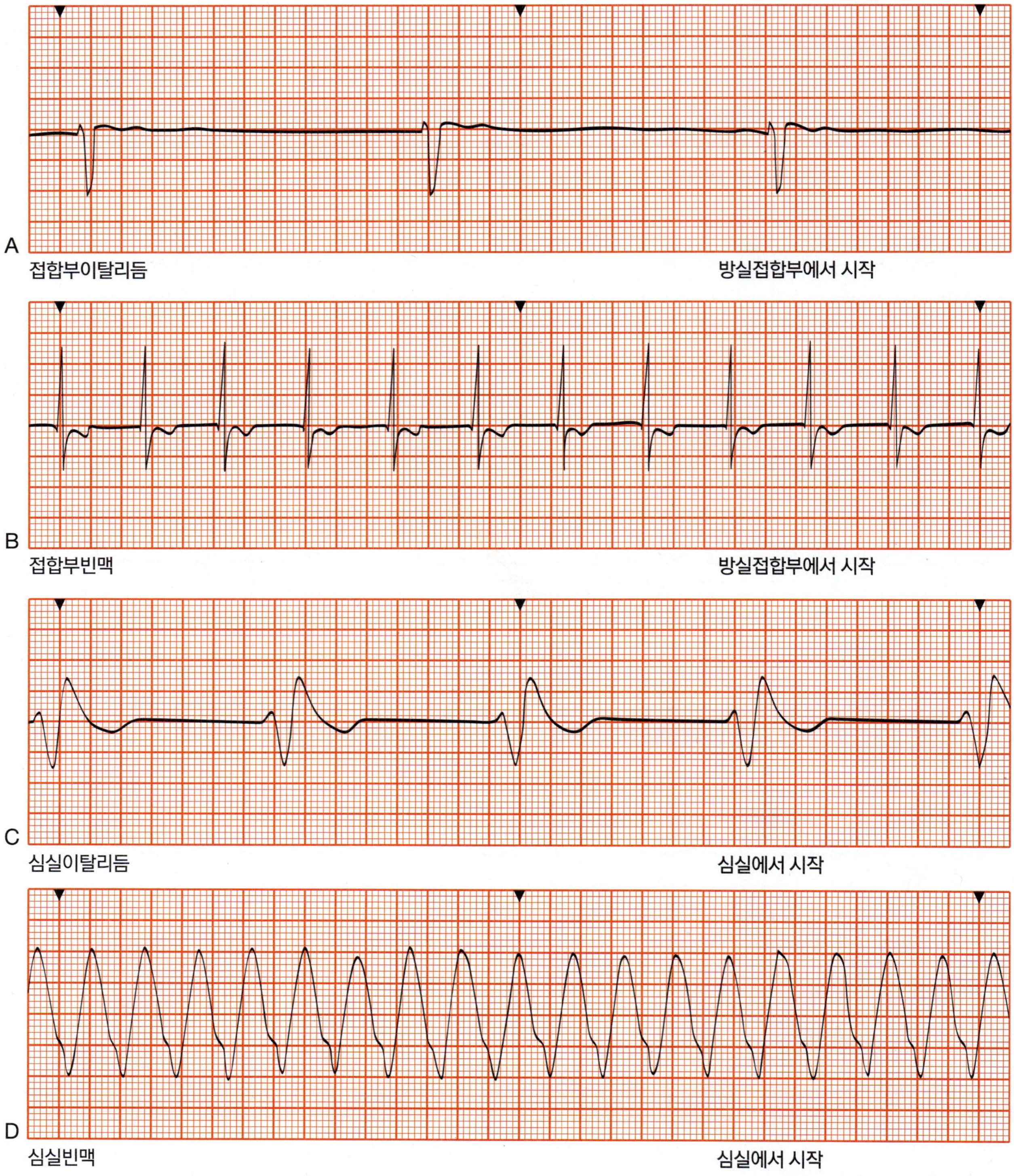

그림 4.20 P파를 동반하지 않은 QRS군이 있는 리듬

표 4-5 P파를 동반하지 않는 QRS군이 있는 리듬의 기원

기원	QRS 군 기간	QRS 군 모양
방실접합부	0.12초 이내	정상
방실접합부* 혹은	0.10~0.12초	정상
방실접합부의 가까운쪽* 혹은	0.12초 이상	
다발갈래의 먼쪽, 푸르킨예 섬유망 혹은 심실의 심장근육(심근)		비정상

*불완전 다발갈래차단(각차단), 심실내 전도장애, 변형전도가 동반된 경우

표 4.5에 P파와 연관성이 없는 QRS군의 기원을 정리하였다. 다음은 몇 가지 기억해야 할 사항이다:

- QRS군이 0.12초 미만이고 정상 모양이면 전기적 흥분은 방실접합부나 심방에서 시작된 것이다.
- QRS군이 0.12초 이내이면서 비정상 모양이면 전기적 흥분은 방실접합부나 히스다발 근처 심실 내에 있는 다발갈래의 가까운쪽에서 시작한 것이다.
- QRS군이 0.12초 이상이고 비정상 모양이면 전기적 흥분은 방실접합부나 다발갈래의 먼쪽 혹은 푸르킨예 섬유망 혹은 심실의 심장근육에서 시작한 것이다.

7단계:리듬의 판독

STEP SEVEN: IDENTIFY THE RHYTHM

앞의 모든 단계를 시행했다면 리듬을 판정할 충분한 정보를 얻었을 것이다. 모든 리듬이 일정한 패턴을 가지고 있으면 판독하기 쉽다. 그러나 어떤 경우는 일부 리듬만으로 판독해야 하기도 한다. 리듬을 정확히 판독하기 위해서는 각 리듬을 감별하기 위한 특징을 잘 파악하고 있고 임상적 경험도 쌓는 것이 필요하다. 심전도 리듬과 관련된 임상적 상황을 완전히 파악하기 위해서는 어떤 상황에서 어떤 리듬이 자주 나오는지도 고려해야 한다. 5장부터 9장까지 각 심전도 리듬의 특징을 설명하고 흔한 리듬을 판별할 수 있는 단서들을 제시하고 있다.

8단계:임상적 중요성 판정

STEP EIGHT: ASSESS CLINICAL SIGNIFICANCE

리듬을 판독하고 나면 임상적 중요성을 판단한다. 심전도 리듬 판독은 심장에서 나온 전기적 흥분에만 초점을 맞추고 있으므로 심장이 박동을 할 수 있는 리듬인지 여부를 포함한 생리학적 경과를 고려하여 임상적 중요성을 판정해야 한다. 일부 리듬은 심장의 수축기능이 감소될 수 있으며 일부 리듬은 다양한 원인에서 발생하는 심각한 심장의 이상을 알려주는 중요한 신호이기도 하다:

- 전신으로의 혈류가 감소하여 쇼크 상황 유발
- 약물의 부작용
- 전기적 부조화

각 리듬의 임상적 의의는 5장부터 9장에서 자세히 설명한다.

저자의 한마디

심각한 증상이나 징후를 일으키는 원인에 임상적이라는 용어를 쓴다. 예를 들어, 심방세동은 보통 증상이 없지만 심박수가 빨라서 적절한 혈압을 유지하지 못하면 어지러움이나 발한 등의 증상이 유발된다.

반드시 기억할 사항

TAKE-HOME POINTS

심전도 판독을 하기 위해 다음과 같이 단계적으로 접근하는 것이 효율적이다:

1. **맥박수 결정:** 맥박수를 결정하는 정확한 방법은 계산자를 이용하는 것이지만 6초법도 빠르고 쉬운 방법이다.
2. **규칙성:** 심전도의 규칙성은 R-R간격을 비교해서 결정한다. 리듬은 규칙적이기도 하고 불규칙적이기도 하다. 불규칙한 리듬은 일정한 패턴을 가지고 있을 수도 있고 아무런 규칙성이 없을 수도 있다.
3. **심방의 전기활동 분석:** 심방의 전기적 활동은 P, P′, F, f파를 분석해서 알 수 있다. P파는 동방결절에서 기원한 것이고, P′파는 심방이나 방실결절에서 기원한 것이다. F, f파는 심방이 매우 빠른 속도로 흥분하여 발생한다.

4. **PR간격과 방실전도비율의 결정:** P파의 시작점에서 QRS군의 시작점까지의 기간을 측정하여 PR간격을 결정한다. PR간격이 정상이거나 연장 혹은 단축되어 있다. P파와 QRS군의 연관성을 분석하면 방실차단 여부를 알 수 있다.
5. **QRS군 분석:** QRS군은 정상에서는 0.12초 미만으로 좁은 모양이지만 심실 내 전도장애가 있으면 넓어진다. P파와 연관성이 없는 QRS군이 보이면 방실결절 혹은 심실에서 기원한 리듬이다.
6. **리듬의 기원:** P-QRS-T 주기를 시작하는 심장의 부위를 확인한다.
7. **리듬의 판독:** 각 파형의 특징을 종합하여 리듬을 판독한다.
8. **임상적 중요성:** 심전도 리듬은 심장내 전기활동에 관련된 정보만을 제공하므로 이와 관련된 임상적 의의와 중요성을 생리적 경과를 고려하여 판단한다.

복습문제

1. 심전도의 맥박수를 결정하는 가장 정확한 방법은?
   A. 6초법
   B. 심박수 계산자
   C. R-R간격법
   D. 300의 법칙

2. 불규칙한 리듬의 맥박수를 결정할 때 가장 정확한 방법은?
   A. 6초법
   B. 심박수 계산자
   C. R-R간격법
   D. 300의 법칙

3. 연속한 R파 사이 간격이 큰 칸으로 4칸인 경우 맥박수는?
   A. 50회/분
   B. 75회/분
   C. 100회/분
   D. 150회/분

4. 정상 심전도에서 P파의 속도를 잘 설명한 것은?
   A. QRS군의 속도와 상관이 없다.
   B. 가끔 QRS군의 속도보다 느리다.
   C. 방실차단이 있으면 QRS의 속도보다 빠르다.
   D. QRS군의 속도와 똑같다.

5. P파 뒤에 가끔 넓고 비정상적인 QRS군이 보일 때 옳은 설명은?
   A. 완전 방실차단이 존재한다.
   B. 방실전도비율은 고정되어 있다.
   C. P파의 모양은 비정상이다.
   D. 변형전도는 배제할 수 있다.

6. 심방조동이나 심방세동이 있는 경우 전기적 흥분의 기원은?
   A. 심실
   B. 심방
   C. 심장판막
   D. 히스다발

7. 유도 II에서 하향 P파의 기원은?
   A. 심실
   B. 심방 하부
   C. 동방결절
   D. 히스다발

8. PR간격이 0.12초 미만일 때 P파의 기원이 아닌 것은?
   A. 방실접합부
   B. 방실결절 근처 심방 하부
   C. 부전도로를 동반한 심방 상부
   D. 동방결절

9. QRS군이 0.12초 미만이면 전기적 흥분의 기원은?
   A. 동방결절
   B. 푸르킨예 섬유
   C. 우각차단이 있을 때 방실접합부
   D. 심실중격

10. 푸르킨예 섬유에서 기원한 QRS군의 특징은?
   A. 0.10~0.12초 간격의 비정상 모양
   B. 0.10~0.12초 간격의 정상 모양
   C. 0.12초 미만의 정상 모양
   D. 0.12초 이상의 넓고 비정상 모양

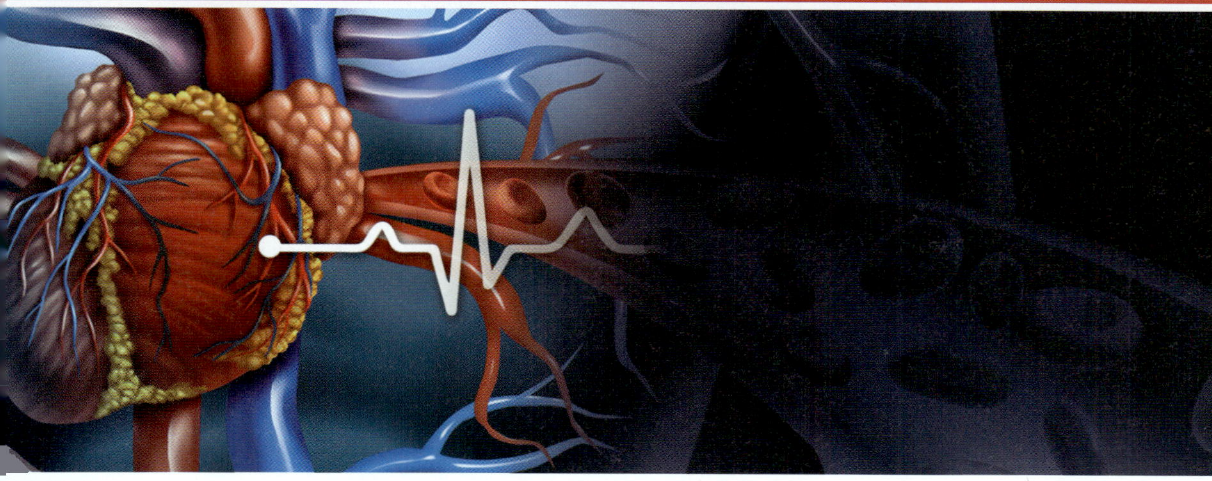

5 동리듬

Sinus Rhythms

정상동리듬

NORMAL SINUS RHYTHM

정상동리듬

건강한 사람의 보편적인 심전도 리듬이다(그림 5.1). 전기적 흥분은 동방결절에서 시작되어 심방에서 방실결절을 따라 전달된다.

특징

속도	60~100
규칙성	규칙적
P파	상향의 둥근파형
PR간격	정상, 0.12 < 0.20초
P-P, R-R간격	동일
전도비율	1 : 1
QRS군	정상; 전도장애가 있으면 넓어짐
기원	동방결절

속도 60~100회/분. 건강한 성인의 맥박수이다.

규칙성 P-P간격과 R-R간격이 동일하고 규칙적인 리듬으로 나타난다. 그러나 전도가 차단된 경우에는 QRS 군이 없다.

P파 유도 II에서 모든 QRS군 앞에 모양이 동일한 상향의 둥근파가 나오면 정상적으로 동방결절에서 시작된 전기가 심방을 수축시켰음을 의미한다.

PR간격 정상(0.20초 미만)이고 일정하다. 단 속도에 따라 약간 변할 수 있다.

P-P, R-R간격 동일하거나 약간의 차이가 있을 수 있다. 가장 넓은 R-R간격(P-P간격)과 가장 좁은 R-R간격(P-P 간격)의 차이가 0.04초(작은 칸 한 칸) 미만이다.

전도비율 모든 QRS군 앞에 항상 P파가 나오면 전도비율은 1:1이며 전기자극이 정상 전도로를 따라 전달되고 방실차단이 없다는 것을 의미한다.

QRS군 P파 다음에 항상 나오며 정상 간격은 0.12초 미만이다. 전도장애가 있으면 0.12초 이상으로 넓어진다.

기원 동방결절

저자의 한마디

정상동리듬(NSR)은 모든 리듬 판독의 기준이다. 다른 말로 하면 비정상 심전도 리듬은 정상동리듬과 다른 점을 비교하여 찾는 것이다. 비정상 리듬은 부정맥이라고 하며 이 용어는 "정상 리듬의 장애"를 의미한다. 리듬장애, 부정맥이 서로 혼용되어 사용되기도 한다.

임상적 중요성

맥박이 만져질 때와 동시에 QRS가 확인되는 정상동리듬(NSR)은 심장이 매 심장주기마다 혈액을 잘 분출하고 있음을 의미한다. 그러나 심전도 모니터상에 정상동리듬이 보인다고 반드시 맥박이 있음을 의미하지는 않는다. 정상동리듬을 보이는 환자에서 맥박이 만져지지 않는다면 쇼크에 빠진 환자일 것이다. 맥박도 만져지지 않고 호흡도 없다면 무맥성 전기활동(PEA)의 심정지 환자이다.

저자의 한마디

심전도와 맥박의 관련성을 확인하는 것이 환자 평가의 첫 번째 단계이다.

동(굴)부정맥

SINUS ARRHYTHMIA

동부정맥

동리듬의 주기가 불규칙한 것으로(그림 5.2) 호흡주기와 연관되어 있다.

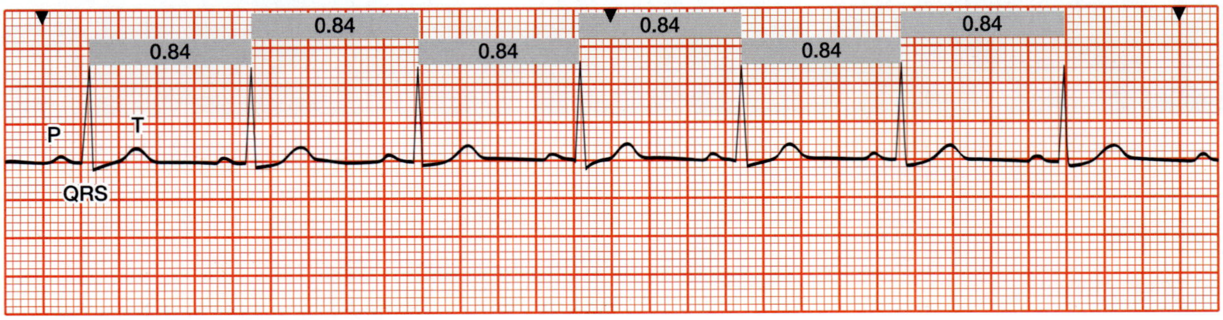

A
정상동리듬(Normal sinus rhythm, NSR)

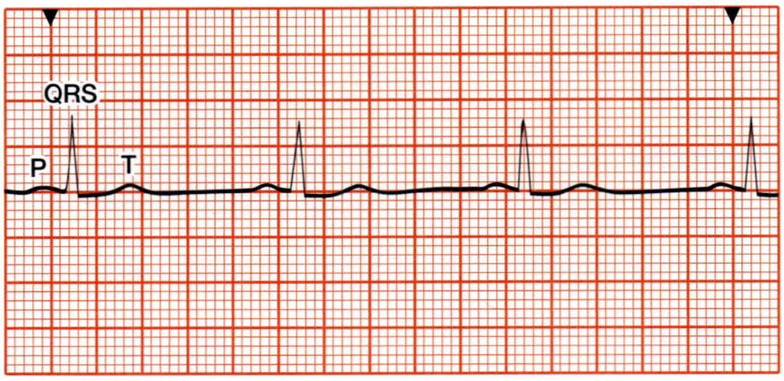

B
NSR

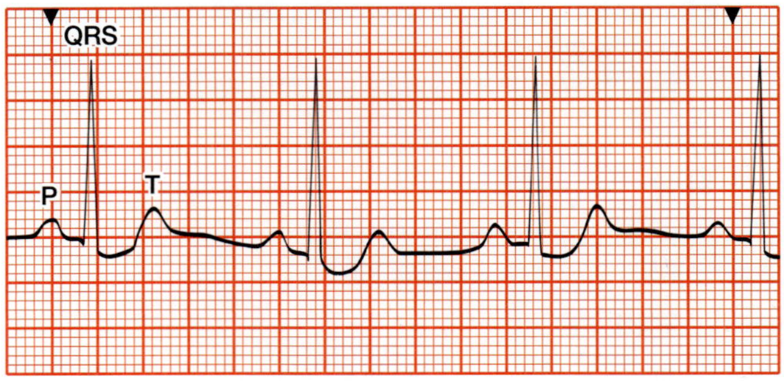

C
NSR

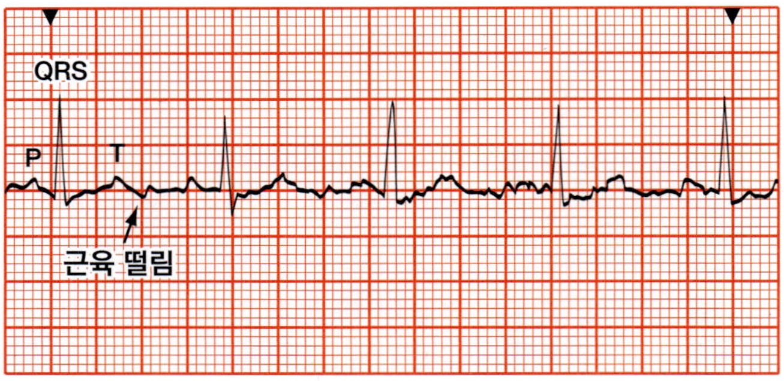

D
NSR

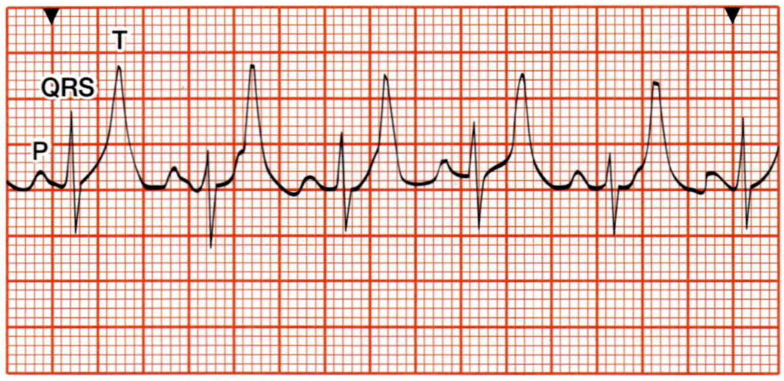

E
비정상 T파를 동반한 NSR

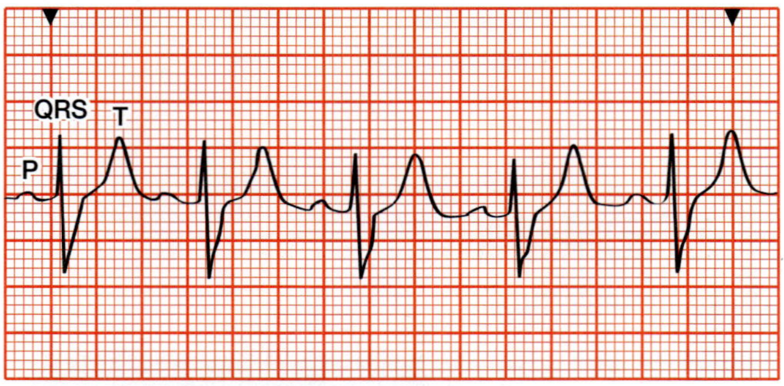

F
불완전 다발갈래차단(각차단)을 동반한 NSR

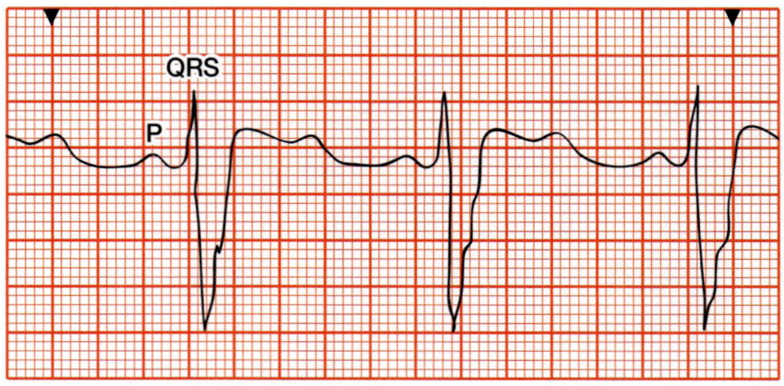

G
다발갈래차단(각차단)을 동반한 NSR

그림 5.1 정상동리듬

저자의 한마디

부정맥을 지칭하는 영문 용어로 arrhythmia와 dysrhythmia가 있다. 리듬의 부재(접두사 a-)를 뜻하는 arrhythmia라는 용어를 전통적으로 사용해왔으나, 리듬의 장애(접두사 dys-)를 뜻하는 dysrhythmia라는 용어가 더 정확하다고 할 수 있다.

특징

속도	60~100
규칙성	일정 패턴을 가진 불규칙
P파	상향의 둥근파형
PR간격	정상, 0.12 < 0.20초
P-P, R-R간격	일정주기를 가지고 불규칙
전도비율	1 : 1
QRS군	정상; 전도장애가 있으면 넓어짐
기원	동방결절

속도 60~100회/분. 가끔 60회 미만이거나 100회 이상인 경우도 있다. 특징적으로 들숨 시 빨라지고 날숨 시 느려진다.

규칙성 동부정맥은 빨라졌다 느려지는 일정한 규칙을 가진 불규칙 리듬을 보인다. 이러한 속도 변화는 15~30초 주기로 이루어진다.

P파 유도 II에서 모든 QRS군 앞에 상향의 둥근 P파가 나온다.

PR간격 일정하며 정상

R-R간격 서로 동일하지 않으며 가장 긴 R-R간격과 가장 짧은 R-R간격 사이의 차이가 0.04초 이상이다.

전도비율 모든 QRS군 앞에 항상 P파가 나오면 전도비율은 1:1이며 전기자극이 정상 전도로를 따라 전달되고 방실 차단이 없다는 것을 의미한다.

QRS군 P파 다음에 항상 따라 나오며 심실내전도장애가 없으면 좁은 QRS이다.

기원 동방결절

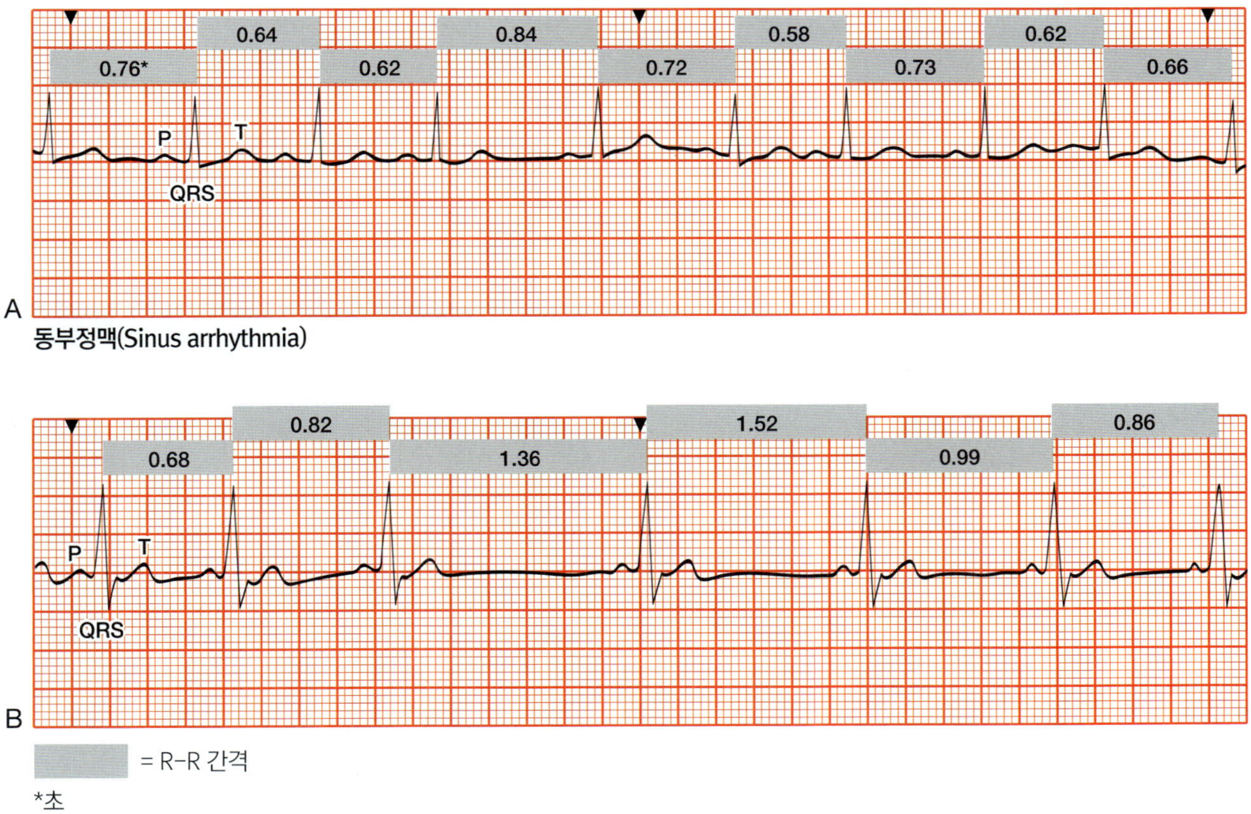

그림 5.2 동성(굴)부정맥

원인

대부분의 동부정맥은 호흡과 관련이 있으며 소아나 젊은 청년에서는 정상이다. 들숨 시에는 미주신경의 흥분이 감소하여 심박수가 증가하고 날숨 시에는 흥분이 증가하여 심박수가 감소한다. 호흡과 관련이 없는 경우는 급성하벽심근경색의 후유증 같은 심장질환과 디기탈리스 등 약물이 원인이다. 노인에서 동부정맥이 보이면 "동기능부전증후군"을 시사하며 맥박수가 빈맥과 서맥을 번갈아 보인다.

임상적 중요성

일반적으로 동부정맥은 치료할 필요가 없다. 엄밀히 말하면 정상 건강한 심장이 자율신경계통의 변화에 자동적으로 반응하는 것이다.

동서맥

SINUS BRADYCARDIA

동서맥

동서맥은 동방결절에서 기원한 리듬이 느린 60회 이하의 박동수를 보이는 것이다(그림 5.3).

특징

속도	60 미만
규칙성	규칙적
P파	상향의 둥근파형
PR간격	정상, 0.12 < 0.20초
P-P, R-R간격	규칙적이고 동일함
전도비율	1 : 1
QRS군	대부분 정상; 전도장애가 있으면 넓어짐
기원	동방결절

속도 60회/분 미만이며 동서맥은 서서히 시작되어 서서히 없어진다.

규칙성 규칙적이나 동부정맥이 동반되면 불규칙하다.

P파 유도 II에서 동일한 상향의 둥근 파를 보이면 심방의 탈분극이 정상적으로 일어난 것이다.

PR간격 정상이고 일정하지만 대개 정상 상한치를 보인다.

R-R간격 동일하나 약간 변하기도 한다.

전도비율 모든 QRS군 앞에 P파가 보이면 전도비율은 1:1이고 정상 전도가 일어났음을 의미한다.

QRS군 대부분 P파 다음에 보이며 전도장애가 있으면 보이지 않는다.

기원 동방결절

원인

동서맥의 원인은 다음과 같다:

- 저칼륨혈증
- 목동맥팽대 마사지나 구토, 발살바 수기, 기절 등에 의한 미주신경 자극으로 동방결절을 부교감신경계통이 과다하게 자극하여 생긴다.
- 동방결절에 대한 교감신경의 자극이 감소하여서도 발생하는데 아테놀롤, 메토프롤롤, 프로프라놀롤 같은 베타차단제가 원인이다.
- 디기탈리스나 딜티아젬, 베라파밀, 니페디핀 등 칼슘차단제 투여로 발생한다.
- 동부전증후군 같은 동방결절의 질환으로 생길 수 있다.
- 급성하벽심근경색 혹은 오른심실경색
- 갑상샘항진
- 저체온증
- 저산소증(특히 소아에서)
- 수면
- 잘 훈련된 운동선수

발살바 수기

대변을 보거나 숨을 참고 무거운 물건을 들기 위해 힘을 주거나 할 때처럼 폐쇄된 기도에 힘을 주어 공기를 내뱉는 행위로 이때 미주신경이 과다하게 자극되어 맥박이 느려진다.

임상적 중요성

50~59회/분의 심하지 않은 동서맥은 증상이 없으므로 무증상의 서맥이라 한다. 급성심근경색 환자에서 경도의 동서맥은 심장근육의 부담을 줄이고 심근경색이 악화되는 것을 막아주는 역할을 한다.

맥박수가 30~50회/분이면 심박출량이 줄어들고 저혈압을 유발한다. 그러나 건강한 운동선수들은 아무런 증상없이 40~60회/분의 맥박수를 보이기도 한다. 30회 이하의 심한 동서맥에서는 심박출량이 심각하게 감소하여 저혈압이 동반되고 뇌와 주요 장기의 적절한 관류를 유지하지 못한다. 동서맥의 증상과 징후는 다음과 같다:

- 어지러움, 의식 저하, 실신
- 호흡곤란
- 저혈압
- 쇼크
- 울혈심부전
- 협심증, 심근허혈, 심근경색
- 심각한 부정맥(심실조기수축, 심실빈맥, 심실세동, 심장무수축)의 전조

잘 훈련된 운동선수는 정상에서도 맥박수가 분당 50회 미만이다. 심박수에 상관없이 증상을 동반한 동서맥은 즉시 원인을 파악하여 치료하여야 한다.

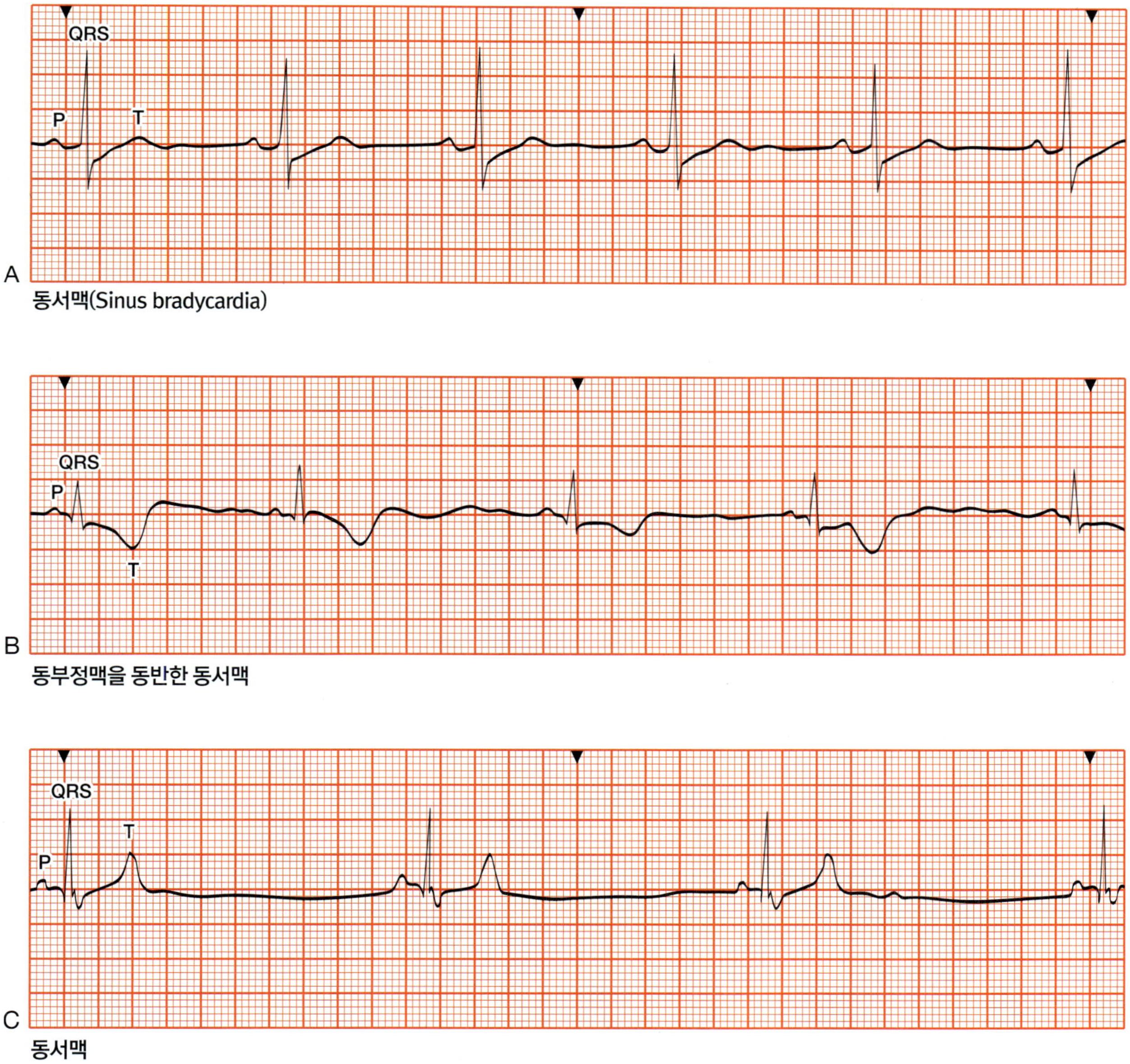

그림 5.3 동서맥(Sinus bradycardia)

동정지와 동방차단

SINUS ARREST AND SINOATRIAL EXIT BLOCK

동정지

동정지

동정지는 동방결절이 일시적으로 기능을 하지 않는 상태로 서맥이나 심장무수축이 생긴다(그림 5.4).

동방차단

동방차단

동방결절에서 심방으로의 전기 전달이 차단되면 서맥이나 심장무수축이 생긴다(그림 5.4).

특징

속도	60~100
규칙성	차단이 있으면 불규칙적
P파	상향의 둥근파형, 동정지나 동방차단이 있으면 P파가 없음
PR간격	기존 리듬의 PR간격(정상 혹은 비정상일 수 있음)
P-P, R-R간격	동정지: 동정지 다음에 P파가 나오는 시기가 P-P 간격의 배수가 아님 동방차단: 동정지 다음에 P파가 나오는 시기가 P-P간격의 배수임
전도비율	이탈박동이 없는 한 1 : 1
QRS군	정상; 전도장애가 있으면 넓어짐
기원	동방결절

속도 보통 60~100회/분

규칙성 불규칙적. 한동안 QRS군이 안 나오는 시기가 지속되다가 기존 리듬이 나온다. QRS가 없는 기간이 오래되면 이탈박동이 나올 수도 있다.

P파 QRS군을 동반한 정상 P파가 나오다가 동정지나 동방차단이 있는 시기에는 P파가 소실된다.

PR간격 기저 리듬을 반영하므로 정상일 수도 있고 비정상일 수도 있다.

P-P, R-R간격 동정지 동안은 P파가 보이지 않다가 동방결절이 다시 전기를 생성하면 P파가 다시 나타난다. 이때 동방결절은 이전에 전기를 생성하던 간격과 다른 간격으로 전기를 생성하게 되므로 이전의 P-P간격과 다른 P-P간격이 관찰된다. 반면 동방차단에서는 동방결절이 쉬는 기간이 없으므로 P파가 보이지 않는 시기 이후의 P파도 이전과 동일한 P-P간격으로 관찰된다.

전도비율 보통 P파 뒤에 QRS군이 항상 따라 나온다. 기존의 전도장애가 없는 한 QRS간격은 정상이다. 이탈박동이 생기면 P파는 존재하지 않는다.

QRS군 항상 P파 뒤에 나온다. 다발갈래차단과 같은 심실내전도장애가 없으면 정상이다.

기원 동방결절

원인

동정지는 동방결절의 자동능이 심하게 억제되어 생긴다. 동방차단은 동방결절에서 심방으로의 전기전도가 차단되어 발생한다.

저자의 한마디

자동능이란 특정 심장세포가 전기를 스스로 생성하는 고유의 능력을 말하며, 자동능의 증가가 흔한 부정맥의 원인이다. 반면 동정지는 억제된 자동능으로 인해 발생한다.

동정지 혹은 동방차단은 다음과 같은 원인에 의해 생긴다:

- 동방결절에 대한 미주신경(부교감신경)의 자극 증가
- 저산소증
- 저칼륨혈증
- 수면 무호흡증
- 디기탈리스나 아테놀롤, 메타프롤롤, 프라프로놀롤 등 베타차단제 및 퀴니딘의 부작용
- 급성하벽심근경색이나 오른심실경색, 급성심근염, 심근의 섬유증(상처) 등에 의한 동방결절이나 주변조직의 손상

임상적 중요성

동정지나 동방차단에서 접합부이탈리듬이 생기면 환자나 의사는 인지하지 못할 수도 있다. 그러나 심실이탈리듬이 생길 경우 환자의 심박동이 느려지거나 잠시 심실박동이 멈출 수도 있으며 현기증을 느끼거나 실신할 수 있다. 서맥을 동반한 동정지나 동방차단의 증상과 치료는 서맥과 동일하다. 일시적인 동정지나 동방차단이 더 길어지면 심방정지가 생길 수 있으며 접합부의 이소성박동조율기가 작동하지 않으면 심장무수축이 발생할 수 있다.

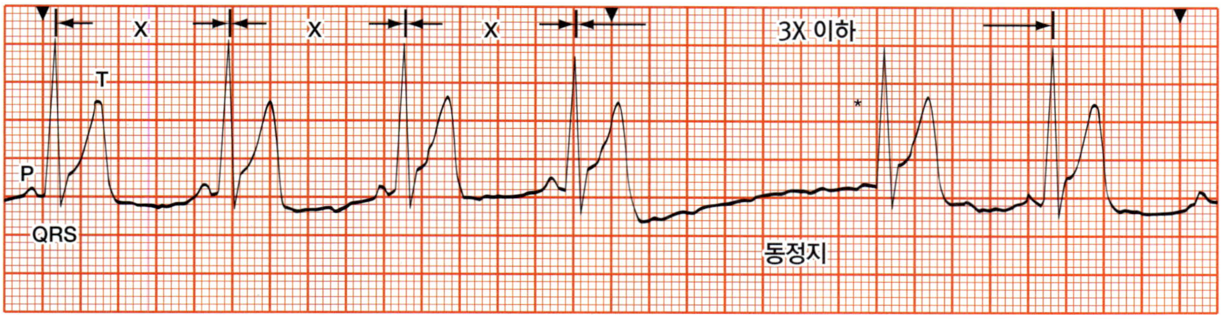

A
동정지(Sinus arrest)

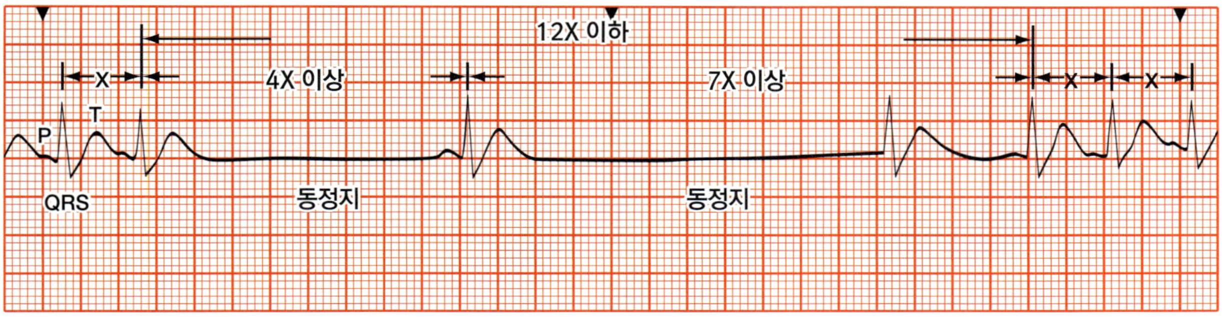

B
동정지

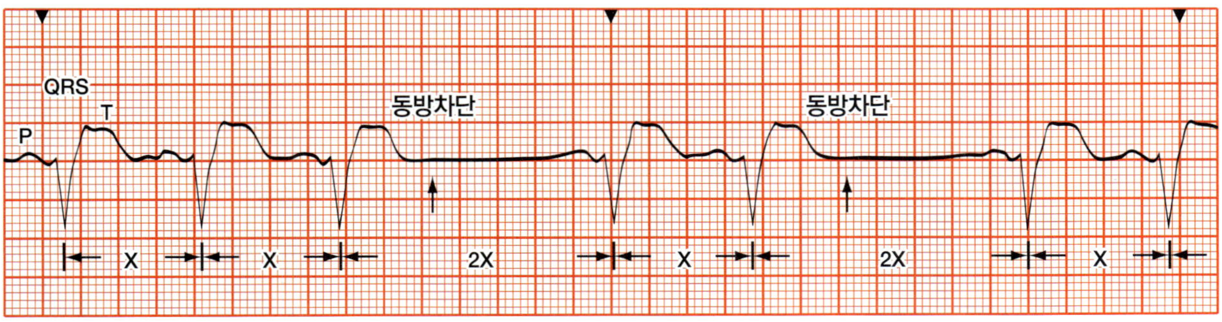

C
동방차단

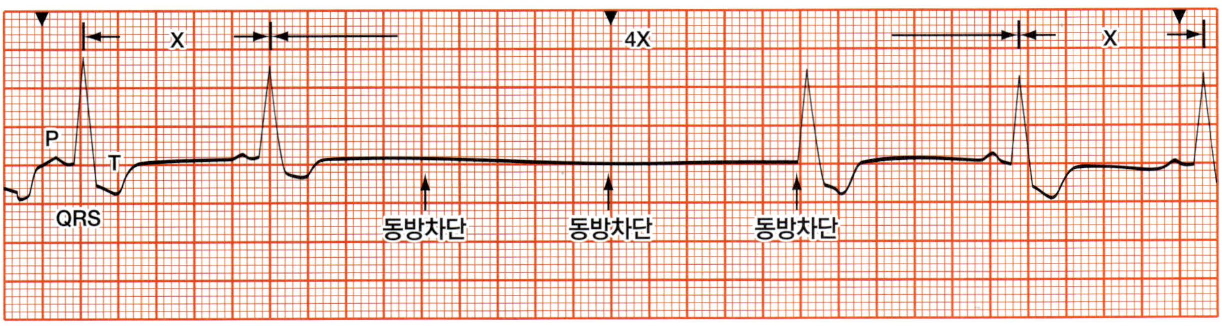

D
동방차단

*접합부이탈박동. 7장 [접합부 부정맥] 참조

그림 5.4 동정지와 동방차단

동빈맥

SINUS TACHYCARDIA

동빈맥

동방결절에서 시작한 분당 100회 이상의 빠른 리듬(그림 5.5)

특징

속도	100회 이상
규칙성	규칙적
P파	상향의 둥근파형
PR간격	정상 혹은 약간 짧음
P-P, R-R간격	규칙적이고 동일함
전도비율	1 : 1
QRS군	정상; 전도장애가 있으면 넓어짐
기원	동방결절

속도 분당 100회 이상 최대 180회까지 가능함. 서서히 시작하고 서서히 끝남

규칙성 규칙적이다.

P파 대부분 정상이나 약간 크고 뾰족한 모양을 보이기도 한다. 모든 P파는 QRS군을 동반하며 유도 II에서 상향파를 보인다. 심박수가 매우 빨라지면 P파는 선행하는 T파에 묻혀서 구분하기 힘들다. 이 파를 T/P파라고 부른다.

PR간격 정상이고 일정하다. 맥박수가 빨라질수록 PR간격은 짧아진다.

P-P, R-R간격 일정하다.

전도비율 모든 P파 뒤에 QRS군이 따라 나오므로 전도비율은 1:1이다.

QRS군 기존의 전도장애나 변형전도가 없는 한 정상이다.

기원 동방결절

원인

성인에서 동빈맥은 운동 같이 심박출량이 늘어나야 하는 상황에 대한 정상적인 반응으로 다음에 의해 생긴다:

- 커피나 차, 코카인, 암페타민 등의 섭취
- 흥분, 통증, 스트레스에 대한 교감신경계통의 반응
- 심박출량의 증가가 요구되는 상황
  - 심한 출혈이나 탈수
  - 심부전
  - 폐색전증
  - 심근허혈 혹은 급성심근경색
  - 발열
  - 갑상샘중독증
  - 빈혈
  - 저혈량증
  - 저산소증
  - 쇼크
- 도파민, 에피네프린, 이소프로테레놀, 노르에피네프린 등 교감신경계통을 항진시키는 약물

저자의 한마디

일반적으로 최대심박수는 다음 공식에 의해 알 수 있다: 220-나이. 50세인 경우 동빈맥은 170회/분을 넘지 않는다.

임상적 중요성

건강한 성인에서 동빈맥은 원인이 제거되면 자연스럽게 없어지므로 치료할 필요가 없다. 빈맥으로 인해 심장의 부하가 커지면 산소소모량도 많아지므로 급성관상동맥증후군에서는 다음 상황이 생길 수 있다:

- 심근의 허혈 악화
- 가슴통증 악화
- 심각한 부정맥의 전구증상

빈맥환자를 치료할 때는 다음 두 가지 사항을 고려한다:

1. 심장의 산소요구량에 대한 영향은 어떠한가? 심각한 심혈관질환이 있는 환자는 빈맥에서 증가된 산소요구량을 충족시키지 못하므로 허혈, 경색 혹은 생명을 위협하는 부정맥이 생길 수 있다.
2. 제일 중요한 문제는 맥박수가 빨라지면 심장이 이완할 충분한 시간이 모자라서 심각한 심박출량의 감소로 인한 쇼크가 발생할 수 있다는 점이다.

동빈맥의 치료는 원인을 교정하는 것이다. 다양한 동방결절의 부정맥은 표 5.1에 정리하였다.

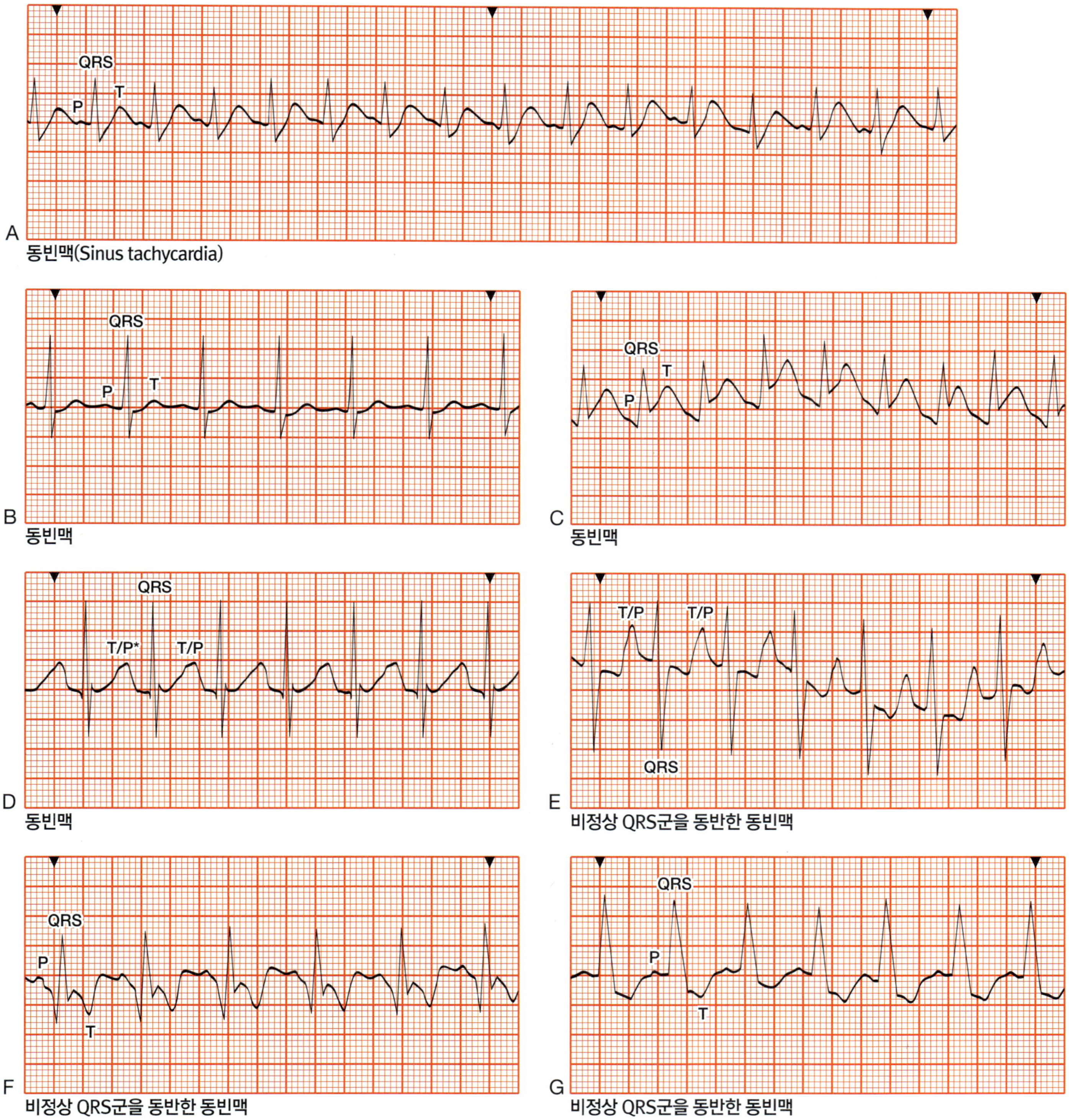

A 동빈맥(Sinus tachycardia)

B 동빈맥

C 동빈맥

D 동빈맥

E 비정상 QRS군을 동반한 동빈맥

F 비정상 QRS군을 동반한 동빈맥

G 비정상 QRS군을 동반한 동빈맥

그림 5.5 동빈맥(Sinus tachycardia)

표 5-1 동방결절에서 시작한 리듬의 심전도 특징

리듬	맥박수(회/분)	규칙성	P파	PR간격	QRS군
정상동리듬	60~100	규칙적	정상	정상	정상
동부정맥	60~100	불규칙적	정상	정상	정상
동서맥	<60	규칙적	정상	정상	정상
동정지, 동방차단	60~100	불규칙적	정상	정상	정상
동빈맥	100~180	규칙적	정상, 크고 뾰족한 모양을 보이기도 함	정상	정상

반드시 기억할 사항

TAKE-HOME POINTS

- 정상동리듬은 심장이 정상적으로 기능을 하는 상황이다. 동방결절에서 시작한 전기활동이 방실결절을 거쳐 심실로 전달된다.
- 모든 리듬의 이상(부정맥)은 정상동리듬과의 차이점으로 특징지어진다.
- 동방결절은 모든 동리듬의 시작점으로 교감신경계통과 외부 자극에 의해 영향을 받는다.
- 동리듬에서 모든 심장박동은 동방결절에서 시작되며 유도 II에서 P파는 상향파이다. PR간격은 정상이며 맥박수는 60~100회/분이고 좁은 QRS군을 보인다.
- 동서맥이나 동빈맥은 정상동리듬과 맥박수만 다른 것으로 서맥은 60회/분 이하, 빈맥은 100회/분 이상이다.
- 동서맥이나 동빈맥은 정상에서도 보이지만 증상과 징후를 동반한 환자에서는 숨겨진 원인을 찾아보아야 한다.
- 동리듬은 규칙적이지만 호흡주기 등에 의해 약간씩 맥박수가 달라질 수 있다. 이런 동부정맥은 특히 소아나 젊은 성인에서 흔히 보인다.
- 동방결절의 이상으로 동방결절에서 전기신호가 생성되지 않거나 심방으로 전달되지 않을 수 있다. 이런 경우 P파가 발생하지 않으며 뒤따르는 QRS군도 보이지 않는다.
- 일정한 간격으로 P파가 발생하지 않으면 동방차단이고 일정하지 않은 시기에 P파가 다시 보이면 동정지이다.
- 이런 경우 장시간 P파와 QRS파가 없으면(심장무수축) 부적절한 관류나 심정지를 일으킬 수도 있다. 동방차단과 동정지 모두 무수축을 유발하여 불충분한 관류 또는 사망까지 초래할 수 있다.
- 동방결절의 이상으로 인한 부정맥은 대부분 원인질환과 관련한 증상을 보이므로 원인을 찾아서 교정하는 것이 중요하다.
- 표 5.1에 중요한 동부정맥의 심전도 특징을 정리하였다.

복습문제

1. 동부정맥을 들숨과 날숨 중에 맥박수는 어떻게 변하는가?
   A. 들숨과 날숨 중에 느려진다.
   B. 들숨 중에 느려지고 날숨 중에 빨라진다.
   C. 들숨 중에 빨라지고 날숨 중에 느려진다.
   D. 들숨과 날숨 중에 빨라진다.

2. 호흡과 관련된 동부정맥을 바르게 설명한 것은?
   A. 중년에서 흔히 보이는 정상소견이다.
   B. 미주신경의 흥분이 변하기 때문에 발생한다.
   C. 동방결절에 대한 교감신경계통의 자극으로 발생한다.
   D. 소아에서는 드물게 보인다.

3. 호흡과 관련 없는 동부정맥을 일으키는 원인은?
   A. 코카인
   B. 베타차단제
   C. 디기탈리스
   D. 칼슘통로차단제

4. 60회/분 미만의 맥박수를 보이는 동방결절에서 시작된 부정맥은?
   A. 동정지
   B. 동부정맥
   C. 동서맥
   D. 동빈맥

5. 동서맥의 원인은?
   A. 미주신경 자극
   B. 고체온증
   C. 교감신경계통의 자극
   D. 갑상샘항진

6. 경증 동서맥은?
   A. 30~39회/분
   B. 40~49회/분
   C. 50~59회/분
   D. 60~69회/분

7. 심한 동서맥환자의 증상은?
   A. 고혈압과 뇌관류 감소
   B. 저혈압과 뇌관류 감소
   C. 저혈압과 흉통
   D. 저산소증과 뇌압상승

8. 증상이 있는 동빈맥의 치료는?
   A. 원인 치료
   B. 베타차단제 투여
   C. 산소 공급
   D. 미주신경자극수기

9. 동방결절의 자동능이 감소되어 심각한 서맥이나 심장무수축을 야기하는 것을 무엇이라 하는가?
   A. 심각한 동부정맥
   B. 심각한 동서맥
   C. 동정지
   D. 벤케바흐현상

10. 동방차단을 일으키는 약물은?
    A. 노르에피네프린
    B. 디기탈리스
    C. 에피네프린
    D. 도파민

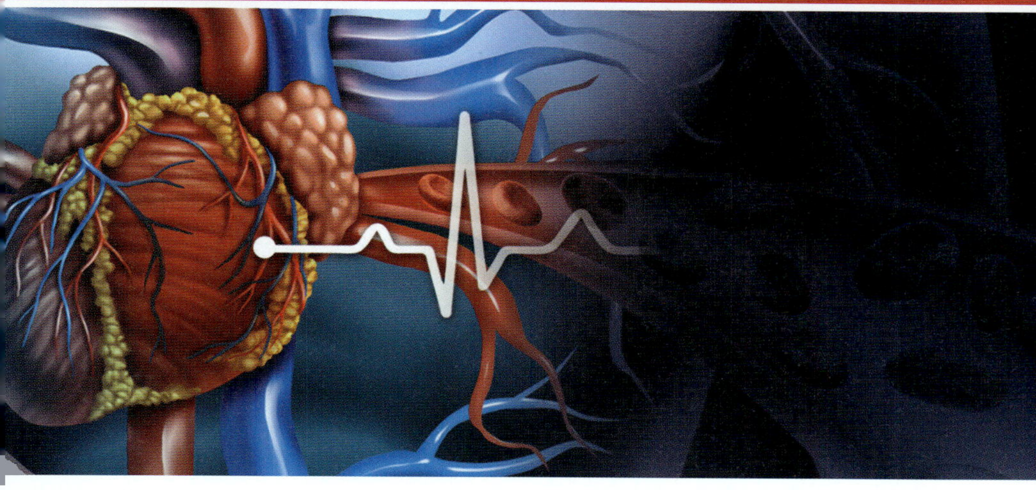

6 심방부정맥

Atrial Rhythms

심방조기수축

PREMATURE ATRIAL COMPLEXES

심방조기수축

심방조기수축(PAC)(그림 6.1)은 다음 심장박동이 나오는 시기 이전에 추가로 P-QRS-T파가 나오는 것이다. 심장의 자동능이 증가하여 생기며 비보상성 휴지기를 동반한다.

특징

속도	기존 리듬의 맥박수
규칙성	심방조기수축이 발생한 때에만 불규칙적임
P파	P′파가 관찰됨. P′파의 모양은 다양함
PR간격	정상(0.12~0.20초) 혹은 짧음(<0.12초)
P-P, R-R간격	P-P′간격은 불규칙함. 비보상성 휴지기를 동반하며, 심방조기수축을 둘러싼 P-P′간격과 R-R간격은 기존 P-P간격과 R-R간격의 2배보다 짧아짐
전도비율	1 : 1
QRS군	정상; 전도장애가 있으면 넓어짐
기원	심방의 다양한 부위 혹은 방실결절의 근위부

속도 기존의 리듬과 동일한 맥박수를 보임

규칙성 심방조기수축이 발생한 때에만 불규칙적이다.

P파 심방조기수축은 QRS군을 동반한 P파가 기존 리듬에서 다음 P파가 나오는 시기보다 빨리 나오는 것이다. 조기수축의 P파는 이소성 P′파라고 한다. 이소성 P′파는 정상 P파와 유사하지만 P′파가 발생한 부위에 따라 크기와 모양 및 방향성이 약간 다르다. 예를 들어 이소성박동조율기의 위치가 동방결절 근처라면 이소성 P′파의 모양과 크기는 정상과 거의 유사하다. 방실결절 부근에서 이소성박동조율기가 작용했으면 이소성 P′파는 하향파로 보인다. P′파는 대부분 QRS군을 동반하지만 가끔 선행한 T파에 묻혀서 보이지 않거나 크고 뾰족한 T/P파로 보이기도 한다. QRS군을 동반한 P′파는 방실결절을 통해 이소성박동조율기의 전기가 심실로 전도되므로 *전도된 심방조기수축*이라고 한다.

이소성박동조율기에서 전기가 너무 빨리 발생하면 방실결절은 아직 불응기에 있게 되어 충분한 탈분극이 일어나지 않을 수 있다. 이럴 경우 방실결절을 통한 전기전도가 차단되거나 느리게 전달되므로 PR간격이 연장되거나 QRS군이 없을 수도 있다. 이런 경우 *차단된 심방조기수축*이라고 한다.

PR간격 정상일 수도 있지만 기존 리듬에 따라 다르다:

- 동방결절 근처에서 박동조율기 역할을 하면 0.12 ~ 0.20초 이내
- 방실결절 근처에서 박동조율기 역할을 하면 0.12초 이내

R-R간격 심방조기수축에서의 P-P′간격은 기존 리듬의 P-P간격보다 짧다. 이소성 P′파의 전기는 동방결절로도 전달되어 전기신호의 발생 시기를 재설정한다. 그러므로 다음 P-QRS-T군은 기존 리듬에서 나오는 시기보다 빨리 나타나게 되는데, 이때 측정된 R-R간격을 비보상성 휴지기라고 한다. 심방조기수축 전의 R파와 이후의 R파 사이의 간격은 기존 R-R간격의 2배보다 짧아진다.

비보상성 휴지기

비보상성이란 용어는 조기수축 이후의 정상 수축파가 기존 리듬에서 나오기로 예측되는 시기보다 빨리 나올 때 사용하며 동방결절의 전기발생 속도가 재설정되었음을 의미한다.

QRS군 왼오른다발갈래를 통한 전기전달은 정상적으로 일어나므로 QRS군은 기존 리듬과 동일하다. 만약 이소성 심방박동조율기 부위가 전기를 일찍 발생시키면 왼오른다발갈래가 충분히 재분극되지 못한 상황이 되므로 심실의 한쪽으로만(주로 왼다발갈래) 전기자극이 전달되어 우각

차단과 비슷한 넓은 QRS군이 보인다. 이런 변형전도가 동반된 심방조기수축은 심실조기수축과 유사한 파형을 보이는데 비보상성 휴지기 유무로 감별할 수 있다(심실조기수축 참조). 보통 P′파 다음에 QRS군이 따라 나오지만 방실전도장애가 동반되면 QRS군이 뒤따르지 않을 수도 있다.

전도비율 1:1이나 전도장애가 동반되면 1:0일 수 있다.

형태 다음과 같은 유형의 심방조기수축이 보인다:

- **독립적**: 한 개의 심방조기수축 발현
- **무리지어 나타남**: 두 개 이상의 연속된 심방조기수축이 무리지어 나타나는 형태로 두 개가 보이면 *Couplet*이라고 하고, 세 개 이상의 연속된 심방조기수축이 보이면 심방빈맥을 고려한다.
- **반복적 박동**: 심방조기수축과 기존 리듬이 교대로 나타나면 이단맥이라 하고 기존 리듬 두 번마다 심방조기수축이 한 번 나타나면 삼단맥, 세 번마다 한 번 나타나면 사단맥이라고 한다.

기원 심방의 이소성 부위에서 전기신호가 시작되며 이소성 박동조율기 부위는 한 곳일 수도 있고 여러 곳일 수도 있다.

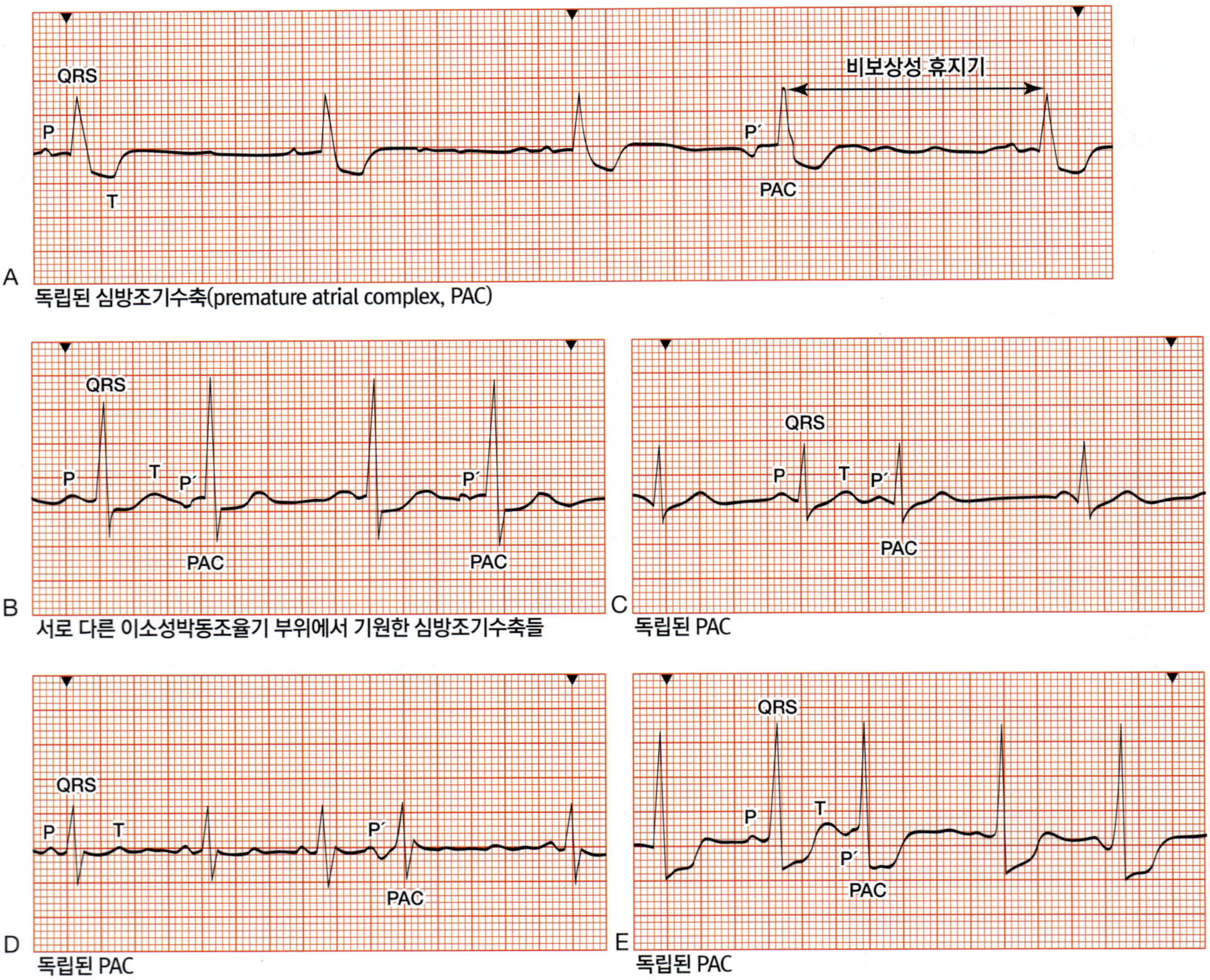

그림 6.1 심방조기수축들

(계속)

원인

심방조기수축은 심방의 자동능이 증가해서 생기는데 흔한 원인은 다음과 같다:

- 카테콜아민의 분비 증가나 교감신경계통의 항진
- 감염증
- 심리적 흥분
- 흥분제(카페인, 담배 등)
- 교감신경계통을 자극하는 약물(에피네프린, 알부테롤, 노르에피네프린 등)
- 저산소증
- 디기탈리스 중독
- 심혈관질환(특히 급성관상동맥증후군이나 초기 심부전)
- 심장판막질환이나 심방중격결손으로 초래되는 심방의 압력 증가로 인한 심방의 비후나 확장

일부 환자에서는 원인을 찾을 수 없는 경우도 있다.

임상적 중요성

독립된 심방조기수축은 건강한 사람에게도 나타날 수 있고 임상적으로 큰 의미가 없다. 그러나 심장질환이 있는 사람에서 심방조기수축이 자주 나타나면 심부전이나 심근경색에 의해 자동능이 증가하거나 회귀가 발생할 가능성이 높다. 또한 심방조기수축은 심방빈맥, 심방조동, 심방세동, 발박성

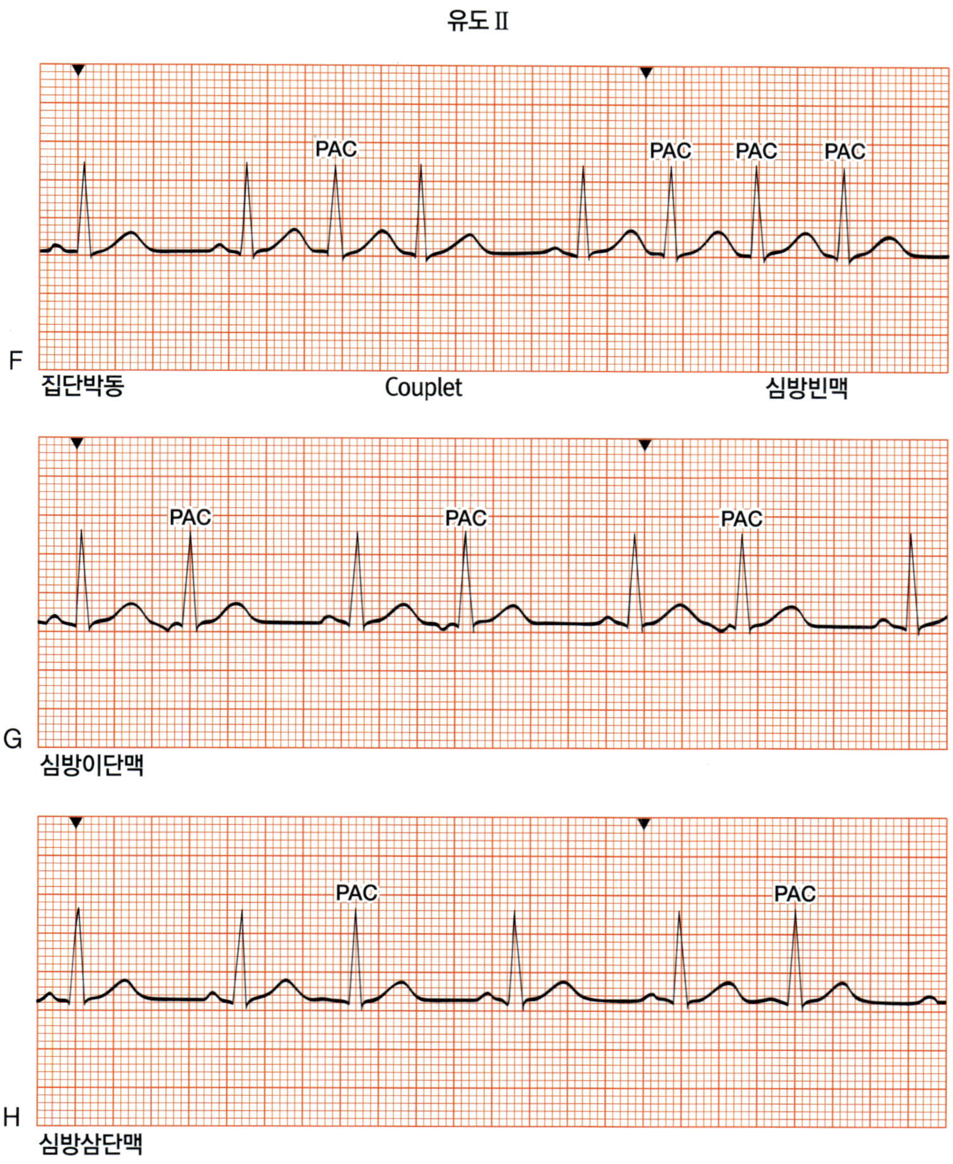

그림 6.1 심방조기수축들

상심실성빈맥 등 더 심각한 부정맥의 전구증상일 수 있다.

전도되지 않은 심방조기수축이 자주 발생하여 맥박수가 50회/분이면 증상을 동반한 동서맥과 유사한 증상을 보이며 같은 방법으로 치료해야 한다.

변형전도를 동반한 심방조기수축은 심실조기수축과 유사한 형태를 보이므로 적절한 치료를 위해서는 반드시 감별해야 한다.

유주박동조율기

WANDERING ATRIAL PACEMAKER

유주박동조율기

유주박동조율기(WAP)는 다양한 심방부위의 자동능이 증가하여 교대로 박동조율기 역할을 하는 리듬이다(그림 6.2).

리듬은 다음에 열거한 부위에서 시작해서 다른 곳으로 옮겨간다:

1. 동방결절
2. 심방의 "이소성박동조율기" 부위
3. 방실접합부

이 리듬은 다양한 크기와 모양의 P파가 특징이다.

저자의 한마디

박동조율기란 용어는 심장에서 규칙적인 전기신호가 시작되는 곳을 말하며, 박동조율기에는 동방결절, 방실결절, 푸르킨예 섬유 등이 포함된다. 그러므로 유주박동조율기란 엄밀하게는 박동조율기에서 만들어진 리듬은 아니다. 그러나 전기전도계의 박동조율세포에서 시작된 전기신호에 의해 유주박동조율기도 시작된다.

특징

속도	60~100
규칙성	불규칙적
P파	P′파가 관찰됨. P′파의 모양과 크기는 다양함
PR간격	정상(0.12~0.20초) 혹은 짧음(<0.12초)
P-P, R-R간격	동일하지 않음
전도비율	1 : 1
QRS군	정상; 전도장애가 있으면 넓어짐
기원	동방결절, 심방의 이소성 부위 혹은 방실접합부(무작위로 계속 변함)

속도 60~100회/분이거나 더 느릴 수 있다. 보통 박동조율기 부위가 동방결절에서 심방이나 접합부로 옮겨가면 맥박수가 느려지고 동방결절 쪽으로 오면 빨라진다. 그 이유는 다른 부위보다 동방결절의 자동능이 더 우월하기 때문이다.

규칙성 약간 불규칙적

P파 매 박동마다 P파의 크기와 모양, 방향성이 약간씩 변하며 QRS군에 묻혀서 보이지 않을 수도 있다. 유도 II에서는 P파의 모양이 상향에서 하향파로 변하기도 한다. 이소성 P파를 형성하는 이소성박동조율기 위치는 계속 바뀌는데 어떤 순서로 위치가 바뀌는지는 예측할 수 없다. P파의 모양을 보고 이소성박동조율기의 위치를 짐작할 수 있다.

PR간격 0.12~0.20초 사이이며, 박동조율기 위치가 방실접합부에 가까울수록 짧아지고 멀어질수록 길어진다.

P-P, R-R간격 대부분 불규칙하지만 맥박수가 빨라지면 거의 규칙적이기도 하다.

전도비율 모든 P파 뒤에 QRS군이 따라 나오므로 전도비율은 1:1이다. 전도비율은 1:1이다. 이것은 전기자극의 정상 전도로를 통해 전달되며 방실차단이 없음을 의미한다.

QRS군 심실내 전도장애가 없는 한 정상이다.

기원 박동조율기 위치가 동방결절의 앞뒤로 계속 변하므로 한 개 이상의 박동조율기 위치에서 전기자극이 시작된다.

원인

유주박동조율기는 젊은 사람이나 노인 혹은 근육질의 사람에서 정상적으로 나타날 수 있다. 호흡에 의해 동방결절이나 방실결절의 미주신경이 억제될 때 자주 나타난다. 디기탈리스 등의 약물에 의해서도 생길 수 있다.

임상적 중요성

일반적으로 임상적 의미가 없고 치료도 필요치 않다. 심박수가 심하게 느려져서 동서맥과 유사한 증상이 보이면 동서맥에 준하여 치료한다.

A
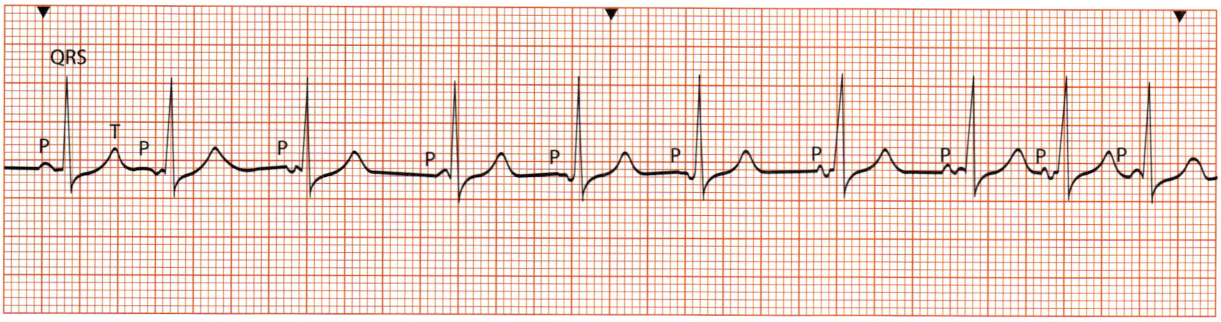

유주박동조율기(wandering atrial pacemaker, WAP)

B
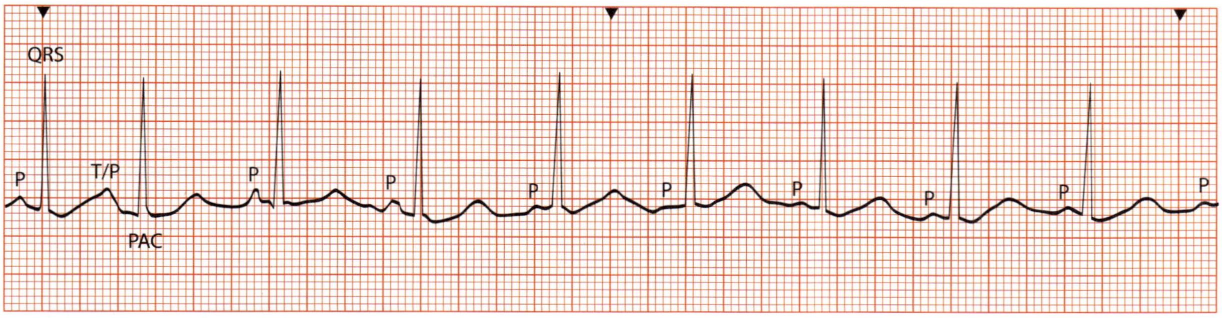

심방조기수축을 동반한 유주박동조율기

C
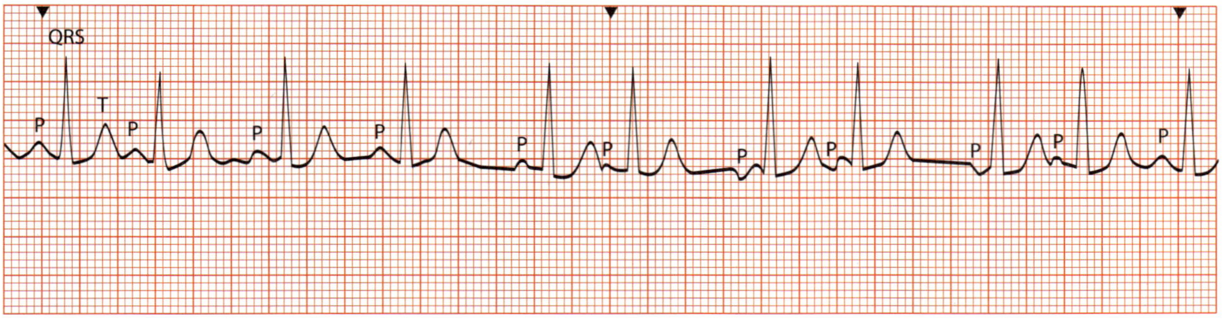

WAP

D
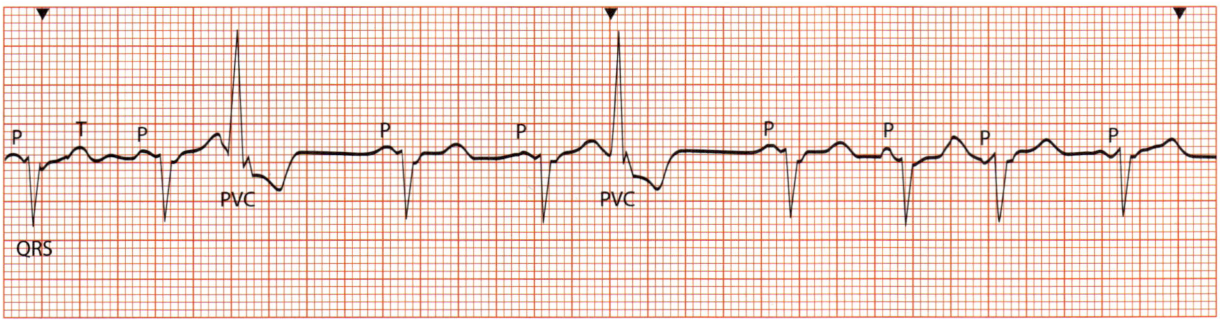

심실조기수축을 동반한 유주박동조율기*

*8장 심실부정맥 참조

그림 6.2 유주박동조율기

심방빈맥과 다소성 심방빈맥

ATRIAL TACHYCARDIA AND MULTIFOCAL ATRIAL TACHYCARDIA

속도	160~240(전도비율이 2 : 1인 경우는 절반 속도); 다소성 심방빈맥은 100~150
규칙성	일반적으로 규칙적이나 전도비율이 바뀌면 불규칙적일 수 있음
P파	P′파가 일정하게 보이나 다소성 심방빈맥에서는 다양함
PR간격	정상(0.12~0.20초)이나 다소성 심방빈맥에서는 약간 변할 수 있음
P-P, R-R간격	전도비율이 일정하면 동일함
전도비율	1 : 1 (방실차단이 있으면 2 : 1 이상)
QRS군	정상; 전도장애가 있으면 넓어짐
기원	동방결절 이외의 심방의 이소성 부위. 3개 이상의 이소성 부위에서 기원하면 다소성 심방빈맥이라고 함

심방빈맥과 다소성 심방빈맥

심방빈맥(그림 6.3)은 한 개의 이소성 심방부위에서 시작하며 분당 160~240회의 속도이다. 다소성 심방빈맥(Multifocal Atrial Tachycardia, MAT)은 여러 곳의 이소성 심방부위에서 시작하며 속도가 100회/분 이상인 것을 제외하고는 유주박동조율기와 비슷하다.

특징

속도 심방빈맥은 160~240회/분이고 다소성 심방빈맥은 보통 100~150회/분이다. 방실차단이 동반되면 심실의 속도는 심방 속도의 절반이다. 일반적으로 심방빈맥은 심방조기수축에 이어서 갑자기 시작했다가 갑자기 끝나는 경우가 많으므로 발작성심방빈맥이라 불린다. 세 개 이상의 심방조기수축이 연달아 나오면 심방빈맥이라고 한다.

규칙성 규칙적이지만 방실전도비율이 바뀌면 불규칙적일 수 있다.

P파 비정상적 P파가 동방결절의 활동을 억제하므로 정상적인 P파는 없다. 심방의 이소성 부위에 따라 P′파의 모양과 크기는 다양하다. 이소성박동조율기 부위가 동방결절 근처이면 P′파의 모양은 정상 P파와 비슷한 상향파를 보이나 방실결절 근처에서 시작하면 하향파를 보인다. 이소성 부위에 따라 P′파의 모양은 달라질 수 있지만, 하나의 심방빈맥 리듬에서 P′파는 모두 일정하다. 어쨌든 하나의 지점에서 빠르게 전기자극이 생성되는 것이기 때문이다. 심방빈맥에서 P′파는 일정하며 QRS군 앞에 나타난다. 반면 다소성 심방빈맥에서는 다양한 크기와 모양의 P′파가 나타나며, 선행한 T파나 QRS군에 묻혀 확인하기 어려울 수도 있다.

저자의 한마디

심방빈맥과 다소성 심방빈맥의 감별점은 P′파가 심방빈맥에서는 일정하게 나타나지만, 다소성 심방빈맥에서는 일정하지 않다는 점이다.

PR간격 대부분 정상이나 다소성 심방빈맥에서는 박동조율기 위치에 따라 0.12~0.20초 혹은 더 짧은 간격까지 조금씩 변한다. 이소성박동조율기의 전기자극이 방실결절의 불응기와 만나 심실로의 전달이 차단될 수 있는데 이것을 *차단을 동반한 심방빈맥*이라고 한다.

P-P간격과 R-R간격 P-P간격과 R-R간격은 전도비율이 일정하면 동일하다. 그러나 전도비율이 계속 변화하면(예를 들어 3:1에서 2:1, 4:1, 3:1 등으로 계속 변화), R-R간격도 변화할 것이다.

전도비율 디기탈리스 중독 이외의 원인에 의한 심방빈맥은 맥박수가 200회/분 이하에서는 전도비율이 1:1이지만 200회를 넘으면 보통 전도비율이 2:1이다. 디기탈리스 중독이나 기존의 질환, 베타차단제, 칼슘차단제 등 약물에 의해 방실차단이 있는 경우에는 맥박수가 200회 이하일 때에도 전도비율이 2:1이며 디기탈리스 중독의 경우는 3:1, 4:1의 고도블럭을 동반한다.

QRS군 기존의 심실내 전도장애나 변형전도, 심실조기수축이 동반되지 않는 한 QRS군은 정상이다.

기원 심방 내 한 부위가 이소성박동조율기 역할을 하면 심방빈맥이라고 하고, 심방의 여러 부위가 박동조율기 역할을 하면 다소성 심방빈맥(MAT)이라고 한다.

저자의 한마디

변형전도를 동반한 심방빈맥은 심실빈맥과 매우 유사한 형태를 보인다.

원인

정상인에서도 나타날 수 있지만 심장질환이나 다음 원인에 의해 잘 생긴다:

- 디기탈리스 중독
- 급성알코올중독
- 전해질이상
- 저산소증

- 만성폐질환
- 급성관상동맥증후군과 관련된 관상동맥질환
- 류마티스성 심장병

디기탈리스 중독에 의한 심방빈맥은 보통 2:1 차단이나 다양한 방실차단을 동반한다. 심각한 심장이나 폐질환에서도 심방벽의 병적 변화로 인해 방실차단을 동반한 심방빈맥이 잘 생긴다. 다소성 심방빈맥은 만성폐쇄폐질환 같은 심각한 호흡부전 환자에 잘 동반되며 디기탈리스 중독에서도 드물게 관찰된다.

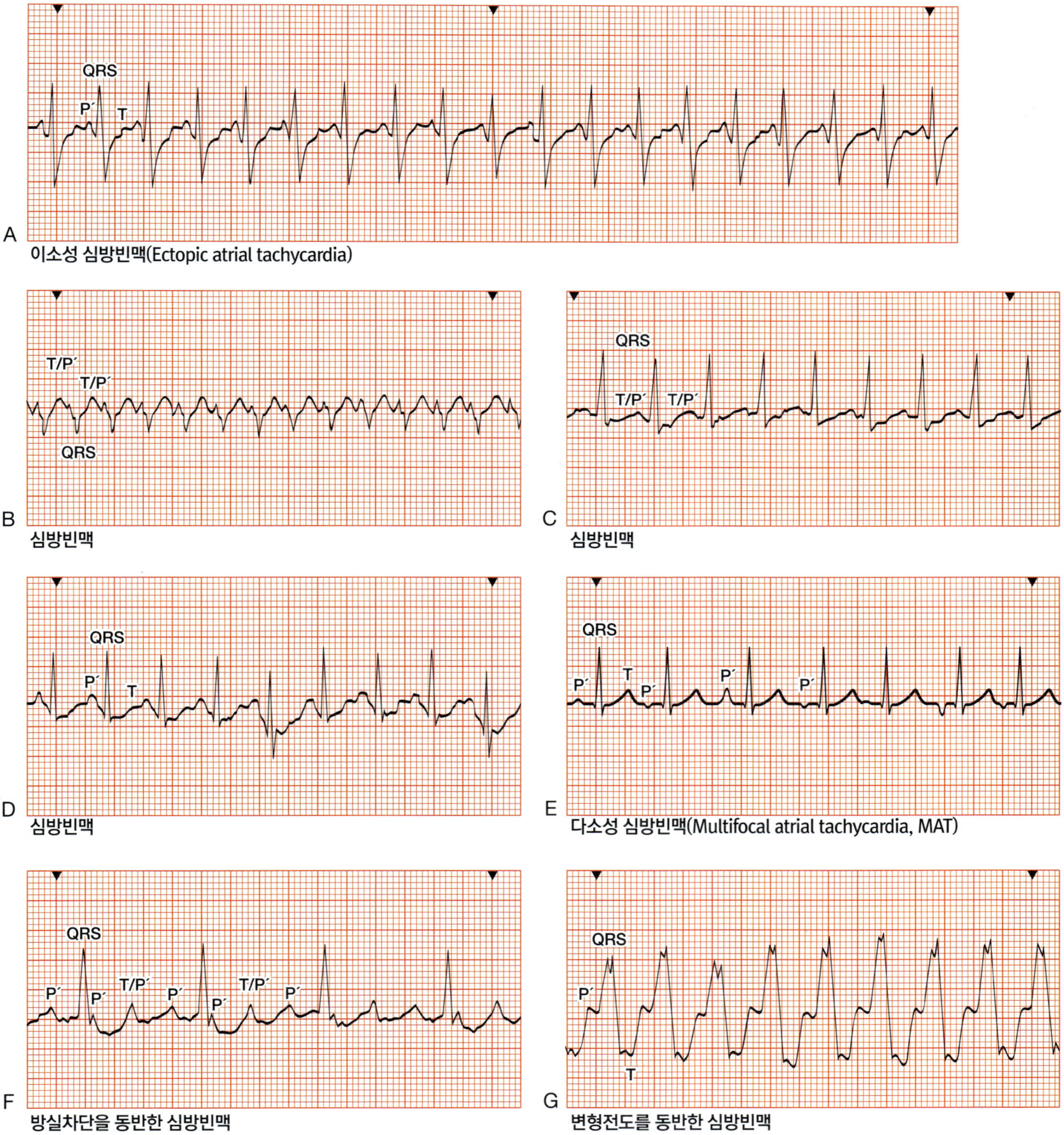

그림 6.3 심방빈맥(이소성 및 다소성)

임상적 중요성

심방빈맥의 증상과 징후는 심장질환 동반 유무, 동반된 심장질환의 특성과 맥박수, 부정맥의 기간에 따라 달라진다. 제일 흔한 증상은 가슴 두근거림과 불안증상이다.

맥박수가 매우 빠르면 심장이 충분히 재충전되지 못하므로 심박출량이 줄어들고 뇌와 다른 주요장기로의 관류가 줄어들어 어지러움, 혼돈, 호흡곤란, 실신 등의 증상이 생긴다.

빠른 맥박수는 심장의 부하를 증가시키므로 삼장근육의 산소요구량이 증가하여 결과적으로 급성관상동맥증후군 환자에서 가슴통증이 심해지고 심장근육의 괴사가 진행되어 심부전과 심장성 쇼크를 일으킬 수 있다. 또한 심각한 심실부정맥으로 진행되기도 한다.

증상이 있는 심방빈맥 환자는 즉시 치료해야 한다. 치료는 심박출량의 감소를 보충하고 심실부정맥으로의 진행을 막는 것이다. 변형전도를 동반한 심방빈맥은 심실빈맥과 감별이 어려우므로 12유도 심전도 검사를 하여 V_1, V_2, MCL_1유도에서 이소성 P파를 확인하는 것이 도움이 된다.

심방조동

ATRIAL FLUTTER

심방조동

심방조동(그림 6.4, 그림 6.5)은 심방 조직의 흥분성 증가나 빠른 회귀로에 의해 생긴다. 톱니모양의 빠른 조동파(F)가 특징이며 심실의 속도는 대부분 규칙적이다.

특징

속도	심방: 240~360회/분 심실: 심방 속도의 절반 혹은 그 이하
규칙성	일반적으로 규칙적이나 전도비율이 바뀌면 불규칙적일 수 있음
P파	정상 P파는 보이지 않고 F파가 보임
PR간격	FR간격은 측정이 어려움
P-P, R-R간격	R-R간격은 전도비율이 일정하면 동일함
전도비율	보통 2 : 1, 3 : 1 혹은 4 : 1이며 1 : 1은 드물게 보임
QRS군	정상; 전도장애가 있으면 넓어짐

속도 심방조동의 속도는 심방과 심실의 전도비율에 따라 다르다. 전도비율이 1:1이면 맥박수는 240~360회/분이지만 일반적으로 치료하지 않은 심방조동은 전도비율이 2:1로 분당 150회 정도의 속도이고 치료 중인 심방조동은 분당 60~75회의 속도이다. 심실의 속도가 100회 이상이면 빠른심실반응(rapid ventricular response, RVR)을 동반한 심방조동이라고 한다. 심실의 속도가 60회 미만이면 느린심실반응(slow ventricular response, SVR)을 동반한 심방조동이라고 한다.

규칙성 방실전도가 일정하면 규칙적이고 방실전도 비율이 변하면 불규칙해진다.

P파 4장에서 언급한 대로 P파는 다양한 형태를 보인다. 이소성박동조율기 부위에서 분당 300회 정도의 빠른 속도로 전기를 발생하므로 특징적인 톱니모양의 F파를 보인다.

F파 F파는 심방이 비정상적 방향으로 탈분극이 되었다가 재분극되는 것을 나타낸다. 보통 방실결절 근처에서 시작되어 역방향으로 전기자극이 전달되어 특징적인 F파를 형성한다:

- **시작과 끝**: 확실하지 않다.
- **모양**: 하향의 톱날 끝처럼 들쭉날쭉한 지그재그 모양이 특징이다. 특정 유도에서 F파는 동일한 모양으로 보인다. 심전도 주기 사이에 기저선은 잘 보이지 않는다.
- **기간**: 속도에 따라 다르다.
- **크기**: 1~5mm까지 다양하나, 주어진 시점에서는 대개 일정하다.
- **QRS군과의 관계**: F파는 QRS군에 선행되거나 묻히기도 하며, T파 혹은 ST분절과 중첩되기도 한다.
- **FR간격**: 측정이 힘들다.

저자의 한마디

심방조동 중에 심방세동이 발생할 수 있고, 반대로 심방세동 중에 심방조동이 발생할 수도 있다. 이러한 심방조동과 심방세동이 융합한 형태를 atrial fib-flutter라고도 한다.

R-R간격 방실전도 비율이 일정하면 동일하지만 방실전도 비율이 변하면 불규칙적이다.

전도비율 보통 2:1의 전도비율을 보이는데 이는 F파 뒤에 항상 QRS군이 따라 나오는 것을 의미한다. 전도비율은 심방의 빠른 자극이 방실결절의 불응기에 의해 차단되어 심실로 전달되지 않게 되어 생기며 미주신경의 자극 정도나

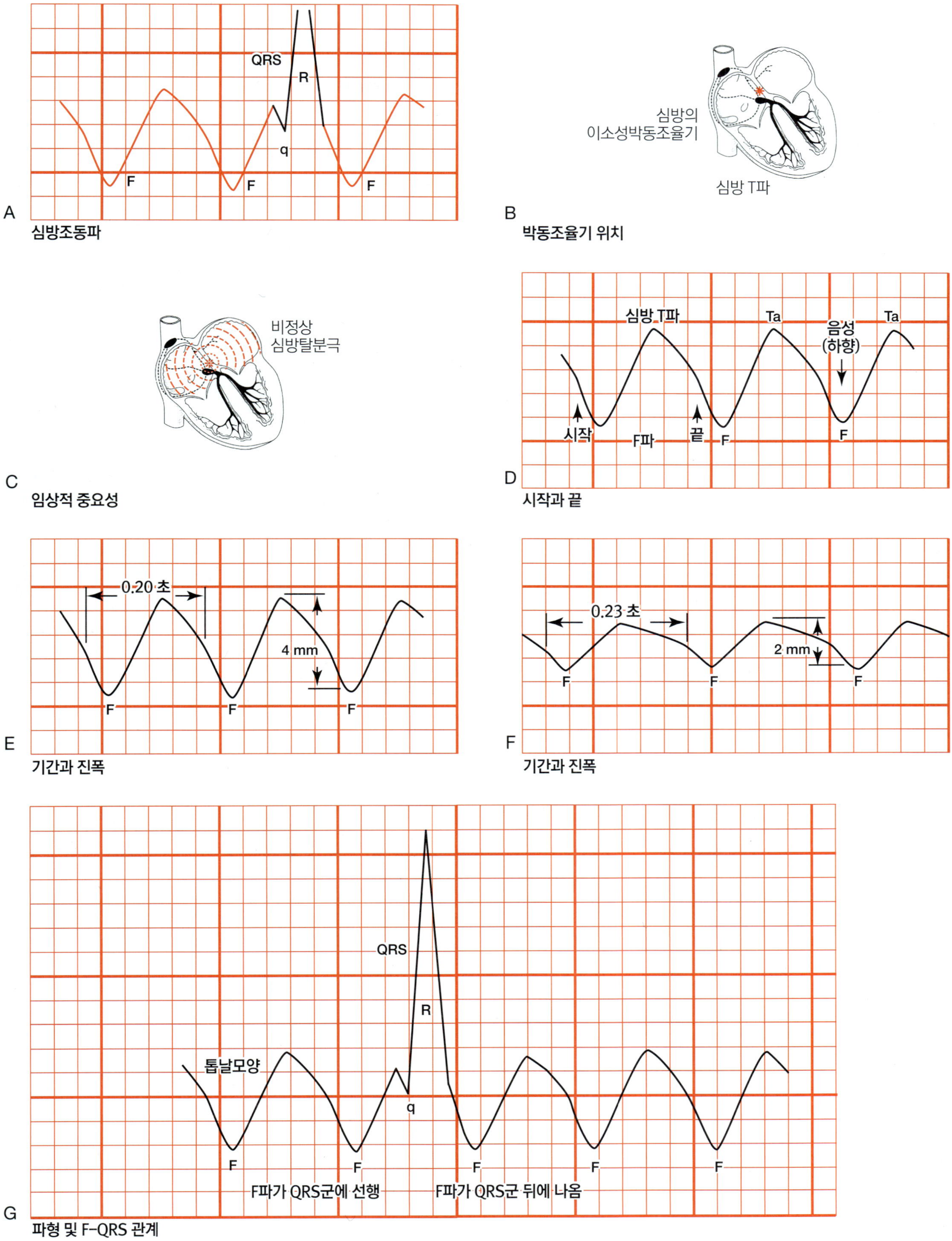

그림 6.4 심방조동의 F파

약물의 영향으로 2:1, 3:1, 4:1 등으로 달라진다. 보통 전도비율은 일정하여 규칙적 리듬을 보이지만 전도비율이 변하면 불규칙한 리듬을 보일 수도 있다. 전도비율이 1:1이나 2:1인 경우는 QRS군이나 T파에 의해 F파의 모양이 변하여 F파를 찾기 힘들 수도 있다. 완전 방실차단이 동반된 경우는 방실해리현상에 의해 심방과 심실이 각각 독립적으로 박동하고, F파와 QRS군 사이에 연관성이 사라지게 된다. 보통 새로 발생한 심방조동은 2:1의 전도비율을 보인다.

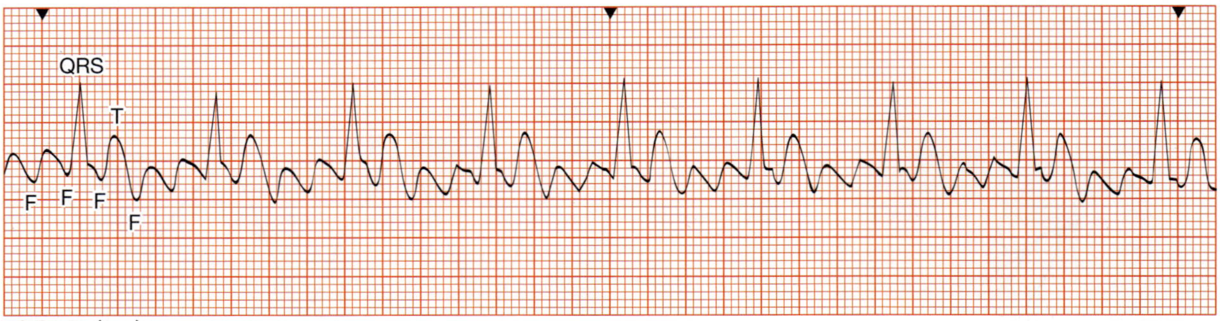

A 심방조동 (4:1)

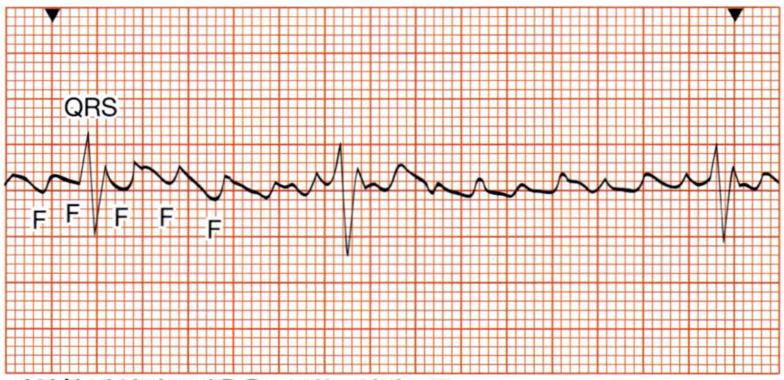

B 다양한 방실전도비율을 보이는 심방조동

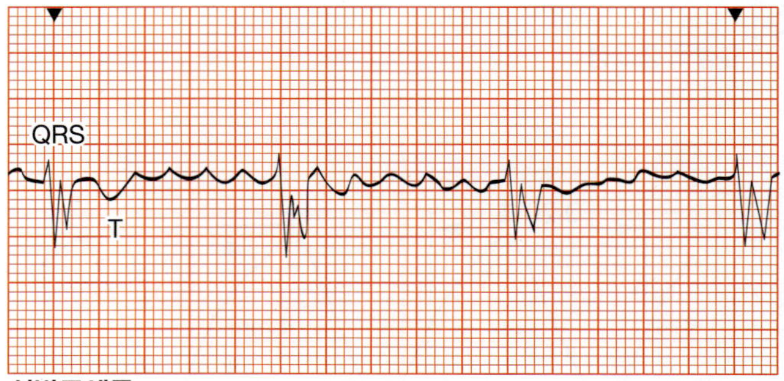

C 심방조세동

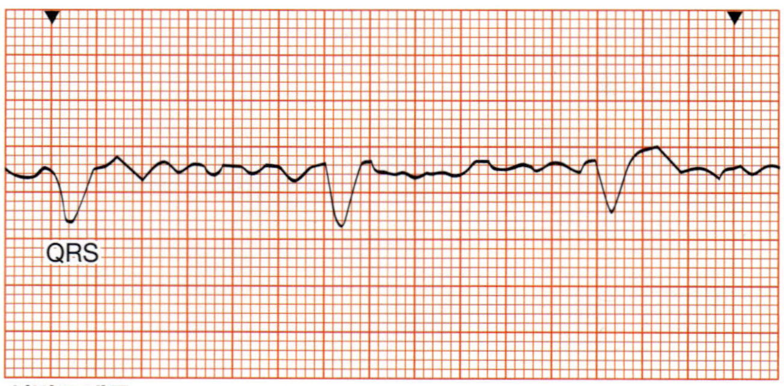

D 심방조세동

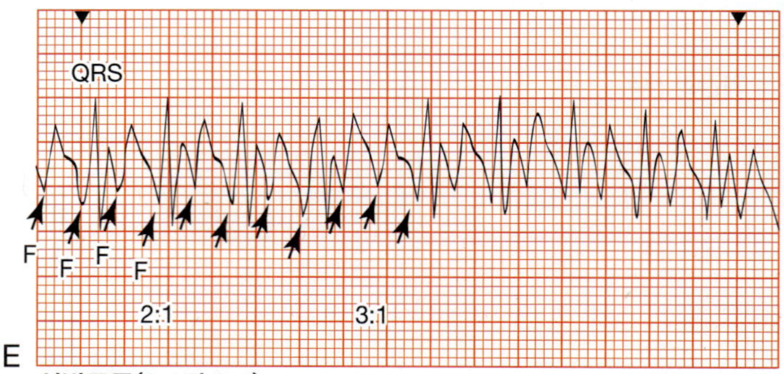

E 심방조동(2:1과 3:1)

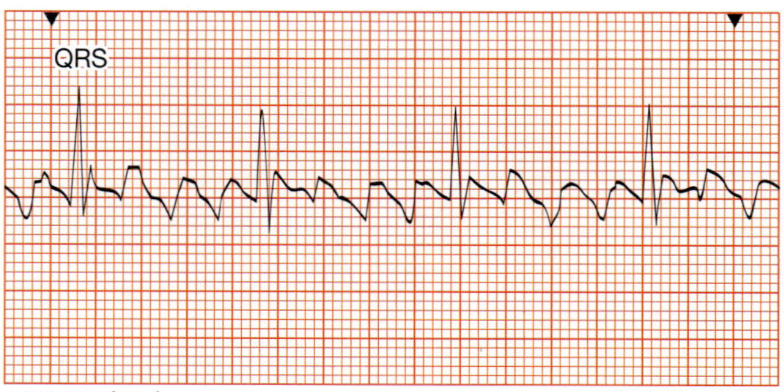

F 심방조동(4:1)

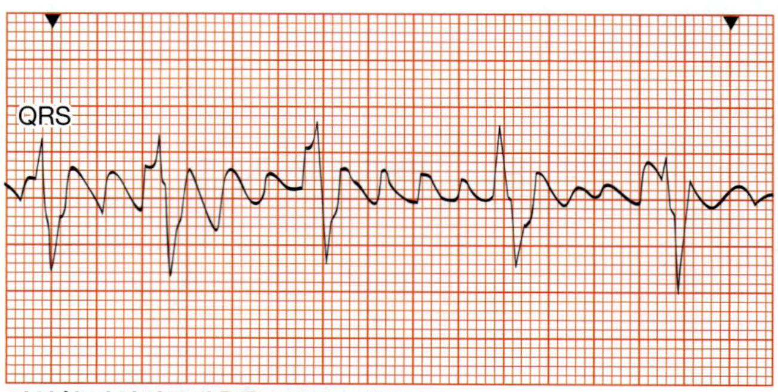

G 다양한 방실전도비율을 보이는 심방조동

그림 6.5 심방조동

QRS군 기존의 심실내 전도장애[다발갈래차단(각차단)]나 변형된 심실전도, 심실조기수축이 동반되지 않는 한 정상이다.

> **저자의 한마디**
> 빠른 심실반응을 동반한 심방조동이나 변형전도를 동반한 심방조동은 심실빈맥과 비슷하다.

기원 방실결절 근처 심방 부위에서 시작하며 동방결절의 기능을 완전히 차단한다.

원인

만성적인 심방조동은 다음 환자에서 자주 발생한다:

- 승모판 혹은 삼천판 협착증
- 관상동맥질환
- 고혈압

일시적인 심방조동은 심장질환을 의미하지만 건강한 사람에서도 보일 수 있다. 다음 환자에서 자주 보인다:

- 심장근육질환
- 심방확장
- 갑상샘항진
- 디기탈리스 중독
- 혈중 산소농도 저하
- 만성 혹은 급성 폐심장증(cor pulmonale)
- 울혈심부전
- 심장막염이나 심근염에 의하여 동방결절이나 심방조직이 손상된 경우
- 알코올 중독

임상적 중요성

맥박수 60~100회 사이의 심방조동은 임상적으로 문제가 되지 않으며 *조절된 심방조동*이라 부른다. 맥박수가 40회 이하인 경우는 심박출량 저하 등 서맥에 의한 증상이 문제가 될 수 있다. 맥박수가 너무 빠르면 심실이 충분히 이완하여 혈액으로 가득 찰 시간이 부족하므로 심박출량이 줄고 뇌와 주요 장기로의 관류저하를 초래한다. 관류장애로 인하여 혼돈, 어지러움, 호흡곤란, 실신 등을 초래하며 이를 *조절되지 않은 심방조동*이라고 한다. 또한 맥박수의 증가는 심장근육의 부하를 가중시켜 심장근육의 산소요구량을 증가시키므로 급성관상동맥증후군 환자에서는 심박출량이 저하되는 결과를 초래하기도 한다:

- 가슴통증이 잦아지고 심해진다.
- 심장근육 손상의 범위가 넓어진다.
- 울혈심부전의 원인이 된다.
- 심각한 심실부정맥, 저혈압 혹은 심장성 쇼크가 올 수 있다.

맥박수에 상관없이 심방조동은 혈전을 만들어 뇌졸중의 원인이 될 수 있다. 증상을 동반한 심방조동은 즉시 치료해야 하며 치료는 일차적으로 전도비율을 3:1이나 4:1로 변화시켜 심실의 맥박수를 정상으로 만드는 것이다.

심방세동

ATRIAL FIBRILLATION

> **심방세동**
> 심방세동(그림 6.6, 그림 6.7)은 심방 여러 곳의 흥분성이 증가하거나 빠르게 회귀로에 재진입하여 발생하는 부정맥으로 매우 빠른 세동파(f)와 불규칙적인 심실의 반응이 특징이다.

특징

속도	심방: 350~600회/분 심실: < 60 느린심실반응(SVR) < 100 조절된 심실반응 > 100 조절되지 않은 심실반응 또는 빠른심실반응(RVR)
규칙성	불규칙적
P파	정상 P파는 보이지 않고 f파가 보임
PR간격	알 수 없음
P–P, R–R간격	P–P간격은 알 수 없고 R–R간격은 불규칙함
전도비율	무작위임
QRS군	정상; 전도장애가 있으면 넓어짐
발생경향	단독으로 발생하기도 하고 반복적으로 발생하기도 함
기원	동방결절 이외의 심방부위

속도 보통 350~600회/분(평균 400회)이나 700회 이상일 때도 있다. 심실의 속도는 대부분 100회 이상이며 조절이 안 된 심방세동에서는 160~180회/분(최고 속도 200회)인 경우가 많다. 조절이 잘 되고 있거나 기존의 방실차단 환자에서 발생한 심방세동은 심실의 맥박수가 100회 이하이다. 심실 맥

박수가 100회 이상인 경우를 *빠른 심실반응을 동반한 심방세동(a-fib with RVR)*이라고 한다. 심실 맥박수가 60회 미만이면, *느린심실반응(SVR)을 동반한 심방세동(afib with SVR)*이라고 한다.

규칙성 불규칙적으로 불규칙하다.

P파 정상적인 P파는 보이지 않으며 대신 매우 빠른 세동파가 관찰된다.

f파 비정상적이고 형태를 갖추지 못한 파형을 보이며 islet(섬)이라 불리는 소규모 심방근육의 탈분극에 의해 만들어진다.

- **시작과 끝**: 알 수 없음
- **모양**: 상향 혹은 하향의 다양한 형태의 둥글고 불규칙한 파형으로 특정 형태를 띠지 않음
- **기간**: 정확한 측정은 어려움

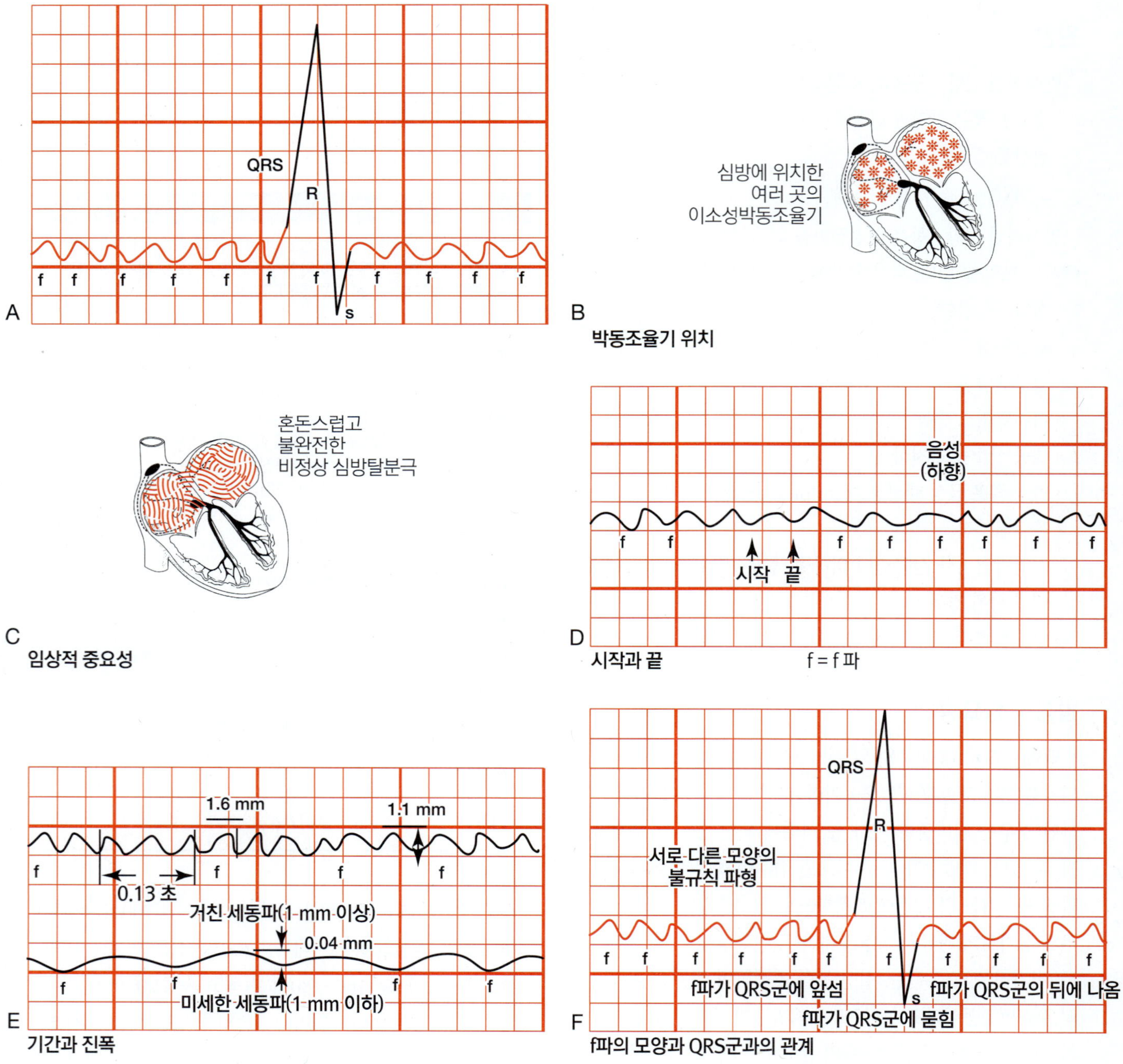

그림 6.6 심방세동의 f파들

- **크기**: 보통 1~2 mm로 미세한 세동파는 1 mm 미만인 경우이며 거친 세동파는 1 mm 이상이다. 매우 미세한 세동파의 경우는 등전위선처럼 편평한 형태로 보일 수도 있다.
- **QRS군과의 관계**: QRS군에 선행하거나 뒤따라 나오며 QRS군이나 T파, ST분절에 묻혀서 안 보일 수도 있다.

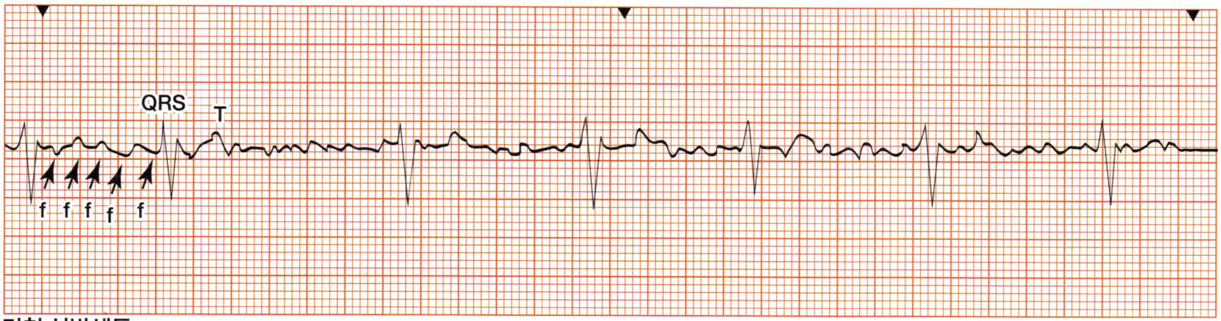

A
거친 심방세동

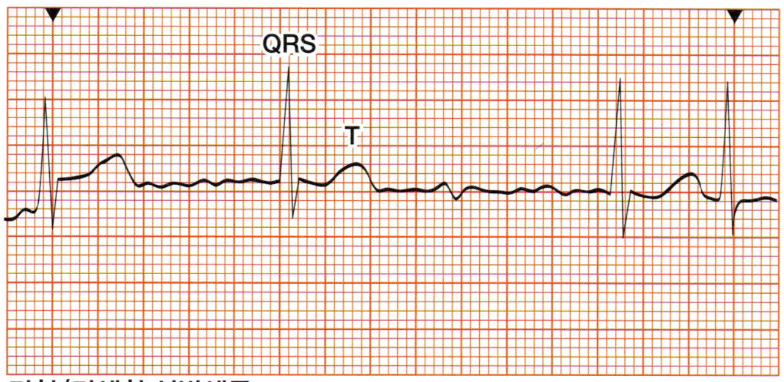

B
거친/미세한 심방세동

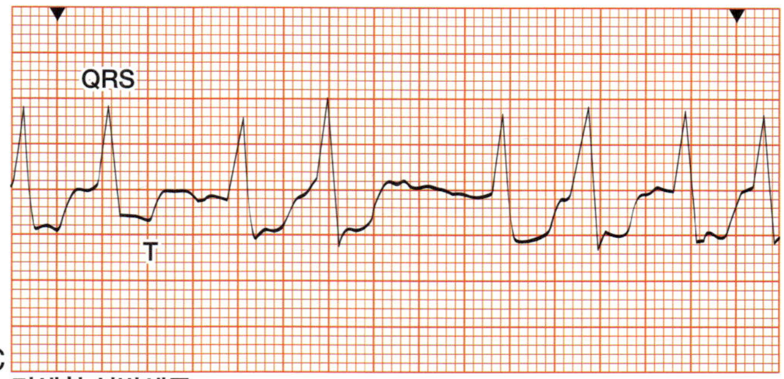

C
미세한 심방세동

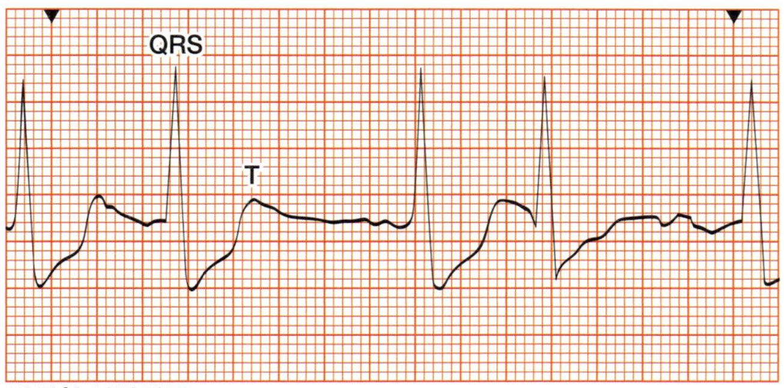

D
미세한 심방세동

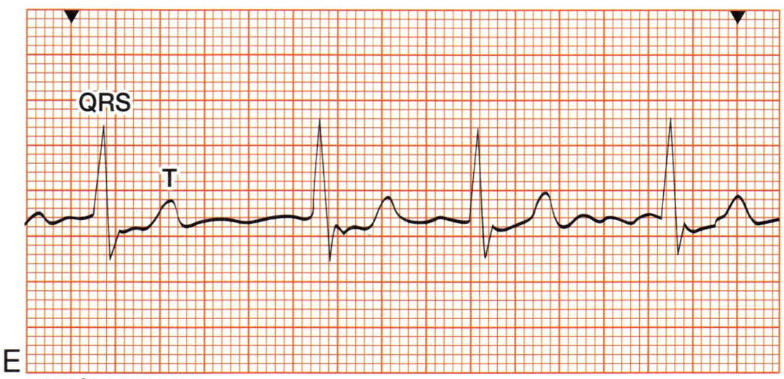

E
미세한 심방세동

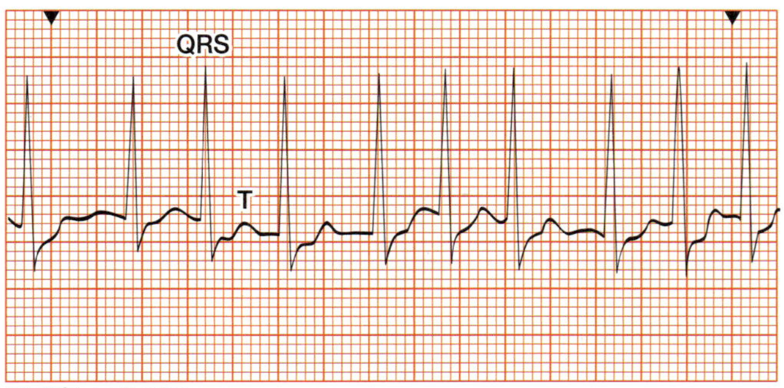

F
미세한 심방세동

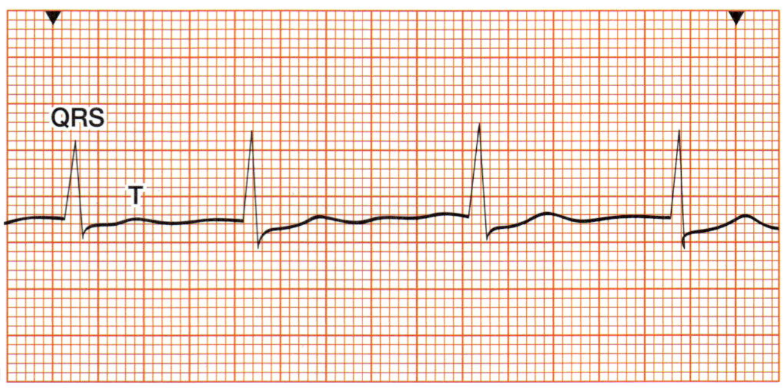

G
미세한 심방세동

그림 6.7 심방세동

R-R간격 R-R간격은 특징적으로 불규칙적이다. 방실결절이 완전히 차단되면 방실해리 현상을 보일 수도 있으며 이때는 규칙적인 R-R간격을 보인다.

전도비율 절반 혹은 1/3 이하의 심방의 전기자극이 심실로 전해지며 심실로의 전기전도는 무작위로 일어난다. 결과적으로 매우 불규칙한 심실리듬이 생기며 100회 이상의 빠른 심실속도를 보이는 경우 *조절되지 않은 심방세동* 혹은 *빠른 심실반응을 동반한 심방세동*이라고 한다.

QRS군 기존의 심실내 전도장애[다발갈래차단(각차단)]나 변형된 심실전도 등이 동반되지 않는 한 정상이다. 빠른 심실반응과 넓은 QRS군을 동반한 심방세동은 심실빈맥과 비슷한 형태를 보이지만 불규칙한 심실리듬으로 쉽게 구별할 수 있다.

기원 심방의 매우 여러 곳에서 전기자극이 혼란스럽게 발생하여 만들어진다.

원인

심방세동은 다음의 상황에 자주 동반된다:

- 승모판 질환
- 관상동맥질환(심근경색증을 동반하거나 동반하지 않기도 함)
- 고혈압
- 갑상샘항진

다음의 상황에서 가끔 동반된다:

- 심장근육의 질환
- 급성심근염 혹은 급성심장막염
- 흉곽 손상
- 허파질환
- 디기탈리스 중독

동반된 심장질환에 상관없이 심방세동은 울혈심부전을 자주 동반하나 드문 경우 건강한 사람이 알코올이나 카페인을 과다복용하거나 심한 감정적 스트레스 상황에서 나타나기도 한다.

저자의 한마디

심방세동은 간헐적으로 나타나거나 만성적으로 나타날 수도 있다. 갑자기 발생하면 발작성상심실성빈맥처럼 발작성이라 부른다.

임상적 중요성

빠른 심실반응을 동반한 심방세동의 임상적 의미는 심방조동과 동일하다. 심실의 속도가 너무 빠르면 심실의 재충전이 되지 않아 심박출량이 줄어들고 주요 장기로의 관류가 저하된다. 결과적으로 혼돈, 어지러움, 실신, 호흡곤란 등의 증상이 생긴다. 심실의 속도가 빨라지면 심장근육의 산소요구량도 늘어나기 때문에 급성관상동맥증후군 환자에서 다음 증상이 생긴다:

- 가슴통증이 잦아지고 심해진다.
- 심장근육 손상의 범위가 넓어진다.
- 울혈심부전의 원인이 된다.
- 심각한 심실부정맥, 저혈압 혹은 심장성 쇼크가 올 수 있다.

증상이 있는 심방세동 환자는 즉시 치료해야 하며 치료는 심실의 박동수를 줄이는 것이다. 심실 박동수와 상관없이 심방세동 환자는 혈전에 의한 뇌졸중의 위험을 가지고 있다.

반드시 기억할 사항

TAKE-HOME POINTS

- 심방부정맥은 심방 조직의 자율성이 증가하거나 회귀로의 재진입이 빨라져서 발생한다. 하나의 심방조기수축이 생길 수도 있으나 심각한 심방세동이 생길 수도 있다.
- 심방의 이소성박동조율기 부위가 여러 곳으로 옮겨 다니지만 속도가 100회 미만인 경우는 유주박동조율기라고 한다.
- 심방의 속도가 100회이면서 3개 이상의 P′파가 보이면 다소성 심방빈맥이라고 하고 P′파의 모양이 동일하면 심방빈맥이라고 한다.
- 심방조기수축은 예정보다 P-QRS-T군이 빨리 나오는 경우로 비보상성 휴지기에 의해 심실조기수축과 구별된다.
- 조기수축파와 뒤따르는 정상파의 R-R간격의 합이 선행한 조기수축파의 R-R간격의 두 배보다 적으면 비보상성 휴지기를 보인다. 이는 동방결절이 조기수축에 의해 새로운 주기로 시작됨을 의미한다.
- F파라 불리는 톱니바퀴 모양의 파가 300회/분 이상의 속도로 보이면 심방조동으로 판독한다.

- 심방의 빠른 자극이 모두 심실로 전달되지 못하므로 F파와 QRS군의 비율로 전도비율을 알 수 있다. 2:1 전도인 경우 150회/분 정도의 맥박수를 보이고 쇼크의 임상증상이 동반될 수 있다.
- 심방세동은 심방의 여러 부위에서 분당 400회 이상 700회까지의 전기자극을 발생하므로 f파라 불리는 정상 파형을 형성하지 못하는 혼란스러운 형태의 파형을 보인다.
- 심방조동과 마찬가지로 심방세동에서 심방의 전기가 방실결절을 통해서 모두 심실로 전달되지 못하나 전도비율이 일정하지 않아 매우 불규칙한 심실리듬을 보인다.
- 심실의 속도가 100회/분이면 조절되지 않은 심방세동 혹은 빠른 심실반응을 동반한 심방세동이라 한다.
- 심방부정맥에서 제일 중요한 것은 맥박수와 심박출량이다. 150회/분의 속도를 넘어서면 심장성 쇼크가 생길 수 있고 전도비율이 너무 크면 서맥이 생긴다.
- 심방조동이나 심방세동 환자에서는 뇌졸중의 위험이 크다.
- 표 6.1에 다양한 부정맥의 특징을 정리하였다.

표 6-1 심방부정맥의 심전도 특징

리듬	심실속도(회/분)	리듬	P파	P'R간격	QRS군
유주박동 조율기	60~100	약간 불규칙적	정상이거나 뒤집힌 모양 등으로 다양하게 보임	0.12~0.20초 사이로 다양함	정상
심방빈맥	160~240	규칙적	정상 혹은 비정상 다소성 심실빈맥에서는 3개 이상의 다른 모양	정상이고 일정함(다소성 심실빈맥에서는 0.2초에서 0.12초 이하까지 다양함)	정상
심방조동	60~150	대개 규칙적; 전도비율이 변하면 불규칙적	F파	알 수 없음	정상
심방세동	심방: 350~600 심실: < 100회 (조절된 경우) > 100회 (조절이 안 된 경우)	불규칙적	f파	알 수 없음	정상

복습문제

1. 박동조율기가 심방의 여러 부위를 앞뒤로 옮겨 다니는 부정맥은?
   A. 교대성 심방조동
   B. 심방세동
   C. 심실상성빈맥
   D. 유주박동조율기

2. 유주박동조율기가 정상적으로 보일 수 있는 사람은?
   A. 급성심근경색증
   B. 디기탈리스 중독
   C. 흡연자
   D. 매우 젊은 사람

3. 유도 II에서 상향 P파를 보이는 심방리듬으로 정상 혹은 비정상 QRS군을 동반하고 기존 리듬보다 먼저 발생하는 것은?
   A. 심방조기수축
   B. 접합부조기수축
   C. 심실조기수축
   D. 심실내 전도지연

4. 심방조기수축이 방실결절에서 전도장애가 생기면 심전도상 어떤 소견이 보이는가?
   A. 변형된 T파
   B. P′파 뒤에 QRS군이 나오지 않음
   C. PR간격 단축
   D. 변형된 QRS군

5. 심방조기수축의 QRS군에 대하여 가장 바르게 설명한 것은?
   A. 좌각차단과 유사
   B. 심실조기수축과 유사
   C. 우각차단과 유사
   D. 기존 리듬과 동일

6. 2개의 심방조기수축이 연이어 관찰될 때를 무엇이라 하는가?
   A. 심방빈맥
   B. Couplet
   C. 전도차단된 심방조기수축
   D. 이단맥

7. 다양한 P파와 160~240회/분의 속도를 보이는 심방부정맥은?
   A. 심방조동
   B. 심방빈맥
   C. 접합부빈맥
   D. 동빈맥

8. 심방빈맥과 관련한 증상이 나타날 수 있는 원인은?
   A. 약물중독
   B. 미주신경 항진
   C. 가슴 두근거림
   D. 심박출량의 감소

9. 심방조동의 특징을 가장 잘 설명한 것은?
   A. 심방속도 160~240회/분
   B. 심방속도가 심실속도보다 느림
   C. 다양한 모양의 혼란스러운 파형
   D. 톱니모양의 파형

10. 350회/분 이상의 빠르고 다양한 형태의 무질서한 심방파가 특징인 리듬은?
   A. 심방세동
   B. 심방조동
   C. 심방빈맥
   D. 다소성 심방빈맥

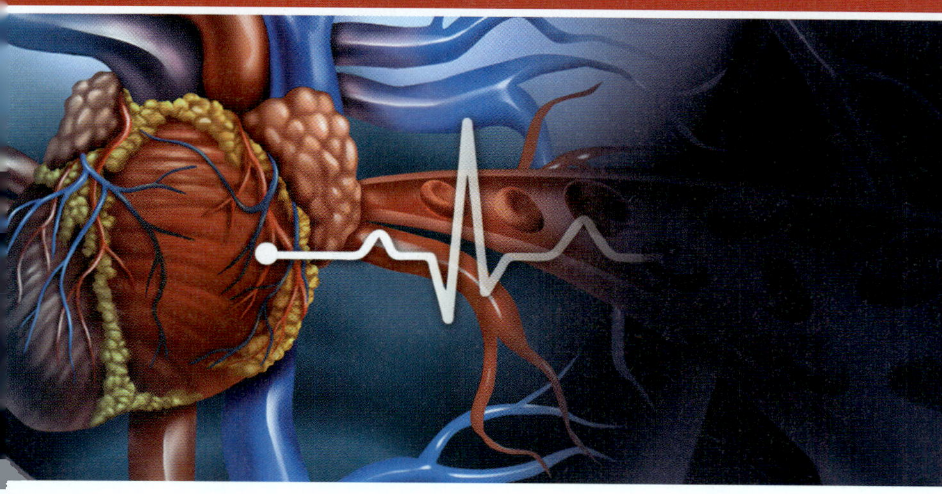

7 접합부 부정맥

Junctional Rhythms

접합부조기수축

PREMATURE JUNCTIONAL COMPLEX

접합부조기수축

기존 리듬의 주기보다 빠르게 P파를 동반하지 않은 정상 QRS(변형 전도가 없는 한)군이 나오는 수축파(그림 7.1)로, 방실접합부에서 시작된 역위된 P파가 관찰될 수 있으며, 이때에는 QRS군의 앞이나 뒤에 보인다. 대개 보상성 휴지기가 동반된다.

특징

속도	기존 리듬의 맥박수
규칙성	접합부조기수축리듬이 있는 구간에서는 불규칙함
P파	변형된 P′ 파를 보이거나 없을 수도 있음
PR간격	<0.12초
P-P, R-R간격	보상성 휴지기를 동반함 조기수축을 둘러싼 P-P′ 간격과 R-R간격은 기존 리듬의 R-R간격의 2배
전도비율	1 : 1
QRS군	정상; 전도장애가 있으면 넓어짐
기원	심방심실접합부의 이소성박동조율기

속도 기존 리듬의 맥박수와 동일

규칙성 접합부조기수축리듬이 있는 구간에서는 불규칙함

P파 보이는 경우는 P′파의 크기와 모양, 방향이 기존 P파와 다르며 QRS군의 앞에 올 수도 있고 뒤에 나타날 수도 있으며, 묻혀서 보이지 않기도 한다(표 7.1).

QRS군에 선행된 P′파는 심방심실접합부의 가까운 쪽에서 시작된 것이며 QRS군을 뒤따라 나오는 P′파는 심방심실접합부의 먼쪽에서 시작된 것이다. 기존 심전도 주기에 이어서 바로 나타나는 조기수축파는 T파에 묻혀 안 보이고 T파의 모양을 변형시킨다. QRS군의 뒤에 나오는 P′파는 대개 ST분절에 묻혀서 보이지 않는다.

표 7-1 P′파와 QRS군의 관계

심방심실접합부에서 조기수축파의 기원	P′파의 위치
가까운 쪽	QRS군의 앞에 나옴
중간 혹은 먼쪽	QRS군에 묻혀서 안 보임
먼쪽	QRS군을 뒤따라 나옴

심방의 탈분극은 기존의 방향과 반대로 방실결절에서 시작하므로 P′파는 유도 II에서 하향파로 보인다. P파는 다음 상황에서 보이지 않는다:

1. QRS군의 발생과 동시에 심방의 역행성 탈분극이 진행된 경우
2. 역행성 방실차단에 의해 방실결절의 전기자극이 심방으로 전달되지 않은 경우

PR간격 QRS군에 선행된 P′파가 보이면 P′R간격을 측정할 수 있다. QRS군에 뒤따르는 P′파가 있는 경우에는 RP′간격을 측정하며 대개 0.12초 이내이다.

R-R간격 조기수축파가 있는 구간에서는 일정하지 않다. 선행한 기존 리듬의 QRS군과 조기수축파 사이의 R-R간격은 기존 리듬의 R-R간격보다 짧으며 대개 보상성 휴지기가 뒤따라 나온다. 접합부조기수축은 동방결절을 탈분극시키지 않기 때문에, 다음 QRS군은 기존 리듬에서 예상되는 시점에 등장하고 따라서 조기수축을 둘러싼 R-R간격은 기존 리듬의 R-R간격의 2배이다.

전도비율 이론상 접합부수축의 전기자극은 방실결절을 따라 심실로 전도되므로 전도비율은 1:1이지만 P′파가 보이지 않기도 하므로 전도비율을 명확히 확인하기 어렵다.

QRS군 기존 리듬의 QRS와 동일한 모양을 보이지만 조기수축파가 선행된 QRS파에 이어서 너무 빨리 전달되면 심실의 일부 전도로가 불응기에 있어 다발갈래차단(각차

단)이 생길 수도 있다. 대부분 왼다발갈래(좌각)로만 전도가 일어나서 우각차단과 유사한 QRS군이 보이는데(13장 참조) 이를 *변형전도를 동반한 접합부조기수축*이라고 한다. 둘 다 보상성 휴지기를 동반하므로 심실조기수축과 유사한 형태를 보인다.

발생빈도와 형태 다음과 같은 유형의 접합부조기수축이 보인다:

- 독립적:한 개의 접합부조기수축 발현

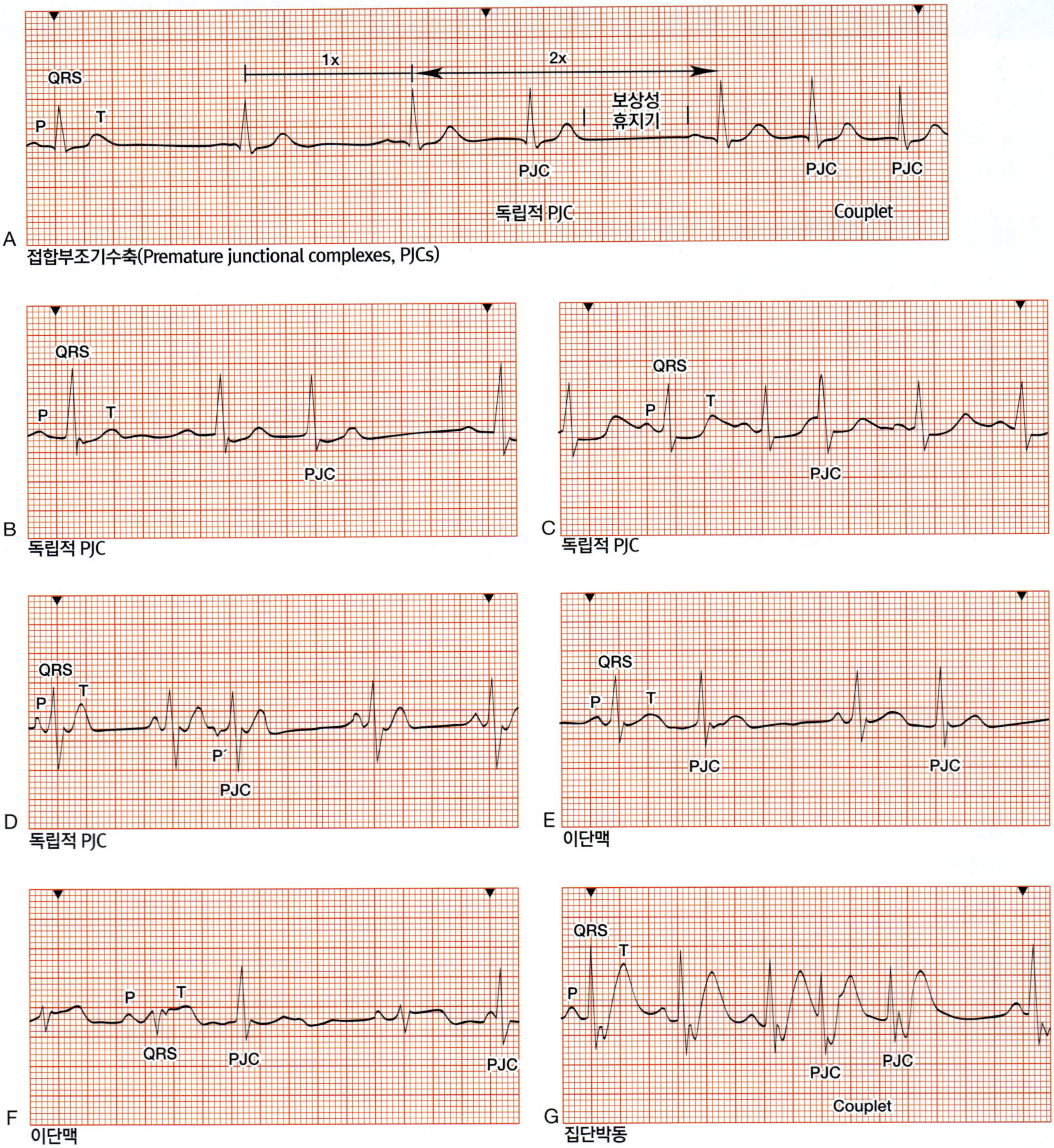

그림 7.1 접합부조기수축

(계속)

- 무리지어 나타남: 두 개 이상의 연속된 접합부조기수축이 무리지어 나타나는 형태로 두 개가 보이면 *Couplet*이라고 하고 세 개 이상의 연속된 접합부조기수축이 보이면 접합부빈맥을 고려한다.
- 반복적 박동: 접합부조기수축과 기존 리듬이 교대로 나타나면 이단맥이라 하고 기존 리듬 두 번마다 접합부조기수축이 한 번 나타나면 삼단맥, 세 번마다 한 번 나타나면 사단맥이라고 한다.

기원 방실접합부

원인

특별한 원인 없이 건강한 사람에게서 생길 수도 있으나 흔한 원인은 다음과 같다:

- 디기탈리스 중독(가장 흔한 원인)
- 퀴니딘이나 프로케이나마이드 등 심장약의 과용
- 에피네프린, 이소프로테레놀, 노르에피네프린 등 교감신경항진약물의 과용
- 저산소증
- 울혈심부전
- 관상동맥질환(특히 심근경색증 발병 이후)

임상적 중요성

독립된 하나의 접합부조기수축은 큰 의미가 없으나 디기탈리스를 복용 중인 환자에서는 디기탈리스 중독으로 인한 심방심실접합부의 자동능이 커졌음을 암시하는 신호일 수 있다. 분당 4~6회 이상의 잦은 접합부조기수축은 심각한 부

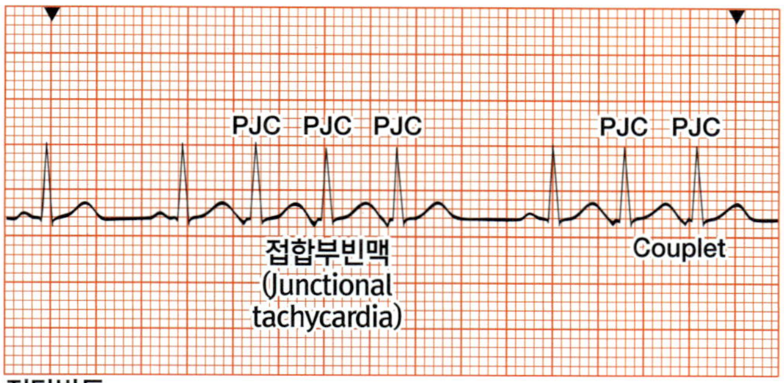

H
집단박동

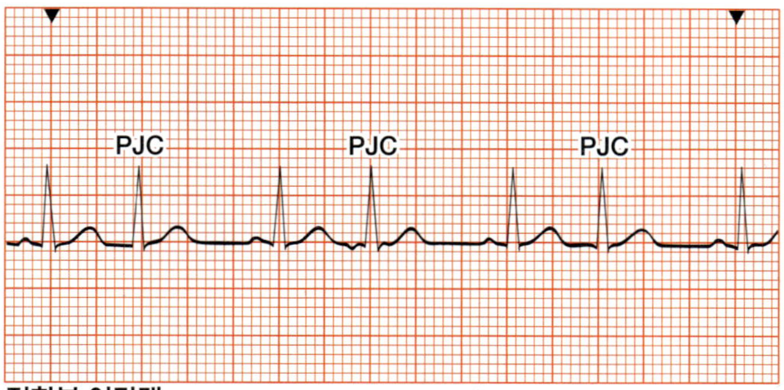

I
접합부 이단맥

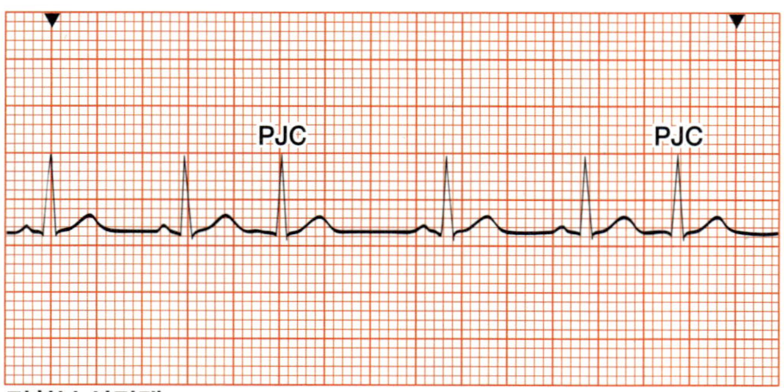

J
접합부 삼단맥

그림 7.1 접합부조기수축

정맥이 발생하는 방실접합부의 자동능 증가나 회귀로의 재진입을 의미한다.

접합부이탈리듬

JUNCTIONAL ESCAPE RHYTHM

접합부이탈리듬

방실접합부의 이소성박동조율기 부위에서 시작한 리듬으로 40~60회/분의 속도를 보인다(그림 7.2). 방실접합부에서 시작된 QRS군이 연속해서 3개 이하로 보이면 접합부이탈박동이라고 한다.

특징

속도	40~60
규칙성	규칙적
P파	변형된 P′파가 QRS군의 앞 혹은 뒤에서 보이거나 없을 수도 있음
PR간격	<0.12초
P-P, R-R간격	R-R간격은 일정함
전도비율	1 : 1
QRS군	정상; 전도장애가 있으면 넓어짐
기원	방실접합부의 이소성박동조율기

속도 분당 40~60회 혹은 그 이하

규칙성 심실리듬은 규칙적

P파 정상 P파는 보이지 않고 유도 II에서 역행성으로 전도된 하향 P′파가 나타난다. P′파가 QRS군의 앞 혹은 뒤에서 일정하게 관찰되면 방실접합부의 한 부위가 이소성박동조율기 역할을 한 것이다.

P′파는 QRS군에 묻혀 보이지 않을 수도 있다. 방실차단이 동반된 경우는 정상 P파가 나올 수도 있는데 이때 P파와 QRS군 사이에는 어떤 연관성도 없으며 P파의 속도는 심실의 속도보다 빠르다. 이러한 경우를 완전방실차단(3도 방실차단)이라고 한다(9장 참조).

PR간격 P′파가 QRS의 앞에 나오느냐 뒤에 나오느냐에 상관없이 0.12초 이하이다.

R-R간격 일정하다.

전도비율 심실 상부에서 시작된 전기자극이 히스다발을 거쳐 심실로 전달되므로 전도비율은 1:1이다. 그러나 접합부이탈리듬이 보인다는 것은 완전방실차단이 있거나 동방결절이 기능을 하지 못한다는 것을 의미한다.

QRS군 심실전도장애가 동반되지 않는 한 정상이다. 비정상 QRS군을 동반한 접합부이탈리듬은 심실이탈리듬과 유사하다.

기원 방실접합부 내에 위치한 이소성박동조율기

원인

일반적으로 전기자극이 1~1.5초 이내에 방실결절에 도달하지 않으면 방실결절은 40~60회/분의 속도로 전기를 발생하여 이탈박동을 만든다.

접합부이탈리듬은 다음 상황에서 정상적으로 생길 수 있다:

- 우위의 페이스메이커(주로 동방결절)에서 접합부 부위의 속도인 40~60회/분보다 느린 속도로 전기자극을 보낼 때
- 동정지, 동방차단, 3도 방실차단 등으로 동방결절이나 심방의 전기가 방실접합부에 도달하지 못할 때

다음의 병적 상황에서 접합부이탈리듬이 자주 발생한다:

- 심각한 동서맥
- 동정지
- 동방차단
- 고도의 방실차단
- 3도 방실차단
- 고칼륨혈증
- 약물; 베타차단제, 칼슘차단제, 디곡신 중독

임상적 중요성

접합부이탈리듬의 증상과 임상적 의미는 증상을 동반한 동서맥과 비슷하다. 방실접합부는 장시간 심장의 전기활동이 없다가 되살아날 때 가장 먼저 "깨어나는" 박동조율기중의 하나이므로, 심정지 후 회복된 환자에서 흔히 관찰된다. 접합부이탈리듬의 속도는 상대적으로 느리기 때문에 심각한 서맥에 대비하여 즉시 치료를 시작할 준비를 해 놓는 것이 필요하다. 치료는 맥박수를 높이고 저혈압에 대비하는 것이다. 새로 시작된 3도 방실차단 환자에서도 접합부이탈리듬이 관찰되는데 치료는 원인에 따라 다르지만 종종 인공심박조율기를 삽입해야 하는 경우도 있다.

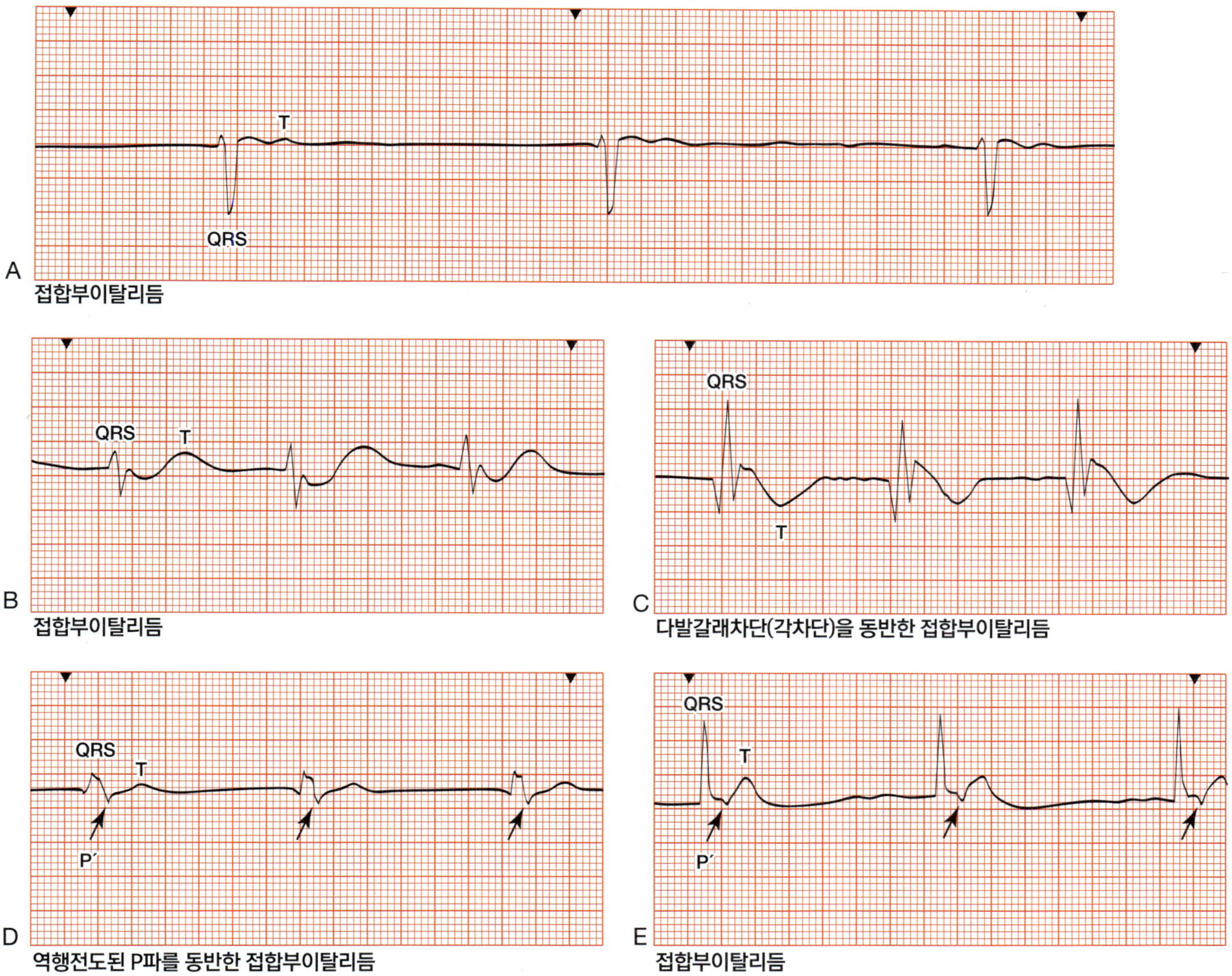

그림 7.2 접합부이탈리듬

비발작성접합부빈맥 (가속접합부리듬, 접합부빈맥)

NONPAROXYSMAL JUNCTIONAL TACHYCARDIA (ACCELERATED JUNCTIONAL RHYTHM, JUNCTIONAL TACHYCARDIA)

비발작성접합부빈맥

방실접합부에서 발생한 60~150회/분의 규칙적 리듬으로 가속접합부리듬과 접합부빈맥을 포함한 용어이다(그림 7.3).

특징

속도	가속접합부리듬; 60~100 접합부빈맥; 100회 이상
규칙성	규칙적
P파	P′ 가 QRS군의 앞에서 보이거나 없을 수도 있음
PR간격	<0.12초
P-P, R-R간격	R-R간격은 일정함
전도비율	1 : 1
QRS군	정상; 전도장애가 있으면 넓어짐
기원	방실접합부의 이소성박동조율기

속도 보통 60~130회/분의 속도이지만 130~150회까지 빨라지기도 한다. 분당 60~100회의 비발작성접합부빈맥은 가속접합부리듬이라고 불리고 분당 100회 이상의 속도로 뛰면 접합부빈맥이라고 한다.

규칙성 리듬은 규칙적이다.

P파 정상 P파는 보이지 않고 정상 P파가 보이는 경우에도 P파와 QRS군 사이에는 어떤 연관성도 없으며 P파의 속도는 심실의 속도보다 빠르다. 이 경우 완전방실차단(3도 방실차단)이 잘 일어난다. 대신 심방으로의 역행전도에 의한 하향의 P′파가 유도 II에서 보인다. P′파는 QRS군에 묻혀 보이지 않을 수도 있다.

PR간격 P′파가 QRS의 앞에 나오느냐 뒤에 나오느냐에 상관없이 0.12초 이하이다.

R-R간격 대부분 일정하다.

전도비율 심실 상부에서 시작된 전기자극이 히스다발을 거쳐 심실로 전달되므로 전도비율은 1:1이다.

QRS군 심실전도장애나 변형전도가 동반되지 않는 한 정상이다. 접합부빈맥이 나타날 때만 비정상 QRS군이 관찰되면 *변형전도를 동반한 접합부빈맥*이라고 한다.

기원 방실접합부의 이소성박동조율기

> **저자의 한마디**
>
> 변형전도를 동반한 접합부빈맥은 심실빈맥과 유사한 형태를 보인다.

원인

비발작성접합부빈맥은 흔한 원인은 다음과 같다:

- 디기탈리스 중독(가장 흔한 원인)
- 카테콜아민의 과다복용
- 급성심근경색증이나 류마티스열에 의한 심방심실접합부의 조직손상
- 전해질이상(특히 저칼륨혈증)
- 저산소증

비발작성접합부빈맥은 대부분 방실결절의 자동능이 증가하여 발생한다.

임상적 중요성

디기탈리스 중독을 암시하는 소견이므로 임상적으로 매우 중요하다. 비발작성접합부빈맥의 임상증상과 의미는 심방빈맥과 동일하다. 또한 심방이 정상적으로 수축하지 못하므로 심방으로의 혈액유입이 감소하여 심박출량이 25% 정도 감소할 수 있다. 가속접합부빈맥은 심정지 상황에서 사용한 카테콜아민(에피네프린)의 영향으로 생길 수 있는데 약효가 사라지면 맥박수가 느려져서 접합부이탈리듬으로 진행하고, 이는 저혈압을 유발할 수 있다.

발작성상심실성빈맥

PAROXYSMAL SUPRAVENTRICULAR TACHYCARDIA

> **발작성상심실성빈맥(PSVT)**
>
> 방실접합부의 회귀로에서 갑자기 발생하는 150~250회/분의 리듬으로 방실결절 재진입빈맥(AV nodal reentry tachycardia)과 방실접합부 재진입빈맥(AV reentry tachycardia)을 포함한다(그림 7.4).

특징

속도	150~250
규칙성	규칙적
P파	보통 보이지 않음
PR간격	<0.12초
P-P, R-R간격	R-R간격은 일정함
전도비율	1 : 1
QRS군	정상; 전도장애가 있으면 넓어짐
기원	방실접합부의 회귀로

속도 보통 150~250회/분의 속도이지만 250회를 넘기도 한다. 칼슘차단제를 복용 중인 노인에서는 150회 이하의 속도를 보일 수 있지만 140회 이하로 떨어지지는 않는다. PSVT는 갑자기 시작하고 갑자기 끝나며 종종 시작 전에 심방조기수축이 보이기도 한다. PSVT가 끝날 때에 짧은 기간의 무수축이 동반되기도 한다.

규칙성 리듬은 규칙적이다.

P파 정상 P파는 보이지 않고 대부분의 P′파는 QRS군에 묻혀 보이지 않는다. P′파가 보이는 경우에는 일정한 모양으로 QRS군을 동반한다. P′파가 QRS군을 뒤따라 나오기도 한다. 심방으로 역행전도가 일어나므로 하향의 P′파가 유도 II에서 보인다.

PR간격 P′파가 QRS의 앞에 나오느냐 뒤에 나오느냐에 상관없이 0.12초 이하이다.

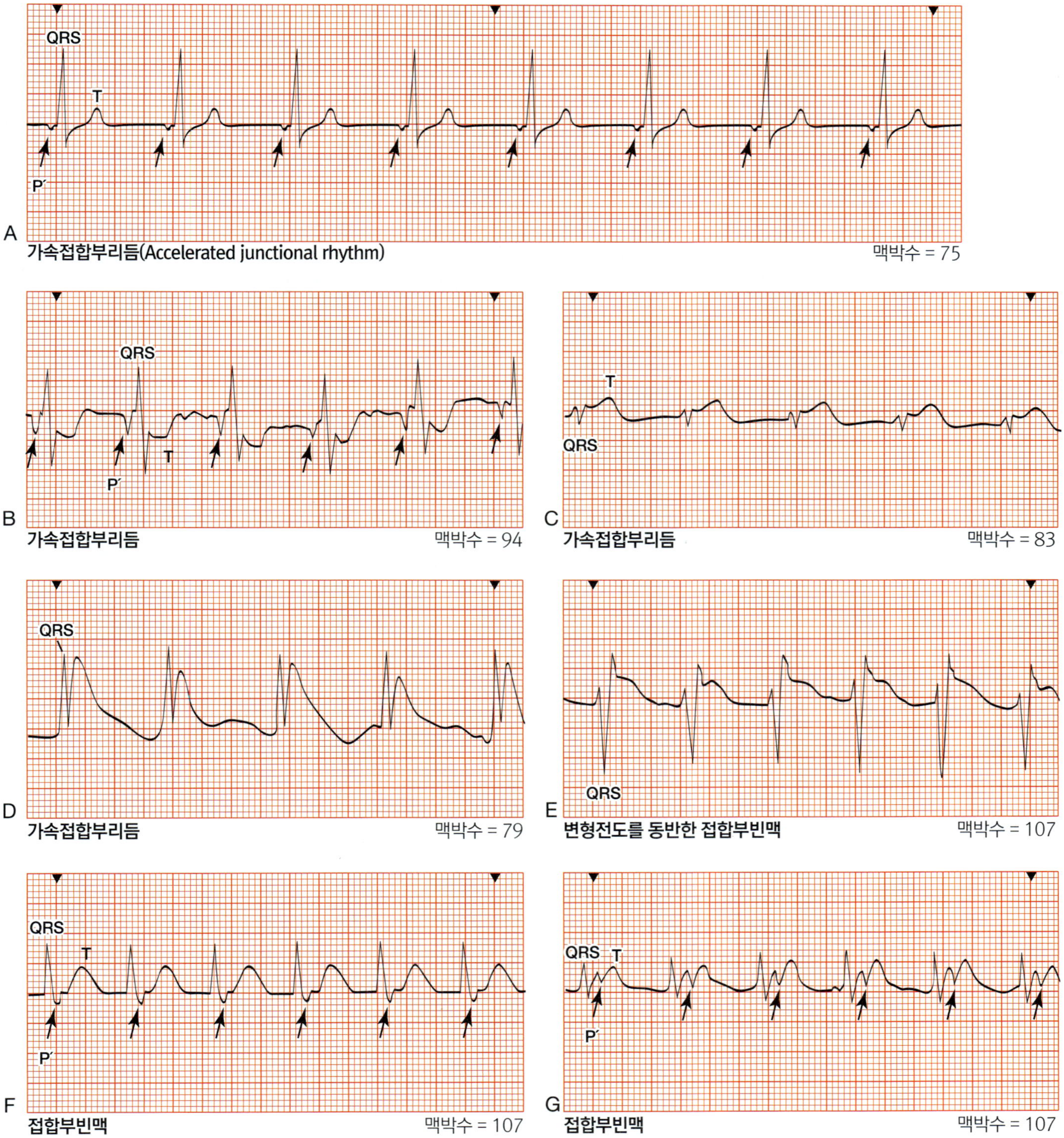

그림 7.3 비발작성접합부빈맥

R-R간격 대부분 일정하다.

전도비율 심실 상부에서 시작된 전기자극이 히스다발을 거쳐 심실로 전달되므로 전도비율은 1:1이다.

QRS군 심실전도장애나 변형전도가 동반되지 않는 한 정상이다. 상심실성빈맥이 나타날 때만 비정상 QRS군이 관찰되면 *변형전도를 동반한 발작성상심실성빈맥*이라고 한다.

기원 1장에서 설명한 것처럼 방실결절 또는 방실결절과 부전도로가 함께 형성하는 재진입 과정에 의해 생긴다. 방실결절만 회귀로를 형성하면 방실결절 재진입빈맥(AV nodal reentry tachycardia)이라 하고 방실결절과 부전도로가 함께 회귀로를 형성하면 방실접합부 재진입빈맥(AV reentry tachycardia)이라 한다. 두 부정맥을 구별하기 위해서는 12유도 심전도 측정이 필요하다(14장 참조).

> **저자의 한마디**
>
> 정의상 상심실성빈맥은 심실 위의 부분이 박동조율기 역할을 한 100회/분 이상의 모든 리듬을 지칭한다. 1:1 심방조동이나 다소성 심방빈맥, 동빈맥도 상심실성빈맥이라고 할 수 있으며, 이들의 치료는 부정맥의 원인을 없애는 것이다. 그러나 방실결절 재진입빈맥과 방실접합부 재진입빈맥은 갑작스럽게 발생하고 회귀로에 의한 재진입에 의해 발생한다는 점에서 다른 상심실성빈맥과 다르다.

원인

건강한 사람에서도 PSVT는 생길 수 있지만 다음과 같은 상황에서 잘 생긴다:

- 카테콜아민의 증가나 교감신경계통의 항진
- 과로
- 흥분제(알코올, 커피, 담배)
- 암페타민이나 코카인 중독
- 과호흡
- 감정적 흥분

PSVT는 방실결절이나 연관된 부전도로에 의한 회귀로에 의한 전기자극의 재진입에 의해 생긴다.

임상적 중요성

발작성상심실성빈맥의 증상과 임상적 의의는 심방빈맥과 유사하다. PSVT가 종료될 때 보통 무수축 시기가 따라 나오므로 종종 기절하는 경우가 있다.

PSVT는 갑작스러운 빈맥이 수일 혹은 수년간 반복적으로 나타나는 특징을 가지며 목동맥팽대 마사지 등 미주신경 흥분수기로 치료한다.

넓은 QRS를 동반한 PSVT는 심실빈맥과 감별하기 어렵다(8장 참조).

반드시 기억할 사항

TAKE-HOME POINTS

- 접합부리듬은 특징적인 역행성의 P′파를 보이며 P′파는 QRS군이나 ST분절에 묻혀 구분하기 힘든 경우가 많다.
- 접합부조기수축은 한 개의 수축파를 보이고 방실결절에 동방결절이나 심방의 전기자극이 전달되지 못한 경우에는 접합부이탈리듬이 생긴다.
- 접합부리듬은 천천히 발생하기도 하고(비발작성) 갑자기 생기기도(발작성) 한다.
- 가속접합부리듬이나 접합부빈맥은 비발작성접합부빈맥이다.
- 발작성상심실성빈맥은 방실결절과 부전도로를 통한 회귀에 의해 발생하는 부정맥으로 다른 상심실성빈맥과 달리 갑자기 발생한다.
- 접합부리듬이 관찰되면 즉시 원인을 확인해야 한다. 상심실성빈맥과 심실빈맥을 감별하기 위해 12유도 심전도 측정이 필요하다.
- 접합부리듬의 감별진단을 위한 특징을 표 7.2에 정리하였다.

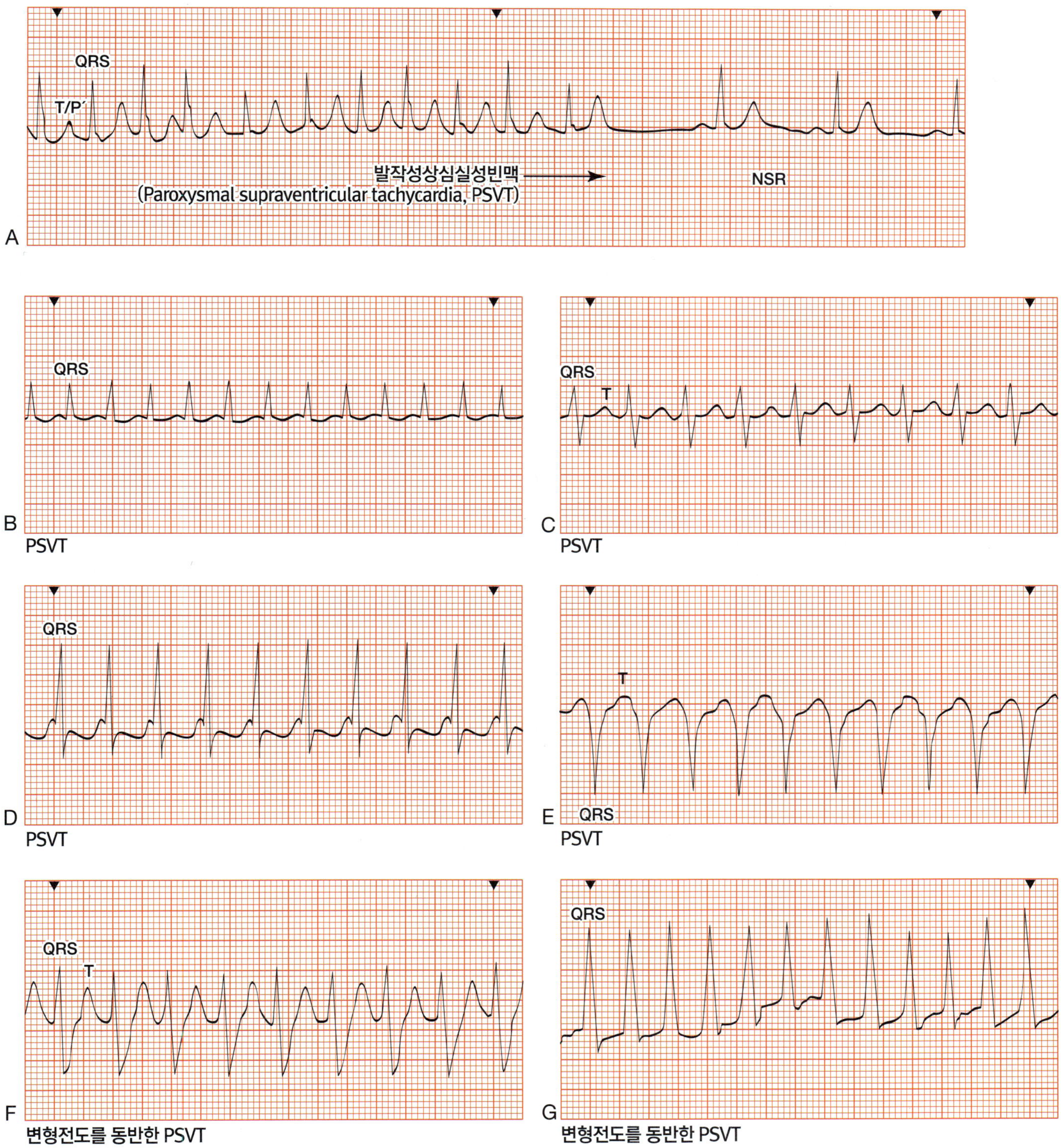

그림 7.4 발작성상심실성빈맥

표 7-2 접합부리듬의 심전도 특징

리듬	맥박수(회/분)	규칙성	P파	P′R/RP′간격	QRS군
접합부이탈리듬	40~60	규칙적	있을 수도 있고 없을 수도 있음; QRS군 뒤에 나오면 하향파를 보임; QRS군과 연관성이 없는 경우는 정상 P파를 보임	P′R간격은 0.12초 미만 RP′간격은 0.20초 미만	정상
비발작성 접합부빈맥	60~150	규칙적	있을 수도 있고 없을 수도 있음; QRS군 뒤에 나오면 하향파를 보임; QRS군과 연관성이 없는 경우는 정상 P파를 보임	P′R간격은 0.12초 미만 RP′간격은 0.20초 미만	정상
발작성 상심실성빈맥	160~240	규칙적	있을 수도 있고 없을 수도 있음; QRS군 뒤에 나오면 하향파를 보임; QRS군과 연관성이 없는 경우는 정상 P파를 보임	P′R간격은 0.12초 미만 RP′간격은 0.20초 미만	정상

복습문제

1. 접합부리듬에서 P′ 파가 보이지 않을 경우 무엇을 의미하는가?
   A. 역행성 방실차단에 의해 심방의 탈분극이 발생하지 않음
   B. QRS군 뒤에 역행성 심방 탈분극이 발생함
   C. 심방의 탈분극이 약해서 구분되지 않음
   D. 정상적으로 심방의 탈분극이 일어남

2. 선행된 QRS군 바로 뒤에 너무 빨리 심방심실접합부의 이소성박동조율기가 작용한 경우는 어떤 일이 생기는가?
   A. 변형전도를 동반한 심방조기수축 발생
   B. 심실조기수축 발생
   C. 뒤따르는 QRS군이 생기지 않음
   D. 넓고 비정상적 모양의 QRS군이 생김

3. 기존 리듬에서 예정된 박동 이전에 심방심실접합부의 이소성박동조율기에 의해 추가로 QRS군이 발생한 경우를 무엇이라 하는가 ?
   A. 심방조기수축
   B. 접합부조기수축
   C. 심실조기수축
   D. 전도차단된 접합부조기수축

4. 접합부조기수축의 QRS군을 바르게 설명한 것은?
   A. P′ 파를 반드시 동반한다.
   B. 항상 좁은 QRS를 보인다.
   C. 전도차단에서 QRS군은 관찰된다.
   D. 변형전도가 동반되면 심실조기수축과 비슷한 모양을 보인다.

5. 접합부조기수축의 항상 비보상성 휴지기를 동반하는 이유는?
   A. 동방결절이 재조정되어서
   B. 동방결절이 재조정되지 않아서
   C. 조기에 P′ 파가 나타나서
   D. 전기자극이 심실에서 시작되기 때문에

6. 분당 4~6개의 연속된 접합부조기수축이 관찰되면 무엇을 의미하는가?
   A. 정상
   B. 동방결절의 재진입
   C. 심방심실접합부의 자동능 증가
   D. 심각한 심실부정맥의 발생 위험 증가

7. 100회/분 이상의 속도로 심방심실접합부에서 발생한 리듬은?
   A. 접합부이탈리듬
   B. 접합부빈맥
   C. 동서맥
   D. 심실리듬

8. 150회/분의 속도로 심실보다 위에서 시작된 리듬은?
   A. 상심실성빈맥
   B. 발작성상심실성빈맥
   C. 심실빈맥
   D. 심실세동

9. PSVT의 가장 중요한 특징은?
   A. 맥박수가 60~130회/분
   B. 히스다발에서 재진입 발생
   C. 갑작스러운 시작과 끝
   D. 동방결절의 자동능 증가

10. 변형전도를 동반한 상심실성빈맥과 감별이 가장 어려운 리듬은?
    A. 전도비율 1:1의 심방조동
    B. 심방빈맥
    C. 심실세동
    D. 심실빈맥

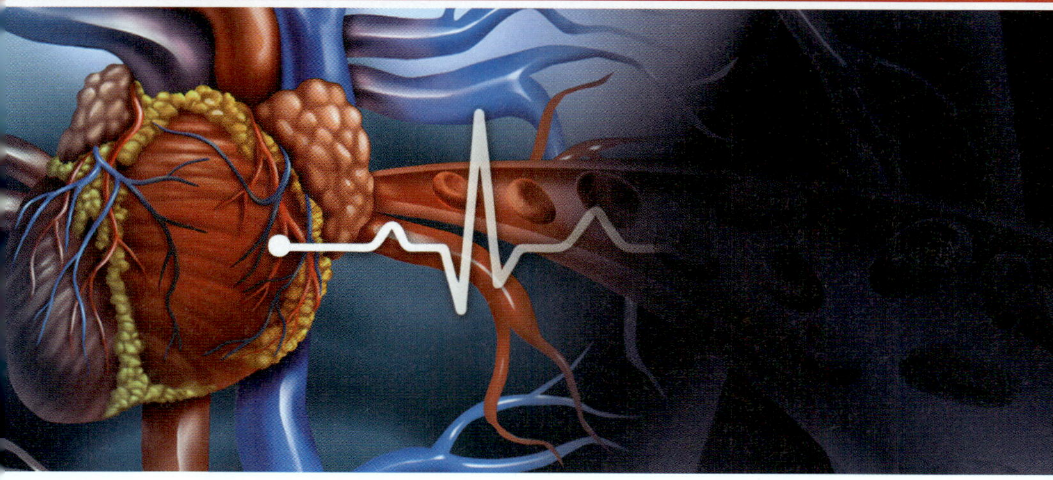

8 심실부정맥

Ventricular Rhythms

심실조기수축

PREMATURE VENTRICULAR COMPLEX

심실조기수축

심실의 심장근육(심근)이나 푸르킨예 섬유, 방실다발갈래에 있는 이소성박동조율기에서 시작된 넓고 큰 모양의 QRS군이 기존 리듬보다 일찍 나오며 보상성 휴지기를 동반한다(그림 8.1).

특징

속도	기존 리듬의 맥박수
규칙성	심실조기수축이 나오는 동안은 불규칙
P파	기존 리듬의 P파
PR간격	기존 리듬의 PR간격
P-P, R-R간격	동일하지 않음; 보상성 휴지기를 동반함
QRS군	넓음
기원	심실의 심장근육이나 푸르킨예 섬유, 방실다발갈래에 있는 이소성박동조율기

속도 단일 심실조기수축은 기존 리듬에 큰 영향을 주지 않기 때문에 기존 리듬의 맥박수와 동일하다.

규칙성 기존 리듬의 규칙성은 심실조기수축과 무관하다.

P파 기존 리듬의 P파가 보일 수 있으나 조기수축파와 연관성이 없다. 조기수축파가 P-P간격에 영향을 주지 않으므로 조기수축파 이후에 나오는 P파는 기존 리듬에서 예상되는 시점에 나온다.

PR간격 심실조기수축에서는 방실결절이나 심방의 탈분극이 일어나지 않기 때문에 PR간격을 알 수 없다.

R-R간격 선행한 기존리듬의 QRS군과 조기수축파 사이의 R-R간격은 기존 리듬의 R-R간격보다 짧은데 이 구간을 연결 간격(coupling interval)이라 한다. 동일한 연결 간격을 동반한 조기수축파는 동일한 부위에서 기원한 것이다.

심실조기수축 이후의 보상성 휴지기는 동방결절이 조기수축파에 의해 탈분극되지 않아서 생기므로 기존 리듬의 예상 간격대로 P파가 나타난다.

저자의 한마디

보상성 휴지기를 확인하는 것은 비보상성 휴지기를 동반하는 심방조기수축과 접합부조기수축 혹은 심실조기수축을 감별하는 핵심이다.

QRS군 기존 리듬의 QRS군이 나오기 전에 P파를 동반하지 않은 0.12초 이상의 넓은 QRS군이 나타난다. 이소성 부위에서 시작된 전기자극이 오랜 시간을 거쳐 심실 내로 전달되므로 QRS군은 넓어지며 탈분극의 방향과 순서도 비정상적이므로 기존 모양과 다른 이상한 모양의 QRS군이 나타난다. 조기수축 이후에 비정상적으로 상승 혹은 하강된 ST분절과 크고 discordant T파가 나올 수 있다. Discordant란 탈분극이 반대방향으로 진행해서 QRS군과 방향성이 다르다는 의미이다.

저자의 한마디

*discordance*란 T파가 QRS군의 반대 방향, *concordance*란 같은 방향을 의미한다. T파가 방실접합부보다 위의 부위에서 시작하면 *concordance* 방실접합부 아래에서 시작하면 *discordance*를 보인다.

심실조기수축의 QRS군은 우각 혹은 좌각차단과 유사한 모양을 보이는 경우가 많다. 오른심실에서 시작한 심실조기수축은 좌각차단과 비슷하고 왼심실에서 시작한 심실조기수축은 우각차단과 비슷한 모양을 보인다. 히스다발 부근에서 시작한 심실조기수축은 정상 QRS 모양이나 PR간격이 0.12초 이상으로 연장된다. 13장의 다발갈래차단(각차단)에서 자세히 설명하였다.

같은 이소성 부위에서 시작한 조기수축은 단형이라고 하며 동일한 QRS 파형을 보인다. 2개 이상의 부위에서 시작된 심실조기수축은 다형이라고 하고 다양한 QRS 파형을 보인다. 기존 리듬과 조기수축파가 동시에 심실을 탈분극시키면 두 개의 QRS군이 합쳐져서 융합박동이 생긴다. 융합박동을 관찰하면 이 리듬은 변형전도를 동반한 방실접합부나 동발결절의 조기수축이 아니고 심실의 조기수축임을 알 수 있다.

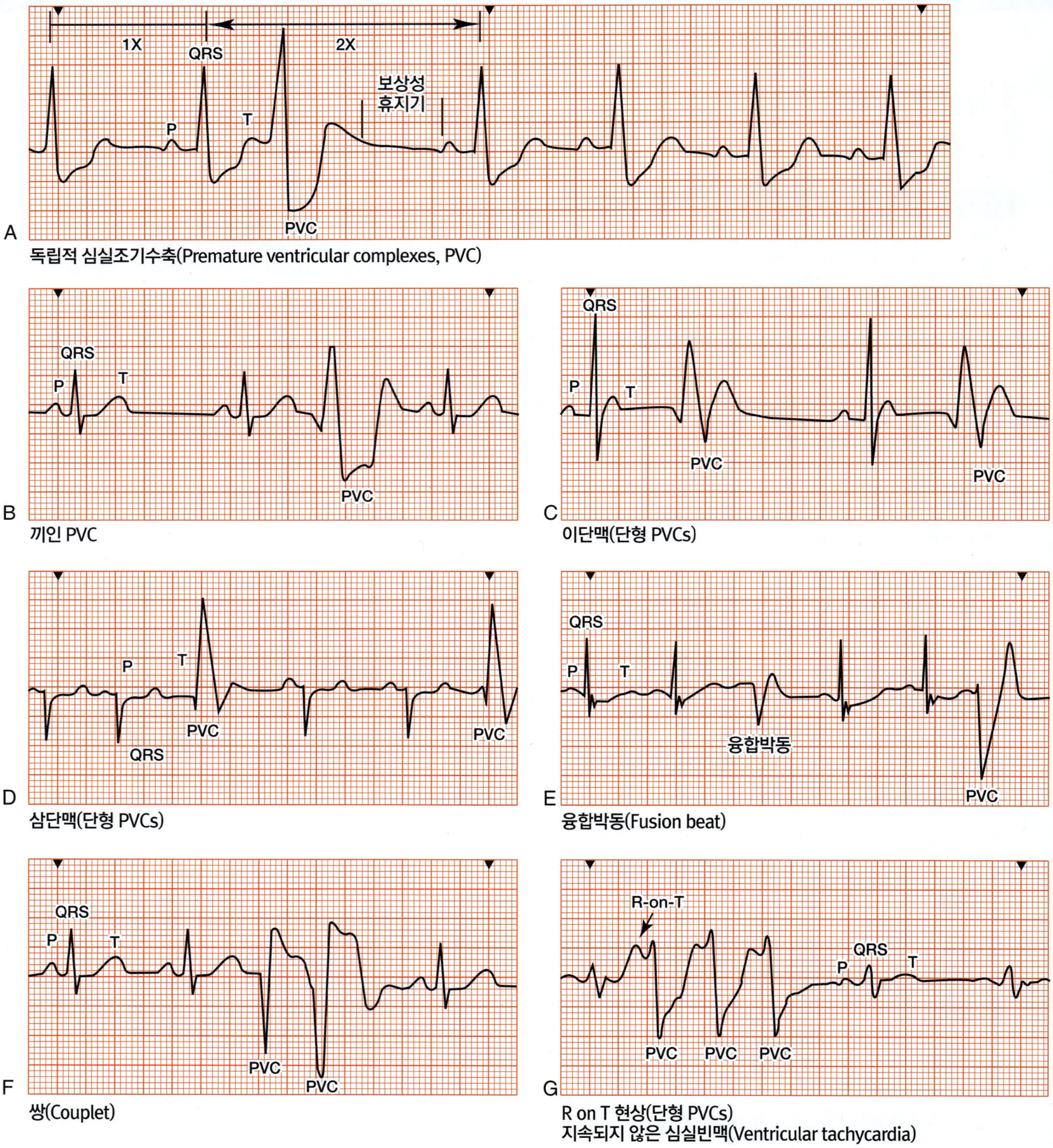

그림 8.1 심실조기수축들

(계속)

융합박동(fusion beat)

기존 리듬의 QRS군과 심실조기수축이 동시에 만들어질 때 나타나는 QRS군. 융합박동은 심실조기수축의 특징과 기존 리듬의 QRS군의 특징을 모두 지니고 있다.

발생빈도와 형태 다음과 같은 유형의 심실조기수축이 보인다:

- 드문: 분당 5개 미만
- 잦은: 분당 5개 이상

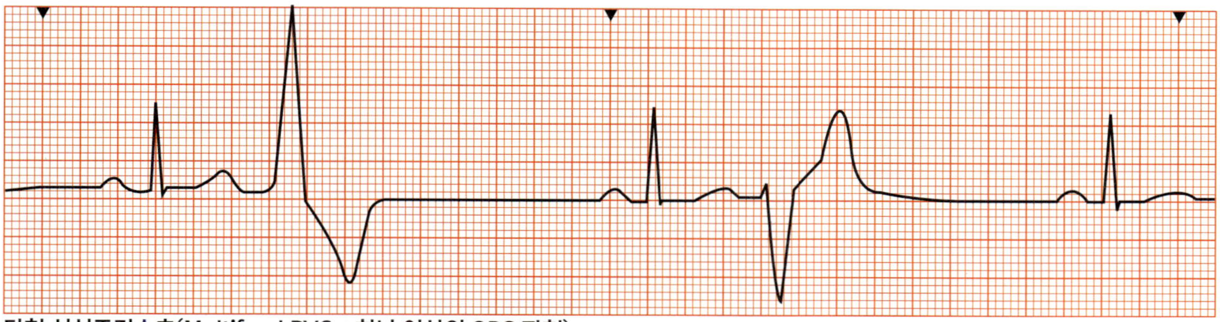

H
다형 심실조기수축(Multifocal PVCs: 하나 이상의 QRS 파형)

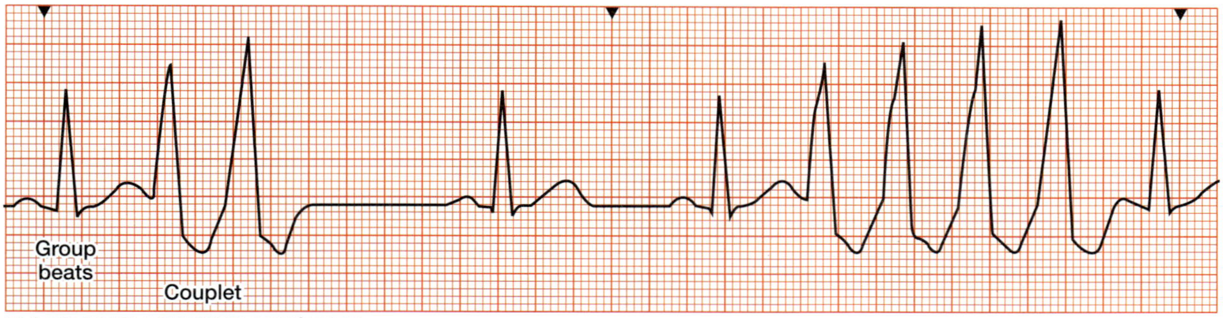

I
지속되지 않은 심실빈맥을 동반한 NSR

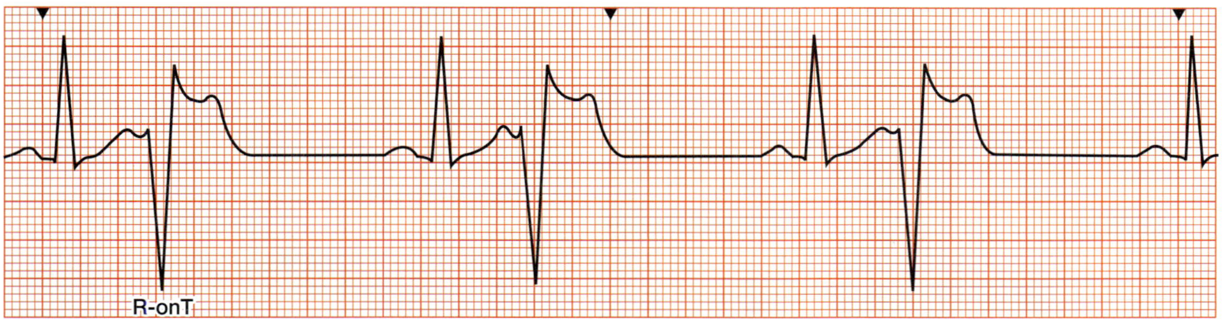

J
이단맥 PVCs

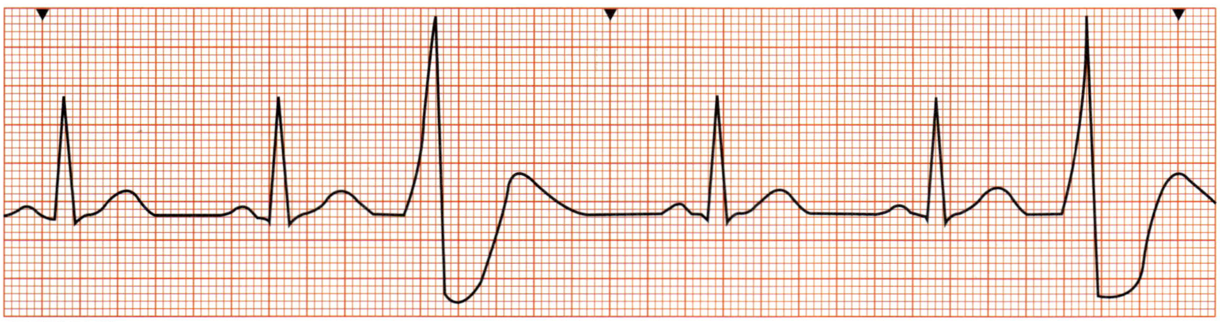

K
삼단맥 PVCs

그림 8.1 심실조기수축들

- **독립적**: 단일 발생(1개의 조기수축)
- **무리지어 나타남**: 2개 이상의 연속된 심실조기수축이 무리지어 나타나는 형태로 2개가 보이면 한 쌍(*Couplet*)이라고 하고 3개 이상의 연속된 심실조기수축이 보이면 심실빈맥이라 한다.
- **반복적 박동**: 심실조기수축과 기존 리듬이 QRS군과 교대로 나타나면 이단맥이라 하고, 기존 리듬 두 번마다 심실조기수축이 한 번 나타나면 삼단맥, 세 번마다 한 번 나타나면 사단맥이라고 한다.
- **R on T현상**: 심실조기수축이 상대적 불응기에 발생하면 조기수축파가 T파 위에 중첩되게 된다. 이 시기는 심실이 재분극되는 가장 취약한 시기로 심장근육의 일부는 재분극이 완료되었지만 일부는 아직 재분극이 되지 않았다. 이때 자극이 심실에 전달되면 심장근육의 일부만 탈분극하고 나머지는 아주 천천히 탈분극하거나 전혀 탈분극하지 않기도 한다. 이 결과 심실내에서 반복적으로 전기자극이 전달되는 재진입 회귀로가 형성되어 심실빈맥이나 심실세동이 발생할 수 있다.
- **끼인 심실조기수축**: 기존 리듬에 큰 영향을 주지 않고 정상적으로 전도되는 두 개의 QRS군 사이에서 발생하는 심실조기수축을 끼인 심실조기수축이라고 한다. 보통 기존 리듬이 60회/분 이하의 느린 속도일 때 잘 관찰된다. 심실조기수축이 포함된 R-R간격은 기존 리듬보다 약간 길어지며 보상성 휴지기는 동반되지 않는다.

기원 심실조기수축은 심실이나 다발갈래, 푸르킨예 섬유에 있는 이소성박동조율기에서 시작된다. 심실조기수축은 하나의 이소성 부위에서 시작하기도 하지만 여러 개의 이소성박동조율기 부위에서 시작하기도 한다.

> **저자의 한마디**
>
> 어떤 교재에서는 심실조기수축 대신 조기박동이란 용어를 사용하기도 하지만 이 용어는 신체검진에서만 사용되는 용어이다. 심실조기박동이란 환자에서 감지되는 예상되지 못한 심장박동으로 심실 이외의 부위에서 시작된 박동도 포함된다. 조기박동이란 환자에서 감지되는 예상되지 못한 심장박동으로 심실 이외의 부위에서 시작된 박동도 포함된다(심방조기수축, 접합부조기수축 등). 그러므로 심실조기수축은 심전도에 대해서만 사용되는 용어이다.

원인

심실조기수축은 심실의 흥분성이 증가하거나 전기자극의 재진입에 의해 발생한다. 건강한 사람에서도 생기지만 다음 상황에 잘 동반된다:

- 육체적 활동이나 흥분 같은 교감신경계통의 활동성 증가
- 흥분제(커피, 담배, 암페타민, 코카인)
- 심근경색
- 심장기능상실
- 디기탈리스나 교감신경흥분제(에피네프린, 이소프로테레놀, 노르에피네프린)
- 저산소증
- 산증
- 저칼륨혈증
- 저마그네슘혈증

임상적 중요성

기존 심장질환 없이 한 개의 심실조기수축이 보이는 것은 의미가 없고 치료도 필요 없다. 급성관상동맥증후군이나 디기탈리스 중독 등이 함께 있는 경우 심실조기수축은 심실빈맥이나 심실세동 같은 심각한 부정맥이 발생할 가능성을 의미한다.

QRS군이 관찰된다고 관류량을 충족할 만큼 심장이 수축하는 것은 아니며 QRS군과 함께 맥박이 만져지는 것을 반드시 확인해야 한다. QRS군은 보이나 맥박이 만져지지 않으면 혈압이 떨어지게 된다. 예를 들어, 60회/분의 정상리듬을 보이던 사람이 조기수축파에서 맥박이 만져지지 않는 심실이단맥을 보인다면 실제 심장의 박동수는 30회/분이다.

> **저자의 한마디**
>
> 변형전도를 동반한 심방이나 접합부조기수축도 심실조기수축과 비슷한 모양을 보인다. P파가 보이거나 뒤따르는 T파에서 패임이 있고 비보상성 휴지기를 동반하면 심실조기수축이 아니라 심방조기수축이나 접합부조기수축이다.

심실빈맥

VENTRICULAR TACHYCARDIA

심실빈맥

VT, V-tach라고도 불리며 심장근육이나 푸르킨예 섬유, 방실다발 갈래에 있는 이소성박동조율기에서 기원한 100~250회/분의 속도와 넓고 비정상 모양의 QRS군을 보이는 리듬이다(그림 8.2).

특징

속도	100~250회/분; 대부분 150~200
규칙성	규칙적
P파	보이지 않음
PR간격	알 수 없음(방실결절의 이소성박동조율기에서 시작했기 때문)

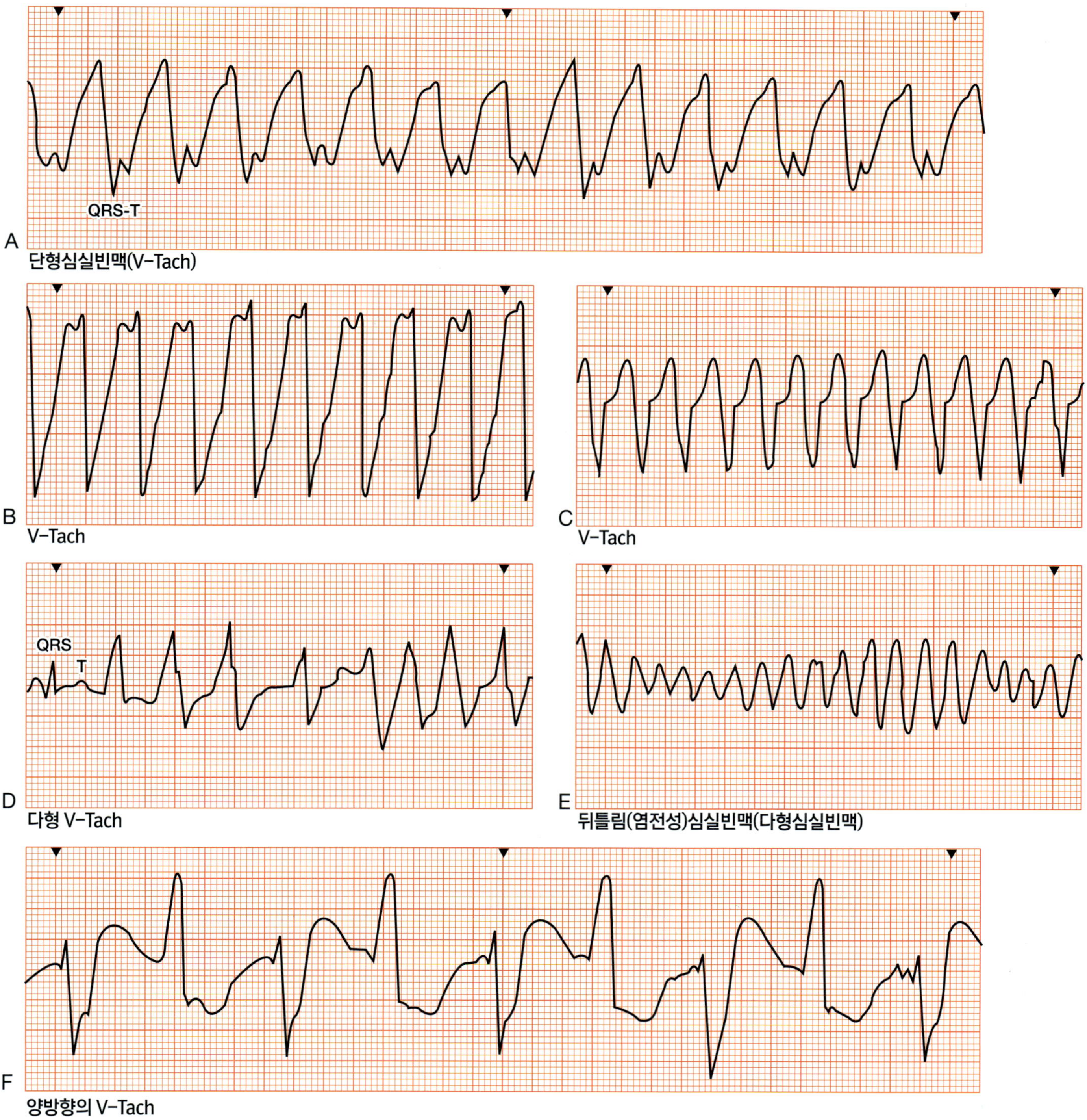

그림 8.2 심실빈맥

R-R간격	일정함
전도비율	방실해리
QRS군	0.12초보다 넓음
기원	심실의 심장근육이나 푸르킨예 섬유, 방실다발갈래에 있는 이소성박동조율기

속도 100회/분 이상이나 대부분 150~200회 사이

규칙성 규칙적임

P파 정상적인 심방에서 시작된 P파는 보이지 않는다.

PR간격 방실결절의 이소성 부위에서 기원하므로 알 수 없다.

R-R간격 일정하나 맥박수가 변하면 약간 달라질 수 있다.

전도비율 방실결절보다 아래에서 전기자극이 시작되므로 심실빈맥의 QRS군은 심방 또는 접합부의 리듬과 무관하다. 따라서 방실해리가 관찰된다.

QRS군 0.12초 이상으로 넓고 비정상적인 모양의 QRS군이 생기며 반대방향의 T파가 뒤따라 나타난다. 대부분 QRS군의 모양은 동일하나 리듬의 시작이나 끝부분에서 하나 이상의 다른 모양의 QRS군이 보일 수 있다. 이 경우를 심실융합박동이라고 한다. 가끔 기존 리듬의 전기자극이 심방에서 심실로 전해져 정상 모양의 QRS군이 심실빈맥의 QRS군 사이에 보일 수 있다. 이 경우를 포획박동이라고 한다(그림 8.3). 심실빈맥과 포획박동 사이의 R-R간격은 심실빈맥의 R-R간격보다 짧다. 포획박동이나 심실융합

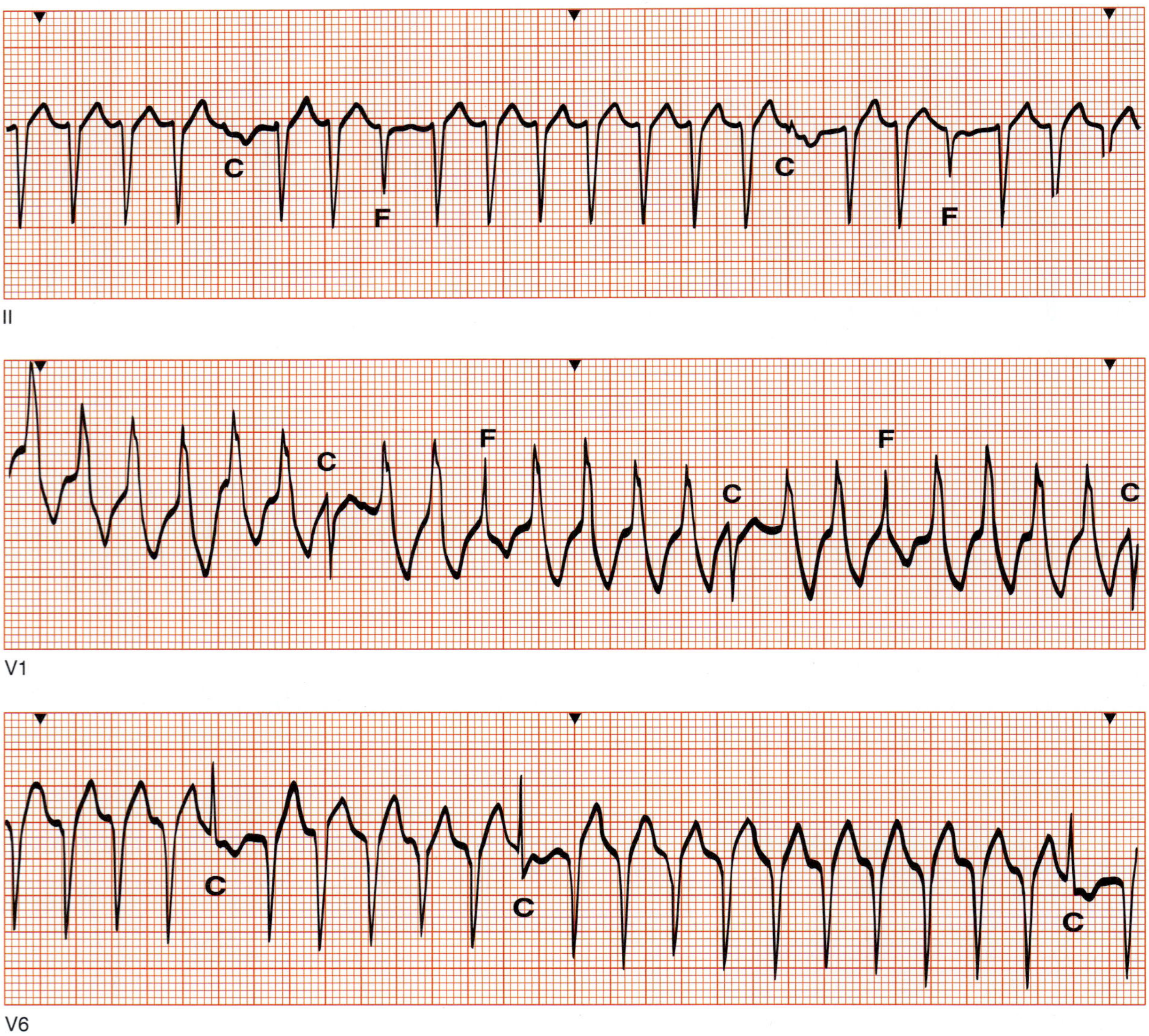

그림 8.3 심실빈맥 중에 보이는 융합박동과 포획박동. QRS군은 포획박동(C)이 없는 한 연장되나 규칙적이다. 사이에 있는 QRS군은 융합박동(F)을 의미한다. 심방의 전기활동은 명확히 구분되지 않으며 방실해리가 동반된다.

(Modified from Mann, D. L., et al. (Eds.), (2015). *Braunwald's heart disease: A textbook of cardiovascular medicine* (10th ed.). Philadelphia, PA: Saunders.)

박동이 관찰되면 이 빈맥은 심실에서 기원한 것이라는 것을 알 수 있다.

기원 심장근육이나 푸르킨예 섬유 혹은 방실다발갈래의 이소성박동조율기 부위에서 시작한다.

심실빈맥의 형태

심실빈맥은 QRS군의 모양에 따라 다음의 형태 중 한 가지를 보인다:

단형심실빈맥 같은 모양의 QRS군만 나타나는 심실빈맥

양방향 심실빈맥 두 개의 다른 모양의 QRS군이 번갈아 나타나는 심실빈맥. 이 경우 QRS군은 심실의 두 곳에 있는 이소성 부위에서 기원하였다.

다형심실빈맥 서로 다른 모양의 QRS군이 박동마다 나타나는 심실빈맥

뒤틀림(염전성)심실빈맥(Torsades de pointes) 서로 다른 모양의 QRS군이 일정한 주기를 가지고 나타나는 특별한 형태의 다형태심실빈맥. Torsades de pointes란 사전적으로 한 지점을 중심으로 꼬임(twisting around a point)을 의미하는 프랑스어이다. QT간격이 비정상적으로 연장되었을 때(0.5초 이상) 심장근육의 재분극이 느려지는 결과로 잘 발생한다.

> **저자의 한마디**
>
> 뒤틀림(염전성)심실빈맥을 진단하기 위해서는 발생 전후의 심전도에서 QT간격을 측정해야 한다. 뒤틀림(염전성)심실빈맥 중에는 QT간격을 측정할 수 없다. 심전도 상에서 QRS군이 일정한 주기를 가지고 모양과 크기가 변하는 특징적인 형태를 띠고 있으면 흔히 뒤틀림(염전성)심실빈맥이라고 이야기하지만 QT간격의 측정 없이는 엄밀히 말하자면 다형심실빈맥에 불과하다.

심실빈맥과 넓은 QRS군을 동반한 상심실성빈맥의 감별

불규칙한 리듬을 보이는 심방세동을 제외하고는 상심실성빈맥이 심실내 전도장애나 변형전도, 심실조기수축을 동반하면 넓은 QRS군을 보이므로 심실빈맥과 구분이 어려울 수 있다. 이때 심실빈맥의 몇 가지 특징으로 두 부정맥을 구분하기도 한다.

제일 중요한 감별점은 방실해리와 0.12초 이상의 넓은 QRS군, 융합 혹은 포획박동의 존재이다(그림 8.3). 12유도 심전도 중 MCL_1유도에서 P파의 존재와 QRS군과의 관계를 보는 것도 감별에 도움이 된다. 12~14장에서 12유도 심전도에 관하여 자세하게 공부하면 두 부정맥을 감별할 수 있을 것이다.

원인

심실빈맥의 다음 중 한 가지에 의해 생긴다:

- 급성관상동맥증후군 환자에서 저산소증이나 산증이 동반될 때(가장 흔한 원인)
- 심장근육병, 승모판 탈출, 선천성 심장질환
- 왼심실비대, 판막성심장병, 울혈심부전
- 디기탈리스 중독
- 프로케이나마이드, 디스피리다몰, 소탈롤, 페노싸이아진, 삼환계 항우울제 과용에 의한 QT간격 연장. 뒤틀림(염전성)심실빈맥이 특히 잘 발생함
- 전해질이상(특히 저칼륨혈증과 저마그네슘혈증). 저마그네슘혈증은 심장의 자동능을 증가시켜 뒤틀림(염전성)심실빈맥을 잘 일으킴
- 유전자 이상에 의한 QT연장증후군

또 다른 심실빈맥의 전기생리적 원인은 방아쇠 작용이다. 심실빈맥은 심장이 가장 취약한 시기인 심실재분극 기간, 즉 T파의 정점에서 잘 유발된다. 이것을 심실조기수축에서 설명한 R on T현상이라고 한다. 물론 심실빈맥은 심실조기수축과 상관없이 발생하기도 한다.

임상적 중요성

심실빈맥의 시작과 끝은 갑자기 일어나기도 하고 서서히 생기기도 한다. 심실조기수축이 3개 이상 나타나서 지속되어 생기기도 한다. 30초 이내에 빈맥이 종료되면 *비지속성 혹은 발작성 심실빈맥*이라 하고 30초 이상 계속되면 *지속성 심실빈맥*이라고 한다.

> **지속성 심실빈맥**
>
> 30초 이상 계속되는 심실빈맥

> **비지속성 심실빈맥**
>
> 30초 이내에 사라지는 심실빈맥

심실빈맥의 증상은 빈맥의 속도와 지속시간, 동반된 심장질환에 의해 달라진다. 심실빈맥은 다음 몇 가지 형태를 보인다:

- 혈역학적 영향이 없는 짧은 심실빈맥
- 정상 맥박수를 보이는 혈역학적으로 안정된 상황
- 혈역학적으로 불안정하여 심실세동으로 전환되는 상황. 일부 환자는 초반에 안정된 상태를 유지하다가 후반에 혈역학적 불안정을 보이고 심실세동으로 진행되기도 한다.

심실빈맥의 증상과 징후는 심근경색, 울혈심부전 등 동반된 기저 심장질환에 의해 달라진다. 심실빈맥은 협심증이나 심근경색증, 심장기능상실을 더 악화시키기도 하며, 가끔 저혈압이나 쇼크를 일으키기도 한다. 환자들은 죽을 것 같은 느낌을 자주 경험한다. 뒤틀림(염전성)심실빈맥은 없어졌다가 다시 재발하기도 한다.

심실빈맥에서는 심방이 수축하지 않으며 심실은 매우 빠른 속도로 수축하므로 심박출량이 줄어들게 된다. 환자 상황에 따라 맥박을 유지하지 못할 수도 있으며 맥박이 없으면 *무맥박 심실빈맥*이라고 한다.

맥박을 형성하지 못하는 경우가 많으므로 심실빈맥은 심정지를 유발하는 가장 흔한 심전도 리듬 중의 하나이다. 심실세동이나 심장무수축으로 자주 진행하므로 즉시 심실빈맥을 유발하는 원인을 교정하여 치료하여야 한다. 무맥박 심실빈맥은 심정지 상황의 심실세동과 동일하게 치료한다.

심실세동

VENTRICULAR FIBRILLATION

심실세동(VF 혹은 V-fib)

심장근육이나 푸르킨예 섬유의 여러 이소성 부위에서 시작되는 리듬으로 매우 빠르고 형태를 알 수 없는 파형만 보이고 QRS를 구분할 수 없는 것이 특징이다(그림 8.4, 그림 8.5).

특징

속도	300~500
규칙성	완전히 불규칙적
P파	보이지 않음
PR간격	알 수 없음
R-R간격	알 수 없음
전도비율	방실해리
QRS군	형태를 알 수 없는 세동파
기원	심실의 심장근육이나 푸르킨예 섬유, 방실다발갈래에 있는 이소성박동조율기

속도 심실이 300~500회/분의 속도로 마음대로 수축한다.

규칙성 완전히 불규칙적임

PR간격 알 수 없다.

R-R간격 알 수 없다.

전도비율 방실결절보다 아래에서 전기자극이 시작되므로 심실세동은 심방 또는 접합부의 리듬과 무관하다. 따라서 방실해리가 관찰된다.

QRS군 보이지 않는다.

심실세동파의 특징

해부생리적 특징 세동파는 심장근육의 작은 근육섬유군들이 제각각 무질서하게 탈분극되어 발생하는 것으로 심방이나 심실이 제대로 된 탈분극을 하지 못하는 것을 의미한다. 정상적인 P파나 QRS군, T파, ST분절은 관찰되지 않는다.

시작과 끝 확실히 알 수 없는 경우가 많다.

방향 상향파와 하향파가 무작위로 보인다.

기간 정확히 알 수 없다.

진폭 1 mm 이하부터 10 mm 이상까지 다양하다. 일반적으로 진폭이 3 mm보다 작으면 미세한 심실세동이라 하고, 3 mm보다 크면 거친 심실세동이라고 한다. 진폭이 너무 작을 경우는 파형이 기록되지 못하고 심장무수축과 비슷한 일직선으로 나타난다.

모양 다양한 형태로 둥글기도 하고 뾰족한 모양을 보이기도 한다.

기원 푸르킨예 섬유와 심장근육의 여러 이소성박동조율기 부위

미세한 심실세동

3 mm보다 작은 진폭을 보이는 심실세동

거친 심실세동

3 mm보다 큰 진폭을 보이는 심실세동

원인

다음 원인에 의해 잘 생긴다:

- 관상동맥증후군(급성심근경색이나 급성관상동맥증후군이 심실세동의 가장 많은 원인이다)
- 심장근육병, 승모판 탈출, 심장손상(화상이나 관통상에 의한)

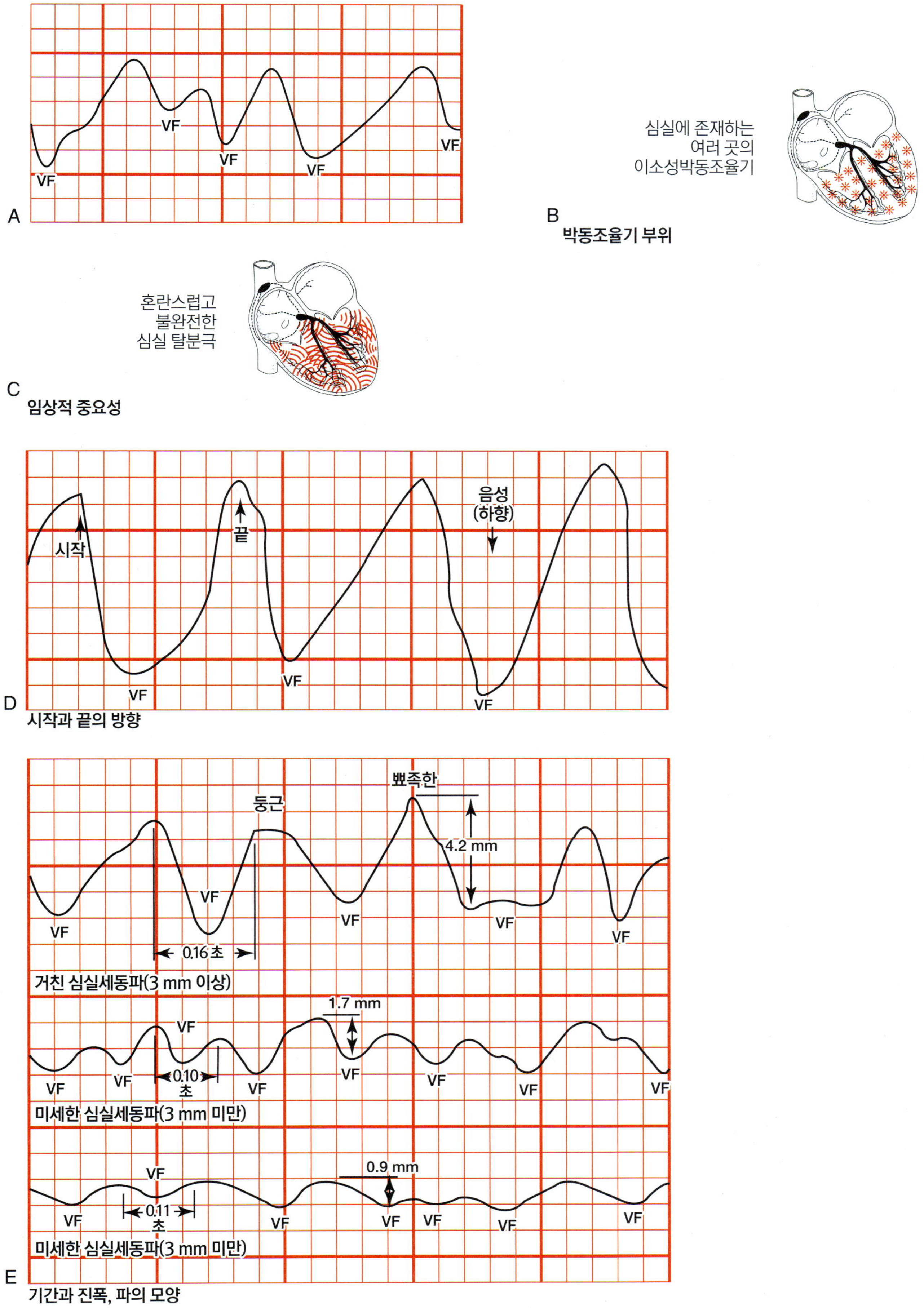
VF
VF
VF
VF
VF
A
심실에 존재하는
여러 곳의
이소성박동조율기
B
박동조율기 부위
혼란스럽고
불완전한
심실 탈분극
C
임상적 중요성
시작
끝
음성
(하향)
VF
VF
VF
D
시작과 끝의 방향
뾰족한
둥근
4.2 mm
VF
VF
VF
VF
VF
0.16 초
거친 심실세동파(3 mm 이상)
1.7 mm
VF
VF
VF
0.10 초
VF
VF
VF
VF
VF
미세한 심실세동파(3 mm 미만)
VF
0.9 mm
VF
0.11 초
VF
VF
VF
VF
VF
미세한 심실세동파(3 mm 미만)
E
기간과 진폭, 파의 모양

그림 8.4 심실세동파

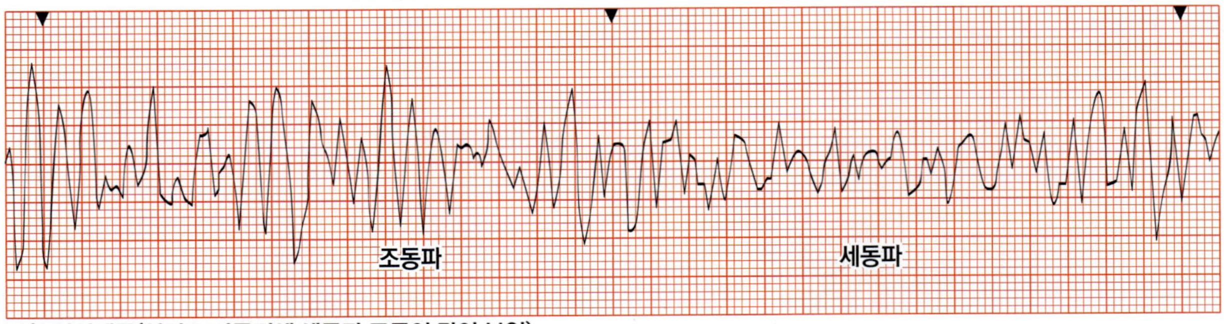

A
거친 심실세동(심전도 기록지에 세동과 조동이 같이 보임)

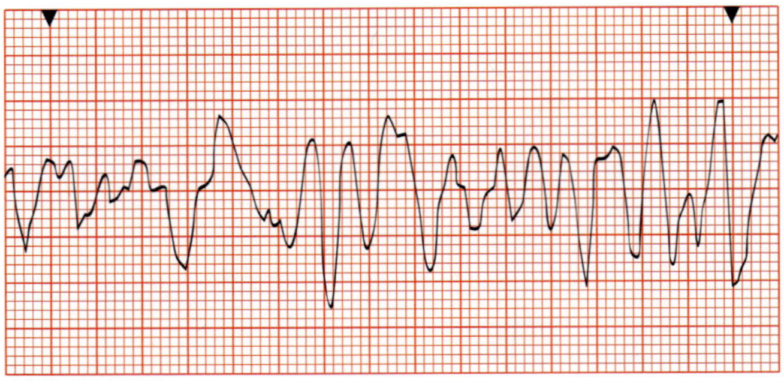

B
거친 심실세동

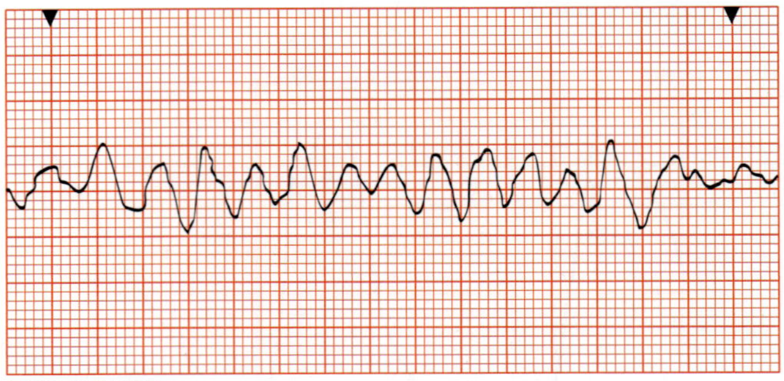

C
거친 심실세동

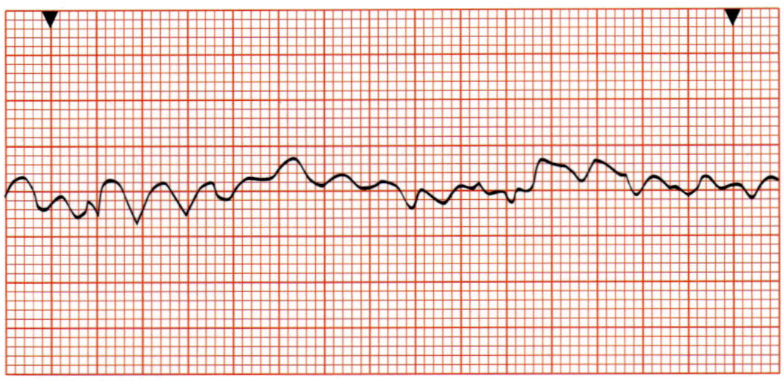

D
거친 심실세동

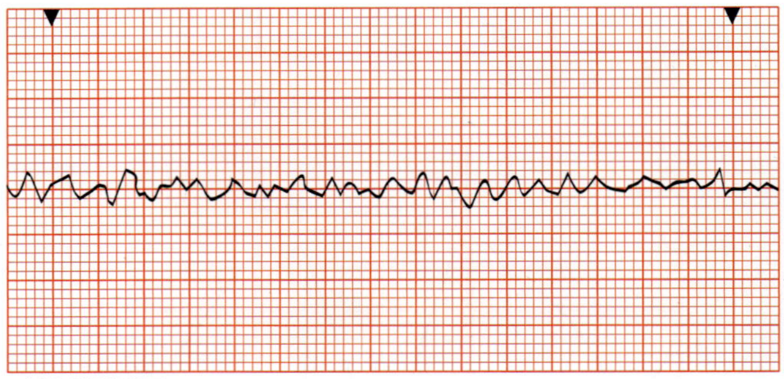

E
거친 심실세동

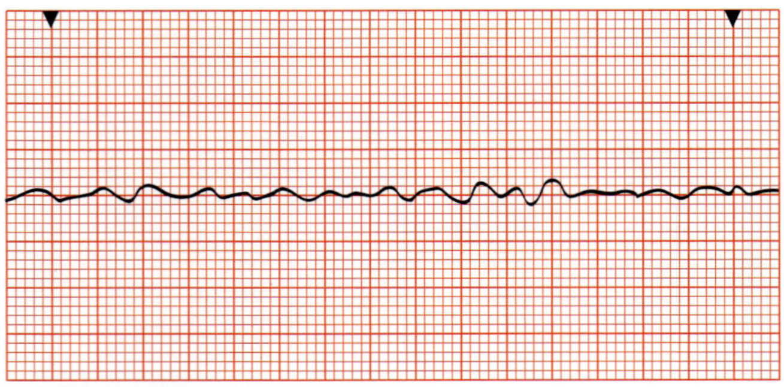

F
미세한 심실세동

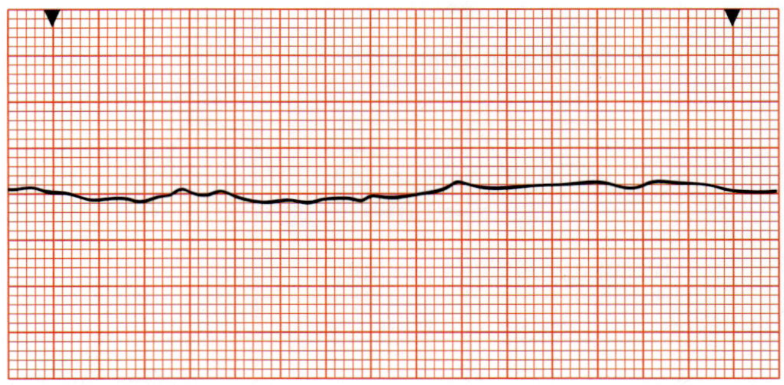

G
미세한 심실세동

그림 8.5 심실세동

- 저산소증, 산증, 전해질이상(저칼륨혈증 혹은 고칼륨혈증)
- 디기탈리스나 프로케이나마이드 과용
- 감전 혹은 다른 부정맥 치료를 위한 전기적 심장율동전환의 실패

심실세동이 생기는 전기생리적 과정은 심장의 자동능이 증가하거나 재진입 회로에 의하여 시작된다.

심실이 가장 취약한 상태인 심실재분극 기간, 즉 T파의 가장 정점(R on T현상)에 심실조기수축이 발생하면 이로 인해 심실세동이 생길 수 있다. 이 상황은 특히 심근경색이나 허혈성 심질환으로 심장의 안정성이 깨어지는 순간에 잘 생긴다. 지속적인 심실빈맥에 의해 심실세동이 생기기도 한다. 그러나 이런 선행 부정맥 없이도 심실세동은 잘 발생한다.

임상적 중요성

심장수술 중 심실세동이 생기면 꿈틀대는 벌레를 넣은 주머니처럼 움직이는 심장을 볼 수 있다. 왜냐하면 심장의 무질서한 탈분극은 효율적인 심장 수축을 일으킬 수 없기 때문이다. 심실세동과 심실빈맥은 심정지 원인의 30%를 차지한다. 심실세동이나 심실빈맥에 의해 심장이 효율적인 박동하지 못하므로 심박출량은 급격히 감소하여 혈압은 떨어지고 맥박이 만져지지 않는다. 의식이 있는 환자는 의식이 없어지기 직전에 잠깐 몽롱한 느낌이 들기도 한다. 심실세동이 지속되면 사망하므로 *즉시 치료하여야 한다.*

심실세동의 치료는 세동제거(제세동)이다. 제세동의 목표는 심실세동을 포함한 모든 심장의 전기활동을 없애서 정상 박동조율기가 활동하여 정상리듬으로 돌아오게 하는 것이다. 거친 심실세동은 최근에 생긴 치료가 잘되는 심실세동을 의미하므로 이것을 확인하는 것이 중요하다.

심실이탈리듬

VENTRICULAR ESCAPE RHYTHM (IDIOVENTRICULAR RHYTHM)

심실이탈리듬

심실고유리듬이라고도 불리며 심장근육이나 푸르킨예 섬유, 방실다발갈래의 이소성박동조율기에서 시작한 40회/분보다 느린 부정맥으로(그림 8.6) 40회/분보다 빨라지면 가속심실고유리듬(그림 8.7)이라 불린다.

특징

속도	40 이하
규칙성	규칙적
P파	대개 보이지 않으나 보일 경우 방실해리 동반됨
PR간격	알 수 없음
R-R간격	일정함
전도비율	방실해리
QRS군	넓고(0.12초 이상) 비정상 모양
기원	심실의 심장근육이나 푸르킨예 섬유, 방실다발갈래에 있는 이소성박동조율기

속도 40회/분 이하; 대부분 20~40회/분

규칙성 규칙적임

P파 보인다면 QRS군과 P파 사이의 연관성이 전혀 없는 방실해리 현상이 동반된다.

PR간격 알 수 없다.

R-R간격 일정하다.

전도비율 방실결절보다 아래에서 전기자극이 시작되므로 심실이탈리듬은 심방 또는 접합부의 리듬과 무관하다. 따라서 방실해리가 관찰된다.

QRS군 0.12초 이상으로 넓은 비정상 모양이며 심실의 전기적 자극이 시작되는 부위가 바뀌면 모양이 바뀌기도 한다. 심실조기수축의 QRS군과 비슷한 모양을 보인다.

기원 심실의 심장근육이나 푸르킨예 섬유, 방실다발갈래에 있는 이소성박동조율기에서 시작된다.

저자의 한마디

심실고유빈맥이라고도 불리는 가속심실고유리듬은 40회/분보다 빨리 뛴다는 것 이외에는 심실이탈리듬과 유사한 특징을 가진다. 이 리듬은 심정지에서 회복된 환자에서 가장 흔하게 관찰되는 부정맥이다.

원인

심실이탈리듬은 다음에 의해서 잘 발생한다:

- 정상 박동조율기(동발결절) 혹은 방실결절 위의 이소성박동조율기에서 발생하는 전기자극이 심실의 이탈박동보다 느릴 때
- 동정지, 동방차단, 3도 방실차단으로 인해 동발결절, 심방 혹은 방실결절의 전기자극이 심실로 전달되지 못할 때

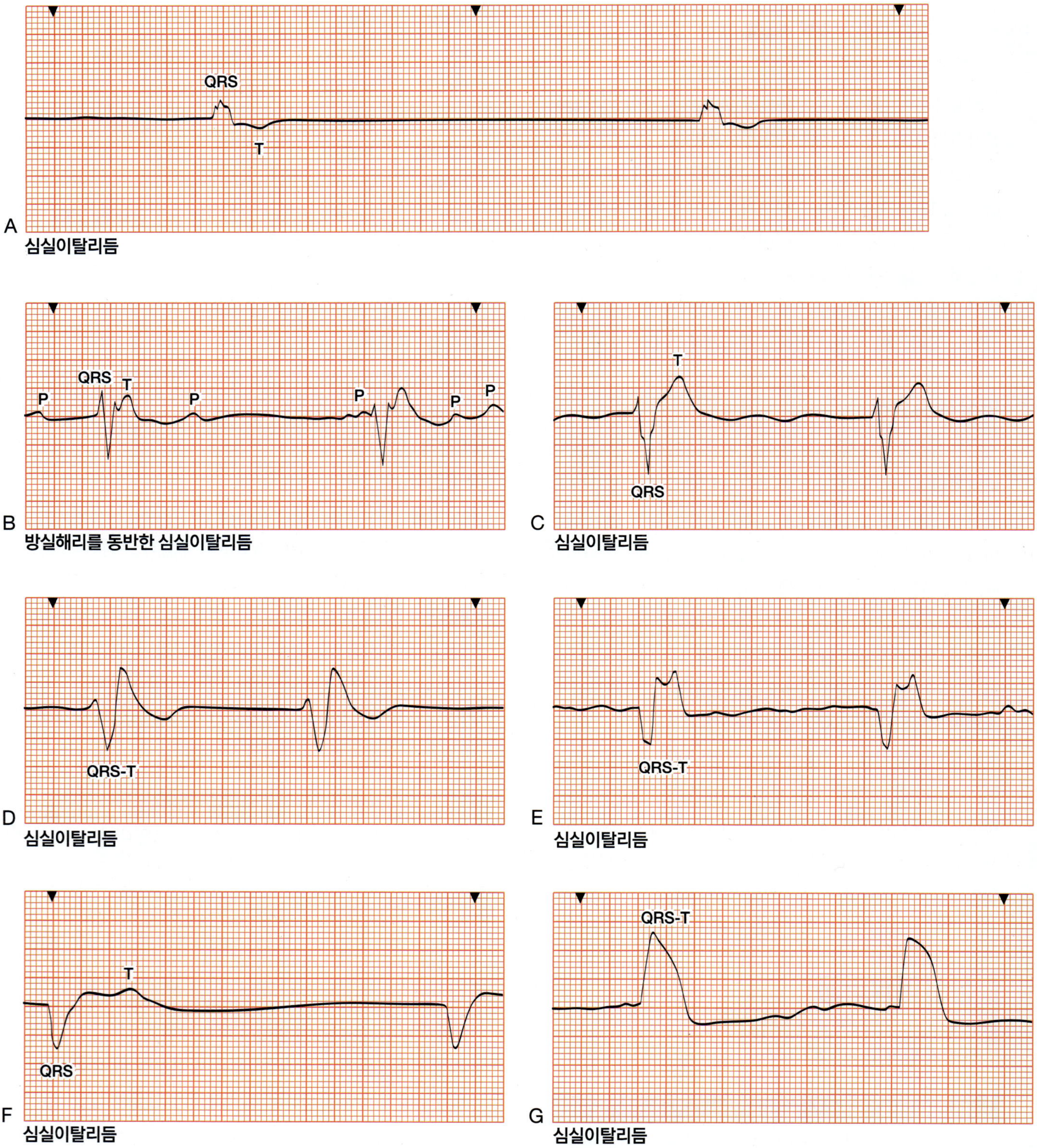
QRS
T
A
심실이탈리듬
P
QRS
T
P
P
P
P
B
방실해리를 동반한 심실이탈리듬
T
QRS
C
심실이탈리듬
QRS-T
D
심실이탈리듬
QRS-T
E
심실이탈리듬
T
QRS
F
심실이탈리듬
QRS-T
G
심실이탈리듬

그림 8.6 심실이탈리듬

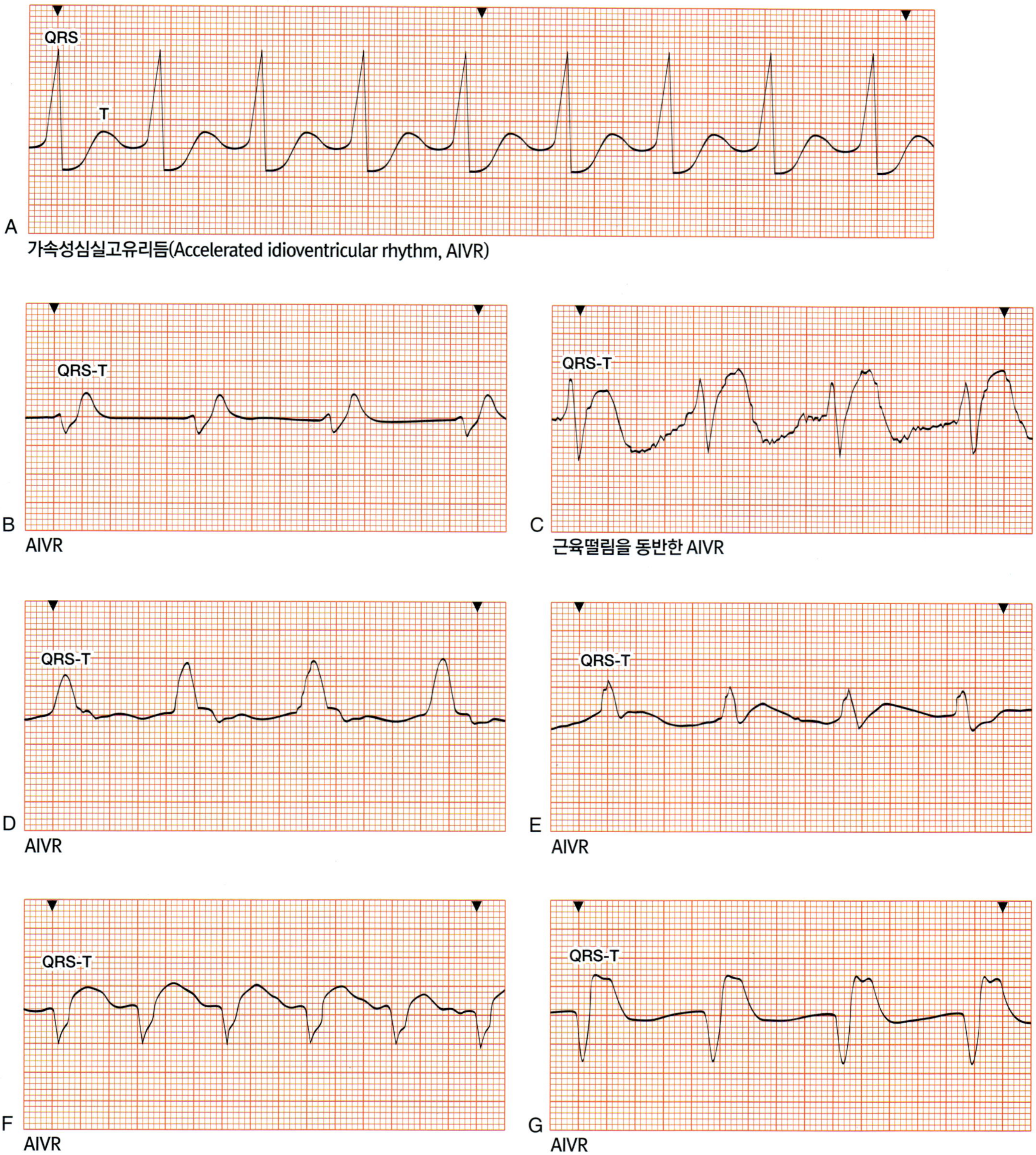

그림 8.7 가속심실고유리듬(가속심실리듬, 심실고유빈맥, 느린 심실빈맥)

일반적으로 전기자극이 1.5~2.0초 안에 심실에 전달되지 않으면 20~40회/분의 이탈박동이 생긴다. 심실고유리듬이 치료되지 않으면 QRS군은 점점 넓어지고 속도는 느려져서 (*agonal rhythm*) 심장무수축으로 진행한다.

임상적 중요성

심실의 박동조율기는 심장에서 가장 하위의 박동조율기 기능을 가지고 있어 이 기능도 작동하지 않으면 심장은 수축하지 못한다. 심실의 이탈박동은 속도도 느리고 기저 심장질환이 있으므로 대부분 증상을 동반한다. 심각한 박출량 저하로 인한 저혈압이 생기므로 뇌와 다른 주요장기로의 관류가 감소하여 기절, 쇼크, 심장기능상실이 생긴다.

무수축
ASYSTOLE

무수축

심실내의 전기활동이 없는 상태이다.

특징

속도	맥박 없음
규칙성	전기적 활동이 없으므로 일정한 패턴이 전혀 없음
P파	보일 수도 있으나 보이지 않기도 한다.
PR간격	알 수 없다.
R-R간격	알 수 없다.
전도비율	심실의 전기활동이 없으므로 알 수 없다.
QRS군	보이지 않는다.
기원	리듬이 없으므로 전기적 기원도 알 수 없다. P파가 보일 경우 이 파의 기원은 동발결절이나 심방의 이소성박동조율기이다.

저자의 한마디

일반적으로 무수축이란 전기적 활동이 전혀 없는 경우라고 알려져 있지만, 심실무수축이라고 불리는 P파는 보이고 QRS군만 안 보이는 경우도 있다.

원인

무수축은 심정지 원인의 1/3을 차지한다(그림 8.8). 다음과 같은 심각한 심질환에 의해 잘 생긴다:

- 동발결절이나 방실접합부의 박동조율기 기능이 작동하지 못할 때
- 3도(완전)방실차단에서처럼 방실접합부 상부의 전기자극이 심실로 전달되지 못한 경우에 심실의 박동조율기 기능도 작동하지 못할 때
- 심실세동이나 심실빈맥이 지속되어 심장이 죽어가는 상황, 즉 심장이 죽기 직전 상황

약물이나 전기적 심장율동전환에 의해 상심실성빈맥이나 심실빈맥이 종료되기 직전에 아주 짧게 무수축이 보이기도 한다.

임상적 중요성

심실의 수축과 박동이 없으므로 심박출량이 없고 맥박도 없다. 의식이 있는 사람에서 갑자기 무수축이 생기면 수초내에 의식이 없어지고 사망하게 된다.

반드시 기억할 사항
TAKE-HOME POINTS

- 방실접합부 아래 부위의 자동능이 증가하거나 재진입 회로가 작동하면 심실성 부정맥이 발생한다. 모든 심실성 부정맥은 원인을 파악하여 치료를 해야 한다.
- 심실조기수축은 기존 리듬보다 빨리 나오는 넓고 큰 비정상 모양의 QRS군을 보이며 보상성 휴지기를 동반한다.
- 심실성 부정맥은 하나의 심실조기수축만 보일 수도 있고 다형심실조기수축을 보일 수도 있다.
- 자주 보이는 심실조기수축은 심박출량을 저하시켜 쇼크를 일으킨다.
- T파 중에 심실조기수축이 발생한 것을 R on T라고 하고 심실빈맥이나 심실세동의 원인이 된다.
- 심실빈맥은 넓은 QRS군을 동반한 상심실성빈맥과 구분하기 힘들다. 융합박동이나 무리지어 나타나는 박동이 보이면 두 부정맥을 구분하기 쉽다. 정확한 구분을 위해 12유도 심전도를 측정하는 것이 도움이 된다.

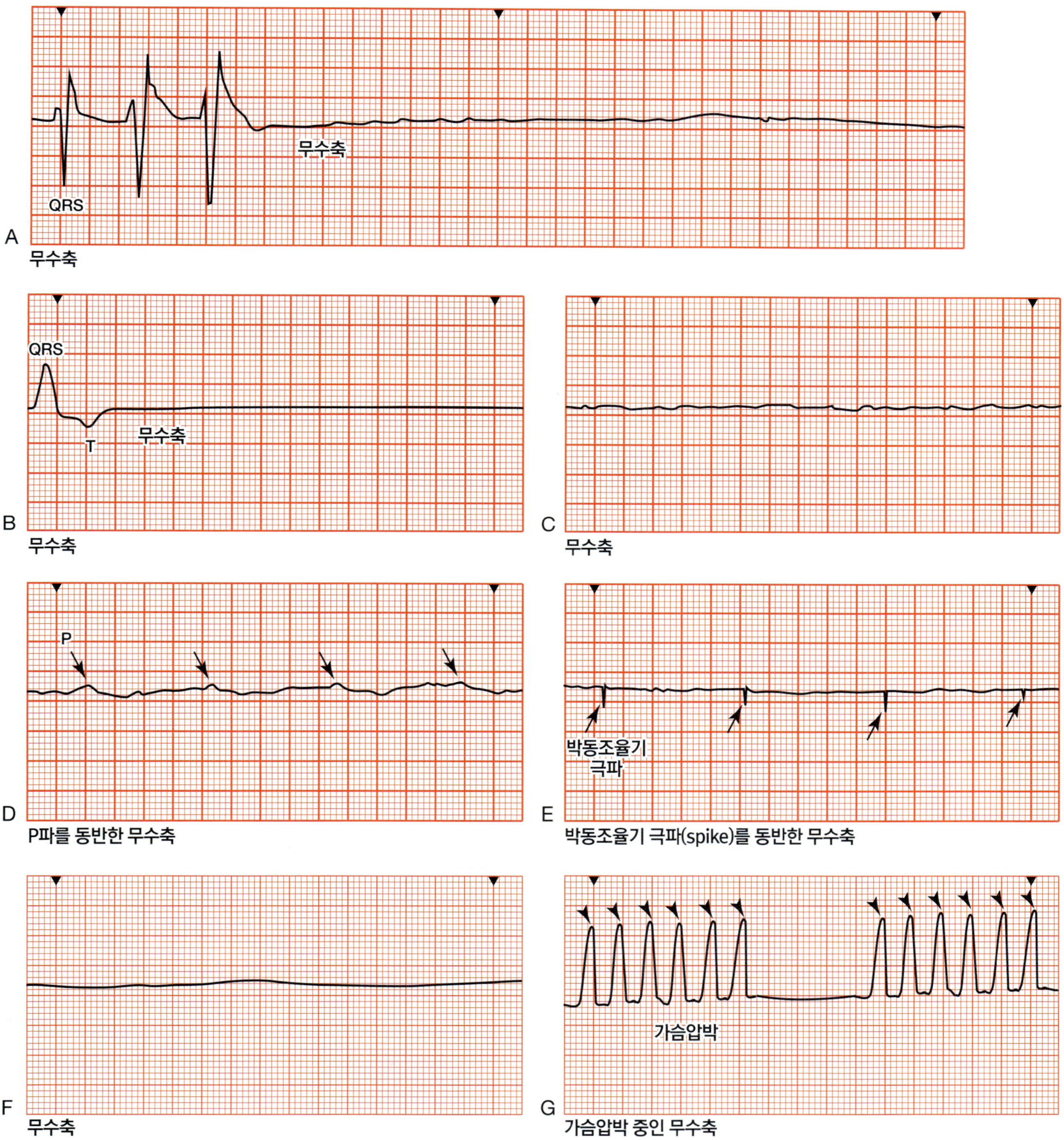
QRS
무수축
A
무수축
QRS
T
무수축
B
무수축
C
무수축
P
D
P파를 동반한 무수축
박동조율기
극파
E
박동조율기 극파(spike)를 동반한 무수축
F
무수축
가슴압박
G
가슴압박 중인 무수축

그림 8.8 무수축

- 심실세동은 완전히 불규칙한 리듬으로 수많은 이소성박동조율기 부위에서 만들어지는 무질서하고 형태를 알 수 없는 파동이 특징적이다.
- 심실세동파는 거친 파일 수도 있고 미세한 파동일 수도 있다. 거친 세동파는 최근에 발생한 세동파를 의미하며 치료에 의해 정상 리듬으로 잘 돌아온다.
- 심실의 이소성박동조율기가 작동하면 *심실고유리듬*이라고 하고 이 리듬의 속도가 40회/분보다 빠르면 *가속성 심실고유리듬(AIVR)* 또는 심실고유빈맥이라고 한다.
- 심실의 박동조율기는 심장에 문제가 생길 때 가장 마지막으로 작동하는 이소성박동조율기이므로 심실고유리듬은 즉시 치료하여야 한다.
- 무수축은 심실의 전기적 활동이 전혀 없는 심전도 리듬이다.
- 무수축에서는 심실의 규칙적 탈분극과 수축이 없으므로 심장의 심박출이 없어지고 맥박도 사라진다.
- 무수축은 심실빈맥이나 심실세동을 뒤따라 나오며 죽음 직전의 상황이다.
- 표 8.1에 다양한 심실부정맥의 특징을 정리하였다.

표 8-1 심실부정맥의 심전도 특징

리듬	맥박수(회/분)	리듬	P파	PR간격	QRS군
심실빈맥	110~250	규칙적	있을 수도 있고 없을 수도 있음; QRS군과 연관성 없음	알 수 없음	비정상, >0.12초
심실세동	알 수 없음	알 수 없음	있을 수도 있고 없을 수도 있음	알 수 없음	심실세동파
가속심실고유리듬	40~100	규칙적	있을 수도 있고 없을 수도 있음; QRS군과 연관성 없음	알 수 없음	비정상, >0.12초
심실이탈박동	>40	규칙적	있을 수도 있고 없을 수도 있음; QRS군과 연관성 없음	알 수 없음	비정상, >0.12초
무수축	알 수 없음	알 수 없음	있을 수도 있고 없을 수도 있음	알 수 없음	없음

복습문제

1. 넓고 큰 QRS군을 보이는 기존 리듬보다 빨리 나오는 리듬을 잘 설명한 것은?
   A. 심방조기수축
   B. 접합부조기수축
   C. 전도되지 않은 접합부조기수축
   D. 심실조기수축

2. 하나의 이소성 부위에서 발생한 심실조기수축을 지칭하는 용어는?
   A. 독립적
   B. 다형
   C. 다형태
   D. 단형

3. 심실조기수축은 ?
   A. 무수축을 유발한다.
   B. 동발결절을 억제하여 기존 리듬의 다음 P파가 예정보다 빨리 나타난다.
   C. 정상 QRS군과 연이어 발생하면 끼인 조기수축파가 보인다.
   D. 심실의 재분극 시기에 발생하면 심실세동을 유발한다.

4. 심실조기수축은 보상성 휴지기를 동반한다. 이 기간은 기존 R-R간격의 몇 배인가?
   A. 1
   B. 2
   C. 3
   D. 다양하다.

5. 심실조기수축의 QRS군과 기존리듬의 QRS군을 합친 파형을 무엇이라 하는가?
   A. 단형심실조기수축
   B. 포획박동
   C. 다형심실조기수축
   D. 융합박동

6. 심실조기수축이 연달아 나오는 것을 무엇이라 하는가?
   A. 심실조기수축의 발산
   B. 짝을 이룬 심실조기수축
   C. 심실빈맥
   D. 심실조기수축의 기습

7. QRS군의 모양과 방향성이 계속 변하는 심실빈맥을 무엇이라 하는가?
   A. 이단맥
   B. 다형심실빈맥
   C. 뒤틀림(염전성)심실빈맥
   D. 심실조동

8. 제세동의 성공에 가장 큰 영향을 미치는 심실 세동파의 특징은?
   A. 세동파의 속도
   B. P파 존재 유무
   C. 세동파의 크기
   D. 기존 리듬

9. 증상이 없는 가속심실고유리듬을 잘 설명한 것은?
   A. 급성심근경색에 잘 동반된다.
   B. 즉시 치료해야 한다.
   C. 2도 방실차단을 잘 발생시킨다.
   D. 맥박수는 100회/분 이상이다.

10. 40회/분 이하의 속도를 가진 심실부정맥은?
    A. 가속심실고유리듬
    B. 무맥성전기활동
    C. 심실무수축
    D. 심실이탈리듬

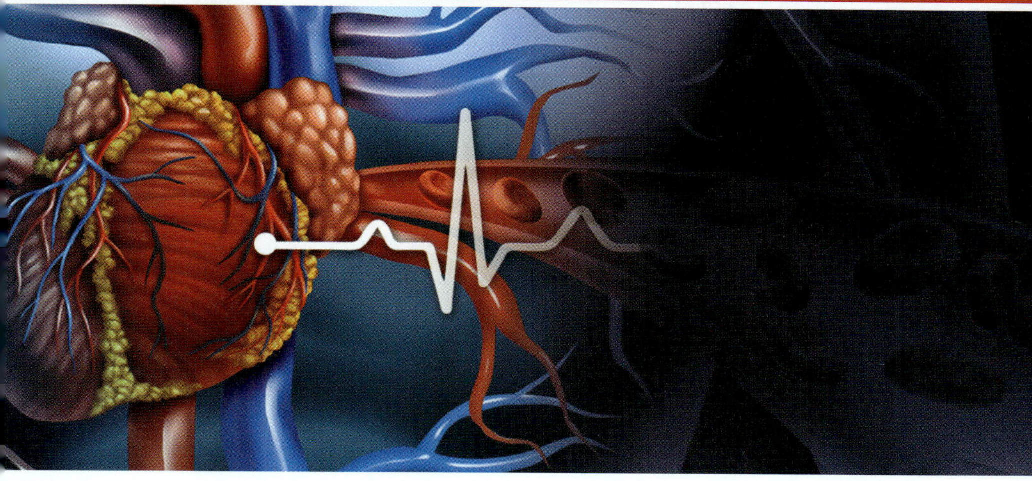

9 방실차단

Atrioventricular Blocks

1도 방실차단

FIRST-DEGREE AV BLOCK

1도 방실차단

방실결절을 통한 전기전달의 지연으로 0.20초 이상으로 연장된 PR 간격이 특징인 리듬이다(그림 9.1).

특징

속도	기존 리듬의 맥박수
규칙성	규칙적
P파	상향파(유도 II)
PR간격	>0.20초
P-P, R-R간격	일정함
전도비율	1 : 1
QRS군	전도장애가 없는 한 정상
기원	동방결절 혹은 심방박동조율기

속도 기존 리듬의 맥박수와 동일하며 심방과 심실의 속도도 동일하다. 맥박수는 정상일 수도 있지만 빠르거나 느리기도 하다.

규칙성 동방결절에서 시작하여 규칙적인 리듬을 보인다.

P파 같은 모양의 P파가 나오며 항상 QRS군을 동반한다. 유도 II에서 상향의 정상 모양의 P파가 나온다.

PR간격 0.20초보다 연장된 일정한 PR간격이 보인다.

R-R간격 일정한 R-R간격이 보인다.

전도비율 P파 다음에 항상 QRS군이 동반되므로 전도비율은 1:1이다.

기원 동방결절의 페이스메이커에서 시작한다.

원인

방실결절을 통한 전기전달이 지연되어 발생하므로 방실결절 아래의 전기전달은 정상으로 일어난다. 드물게 방실결절 아래의 히스다발에서 1도 방실차단이 발생하기도 하는데 이를 *결절아래 방실차단*이라고 한다.

아무 원인없이 생기기도 하지만 대개 다음 상황에서 자주 발생한다:

- 급성하벽심근경색 혹은 우심실경색에서 미주신경의 긴장도가 증가하거나 방실결절의 허혈에 의해 잘 발생
- 허혈성 심장질환
- 미주신경계통(부교감신경계통)의 긴장도가 과하게 억제될 때
- 디기탈리스중독
- 아미오다론, 베타차단제(아테놀롤, 메토프로롤, 프로프라놀롤), 칼슘통로차단제(딜티아젬, 베라파밀, 니페디핀)
- 고칼륨혈증 등 전해질이상
- 급성 류마티스열 혹은 심근염

임상적 중요성

1도 방실차단은 대개 증상이 없으므로 치료가 필요없다. 그러나 기존 질환을 치료할 수 있으면 가능한 한 치료하는 것이 좋다. 드물게 급성하벽심근경색이나 우심실경색, 베타차단제나 칼슘통로차단제를 과다하게 투여한 경우 등에서 1도 방실차단이 고도 방실차단으로 진행할 수 있으므로 이때는 환자를 주의 깊게 관찰하고 심전도 감시를 하는 것이 좋다.

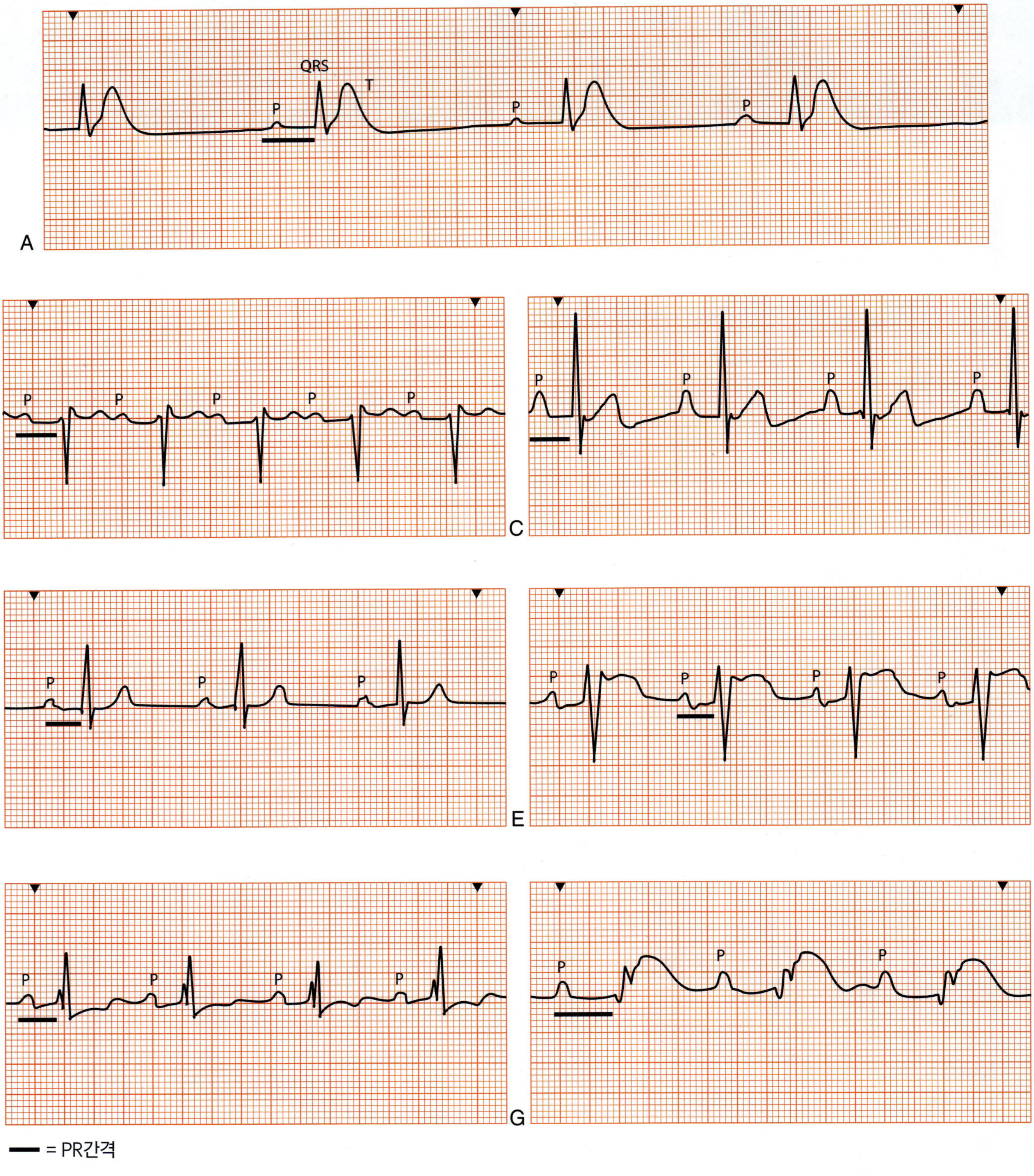

그림 9.1 1도 방실차단

2도 I형 방실차단(벤케바흐)

SECOND-DEGREE TYPE I AV BLOCK (WENCKEBACH)

2도 I형 방실차단

방실결절에서 전도 지연이 점진적으로 길어지다가 완전히 차단되는 형태의 부정맥으로 점점 PR간격이 길어지다가 P파 다음에 QRS군이 나오지 않는 특징의 리듬을 보인다.

2도 I형 방실차단은 벤케바흐 현상을 동반하며 모비츠 I형 2도 방실차단(second-degree type I AV block)이라고도 불리는데 점진적으로 PR간격이 길어지다가 완전히 차단되는 현상이 반복해서 나타난다(그림 9.2).

저자의 한마디

1800년대 네덜란드의 해부학자인 벤케바흐가 이 현상을 처음 발견하여 벤케바흐 현상이라고 불리며 1900년대 러시아의 모비츠라는 의사가 이 현상을 2도 방실차단의 전기생리현상에 도입하였다.

특징

속도	기존 리듬의 맥박수
규칙성	일정한 패턴을 가진 불규칙성
P파	상향파(유도 II)
PR간격	QRS군이 안 나올 때까지 점진적으로 연장됨
P-P, R-R간격	P-P간격은 일정하나 R-R간격은 일정하지 않음(짧아짐)
전도비율	다양함(대개 3:2, 4:3)
QRS군	전도장애가 없는 한 정상
기원	동방결절

속도 기존 리듬의 맥박수와 동일하며 한번씩 QRS군이 나타나지 않으므로 심실의 속도가 심방의 속도보다 느리다.

규칙성 일정한 패턴을 가진 불규칙성을 보인다. 동방결절에서 시작한 전기자극이 방실결절을 지날 때 각 주기마다 점점 전도가 느려져서 완전히 전도가 차단되어 QRS군이 생기지 않는 일정한 패턴을 반복한다.

P파 같은 모양의 P파가 나오며 일정한 규칙성을 가지고 한번씩 QRS군이 나오지 않는다.

PR간격 처음에는 정상이나 점점 연장되다가 마침내 P파 다음에 QRS군이 나오지 않으며 다시 처음 PR간격으로 돌아가는 일정한 유형을 보인다.

R-R간격 R-R간격은 일정하지 않다. PR간격이 점점 연장되면 R-R간격은 상대적으로 점점 짧아진다. R-R간격이 점점 짧아지는 이유는 PR간격이 처음의 R-R간격과 동일한 R-R간격을 유지할 만큼 충분히 길지 않기 때문이다.
드물게 일정한 R-R간격을 유지하기도 하나 이 경우에 전도되지 않은 P파를 포함한 R-R간격은 기존 R-R간격의 2배보다 짧다.

전도비율 보통 4:3 혹은 3:2로 전도되지만 5:4, 6:5, 7:6... 등의 전도비율을 보이기도 한다. 5:4의 전도비율에서는 5개의 P파에 4개의 QRS만 뒤따른다. 전도비율은 대개 일정하지만 기존 리듬의 속도에 따라 변할 수 있다. 속도가 빨라지면 전도비율이 감소하는데, 이는 완전히 전도가 차단되기까지 전도 지연이 길어지는데 걸리는 시간 또한 짧아지기 때문이다. 예를 들어 기존 리듬이 분당 60회일 때 전도비율이 4:3이라면, 속도가 분당 100회로 빨라지면 전도비율이 3:2로 감소할 수 있다(즉, 완전한 전도차단이 더 빨리 등장한다).

QRS군 대개 정상이나 기존의 심실내 전도장애가 있으면 넓은 QRS를 보인다.

기원 동방결절에서 시작한다.

저자의 한마디

QRS군이 나오지 않는 시점을 "결여박동(dropped beat)"라는 간단한 표현을 더 많이 쓴다.

원인

2도 I형 방실차단은 방실결절에서의 전도장애에 의해 발생하며 드물게 히스다발에서 전도장애가 생기기도 한다. 히스다발에서 아래에서 생긴 전도장애를 결절아래 방실차단이라고 하며 이때 QRS군의 간격은 0.10~0.12초이지만 모양은 비정상이다. 2도 I형 방실차단은 다음 상황에서 자주 발생한다:

- 급성하벽심근경색 혹은 우심실경색에서 미주신경의 긴장도가 증가하거나 방실결절의 허혈에 의해 잘 발생
- 허혈성 심장질환
- 과도한 억제성 미주신경계통(부교감신경계통) 긴장도
- 디기탈리스중독
- 아미오다론, 베타차단제(아테놀롤, 메토프로롤, 프로프라놀롤), 칼슘통로차단제(딜티아젬, 베라파밀, 니페디핀)

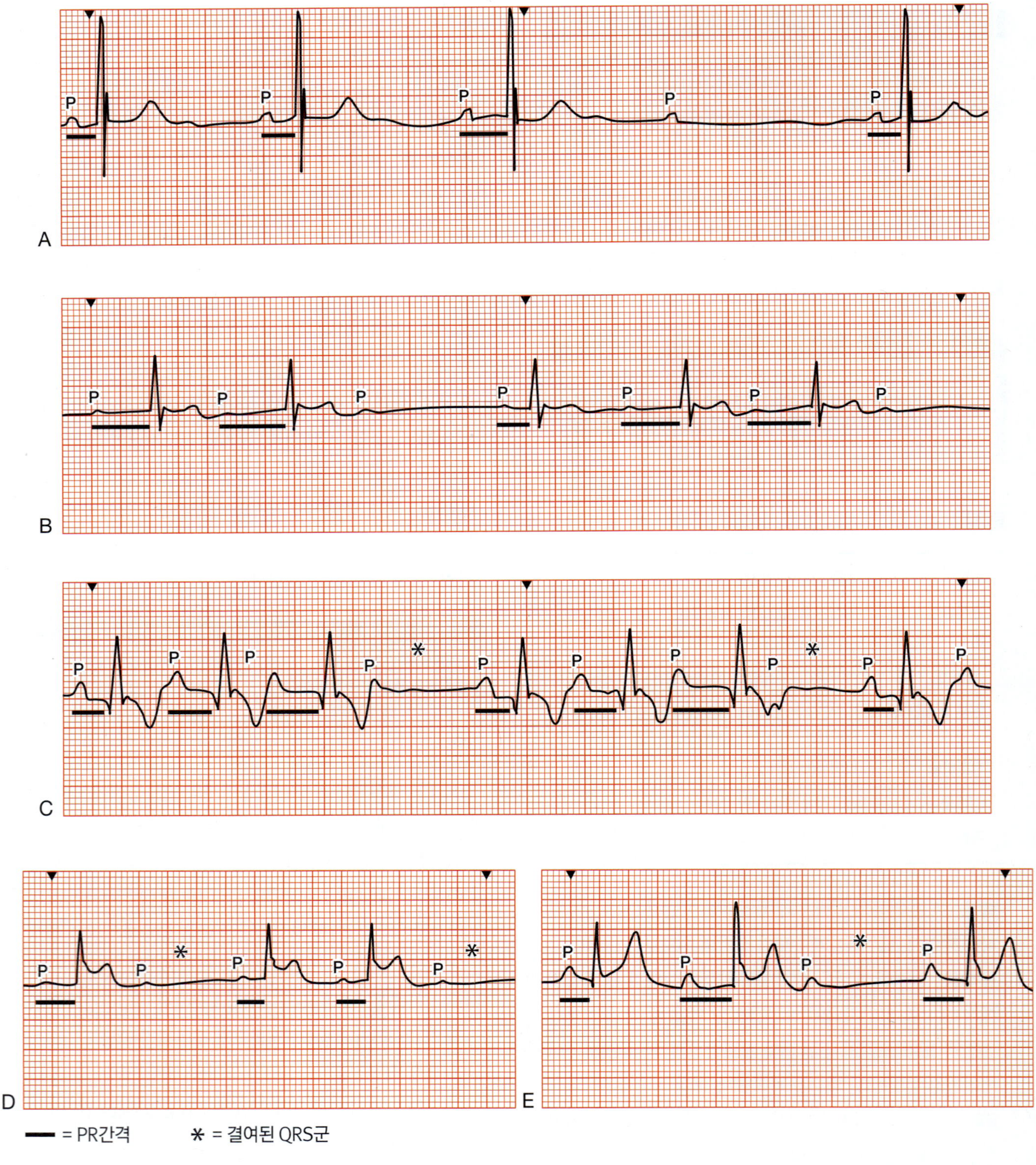

그림 9.2 2도 I 형 방실차단(벤케바흐)

- 고칼륨혈증 등 전해질이상
- 급성 류마티스열 혹은 심근염

임상적 중요성

2도 I형 방실차단은 대부분 일시적으로 발생하고 정상 리듬으로 돌아오므로 증상이 없지만 고도 방실차단으로 진행하면 증상을 동반하기도 한다. 그러므로 환자는 주의깊게 관찰하고 심전도 감시를 하는 것이 좋다. 맥박수를 늘리기 위해 아트로핀을 사용하기도 한다.

2도 II형 방실차단

SECOND-DEGREE TYPE II AV BLOCK

2도 II형 방실차단

간헐적으로 방실결절을 통한 전기전도가 완전히 차단되는 리듬으로 한쪽 다발갈래는 완전히 차단되고 다른 쪽의 다발갈래는 간헐적으로 차단된다. 따라서 4:3, 3:2 등의 전도비율을 보이며 모비츠 II형 2도 방실차단이라고도 한다.

특징

속도	기존 리듬의 맥박수
규칙성	일정한 패턴을 가진 불규칙성
P파	상향파(유도 II)
PR간격	QRS군이 안 나올 때까지 정상이고 일정함
P-P, R-R간격	P-P간격은 일정하나 R-R간격은 일정하지 않음
전도비율	다양함(대개 3:2, 4:3)
QRS군	대부분 0.12초 이상
기원	동방결절 혹은 심방박동조율기

속도 기존 리듬의 맥박수와 동일하며 한번씩 P파의 전기가 전달되지 않으므로 심실의 속도가 심방의 속도보다 느리다.

규칙성 일정한 유형을 가진 불규칙성을 보인다.

P파 같은 모양의 P파가 나오며 결여박동이 아닐 때는 QRS가 뒤따라 나온다.

PR간격 정상이고 일정한 간격을 보인다.

R-R간격 전도되지 않은 P파를 제외하고는 일정하다. 전도되지 않은 P파를 포함한 R-R간격은 기존 리듬의 2배와 동일하거나 약간 짧다.

전도비율 보통 4:3 혹은 3:2로 전도되지만 5:4, 6:5나 7:6의 전도비율을 보이기도 한다. 항상 QRS군보다 P파가 하나 더 존재하는 특징적 패턴을 보인다. 4:3의 전도비율에서는 4개의 P파에 3개의 QRS만 뒤따른다. 전도비율은 일정할 수도 있고 변하기도 한다.

저자의 한마디

2도 방실차단은 QRS군보다 하나 더 많은 P파를 보이는 것이 특징이다.

전도되지 않은 심방조기수축은 2도 방실차단과 구분하기 어려울 수 있는데 심방조기수축의 P′ 파는 기존 리듬의 P파와 다른 모양을 보이는 것으로 감별한다. 또한 심방조기수축은 드물게 보이는 부정맥이며 2도 방실차단에서 보이는 특징적인 결여박동을 볼 수 없다.

QRS군 간혹 히스다발에서 차단이 발생하면 정상 QRS를 보이기도 하나, 대개는 한쪽 다발갈래는 완전히 차단되고 다른 쪽의 다발갈래가 간헐적으로 차단되는 형태이므로 QRS군이 0.12초 이상이며, 완전 차단된 다발갈래의 방향에 따라 좌각차단/우각차단의 특징적 모양을 보인다(13장 참조).

기원 동방결절이나 심방박동조율기에서 시작한다.

원인

2도 방실차단은 대부분 *결절아래 방실차단*이라고 불리는 히스다발아래 부분의 전도차단으로 발생한다. 간헐적으로 한쪽 다발갈래의 전기전도가 차단되고 다른 쪽의 다발갈래는 완전히 차단되므로 넓고 큰 비정상 모양의 QRS군을 동반한 간헐적 방실차단이 나타난다.

급성전벽심근경색에 의해 다발갈래 부위가 심하게 손상을 받을 때 잘 나타난다.

임상적 중요성

느린 맥박수를 동반한 2도 II형 방실차단의 증상과 징후는 증상이 있는 동서맥과 동일하다. 1도 방실차단보다 더 완전차단으로 잘 진행하므로 비록 증상이 없더라도 인공심박조율기를 준비해야 한다. 증상이 발생한 환자 특히 급성전벽심근경색증 환자에서는 즉시 인공심박조율을 시행한다. 아트로핀은 대부분 효과적이지 않다.

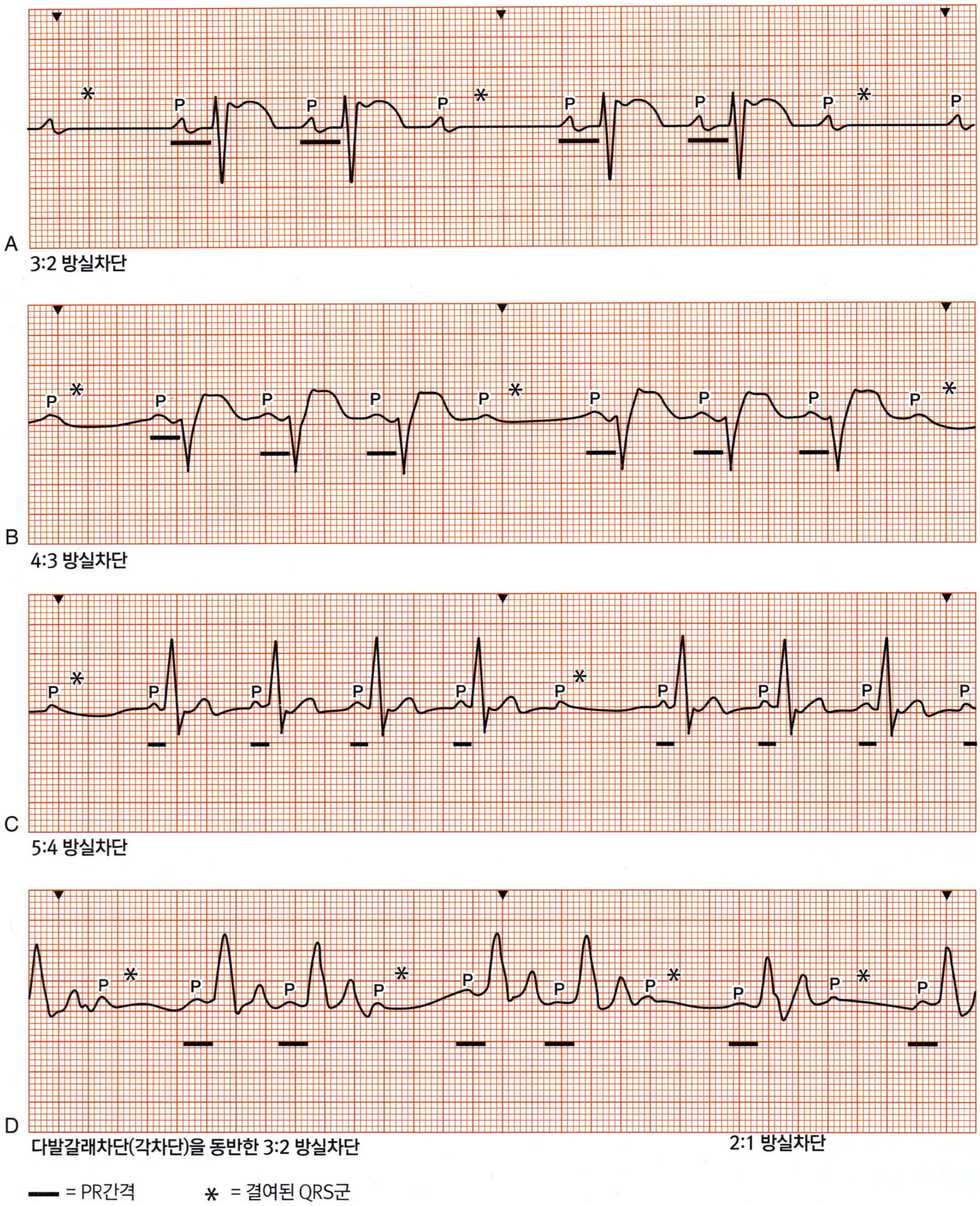

그림 9.3 2도 II형 방실차단

2:1 및 고도 2도 방실차단

SECOND-DEGREE 2:1 AND ADVANCED AV BLOCK

2:1 및 고도 2도 방실차단

방실결절과 다발갈래에서 발생한 전도장애는 2:1, 3:1 혹은 그 이상의 전도비율을 보이는 고도의 방실차단을 일으키는데 이런 전도비율을 보이는 방실차단은 기존의 2도 방실차단과 구분한다(그림 9.4).

특징

속도	기존 리듬의 맥박수
규칙성	일정한 패턴을 가진 불규칙성
P파	상향파(유도 II)
PR간격	QRS군이 안 나올 때까지 정상이고 일정함
P-P, R-R간격	P-P간격은 일정하나 R-R간격은 일정하지 않음
전도비율	다양함(대개 2:1, 3:1, 4:1) 두 개 이상의 전도되지 않은 P파가 보임
QRS군	대부분 0.12초 이상
기원	동방결절

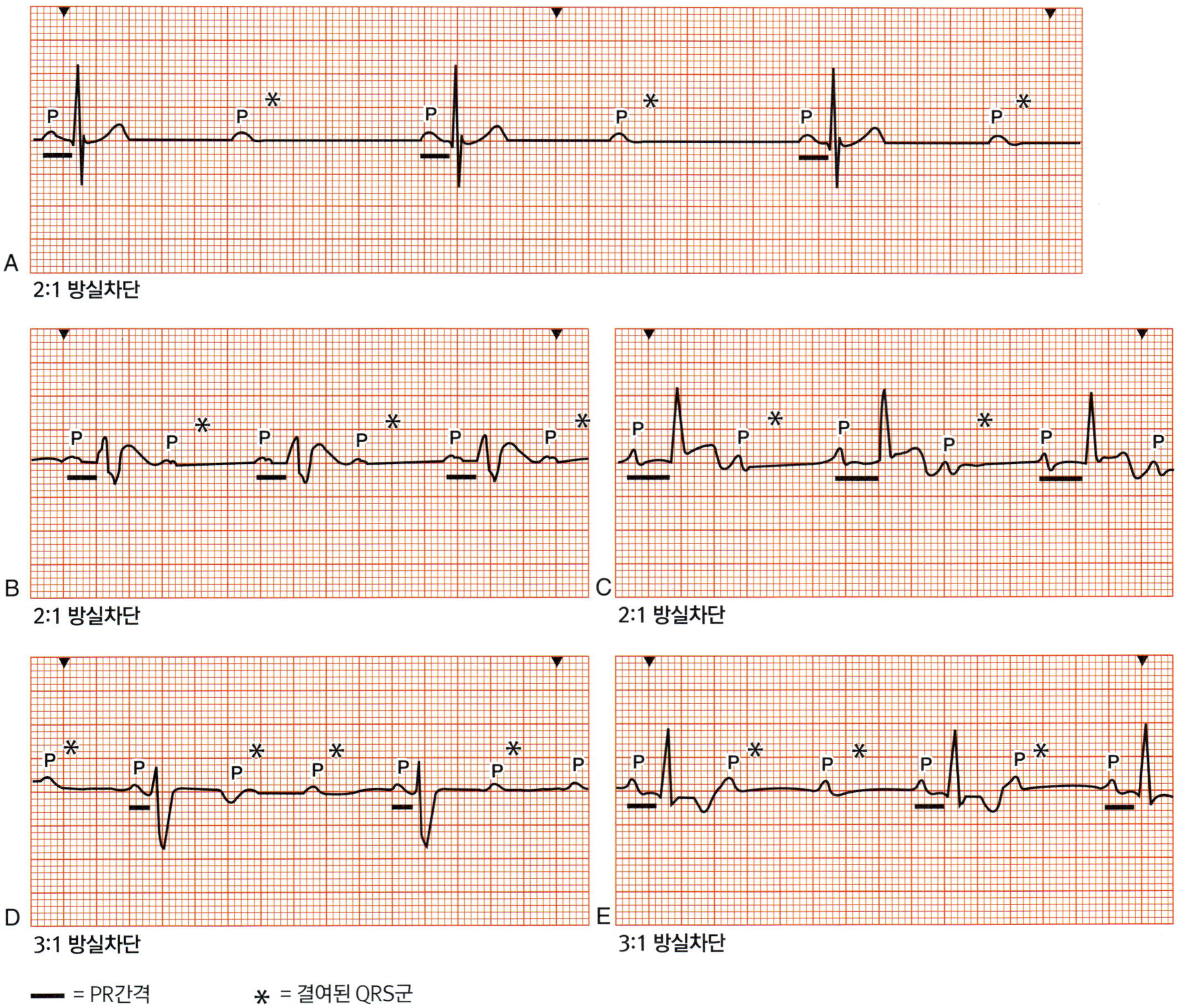

그림 9.4 2:1 및 고도 2도 방실차단

속도 기존 리듬의 맥박수와 동일하며 P파의 전기가 전달되지 않으므로 심실의 속도가 심방의 속도보다 느리다.

규칙성 일정한 패턴을 가진 불규칙성을 보인다.

P파 같은 모양의 P파가 나오며 결여박동이 아닐 때는 QRS가 뒤따라 나온다.

PR간격 정상이고 일정한 간격을 보인다.

> **저자의 한마디**
>
> 2:1 2도 방실차단은 2도 I형 방실차단과 유사한 형태를 보일 수 있다. 전형적인 2도 I형 방실차단은 3~6개 정도의 P파가 나온 후 QRS군이 나온다. 2도 I형 방실차단에서 첫 번째 PR간격이 매우 길어서 뒤따르는 다음 주기에 방실차단이 발생하면 2:1 전도비율을 보일 수 있지만, 정상 PR간격을 보이면 2:1 2도 방실차단일 가능성이 더 크다.

R-R간격 결여박동이 보이는 기간에는 일정하지 않으며 이 기간은 기존 리듬의 R-R간격의 배수이다.

전도비율 이름처럼 2:1이거나 전도장애가 진행되어 3:1, 4:1 또는 그 이상의 전도비율을 보인다. 4:1 전도의 경우 4개의 P파마다 하나의 QRS군이 뒤따른다. 즉, 3개의 P파는 전도되지 않는다. 전도비율은 일정할 수도 있고 변하기도 한다.

QRS군 대부분의 2도 방실차단은 다발갈래차단(각차단)이 존재하므로 넓어져 있으나 히스다발에서 차단되면 0.10~0.12초의 정상 QRS를 보인다.

기원 동방결절에서 시작한다.

> **저자의 한마디**
>
> 이 리듬은 "고도차단"이라고도 하는데 전도비율이 커서 대부분 서맥과 이로 인한 심각한 증상을 보이며 완전차단으로 쉽게 진행한다.

원인

좁은 QRS군을 동반한 2:1 및 고도 2도 방실차단은 방실결절의 전도장애에 의하며 다음 상황에서 잘 발생한다:

- 급성하벽심근경색 혹은 우심실경색에서 미주신경의 긴장도가 증가하거나 방실결절의 허혈에 의해 잘 발생
- 허혈성 심장질환
- 미주신경계통(부교감신경계통)의 긴장도가 과하게 억제될 때
- 디기탈리스중독
- 아미오다론, 베타차단제(아테놀롤, 메토프로롤, 프로프라놀롤), 칼슘통로차단제(딜티아젬, 베라파밀, 니페디핀)
- 고칼륨혈증 등 전해질이상
- 급성류마티스열 혹은 심근염

임상적 중요성

맥박수가 매우 느린 경우 증상을 동반한 동서맥에서와 동일한 증상이 나타난다. 좁은 QRS를 동반한 2:1 혹은 고도 방실차단은 일시적인데 반해 넓은 QRS를 동반하는 경우는 영구적이다. 2:1 방실차단에서 아트로핀은 효과적이나 더 진행된 고도차단에서는 효과가 없다.

넓은 QRS군을 동반한 경우에는 증상이 없는 경우에도 3도 방실차단으로 쉽게 진행되므로 인공심박조율기를 미리 준비해야 한다. 증상이 있는 경우 특히 급성전벽관상동맥증후군에서는 즉시 일시적 인공심박조율을 시행한다.

3도 방실차단

THIRD-DEGREE AV BLOCK

> **3도 방실차단(완전차단, 완전방실차단)**
>
> 방실결절과 히스다발, 다발갈래를 통한 전기전도가 완전히 차단된 리듬으로 P파와 QRS군이 서로 연관성이 없는 방실해리현상이 특징이다(그림 9.5).

특징

속도	기존 리듬의 맥박수
규칙성	규칙적
P파	상향파(유도 II), f 혹은 F파
PR간격	일정하지 않음
P-P, R-R간격	P-P간격과 R-R간격은 각각 일정함
전도비율	알 수 없음
QRS군	대부분 0.12초 이상
기원	방실결절 혹은 심실고유리듬

속도 심방의 속도는 기존 리듬의 맥박수와 동일하며 심실은 특징적으로 40~60회/분의 속도를 보이나 20~40회/분으로 느려지기도 한다. 심실의 맥박수는 심방보다 느리다.

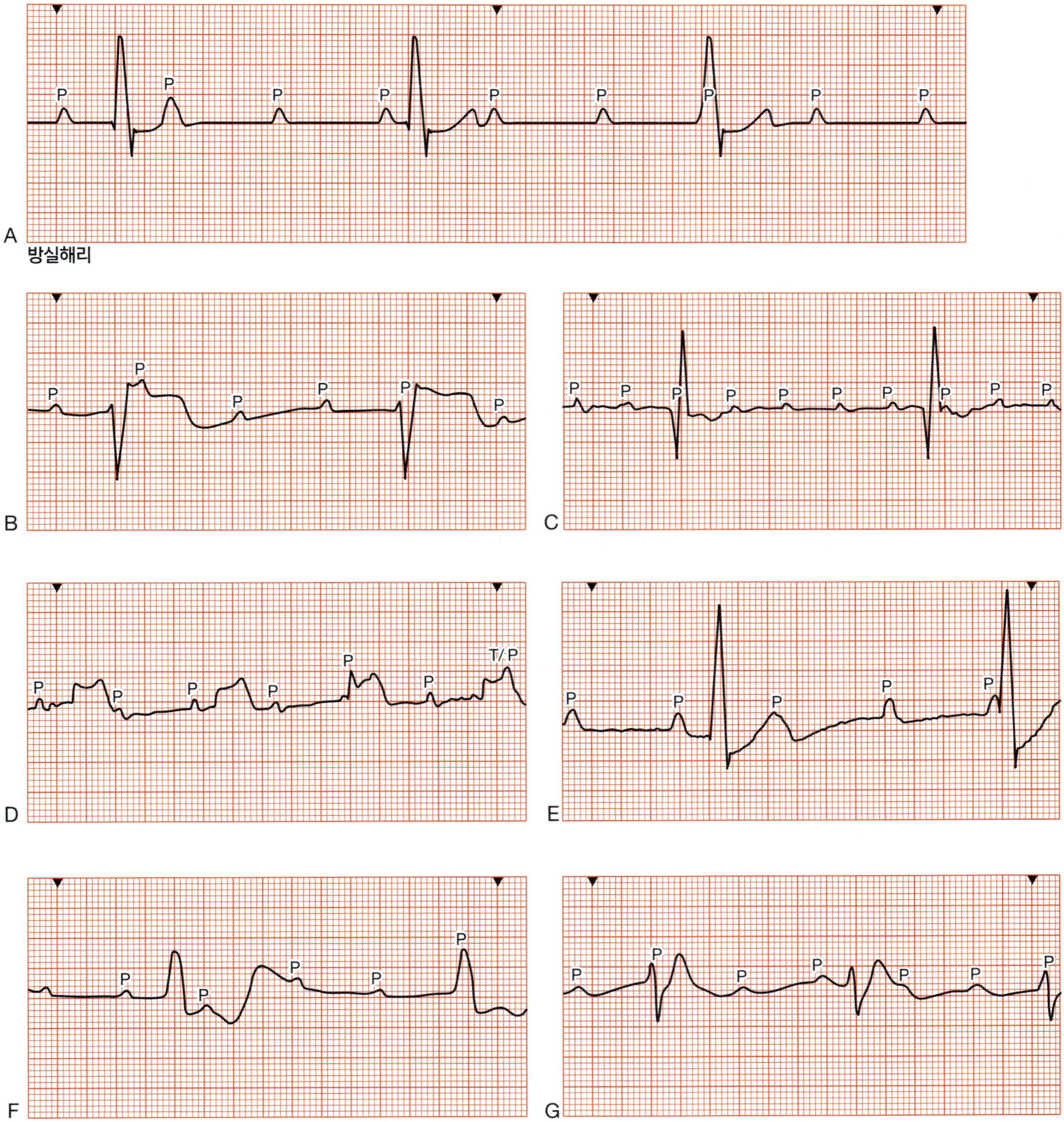

그림 9.5 3도(완전) 방실차단

규칙성 심방의 리듬은 기존 리듬에 따라 규칙적이거나 불규칙적일 수 있다. 심실은 원칙적으로 규칙적 리듬이며 심방과 심실은 독립적이다(방실해리). 완전차단을 동반한 심방세동은 불규칙한 리듬이 아니고 규칙적이다.

P파 P파나 심방 조동파, 심방 세동파가 보일 수 있으나 이들은 QRS군과 어떤 연관성도 없으며 서로 다른 속도를 보인다. 완전차단을 동반한 심방조동이나 심방세동은 넓은 QRS군을 동반한 f나 F파를 보인다. 완전차단을 동반한 심방조동에서는 QRS군과 동시에 시작되는 F파가 나온다.

PR간격 P파와 QRS군이 서로 독립적이므로 PR간격은 매우 다양하다.

R-R간격과 P-P간격 R-R간격과 P-P간격은 일정하지만 서로 독립적이다. 간혹 두 간격이 서로 비슷해서 이러한 해리를 찾아내기 어려울 수 있다. 임상적으로는 심전도 기록지를 여러 개 비교하면 해석이 용이하다.

전도비율 심방과 심실의 속도가 서로 독립적이므로 전도비율은 알 수 없다.

QRS군 일반적으로 0.12초보다 넓다. 심실의 이탈리듬이 심실의 심근세포나 다발갈래에서 기원한 경우 모양이 비정상적이다. 히스다발이나 방실접합부에서 기원하는 경우 좁은 QRS군을 보일 수 있다.

기원 P파는 동방결절이나 심방의 페이스메이커에서 시작하며 QRS군은 심실이나 푸르킨예 섬유 혹은 방실접합부나 다발갈래에 존재하는 페이스메이커에서 시작한다.

접합부에서 시작된 이탈박동은 40~60회/분의 맥박수를 보이지만 심장근육이나 푸르킨예 섬유, 다발갈래에서 시작한 심실이탈박동은 20~40회/분 이하의 속도를 보인다.

원인

3도 방실차단은 방실결절을 통한 심실로의 전기전달이 완전히 차단되는 것이다. 일시적으로 생길 수 있으나 영구적으로 지속되기도 한다. 일시적인 3도 방실차단은 대부분 좁은 QRS군의 40~60회/분 속도의 접합부이탈리듬을 동반하는데 다음 상황에서 잘 생긴다:

- 급성하벽심근경색 혹은 우심실경색에서 미주신경계통(부교감신경신경계통)의 긴장도가 증가/방실결절의 허혈성 손상
- 허혈성 심장질환
- 어떤 이유에서든지 미주신경계통(부교감신경계통)의 긴장도가 과하게 억제될 때
- 디기탈리스중독
- 아미오다론, 베타차단제(아테놀롤, 메토프로롤, 프로프라놀롤), 칼슘통로차단제(딜티아젬, 베라파밀, 니페디핀) 투여
- 고칼륨혈증 등 전해질이상
- 급성류마티스열 혹은 심근염

영구적 혹은 만성적 3도 차단은 넓은 QRS군의 20~40회/분의 심실이탈리듬을 동반하는데 다음 경우에 주로 잘 발생한다:

- 급성전벽심근경색
- 노인에서 다발갈래(bundle)부위의 만성퇴행성 변화

영구적 3도 방실차단은 미주신경의 긴장도 증가나 약물중독으로는 잘 생기지 않는다.

임상적 중요성

3도 방실차단의 증상과 징후는 증상을 동반한 동서맥과 동일하다. 그러나 넓은 QRS군을 동반한 3도 차단의 증상이 훨씬 나쁘며 이탈리듬이 나오지 않으면 심장무수축이 생길 수도 있다. 이 경우 수초 내에 의식저하와 사망에 이르기도 한다.

증상을 동반한 3도 방실차단은 원인에 상관없이 일시적 인공심장박동조율을 즉시 시행하여야 하며, 급성전벽심근경색 환자에서는 증상이 없는 경우에도 인공심장박동조율을 즉시 시행한다.

반드시 기억할 사항

TAKE-HOME POINTS

- 심장에서 '차단'이란 방실결절의 전도장애로 P파의 전기자극이 방실접합부를 통해 일시적으로 또는 영구적으로 전달되지 않는 것이다.
- 방실차단을 확인하는 제일 중요한 것은 PR간격을 측정하는 것이다.
- PR간격이 0.20초 이상이면서 항상 QRS군이 따라 나오면 1도 방실차단이다.
- P파 다음에 QRS군이 따라 나오지 않으면서 PR간격을

알 수 없으면 방실결절과 히스다발, 다발갈래를 통한 전기전달이 없는 것을 의미한다. 일부 P파 다음에 QRS군이 없으면 2도 방실차단이 있는 것이며, 2도 방실차단에는 2종류가 있다.

- PR간격이 일정하지 않고 P파 다음에 QRS군이 안 나올 때까지 PR간격이 점점 연장되면 이것은 2도 I형 방실차단(벤케바흐 현상)이다.
- PR간격이 일정하고 QRS군보다 하나 이상의 P파가 보이면 이것은 2도 II형 방실차단이다. 방실전도비율은 2:1, 3:2, 4:3 혹은 그 이상이다.
- PR간격이 일정하고 QRS군보다 2개 이상의 P파가 보이면 이것은 2도 2:1 혹은 고도 방실차단이라 하고 전도비율은 2:1, 3:1, 4:1 혹은 그 이상이다.
- P파와 QRS군이 보이나 서로 연관성이 없는 경우 3도(완전) 방실차단이라고 하며 QRS군은 비정상적으로 넓은 경향을 보인다.
- 그림 9.6에 방실차단의 종류를 구별하기 위한 알고리듬을 설명하였다.
- 표 9.1에 방실차단의 특징을 정리하였다.

표 9-1 방실차단의 심전도 특징

	PR간격	방실전도비율	QRS군
1도	일정하게 연장됨	1:1	대부분 정상
2도 I 형	점점 연장됨	5:4, 4:3, 3:2 혹은 6:5, 7:6 등	대부분 정상
2도 II 형	일정함	3:3, 4:3, 5:4 등	특징적 비정상 모양
2:1	일정함	2:1	정상 혹은 비정상
고도	일정함	3:1, 4:1, 5:1 등	정상 혹은 비정상
3도	P파와 QRS군 사이에 연관성 없음	알 수 없음	정상 혹은 비정상

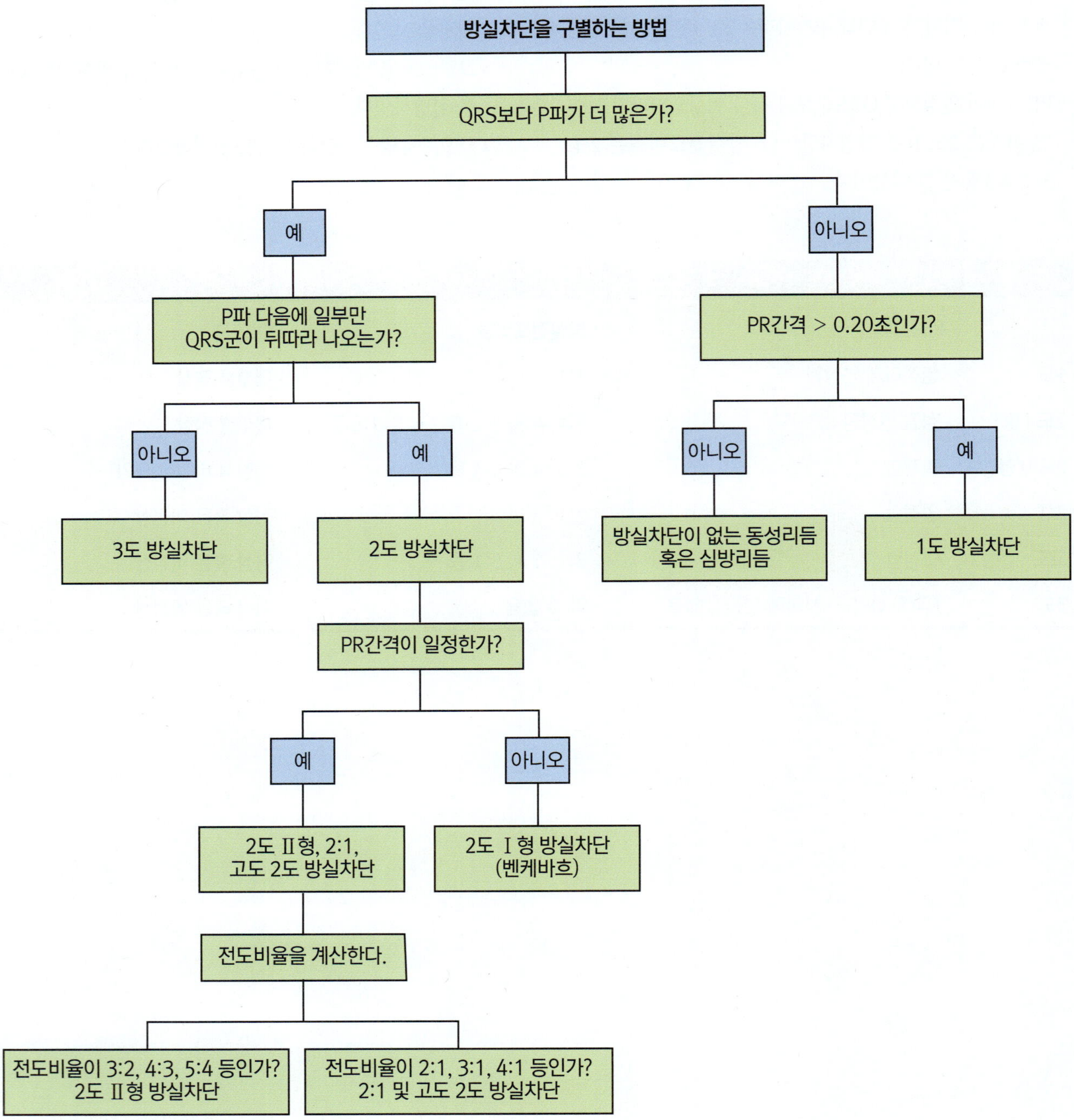

그림 9.6 방실차단의 분류

복습문제

1. 급성하벽심근경색에서 미주신경의 긴장도가 증가하거나 방실결절의 허혈에 의해 잘 발생하는 것은?
   A. 1도 방실차단
   B. 2도 II형 방실차단
   C. 만성 3도 방실차단
   D. 심실빈맥

2. 점진적인 PR간격의 연장이 특징인 리듬은?
   A. 1도 방실차단
   B. 2도 I형 방실차단
   C. 2도 II형 방실차단
   D. 3도 방실차단

3. 2도 I형 방실차단은 대부분 일시적임에도 불구하고 심전도 모니터를 해야 하는 이유는?
   A. 고도 차단으로 진행하므로
   B. 심실빈맥으로 진행하므로
   C. 대부분 증상을 동반하므로
   D. 대부분 전벽경색에 동반되므로

4. 한쪽 다발갈래는 완전히 차단되고 다른 쪽 다발갈래는 간헐적으로 차단되는 특징을 가진 리듬은?
   A. 1도 방실차단
   B. 2도 I형 방실차단
   C. 2도 II형 방실차단
   D. 3도 방실차단

5. 급성전벽심근경색에서 2도 II형 방실차단이 발생하였을 때 증상이 없는 경우 치료는?
   A. 도파민 투여
   B. 이소프로테레놀 투여
   C. 에피네프린 투여
   D. 일시적 심장박동조율

6. 고도 방실차단의 방실전도비율은?
   A. 4:3
   B. 3:2
   C. 3:1
   D. 1:1

7. 방실접합부와 히스다발, 다발갈래를 통한 전기전달이 없이 심방과 심실이 서로 따로 뛰는 것이 특징인 방실차단은?
   A. 2도 I형 방실차단
   B. 2도 II형 방실차단
   C. 3도 방실차단
   D. 1도 방실차단

8. 방실접합부의 이탈박동 속도(회/분)는?
   A. 100~20
   B. 80~100
   C. 60~80
   D. 40~60

9. 3도 방실차단에서 접합부나 심실의 페이스메이커가 작동하지 않으면 어떤 일이 생기는가?
   A. 심정지
   B. 다발갈래차단(각차단)
   C. 접합부이탈리듬
   D. 심실이탈리듬

10. 방실차단의 임상적 중요성은 무엇에 따라 달라지는가?
    A. 심방의 반응속도
    B. 심실의 반응속도
    C. 전기전달의 속도
    D. 심장근육의 수축력

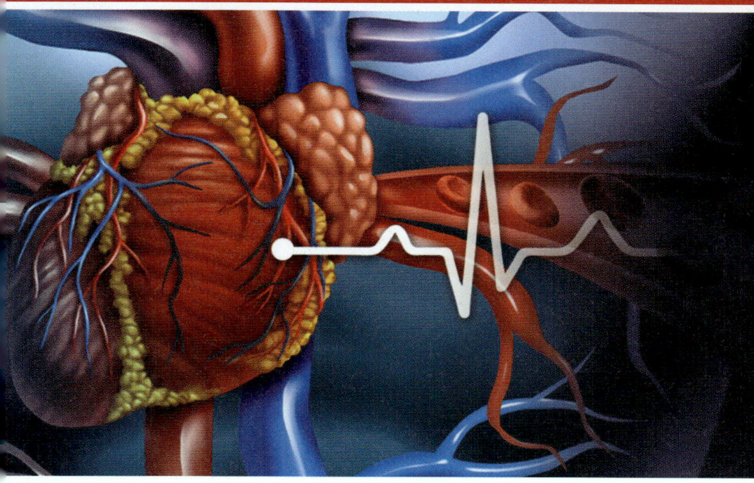

10 삽입된 인공박동조율기 리듬

Implanted Pacemaker Rhythms

인공박동조율기 PACEMAKERS

인공박동조율기는 심장을 전기적으로 자극하기 위해 만들어진 기구로 심장의 박동수가 느린 환자에게 유용한 장치이다. 인공박동조율기의 적응증은 심전도 키박스 10.1에 정리하였다.

인공박동조율기는 두 가지 요소로 구성되어 있다:

1. 배터리와 하드웨어 프로그램으로 구성된 컨트롤 부분
2. 심장에 연결되는 전극

인공박동조율기는 영구적으로 삽입하기도 하고 일시적으로 이용하기도 한다. 일시적 인공박동조율기는 정맥경유 카테터를 통해 인체 외부의 컨트롤러에 연결되어 있다. 삽입된 영구적 인공박동조율기의 외부 컨트롤러는 가슴의 피부밑에 삽입되어 있다. 정맥을 통해 오른심실에 삽입된 전극은 오른심실의 심내막을 자극한다(그림 10.1). 응급상황이나 경정맥 인공박동조율이 시행되기 전에 제세동과 같이 패드를 이용하여 경피심장박동조율을 시행한다.

인공박동조율기에는 두 개의 센서가 각각 심방과 심실에 위치하여 심장의 전기적 자극을 감지하고, 마찬가지로 하나의 전극이 오른심방에, 전선의 끝에 있는 전극은 오른심실에 위치하여 전기자극을 방출한다. 심방이나 심실 중 한 곳만 자극할 수도 있고, 동시에 자극할 수도 있다.

종류에 상관없이 인공박동조율기는 다음 두 가지 기능을 수행한다:

1. 심방이나 심실의 전기활동 감지
2. 우심방/우심실의 심장근육세포를 탈분극시키는 전기자극을 방출하여 인공박동조율 시행

심전도 키박스 10-1 인공박동조율기 삽입의 적응증

- 증상을 동반한 동서맥
- 방실차단과 함께 다음 상황이 동반된 경우:
  - 증상을 동반한 3도 방실차단
  - 3초 이상의 박동 정지나 40회/분 이하의 3도 방실차단
  - 수술 후 발생한 회복 불가능한 방실차단
  - 증상을 동반한 2도 방실차단
  - 만성적 2개 혹은 3개의 다발차단이 간헐적 3도 방실차단이나 2도 II형 방실차단 혹은 번갈아 나타나는 다발갈래차단(각차단)을 동반한 경우
- 방실차단과 함께 심근경색과 다음 중 하나가 동반된 경우:
  - 히스다발-푸르킨예 시스템에서 생긴 2도 혹은 3도 방실차단
  - 다발갈래차단(각차단)과 연관된 일시적 방실결절 하부의 2도 혹은 3도 차단
  - 지속적인 증상을 동반한 2도 혹은 3도 차단
- 동방결절의 기능이상
  - 증상이 있는 동서맥 혹은 동정지(sinus pause)
  - 증상이 있는 동정지(sinus arrest)
- 목동맥굴증후군: 반복적 실신 발생

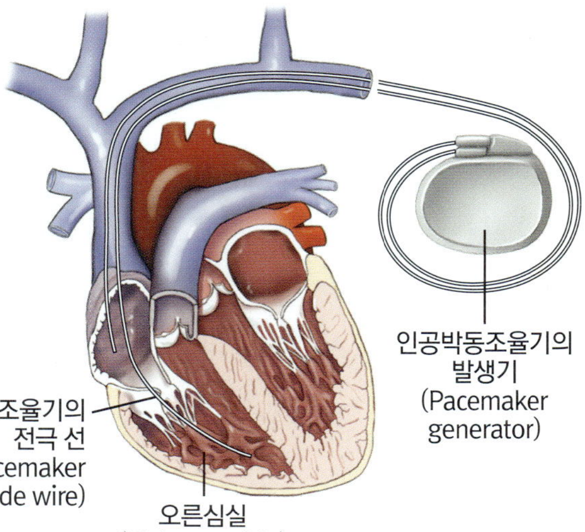

그림 10.1 삽입된 인공박동조율기

인공박동조율기의 종류

TYPES OF PACEMAKERS

고정 맥박수 혹은 수요형

인공박동조율기는 기본적으로 고정 맥박수와 수요형의 두 종류가 있다. 고정 맥박수 유형은 환자 심장의 전기적 활동에 상관없이 일정한 맥박수로 전기를 내보내도록 고안되어 있다. 수요형 인공박동조율기는 환자의 심장활동을 감지하는 감지기가 내장되어 있어 심장이 미리 정한 맥박수 이하로 될 때만 정해진 맥박수만큼 뛰게 하도록 고안된 장치이다. 최근에 사용되는 대부분의 인공박동조율기는 수요형이며 두 가지 기본 기능을 가지고 있다:

1. 맥박수가 적절할 때는 박동조율기가 작동하지 않도록 하는 감지 기능
2. 정해진 기간 동안 자발적인 QRS군이 보이지 않으면 박동조율기가 작동하도록 하는 기능

최근에는 심장 안에 삽입된 박동조율기와 통신할 수 있는 장비를 가슴에 부착한 인공박동조율기도 출시되고 있다.

고정 맥박수 인공박동조율기

심장 자체의 박동과 상관없이 미리 정해진 속도로 전기자극을 내보내는 인공박동조율기로 근래에는 잘 쓰이지 않는다.

수요형 인공박동조율기는 자발적인 QRS군을 감지하면 박동조율기가 작동하지 않고 정해 놓은 맥박수보다 느릴 때만 작동한다. 보통 맥박수는 60~70회/분으로 정해 놓으며 박동조율기가 작동하면 심전도상 QRS군 바로 앞에 날카로운 극파(spike)가 관찰된다(그림 10.2).

수요형 인공박동조율기

심장 자체의 전기활동을 감시하여 정해진 맥박수보다 느릴 때만 작동하는 박동조율기

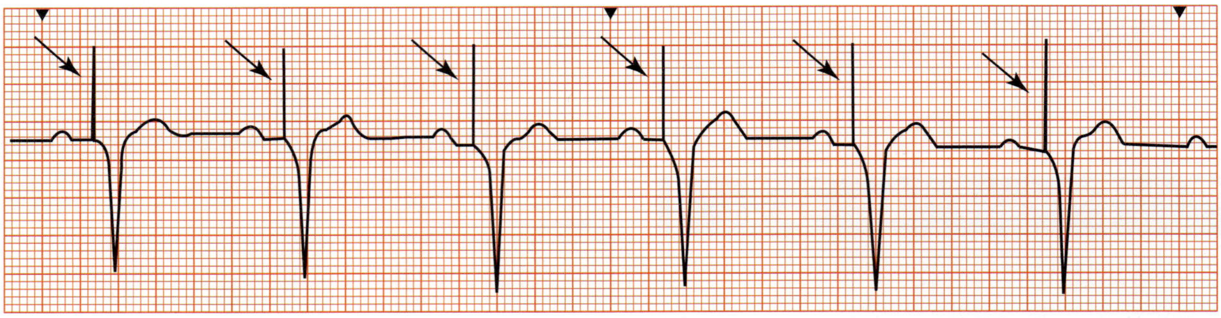

그림 10.2 심전도 기록지에 보이는 박동조율기 극파(화살표)

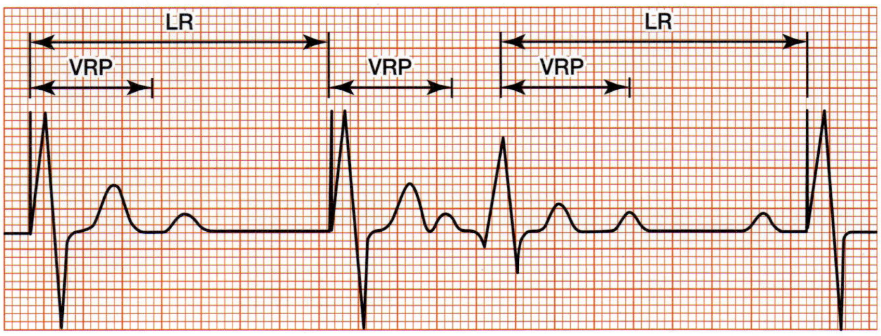

그림 10.3 수요형 인공박동조율기의 최저 맥박수(LR)와 심실불응기(VRP)

LR, Lower rate; *VRP*, ventricular refractory period. (Modified from Mann, D. L., et al. (Eds.). (2015). *Braunwald's heart disease: A textbook of cardiovascular medicine* (10th ed.). Philadelphia, PA: Saunders.)

표 10-1 인공박동조율기의 5개 표시 코드

글자 1	글자 2	글자 3	글자 4	글자 5
심장의 자극부위	심장의 감시부위	감시 방법	프로그램 방법	부정맥 방지방법
A=심방	A=심방	T=유발형	P=단순형	P=심박조율
V=심실	V=심실	I=억제형	M=복합프로그램형	S=전기충격
D=이중	D=이중	D=이중억제형(심방과 심실)	R=속도의존형	D=이중(전기충격+심박조율)
O=둘 다 아님	O=둘 다 아님	O=둘 다 아님	C=소통형	
			O=둘 다 아님	

수요형 인공박동조율기의 시간주기는 최저맥박수(lower rate, LR)기간과 심실불응기(ventricular refractory period, VRP)로 구성된다. LR은 박동조율기가 전기를 발생하지 않고 자발적 전기신호를 기다리는 시간이다. VRP는 자발적 QRS를 감지하거나 박동조율기가 전기자극을 발생할 때 시작된다(그림 10.3). 박동조율기는 불응기 동안에는 자발적 전기자극을 감지하지 않는다. 박동조율기는 심실의 자발적 전기자극이 감지되지 않으면 LR까지 기다렸다가 전기자극을 발생하며 자발적 QRS가 발생하면 이때부터 다시 LR이 시작된다.

단일챔버 혹은 이중챔버 인공박동조율기

인공박동조율기는 심방이나 심실 중 한 곳만 자극하는 단일챔버형 혹은 심방과 심실을 동시에 자극하는 이중챔버형이 있다. Intersociety Commission Heart Disease (ICHD) 코드는 인공박동조율기의 센서가 어떻게 작동하는지, 무엇을 감지하는지, 심장의 어느 부위에서 전기자극이 시작되는지 체계적으로 알려주는 방법이다. 이 코드는 5개의 대문자로 이루어져 있지만 일부 글자만 사용할 수도 있다. 처음 세 개의 글자만으로 인공박동조율기와 관련된 임상적 정보를 충분히 알 수 있다. 표 10.1에 코드를 이루는 글자들의 목록을 정리하였다. 박스 10.1에는 어떻게 코드를 해석하는지 설명하였다.

단일챔버 인공박동조율기

심방수요형 인공박동조율기(Atrial Demand Pacemaker, AAI) AAI형 인공박동조율기는 환자 스스로 만드는 P파를 감지하다가 P파가 없으면 심방을 자극한다(그림 10.4). AAI의 시간주기는 앞에 설명한 LR과 심방불응기(ARP)로 구성된다. ARP 동안에는 어떤 추가적인 심방의 전기자극도 감지하지 않는다. LR에 도달하면 오른심방으로 전기가 방출되어 방실결절을 통해 심실로 전달된다. 만일 자발적인 P파가 발생하면 LR과 ARP의 시간측정이 다시 시작된다. ARP는 인공박동조율기가 전기를 발생하기 전에 환자의 자발적인 심장박동이 발생하기를 충분히 기다려주기 위해 만들어진 것이다.

AAI형 인공박동조율기는 심실의 전기자극은 감지하지 않기 때문에 심실조기수축이 발생해도 감지할 수 없어서 심실조기수축의 T파가 발생하는 동안 인공박동조율기의 전기가 심실로 전달되어 심실빈맥이나 심실세동이 발생할 수 있다. 방실차단이 있는 환자에서는 심방의 전기가 심실로 전달되지 않으므로 AAI형 인공박동조율기는 사용할 수 없다.

박스 10-1 **코드 해석법**

- 코드의 첫 번째 글자는 인공박동조율기의 전기가 심장의 어떤 부위를 자극하는지 표시하였다(A, 심방; V, 심실; D, 심방과 심실 모두).
- 두 번째 글자는 자발적 심장의 박동을 감지하는 부위이다(A, 심방; V, 심실; D, 심방과 심실 모두).
- 세 번째 글자는 자발적인 P파나 QRS군에 기계가 반응하는 방법을 표시한다(I, P파나 QRS가 감지되면 인공박동조율기는 억제됨; D, 인공박동조율기의 전기발생이 QRS군에 의해서는 억제되고 P파에 의해서는 유발됨).
- 네 번째 글자는 환자에게 수술로 삽입된 이후의 프로그램 방법을 표시한다.
- 다섯 번째 글자는 심각한 부정맥이 발생했을 때 제세동 능력이 있는지를 표시한다.

심실수요형 인공박동조율기(Ventricular Demand Pacemaker, VVI) VVI형 인공박동조율기는 자발적인 QRS군을 감지하다가 자발적 QRS가 감지되지 않으면 전기자극을 발생한다. AAI형과 마찬가지로 VVI형 인공박동조율기도 심방과 심실의 연계된 탈분극을 만들지는 못하므로 장기적인 사용에는 부적합하다. 그림 10.3에 VVI형 인공박동조율기의 심전도 파형을 보여준다.

이중챔버 인공박동조율기

심방동조형 인공박동조율기(Atrial Synchronous Pacemaker, VDD) VDD형 인공박동조율기는 심방의 전기자극(P파)에 동조하여 심실만을 자극한다. 자발적인 P파와 QRS군을 감지하다가 P파 다음에 QRS군이 따라 나오지 않으면 심실을 자극하여 심장을 수축시킨다. 심실의 박동조율기가 P파와 동시성으로 작동하므로 2도 II형 방실차단이나 완전차단 환자에서 제일 유용하다. 심방의 탈분극 뒤에 심실의 탈분극이 연동해서 일어나므로 가장 인체의 생리와 유사한 방식으로 박동을 조율한다(그림 10.5).

심방심실 순차형 인공박동조율기(Atrioventricular Sequential Pacemaker, DDI) DDI형 인공박동조율기는 자발적인 QRS군을 감지하여 심방과 심실 모두에 전기자극을 내보낸다. QRS군의 발생이 없으면 심방을 먼저 자극하고 짧게 잠깐 멈춘 뒤 심실의 박동을 조율한다(그림 10.6). DDI형 인공박동조율기의 시간주기는 LR, 방실간격, VRP, APR로 구성된다. VRP는 감지된 심실의 전기활동에 의해 시작되며, ARP는 심방의 전기활동에 의해 시작된다. DDI형은 자주 사용되지는 않지만 빠른 심실반응을 동반한 심방세동처럼 빠른 맥박수를 가진 환자나 심각한 서맥이 가끔 발생하는 환자에서 유용하다. 이 경우 자발적인 동방결절의 자극속도가 LR 한계점보다 빠르기 때문에 LR에는 미치지 못하므로 DDI 인공박동조율기가 심실의 속도가 느릴 경우 전기자극을 만들어 심실을 박동하게 한다.

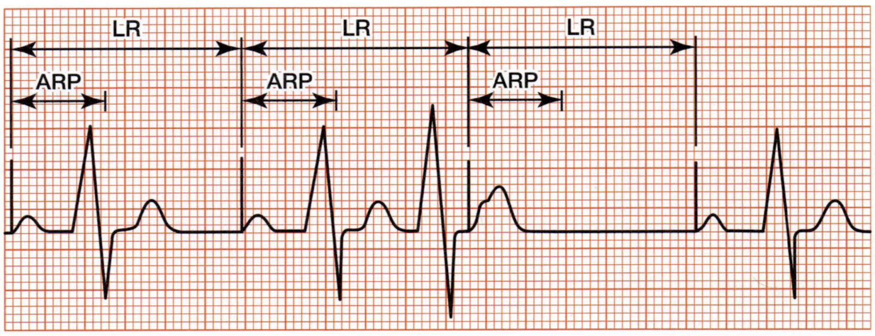

그림 10.4 단일챔버(AAI) 인공박동조율기. *LR*, 최저맥박수; *ARP*, 심방불응기
(Modified from Mann, D. L., et al. (Eds.). (2015). *Braunwald's heart disease: A textbook of cardiovascular medicine* (10th ed.). Philadelphia, PA: Elsevier.)

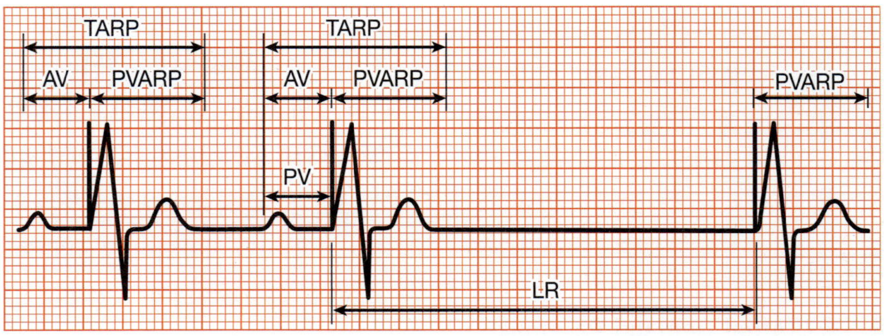

그림 10.5 이중챔버 VDD형 인공박동조율기. *AV*, 방실간격; *PVARP*, 심실수축후 심방불응기; *TARP*, 총심방불응기
(Modified from Libby, P. (2008). *Braunwald's heart disease: A textbook of cardiovascular medicine* (8th ed.). Philadelphia, PA: Saunders.)

적정 순차형 인공박동조율기(Optimal Sequential Pacemaker, DDD) DDD형 인공박동조율기는 자발적인 P파와 QRS를 모두 감시하여 다음과 같이 반응한다:

1. 방실결절의 기능부전 등으로 P파가 없으면 심방을 자극한다.
2. P파 다음에 QRS가 보이지 않으면 심실을 자극한다(그림 10.7).

DDD의 시간주기는 LR, 방실간격(AV interval), 심방 혹은 심실불응기 이후 시간(PVARP), 맥박수 상한선으로 구성된다. 방실간격과 PVARP를 합쳐서 심방의 총불응기(TARP)라고 한다. LR한계에 도달하기 전에 심방과 심실의 자발적인 수축이 있으면 인공박동조율기는 전기채널은 모두 억제되고 인공적 전기자극은 발생하지 않는다. 심방과 심실에서 자발적인 수축이 없으면 심방을 자극하는 전기가 방출되고 적절한 시간 뒤에 심실로 전기가 방출된다. 심실에서 심방으로 돌아가는 시간이 모두 지나도 심방의 전기가 자발적으로 발생하지 않으면 심방으로 전기를 방출한다. 만일 방실간격이 끝나기 전에 자발적인 심실의 활동이 감지되면 인공박동조율기의 심실 자극은 억제된다. 실방간격(VA interval)이 끝나기 전에 P파가 감지되면 심방의 전기자극은 억제된다. 방실간격이 끝나도 심실의 자발적 전기활동이 감지되지 않으면 인공박동조율기가 심실을 자극하는 전기를 방출한다. DDD형 인공박동조율기는 동방결절 기능이상이나 방실차단에서 많이 사용된다.

> **저자의 한마디**
> 특정 상황에서는 심박출량을 극대화하기 위해서 양쪽 심실을 모두 자극하는 인공박동조율기를 사용하기도 한다.

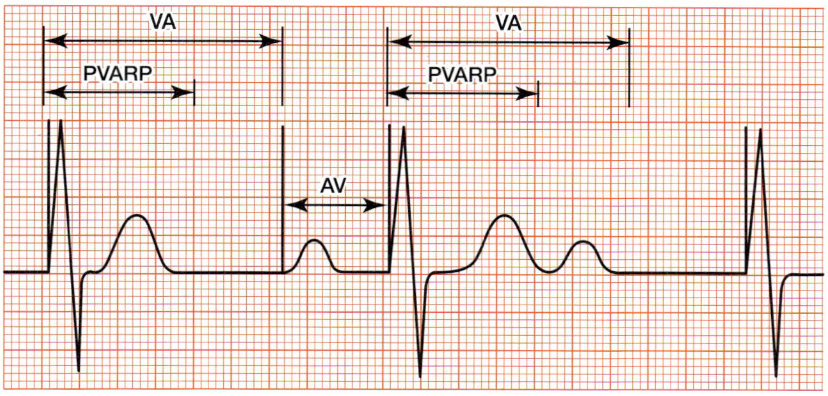

그림 10.6 이중챔버(DDI) 인공박동조율기. *VA*, 심실의 활성화; *AV*, 방실간격; *PVARP*, 심실수축후 심방불응기
(Modified from Mann, D. L., et al. (Eds.). (2015). *Braunwald's heart disease: A textbook of cardiovascular medicine* (10th ed.). Philadelphia, PA: Elsevier.)

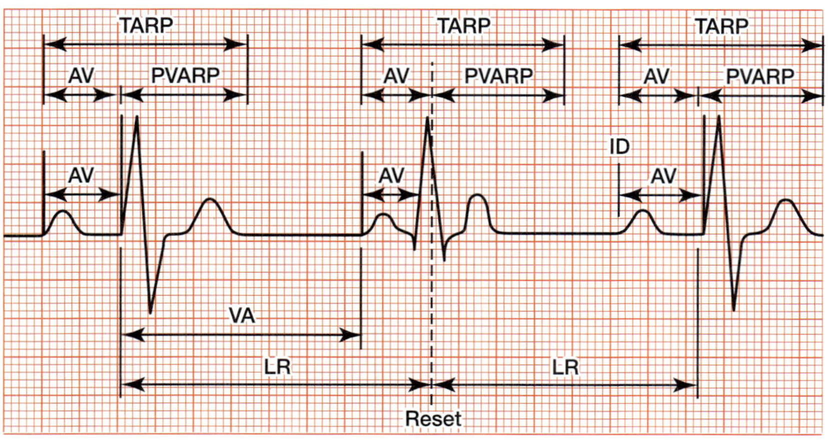

그림 10.7 이중챔버(DDD) 인공박동조율기. *LR*, 최저맥박수; *AV*, 방실간격; *PVARP*, 심실수축후 심방불응기. *TARP*, 총심방불응기
(Modified from Mann, D. L., et al. (Eds.). (2015). *Braunwald's heart disease: A textbook of cardiovascular medicine* (10th ed.). Philadelphia, PA: Elsevier.)

인공박동조율기 리듬

PACEMAKER RHYTHM

인공박동조율기 리듬

인공박동조율기가 전기 극파를 방출하여 심실을 자극하여 발생한 심전도 파형. 지속적인 인공박동조율기에 의해 규칙적인 파형이 보이나 수요형 모드에서는 불규칙할 수도 있음

특징

속도 보통 60~70회/분이나 정해진 속도에 따라 달라짐. 90회/분을 넘어서면 인공박동조율기의 오작동인 경우가 많음

리듬 인공박동조율이 계속되면 규칙적이나 수요형에서는 심실속도는 불규칙할 수 있다.

저자의 한마디

인공박동조율기의 극파를 구분하기 어려울 수 있으므로 심전도 모니터의 출력을 최대로 하면 확인하기가 더 용이하다. 최근에 나오는 심전도 모니터나 제세동기는 pacer 극파를 따로 화살표 등으로 표시하여 알기 쉽게 하기도 한다.

P파 자발적으로 발생한 것일 수도 있고 심방에 존재하는 인공박동조율기의 전극에서 유도된 것일 수도 있다. P파 뒤에 QRS군이 따라 나오지 않으면 인공박동조율기에 의해 유도된 QRS군이 발생하며 이는 이중챔버 VDD나 DDD형 인공박동조율기를 시사한다. 유도된 P파 앞에는 좁은 극파가 선행한다(그림 10.8). 오른심방에 위치한 인공박동조율기의 전극에 의해 각 P파의 앞에 박동조율기의 극파(A)가 보인다. 심실은 인공박동조율기의 자극을 받지 않으므로 좁은 QRS군이 나온다. 이중챔버 DDI나 DDD형 인공박동조율기에서는 P파 다음에 환자의 QRS군이나 인공박동조율기에 의한 QRS군이 뒤따른다. 심실의 박동조율기는 역행전도를 하지 않으므로 역위된 P파가 보이지 않는다.

PR간격 심방동조형이나 심방심실 순차형 인공박동조율기에서는 보통 정상이다.

R-R간격 지속적으로 인공박동조율을 하면 일정하다. 인공박동조율기에 의한 QRS군이 정상 QRS군과 섞이면 R-R 간격은 일정하지 않다.

QRS군 인공박동조율기에 의한 QRS군은 특징적으로 0.12초보다 넓다(그림 10.9).

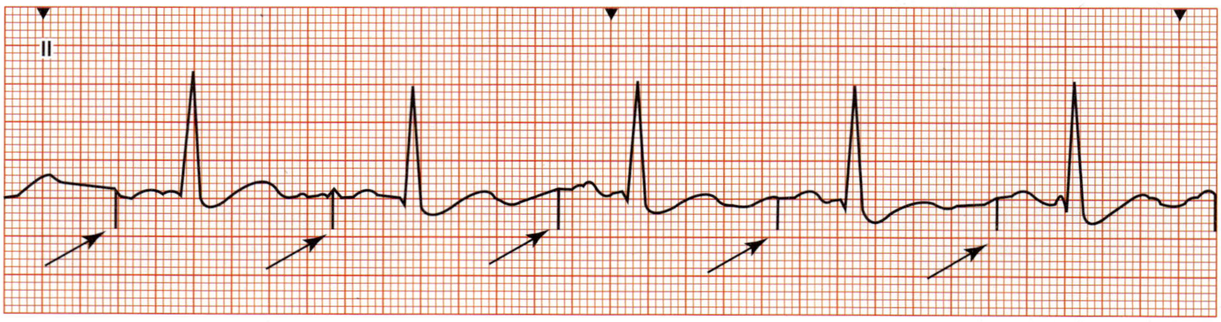

그림 10.8 심방의 박동조율기 극파(화살표)

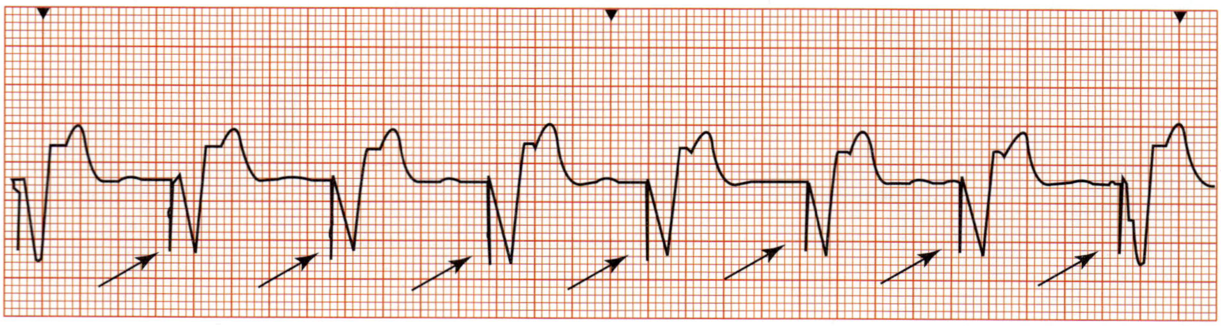

그림 10.9 심실의 박동조율기 극파(화살표)

인공박동조율기 전극이 오른심실에 있으므로 12유도 심전도에서 좌각차단을 보일 수 있다. 전기는 왼다발갈래(좌각)를 따라 전달되기 전에 히스다발을 따라 오른다발갈래(우각)로 전달된다. VDD형 인공박동조율기는 심방의 전기자극(P파)에 동조하여 심실만을 자극한다. 자발적인 P파와 QRS군을 감지하다가 P파 다음에 QRS군이 따라 나오지 않으면 심실을 자극하여 심장을 수축시킨다(13장 참조). 심방이 자극되면 QRS군은 미리 존재하는 심실내 전도장애[다발갈래차단(각차단)]나 심실조기흥분이 있지 않는 한 기존 리듬과 같은 정상소견을 보인다.

박동조율기 위치 심장박동조율기의 위치는 심장에 삽입된 전극이 위치하는 곳이다. 보통 전극의 끝이 오른심실의 끝부분(심실 박동조율기)이나 오른심방(심방 박동조율기) 혹은 양쪽에 모두 존재한다(이중챔버 인공박동조율기).

임상적 중요성

인공박동조율기 리듬이 보인다는 것은 환자의 심장이 인공적으로 뛴다는 것을 의미한다. 인공박동조율기는 2도 혹은 3도 방실차단 및 증상을 동반한 서맥을 치료하기 위해 환자의 심장에 영구적으로 삽입하는 것이다. 일시적 인공박동조율기는 심각한 서맥으로 인한 응급환자의 치료에 자주 사용된다. 예를 들어, 심근경색과 연관된 방실차단을 치료하기 위해 이 기기를 사용한다. 심장수술 직후나 약물에 반응하지 않는 느린 이탈박동에 의한 심정지의 치료에도 이용된다. 가끔 디기탈리스중독이나 다른 약물중독에 의한 심한 서맥 환자를 치료하는 데도 사용된다.

인공박동조율기의 기능이상

PACEMAKER MALFUNCTION

QRS군이 뒤따라 나오는 인공박동조율기의 극파가 지속적으로 보이면 환자의 심장박동수가 인공박동조율기에 의해 잘 조절되고 있음을 의미한다. 대부분의 인공박동조율기 오작동은 감지기능이나 박동포획의 실패에 의해 생긴다.

감지기능의 실패

인공박동조율기가 기능을 정상적으로 하기 위해서는 환자의 정상적 P파나 QRS군을 잘 감지해야 한다. 그림 10.10을 보면 처음 두 개의 포획된 QRS군 뒤에 긴 PR간격을 보이는 몇 개의 P파가 관찰된다. 만일 인공박동조율기가 스스로 발생한 QRS군을 감지하지 못하면 부적절한 pacing 극파를 발생하지만 심실의 불응기와 겹쳐서 포획되지 않고 가끔 T파와 만날 수도 있다.

감지기능이 실패하는 흔한 두 가지 원인은 다음과 같다:

1. **인공박동조율기 전극의 전선이 잘못 놓인 경우** 박동조율기 전극이 잘못 놓여 있으면 심장과 직접 접촉하지 못하게 된다.
2. **인공박동조율기 전극의 끝에 반흔조직(섬유질)이 너무 많은 경우** 심장에 전극을 삽입하면 주변에 반흔조직이 생기게 되는데 반흔조직이 너무 많으면 전극에 둘러싸여 더 이상 전기자극을 심장에 전달하지 못한다.

박동포획의 실패

인공박동조율기의 극파 뒤에 P파나 QRS군이 따라 나오지 않는다면 인공박동조율기가 심장을 자극하여 탈분극시키

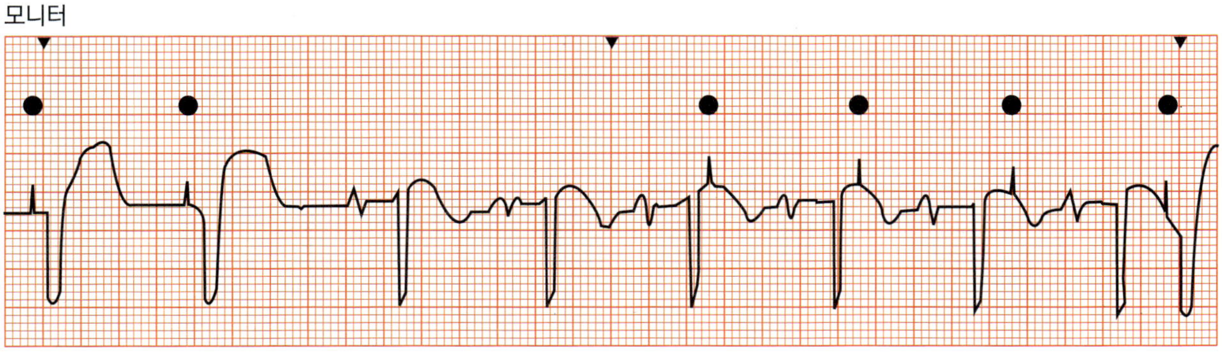

그림 10.10 감지 실패. ●, 박동조율기 극파. (Modified from Goldberger, A. L., et al. (Eds.). (2012). *Goldberger's clinical electrocardiography: A simplified approach* (8th ed.). St. Louis, MO: Saunders. Adapted from Conover, M. B. (1996). *Understanding electrocardiography* (4th ed.). St. Louis, MO: Mosby.)

지 못했다는 것을 알 수 있으며, 이것을 포획실패라고 한다. 대부분 인공박동조율기의 출력이 낮거나 전극이 닿는 부위에 반흔조직이 많아서 생긴다. 그림 10.11에서 1, 3, 4번 박동은 정상적으로 포획되어 극파(그림 상 s로 표기) 뒤에 넓은 QRS군과 T파가 뒤따르는 것을 볼 수 있으나 나머지에서는 부적절한 극파만 보이고 포획이 실패한 것을 볼 수 있다(R은 환자의 심장이 스스로 만든 QRS군으로 인공박동조율기가 감지를 못한 것이다).

일시적 인공박동조율 중 작동에 문제가 생기면 전극과 기기 사이의 연결이 느슨해지거나 전극이 잘못 놓여 있는지를 확인해 보는 것이 좋다.

저자의 한마디

인공박동조율기가 정상적으로 작동하여 pacing 극파를 내보내는지 확인하기 위하여 장치에 둥근 자석을 붙여본다. 자석을 붙이면 인공박동조율기는 초기화되어 고정속도형으로 전환되고 일정한 속도의 극파를 발생시키는 것을 심전도에서 확인할 수 있다.

삽입형 제세동기

IMPLANTABLE CARDIOVERTERDEFIBRILLATOR THERAPY

갑작스러운 심실세동이나 심실빈맥으로 인해 급성 심정지가 잘 발생한다. 현대 심장의학의 목표는 고위험군에서 심정지를 유발하는 갑작스런 심실부정맥의 발생을 예방하는 것이다.

이 문제를 해결하기 위해 세 가지 접근방식을 사용한다:

1. 생명을 위협하는 심실빈맥이나 심실세동을 예방하기 위한 아미오다론 등의 항부정맥제 사용
2. 부정맥을 유발하는 심실의 이소성박동조율기 부위를 수술적으로 파괴하는 것
3. 체내형 제세동기(Implanted cardioverter-defibrillatoe, ICD) 삽입

ICD요법은 심각한 심실세동이나 심실빈맥이 발생할 때 전기충격을 방출하여 제세동하는 장치를 인체에 삽입하는 것이다. 이 장치는 심정지 환자에서 사용하는 일반적 제세동기와 유사하게 만들어졌다. ICD요법의 임상적 적응대상은 심전도 키박스 10.2에 정리하였다.

ICD 장치

인공박동조율기와 유사하게 두 개의 중요한 부분으로 구성된다: 전극과 전기발생기(그림 10.12). 인공박동조율기와 달리 전극이 오른심실 내부에 있지 않고 심내막의 표면에 연결되어 있다.

최근의 ICD 장치는 다양한 기능을 가지고 있는데 그 중 하나는 *Tiered* therapy가 가능하다는 것이다. Tiered 장치는 심각한 부정맥이 감지되면 충격 에너지가 체계적으로 증량되는 장치이다(그림 10.13). 이 장치에는 미리 지정한 심박수보다 빠른 속도가 감지되면 일반적인 인공박동조율기보다는 약간 높지만 제세동 에너지보다는 현저히 낮은 전기출력으로 심박조율을 하는 Antitachycardia pacing (ATP)라 불리는 기능도 같이 가지고 있다.

대부분의 ICD 장치는 인공박동조율기의 기능도 함께 가지고 있으며 관련된 자료를 저장하여 추후 심장생리학자가 정기적으로 이 장치를 점검할 때 자세한 기록을 분석할 수 있도록 해 준다.

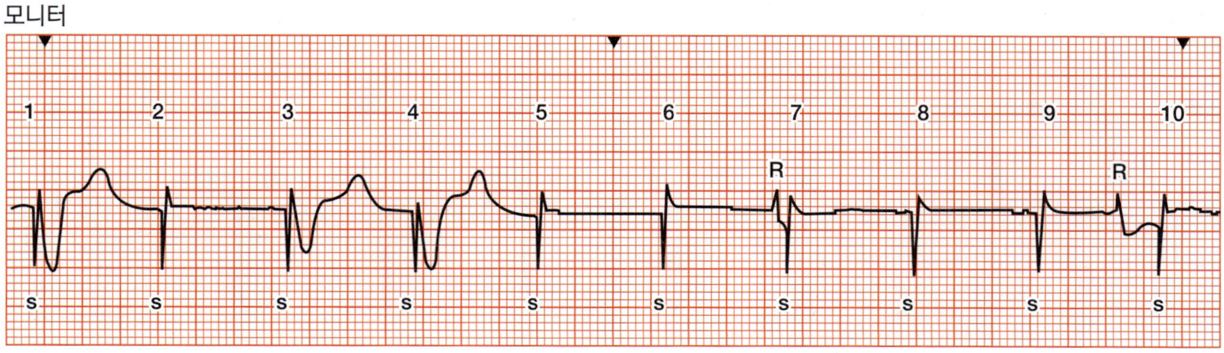

그림 10.11 포획실패. s, 박동조율기 극파. 1, 3, 4는 포획박동이다.
(Modified from Goldberger, A. L., et al. (Eds.). (2012). *Goldberger's clinical electrocardiography: A simplified approach* (8th ed.). St. Louis, MO: Saunders.)

심전도 키박스 10-2

삽입형 제세동기의 적응증

- 일시적이거나 교정 가능한 원인에 의해 발생한 심실빈맥이나 심실세동으로 인한 심정지
- 구조적 심장질환에 의해 지속되는 심실빈맥
- 심장생리검사 중 생긴 지속적인 혈역학적으로 불안정한 심실빈맥/심실세동을 동반한 원인을 알 수 없는 실신
- 심근경색, 왼심실 기능부전의 과거력 혹은 관상동맥증후군이 있는 환자에서 발생한 일시적 심실빈맥, 심장생리검사 중 발생한 지속적 심실빈맥/심실세동
- 구조적 심장질환이 없는 환자에서 발생한 다른 치료법에 반응하지 않는 지속적 심실빈맥
- 심근경색 후 심실박출률이 30% 미만인 경우

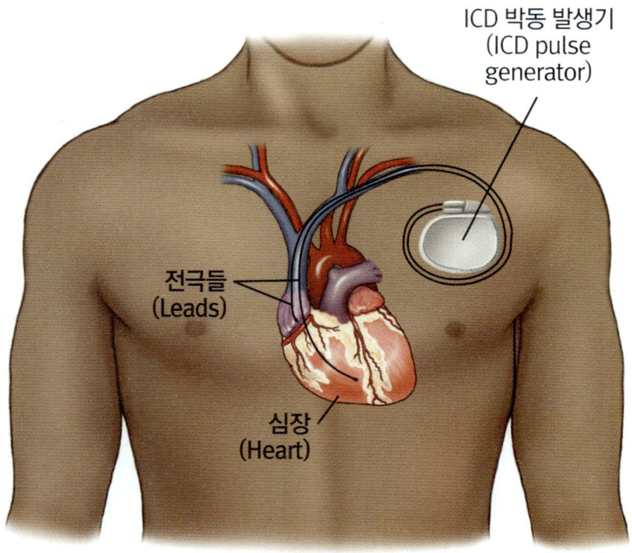

그림 10.12 삽입된 체내형 제세동기(ICD).
(Modified from Goldberger, A. L., et al. (Eds.). (2012). *Goldberger's clinical electrocardiography: A simplified approach* (8th ed.). St. Louis, MO: Saunders.)

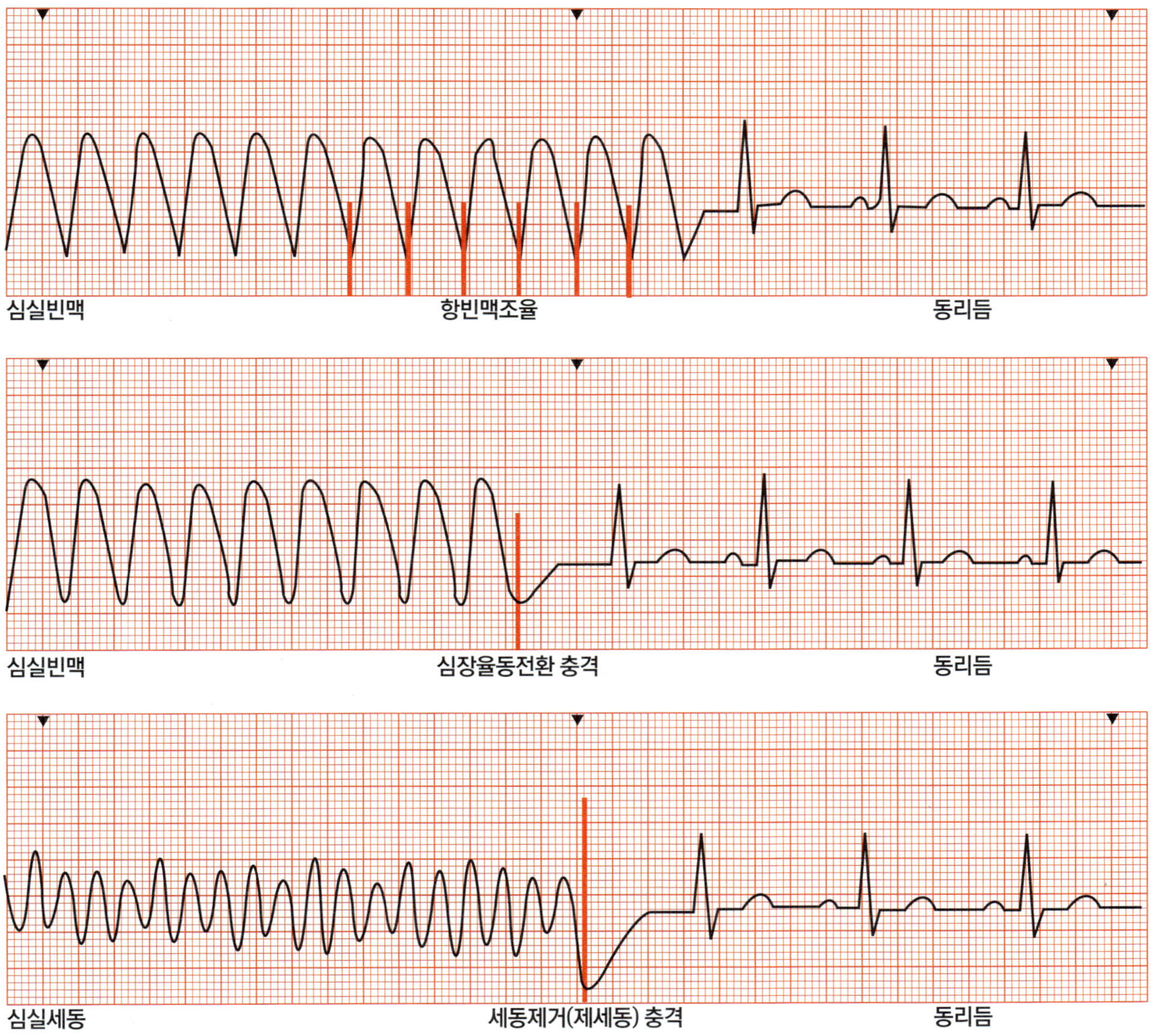

그림 10.13 Tiered dysrhythmia therapy와 삽입된 체내형 제세동기(ICDs).
(Modified from Goldberger, A. L., et al. (Eds.). (2012). *Goldberger's clinical electrocardiography: A simplified approach* (8th ed.). St. Louis, MO: Saunders.)

ICD의 기능이상

인공박동조율기의 기능이상과 비슷한 원인에 의해 오작동이 생기지만 제세동과 관련하여 다음과 같은 문제가 발생한다:

- 감지기능이상으로 너무 잦거나 갑작스러운 충격 에너지 방출
- 다음 원인으로 상심실성빈맥에서 충격 에너지 방출
  - T파를 잘못 감지함
  - 심장이 아닌 다른 곳에서 발생한 신호를 감지
  - 실신이나 어지러움
- 낮은 충격 에너지 방출(전극의 이상이나 제세동 역치 변화)로 인하여 다음 상황이 발생함:
  - 혈역학적 이상을 동반한 상심실성빈맥
  - 서맥에 대한 부적절한 심박조율
- 심정지
  - 대개 심실세동이 생겼을 때 미리 프로그램된 제세동에 반응하지 않아서 발생함

환자는 ICD 장치가 작동하는 것을 느낄 수 있으며 가끔 통증을 느낄 수 있다. ICD 장치는 오작동이 드물기 때문에 이 장치가 작동하는 것은 심각한 부정맥이 발생하였을 때이다. 이 장치의 성능을 확인하는 첫 번째 절차는 환자에게 심전도 모니터를 부착하여 제세동이 제대로 이루어졌는지 확인하는 것이다.

반드시 기억할 사항

TAKE-HOME POINTS

- 인공박동조율기는 환자의 심장이 현저히 느리게 뛸 때 전기배터리로 작동하는 장치이다.
- 인공박동조율기는 제어장치와 전극으로 구성되어 있으며 심방이나 심실에 삽입된다. 급성심근경색에서 발생한 방실차단을 일시적으로 치료하기 위해서도 사용되지만 지속적인 부정맥의 치료를 위해 영구적으로 삽입되기도 한다.
- 인공박동조율은 고정 맥박수 또는 수요형 모드로 할 수 있다. 미리 정해진 속도로만 심장을 뛰게 하는 고정맥박수 유형과 달리 수요형은 심박수가 정해진 LR 한계치 이상일 때는 인공박동조율기 작동이 억제된다.
- 인공박동조율기는 단일챔버 혹은 이중챔버형이 있다. 단일챔버는 한 개의 심방 혹은 심실만 감지하고 자극하는 형태로 잘 사용하지 않는다. 이중챔버는 심방과 심실 모두를 감지하고 자극하는 형태로 심장을 정상과 비슷하게 수축시키는 방법이다.
- 인공박동조율기에서 방출된 전기는 심전도상 날카로운 극파로 관찰된다. 인공박동조율기의 종류에 따라 극파는 P파나 QRS군 앞에 나타나는데 심실의 극파는 대개 오른 심실에 위치하므로 좌각차단과 유사한 모양의 QRS군을 만든다.
- 제일 흔한 인공박동조율기의 기능이상은 정상적인 심장 활동을 감지하지 못하거나 포획이 실패하는 것이다. 심전도를 이용하여 기능의 정상 유무를 확인한다.
- ICD요법은 심실빈맥이나 심실세동을 차단하기 위하여 전기적 충격을 방출하는 장비를 체내에 삽입하는 것이다. 대부분의 ICD 장치는 인공박동조율 기능을 함께 가진다.

복습문제

1. 영구적 인공박동조율이 필요한 상황은?
   A. 디기탈리스중독
   B. 수차례의 심근경색 과거력
   C. 증상이 있는 서맥
   D. 심실이단맥

2. 인공박동조율기 전극 주변에 섬유화가 있으면 어떤 영향을 미치는가?
   A. 감지 실패
   B. 포획 실패
   C. 감지와 포획 모두 실패
   D. 심실조기수축을 보이는 정상 작동

3. 심박수가 정해진 속도 이하일 작동하는 인공박동조율기는?
   A. 수요형 인공박동조율기
   B. 이중챔버형 인공박동조율기
   C. 고정속도형 인공박동조율기
   D. overdrive 인공박동조율기

4. 인공박동조율기에서 만들어진 QRS군은 어떤 특징을 보이는가?
   A. 0.12초 미만의 간격
   B. 우각차단과 유사한 모양
   C. 정상 P파 뒤에 나옴
   D. 좌각차단과 유사한 모양

5. 심방과 심실을 모두 감지하고 자극하는 인공박동조율기를 표시하는 코드는?
   A. AVI
   B. DDD
   C. DVI
   D. VVI

6. VVI 인공박동조율기에서 극파 뒤에 잠깐 전기가 전달되지 않는 기간은?
   A. 절대적 불응기
   B. 최저맥박수(LR)
   C. 상대적 불응기
   D. 심실 불응기

7. 인공박동조율기에 둥근 자석을 붙이면 어떤 현상이 일어나는가?
   A. 수요형 모드로 바뀜
   B. 고정 맥박수형으로 바뀜
   C. 포획이 잘 되게 출력이 높아짐
   D. 작동 중지

8. ICD 요법의 금기증은?
   A. 전기생리검사 중 심실세동이나 지속적 심실빈맥이 관찰될 때
   B. 심장의 구조적 질환과 관련된 심실빈맥이 지속될 때
   C. 디기탈리스중독에 의해 심실빈맥이 지속될 때
   D. 혈역학적 이상을 동반한 지속적 심실빈맥을 동반한 원인을 모르는 실신이 발생할 때

9. 최신의 인공박동조율기와 ICD 장비가 대부분 가지고 있는 기능은?
   A. 장비의 기능을 외부에서 확인할 수 있다.
   B. 심실빈맥을 종료시킨다.
   C. overdrive pacing을 할 수 있다.
   D. 심내막에 부착되는 전극을 가지고 있다.

10. 환자가 ICD 장치가 작동하는 것을 느낀다면?
   A. 환자가 잘못 느끼고 있는 것이다.
   B. 심각한 서맥을 보이는 환자이다.
   C. 심전도 모니터를 즉시 부착한다.
   D. 장치의 배터리가 수명을 다하였다.

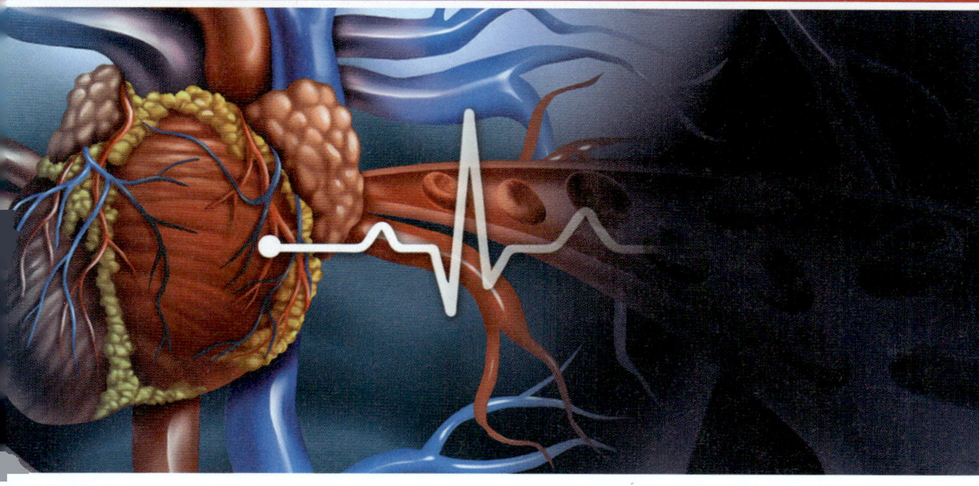

11 부정맥의 치료

Treatment of Rhythm Disturbances

환자 평가

ASSESSING THE PATIENT

심전도 검사를 통해 환자를 평가할 때, 첫 질문으로 환자가 증상을 보이는지 평가한다. 환자가 증상이 있다면, 그 다음 질문으로 이러한 증상들이 해당 리듬장애에 의한 것인지, 아니면 리듬장애 그 자체가 심근경색(MI)과 같은 기저질환에 의한 증상인지 평가한다. 가능한 모든 증상과 징후를 논의하는 것은 이 교재의 범위를 벗어나므로, 교재에서 설명하는 증상들은 리듬장애에 의해 발생한 것으로 한정한다. 앞선 장들에서 각각의 리듬에 연관된 다양한 증상들에 대해 간략하게 설명했다.

어떤 증상들은 가벼운 반면, 어떤 증상들은 심각하다. 임상의에게 있어서 문제는 언제 리듬을 치료하느냐 하는 것이다. 경미한 증상만을 동반하는 리듬에 대한 적극적인 치료는 합병증을 유발할 수 있다. 이러한 상태를 치료하기 위한 약제들은 항상 위험성을 내포하고 있다. 따라서 증상이 경미한 환자의 경우 덜 적극적인 조치들을 취하면서 진단적 검사들을 수행하고 기저 원인을 교정하는 것이 바람직하다. 증세가 악화되면 치료는 더욱 급박해진다. 이런 경우에는 약리적 또는 전기적 치료 중 어느 것이 더 심장을 안정화시킬 것인지에 대해 결정하는 것이 중요하다.

안정 대 불안정

일반적으로 불안정한 환자에게는 전기요법을 사용하고 약물요법은 안정한 환자들을 위해 남겨두게 된다. 전기요법으로는 경피심장박동조율, 심장율동전환, 제세동 등이 있다. 그런데 불안정하다는 것은 어떻게 정의할까?

불안정한 환자는 전형적으로 다음과 같은 특징을 지닌다.

- 심박출량 감소 증상 및 징후(예: 의식수준 저하)
- 가슴통증 또는 호흡곤란
- 저혈압(수축기 혈압이 90 mmHg 미만)
- 울혈심부전 또는 폐부종

이러한 증상과 징후들은 환자의 상태가 현저히 악화될 수 있음을 의미한다. 하지만 우리는 임상적으로 환자가 처한 치료 환경의 상황을 고려해야 한다. 인적, 물적 자원이 좋은 병원 응급실이 아닌 병원 전 단계에서 환자가 치료를 받을 수 있고, 중환자실에서 소생팀에 의한 치료를 받을 수 있다. 이후에도 기술할 것이지만, 전기요법을 시행할 때 진정제를 반드시 투여해야 하는 경우도 있기에 전문기도관리가 필요할 수도 있다. 또한 심장율동전환 후 환자 상태가 악화될 위험이 존재한다. 최악의 경우 심정지에 이를 수 있고 당장 가용할 수 있는 것보다 더 많은 자원이 필요할 수 있다. 따라서 임상 의사가 환자가 안정한지 불안정한지 판단하는 기준은 다양한 요인에 따라 달라진다. 단순히 환자가 제시된 기준의 증상들을 보이는가에 의해 결정되는 것이 아니다.

결론적으로 병원 전 단계의 의료진, 응급의학과 의사, 중환자실 의사 등은 각기 자신들이 접근할 수 있는 자원과 프로토콜을 기반으로 불안정성에 대한 정의를 내려야 한다.

환자에 대한 치료

TREATING THE PATIENT

일단 리듬을 해석하고 환자의 안정성을 판별하고 나면, 이를 치료하기 위해 무엇을 사용할지 결정해야 한다. 심실세동과 같은 일부 리듬의 경우 전기요법이 유일한 선택이다. 대부분의 리듬에 있어서는 전기요법과 약리요법은 각각 특징적인 장점을 가지고 있다.

표 11-1 심장율동전환과 제세동의 비교

	심장율동전환	제세동
목적	심장의 전기적 활동을 잠시 중단하여 심장의 박동조율기 부위가 다시 작동을 재개하도록 하는 것	
적용	충격 버튼을 누르면 전기에너지를 환자에게 전달하는 특수한 패드를 가슴에 붙인다.	
에너지 전달 시기	동시성 모드	비동시성 모드, 충격 버튼을 누르면 즉시 전기에너지가 방출됨
적응증	QRS군을 동반한 리듬	생명을 위협하는 심각한 부정맥
에너지 양	적은 에너지	많은 에너지

전기요법

심장율동전환 및 제세동

각 기기의 제조사와 모델에 따라 절차가 다르기 때문에 심장율동전환 및 제세동의 수행 절차를 설명하는 것은 이 교재에서 다루지 않을 것이다. 심장율동전환과 제세동의 공통점과 차이점에 대해서는 표 11.1에 정리되어 있다.

심장율동전환과 제세동의 가장 큰 차이점은 에너지 수준과 에너지 전달의 시기이다. 심장율동전환은 R파 또는 S파를 감지하는 방법으로 QRS-T 복합체의 상대불응기에 동기화된다. 충격 버튼을 누르면 절대불응기(QRS군 도중에 발생) 도중의 적절한 시기에 에너지를 전달한다. 이는 상대불응기 동안에는 에너지가 전달되지 않도록 하기 위한 것으로, 상대불응기에 에너지가 전달되면 심장리듬이 오히려 심실성 빈맥 또는 심실세동으로 악화될 수 있다. 제세동은 이와 달리 동기화 과정이 없다. 따라서 충격 버튼을 누르는 즉시 전기충격이 전달된다.

심장율동전환에서의 동기화

QRS 복합체 내에 존재하는 절대불응기에 심장으로 에너지를 전달하는 것이다.

비록 특정 리듬을 종결시키기 위해 필요한 최적의 에너지가 어느 정도인지에 대해서는 논란이 있지만, 다음 가이드라인은 현재까지 발표된 문헌들과 일치한다.

저자의 한마디

심장율동전환이나 경피심장박동조율(TCP)이 환자에게 고통과 불안을 야기할 수 있다는 사실을 명심해야 한다. 따라서 이러한 전기요법을 환자에게 적용하기 위해서는 진통제와 진정제를 투여하기 위한 정맥로를 확보해야 한다.

경피심장박동조율

경피심장박동조율(TCP)은 심장율동전환과 제세동에 사용되는 패드가 똑같이 쓰이지만, 차이점으로는 다음과 같은 것들이 있다.

1. 상당히 적은 에너지 수준이 사용된다.
2. 에너지가 심장에 리듬성으로 전달된다.

TCP의 목표는 심장에 에너지를 전달하여 심실벽이 수축하도록 자극하는 것이다.

TCP는 심각한 저체온증, 고칼륨혈증, 대사성 산증에서는 효과가 감소하게 된다.

적응증

TCP의 적응증은 다음과 같다.

- 약리요법에 반응하지 않는 모든 증상을 동반한 서맥의 치료
- 급성관상동맥증후군(ACS)과 관련된 증상을 동반한 빈맥의 초기 치료와 정맥로 확보가 어렵거나 지연되는 상황에서 고려할 것
- 심장이식 환자에 있어서 증상을 동반한 서맥의 일차적 치료이며 아트로핀 황산염이 심장이식 환자에서 대개 효과적이지 않기 때문이다. 그러나 경피심장박동조율기를 준비하는 동안 에피네프린이나 도파민 같은 약물을 사용해 보는 것은 타당하다.
- 뒤틀림(염전성)심실빈맥(Torsades de pointes)과 같이 QT간격이 연장된 다형심실빈맥(polymorphic VT)의 제어에 적용하며 일단 포획이 되면 유지 가능한 속도로 박동수를 늦춘다. 이 과정을 고박동조율(overdrive pacing)

이라 한다.

- 다음 증상을 동반한 서맥들에서(넓은 QRS군) 정맥로 확보가 지연되거나 리듬이 약물요법에 반응하지 않는 경우의 초기 치료:
  - 2도 II형 방실차단
  - 넓은 QRS군의 2도 방실차단, 2:1 또는 고도 방실차단
  - 넓은 QRS군의 3도 방실차단

약물요법

아트로핀

아트로핀(atropine)은 부교감신경계통이 심장에 미치는 영향을 차단한다. 미주신경은 동방결절을 억제하여 더 느린 속도로 전기적 신호를 발생하게 한다. 아트로핀은 미주신경을 차단함으로써 동방결절이 더 빠른 속도로 전기적 신호를 발생시키도록 유도하고, 이를 통해 맥박수를 증가시킨다.

심장박동수변동(chronotropic)

맥박수에 영향을 주는 모든 약물과 상태를 의미한다.

아트로핀은 정맥 덩이주사로 투여한다. 아트로핀을 천천히 투여하면 몇 분간 지속되는 역설적 서맥을 초래할 수 있으므로 절대 서서히 정주하지 않는다.

방실차단의 원인과 부위에 따라 아트로핀이 증상을 동반한 서맥의 치료에 있어서 효과적이지 않을 수도 있다.

적응증 아트로핀은 다음과 같은 증상을 보이는 서맥에 대개 효과적이며 초기 치료의 적응증이 된다.

- 급성하벽 또는 우심실경색에 의해 이차적으로 미주신경(부교감신경)긴장도가 증가하여 동방결절이 억제되거나, 또는 동방결절부전에 의해 동서맥, 동정지/동방차단이 발생하는 경우이다. 여러 원인 중 주로 급성우심실경색에 의해 발생한다.
- 미주신경긴장도가 증가하여 방실결절이 억제되거나 급성하벽 또는 우심실경색에 의해 방실결절부전이 발생하여 방실차단이 발생하는 경우:
  - 2도 I형 방실차단(벤케바흐)
  - 좁은 QRS군의 2도 방실차단, 2:1 또는 고도 방실차단
  - 좁은 QRS 군의 3도 방실차단

금기, 임상적 목표점 및 부작용 아트로핀 투여 시 다음 금기증과 주의사항을 준수해야 한다:

- 급성전벽심근경색에 의해 이차적으로 전기전도장애가 방실결절 아래로 발생하여 서맥이 유발되는 경우 아트로핀은 대개 적응증이 아니다. 이러한 경우들에서, 방실차단(대개 예고없이 완전방실차단으로 급격하게 진행)과 3도 방실차단이 있는 경우, 서맥의 증상이 있던지 없던지 경피심장박동조율기를 즉시 부착해야 한다.
  - 넓은 QRS 군의 2도 방실차단, 2:1 또는 고도 방실차단
  - 넓은 QRS군의 3도 방실차단
- 급성심근경색이 있는 환자에서 아트로핀은 조심스럽게 사용해야 한다. 맥박수가 급격히 과도하게 증가할 수 있고, 이로 인해 허혈이 심해지고 심실빈맥 또는 심실세동으로 이어질 수 있다. 경피심장박동조율은 급성심근경색, 그리고 정맥로 확보가 어렵거나 지연되는 환자들에서 선호된다.
- 아트로핀은 심장이식 환자에서 서맥을 치료하는 데 대개 효과적이지 않다. 이는 심장이식 과정에서 미주신경이 절단되어 부교감신경이 항진되어도 이식심장의 심박수에 영향을 미치지 않기 때문이다. 미주신경이 절단되어 있기 때문에 동방결절에 직접적인 영향을 주지 않는다. 따라서 심장이식 환자에서 발생한 증상을 동반한 서맥에서는 경피심장박동조율이 우선되는 치료법이다. 또한, 도파민이나 에피네프린과 같은 약물도 심장이식 환자의 증상을 동반한 서맥의 치료에 효과적이다.

저자의 한마디

이후 기술할 가이드라인과 알고리즘에는 모든 의약품에 대한 정맥 투여 경로가 나열되어 있다. 정맥로는 임상적 상황에 따라 말초/중심정맥 또는 골내주사를 통해 확보할 수 있다. 열거된 모든 약제는 농도나 용량에 변화 없이 골내주사가 가능하다. 기관내 관을 통한 약물 투여는 권장하지 않는다.

혈압상승제

혈압상승제는 세동맥과 정맥순환계의 혈관수축을 유발하는 약물을 일컫는다. 이러한 혈관수축은 말초혈관저항(peripheral vascular resistance)을 증가시켜 혈압을 높이고 관상동맥혈류와 뇌혈류를 개선시킨다. 혈압상승제는 맥박수를 증가시키고 심근수축력을 증가시켜 심박출량을 높이는 작용을 하는데, 이를 수축촉진효과(inotropic effect)라 한다.

에피네프린

에피네프린(epinephrine)(아드레날린)은 노르에피네프린의 형태로 자연적으로 체내에서 생성되어 에피네프린으로 대사되어 만들어지는 약제이다. 부신에서 노르에피네프린이 생성되는 것은 교감신경계통에 의해 매개된다. 교감신경 자체에서도 노르에피네프린을 분비하여 아드레날린성(아드레날린양) 효과를 나타낸다. 아드레날린 수용체는 알파와 베타 두 가지가 있다. 말초혈관에서 알파 수용체가 자극되면 세동맥이 수축한다. 베타 수용체는 두 가지 종류가 있는데, 베타$_1$ 수용체는 심장근육에 존재하여 에피네프린에 의해 자극을 받아 심장근육의 수축력이 증가하고 동방결절에서 정상적으로 전기를 방출하는 속도가 상승한다. 베타$_2$ 수용체는 허파동맥, 뇌동맥, 관상동맥에 존재하며 에피네프린에 의해 혈관의 수축을 일으키는데 베타$_1$수용체에 비해 자극이 덜하다.

에피네프린은 아트로핀이 효과가 없을 때 증상을 동반한 서맥의 치료로 고려할 수 있다. 에피네프린 또한 효과가 없는 경우 경피심장박동조율을 준비해야 한다. 단 에피네프린은 심장근육을 직접 자극하여 맥박수가 지나치게 상승할 수 있기 때문에 주의하여 사용해야 한다. 또한 에피네프린이 심장근육을 자극하여 발생한 변화들로 인해 심장근육의 산소요구량이 증가하여 심장근육과민성을 유발할 수 있다. 심실빈맥 또는 세동과 같이 잠재적으로 치명적인 리듬이나 심실조기수축이 나타날 수 있다.

안정적이지만 증상이 있는 서맥 환자의 경우 에피네프린을 희석하여 점적 정맥주사한다. 고농도 에피네프린을 덩이주사하는 경우 합병증이 발생할 가능성이 높으며, 환자가 불안정할 경우에 한해 실시할 수 있다.

바소프레신

바소프레신(vasopressin)은 비아드레날린성 말초혈관 수축제이며 관상동맥과 신장혈관의 수축 또한 유발한다. 바소프레신은 다음과 같은 상태를 치료하는 데 있어서 에피네프린과 동등한 효과를 지니는 것으로 알려져 있다.

- 제세동에 반응하지 않는 심실세동/심실빈맥
- 심장무수축
- 무맥성전기활성(PEA)

바소프레신은 40 unit 정맥 또는 골내주사 단일용량으로 투여하며, 심정지 치료 알고리즘에서 에피네프린의 첫 번째 또는 두 번째 투여 후 대체하여 투여할 수 있다.

> **수축력(inotropic)**
> 심실 수축의 강도를 말한다.

도파민

도파민(dopamine)은 체내에서 자연적으로 생성되며, 노르에피네프린의 전구체이다. 중간 용량(5~10 mcg/kg/min)에서는 베타$_1$ 수용체를 자극하여 방실결절의 전기전도를 증가시키고(양성 심박동수변동), 심장근육수축력을 증가시키며(양성 수축력), 심장근육을 통한 자극의 전도가 빨라진다. 고용량(10~20 mcg/kg/min)에서는 도파민이 알파$_1$ (세동맥)과 알파$_2$ (세정맥) 수용체를 모두 자극하여 혈관수축 및 맥박수 증가를 일으킨다.

증상을 동반한 서맥의 치료에서 도파민 투여를 고려할 수 있다. 단, 빈맥을 유발하게 되므로 심장근육의 산소요구량을 증가시키지 않도록 주의해야 한다. 도파민 투여는 정맥으로 주입하는 방법만 가능하다.

노르에피네프린

노르에피네프린(norepinephrine)은 자연적으로 체내에서 생성되는 매우 강력한 혈관수축제이면서 심장근육수축제이다. 심한 저혈압 환자(수축기 혈압 < 70 mmHg)나 도파민, 에피네프린 등 덜 강력한 아드레날린성 약제에 반응하지 않는 경우 효과적일 수 있다. 노르에피네프린은 저혈량 환자에는 대개 사용되지 않는다. 또한 심장근육의 산소요구량이 증가할 수 있기 때문에 허혈심장병을 지닌 환자에게는 주의하여 사용해야 한다.

도부타민

도부타민(dobutamine)은 중증 수축기 심장기능상실 환자에서 종종 쓰이는 합성 약제이다. 도부타민은 강력한 심장근육수축제이다. 도부타민은 10~20 mcg/min의 속도로 투여하며, 맥박수, 혈압 등 혈역학적 반응에 따라 조절한다.

이소프로테레놀

이소프로테레놀(isoproterenol)은 베타$_1$, 베타$_2$ 효과를 가진 베타아드레날린성 약제이며 주된 작용으로 맥박수를 증가시키고, 부차적으로 허파동맥과 관상동맥의 혈관확장을 일으킨다. 2~10 mcg/min의 속도로 주입하며, 맥박수에 따라 조절한다.

항부정맥제

> **항부정맥제**
>
> 심장 내 전기전도 경로와 속도에 영향을 주어 비정상적인 리듬을 종결시킬 수 있는 약제이다.

아데노신

아데노신(adenosine)은 체내에서 자연적으로 생성되며 동방결절과 방실결절의 활성을 잠시 억제하는 약제이다.

적응증 아데노신은 다음과 같은 적응증을 지닌다.

- 좁은 QRS군 방실결절 혹은 동방결절 재진입형 빈맥
- 불안정 상심실성빈맥의 심장율동전환을 준비하는 동안
- 진단되지 않은 안정적인 좁은 QRS군 상심실성빈맥에서 치료와 진단을 동시에 시행하기 위해
- 안정적인 넓은 QRS군 빈맥에서 재진입 경로가 확진되고 재발하는 경우
- 넓은 QRS군 빈맥에서 안정되고 규칙적이며 단형(monomorphic)인 경우 치료와 진단을 시행하기 위해

금기, 임상적 목표점, 부작용 WPW증후군(Wolf-Parkinson-White syndrome)을 동반한 상심실성빈맥(SVT)에서는 아데노신이 금기이다. 부전도로를 통한 전도가 역설적으로 증가하여 심실빈맥 또는 심실세동으로 이어질 수 있다.

> **저자의 한마디**
>
> 아데노신은 보통 심방조동, 심방세동, 심방빈맥, 심실빈맥과 같은 리듬을 종결시킬 수 없다. 이러한 리듬은 동방결절 또는 방실결절의 재진입 기전에 의한 것이 아니기 때문이다. 그러나 일시적인 방실차단을 일으킬 수 있고, 심박수를 느리게 하여 기저 리듬이 드러날 수 있다.

아미오다론

정맥으로 주입한 아미오다론(amiodarone)은 나트륨, 칼륨, 칼슘 통로에 영향을 미친다. 아미오다론은 또한 알파와 베타 아드레날린 효과를 차단하는 효과를 지니고 있다.

적응증 아미오다론은 다음과 같은 적응증을 지닌다.

- 빈맥
    - 재진입 기전에 의해 발생한 좁은 QRS군 빈맥(상심실성빈맥)에서 아데노신과 미주신경자극에 의해서도 리듬이 종결되지 않는 경우
    - 안정된 단형/다형 심실빈맥
    - 넓은 QRS군 빈맥에서 원인이 명확하지 않은 경우
- 심정지
    - 심실세동 또는 무맥성심실빈맥이 제세동, 심폐소생술, 혈압상승제에 반응하지 않는 경우

금기, 임상적 목표점, 부작용 아미오다론의 주된 부작용은 저혈압과 서맥이며, 약물주입속도를 느리게 함으로써 예방 가능하다.

리도카인

리도카인(lidocaine)은 오랫동안 사용되어 왔으며 널리 알려진 항부정맥제이다. 아미오다론이나 프로카인아미드와 같은 다른 항부정맥제보다 즉각적인 부작용이 적다.

적응증 리도카인은 다음과 같은 적응증을 지닌다.

- 안정된 단형심실빈맥(그러나 대체 약제가 선호됨)
- 허혈이 치료되고 전해질불균형이 교정된 후 기준 QT 간격이 정상인 다형심실빈맥

금기, 임상적 목표점, 부작용 중독반응(toxic reaction)과 부작용으로는 불분명한 발음, 의식변화, 근육경련, 발작, 서맥 등이 있다.

프로카인아미드

프로카인아미드(procainamide)는 심장근육조직을 통한 전기신호의 전도 속도를 늦춤으로써 심방과 심실의 리듬장애를 모두 억제한다.

적응증 프로카인아미드는 다음과 같은 경우에서 사용을 고려할 수 있다.

- 안정된 단형심실빈맥
- 빠른 심실반응속도를 동반한 심방세동 혹은 심방조동에서 박동수의 조절
- 조기흥분증후군(WPW)이 있고, 심방세동 또는 심방조동이 있는 환자에서 리듬의 전환
- 발작성상심실성빈맥(paroxysmal supraventricular tachycardia, PSVT)에서 리듬이 아데노신이나 미주신경자극법에 의해 조절되지 않고 환자의 심실기능이 정상인 경우

금기, 임상적 목표점, 부작용 심전도 키박스 11.1에 제시된 임상적 목표점에 도달하면 프로카인아미드의 투여를 중단하여야 한다.

심전도 키박스 11-1 프로카인아미드 중단 기준

- 빈맥이 억제됨
- 총 17 mg/kg의 프로카인아미드가 투여됨(70 kg의 환자에서 1.2 g의 용량)
- 프로카인아미드의 부작용이 나타남(예: 저혈압)
- QRS군이 원래 너비의 50% 이상 넓어짐

마그네슘

마그네슘(magnesium)은 정상적 생리적 기능에 필요한 전해질이다. 마그네슘은 신경화학적 전달과정과 근육의 흥분에 관여한다. 마그네슘 투여의 적응증은 뒤틀림(염전성) 심실빈맥(torsades de pointes)이다.

이부틸라이드

이부틸라이드(ibutilide)는 활동전위를 연장시키고 심장 근육의 불응기를 증가시키는 단기작용 약물이다. 이부틸라이드는 혈압과 심박수에 미치는 영향이 매우 적지만, 가장 큰 문제점으로는 다형심실빈맥(예: 뒤틀림(염전성)심실빈맥(TdP)) 등 치명적 심실성 리듬의 발생률이 비교적 높다는 것이다. 따라서 이부틸라이드를 투여하기 전에 고칼륨혈증이나 저마그네슘혈증은 반드시 교정되어야 하며, 지속적으로 투여하는 경우 투여 시작 후 최소 4~6시간은 심전도 변화를 면밀히 관찰해야 한다. 또한 보정 QT간격이 440 ms를 넘어가는 경우는 적응증을 벗어난다.

적응증 이부틸라이드는 다음과 같은 경우에 쓰일 수 있다.

- 시작된 지 48시간 미만의 심방세동과 심방조동에서 환자가 안정된 상태일 때 약리적 전환(pharmacologic conversion)을 위해
- 심방세동과 심방조동의 박동수 조절에 칼슘통로차단제나 베타차단제가 효과적이지 않을 때
- 시작된 지 48시간 미만의 심방세동과 심장조동에서 환자가 조기흥분증후군(WPW)이 있고 안정된 상태일 때 약리적 전환을 위해

칼슘통로차단제

베라파밀과 딜티아젬은 방실결절을 통과하는 전도시간을 느리게 하는 칼슘통로차단제이다. 전도시간이 느려지면 재진입 리듬을 종결하고 다양한 심방빈맥을 지닌 환자의 심실반응속도를 조절할 수 있다.

적응증 베라파밀과 딜티아젬은 다음과 같은 적응증을 지닌다.

- 안정된 좁은군 재진입형 빈맥(SVT)에서 아데노신이나 미주신경자극법에 의해 리듬이 조절되지 않고 전환되지 않을 때
- 급속심실반응을 동반한 심방세동 혹은 심방조동(Af or AF with RVR)

금기, 임상적 목표점, 부작용 칼슘통로차단제는 WPW증후군이 동반된 PSVT에서 금기이다. 부전도로를 통한 전도가 역설적으로 증가하여 심실빈맥 또는 심실세동으로 이어질 수 있다. 칼슘통로차단제, 특히 베라파밀의 경우 심장근육의 수축력을 감소시키고, 중증의 왼심실기능부전을 지닌 환자에서 심박출량을 심각하게 감소시켜 저혈압을 초래한다. 심전도 키박스 11.2에는 칼슘통로차단제의 기타 다른 금기증이 제시되어 있다.

저자의 한마디

본문에서는 딜티아젬을 칼슘통로차단제의 일차선택약으로 제시한다. 그러나 일부 임상의들은 베라파밀을 선호한다.

심전도 키박스 11-2 칼슘통로차단제의 투여

칼슘통로차단제는 다음 경우에 적응증이 아니다.

- 저혈압이나 심장성쇼크가 있는 경우
- 2도 혹은 3도 방실차단, 동방결절 기능이상, 조기흥분과 연관된 심방조동이나 심방세동, 혹은 넓은 QRS빈맥이 존재하는 경우
- 베타차단제를 정맥으로 투여하고 있는 경우 또는
- 서맥의 과거력이 있는 경우

칼슘통로차단제는 울혈심부전에서, 또는 경구베타차단제를 복용 중인 환자에서 가능한 한 조심스럽게 사용되어야 한다.

칼슘통로차단제 투여 중 그리고 투여 후에도 환자의 혈압과 맥박을 자주 모니터링해야 한다.

- 칼슘통로차단제로 저혈압이 발생하는 경우, 환자를 트렌델렌버그 자세로 두고 염화칼슘 1 g을 천천히 정맥투여하고 수액과 혈압상승제를 정맥투여한다.
- 서맥, 방실차단, 심장무수축이 발생하면, 적절한 관련 치료 프로토콜을 참조한다.

베타차단제

아테놀롤, 메토프롤롤, 에스몰롤은 베타차단제로, 순환 중인 아드레날린의 효과를 감소시켜 심박수와 혈압을 감소시킨다.

적응증 급성 빈맥에서 아테놀롤, 메토프롤롤, 에스몰롤는 다음과 같은 경우에 적응증이 된다.

- 안정된 좁은 QRS군 빈맥이 재진입 기전(SVT)이나 이소성박동조율기(접합부 이소성 빈맥 혹은 다소성빈맥)로 인해 발생하고, 아데노신과 미주신경자극법으로 조절되지 않는 경우
- 환자가 안정된 상태일 때, 심방세동과 심방조동의 박동수 조절을 위해
- 심실빈맥의 전환에서 아미오다론이나 프로카인아미드와 결합하여 사용하는 경우

금기, 임상적 목표점, 부작용 베타차단제 투여의 금기는 심전도 키박스 11.3에 제시되어 있다. 베타차단제의 부작용으로는 서맥, 방실전도 지연, 저혈압이 있다.

산소

모든 세포는 신진대사를 위해 산소와 포도당을 필요로 한다. 고농도 산소요법은 원인과 관계없이 모든 환자에서 관례적으로 적용해왔다. 그러나 최근 연구에 따르면 인체 내 산소가 고농도로 존재하는 것은 오히려 해가 된다. 고산소혈증(hyperoxemia, 산소포화도의 상승)은 심정지 환자에서 신경학적 예후를 악화시키고 심근허혈의 범위를 증가시킬 수 있다는 주장이 제기되었다. 그 기전은 명확히 밝혀지지 않았지만 세포대사를 방해하는 유리기(활성산소, free radical)에 의한 것으로 생각된다. 유리기(활성산소)는 쌍을 이루지 못하고 홀로 존재하는 산소 원자를 의미한다.

적응증 산소투여에 대한 현재 가이드라인은 다음과 같다.

- 코산소주입관을 통한 추가산소(2~4 L/min)는 환자가 호흡부전, 심장기능상실, 청색증을 보이거나, 산소포화도가 94% 미만으로 떨어져 저산소혈증을 보이는 경우에만 투여한다.
- 심정지에서 자발순환 회복 후 산소포화도를 94~98%로 맞추기 위한 경우

심전도 키박스 11-3 베타차단제 투여의 금기

- 서맥이 있는 경우(심박수 < 60회/분)
- 저혈압이 있는 경우(수축기 혈압 < 100 mmHg)
- PR간격이 0.24초보다 길거나 2도/3도 방실차단이 있는 경우
- WPW증후군과 같은 심실조기흥분이 존재하는 경우
- 중증의 울혈심부전이 있는 경우(왼심부전, 오른심부전)
- 기관지연축이 있거나 천식의 과거력이 있는 경우(상대적 금기증)
- 중증의 COPD가 있는 경우
- IV 칼슘통로차단제가 몇 시간 이내에 투여되었던 경우(주의사항)
    - 베타차단제 투여 중 및 투여 후에도 환자의 혈압과 맥박을 자주 모니터링할 것
    - 베타차단제를 사용하여 저혈압이 발생하는 경우, 환자를 트렌델렌버그 자세로 두고 혈압상승제를 투여할 것
- 서맥, 방실차단, 심장무수축이 발생한 경우, 적절한 관련 치료 프로토콜을 참조한다.

서맥 (그림 11.1)

BRADYCARDIA

맥박수가 50~59회/분인 서맥(경증 서맥)은 대개 그 자체만으로는 증상이 생기지 않는다. 맥박수가 30~45회/분 이하로 느려지면(중증 서맥) 심박출량이 현저하게 떨어져 수축기 혈압이 80~90 mmHg 이하로 떨어지고 신체, 특히 생명유지기관(vital organ)으로의 관류 감소 증상과 징후가 나타날 수 있다. 피부가 창백해지고 차가워지고 축축해지며, 맥박이 약하거나 만져지지 않고, 환자는 격양되며 쓰러질 것 같은 느낌을 받고 혼동 증상을 보이고 의식을 잃기도 한다. 환자가 흉통을 느끼거나 호흡곤란을 호소할 수도 있다.

급성관상동맥증후군(ACS)에서 경증 서맥은 일부 환자에게 도움이 될 수도 있다. 심박수가 저하되면 심장의 부하가 감소하기 때문에 심장근육의 산소요구량이 감소하고, 경색의 범위가 확장되는 것을 최소화하며, 생명에 위협적인 리듬이 발생하기 쉬운 경향이 줄어들게 된다. 이러한 효과를 심장보호 효과(cardioprotective characteristic)라 한다. 반면 중증 서맥에서는 저혈압으로 이어질 수 있고, 심박출량이 현저하게 감소하여 울혈심부전, 의식 소실, 쇼크 등을 유발하며 환자가 심실조기수축(PVCs), 심실빈맥, 심실세동, 심장무수축과 같은 더 치명적인 리듬으로 진행될 가능성이 높아진다.

동정지나 동방차단이 길어지는 경우, 또는 2도 방실차단이 갑자기 3도 방실차단으로 진행하는 경우, 그리고 접합부이탈리듬(junctional escape rhythm)나 심실이탈리듬(ventricular escape rhythm)의 이소성박동조율기가 작동하지 않는 경우 심장무수축으로 이어지게 된다.

치료의 적응증

서맥의 치료는 원인과 관계없이 맥박수가 60회/분 미만이고 환자가 불안정한 경우 즉시 치료한다.

간혹, 맥박수가 대략 60회/분 이상이더라도 환자가 증상이 있는 경우 맥박수를 올리기 위한 치료를 시행할 수 있다. 이는 현재 필요한 대사적 요구량에 비해 맥박수가 상대적으로 느린 경우에 해당한다.

치료의 금기, 임상적 목표점, 부작용

다음과 같은 경우에 심박수가 60회/분 이하로 떨어지더라도 치료가 필요하지 않을 수 있다.

- 수축기 혈압이 100 mmHg 이상 유지되고 환자가 안정된 경우
- 울혈심부전, 가슴통증, 호흡곤란이 없는 경우
- 격양, 쓰러질 것 같은 느낌(light-headedness), 혼동, 의식 소실 등을 보이지 않는 경우
- PVCs가 빈번하게 발생하지 않는 경우

증상을 동반한 서맥

치료

동서맥, 동정지, 동방차단, 그리고 모든 좁은 QRS군 방실차단의 치료:

- 적응증이 되는 경우 산소를 투여하고
- 정맥으로 아트로핀 0.5~1 mg을 투여한다. 맥박수가 60~100회/분으로 증가할 때까지 매 3~5분간 반복하여 투여한다. 총 3 mg의 아트로핀을 투여한 후에도 증상이 지속되면 경피심장박동조율을 시작한다.

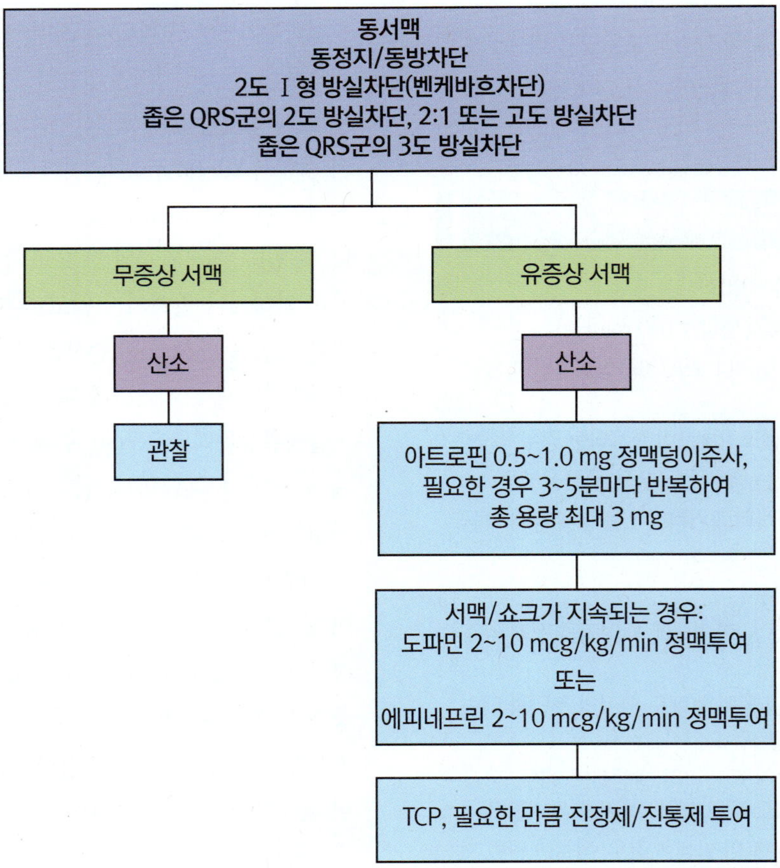

그림 11.1 동서맥, 동방차단, 좁은 QRS군의 방실차단

그리고/또는

- 즉시 사용 가능한 경우 경피심장박동조율을 시작한다. 환자가 경피심장박동조율을 견디지 못하면 진정과 진통을 고려한다.
- 서맥 그리고/또는 저혈압이 지속되는 경우
  - 정맥으로 에피네프린을 초기속도 2~10 mcg/min로 투여하기 시작하며, 맥박수가 60~100회/분으로 상승하도록, 수축기 혈압이 정상범위 내에 들어오도록 주입속도를 조절한다.

또는

  - 정맥으로 도파민을 초기 속도 2~10 mcg/kg/min으로 투여하기 시작하며, 맥박수가 60~100회/분으로 상승하도록, 수축기 혈압이 정상범위 내에 들어오도록 주입속도를 최대 20 mcg/kg/min까지 조절한다.
- 일시적 경정맥심장박동조율기(temporary transvenous pacemaker)를 최대한 빨리 삽입한다.

넓은 QRS군의 2도/3도 방실차단 (그림 11.2)

급성전벽심근경색과 연관된 무증상의 2도/3도 방실차단 중 다음과 같은 상태:

- 2도 II형 방실차단
- 좁은 QRS군의 2도 방실차단, 2:1 또는 고도 방실차단
- 좁은 QRS군의 3도 방실차단

치료

치료는 다음과 같다.

- 적응증이 되는 경우 산소를 투여하고
- 경피심장박동조율기를 부착한 뒤 심실의 포획이 되는지와 환자가 견딜 수 있는지 여부를 확인하고 대기한다.
- 서맥에서 증상이 원래부터 있거나 새로이 증상이 생기면 경피심장박동조율을 시작하며, 진정제과 진통제 투여를 고려한다.

저자의 한마디

경피심장박동조율기가 없는 상황이면 아트로핀 투여를 고려한다. 그러나 아트로핀은 2도/3도 방실차단에서 대개 효과적이지 않다.

- 서맥 그리고/또는 저혈압이 지속되는 경우
  - 정맥으로 도파민을 초기 속도 2~10 mcg/kg/min으로 시작하며, 맥박수가 60~100회/분으로 상승하도록, 수축기 혈압이 정상범위 내에 들어오도록 주입속도를 최대 20 mcg/kg/min까지 조절한다.

또는

  - 정맥으로 에피네프린을 초기속도 2~10 mcg/min로 시작하며, 맥박수가 60~100회/분으로 상승하도록, 수축기 혈압이 정상범위 내에 들어오도록 주입속도를 조절한다.

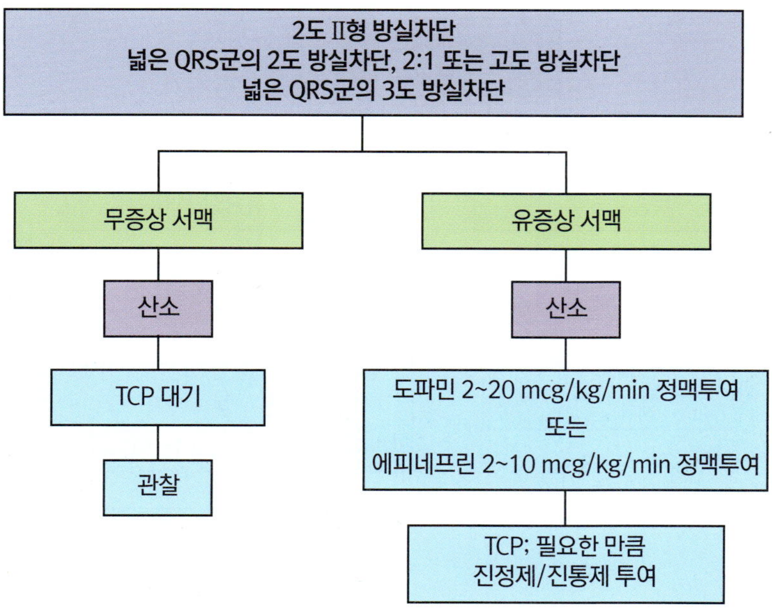

그림 11.2 넓은 QRS군의 방실차단

또는

- 일시적 경정맥심장박동조율기(temporary transvenous pacemaker)를 최대한 빨리 삽입한다.

접합부이탈리듬과 심실이탈리듬 (그림 11.3)

치료

접합부이탈리듬과 심실이탈리듬은 다음과 같이 치료한다:

- 적응증이 되는 경우 산소를 투여하고
- 경피심장박동조율을 시작한다. 환자가 경피심장박동조율을 견디지 못하는 경우 진정과 진통을 고려한다. 일시적 정맥경유박동조율기를 최대한 빨리 삽입한다.
- 서맥 그리고/또는 저혈압이 지속되는 경우
  - 정맥으로 도파민을 초기 속도 2~10 mcg/kg/min으로 시작하며, 맥박수가 60~100회/분으로 상승하도록, 수축기 혈압이 정상범위 내에 들어오도록 주입속도를 최대 20 mcg/kg/min까지 조절한다.
  - 정맥으로 에피네프린을 초기속도 2~10 mcg/min로 시작하며, 맥박수가 60~100회/분으로 상승하도록, 수축기 혈압이 정상범위 내에 들어오도록 주입속도를 조절한다.

빈맥

TACHYCARDIA

빈맥의 증상과 징후는 심장병의 유무, 심장병의 성격, 심실 박동수, 그리고 빈맥의 지속시간에 따라 달라진다. 빈맥은 종종 두근거림, 초조함, 불안을 동반한다.

맥박수가 150회/분 이상인 빈맥에서 심장은 매우 빠르게 뛰기 때문에 이완기가 매우 짧고, 따라서 이완기 동안 심실에 혈액이 완전히 채워지지 않기 때문에 심박출량이 급격히 떨어지게 된다. 따라서 수축기 혈압이 90 mmHg 이하로 떨어질 수 있고, 특히 뇌와 기타 주요기관의 관류 감소로 인해 다음과 같은 증상과 징후가 나타날 수 있다:

- 피부가 창백해지고 차가워지며 축축해진다(clammy).
- 맥박이 약해지거나 만져지지 않는다.
- 환자가 격양되거나 혼돈 증상을 보이고, 쓰러질 것 같은 느낌을 받거나 의식을 잃는다.
- 가슴통증이나 호흡곤란을 호소한다.

관상동맥의 관류는 이완기에 이루어지기 때문에, 맥박수가 너무 빠른 경우 관상동맥의 관류가 저하될 수 있다.

게다가 빠른 맥박수는 심장의 부하를 증가시키기 때문에 빈맥에서 심근의 산소요구량은 증가한다. 따라서 급성관상동맥증후군에서의 빈맥은 심박출량 감소로 인한 증상 외에도 다음과 같은 결과를 초래할 수 있다:

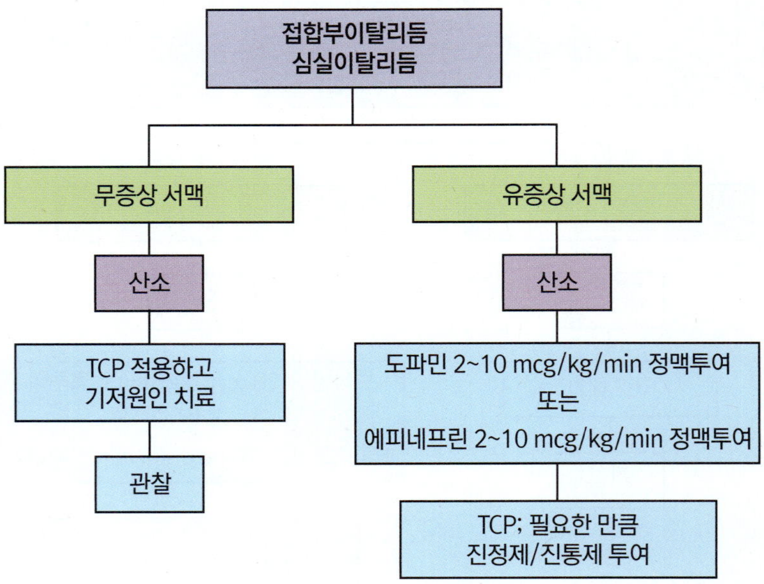

그림 11.3 접합부이탈리듬과 심실이탈리듬

- 심근허혈을 증가시키고 가슴통증의 빈도와 강도가 상승한다.
- 경색의 범위가 확장된다.
- 울혈심부전
- 저혈압
- 심장성쇼크
- 심각한 심실부정맥이 발생할 확률이 높아진다.

심방조동, 심방세동, PSVT와 같은 일부 빈맥에서는 각각의 심실수축에 선행하여 정상적으로 존재해야 하는 심방수축(이른바 atrial kick)이 존재하지 않기 때문에 심박출량이 감소한다. 이완기 동안 심실에 혈액이 완전히 채워지지 않기 때문에 심박출량이 최대 25%까지 감소하게 된다.

치료의 적응증

차단이 없는 심방빈맥, 심방조동, 심방세동, PSVT, 접합부빈맥에서 맥박수가 150회/분 이상인 경우, 또는 120회/분 이상이더라도 심박출량 감소와 심장에 대한 부하 증가의 증상과 징후가 빈맥과 연관이 있는 경우에는 특별한 치료가 필요하다.

심실빈맥은 심박출량 감소의 증상과 징후가 있는지 여부와 상관없이 즉각적인 치료의 적응증이 되는데, 심실빈맥은 심실세동으로 이어질 수 있는 가능성을 지니고 있기 때문이다.

동빈맥과 차단을 동반한 심방빈맥에서는 특이적인 치료가 없다.

동빈맥 (그림 11.4)

치료

동빈맥(sinus tachycardia)에는 특이적인 치료가 없다.

- 빈맥의 기저 원인을 치료한다(불안, 운동, 통증, 공포, 울혈심부전, 저산소혈증, 저혈량증, 저혈압, 쇼크).
- 아트로핀, 에피네프린, 혈압상승제의 투여를 중단한다.

차단을 동반한 심방빈맥 (그림 11.5)

치료

차단을 동반한 심방빈맥(atrial tachycardia with block)은 특이적인 치료가 없다.

- 빈맥의 기저 원인을 치료한다.
- 디기탈리스 독성이 의심되거나 확진되면 디기탈리스를 중단한다.
- 디기탈리스 독성이 확진되면 digibind (디곡신 선택적 해독제)를 투여한다.

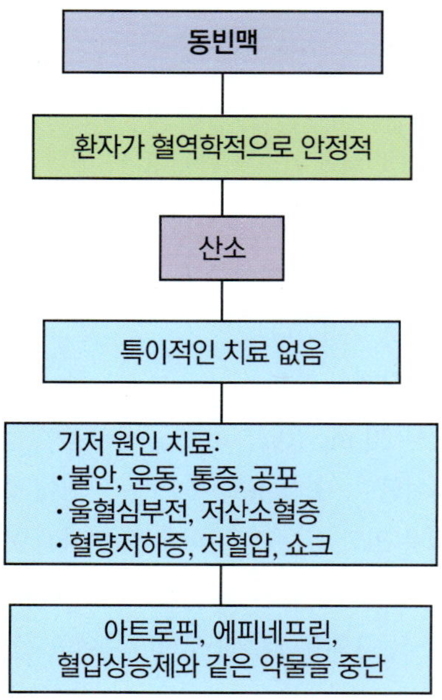

그림 11.4 동빈맥

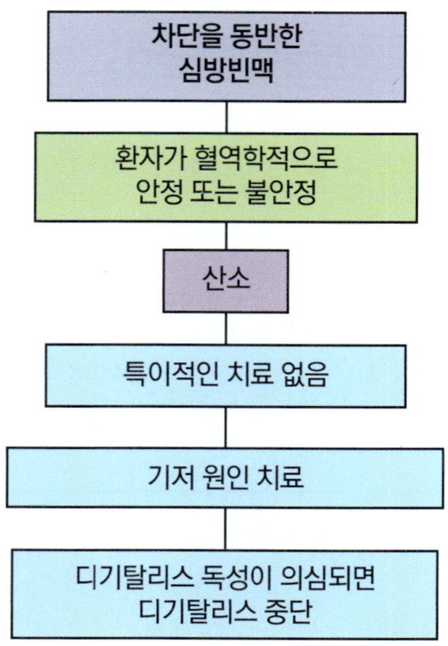

그림 11.5 차단을 동반한 심방빈맥

원인을 모르는 좁은 QRS군 빈맥(맥박이 있음) (그림 11.6)

치료

좁은 QRS군 빈맥은 다음과 같이 치료한다.

- 적응증이 되는 경우 산소를 투여한다.
- 다음과 같은 미주신경자극법을 시도한다:
    - 헛구역질
    - 환자가 변을 보는 것처럼 힘을 주게 한다(발살바법).
    - 얼음물로 적신 수건이나 아이스팩으로 얼굴에 차가운 자극 가하기
    - 기침, 스쿼트, 숨 참기
    - 턱의 모서리 부분에서 목동맥팽대에 5초간 압력 가하기(우측이 선호됨)

미주신경자극법

속목동맥과 대동맥활에 위치하는 압력수용기를 물리적으로 자극하는 방법. 미주신경자극법은 압력수용기의 반사적 작용으로 맥박속도를 느리게 한다.

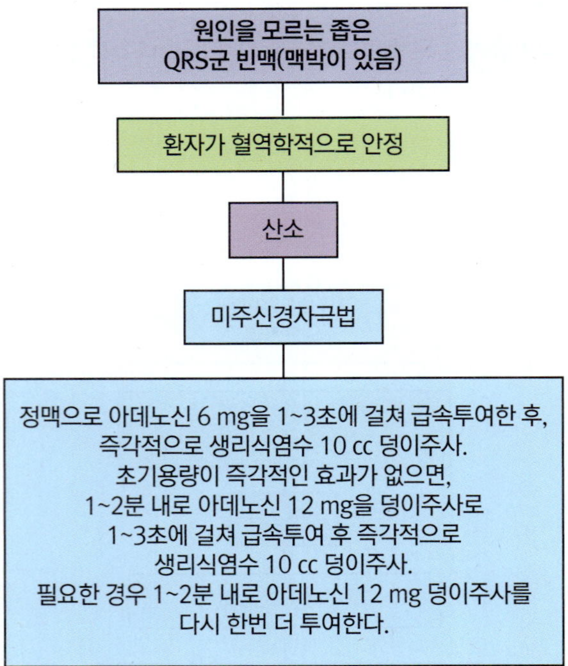

그림 11.6 원인을 모르는 좁은 QRS군 빈맥

저자의 한마디

고령의 환자의 목동맥팽대에 압력을 가할 때는 뇌졸중을 유발할 수 있으므로 극도로 주의해야 한다. 절대 양측 목동맥에 동시에 압력을 가하거나 10초 이상 압력을 가하지 않는다. 정맥로 확보 및 지속적 심전도 모니터링을 준비하고, 제세동기 또한 준비해 두어야 한다.

미주신경자극법이 효과적이지 않으나 환자가 안정된 상태를 유지하는 경우, 정맥으로 아데노신 6 mg 덩이주사를 1~3초에 걸쳐 급속투여한 후, 즉각적으로 생리식염수를 10~20 mL 덩이주사한다. 초기용량이 즉각적인 효과가 없으면, 아데노신 12 mg을 덩이주사로 1~3초에 걸쳐 급속투여 후 즉각적으로 생리식염수를 10~20 mL 덩이주사한다. 필요한 경우 1~2분 후 아데노신 12 mg 덩이주사를 다시 한번 더 투여한다.

정상 동성 리듬으로의 전환은 PSVT의 존재를 확진하는 것이다. 이 장 뒷부분의 "좁은 QRS군의 PSVT"에서 환자의 적절한 상태를 찾아 후속 치료를 진행하면 된다. 심방빈맥 또는 접합부빈맥이 확인될 정도로 맥박수가 느려진 경우 각각, 바로 이어서 기술할 "차단이 없는 심방빈맥" 또는 이 장 뒷부분의 "접합부빈맥"에서 적절한 치료를 찾아 진행하면 된다.

심방세동이나 심방조동이 확인될 정도로 맥박수가 느려진 경우, 이 장 뒷부분의 "심방조동/심방세동"에서 적절한 치료를 찾아 진행하면 된다.

차단이 없는 심방빈맥 (그림 11.7)

치료

전도차단이 없다면, 다음과 같이 치료한다.

- 적응증이 되는 경우 산소를 투여한다.
- 딜티아젬과 같은 칼슘통로차단제, 에스몰롤, 아테놀롤, 메토프롤롤과 같은 베타차단제, 또는 아미오다론과 같은 항부정맥제를 투여한다.
- 칼슘통로차단제의 경우:
    - 딜티아젬 20 mg (0.25 mg/kg)을 2분에 걸쳐 서서히 정맥투여한다. 초기 용량이 15분 이내에 효과가 없으나 부작용 또한 없는 경우, 다시 딜티아젬 25 mg (0.35 mg/kg)을 2분에 걸쳐 서서히 투여한다(예외: 60세 이상의 환자는 3~4분에 걸쳐 서서히 투여한다).

그리고

- 정맥으로 딜티아젬을 5~15 mg/hr의 속도로 유지용량을 투여하여 맥박수를 정상 범위 내로 조절한다.

- 베타차단제의 경우:
  - 에스몰롤 0.5 mg/kg을 정맥으로 1분에 걸쳐 투여한 후, 에스몰롤을 유지용량 0.05 mg/kg/min의 속도로 투여한다. 반응이 불충분한 경우 에스몰롤 0.5 mg/kg를 5분 간격으로 2회 반복 투여하면서, 매번 투여할 때마다 유지용량을 0.05 mg/kg/min씩 늘려 투여속도를 최대 0.2 mg/kg/min까지 늘려볼 수 있다. 이후 유지용량의 투여속도를 점적하여 맥박수가 정상 범위 내로 유지되도록 한다. 투여속도가 0.2 mg/kg/min을 넘지 않아야 한다.

또는

- 아테놀롤 2.5~5 mg을 5분에 걸쳐 정맥투여한다. 10분 간격으로 반복 투여할 수 있으나, 총 투여용량이 10 mg을 넘지 않도록 한다.

또는

- 메토프롤롤 5 mg을 2~5분에 걸쳐 정맥투여한다. 5분 간격으로 2회 더 반복 투여할 수 있으며, 총 용량 15 mg까지 투여 가능하다.

그리고

- 약을 투여하는 동안 맥박, 혈압, 심전도를 모니터링한다. 수축기 혈압이 100 mmHg 이하로 떨어지는 경우 베타차단제를 중단한다.

- 항부정맥제의 경우
  - 아미오다론을 150 mg을 부하용량으로 10분에 걸쳐 정맥투여한다.

그리고

- 아미오다론을 1 mg/min의 속도로 6시간 동안 정맥투여한다. 이후 18시간 동안 0.5 mg/min의 속도로 낮춰 투여한다.

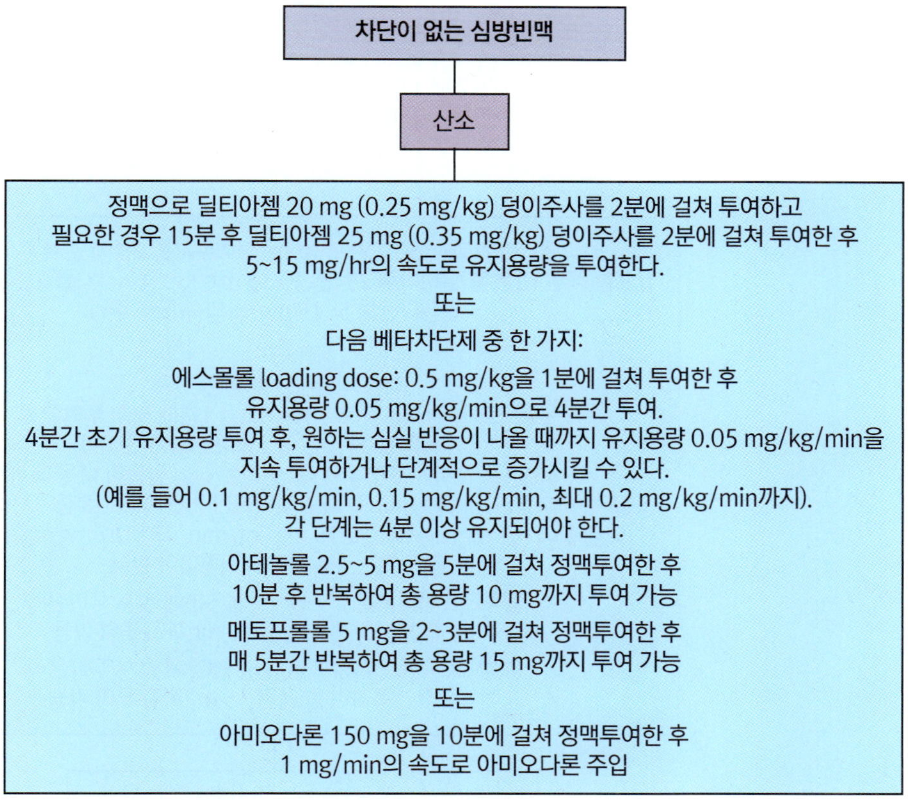

그림 11.7 차단이 없는 심방빈맥

좁은 QRS군의 PSVT (WPW증후군이나 심실조기흥분이 없는 경우) (그림 11.8)

치료

치료는 다음과 같다:

환자가 불안정한 경우:

- 산소를 투여한다.
- 50~100 J의 에너지로 심장율동전환하고, 필요한 경우 100J, 200J, 300J…로 반복한다.

환자가 안정된 경우:

- 적응증이 되는 경우 산소를 투여한다.
- 미주신경자극법을 시도한다.
- 미주신경자극법이 성공적이지 않으나 환자가 안정적인 상태를 유지하는 경우, 아데노신과 같은 방실결절억제제를 투여하거나, 딜티아젬과 같은 칼슘통로차단제를 투여하거나, 에스몰롤/아테놀롤/메토프롤롤과 같은 베타차단제를 투여한다.
- 아데노신의 경우:
    - 아데노신 6 mg 덩이주사를 1~3초에 걸쳐 빠르게 정맥 투여하고, 즉시 10~20 mL 생리식염수 덩이주사를 투

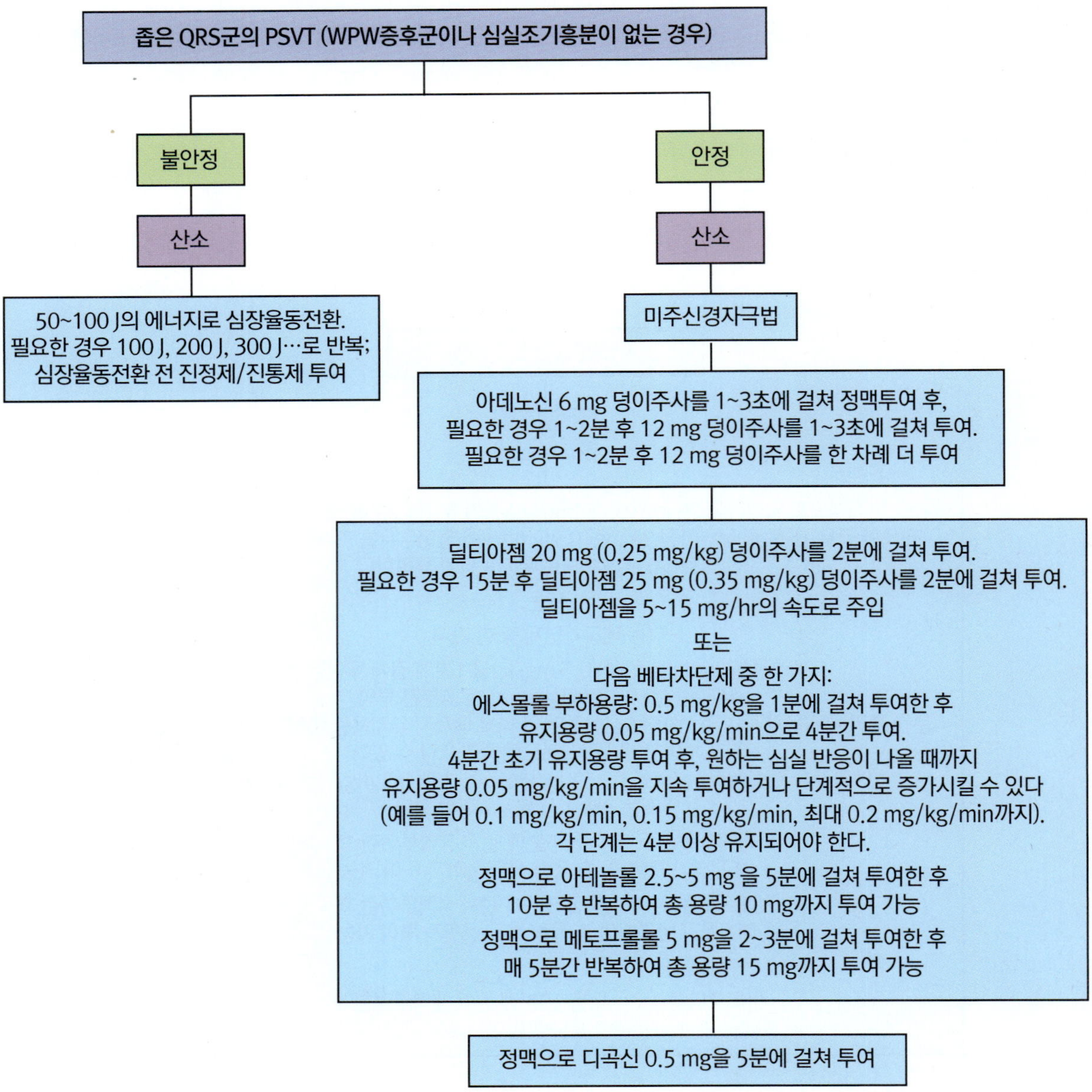

그림 11.8 좁은 QRS군의 PSVT

여한다. 초기용량이 즉각적인 효과가 없으면, 아데노신 12 mg 덩이주사를 1~3초에 걸쳐 빠르게 정맥투여하고, 즉시 10~20 mL 생리식염수 덩이주사를 투여한다. 필요한 경우 1~2분 후 아데노신 12 mg 덩이주사를 재투여한다.

- 칼슘통로차단제의 경우:
  - 딜티아젬 20 mg (0.25 mg/kg)을 2분에 걸쳐 서서히 투여한다. 초기 용량이 15분 이내에 효과가 없으나 부작용 또한 없는 경우, 다시 딜티아젬 25 mg (0.35 mg/kg)를 2분에 걸쳐 서서히 투여한다(예외: 60세 이상의 환자는 3~4분에 걸쳐 서서히 투여한다).

그리고

  - 딜티아젬을 5~15 mg/hr의 속도로 유지용량을 투여하여 맥박수를 정상 범위 내로 조절한다.
- 베타차단제의 경우:
  - 에스몰롤 0.5 mg/kg을 1분에 걸쳐 투여한 후, 에스몰롤을 유지용량 0.05 mg/kg/min의 속도로 투여한다. 반응이 불충분한 경우 에스몰롤 0.5 mg/kg를 5분 간격으로 2회 반복 투여하면서, 매번 투여할 때마다 유지용량을 0.05 mg/kg/min씩 늘려 투여속도를 최대 0.2 mg/kg/min까지 늘려볼 수 있다. 이후 유지용량의 투여속도를 점적하여 맥박수가 정상 범위 내로 유지되도록 한다. 투여속도가 0.2 mg/kg/min을 넘지 않아야 한다.

또는

  - 아테놀롤 2.5~5 mg을 5분에 걸쳐 투여한다. 10분 간격으로 반복 투여할 수 있으나, 총 투여용량이 10 mg을 넘지 않도록 한다.

또는

  - 메토프롤롤 5 mg을 2~5분에 걸쳐 투여한다. 5분 간격으로 2회 더 반복 투여할 수 있으며, 총 용량 15 mg까지 투여 가능하다.

그리고

  - 약을 투여하는 동안 맥박, 혈압, 심전도를 모니터링한다. 수축기 혈압이 100 mmHg 이하로 떨어지는 경우 베타차단제를 중단한다.

좁은 QRS군의 PSVT (WPW증후군이나 심실조기흥분이 있는 경우) (그림 11.9)

치료

치료는 다음과 같다.

환자가 불안정한 경우:

- 산소를 투여한다.
- 50~100 J의 에너지로 심장율동전환하고, 필요한 경우 100 J, 200 J, 300 J…로 반복한다.

환자가 안정된 경우:

- 적응증이 되는 경우 산소를 투여한다.
- 미주신경자극법을 시도한다.

미주신경자극법이 성공적이지 않으나 환자가 안정적인 상태를 유지하는 경우, 정맥으로 아미오다론 150 mg을 10분에 걸쳐 투여한 후, 1 mg/min으로 6시간 동안 투여한 후 0.5 mg/min으로 속도를 낮춰 18시간 동안 투여한다.

접합부빈맥 (그림 11.10)

치료

접합부빈맥이 있는 환자에서는 다음 알고리즘을 따른다:

- 적응증이 되는 경우 산소를 투여한다.
- 아미오다론과 같은 항부정맥제를 투여하거나 에스몰롤/아테놀롤/메토프롤롤과 같은 베타차단제를 투여한다.
  - 항부정맥제의 경우:
    - 아미오다론을 정해진 부하용량 150 mg으로 10분에 걸쳐 투여한다.

그리고

    - 아미오다론을 1 mg/min의 속도로 6시간 동안 주입한다. 이후 0.5 mg/min의 속도로 줄여 18시간 동안 주입한다.
  - 베타차단제의 경우:
    - 정맥으로 에스몰롤 0.5 mg/kg을 1분에 걸쳐 투여한 후, 에스몰롤을 유지용량 0.05 mg/kg/min의 속도로 투여한다. 반응이 불충분한 경우 에스몰롤 0.5 mg/kg를 5분 간격으로 2회 반복 투여하면서, 매번 투여할 때마다 유지용량을 0.05 mg/kg/min씩 늘려 투여속도를 최대 0.2 mg/kg/min까지 늘려볼 수 있다. 이후 유지용량의 투여속도를 점적하여 맥박수가 정상

범위 내로 유지되도록 한다. 투여속도가 0.2 mg/kg/min을 넘지 않아야 한다.

또는

- 정맥으로 아테놀롤 2.5~5 mg을 5분에 걸쳐 투여한다. 10분 간격으로 반복 투여할 수 있으나, 총 투여용량이 10 mg을 넘지 않도록 한다.

또는

- 정맥으로 메토프롤롤 5 mg을 2~5분에 걸쳐 투여한다. 5분 간격으로 2회 더 반복 투여할 수 있으며, 총 용량 15 mg까지 투여 가능하다.

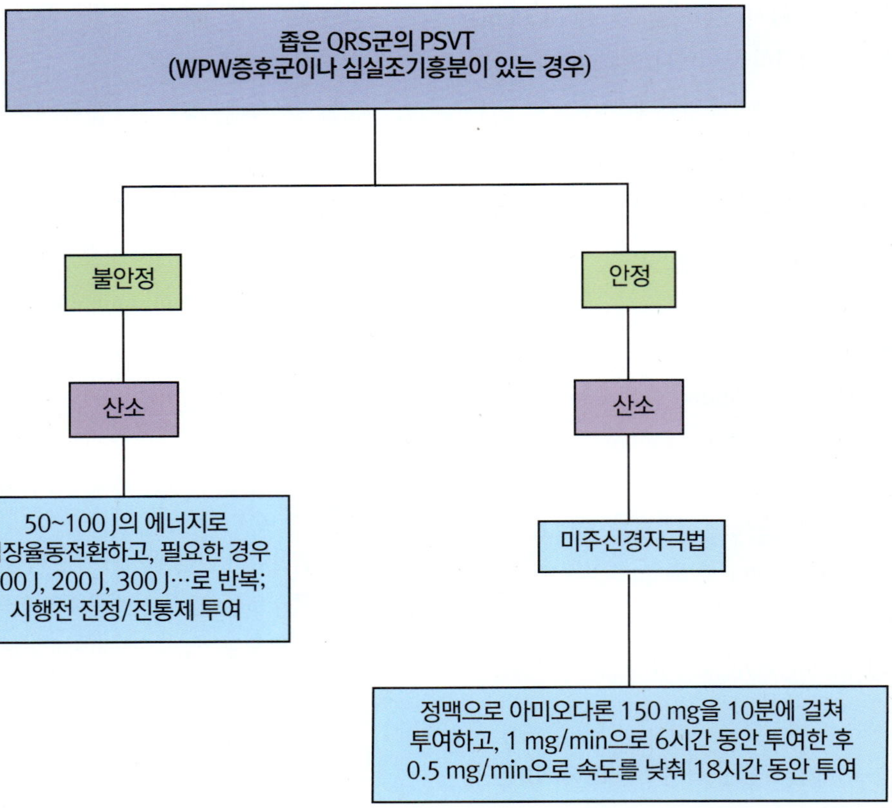

그림 11.9 좁은 QRS군의 PSVT (WPW증후군이나 심실조기흥분이 있는 경우)

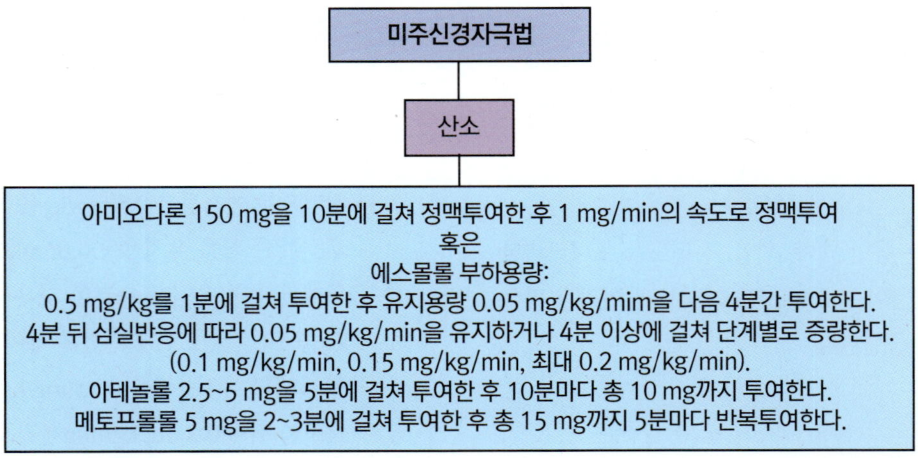

그림 11.10 접합부빈맥

그리고

- 약을 투여하는 동안 맥박, 혈압, 심전도를 모니터링한다. 수축기 혈압이 100 mmHg 이하로 떨어지는 경우 베타차단제를 중단한다.

심방조동/심방세동(WPW증후군이나 심실조기흥분이 없는 경우) (그림11.11)

심방조동/심방세동의 치료 옵션은 두 가지가 있다. 환자의 심박출량을 증가시키기 위해 맥박수를 조절해 볼 수 있고, 리듬을 정상 동리듬으로 전환하려는 시도를 해 볼 수 있다. 치료가 얼마나 긴급한지, 해당 리듬이 얼마나 지속되었는지에 따라 선택이 달라진다. 시간이 지남에 따라 심방조동과 심방세동은 벽혈전(mural thrombus)이라 불리는 커다란 피떡을 형성하는데, 이는 심방 내벽에 부착한다. 리듬이 전환될 때 벽혈전이 존재하면, 혈전이 혈류 속으로 떨어져 나와 뇌졸중을 일으킬 위험이 있다. 이를 방지하기 위해 심장초음파를 시행해서 혈전이 없는 것을 확인하기 전까지는 정상리듬으로 전환하지 않는다. 혈전이 있는 경우, 벽혈전에 의한 위험이 최소화될 때까지 항응고제를 투여하여야 한다.

혈역학적으로 안정한 경우의 맥박수 조절 치료

- 적응증이 되는 경우 산소를 투여한다.
- 베타차단제나 칼슘통로차단제를 투여한다.
  - 베타차단제의 경우:
    - 에스몰롤 0.5 mg/kg을 1분에 걸쳐 투여한 후, 에스몰롤을 유지용량 0.05 mg/kg/min의 속도로 투여한다. 반응이 불충분한 경우 에스몰롤 0.5 mg/kg를 5분 간격으로 2회 반복 투여하면서, 매번 투여할 때마

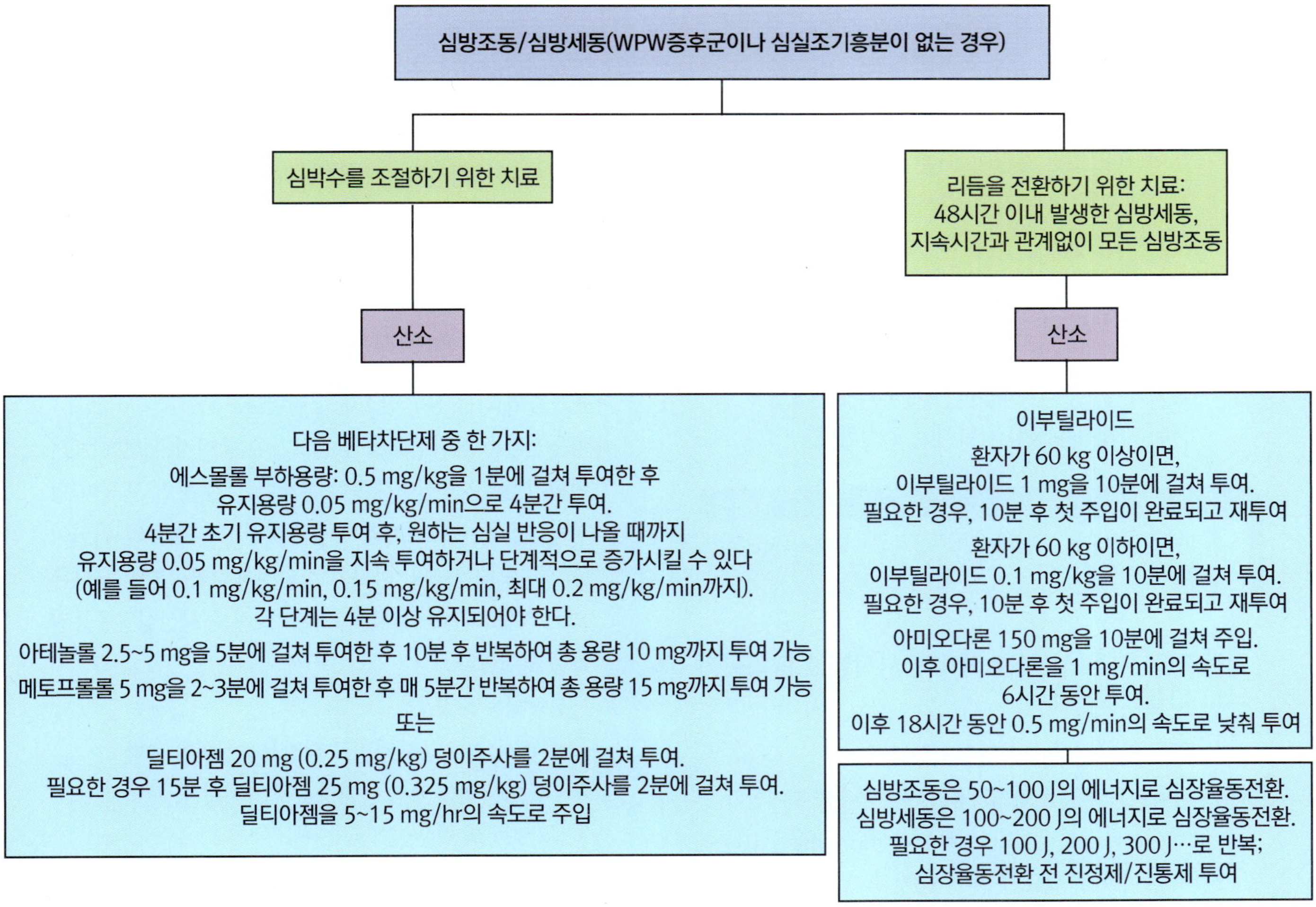

그림 11.11 WPW증후군이 동반되지 않은 심방조동/심방세동

다 유지용량을 0.05 mg/kg/min씩 늘려 투여속도를 최대 0.2 mg/kg/min까지 늘려볼 수 있다. 이후 유지용량의 투여속도를 점적하여 맥박수가 정상 범위 내로 유지되도록 한다. 투여속도가 0.2 mg/kg/min을 넘지 않아야 한다.

또는

- 아테놀롤 2.5~5 mg을 5분에 걸쳐 투여한다. 10분 간격으로 반복 투여할 수 있으나, 총 투여용량이 10 mg을 넘지 않도록 한다.

또는

- 메토프롤롤 5 mg을 2~5분에 걸쳐 투여한다. 5분 간격으로 2회 더 반복 투여할 수 있으며, 총 용량 15 mg까지 투여 가능하다.

그리고

- 약을 투여하는 동안 맥박, 혈압, 심전도를 모니터링한다. 수축기 혈압이 100 mmHg 이하로 떨어지는 경우 베타차단제를 중단한다.

- 칼슘통로차단제의 경우:
  - 딜티아젬 20 mg (0.25 mg/kg)을 2분에 걸쳐 서서히 투여한다. 초기 용량이 15분 이내에 효과가 없으나 부작용 또한 없는 경우, 다시 딜티아젬 25 mg (0.35 mg/kg)를 2분에 걸쳐 서서히 투여한다(예외: 60세 이상의 환자는 3~4분에 걸쳐 서서히 투여한다).

그리고

- 딜티아젬을 5~15 mg/hr의 속도로 유지용량을 투여하여 맥박수를 정상 범위 내로 조절한다.

> **저자의 한마디**
>
> WPW증후군이 있는 심방조동/심방세동의 경우 칼슘통로차단제의 적응증이 아니다.

리듬 전환 치료(48시간 이내에 시작했고 혈역학적으로 안정한 경우)

- 적응증이 되는 경우 산소를 투여한다.
- 이부틸라이드와 같은 단기작용 항부정맥제를 투여한다.
  - 환자가 60 kg 이상이면, 이부틸라이드 1 mg을 10분에 걸쳐 투여한다. 필요한 경우, 10분 후 첫 주입이 완료된 후 재투여할 수 있다.
  - 환자가 60 kg 이하이면, 이부틸라이드 0.1 mg/kg을 10분에 걸쳐 투여한다. 필요한 경우, 10분 후 첫 주입이 완료된 후 재투여할 수 있다. 최대 투여용량이 2 mg을 넘지 않도록 한다.

또는

- 아미오다론과 같은 항부정맥제를 투여한다.
  - 아미오다론을 150 mg 정해진 부하용량으로 10분에 걸쳐 투여한다.

그리고

- 아미오다론을 1 mg/min의 속도로 6시간 동안 투여한다. 이후 18시간 동안 0.5 mg/min의 속도로 낮춰 투여한다.

또는

- 프로카인아미드와 같은 항부정맥제를 투여한다.
  - 프로카인아미드를 20~30 mg/min의 속도로 주입 시작한다(필요한 경우 최대 50 mg/min까지). 심전도 키박스 11.1에 제시된 임상적 목표점에 도달할 때까지 프로카인아미드의 주입을 지속한다.

또는

- 즉시 동시성심장율동전환(synchronized cardioversion)을 시행한다. 100~200 J의 에너지로 심장율동전환을 한다.

혈역학적으로 불안정한 경우의 리듬 전환 치료

- 적응증이 되는 경우 산소를 투여한다.
- 리듬전환은 헤파린으로 항응고가 이루어지기 전에는 시행되지 않는다. 심방세동이 존재한 기간 동안 혈전이 형성되었을 수 있고, 따라서 혈전색전성 뇌졸중의 위험이 증가하기 때문이다. 환자가 불안정해지거나 아미오다론으로 리듬전환에 실패하는 경우 즉시 동시성심장율동전환을 시행한다.
  - 심방세동의 경우:
    - 100~120 J의 에너지로 심장율동전환을 한다.
    - 필요한 만큼 후속 충격량을 증가시킨다.
  - 심장조동의 경우:
    - 50~100 J의 에너지로 심장율동전환을 한다.

심방조동/심방세동(WPW증후군이나 심실조기흥분이 있는 경우) (그림 11.12)

치료

- 적응증이 되는 경우 산소를 투여한다.
- 심박수를 조절하거나, 모든 지속시간의 리듬을 전환하기 위해
- 아미오다론과 같은 항부정맥제를 투여한다.
  - 아미오다론을 150 mg 정해진 부하용량으로 10분에 걸쳐 투여한다.

그리고

- 아미오다론을 1 mg/min의 속도로 6시간 동안 투여한다. 이후 18시간 동안 0.5 mg/min의 속도로 낮춰 투여한다.
- 48시간 이내로 지속된 리듬을 전환하거나 혈역학적으로 불안정한 경우
  - 즉시 동시성심장율동전환을 시행한다.
    - 심방세동의 경우:
      - 100~120 J의 에너지로 심장율동전환을 시행한다.
      - 필요한 만큼 후속 충격량을 증가시킨다.
    - 심방조동의 경우:
      - 50~100 J의 에너지로 심장율동전환을 시행한다.
  - 필요한 만큼 후속 충격량을 증가시킨다.

원인 불명의 넓은 QRS 빈맥(맥박이 만져짐) (그림 11.13)

치료

맥박이 만져지는 원인 불명의 넓은 QRS 빈맥은 다음과 같이 치료한다:

- 적응증이 되는 경우 산소를 투여한다.
- 환자가 불안정한 경우, 즉시 심장율동전환을 시행하거나 항부정맥제를 투여한다.
  - 100 J의 에너지로 심장율동전환
    - 필요한 만큼 심장율동전환을 반복하며, 에너지량을 계속 증가시킨다(순서대로 200 J, 300 J, 360 J).

또는

- 아미오다론과 같은 항부정맥제를 투여한다:
  - 아미오다론을 정해진 부하용량 150 mg으로 10분에 걸쳐 투여한다.

그리고

- 아미오다론을 1 mg/min의 속도로 6시간 동안 투여한다. 이후 18시간 동안 0.5 mg/min의 속도로 낮춰 투여한다.

또는

- 넓은 QRS 빈맥이 지속되는 경우, 환자가 불안정한 상

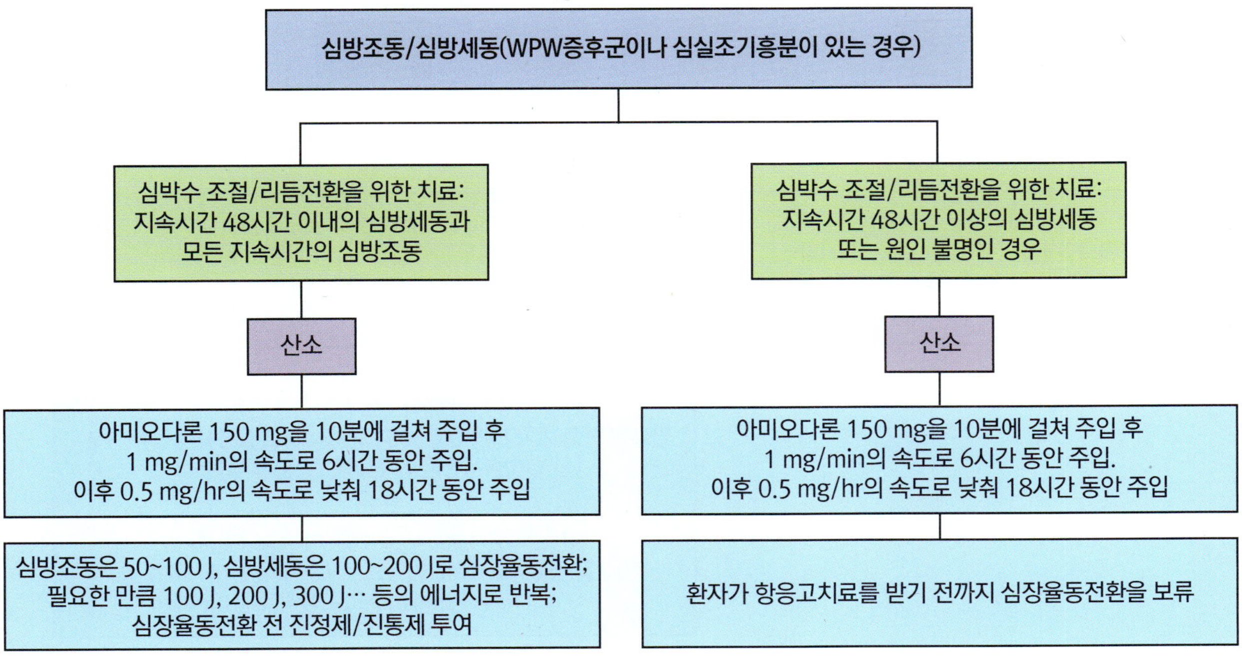

그림 11.12 WPW증후군을 동반한 심방조동/심방세동

태이거나 불안정한 상태로 바뀌는 경우, 맥박이 만져지면 아미오다론과 같은 항부정맥제 투여를 지속하면서 계속 심장율동전환을 시도한다.

단형심실빈맥(맥박이 만져짐) (그림 11.14)

치료

맥박이 만져지는 단형심실빈맥은 다음과 같이 치료한다:

- 적응증이 되는 경우 산소를 투여한다.
- 환자가 불안정한 경우, 즉시 심장율동전환을 하거나 항부정맥제를 투여한다. 100 J의 에너지로 심장율동전환을 시행하고, 필요한 만큼 심장율동전환을 반복하며, 에너지량을 계속 증가시킨다(순서대로 200 J, 300 J, 360 J).
  - 심실빈맥이 지속되는 경우, 환자가 불안정한 상태이거나 불안정한 상태로 바뀌는 경우, 맥박이 만져지면 아미오다론, 리도카인, 프로카인아미드와 같은 항부정맥제를 투여하고, 계속 심장율동전환을 시도한다.
- 환자가 안정된 경우, 아미오다론, 리도카인, 프로카인아미드와 같은 항부정맥제를 투여한다.
- 아미오다론을 부하용량 150 mg으로 10분에 걸쳐 주입한 후 필요한 경우 10~15분 간격으로 2~3차례 더 반복하여 주입할 수 있다.

그리고

- 아미오다론을 1 mg/min의 속도로 6시간 동안 주입하고, 이후 18시간 동안 0.5 mg/min의 속도로 낮춰 주입한다.

또는

- 리도카인을 1.0~1.5 mg/kg (75~100 mg) 덩이주사로 천천히 주입하며, 매 5~10분마다 리도카인 0.5~0.75 mg/kg (25~50 mg)을 심실빈맥이 억제되거나 총 투여용량이 3 mg/kg에 도달할 때까지 반복하여 덩이주사로 천천히 주입한다.

그리고

- 리도카인을 1~4 mg/min의 속도로 유지용량을 주입하여 심실빈맥의 재발을 방지한다.

또는

- 프로카인아미드를 20~30 mg/min의 속도로 주입 시작한다(필요한 경우 최대 50 mg/min까지). 심전도 키박스

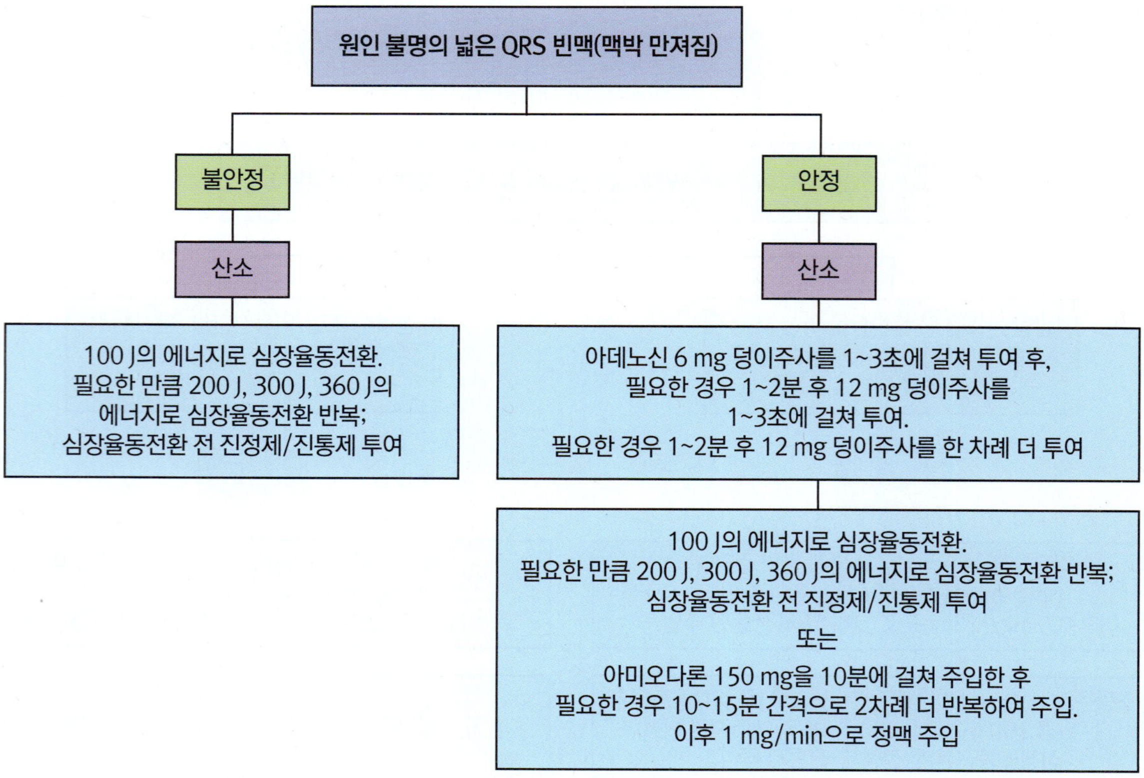

그림 11.13 원인 불명의 넓은 QRS 빈맥

11.1에 제시된 임상적 목표점에 도달할 때까지 프로카인아미드의 주입을 지속한다.

그리고

- 프로카인아미드를 1~4 mg/min의 속도로 유지용량을 주입 시작한다.
  - 아미오다론, 리도카인 또는 프로카인아미드가 심실빈맥을 억제하지 못하거나, 언제든지 환자가 혈역학적으로 불안정해졌으나 초기에 심장율동전환이 시행되지 않은 경우:
    - 즉시 100 J의 에너지로 심장율동전환을 시행한다.

그리고

- 필요한 만큼 심장율동전환을 반복하며, 에너지량을 계속 증가시킨다(순서대로 200 J, 300 J, 360 J).

바닥선 QT 간격이 정상인 다형심실빈맥 (맥박이 만져짐)

치료

바닥선 QT 간격이 정상이고 맥박이 만져지는 다형심실빈맥은, 앞서 설명한 단형심실빈맥과 같은 방식으로 치료한다.

바닥선 QT 간격이 연장된 다형심실빈맥 (맥박이 만져짐) (그림 11.14)

뒤틀림(염전성)심실빈맥(맥박이 만져짐) (그림 11.15)

치료

- 적응증이 되는 경우 산소를 투여한다.
  - 황산마그네슘 1~2 g (8~16 mEq)을 D5W 50~100 mL에 희석하여 정맥으로 5~60분에 걸쳐 투여한다.

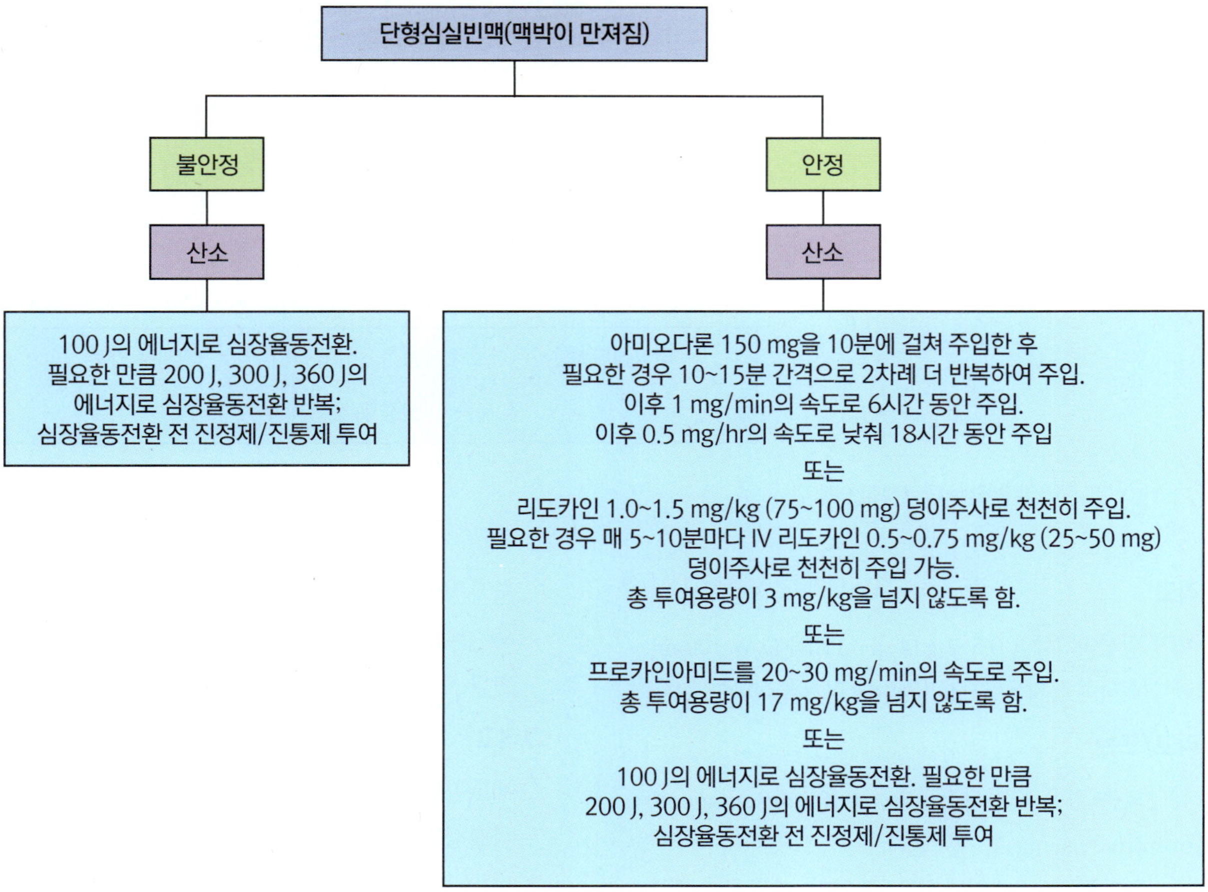

그림 11.14 단형심실빈맥

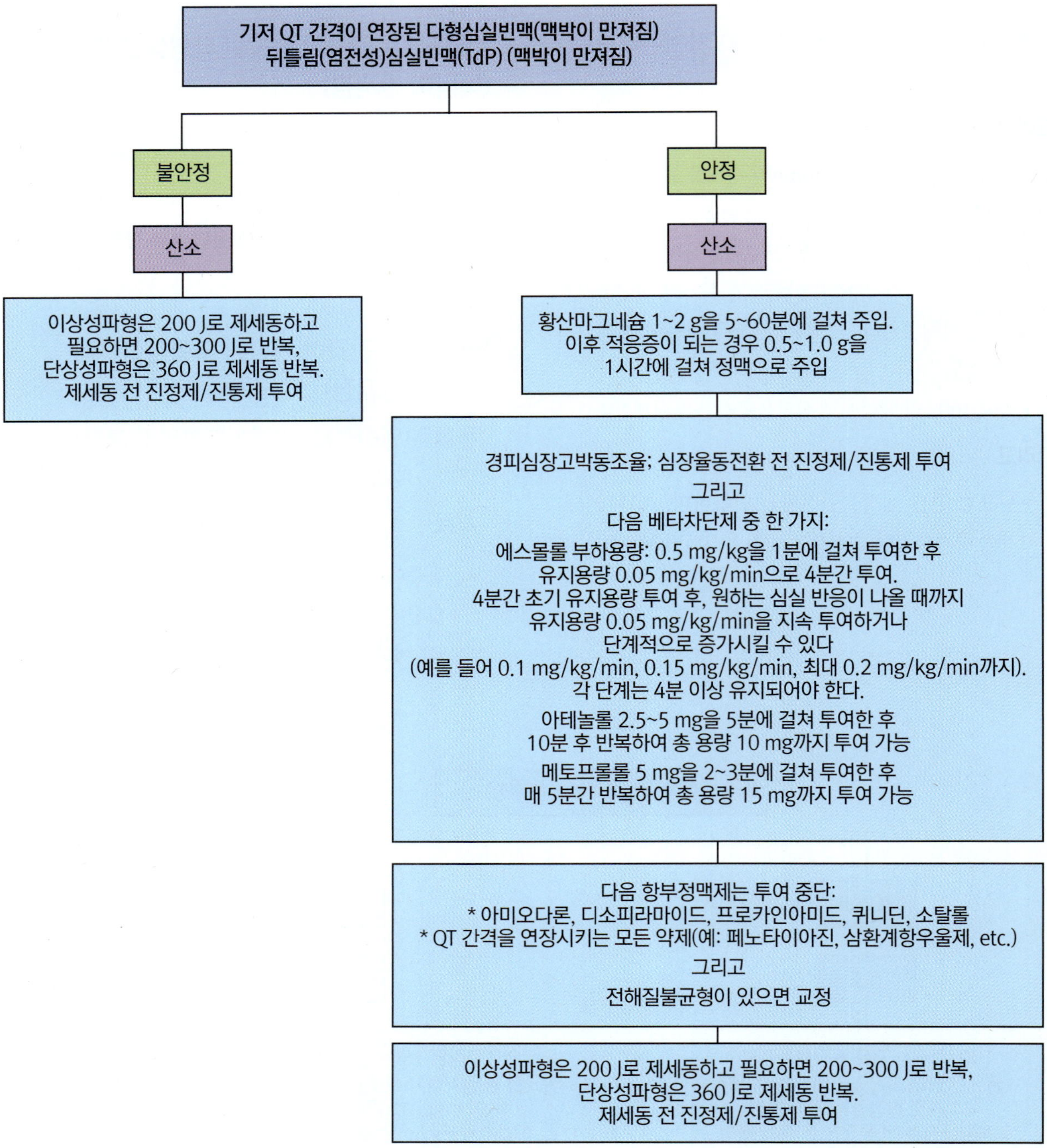

그림 11.15 QT 간격이 연장된 다형심실빈맥

그리고

- 이후 황산마그네슘 0.5~1 g (4~8 mEq)을 D_5W 100 mL에 희석하여 유지용량으로 1시간에 걸쳐 투여한다.

그리고/또는

- 해당되는 경우 경피심장고박동조율(transcutaneous overdrive pacing)을 시작한다.
- 아미오다론, 디소피라마이드, 퀴니딘, 소탈롤과 같은 항부정맥제나, 페노타이아진, 삼환계항우울제(TCA)와 같이 QT 간격을 연장시키는 약제의 투여를 보류한다.

그리고

- 전해질불균형이 있으면 교정한다.
- 다형심실빈맥이나 뒤틀림(염전성)심실빈맥이 지속되며 환자가 불안정한 상태이거나 불안정한 상태로 바뀌는 경우:

- 제세동을 실시한다(단상성파형 360 J).

그리고

- 단상성파형 360 J의 에너지로 제세동을 필요한 만큼 반복한다.

이소성조기박동

PREMATURE ECTOPIC BEATS

심방조기수축과 조기심방심실접합부수축 (그림 11.16)

단일 개별 심방조기수축(PACs)이나 조기심방심실접합부수축(PJCs)은 임상적으로 의미가 없다. PACs, PJCs가 빈번하게 나타나는 경우 의미하는 바는 각기 심방 또는 접합부의 자동능이 증가되었거나, 심방 또는 접합부의 재진입 기전이 존재하거나, 또는 자동능이 증가된 동시에 재진입 기전도 존재하여 곧 심방빈맥, 심방조동, 심방세동, PSVT와 같은 심방 리듬이 발생할 것을 의미한다. 가장 흔한 원인은 스트레스, 통증, 불안, 각성제에 의해 교감신경긴장도가 상승하는 것이다. 저산소증 또한 고려해야 한다.

치료의 적응증

심방조기수축이나 조기심방심실접합부수축이 빈번하게 나타나거나(분당 8~10회), 2개 이상이 연이어 나타나거나, 기저 QRS군과 번갈아 나타나는 경우(이단맥, bigeminy) 치료의 적응증이 된다.

각성제(카페인, 담배, 알코올 등)나 과도한 양의 교감신경흥분제(에피네프린, 도파민 등)가 투여된 경우:

- 각성제와 교감신경흥분제를 중단한다.
- 디기탈리스 독성이 의심되면 디기탈리스 투여를 보류한다.
- 디기탈리스 독성이 확진되면, 적응증이 되는 경우 digibind (디곡신 선택적 해독제)를 투여한다.

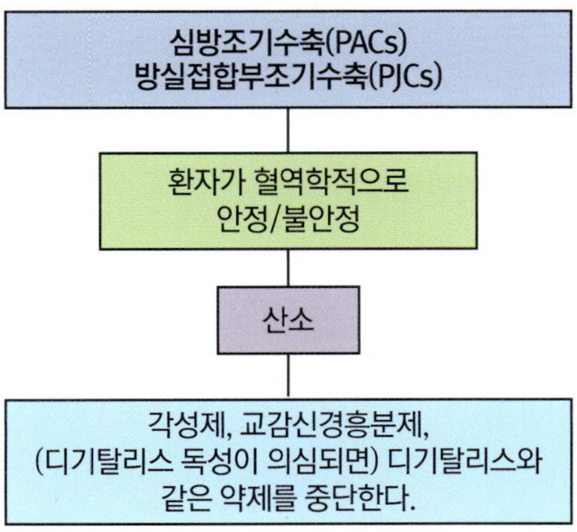

그림 11.16 심장조기수축과 방실접합부조기수축

심실조기수축 (그림 11.17)

단일 심실조기수축은 대개 임상적으로 의미가 없으며, 특히 심장질환이 없는 환자에서 더 의미가 없다. 과거 급성관상동맥증후군 또는 허혈성 질환이 있었던 환자에서, 심실조기수축이 의미하는 바는 심실의 자동능이 증가되었거나, 심실의 재진입 기전이 존재하거나, 또는 자동능이 증가된 동시에 재진입 기전도 존재한다는 것으로 심실빈맥이나 심실세동과 같은 생명에 위협적인 리듬이 발생할 것을 의미한다. 이러한 치명적인 리듬은 경고 없이 발생할 수도 있지만, 심실조기수축에 의해 시작될 수도 있으며, 대개 다음과 같은 특성을 지니는 심실조기수축에서 그러한 경우가 많다:

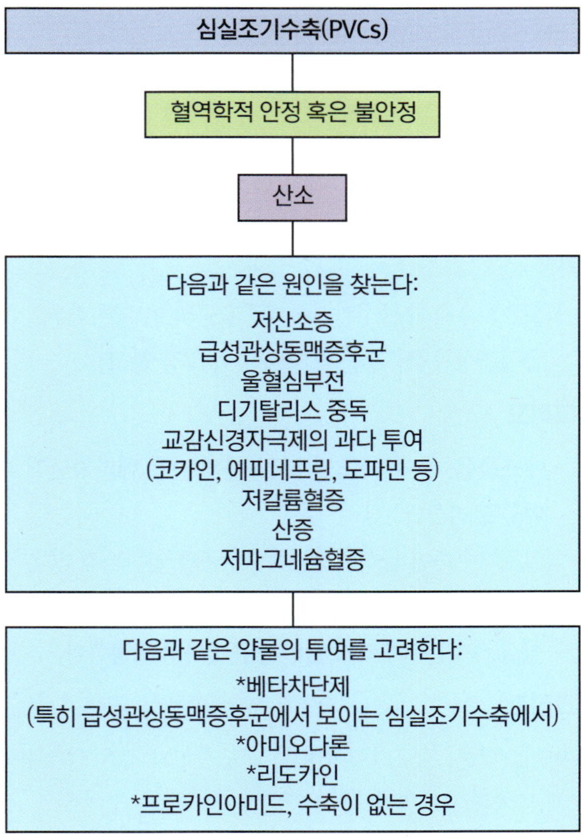

그림 11.17 심실조기수축

- 빈번하게 나타남(분당 6회 이상)
- 2개 이상이 연이어 나타남(group beats)
- QRS군의 모양이 다양하게 나옴(multiform)
- 심실의 서로 다른 이소성박동조율기로부터 발생(multi-focal)
- 서로 밀접하게 연결됨
- T파 위에 떨어짐(R on T 현상)

치료의 적응증

급성 심근경색 또는 허혈성 질환이 의심되는 환자에서 심실조기수축에 대한 치료를 고려해야 하나, 심실조기수축이 서맥과 함께 발생하는 경우는 제외한다. 이 경우 먼저 기저의 서맥에 대한 치료가 이루어져야 한다. 서맥에 대해 적절한 치료를 참고하자. 가능한 경우 다음과 같은 심실조기수축의 기저 원인을 규명하고 교정한다:

- 저산소증
- 급성관상동맥증후군
- 울혈심부전
- 디기탈리스 독성
- 과도한 교감신경흥분제 투여(예: 코카인, 에피네프린, 도파민)
- 저칼륨혈증
- 산증(acidosis)
- 저마그네슘혈증

치료

- 심실조기수축이 급성관상동맥증후군과 연관된 경우:
  - 급성관상동맥증후군을 치료한다(17장 참고).

그리고

  - 에스몰롤, 아테놀롤, 메토프롤롤과 같은 베타차단제 투여를 고려한다.
- 심실조기수축이 급성관상동맥증후군과 연관되지 않은 경우:
  - 심실조기수축의 기저 원인을 규명하고 교정한다.

그리고

- 아미오다론, 프로카인아미드, 리도카인과 같은 항부정맥제 투여를 고려한다.

반드시 기억할 사항

TAKE-HOME POINTS

다음은 이 장에서 설명한 리듬 치료 알고리즘을 요약한 것이다.

- 서맥
  - 동서맥
  - 동정지/동방차단
  - 2도 I형 방실차단(벤케바흐)
  - 좁은 QRS군의 2도 방실차단, 2:1 또는 고도 방실차단
  - 좁은 QRS군의 3도 방실차단
    - 산소
    - 아트로핀 황산염

또는

    - 도파민 또는 에피네프린 주입

그리고/또는

  - 경피심장박동조율기
  - 2도 II형 방실차단
  - 넓은 QRS군의 2도 방실차단, 2:1 또는 고도 방실차단
  - 넓은 QRS군의 3도 방실차단
    - 산소
    - 경피심장박동조율기
    - 도파민 또는 에피네프린 주입
    - 정맥경유박동조율기
  - 접합부이탈리듬
  - 심실이탈리듬
    - 산소
    - 경피심장박동조율기
    - 도파민 또는 에피네프린 주입
- 빈맥
  - 동빈맥
  - 차단을 동반한 심방빈맥
    - 특이적인 치료 없음
    - 기저 원인을 치료
    - 차단의 원인이 되는 약물 중단
    - 원인 불명의 좁은 QRS군 빈맥(맥박이 만져짐)
    - 산소
    - 미주신경자극법

  - 아데노신
  - 리듬이 다음에 해당하는지 판별:
    - PSVT
    - 차단이 없는 심방빈맥
    - 접합부빈맥
    - 심방조동/심방세동
- 차단이 없는 심방빈맥
  - 산소
  - 딜티아젬 또는 베타차단제(에스몰롤, 아테놀롤, 메토프롤롤) 또는 아미오다론
- 좁은 QRS군의 PSVT
  - 산소
  - 미주신경자극법
  - 아데노신, 딜티아젬, 또는 베타차단제(에스몰롤, 아테놀롤, 메토프롤롤)
  - 디곡신
  - 심장율동전환
- 접합부빈맥
  - 산소
  - 아미오다론 또는 베타차단제(에스몰롤, 아테놀롤, 메토프롤롤)
- 심방조동/심방세동
  - 심박수를 조절하기 위한 치료
    - 산소
    - 베타차단제(에스몰롤, 아테놀롤, 메토프롤롤) 또는 딜티아젬
    - 디곡신
  - 리듬을 전환하기 위한 치료
    - 심방세동 < 48시간
      - 산소
      - 이부틸라이드, 아미오다론, 프로카인아미드
      - 심장율동전환
    - 심방세동 > 48시간 또는 지속시간을 모르는 경우
      - 산소
      - 환자가 항응고치료를 받고, 심방의 혈전이 배제되기 전까지는 심장율동전환을 보류
      - 환자가 불안정한 경우 심장율동전환과 아미오다론
- 원인 불명의 넓은 QRS 빈맥(맥박이 만져짐)
  - 산소
  - 심장율동전환
  - 아데노신 또는 아미오다론
- 단형심실빈맥(맥박이 만져짐)
  - 산소
  - 심장율동전환
  - 아미오다론, 리도카인, 또는 프로카인아미드
- 정상 바닥선 QT 간격의 다형심실빈맥(맥박이 만져짐)
  - 단형심실빈맥과 동일
- 바닥선 QT 간격이 연장된 다형심실빈맥(맥박이 만져짐), 뒤틀림(염전성)심실빈맥(맥박이 만져짐)
  - 산소
  - 황산마그네슘
  - 경피심장박동조율 및 베타차단제(에스몰롤, 아테놀롤, 메토프롤롤)
  - 제세동
  - 아미오다론, 프로카인아미드, 베타차단제 또는 QT 간격을 연장시키는 약물 중단
- 심방조기수축/조기심방심실접합부수축
  - 모든 각성제, 교감신경흥분제 중단
  - 디기탈리스 투여 보류(디기탈리스 독성이 의심되는 경우)
  - 디기탈리스 독성이 확진되면 digibind (디곡신 선택적 해독제) 투여
- 심실조기수축
  - 산소
  - 심실조기수축의 기저 원인 규명 및 교정
  - 다음 중 한 가지 고려:
    - 심실조기수축이 급성관상동맥증후군과 연관된 경우 베타차단제(에스몰롤, 아테놀롤, 메토프롤롤)
    - 아미오다론
    - 리도카인
    - 프로카인아미드

복습문제

1. 증상이 있는 서맥 환자에서 심전도상 2도 II형 방실 차단이 관찰되면, 산소를 투여하고, 정맥로를 확보한 후 투여할 약은?
   A. 도파민 점적
   B. 아트로핀
   C. 리도카인
   D. 경피심장박동조율

2. 증상을 동반한 동빈맥 환자는 다음과 같이 치료한다.
   A. 빈맥의 기저 원인에 대한 적절한 치료
   B. 딜티아젬
   C. 도파민
   D. 에피네프린

3. 환자가 안정되어 있을 때 산소 투여 및 정맥로 확보 후 심전도상 PSVT가 관찰되면:
   A. 아데노신 투여
   B. 디아제팜 투여
   C. 딜티아젬 투여
   D. 미주신경자극법 시도

4. 환자가 흉통을 호소하고 급성 심근경색의 증상과 징후를 보인다. 심전도상 다원성 심실조기수축이 관찰된다. 산소를 투여하고 정맥로를 확보한 후, 즉시 다음을 고려한다:
   A. 50 J의 에너지로 심장율동전환
   B. 아미오다론 부하용량 투여
   C. 아데노신 덩이주사
   D. 경피심장박동조율

5. 좁은 QRS 빈맥에서 아데노신 투여는:
   A. 기저 리듬이 심방세동이나 심방조동임을 드러낼 수 있다.
   B. 저혈압 방지를 위해 천천히 투여해야 한다.
   C. 상심실성빈맥이 진단된 경우에만 시행되어야 한다.
   D. 상심실성빈맥을 정상 동리듬으로 항상 반드시 전환시킨다.

6. 지속시간 48시간 이내의 심방세동 환자에서 혈역학적으로 불안정하고 저혈압인 경우 다음과 같이 치료해야 한다:
   A. 아미오다론 단독
   B. 이부틸라이드 투여 후 심장율동전환
   C. 즉시 심장율동전환 및 아미오다론
   D. 즉시 심장율동전환 단독

7. 환자가 의식이 있고 혈역학적으로 안정하며 맥박이 만져지고 ECG상 단형심실빈맥이 관찰된다. 산소를 투여하고 정맥로를 확보한 후:
   A. 에피네프린 1 mg 투여
   B. IV 아미오다론 150 mg을 부하용량으로 투여
   C. 100 J의 에너지로 심장율동전환
   D. 에피네프린 주입 시작

8. 7번 문제의 환자가 가슴통증을 호소하던 도중 맥박이 소실되면, 즉시:
   A. 리도카인 덩이주사를 투여한다.
   B. 경피심장박동조율을 시작한다.
   C. 이상성파형의 100 J 에너지로 심장율동전환
   D. 360 J의 에너지로 제세동

9. WPW증후군이 동반된 PSVT의 치료에서의 금기는?
   A. 아데노신
   B. 칼슘통로차단제
   C. 베타차단제
   D. 아미오다론

10. 심방세동을 정상 동리듬으로 전환하기 위한 시도는 어떤 상황에서 시도하는가?
   A. 지속시간에 상관없이 아무 때나
   B. 지속시간이 48시간 이상인 경우 항응고치료 후
   C. 환자가 안정한 상태인 동안은 아무 때나
   D. 칼슘통로차단제 투여 후

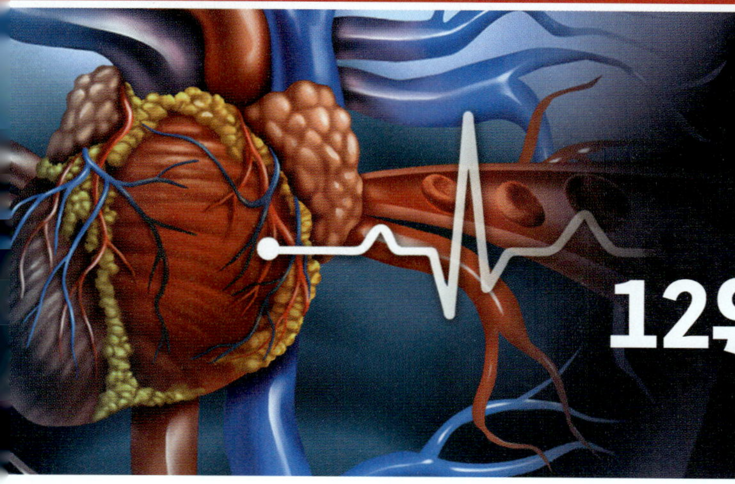

12

12유도 심전도: 유도와 축

The 12-Lead ECG: Leads and Axis

12유도 심전도는 임상의사가 심장의 전기적 활동과 이를 변화시키는 여러 상태에 대해 더 자세히 검사할 수 있게 해 준다. 12유도 심전도의 일차적 역할은 심근허혈과 경색의 존재를 감지하는 것이다. 이러한 상태와 연관된 세부적인 12유도 심전도 소견들은 16장에서 논의할 것이다.

12유도 심전도의 또 다른 역할은 다양한 심장 리듬, 특히 유도 II (리듬 모니터링을 해석하는 데 있어서 가장 일반적으로 이용되는 유도)에서 비슷한 형태를 띠는 리듬을 서로 구분하는 데 있어서 도움을 주는 것이다.

유도

LEADS

12유도 심전도는 이름에서 알 수 있듯이 6개의 사지유도와 6개의 전흉부유도, 총 12개의 유도로 구성되어 다양한 각도에서 심장을 동시다발적으로 검사한다(그림 12.1).

- 6개의 사지유도
  - 3개의 표준(양극)사지유도 : I, II, III
  - 3개의 증폭(단극)사지유도 : aVR, aVL, aVF
- 6개의 전흉부(단극)유도 : V_1, V_2, V_3, V_4, V_5, V_6

12유도 심전도

심장의 전기적 활동에 대해 12가지의 신호를 생성하여 심장 리듬 해석에 도움을 주는 심전도의 종류

표준(양극)사지유도

유도 I, II, III의 모니터링은 2장에서 논의되었다. 12유도 심전도에서도 동일한 3가지 유도를 사용하며, 양전극과 음전극을 사용하여 심장의 탈분극 및 재분극에 의해 발생하는 전류를 감지한다. 추가적으로 접지전극을 오른쪽 다리에 (또는 신체의 다른 아무 위치에) 부착하여, 신체 내의 전기적 간섭 신호에 대해 최소 저항 경로를 제공하기도 한다(그림 12.2, 표 12.1).

유도축

축

심전도에 있어서 유도의 축은 유도의 극을 서로 연결하는 가상의 선이다.

양극유도의 극을 서로 연결하는 가상의 선을 유도의 축이라 한다(그림 12.3). 축은 유도의 음극에서 양극으로 향한다. 유도의 양극과 음극의 위치가 유도축의 방향을 결정한다.

또한 각 유도축은 수직축을 지닌다. 일반적으로 두 극 사이의 축을 따라 90° 로 유도축과 교차하거나 연결되는 선으로 묘사한다. 수직축은 유도축의 영점으로 간주된다. 수직축은 유도축을 절반으로 나눈다. 양의 사분면은 수직축 쪽 공간의 양극에 가까운 절반이다. 음의 사분면은 음극에 가까운 쪽의 절반이다.

표준사지유도 간의 관계는 유도 I과 III에 기록된 전류의 합이 유도 II에 기록된 전류의 합과 동일하다는 것이다. 이는 3유도 심전도의 개발자 이름을 따서 아인토벤의 법칙(*Einthoven's law*)이라 불린다.

아인토벤의 법칙을 수학적으로 표현하면 다음과 같다:

$$\text{유도 I} + \text{유도 III} = \text{유도 II}$$

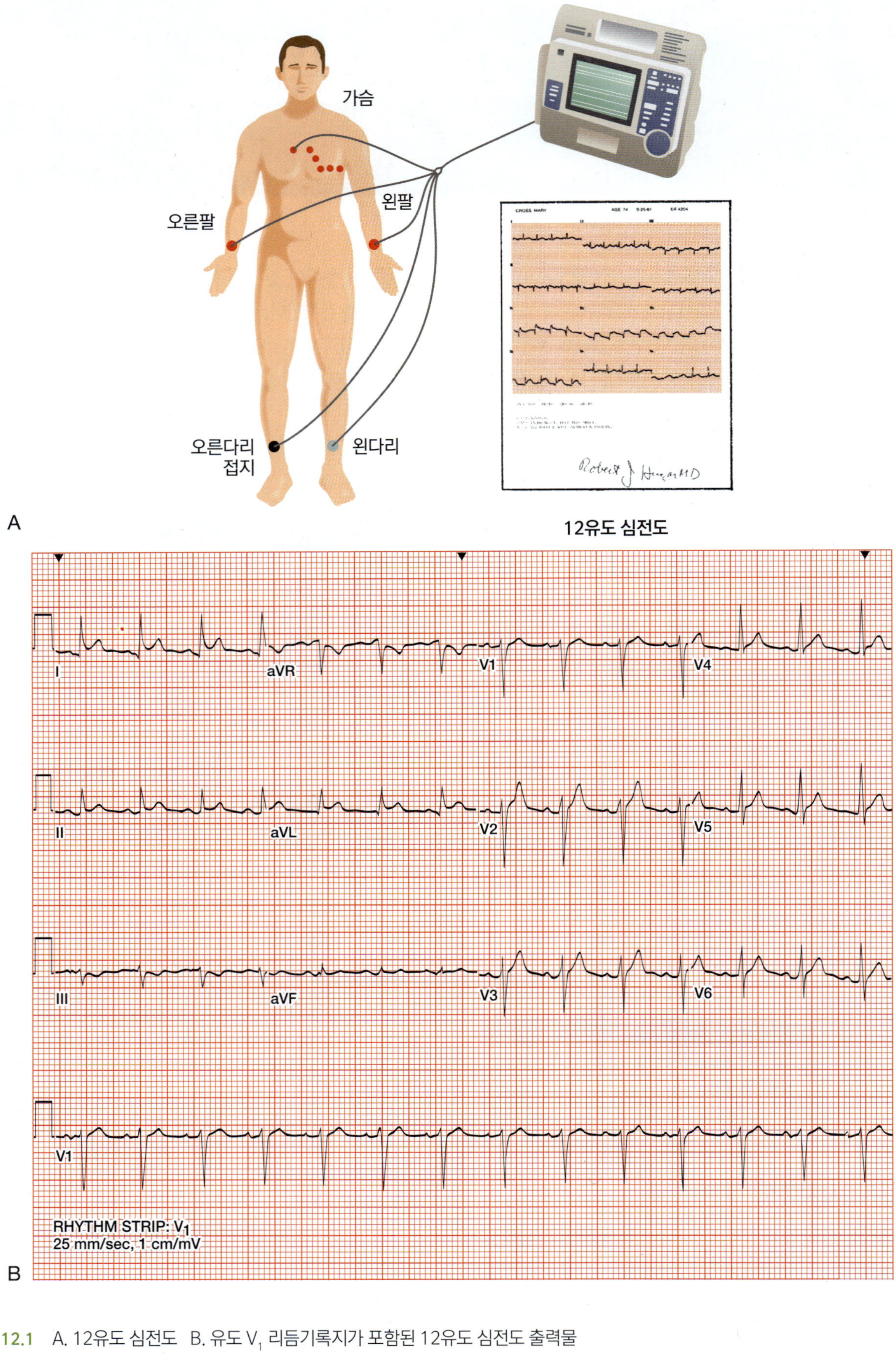

그림 12.1 A. 12유도 심전도 B. 유도 V_1 리듬기록지가 포함된 12유도 심전도 출력물

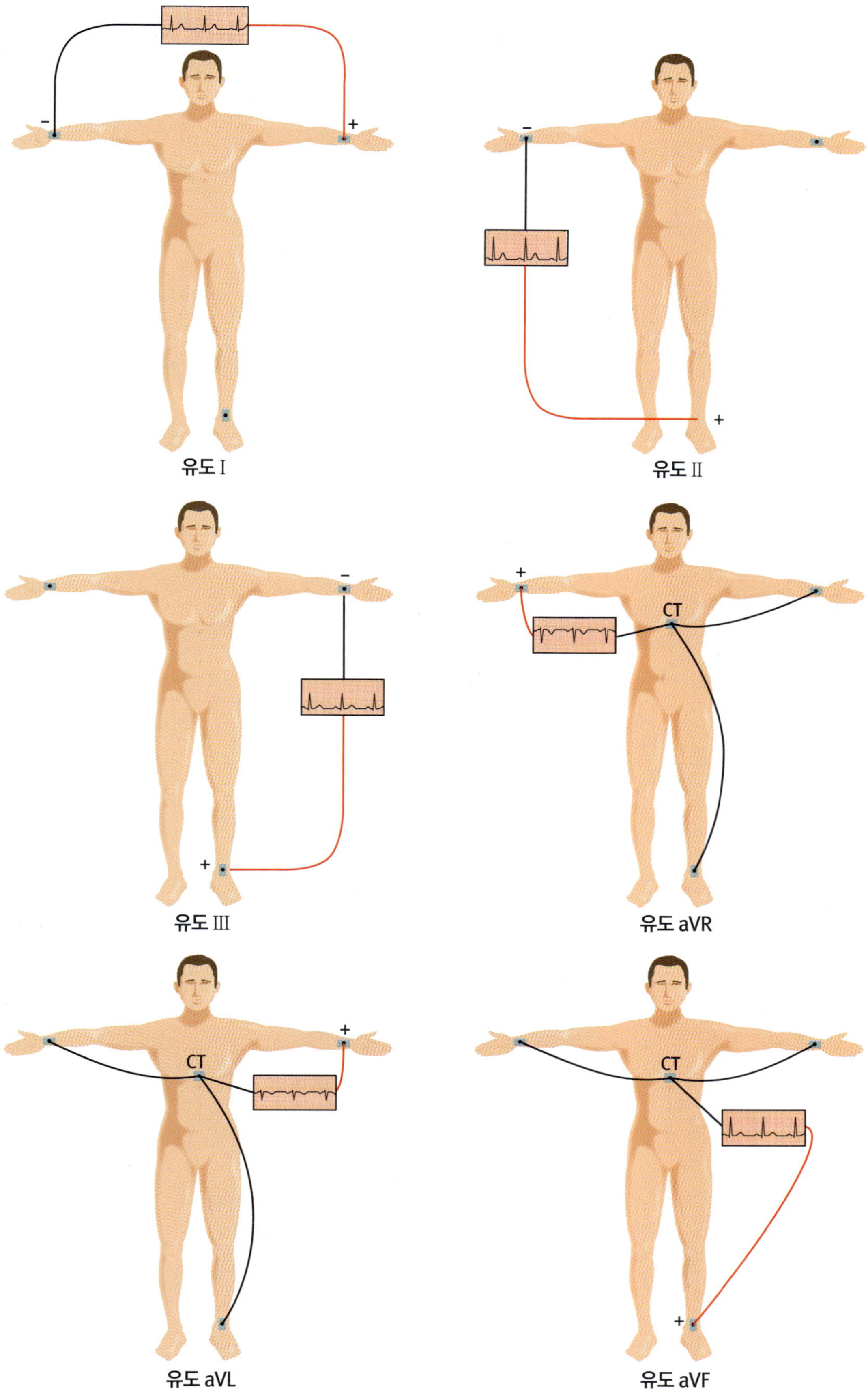

그림 12.2 표준사지유도

표 12-1	표준사지유도의 전극	
유도	양극	음극
I	왼팔	오른팔
II	왼다리	오른팔
III	왼다리	왼팔

양극사지유도 3가지의 양극이 심장으로부터의 거리가 서로 동일하기 때문에, 각 유도축을 삼각형의 변으로 삼으면 정삼각형을 신체의 이마면에 그릴 수 있다. 이를 아인토벤의 등변삼각형(그림 12.4)이라 한다. 유도 I의 양극의 단자는 0°, 유도 II는 60°, 유도 III은 120°를 향한다. 이를 통해 유도 I, II, III의 3개 유도축을 이용한 참고도(3축 참고도)를 작성할 수 있다. 유도축의 음의 절반은 대개 그림 12.5와 같이 점선 또는 파선으로 표시한다.

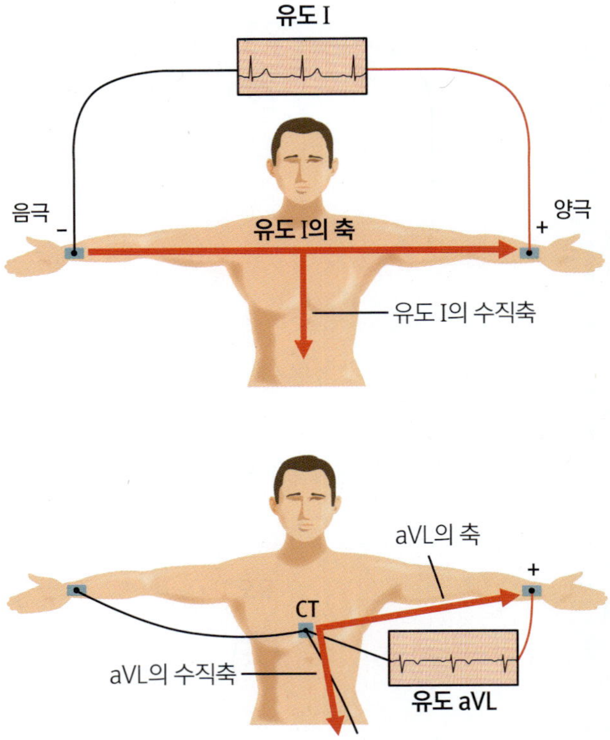

그림 12.3 유도축과 수직축

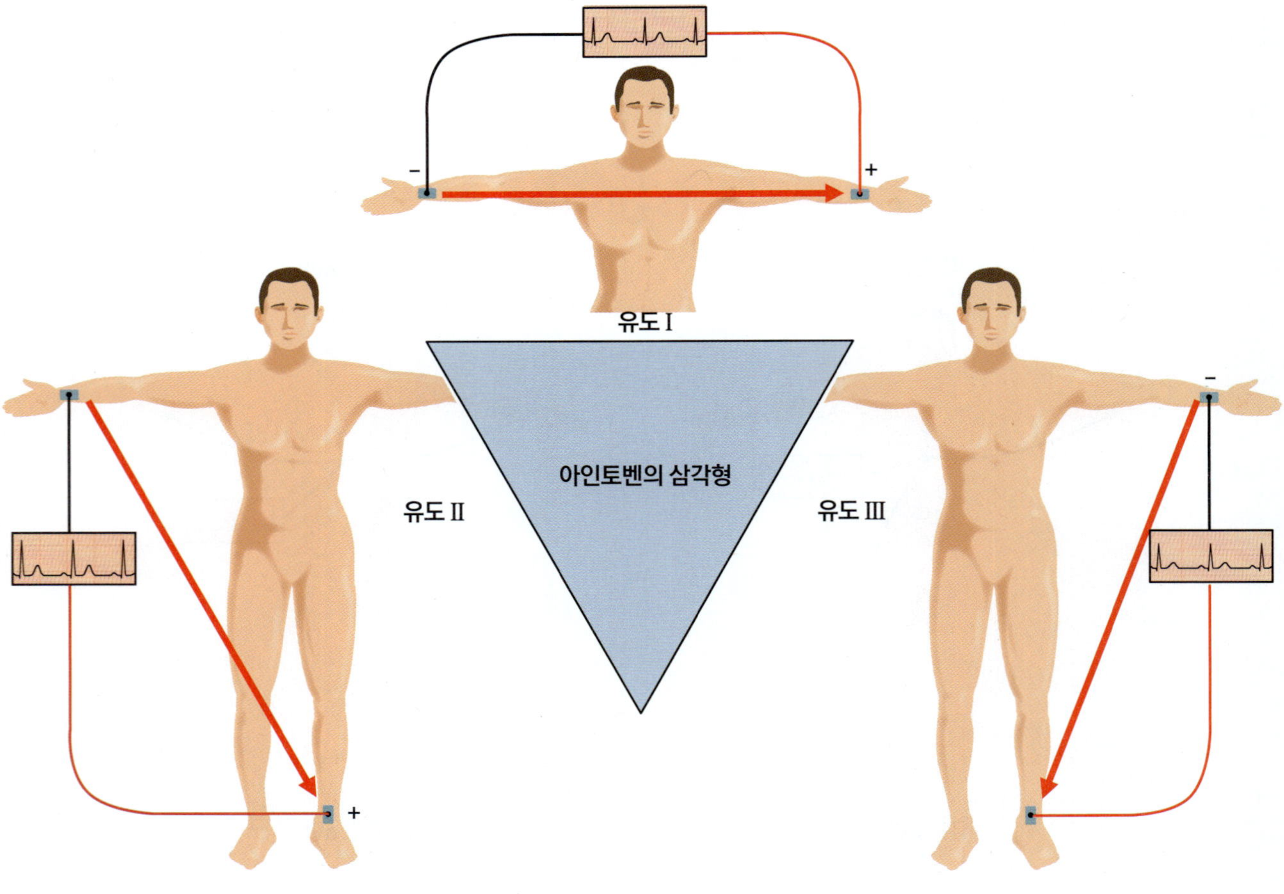

그림 12.4 표준(양극)사지유도 I, II, III; 각 유도의 축; 아인토벤의 삼각형.

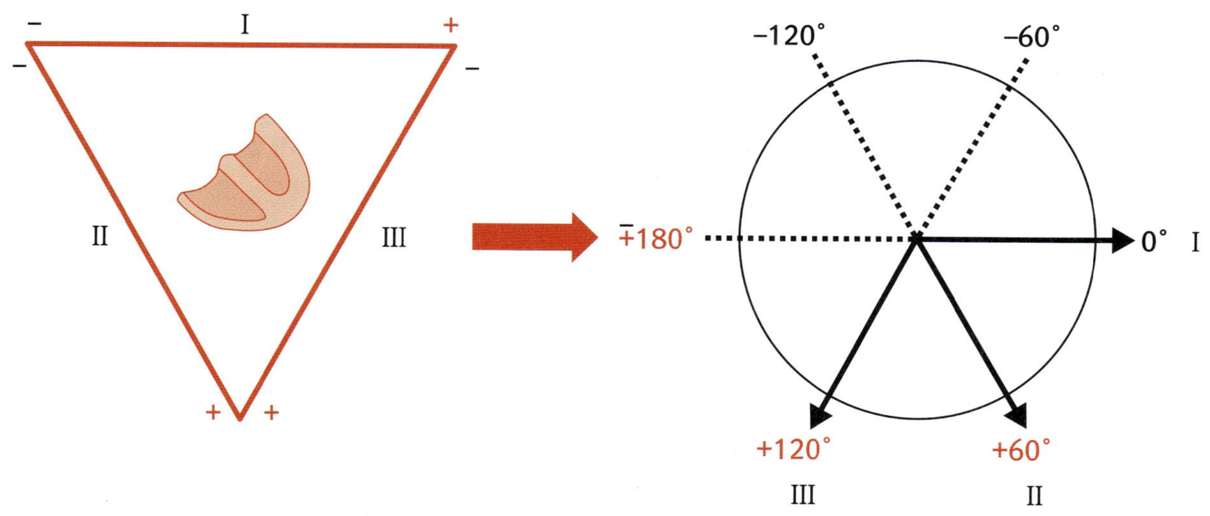

유도 I, II, III를 이용한 아인토벤의 등변삼각형

유도 I, II, III의 3축 참고도

그림 12.5 아인토벤의 삼각형과 3축 참고도

심전도 기계는 아인토벤의 삼각형을 사용하여 심장에서 이론적으로 전기적 중성을 띠는 점을 수학적으로 계산하게 되는데, 이 점을 중심단자라고 한다. 이 점을 수학적으로 시각화하면 심실중격 바로 왼쪽이며 방실접합부 아래에 위치한다.

> **저자의 한마디**
>
> 중심단자는 실재하는 유도나 전극이 아니라 심전도 기계에 의해 계산된 전기적 중성을 띠는 가상의 점이다. 그림에서 해당 부분에 중심단자로 표기되어 있더라도, 실제 물리적으로 존재하는 위치는 아니다.

전기적 평면

전기적 평면은 신체를 전후, 상하, 좌우로 나누는 가상의 표면이다. 이러한 추상적인 평면을 그려보는 것은 심장 등 인체 장기를 3차원적으로 바라보는 데에 있어서 도움이 된다. 12유도 심전도는 심장의 전기적 활동을 두 가지 전기적 평면－이마면과 수평면－으로 반영한다. 이들 평면은 서로 교차하여 3차원적인 시각을 제공한다.

이마면(관상면)

3개의 표준사지유도(I, II, III)와 3개의 증폭유도(aVR, aVL, aVF)는 심장의 전기적 활동을 2차원적 이마면에서 측정한다. 이 가상의 평면은 머리에서 발끝까지 이어져 신체를 앞쪽과 뒤쪽 절반으로 나눈다(그림 12.6).

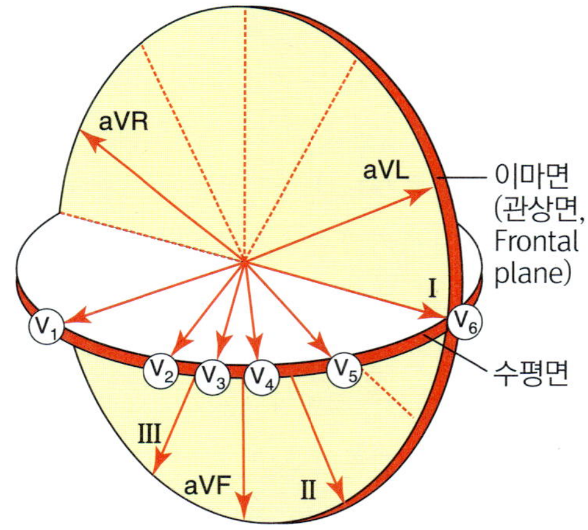

그림 12.6 이마면(관상면)과 수평면

수평면

6개의 전흉부유도(V_1, V_2, V_3, V_4, V_5, V_6)는 심장의 전기적 활동을 이마면과 수직인 수평면에서 측정한다. 이마면과 수평면 모두에서, 뻗어 나가는 시작점은 공통적으로 중심단자이다.

> **저자의 한마디**
>
> 수평면이 심장을 어떻게 나누는지 쉽게 외우는 방법은, 하늘과 땅을 나누는 선인 지평선을 생각하는 것이다.

단극유도

단극유도

단 하나의 전극(양극)을 지니는 유도

양극인 전극 하나만 있는 유도를 단극유도라고 한다. 각 단극유도에 대응하는 음극 유도는 존재하지 않지만, 전극의 "view"는 중심단자와 관계성을 지닌다. 따라서 사지 전극을 환자에게 부착해야만 전흉부유도를 기록할 수 있다. 양극사지유도가 없으면, 중심단자를 심전도 기계로 계산할 수 없다.

증폭(단극)유도

증폭사지유도

3개의 증폭사지유도 – aVR, aVL, aVF – 는 각각의 사지에 부착된 양극과 중심단자 사이의 전위를 감지한다.

증폭단극유도는 사지유도의 축과 90°를 이룬다. aVR은 유도 III과 수직이고, aVL은 유도 II와 수직이며, aVF는 유도 I과 수직이다. 증폭단극유도의 심전도를 통해 획득되는 신호의 크기 및 전류가 너무 작기 때문에, 해당 신호들은 심전도 기계에 의해 증가 또는 "증폭"된다. aVR, aVL, aVF에서 앞에 붙는 "a"는 augmented, 즉 해당 신호들이 증폭되었음을 의미한다.

증폭유도의 유도축은 중심단자와 사지의 전극 사이를 연결하는 선이며, 중심단자가 음극, 사지의 전극이 양극으로 지정된다(그림 12.7A, 표 12.2). 증폭유도는 사지유도와 물리적으로 동일한 전극을 사용한다. 그러나 심전도 기계는 각 사지의 전극을 증폭유도의 양극으로 취급한다.

3개의 사지표준유도처럼(I, II, III), 3개 증폭유도의 양극은 심장의 중심단자에서 전기적으로 같은 거리에 있다.

표 12-2 증폭사지유도의 전극

유도	양극	음극
aVR	오른팔	중심단자(왼팔과 왼다리)
aVL	왼팔	중심단자(오른팔과 왼다리)
aVF	왼다리	중심단자(오른팔과 왼팔)

증폭유도의 3개 유도축을 이용한 참고도(3축 참고도, 그림 12.7B)는 신체의 이마면에 형성되며, 표준사지유도의 3축 참고도와 비슷하지만, 유도축들이 60°씩 떨어져 있으며 영점에서 30°만큼 기울어져 있다. 증폭유도축을 묘사할 때는 음의 절반 쪽으로 연장선을 표시하여 점선, 파선, 또는 음영이 있는 선으로 표시한다.

표준사지유도의 3축 참고도와 증폭유도의 3축 참고도를 겹치면 6축 참고도를 만들 수 있다(그림 12.8). 각각의 증폭유도축은 표준사지유도축과 수직이며, 따라서 6축 참고도에서 각각 30°의 간격만큼 떨어져 있다. 6축 참고도는 심장의 전기적 축을 신체의 이마면에 표시하는 데 사용되며, 이 장의 후반부에서 더 자세히 설명할 것이다.

전흉부(단극)유도

유도 V_1, V_2, V_3, V_4, V_5, V_6는 전흉부유도로, 앞가슴벽의 지정된 위치에 양극을 부착하여 측정하는 단극유도이다(그림 12.9A). 따라서 전흉부유도는 흉부의 양극과 중심단자 사이의 전위차를 측정하게 된다.

개별 가슴 전극은 앞가슴벽을 가로질러 오른쪽에서 왼쪽으로 배치되어, 오른심실, 심실중격, 왼심실의 앞쪽과 옆쪽을 덮게 된다(표 12.3).

유도 V_1, V_2는 오른쪽 전흉부유도 또는 중격유도라고 하며, 가슴 전극이 오른심실 부분을 덮는다. 유도 V_3, V_4는 중간 전흉부유도 또는 전벽유도라고 하며, 가슴 전극이 심실중격 및 왼심실 일부를 덮는다. 유도 V_5, V_6는 왼쪽 전흉부유도 또는 측벽유도라고 하며, 가슴 전극이 왼심실의 나머지 부분을 덮게 된다.

각 전흉부유도의 유도축은 중심단자에서 각각의 가슴 전극 사이를 연결하는 선이며, 중심단자가 음극, 가슴 전극이 양극으로 지정된다(그림 12.9B). 중심단자, 가슴 전극 6개, 유도축 6개를 모두 포함하는 가슴벽의 수평면을 '전흉부참고도'라고 한다. 전흉부 참고도는 심장의 전기적 활동을 신체의 수평면에 그려 넣을 때 사용한다.

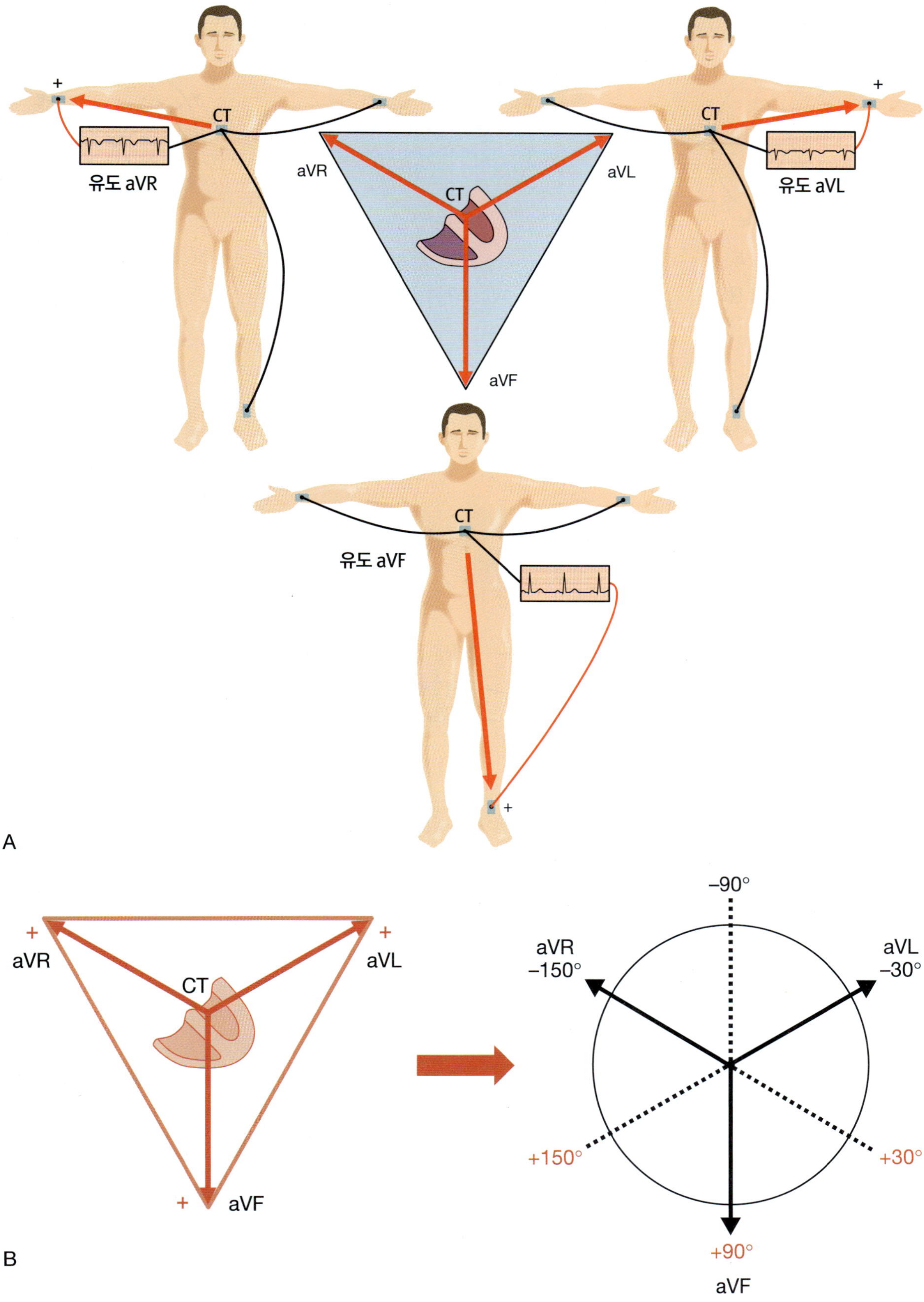

그림 12.7 A. 증폭사지유도 aVR, aVL, aVF와 축 B. 증폭사지유도의 3축 참고도

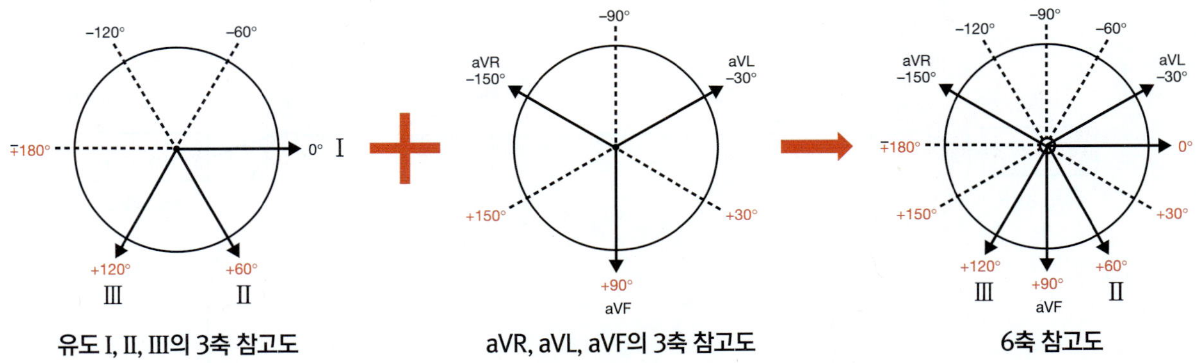

그림 12.8 6축 참고도

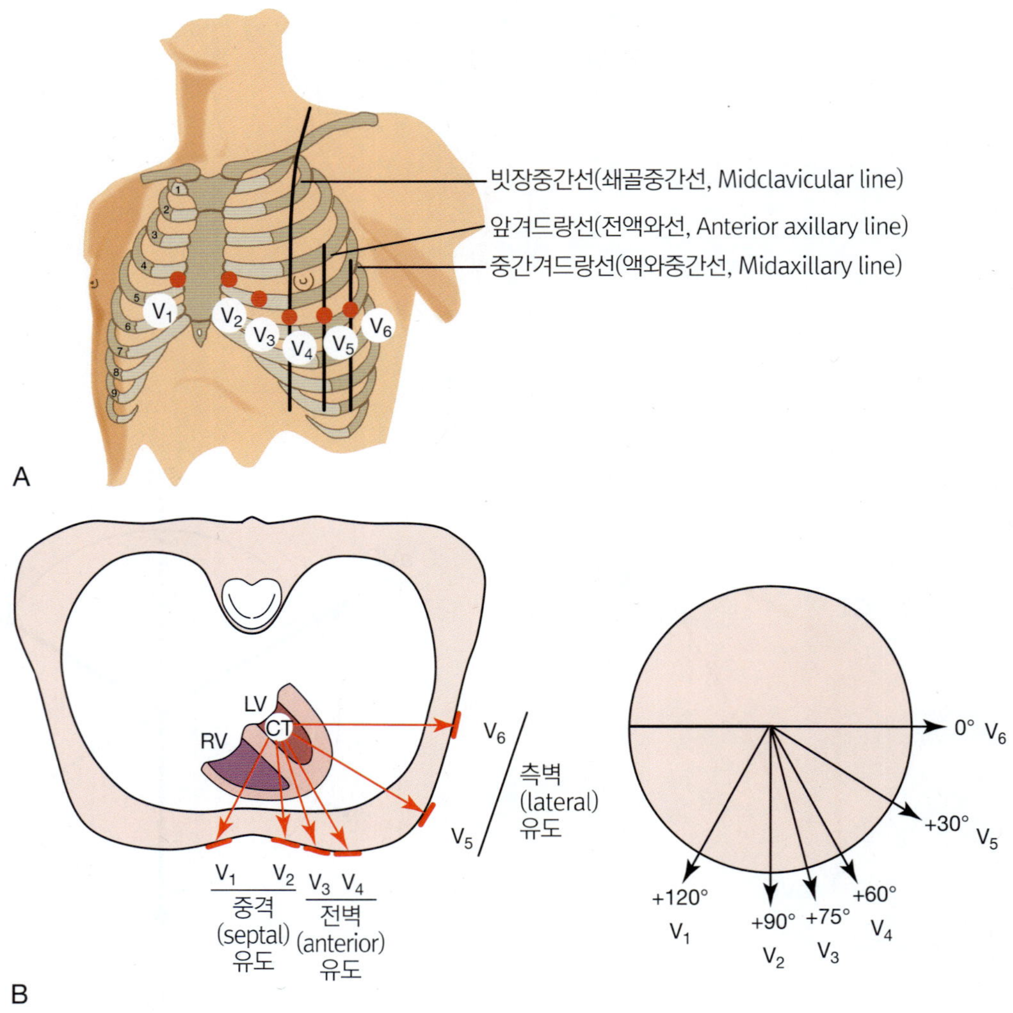

그림 12.9 A. 전흉부 전극의 위치 B. 전흉부유도축과 참고도

표 12-3 가슴 전극의 위치

유도	명칭	위치	해부학적 기준점
V_1 V_2	오른쪽전흉부(septal)유도	오른심실을 덮음	4번째 갈비사이공간의 복장뼈 오른쪽 경계 4번째 갈비사이공간의 복장뼈 왼쪽 경계
V_3 V_4	중간전흉부(anterior)유도	왼심실의 일부와 심실중격을 덮음	V_2와 V_4 사이의 중간 지점 5번째 갈비사이공간의 왼쪽 빗장중간선
V_5 V_6	왼쪽전흉부(lateral)유도	왼심실의 나머지 부분을 덮음	V_4와 같은 높이에서의 왼쪽 앞겨드랑선 V_4와 같은 높이에서의 왼쪽 중간겨드랑선

우측흉부유도 심전도

표준 12유도 심전도의 전흉부유도는 주로 왼심실을 통해 심장의 전기적 활동을 기록한다. 오른심실의 전기적 활동을 확인하려면 우측전흉부유도 심전도를 사용해야 한다. 우측전흉부유도는 표준 12유도 심전도의 구성 요소가 아니다. 우측전흉부유도는 12유도 심전도와는 별개로, 우측 전흉부 벽의 특정 위치에 양극을 부착하여 V_{2R}에서 V_{6R}까지 지정된 유도를 얻게 된다(그림 12.10, 표 12.4).

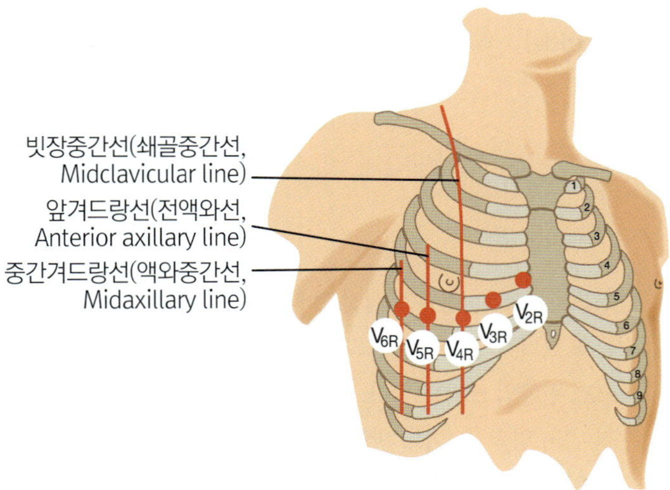

그림 12.10 우측전흉부유도

표 12-4 우측흉부유도의 위치

V_{2R}	4번째 갈비사이공간의 복장뼈 오른쪽 경계
V_{3R}	V_{2R}과 V_{4R} 사이의 중간 지점
V_{4R}	5번째 갈비사이공간의 오른쪽 빗장중간선
V_{5R}	V_{4R}과 같은 높이에서의 오른쪽 앞겨드랑선
V_{6R}	V_{4R}과 같은 높이에서의 오른쪽 중간겨드랑선

우측전흉부유도는 아래심근경색의 초기 발견 후에 오른심실경색을 진단적으로 배제하기 위해 사용한다. 대부분의 경우, 우측전흉부유도 중 유도 V_{4R} 하나만 있어도 진단을 내릴 수 있다. 이 내용은 16장에서 더 자세히 논의할 것이다.

정면(facing)유도

정면유도는 심장의 특정 표면을 확인할 수 있다(그림 12.11). 심실의 내부 또는 심내막 표면 쪽을 향하는 유도 aVR을 제외하면, 나머지 11개의 유도는 심외막 또는 심장의 다른 표면을 보여준다. 심장의 가장 큰 근육 덩어리는 왼심실이고, QRS군의 가장 큰 부분을 차지하기 때문에 왼심실의 관점에서 마주보는 유도에 대해 언급하도록 하겠다.

유도 I과 aVL, 전흉부유도 V_5, V_6는 왼심실의 측벽을 보여준다. 유도 II, III, aVF는 왼심실의 하벽 또는 가로막쪽 벽을 보여준다. 유도 V_1에서 V_4는 왼심실의 전벽을 보여준다. 우측전흉부유도(유도 V_{4R})는 오른심실을 보여준다. 심장의 후벽을 마주보는 유도는 없다(표 12.5).

> **저자의 한마디**
>
> 심장의 후벽을 마주보는 유도는 없다. 급성심근경색의 위치를 결정하는 데 있어서 정면유도에 대해 아는 것은 매우 중요하다.

전류

ELECTRICAL IMPULSE

유도축과 평행하거나 유도축을 따라 흐르는 전류, 다시 말해 유도의 음극과 양극을 잇는 가상의 선은 전류의 방향에 따라 심전도상에서 양 또는 음의 편향을 만든다. 양극 방향으로 흐르는 전류는 심전도에서 양의 편향을 생성하며, 음극

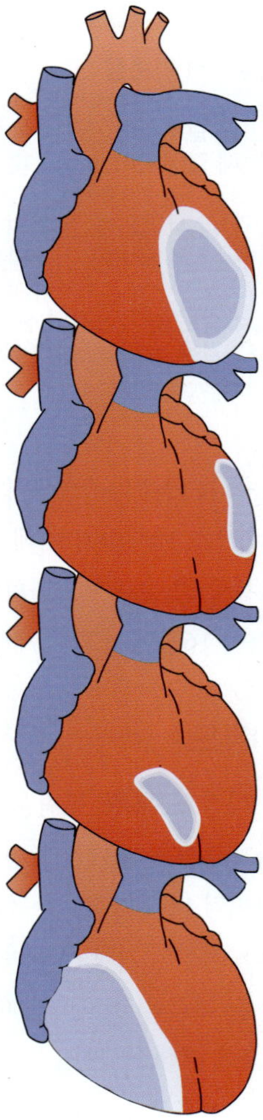

심장의 부위	정면유도
전벽(Anterior)	V_1-V_4
측벽(Lateral)	I, aVL, V_5-V_6
하벽(Inferior)	II, III, aVF
오른심실 (우심실, Right ventricle)	V_{4R}

그림 12.11 정면유도

표 12-5 정면유도

심장의 방향	심장의 부위	유도
가쪽	왼심실의 측벽	I aVL V_5 V_6
아래	가로막과 닿은 벽	II III aVF
앞	왼심실의 전벽	V_1 V_2 V_3 V_4
오른쪽	오른심실	V_{4R}

방향으로 흐르는 전류는 심전도에서 음의 편향을 생성한다. 전류의 크기가 클수록 편향의 크기도 커지며, 전류의 크기가 작으면 편향의 크기도 작다. 전류의 방향이 유도축의 방향과 수직이면, 양과 음 어느 방향도 아니기 때문에 편향은 발생하지 않는다. 이러한 상황을 등전위라고 한다. 그림 12.12A는 벡터로 표현되는 전류가 흐르는 방향과 심전도상에서 발생하는 편향 사이의 관계를 보여준다.

전류가 흐르는 방향과 유도축이 정확하게 평행하지 않은 경우에는, 똑같은 전류가 유도축과 완전히 평행하게 흐르는 경우에 비해 편향의 크기가 작다. 유도축에 전류가 평행하면 할수록 편향의 크기는 커지며, 유도축에 수직일수록 편향의 크기는 작아진다. 이는 전류가 양극을 향하는 방향이든, 멀어지는 방향이든 간에 성립한다(그림 12.12B).

기차 선로의 가장자리에 서 있는 자신을 상상해 보면 원리를 이해하기 쉽다. 다가오는 기차가 경적을 울릴 때 기차가 지나가는 경로상에 서 있다면 소리가 가장 빠르게 커질 것이다. 선로와 기차로부터 수직으로 멀리 떨어지면 떨어질수록, 다가오는 기차 소리와 멀어지는 기차 소리가 상쇄되어, 기차 소리의 순변화는 0이 될 것이다.

심장에서는 수많은 전류 벡터가 심장주기 내내 여러 방향으로 발사되고 있다. 유도를 신체에 붙이는 것은 사람이 선로에 직접 서 있거나 또는 특정 각도의 위치에서 서 있는 것과 유사하다. 차이점으로는, 심장에서는 여러 방향에서 동시다발적으로 벡터가 만들어지므로 심전도 유도는 모든 벡터의 평균을 측정한다는 것이다.

전류가 시간 경과에 따라 언제는 양극 쪽으로 흐르다가, 또 언제는 양극에서 멀어지는 방향으로 흐를 때, 양방향 전류가 있다고 말한다. 이는 단일 평균 벡터로서 표현된다. 평균 벡터는 존재하는 모든 양극 또는 음극 전류(또는 벡터)의 평균이다. 양방향 전류는 심전도상에서 일부는 양성이고 일부는 음성인 편향을 발생시켜, 이상성 편향(biphasic deflection)이 만들어지게 된다. 편향 구성요소의 크기는 개별 전류의 크기에 따라 달라진다. 모든 방향의 합(일부는 양성, 일부는 음성)이 양성이면, 아무리 크기가 작더라도, 편향이 양성이라고 표현하고, 모든 방향의 합이 음성이면, 편향이 음성이라고 표현한다.

앞선 열차의 예를 이용하면, 처음에 기차가 나를 향해 다가올 때, 나 자신은 다가오는 열차의 소리가 점점 커지는 것에 주목하게 된다. 기차가 지나가면, 주변 선로의 두번째 기차가 자신에게서 멀어지고, 멀어지는 경적 소리에 주목하게 된다. 3개의 기차가 나를 향해 다가오고 1개의 기차가 나에게서 멀어지면, 관찰 기간 동안 나 자신은 멀어지는 기차보다 다가오는 기차의 수가 더 많다고 기록하게 된다.

QRS는 대개 0.12초 동안 이어지게 된다. 이 기간 동안 전류의 벡터는 다양한 방향으로 지나가지만, 벡터의 합은 기록

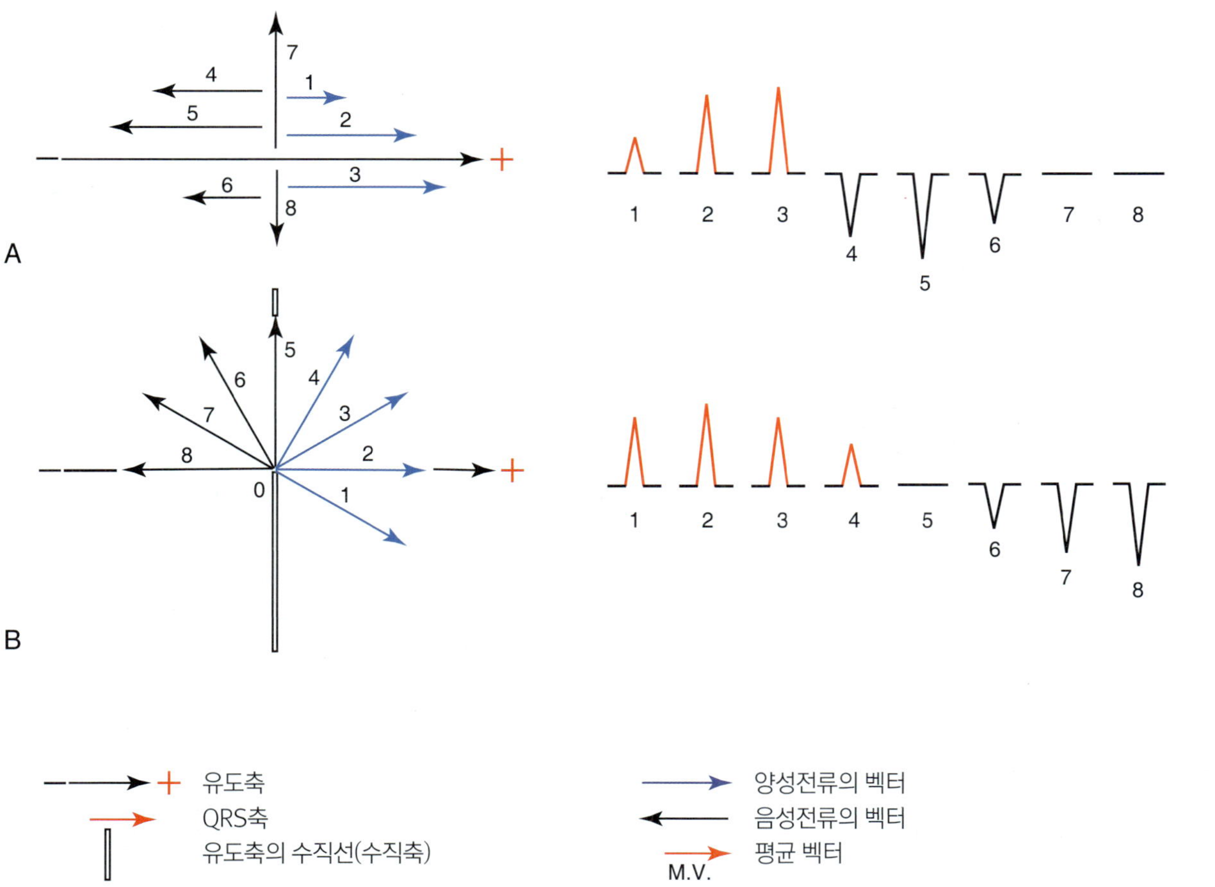

그림 12.12 유도의 축과 수직축, 전류의 방향

(계속)

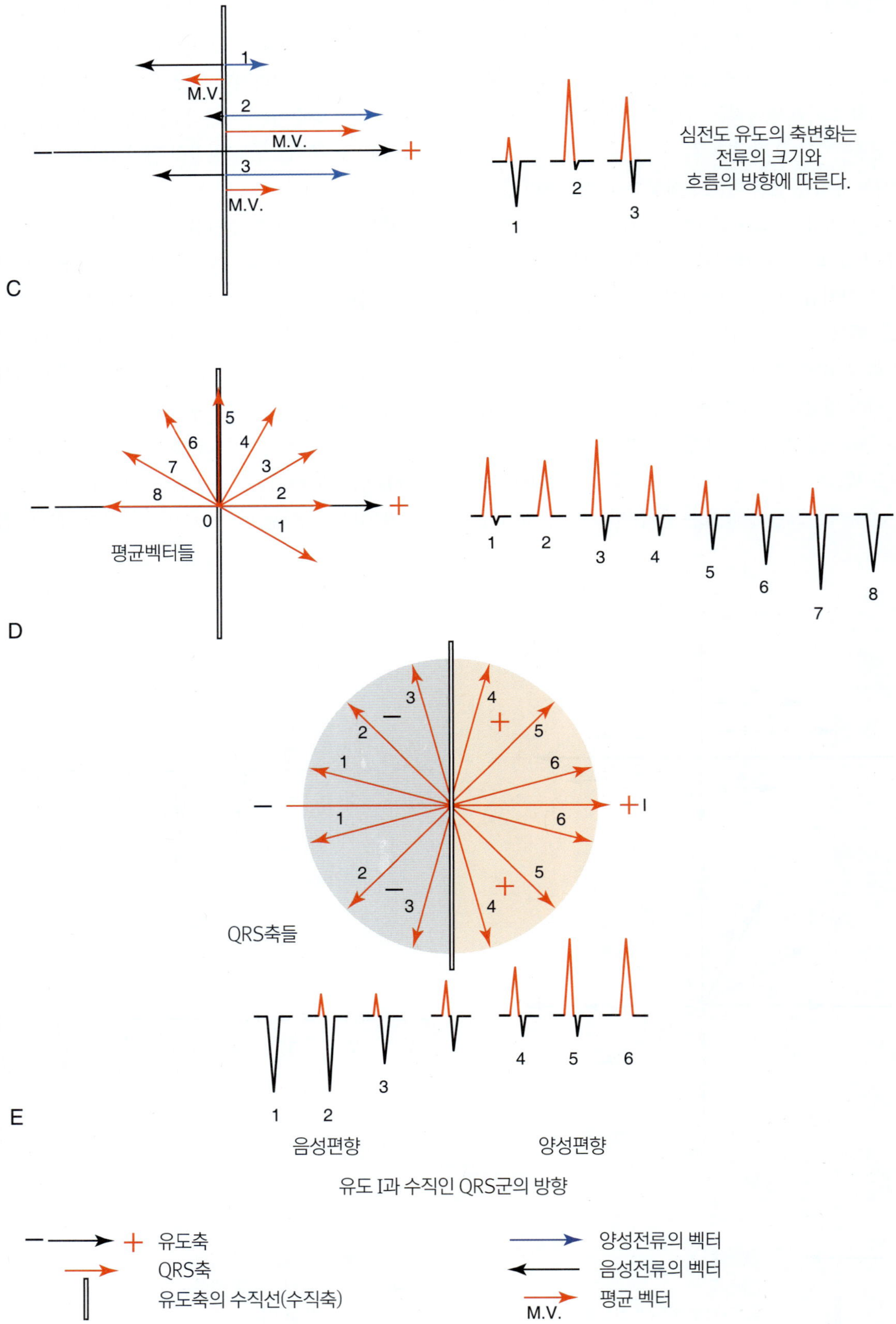

그림 12.12 유도의 축과 수직축, 전류의 방향

되어 QRS군의 편향으로서 나타나게 된다. 특정 시점에서 벡터의 합이 음이면 음성 편향을 보이고, 다른 시점에서 벡터의 합이 양이면 양성 편향을 보이는 파로 나타난다. QRS군이 음성과 양성 편향을 모두 보이면 이상파라고 한다. QRS군의 총벡터는 음성과 양성 편향을 모두 더한 값이다(그림 12.12C).

이상성편향의 총벡터가 유도의 축과 평행할수록 양성 편향이 강하고 수직일수록 양성 편향은 적다. 양성과 음성 편향이 동량이면 총벡터는 영이 되고 축과 수직을 이룬다(그림 12.12D).

주어진 유도에서 양성편향을 주로 보이는 QRS군은 축의 양의 부분에 있고 주로 음성편향을 보이는 경우는 축의 음의 부분에 있게 된다(그림 12.12E).

전기축과 벡터

ELECTRICAL AXIS AND VECTORS

심장의 탈분극과 재분극에 의해 발생된 전기는 매 순간 심장의 벡터를 만들어낸다. 벡터는 보통 화살표로 크기와 방향 및 극성을 표시한다(그림 12.13).

- **크기** 화살표의 길이가 길수록 전류의 크기는 강하다.
- **방향** 전류가 흐르는 방향이 표준 축을 기준으로 표시한다.
- **극성(양 혹은 음)** 화살표의 끝은 양극이고 꼬리는 음극을 나타낸다.

심장주기 중에 심실의 탈분극으로 만들어지는 전류는 매 순간 각각의 심실벽에서 생성되는 전기의 벡터들로 표현된다(그림 12.14).

1. 1번 벡터는 심실중격의 탈분극을 의미하며 왼쪽에서 오른쪽을 향한다.
2. 뒤따르는 2번 벡터는 심실의 탈분극을 따라 안쪽에서 바깥으로 움직이며 전기적 에너지가 심실중격 근처의 심장끝에서부터 오른심실과 왼심실로 흘러간다.
3. 오른심실과 왼심실의 벽을 따라 계속 전류가 흘러간다.
4. 심장바닥 근처의 왼심실의 후벽과 측벽 부근에서 벡터는 종료된다.

오른심실에서 만들어진 벡터는 대부분 오른쪽을 향하며; 왼심실에서 만들어진 벡터는 왼쪽을 향한다. 근육이 많고 두꺼운 왼심실이 더 많은 전기를 생성하므로 더 크고 센 벡터를 만든다.

평균 QRS축

모든 벡터들의 평균은 전체적인 심장의 전류가 어느 방향으로 움직이는지 보여준다.

다 합치면 벡터들은 심장의 전류가 어느 방향으로 흐르는지 종합적인 모습을 보여준다. 모든 벡터들의 평균은 평균 QRS축 혹은 단순하게 QRS축이라 불리며 하나의 큰 벡터로 표시된다. 정상적으로 QRS축은 심장의 오른쪽에서 왼심실 방향으로 가는 왼쪽 아래를 향한다.

QRS군은 0.12초 동안 유지되므로 이 기간 동안 많은 벡터들이 다양한 방향으로 표시되지만 전체적인 평균벡터는 하나의 방향으로 표시된다. 평균벡터는 양이거나 음으로 표시되며 두 방향 모두 보일 수도 있다.

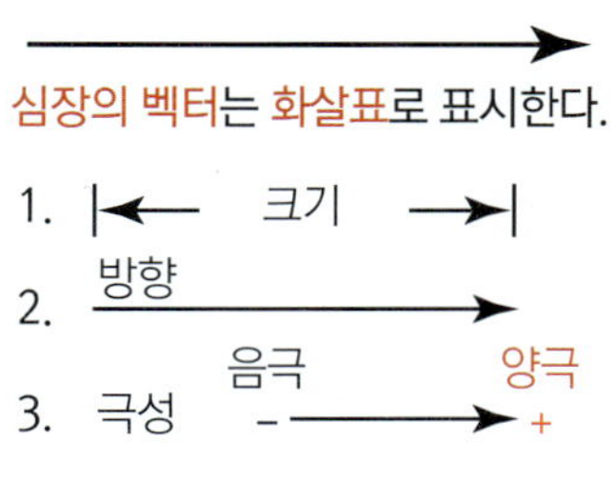

그림 12.13 심장의 벡터들

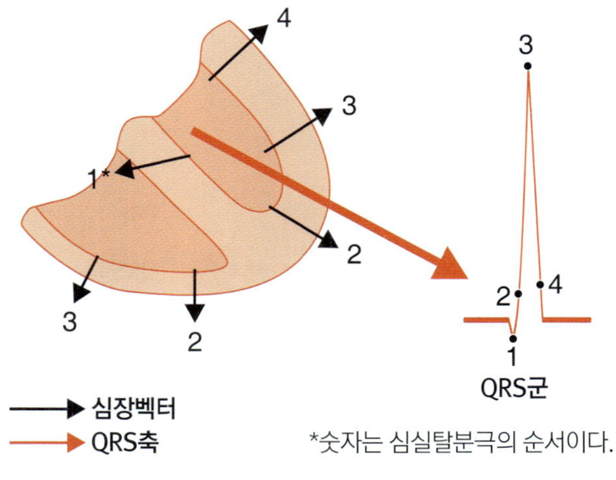

그림 12.14 심장의 벡터와 QRS축

심방의 탈분극의 평균벡터는 P축으로 표시되며; 심실의 재분극 평균벡터는 T축이라고 한다(그림 12.15). P축은 잘 구분되지 않으며, T축은 심장근육의 허혈이나 심근경색 같은 특정상황에서 확연하게 바뀐 것을 확인할 수 있다. T축의 편위를 확인하는 것은 손상된 심장근육의 부위를 한정하는 데 도움이 된다.

저자의 한마디

축(axis)이라는 용어만 사용된다면 대개 QRS축을 의미한다.

6축 참고도

HEXAXIAL REFERENCE FIGURE

6축 참고도는 표준사지유도와 증폭사지유도로 만들어진 삼각형을 겹쳐서 30° 간격으로 회전하여 만들어진다(그림 12.16A). 6개의 유도는 바퀴의 바퀴살처럼 중앙의 영점에서 바깥으로 향한다. 6축 참고도는 유도 I과 aVF를 이용하여 4분위로 나뉜다(그림 12.16B). 4분위를 이 교재에서는 다음과 같이 구분한다:

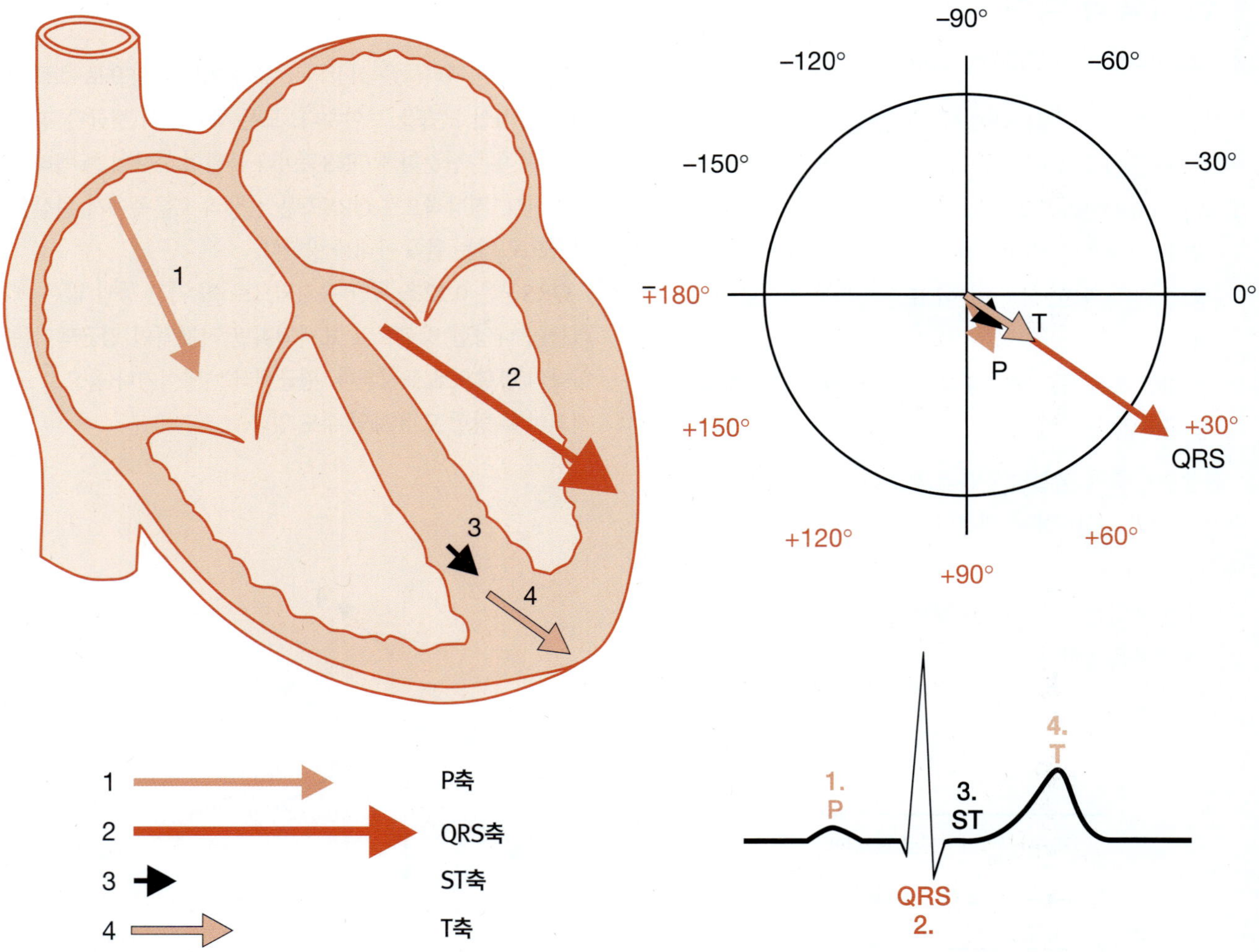

그림 12.15 P축, QRS축, T축

범위	4분위
0° ~ −90°	I
0° ~ +90°	II
+90° ~ +180°	III
−90° ~ +180°	IV

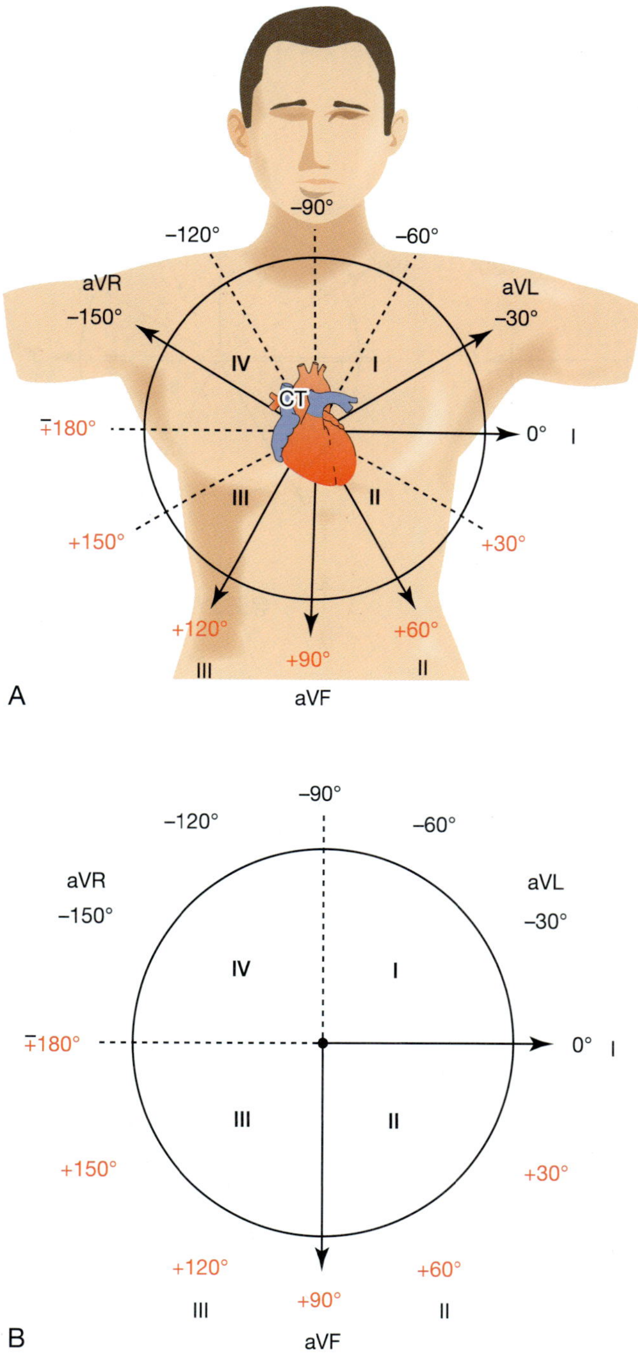

그림 12.16 A. 6축 참고도 B. 6축 참고도의 4분위

모든 축들은 90°로 수직을 이루며 양극에 가까우면 축에서도 양으로 표시된다. 예를 들어 유도 II와 수직인 축은 aVL이며 −30° ~ +150°로 표시된다. aVL 유도에서 유도 II의 양극과 가까운 벡터는 유도 II에서 양으로 표시된다. 그림 12.17에 모든 유도의 축과 양과 음의 부분을 표시하였다.

표 12.6에서는 모든 유도와 수직인 축을 정리하였다.

6축 참고도는 QRS축을 결정하는 데 도움을 주기 위해 만들어졌다. 모든 축은 0°에서 180° 사이의 숫자로 표시되며 6축 참고도의 위쪽 반구는 음(−)으로 아래쪽 반구는 양(+)으로 표시된다(표 12.7).

> **저자의 한마디**
>
> 6축 참고도의 양과 음의 각도는 각 유도의 음극이나 양극과 혼동해서는 안 된다.

QRS축

12유도 심전도에서 QRS축을 결정하는 것은 매우 중요하다. 심실의 탈분극을 반영하므로 심실의 기능에 대한 정보를 제공하기 때문이다. 정상 QRS축은 6축 참고도에서 −30° ~ +90° 사이에 있다(그림 12.17). 정상 축이 −30° ~ −90°로 이동한 것을 좌축편위(LAD)라 하고 +90° ~ +180° 사이로 이동한 것을 우축편위(RAD)라 한다. −90° ~ +180° 사이에는 심한 우축편위 같은 생리학적으로 가능한 QRS축이 존재하지 않으므로 알 수 없는 축(IND)이라 부른다(그림 12.18).

> **저자의 한마디**
>
> 어떤 교재에서는 IND를 심한 우축편위라고 부르기도 하지만 이론적 명명일뿐이다.

좌축편위를 보이면 항상 비정상이며 우축편위는 정상일 수도 있고 비정상일 수도 있다. +120° 이상의 우축편위는 신생아에서 관찰되며 +110° 이상의 우축편위는 길고 가는 가슴우리를 가진 젊은 사람에서 보일 수 있다. 대부분의 성인에서 심장질환을 제외하고는 우축편위는 드물다. 이런 이유로 우축편위가 성인에서 보이면 질병을 의심한다. 축이 이동하는 제일 흔한 원인은 (1) 심실비대 (2) 다발갈래차단(각차단)이나 다발차단(속차단)이며 13장에서 자세히 설명하였다.

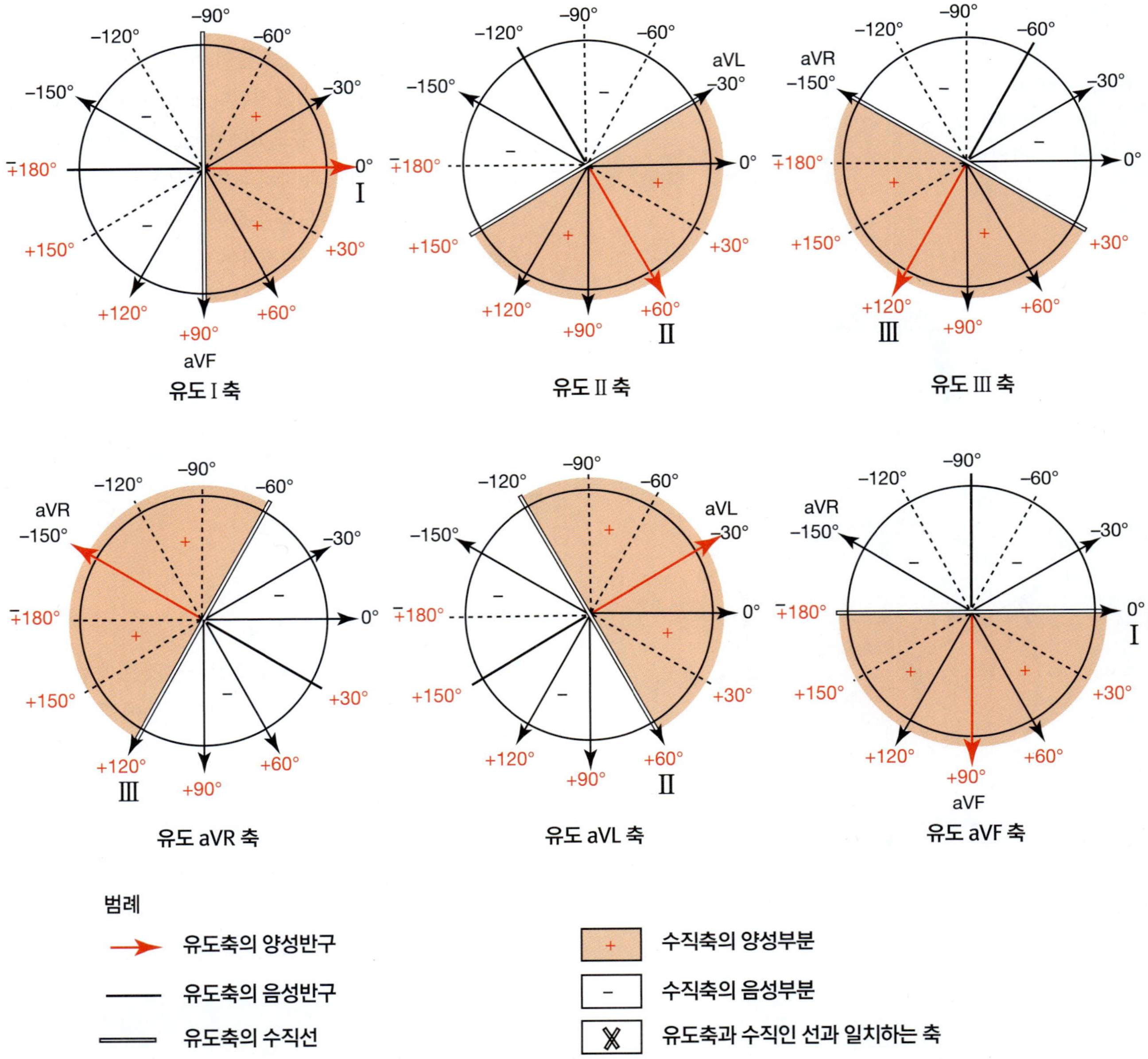

그림 12.17 각 유도의 축과 수직선

표 12-6 유도축의 양극과 음극 및 수직선

	극의 위치		수직선의 극의 위치 및 일치하는 축		
유도	음극	양극	음극	양극	수직인 유도
I	±180°	0°	-90°	+90°	aVF
II	-120°	+60°	+150°	-30°	aVL
III	-60°	+120°	+30°	-150°	aVR
aVR	+30°	-150°	-60°	+120°	III
aVL	+150°	-30°	-120°	+60°	II
aVF	-90°	+90°	±180°	0°	I

표 12-7 6축 참고도에서 각 유도축의 양극과 음극	음극	양극
표준사지유도		
유도 I	±180°	0°
유도 II	-120°	+60°
유도 III	-60°	+120°
증폭사지유도		
aVR	+30°	-150°
aVL	+150°	-30°
aVF	-90°	+90°

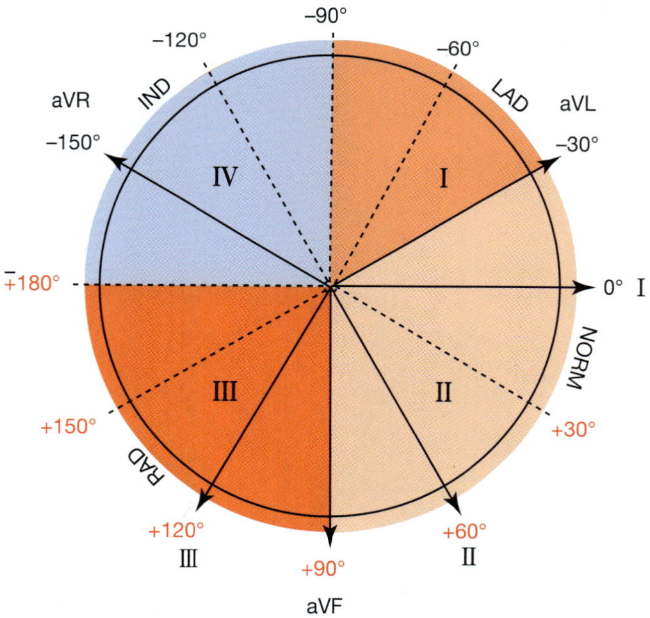

	정상 QRS축(NORM)	-30° to +90°
	좌축편위(LAD)	-30° to -90°
	우축편위(RAD)	+90° to +180°
	알수없는 축(IND)	-90° to -180°

그림 12.18 정상 및 비정상 QRS축

축의 결정

여러 방법 중에서 가장 간단하고 빠른 방법을 소개하겠다.

빠른 축의 결정방법

가장 빠른 방법은 단순하게 4분위의 어느 구역에 있는지를 보는 것이다.

- 우선 한 유도에서 QRS의 전체 합이 양인지 음인지 결정한다(즉 가장 QRS가 확실하게 양이거나 음인 유도를 정한다).
- 이 유도와 수직인 유도를 이용하여 6축 참고도에서 QRS 축이 대략 어느 4분위에 속하는지 결정한다.

유도 I을 가장 먼저 확인하고 다음으로 유도 II를 확인한다. 이 두 유도로 확인되지 않을 때 다른 유도들을 확인한다.

이 방법의 가장 중요한 포인트는 빠르게 축을 확인하는 것으로 다음 사항을 포함하여 표 12.8에 설명하였다:

1. 유도 I과 II에서 모두 양이면 4분위 중 I 혹은 II에 속하고 정상이다(−30° ~ +90°)(그림 12.19A).
2. 유도 I에서 양이고 II에서 음이면 4분위 중 I에 속하고 좌축편위이다(−30° ~ −90°)(그림 12.19B).
3. 유도 aVF와 유도 I에서 양이면 4분위 중 II에 속하고 정상이다(0° ~ +90°)(그림 12.20).
4. 유도 aVF에서 양이고 I에서 음이면 4분위 중 III에 속하고 우축편위이다(+90° ~ +180°)(그림 12.21A).
5. 유도 aVF와 유도 I에서 음이면 4분위 중 IV에 속하고 (−90° ~ −180°) 알수없는 축이다(그림 12.21B).

다른 여러 가지도 고려해야 하지만 이 방법은 아주 간단하고 체계적으로 축을 결정해 준다. 첫 번째 유도 I이 양인지 음인지 확인하고, 두 번째 유도 II가 양인지 음인지 확인한 후 세 번째로 aVF가 양인지 음인지 결정한다. 표 12.9를 참고하면 축의 결정을 쉽게 할 수 있다.

정확한 축의 결정방법

축을 정확하게 정하기 위한 3단계를 거친다.

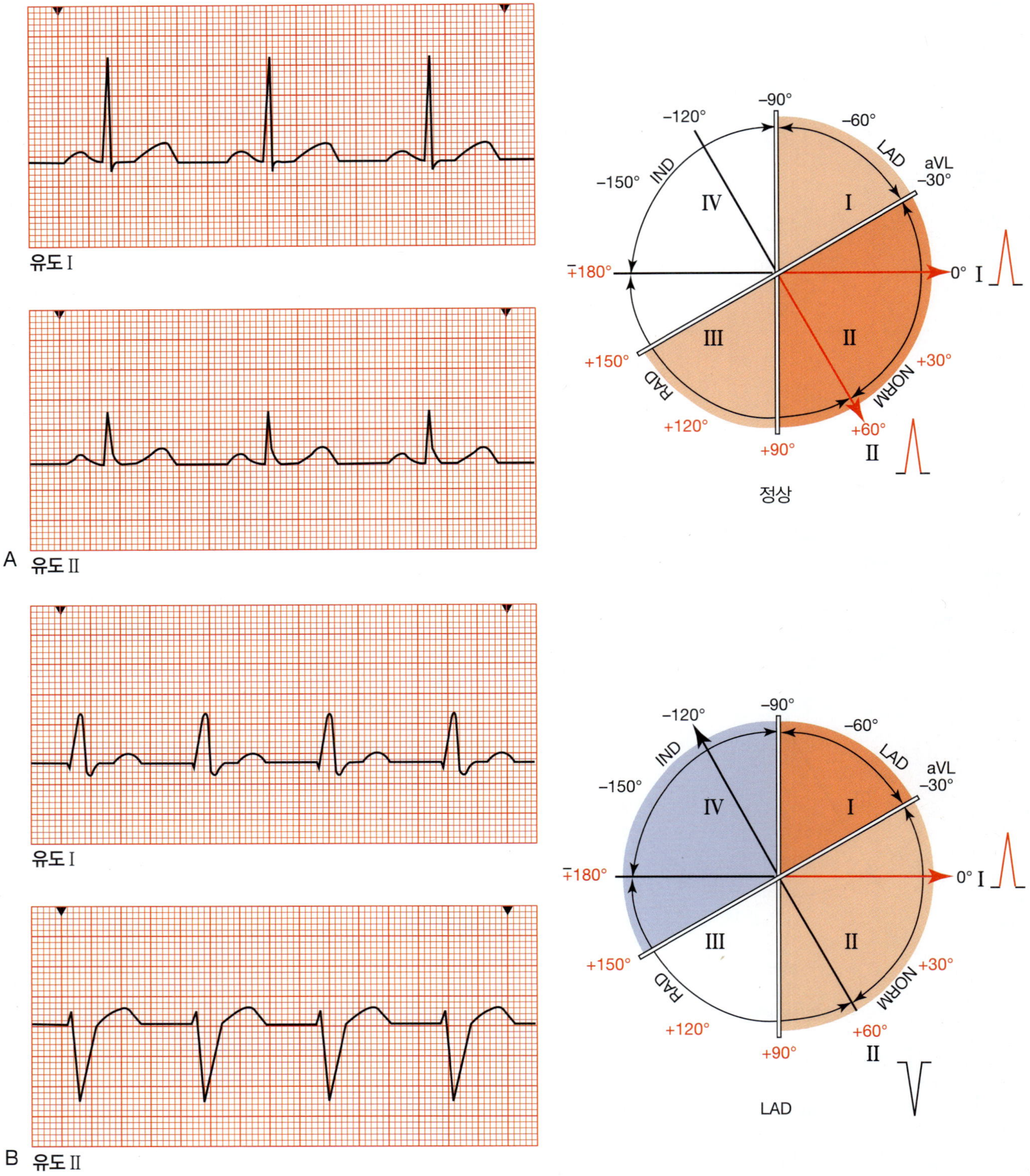

그림 12.19 A. 정상 QRS축(유도 I과 II) B. 좌축편위

표 12-8 **QRS축의 결정에 필수적인 요소**

유도			축		
I	II	aVF	QRS축의 범위	4분위	축
양성	양성		-30° to +90°		정상
양성	음성		-30° to -90°		좌축편위
양성		양성	0° to +90°	II	정상
양성		음성	0° to -90°	I	좌축편위, 정상
음성		양성	+90° to ±180°	III	우축편위
음성		음성	-90° to ±180°	IV	알수없는 축

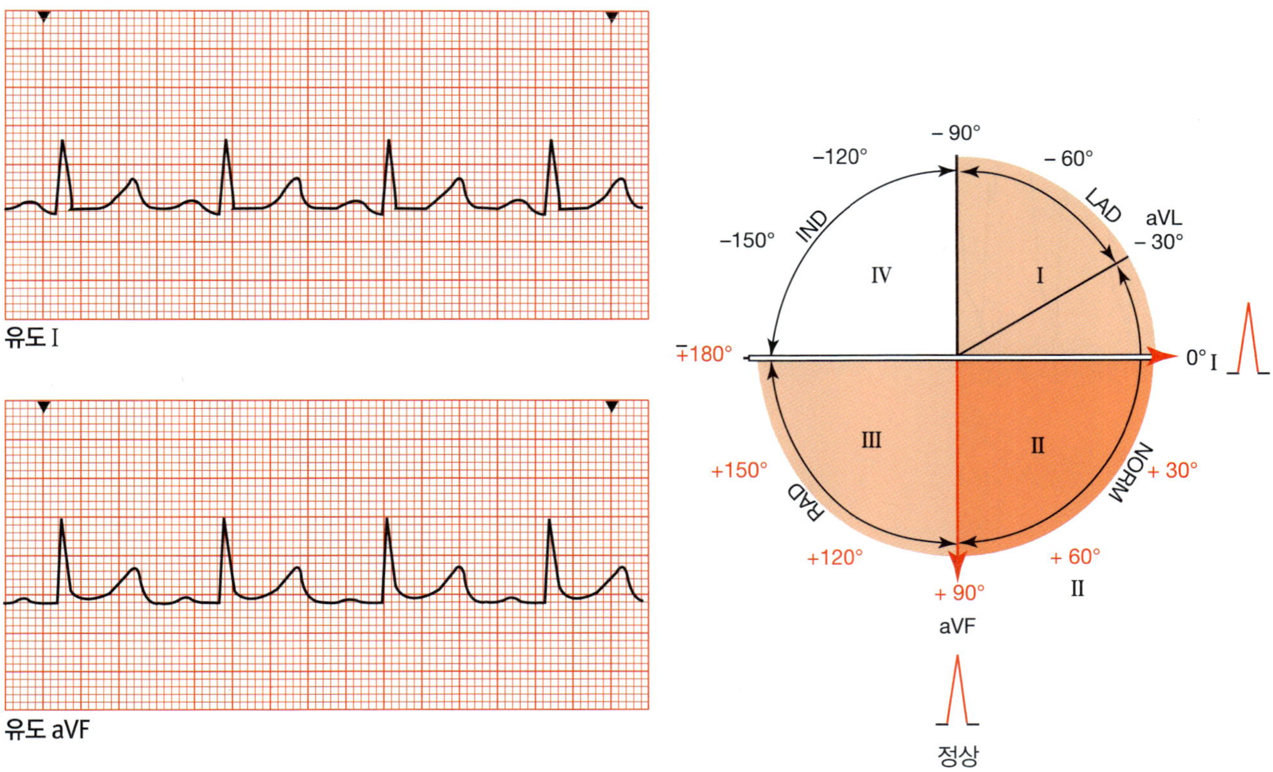

그림 12.20 정상 QRS축(유도 I과 aVF)

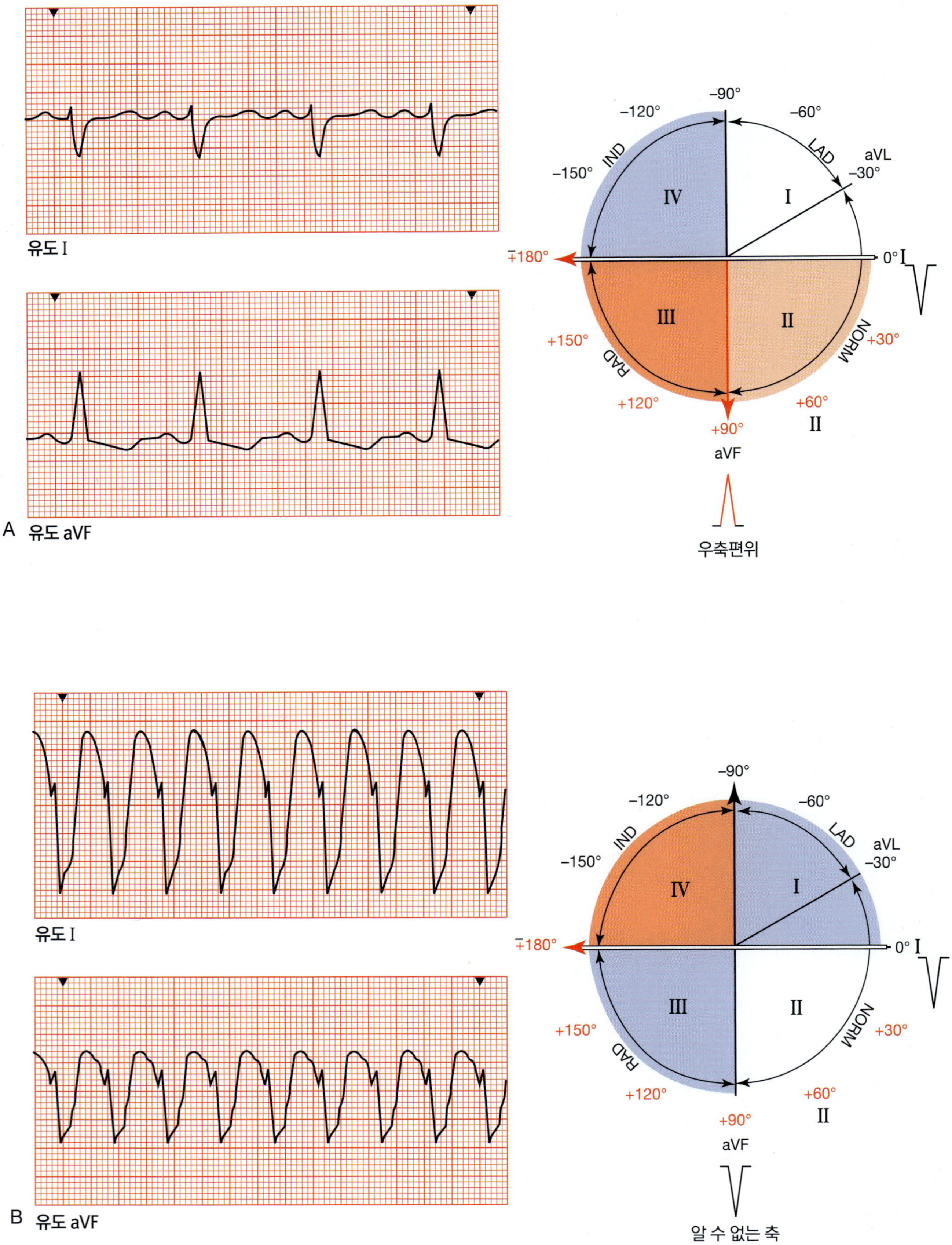

그림 12.21 A. 우축편위(RAD) B. 심한 우축편위

표 12-9	다양한 유도 및 관련된 축에서 QRS의 특징											
유도						동상성 유도(Equiphasic Lead)						
I	II	aVF	III	aVR	QRS축의 위치	I	II	aVF	III	aVR	aVL	QRS축의 위치
+	+	+	+		+30° to +90°	±	–	–	–	+		-90
+	+	+	+		0° to +30°	+	–	–	–	±		-60
+	+	–	–		0° to -30°	+	±	–	–	–		-30
+	–	–	–		-30° to -90°	+	+	±	–	–		0
–	+	+	+		±90° to +120°	+	+	+	±	–	±	+30
–	+	+	+	+	+120° to +150°	+	+	+	+	–	±	+60
–	–	–	–		-90° to -150°	±	+	+	+	–		+90
						–	+	+	+	±		+120
						–	±	+	+	+		+150
						–	–	±	+	+		±180
						–	–	–	±	+		-150
						–	–	–	–	±	±	-120

+, 양성 우세; –, 음성 우세; ±, 동상성

1단계

유도 I의 총벡터가 양인지 음인지 결정한다.

A. 유도 I에서 QRS가 양이면 축은 −90°~+90° (4분위 중 I 혹은 II)에 있다. 즉, QRS축은 −30°~+90° (정상축) 혹은 −30°~−90° (LAD)이다.

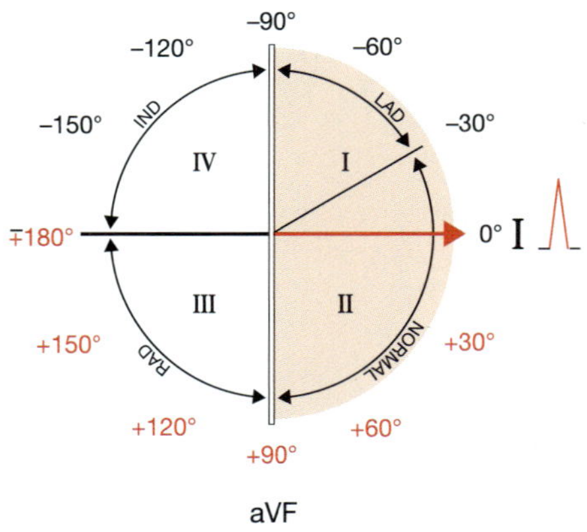

B. 유도 I에서 QRS가 음이면 축은 +90° 보다 큰 쪽에 위치하여(+90°~−90°) 우축편위이고 4분위 중 III, 드물게 IV에 있다.

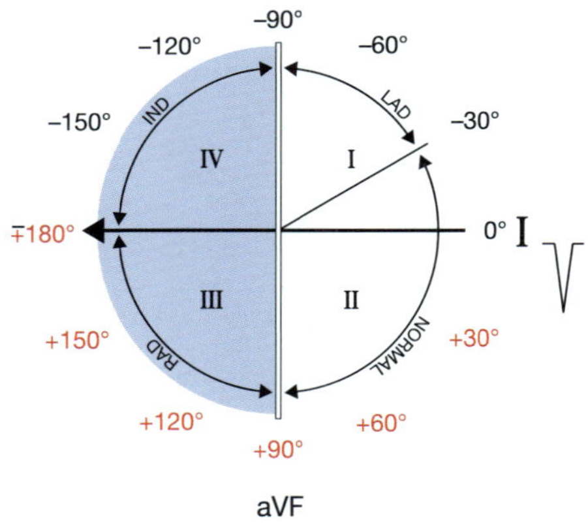

참고: QRS가 유도 I에서 양이면 2단계로 음이면 3단계로 간다.

2단계

QRS군이 유도 I에서 양이면:

다음 유도들(II, aVF, III)에서 QRS가 양인지 음인지 확인한다:

1. 유도 II

A. 유도 II에서 QRS가 양이면 축은 −30°~+90° (정상축)이다.

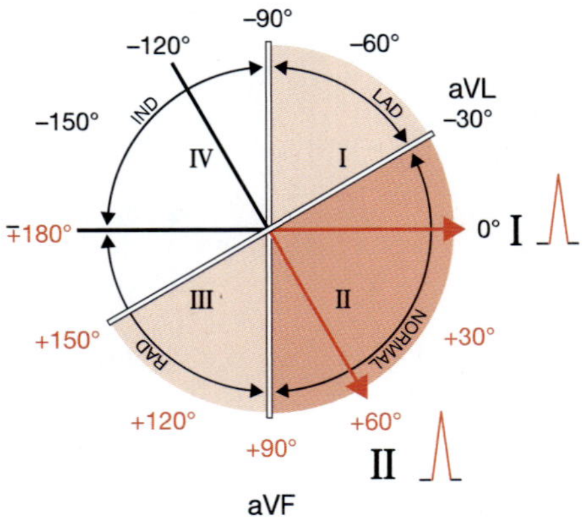

B. 유도 II에서 QRS가 음이면 축은 −30°~−90° (LAD)이다.

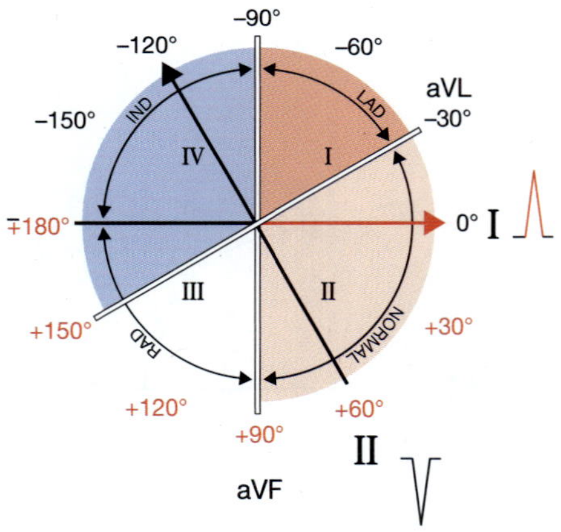

2. 유도 aVF

I. 유도 aVF에서 QRS가 양이면 축은 0°~+90° (4분위 중 II)이다.

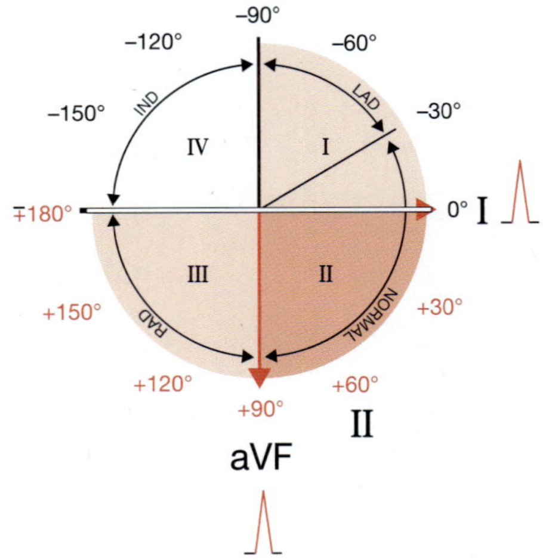

II. 유도 aVF에서 QRS가 음이면 축은 0°~−90° (4분위 중 I)이다.

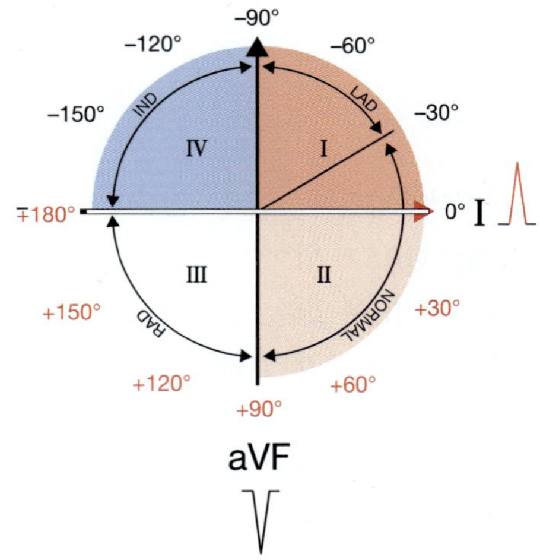

3. 유도 III

A. 유도 III에서 QRS가 양이면 축은 +30°~+90° 이다.

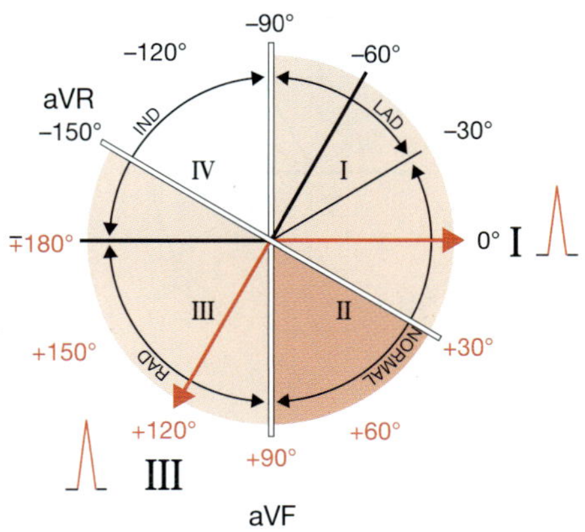

B. 유도 III에서 QRS가 음이면 축은 +30°~−90° 이다.

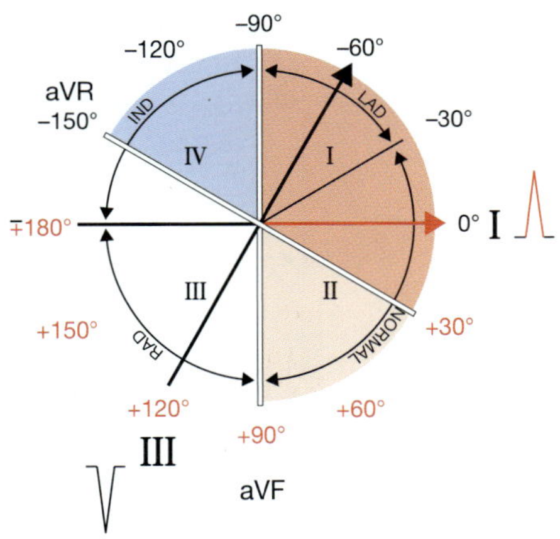

3단계

QRS가 유도 I에서 음이면:

• 다음 유도들(II, aVF , III, aVR)에서 QRS가 양인지 음인지 확인한다:

1. 유도 II

A. QRS가 유도 II에서 양이면 축은 +90°~+150° 이다.

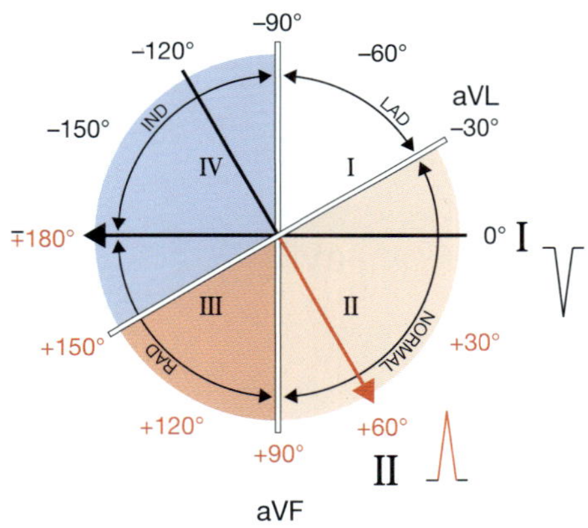

B. QRS가 유도 II에서 음이면 축은 +150°~−90° 이다.

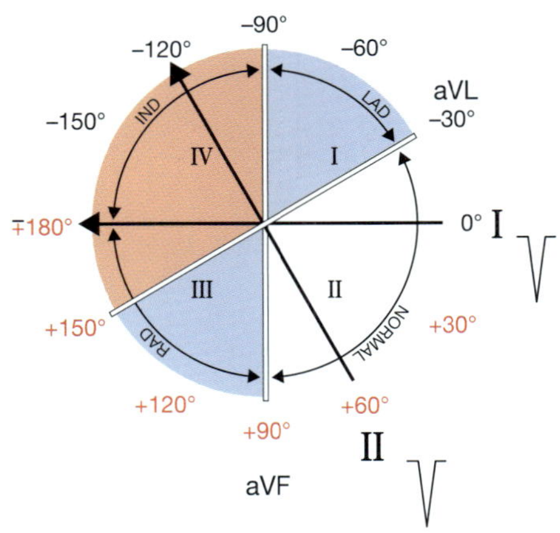

2. 유도 aVF

Ⅰ. QRS가 유도 aVF에서 양이면 축은 +90° ~ +180° (4분위 중 III)이다.

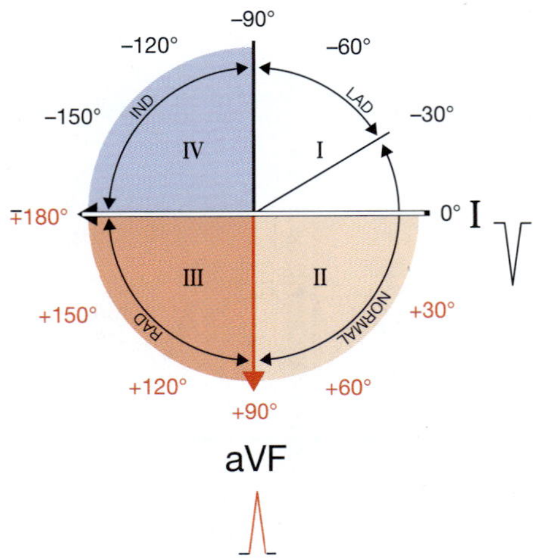

Ⅱ. QRS가 유도 aVF에서 음이면 축은 −90° ~ −180° (4분위 중 IV)이다.

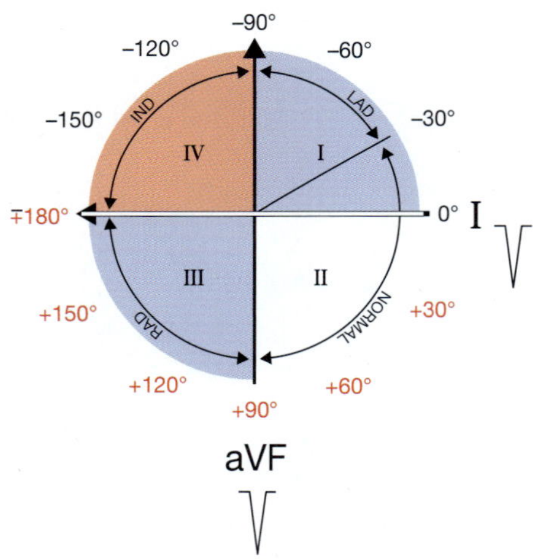

3. 유도 III

A. QRS가 유도 III에서 양이면 축은 +90° ~ −150° 이다.

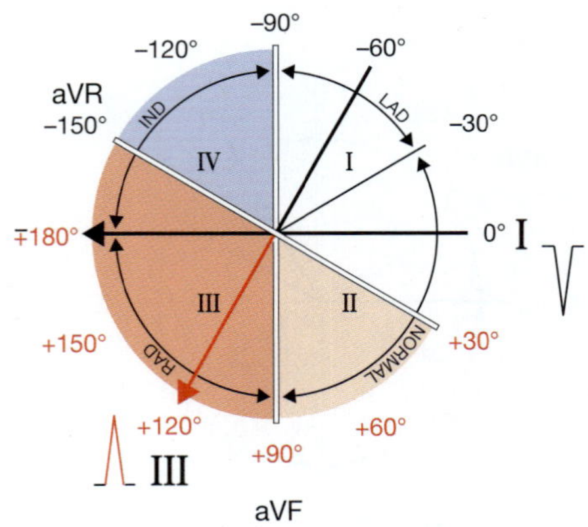

B. QRS가 유도 III에서 음이면 축은 −90° ~ −150° 이다.

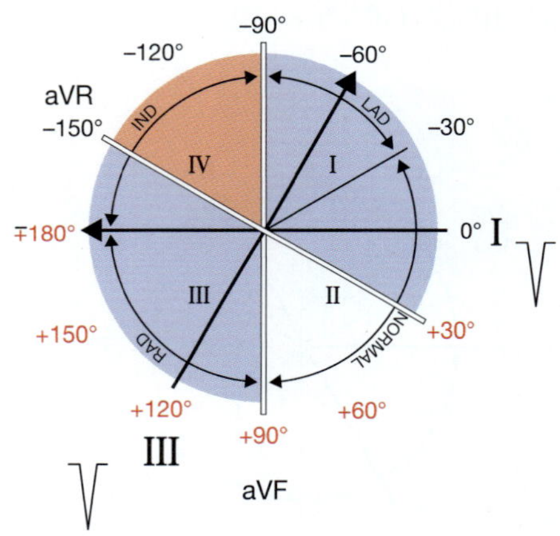

4. 유도 aVR

A. QRS가 유도 aVR에서 양이면 축은 +120° 이상(심한 RAD)이다.

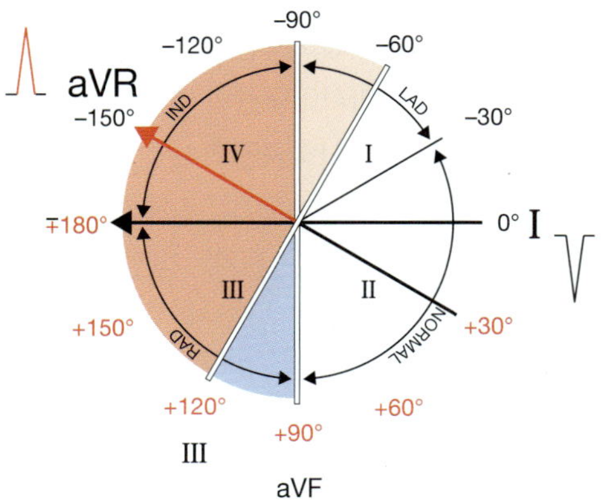

B. QRS가 유도 aVR에서 음이면 축은 +90°~+120°(경도 혹은 중등도 RAD)이다.

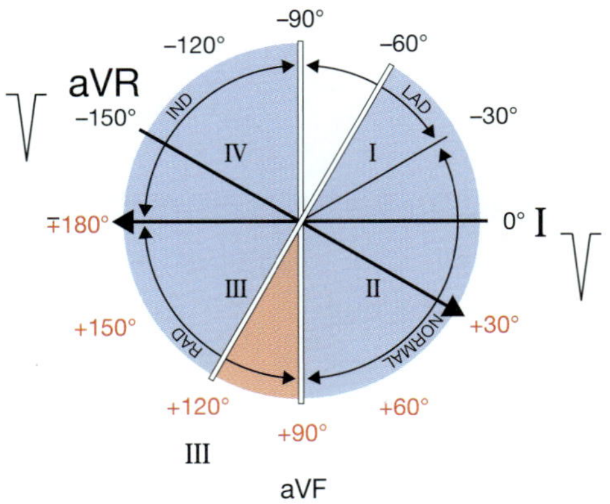

반드시 기억할 사항

TAKE-HOME POINTS

- 사지유도는 양극유도이고 증폭사지유도는 단극유도이다. 이들을 모두 합치면 심장의 이마면을 볼 수 있다.
- 각 유도는 특정한 축과 수직선을 가진다.
- 사지유도의 축을 서로 합치면 60°의 삼각형을 형성한다.
- 두 개의 삼각형을 서로 겹치면 각각 30° 로 이루어진 6축을 가진 도형이 만들어진다.
- 전흉부유도는 심장의 수평면을 보여준다.
- 12유도 심전도는 심장의 특정한 면을 보여준다.
- 심장에서 발생되는 전기는 벡터라고 불리는 크기와 축을 가진 에너지로 표현된다.
- 심전도는 각 부위에서 동시다발적으로 발생되는 전기를 합산하여 P파, QRS군, T파로 나타낸다.
- QRS군의 방향성을 나타내는 축은 6축 참고도를 이용하여 계산할 수 있다.
- QRS축은 여러 가지 상황에 의해 변하므로 축이 정상인지 빠르게 판단하는 것은 중요하다.

복습문제

1. 양극과 음극 사이의 전기를 측정하는 유도는?
   A. 양극유도
   B. 중심유도
   C. 말단유도
   D. 단극유도

2. aVR, aVL, aVF에서 "a"가 의미하는 것은?
   A. 교대(alternative)
   B. 동맥(arterial)
   C. 심방(atrial)
   D. 증폭(augmented)

3. 표준사지유도에서 유도____ + 유도____ = 유도____ 이다.
   A. I, II, III
   B. I, III, II
   C. II, III, I
   D. II, III, IV

4. 유도 aVL은 양극은 ________ 에 붙이고 다른 두 전극은 ________ 에 붙인다.
   A. 왼팔; 오른팔과 왼팔
   B. 왼팔; 오른발과 왼다리
   C. 오른팔; 왼팔과 왼다리
   D. 오른팔; 오른다리와 왼다리

5. 가슴에 붙인 전극과 중심전극 사이의 전류를 측정하는 유도는?
   A. 양극유도
   B. 전흉부유도
   C. 말단유도
   D. 단극유도

6. 우측 V_4유도는 어디에 붙이는가?
   A. 5번째 갈비사이공간의 앞겨드랑선
   B. 6번째 갈비사이공간의 빗장중간선
   C. 4번째 갈비사이공간의 빗장뼈 왼쪽 경계
   D. 5번째 갈비사이공간의 빗장중간선

7. 유도의 양극으로 오는 전기는 심전도에서 어떻게 나타나는가?
   A. 연장된 편향
   B. 음성 편향
   C. 수평인 편향
   D. 양성 편향

8. 유도의 축과 평행일수록 전기는 더욱 ________ 편향을 보인다.
   A. 큰
   B. 기울어진
   C. 규칙적인
   D. 작은

9. 음성편향이 우세한 QRS군은 벡터의 ________ 극이 수직축의 ________ 에 놓여 있다는 것을 의미한다.
   A. 양; 양의 부분
   B. 양; 음의 부분
   C. 음; 음의 부분
   D. 음; 양의 부분

10. QRS가 유도 I과 aVF에서 음성일 때 축은?
    A. $-30° \sim +90°$
    B. $-90° \sim -180°$
    C. $0° \sim -90°$
    D. $-30° \sim -90°$

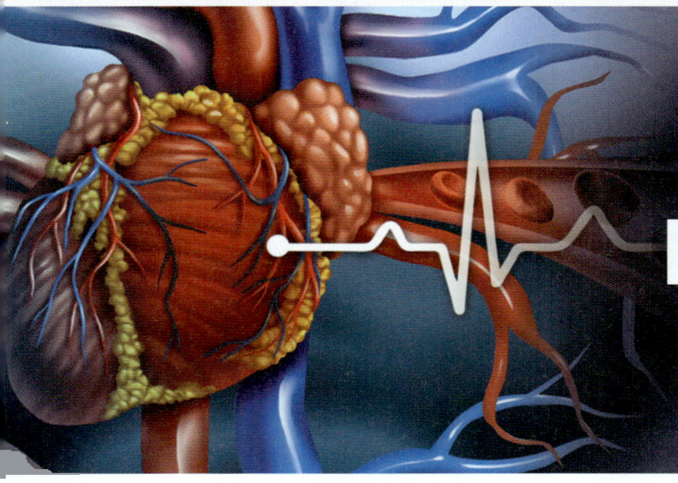

13 다발갈래차단(각차단)과 다발차단(속차단)

Bundle Branch and Fascicular Blocks

심실내 전도로의 해부 및 생리

ANATOMY AND PHYSIOLOGY OF THE BUNDLE BRANCH CONDUCTION SYSTEM

해부

1장에서 설명한 것처럼 방실결절 바로 아래에 있는 전도계를 히스다발-푸르킨예 체계라고 한다. 히스다발과 오른다발갈래(우각) 및 왼다발갈래(좌각), 아주 가는 푸르킨예 섬유로 이루어진 이 전도계는 심실의 심장근육에서 끝난다. 그림 13.1의 그림을 보면서 심장의 전기전달 경로를 되새겨 보자:

- 방실결절을 출발한 전기자극은 히스다발을 지나 오른다발갈래(우각)와 왼다발갈래(좌각)로 나뉜다.
  - 가늘고 긴 오른다발갈래(우각)는 심실중격의 오른쪽을 따라 오른심실로 전기를 전달한다.
  - 짧고 굵은 왼다발갈래(좌각)는 다발(속)이라 불리는 작은 두 개의 가지로 다시 나뉜다.

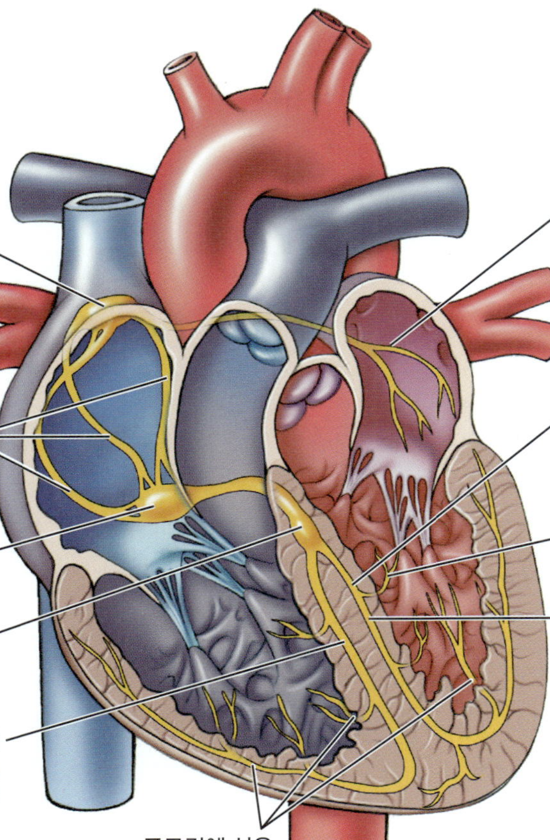

그림 13.1 심장의 전기전도로

(Modified from Herlihy, B. (2001). *The human body in health and illness.* (4th ed.). St. Louis: Saunders.)

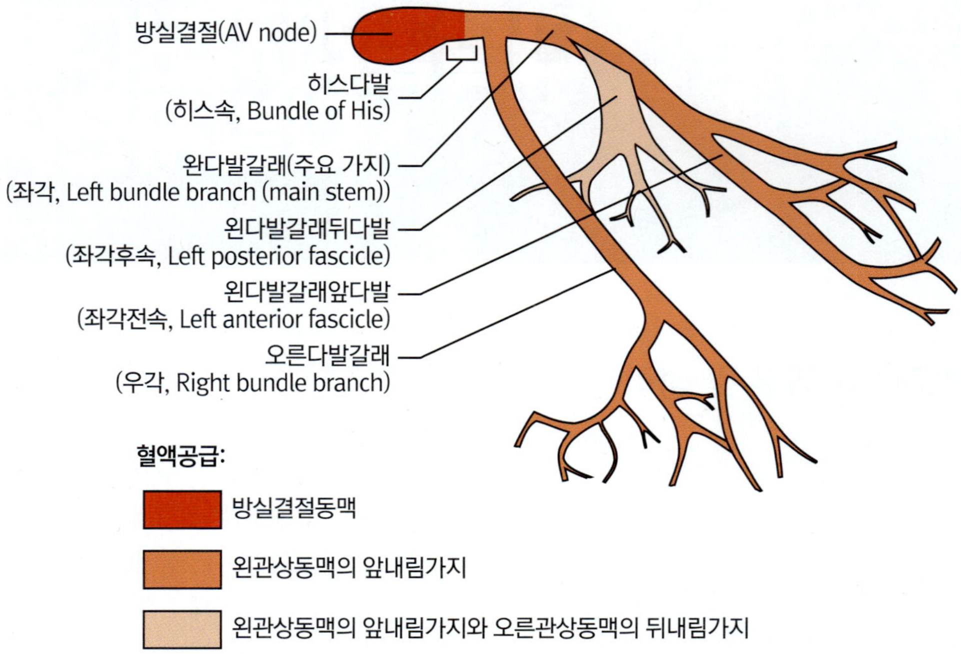

그림 13.2 전기전도로와 혈액공급

- 상대적으로 길고 가는 앞다발은 심실중격의 앞부분을 따라 왼심실의 앞부분과 측면에 전기를 전달한다.
- 짧고 넓적한 뒤다발은 심실중격의 뒷부분을 따라 왼심실의 뒤쪽에 전기를 전달한다.

저자의 한마디

다발(속, *fascicle*)이라는 용어는 띠를 의미하는 라틴어 fascia에서 유래한 것으로 다발갈래를 둘러싼 띠를 의미한다.

혈액공급

방실결절동맥은 방실결절과 히스다발 근위부에 혈액을 공급하는데(그림 13.2) 85~90%에서는 오른관상동맥에서 분지하고 10~15%에서는 휘돌이가지에서 분지한다. 대부분의 경우 히스다발의 원위부는 왼관상동맥의 앞내림가지에서 혈액을 공급받는다.

앞내림가지는 심실중격의 앞 2/3에 혈액을 공급하고 뒤내림가지는 심실중격의 뒤 1/3에 혈액을 공급한다. 뒤내림가지는 85~90%의 정상인에서 오른관상동맥에서 분지하지만 10~15%에서는 왼관상동맥의 휘돌이가지에서 분지한다. 그러므로 오른다발갈래(우각)의 대부분과 왼다발갈래(좌각) 및 앞다발은 앞내림가지에서 혈액을 공급받게 된다. 왼다발갈래(좌각)의 뒤다발은 앞내림가지와 뒤내림가지에서 혈액을 공급받는다. 이들 동맥이 막혀 심근경색(MI)이 유발되면 심장근육의 손상뿐만 아니라 이들 동맥이 혈액을 공급하는 전기전도계의 손상 또한 발생한다.

표 13.1에 심실내 전도계의 혈액공급을 정리하였다.

표 13-1 히스다발과 푸르킨예 전도계의 혈액공급

부위	일차적 혈액공급	대체 혈액공급
방실결절	방실결절동맥	없음
히스다발의 근위부	방실결절동맥	없음
히스다발의 원위부	앞내림가지	뒤내림가지
오른다발갈래(우각)의 근위부	앞내림가지	뒤내림가지
오른다발갈래(우각)의 원위부	앞내림가지	없음
왼다발갈래(좌각)	앞내림가지	뒤내림가지
왼다발갈래의 앞다발	앞내림가지	없음
왼다발갈래의 뒤다발	앞내림가지와 뒤내림가지	없음

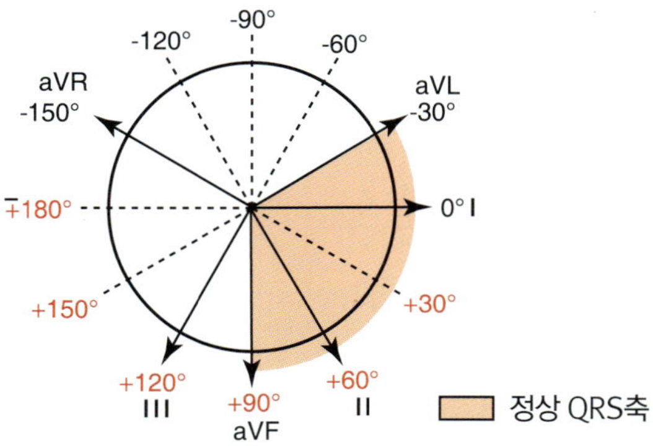

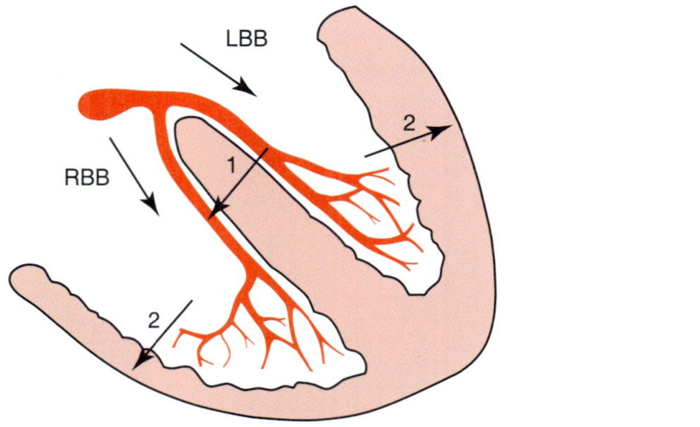

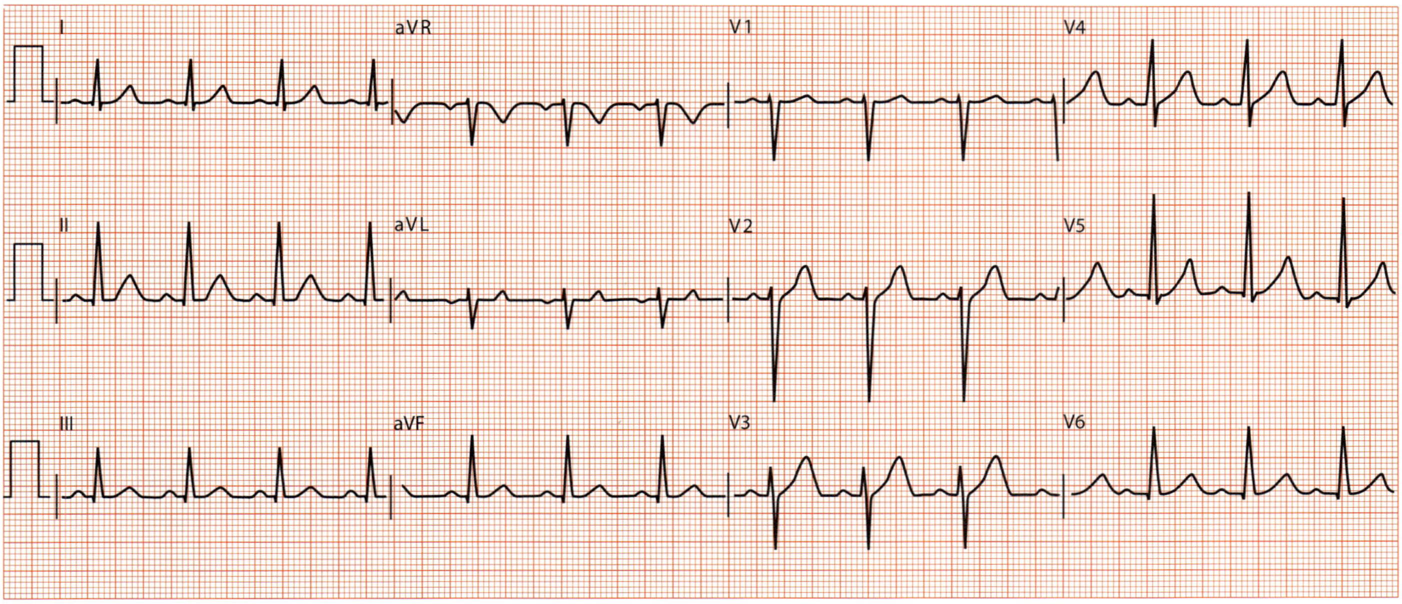

그림 13.3 정상적인 다발갈래의 전도를 보이는 동리듬

생리

정상적으로 전기자극은 오른다발갈래(우각)와 왼다발갈래(좌각) 및 다발로 순차적으로 전달된다(그림 13.3). 첫 번째로 심실중격의 오른쪽과 왼쪽이 탈분극되고(1) 다음에 오른심실과 왼심실이 탈분극된다(2). 왼심실이 오른심실보다 크기 때문에 오른심실에서 발생한 전기보다 왼심실에서 만들어지는 전기량이 훨씬 많으므로 QRS군은 주로 왼심실의 탈분극을 반영하게 된다. 그림 13.3에 정상적인 심실내 전도가 그려져 있다.

정상적인 심실내 전도는 만성적인 죽경화성 심질환이나 당뇨에 의해 방해를 받는다. 심장근육의 경색에 의해서도 비정상적인 전도가 이루어진다. 표 13.2에 특정 부위 심장근육의 경색과 관련된 다발갈래차단(각차단)의 종류를 설명하였다.

정상적인 전도가 차단되면 QRS군의 두 요소가 영향을 받는다: 심실반응시간(VAT)과 내인성 편향(intrinsicoid deflection). VAT는 심실중격이 탈분극하여 해당 심실로 전달되는 데 걸리는 시간이다(그림 13.4). VAT는 QRS의 시작에서 R파의 최고점까지로 측정한다.

표 13-2 심근경색과 흔히 동반되는 다발갈래차단(각차단)

다발갈래차단(각차단)	급성심근경색(관련된 관상동맥)
우각차단	전중격(LAD) 혹은 오른심실(RCA, 드물다)
좌각차단	전중격(LAD) 혹은 하벽(LCx, 드물다)
왼앞다발차단	전중격(LAD)
왼뒤다발차단	전중격(LAD)과 오른심실(RCA) 혹은 하벽(distal RCA 혹은 LCx)

LAD, 앞내림가지; LCx, 휘돌이가지; RCA, 오른관상동맥

심실반응시간(ventricular activation time, VAT)

심실중격과 심실의 탈분극에 소요되는 시간으로 정상에서는 V_1, V_2 유도에서 0.035초, V_5, V_6 유도에서 0.055초 이내이다.

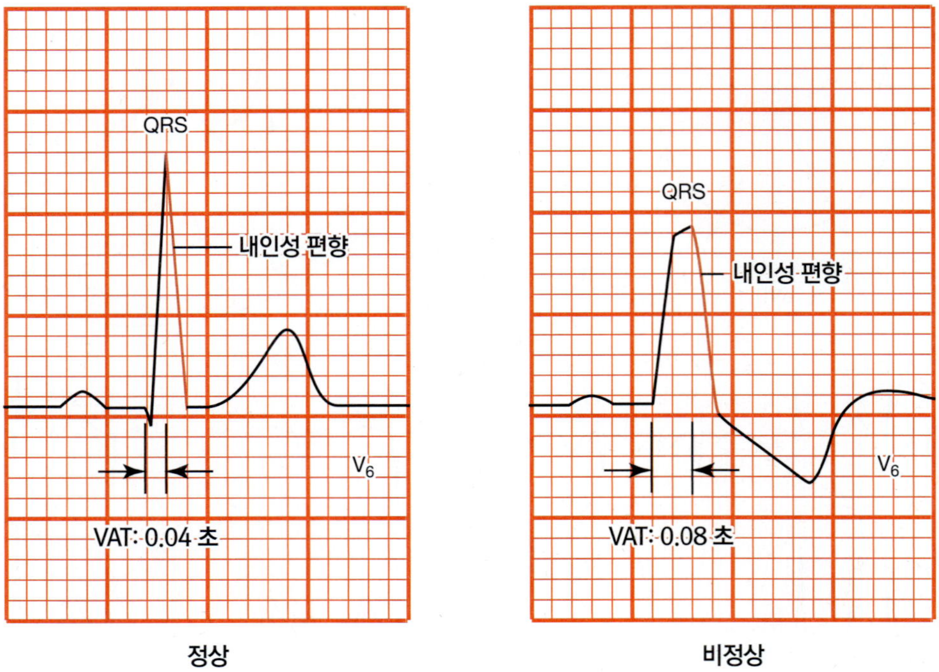

그림 13.4 심실반응시간(VAT)과 내인성 편향

정상에서 VAT는 V_1, V_2 유도에서 0.035초, V_5, V_6 유도에서 0.055초 이내이다. 다발갈래차단이 있는 경우 VAT는 연장된다.

내인성 편향(intrinsicoid deflexion)이란 R파나 S파가 기저선으로 되돌아 오는 양성 혹은 음성 편향으로 종종 QRS군의 마지막 부위를 지칭한다. 이것은 심실의 탈분극 마지막 시기를 의미하며 다발갈래차단이 있는 심실은 정상적으로 탈분극이 진행되는 다른 심실보다 더 천천히 탈분극하게 된다.

내인성 편향(intrinsicoid deflection)

QRS군이 ST분절로 되돌아가면서 보이는 R파나 S파의 갑작스러운 상향 혹은 하향 부분

우각차단

RIGHT BUNDLE BRANCH BLOCK

우각차단(right bundle branch block, RBBB)은 오른다발갈래(우각)를 통해 심실로 전달되는 전기가 차단되는 것이다(그림 13.5). 왼다발갈래(좌각)를 통한 전기는 정상적으로 빠르게 왼심실로 전달된다. 전기가 차단된 심실중격 부위를 지나면 전기는 서로 교차되어 오른심실로 전기가 천천히 전달되어 오른심실이 조금 늦게 탈분극된다. 결과적으로 심실중격과 왼심실은 정상적으로 탈분극된다. 심실중격은 왼쪽에서 오른쪽으로 탈분극되고(1) 그 다음에 왼심실은 오른쪽에서 왼쪽으로 탈분극된다(2). 왼심실이 탈분극되고 나면 전기자극은 천천히 심실중격의 차단된 부위를 지나 왼쪽에서 오른쪽으로 전달되면서(3) 오른심실을 탈분극시킨다. 오른심실의 탈분극이 지연되므로 QRS군은 0.12초 이상으로 연장되며 비정상적인 모양을 보인다. 탈분극의 지연은 오른심실과 심실중격 앞쪽에 부착되는 전흉부유도에서 심실반응시간이 연장된 것으로도 확인할 수 있다. RBBB의 특징은 심전도 키박스 13.1에 정리하였다.

특징

QRS군

기간 0.12초 이상 연장됨; 불완전 우각차단에서는 0.10~0.12초. V_1과 V_2에서 VAT가 0.035초보다 연장됨

축 정상이거나 약간의 우축편위(+90° ~+110°)를 보일 수 있다.

심실반응시간 V_1, V_2 유도에서 정상인 0.035초보다 연장됨

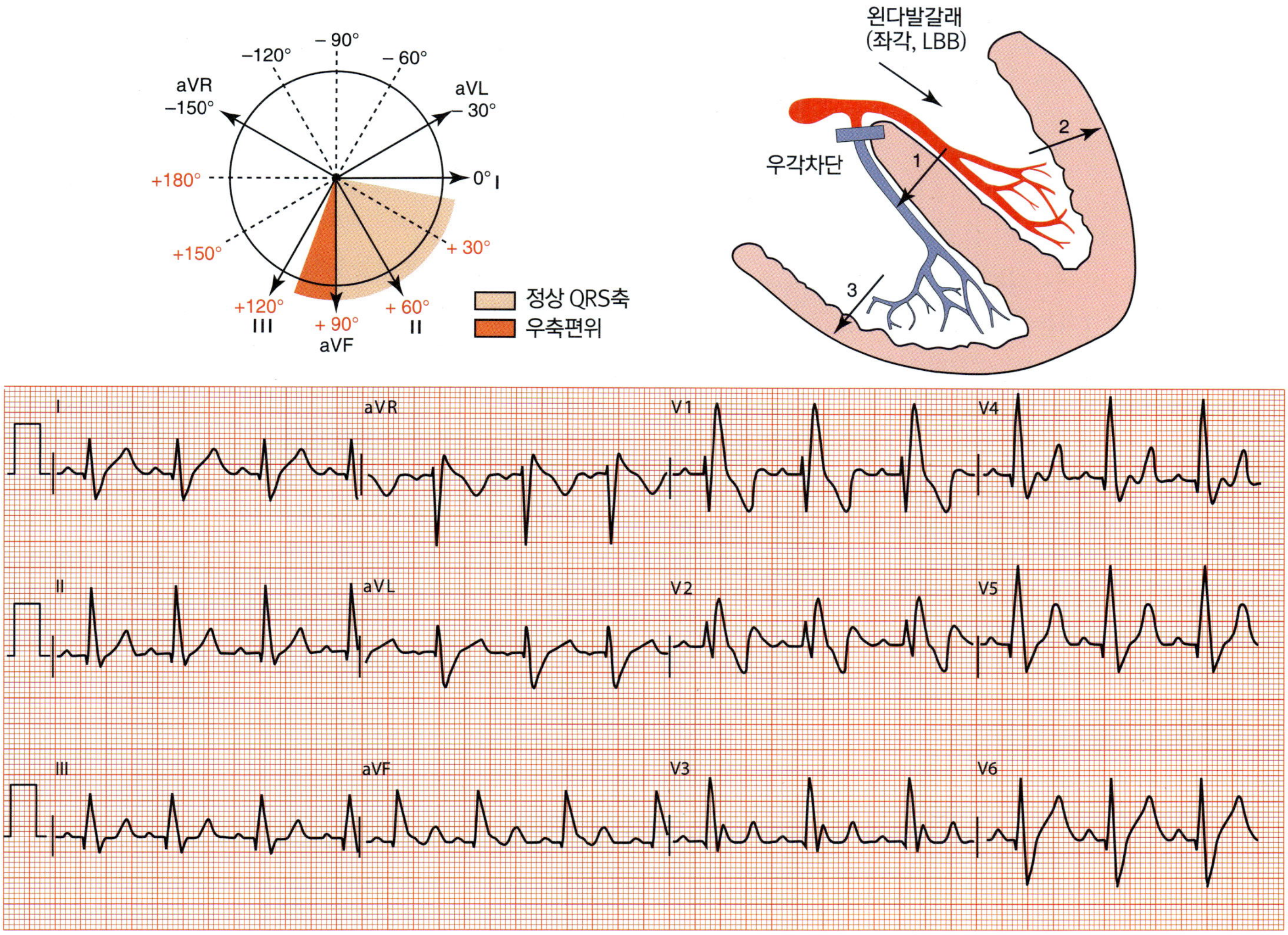

그림 13.5 우각차단(Right bundle branch block)

> **심전도 키박스 13-1** **RBBB의 심전도 특징**
>
> **유도 V_1, V_2**
> 토끼 귀모양의 rSR′ 패턴을 보이는 넓은 QRS
> - 처음에 작은 r파
> - 깊고 느려진 S파
> - 큰 R′ 파
>
> ST분절 하강
> T파 역위
>
> **유도 I, aVL, V_5, V_6**
> qRS패턴을 보이는 넓은 QRS
> - 처음에 작은 q파
> - 큰 R파
> - 느려진 S파
>
> **QRS축**
> 정상 혹은 우축편위(+90° ~ +110°)
>
> **심실반응시간**
> V_1, V_2 유도에서 정상인 0.035초보다 연장됨

패턴

특징적으로 작은 q파를 가진 "토끼 귀 모양" 모양으로 V_1, V_2에서는 rSR′ 패턴의 QRS가 보이고 I, V_5, V_6에서는 큰 S파를 가진 넓은 QRS군이 나타난다. 내인성 편향은 R′가 ST분절로 돌아가면서 아래로 향한다.

Q파 정상적인 작은 중격 q파가 유도 I, aVL, V_5, V_6에서 보인다.

R파 V_1, V_2의 우측 전흉부유도에서 정상적인 심실중격의 탈분극을 의미하는 작은 r파가 보이고 또한 aVR과 V_1, V_2의 우측 전흉부유도에서 넓고 늘어진 R파가 보이므로 V_1, V_2에서 rSR′ 패턴을 확인할 수 있다.

S파 넓고 깊은 S파가 유도 I과 aVL, 좌측 전흉부유도인 V_5, V_6에서 관찰되므로 V_5, V_6에서 특징적인 qRS패턴을

확인할 수 있다.

ST분절

ST분절은 V_1, V_2에서 하강된다.

T파

T파는 V_1, V_2에서 역위된다.

ST분절과 T파는 일치하지 않는데(discordant) 이는 QRS군의 방향과 다른 방향의 편향을 보임을 의미한다. V_1, V_2에서 T파는 역위되며 V_5, V_6, I, aVL에서는 상향파를 보인다. 만일 이들의 방향이 모두 같다면 T파는 일치한다고 하며(concordant) 허혈이 있음을 의미한다.

일치(concordant)와 불일치(discordant)

ST분절과 T파의 편향이 QRS군과 같으면 일치, 서로 다르면 불일치라고 한다.

원인

RBBB는 특정한 원인이 없이도 생기지만 흔한 원인은 다음과 같다:

- 관상동맥질환
- 전중격심근경색
- 폐색전 혹은 경색
- 심장기능상실
- 심장막염 혹은 심근염

임상적 중요성

급성관상동맥증후군과 관련된 새로운 RBBB는 전벽심근경색을 암시한다. 이는 16장에서 자세하게 설명한다. RBBB는 LBBB보다 2배 이상 완전방실차단으로 잘 진행하는데, 특히 다발차단(속차단)이 동반된 경우에 더 잘 나타난다. 그러나 심근경색 후의 완전방실차단은 일시적으로 대개 1~2주 정도 지속된다.

치료

RBBB는 대개 치료가 필요하지 않지만 완전차단이 발생하면 일시적 인공심장박동조율이 필요하다.

좌각차단

LEFT BUNDLE BRANCH BLOCK

좌각차단(left bundle branch block, LBBB)은 왼다발갈래(좌각)를 통한 전기전달이 차단되는 것이다(그림 13.6). 오른다발갈래(우각)를 통한 전기전달은 정상적으로 빠른 시간 안에 일어나며 그동안 심실중격을 가로질러 전기가 오른쪽에서 왼쪽으로 이동하면서 천천히 왼심실에도 전달된다. 결과적으로 중격이 비정상적인 방향인 오른쪽에서 왼쪽으로 먼저 탈분극되고(1) 뒤따라서 오른심실이 정상적으로 왼쪽에서 오른쪽 방향으로 탈분극되며(2) 마지막으로 왼심실이 정상방향인 오른쪽에서 왼쪽으로 탈분극된다(3).

전기는 왼다발갈래(좌각)를 통하지 않고 심실중격을 통해 오른쪽에서부터 왼심실로 전달되므로 정상보다 약간 늦게 왼심실의 탈분극이 일어난다. 이러한 지연으로 인해 VAT는 마주하는 전흉부유도(V_5, V_6)에서 0.055초보다 연장된다.

LBBB의 특징은 심전도 키박스 13.2에 정리하였다.

특징

QRS군

기간 0.12초 이상 연장됨; 불완전 좌각차단에서는 0.10~0.12초. V_5과 V_6에서 VAT가 0.055초보다 연장됨

패턴 LBBB에서 오른심실의 탈분극보다 왼심실의 탈분극이 매우 늦게 나타나므로 왼쪽으로 가는 탈분극파가 0.04초 이상 지속되어, 여러 유도에서 특징적인 넓은 R과 S파가 관찰된다. 오른심실의 탈분극파와 왼심실의 연장된 탈분극파를 합치면 특징적으로 넓고 한 방향으로 편향된 QRS군이 생성된다. 내인성 편향(intrinsicoid deflection)은 S파가 ST분절로 돌아갈 때 위를 향한다.

Q파 심실중격이 오른쪽에서 왼쪽 방향으로 비정상적 방향으로 탈분극되므로 유도 I과 aVL, 좌측 전흉부유도(V_5, V_6)에서 정상적으로 보이던 중격 q파는 보이지 않는다.

R파 심실중격이 오른쪽에서 왼쪽 방향과 앞쪽으로 탈분극되면서 LBBB의 2/3에서 작고 좁은 r파가 유도 V_1-V_3에서 보인다. 큰 R파가 보이는 경우는 매우 드물다. r파가 보이는 것을 R파 진행 실패(poor R progression)라 하며 좌각차단이나 전중격경색의 특징이다. 나머지 1/3의 좌각차단에서는 중격이 오른쪽에서 왼쪽방향과 뒤쪽으로 탈분극

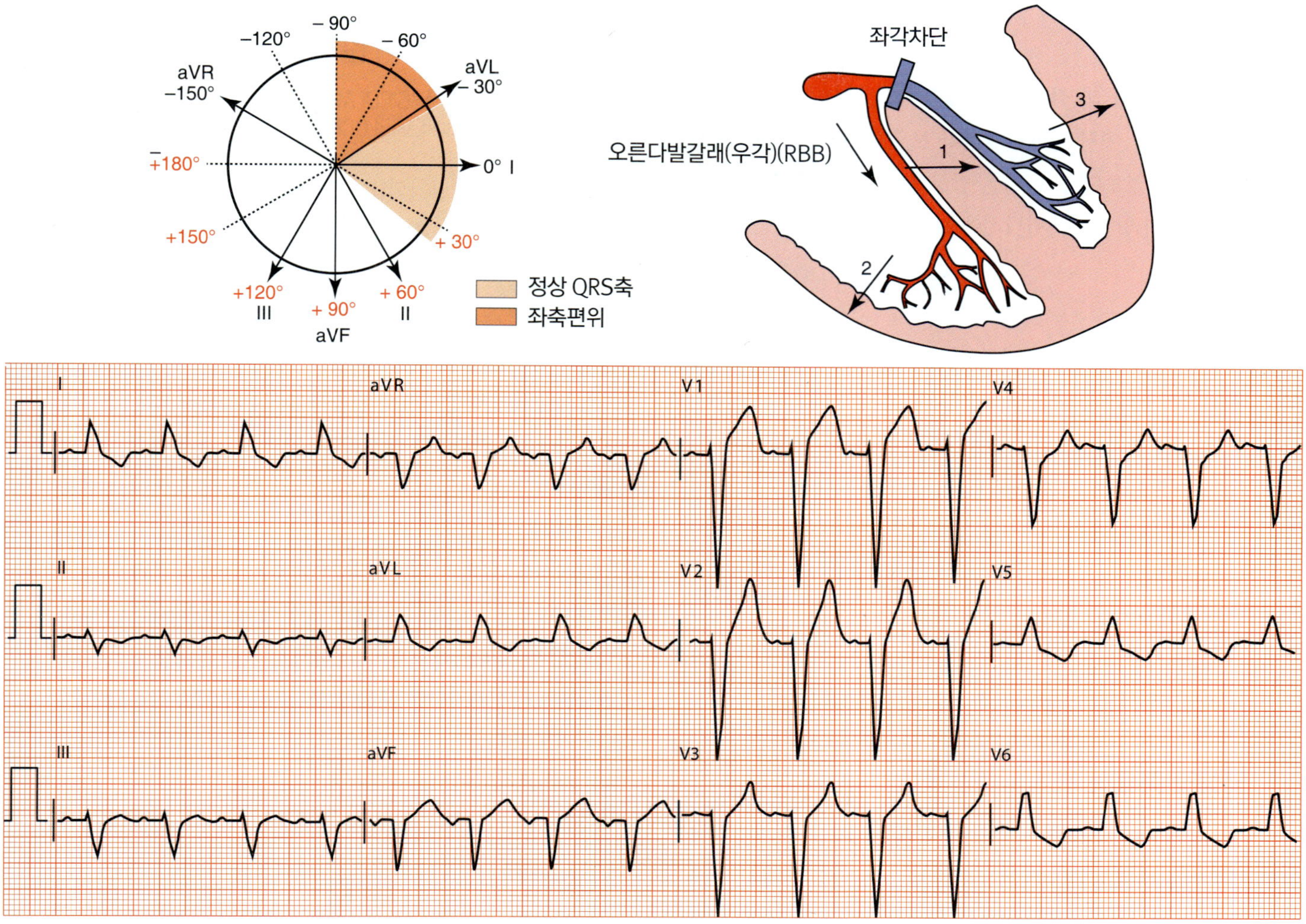

그림 13.6 좌각차단(Left bundle branch block)

되어 R파가 V_1-V_3에서 보이지 않고 유도 I, aVL과 좌측 전흉부유도(V_5, V_6)에서 크고 넓으며 느려진 R파가 보인다. R파는 절흔이 있을 수도 있으며 VAT는 유도 aVL과 좌측 전흉부유도인 V_5, V_6에서 0.07초보다 연장된다.

S파 깊고 넓은 S파가 V_1-V_3에서 나타나서 특징적인 rS 혹은 QS패턴을 보인다. 넓은 S파로 인해 전중격심근경색으로 잘못 진단될 수 있지만 유도 I, aVL과 왼쪽 전흉부유도(V_5, V_6)에서 S파가 보이지 않는다.

ST분절

ST분절은 유도 I, aVL과 좌측 전흉부유도(V_5, V_6)에서 하강되며 V_1-V_3에서 상승된다.

심전도 키박스 13-2 LBBB의 심전도 특징

유도 V_1-V_3

rS 혹은 QS 패턴을 보이는 넓은 QRS
- 처음에 작은 r파가 보이거나 R파가 보이지 않음
- 깊고 넓은 S파

ST분절 상승

T파는 QRS와 일치(concordant)

유도 I, aVL, V_5, V_6

R패턴을 보이는 넓은 QRS
- 처음에 보이는 작은 q파가 없음
- 크고 넓으며 느려진 R파, 절흔이나 VAT의 연장은 있을 수도 있고 없을 수도 있음

ST분절 하강

T파 역위(discordant)

QRS축

정상 혹은 좌축편위(–30° ~ –90°)

심실반응시간

V_5, V_6 유도에서 정상인 0.055초보다 연장됨

T파

유도 I, aVL 과 좌측 전흉부유도에서 T파의 역위가 관찰되며, V_1-V_3에서 상향의 T파가 보인다. T파는 QRS군과 일치하지 않으며 서로 다른 방향으로 편향된다. 만약 T파가 QRS와 일치하면 바닥선에 허혈이 있음을 의미한다.

원인

LBBB가 RBBB보다 자주 발생하며 흔한 원인은 다음과 같다:

- 고혈압성 심질환(가장 흔한 원인)과 관상동맥질환
- 심장근육병과 심근염
- 전중격심근경색
- 심장기능상실
- 심장막염 혹은 심근염
- 급성 심장손상
- 베타차단제나 칼슘통로차단제 등 약물 투여

임상적 중요성

새로운 LBBB의 출현은 급성관상동맥증후군 중 전중격심근경색을 강력히 시사하는 소견으로 16장에서 자세히 설명하였다. 좌각차단이 완전방실차단으로 진행하는 것은 드물게 일어난다.

치료

좌각차단은 드물게 치료를 요하지만 완전방실차단이 발생하면 완전차단이 없어질 때까지 일시적 인공심박조율이 필요하다.

반차단

HEMIBLOCK

왼다발갈래(좌각)는 앞다발과 뒤다발로 나뉘므로 이들 중 한 곳이 차단되면 반차단(hemiblock)이라 한다. 각의 일부만이 차단되므로 QRS군은 연장되지 않는다.

왼다발갈래앞다발차단(왼다발갈래 전반차단)

LEFT ANTERIOR FASCICULAR BLOCK
(LEFT ANTERIOR HEMIBLOCK)

왼다발갈래앞다발차단(LAFB)(그림 13.7)은 왼심실의 전벽과 측벽으로 가는 전기자극이 차단되는 것이다. 뒤다발을 통하여 왼심실의 후벽으로는 전기가 정상적으로 빨리 전달되므로 전벽과 측벽만 약간 늦게 일어나고 오른심실의 탈분극도 정상적으로 일어난다.

심실중격이 정상적으로 왼쪽에서 오른쪽으로 탈분극이 일어난다(1). 뒤따라 오른심실(2)과 왼심실의 후벽의 탈분극이 일어나며(2a), 뒤이어 즉시 왼심실의 전벽과 측벽에서 탈분극이 진행된다(2b).

왼심실의 후벽과 전측벽의 탈분극 시간이 약간만 차이나므로 QRS군은 연장되지 않고 정상이다. 약간 지연된 앞측벽의 탈분극파는 좌측 위로 향하므로 좌축편위가 발생한다. 왼다발갈래전속차단은 혼자 발생하기도 하고 우각차단에 동반되기도 한다.

특징

QRS군

기간 정상; 0.12초 이내.

축 전벽과 측벽의 지연된 탈분극으로 인해 좌축편위(−30°~-90°)가 발생한다.

패턴 패임(절흔)이 동반되거나 VAT가 연장된 것을 제외하고는 정상소견이다. 유도 I에서 처음에 중격 q파가 보이는 소견과 함께 유도 III에서 작은 r파가 보이면(q_1r_3패턴) LAFB을 시사한다. QRS군이 유도 II, III, aVF에서 rS패턴을 보이며 유도 I에서 qR패턴을 보인다.

Q파 I, aVL에서 처음에 작은 q파가 보인다.

R파 I, III, aVF에서 처음에 작은 r파가 보인다.

S파 II, III, aVF에서 R파보다 크고 깊은 S파가 보인다.

ST분절

정상

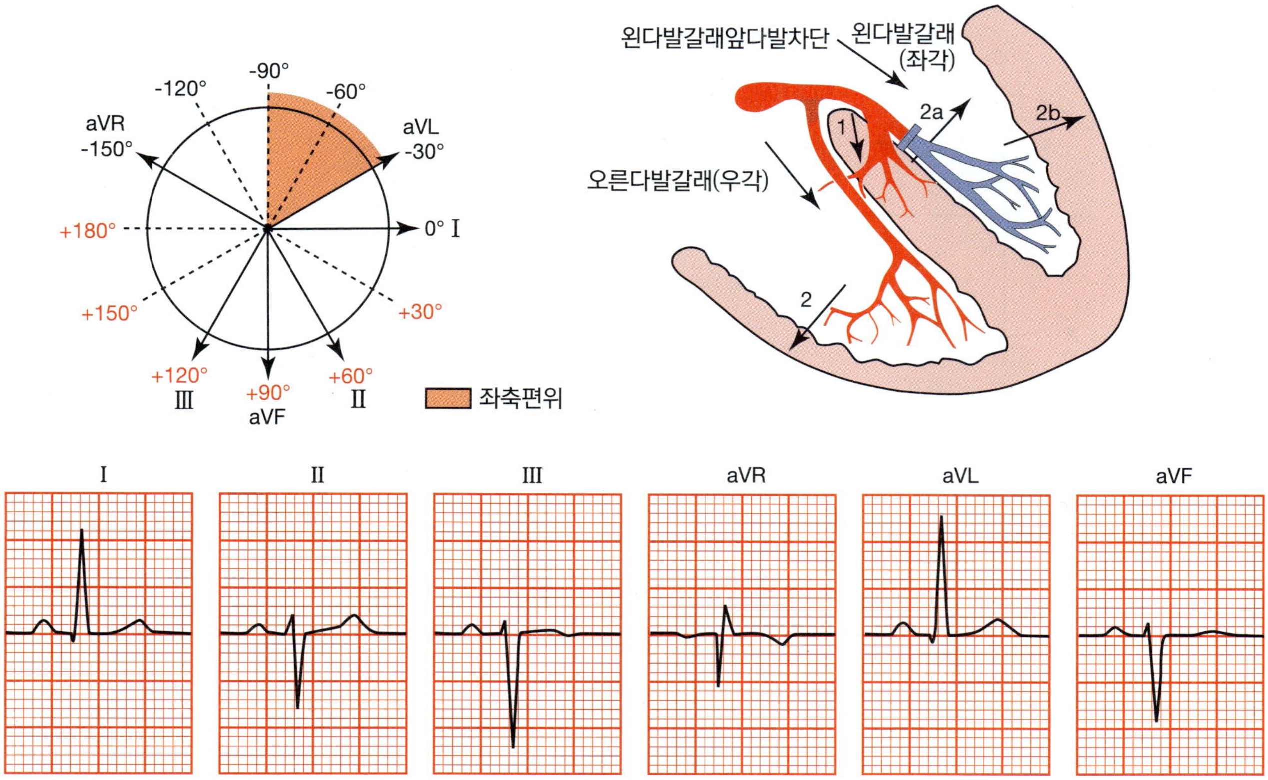

그림 13.7 왼다발갈래앞다발차단(좌각전속차단, Left anterior fascicular block)

T파

정상

원인

왼관상동맥의 앞내림가지에서 왼다발갈래(좌각)의 앞다발로 혈액이 공급되므로 LAFB의 흔한 원인은 전중격심근경색이다.

왼다발갈래뒤다발차단(왼다발갈래 후반차단)

LEFT POSTERIOR FASCICULAR BLOCK
(LEFT POSTERIOR HEMIBLOCK)

왼다발갈래뒤다발차단(LPFB)(그림 13.8)에서는 심실중격에서 바로 왼심실의 후벽으로 전기가 전달되는 것이 차단되고 앞다발을 통한 전기 전달은 정상적으로 빠르게 일어난다. 왼심실 후벽으로 탈분극이 약간 지연되고 오른다발갈래(우각)를 통한 오른심실의 탈분극은 정상적으로 발생하게 된다. 먼저 심실중격이 비정상적인 왼쪽에서 오른쪽으로 탈분극하고(1) 이어서 오른심실과(2) 왼심실의 전벽과 측벽이 탈분극하며(2a) 마지막으로 왼심실의 후벽이 탈분극한다(2b).

저자의 한마디

QRS군의 변화와 달리 14장에서 설명할 오른심실비대 같은 우축편위를 일으킬 특정한 원인이 없을 때만 이 소견들은 중요한 의미를 갖는다.

왼심실 후벽의 탈분극은 약간만 지연되므로 QRS군은 정상 폭을 가진다. 왼심실 후벽의 탈분극에 의한 전기는 오른쪽 아래방향으로 전달되어 우축편위가 생긴다.

특징

QRS군

기간 정상(0.12초 이내)

축 우축편위(+90°~+180°)

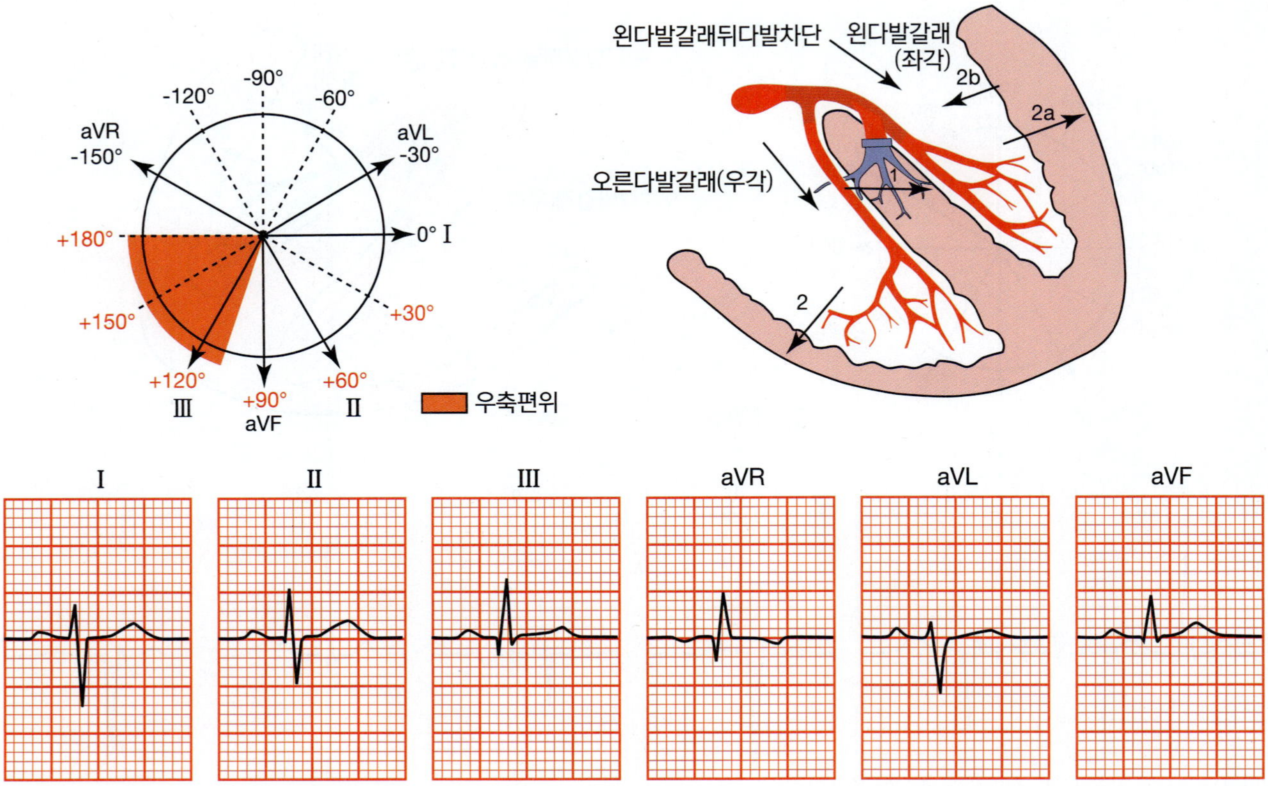

그림 13.8 왼다발갈래뒤다발차단(좌각후속차단, Left posterior fascicular block)

패턴 QRS군은 패임이 보이거나 비정상적으로 연장된 VAT 이외에는 정상이다. 유도 III에서 처음에 중격 q파가 보이는 소견과 함께 유도 I에서 작은 r파가 보이면(q_3r_1패턴) LPFB을 시사한다.

Q파 유도 II, III, aVF에서 처음에 작은 q파가 보이고 유도 I, aVL, V_5, V_6에서는 보이지 않는다.

R파 유도 I, aVL에서 처음에 작은 r파가 보이고 유도 II, III, aVF에서 큰 R파가 보인다.

S파 유도 I, aVL에서 크고 깊은 S파가 보인다.

ST분절

정상

T파

정상

원인

뒤다발의 신경섬유들은 앞다발만큼 잘 구분되어 체계화되어 있지 않으므로 LPFB은 드물며 심장의 중요한 부위의 손상이 있을 때만 발생한다. 주로 전중격심근경색에서 잘 생기며 우각차단을 동반하기도 한다.

두다발차단(양속차단)

BIFASCICULAR BLOCK

앞서 반차단에서 설명한대로 반차단은 우각차단과 함께 자주 발생하는데 이것을 두다발차단(양속차단)이라고 한다. LAFB이 더 흔하므로 두다발차단(양속차단)은 주로 LAFB와 RBBB의 조합으로 나타난다. 두다발차단(양속차단)은 완전차단으로 진행되어 더 나빠질 수 있는데, 특히 뒤다발차단이 발생한 심근경색에서 잘 일어난다. 그림 13.9에 설명한 것처럼 우각차단과 좌각차단의 특징은 다음과 같다:

- 유도 V_1에서 RSR′ 를 보이며 V_6에서 느려진 S파
- QRS의 폭이 0.12초 이상 연장
- 우축편위를 보이는 RBBB와 달리 좌축편위와 유도 III에서 rS패턴(LAFB의 특징적 소견)

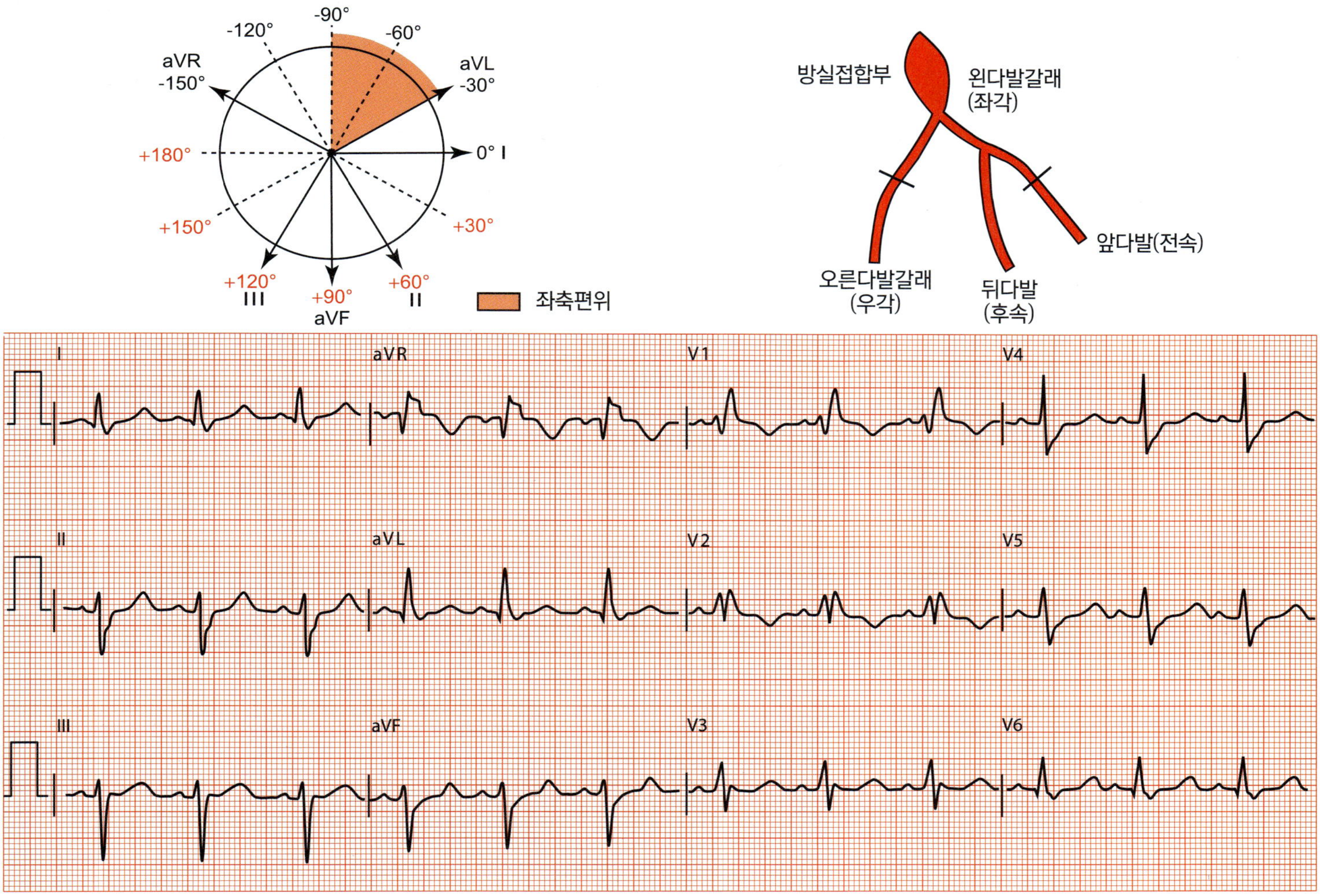

그림 13.9 두다발갈래차단(양속차단), 우각차단과 왼다발갈래앞다발차단

(Modified from Goldberger, A. L., et al. (Eds.). (2012). *Goldberger's clinical electrocardiography: A simplified approach* (8th ed.). St. Louis: Saunders.)

뒤다발을 손상시키는 심근의 허혈은 오른다발갈래(우각)도 손상시킨다. 그림 13.10은 RBBB와 LPFB의 특징을 설명하고 있다:

- RBBB의 전형적 소견인 V_1에서 보이는 RSR′ 패턴과 V_6에서 느려진 S파
- QRS가 0.12초 이상 연장
- 약간의 우축편위를 보이는 RBBB와 달리 심한 우축편위(+110°~+180°)
- 유도 III에서 작은 q파

저자의 한마디

LAFB 단독으로 발생하는 것은 드물며 대부분 RBBB를 동반한 두다발차단(양속차단)으로 나타난다. 반면 LPFB은 RBBB를 잘 동반하지 않는다.

비특이적 심실내 전도장애

NONSPECIFIC INTRAVENTRICULAR CONDUCTION DELAY

모든 심실내 전도장애가 앞서 설명한 기준에 모두 부합되는 것은 아니다. 어떤 심전도에서는 단지 한 개 혹은 두 개의 유도에서만 다발갈래차단의 특징적 패턴을 보이거나 QRS의 폭이 0.12초 이내를 보이기도 한다. 이런 소견을 비특이적 심실내 전도장애라고 한다. 한 두 개의 유도에서만 보이는 비특이적 심실내 전도장애는 주로 유도 III에서 보이는데 임상적 의미가 대개 없지만 12개의 유도에서 보이면서 0.12초 이상인 일반적 심실내 전도장애는 고칼륨혈증 등의 전해질이상에 의한 것일 수 있다.

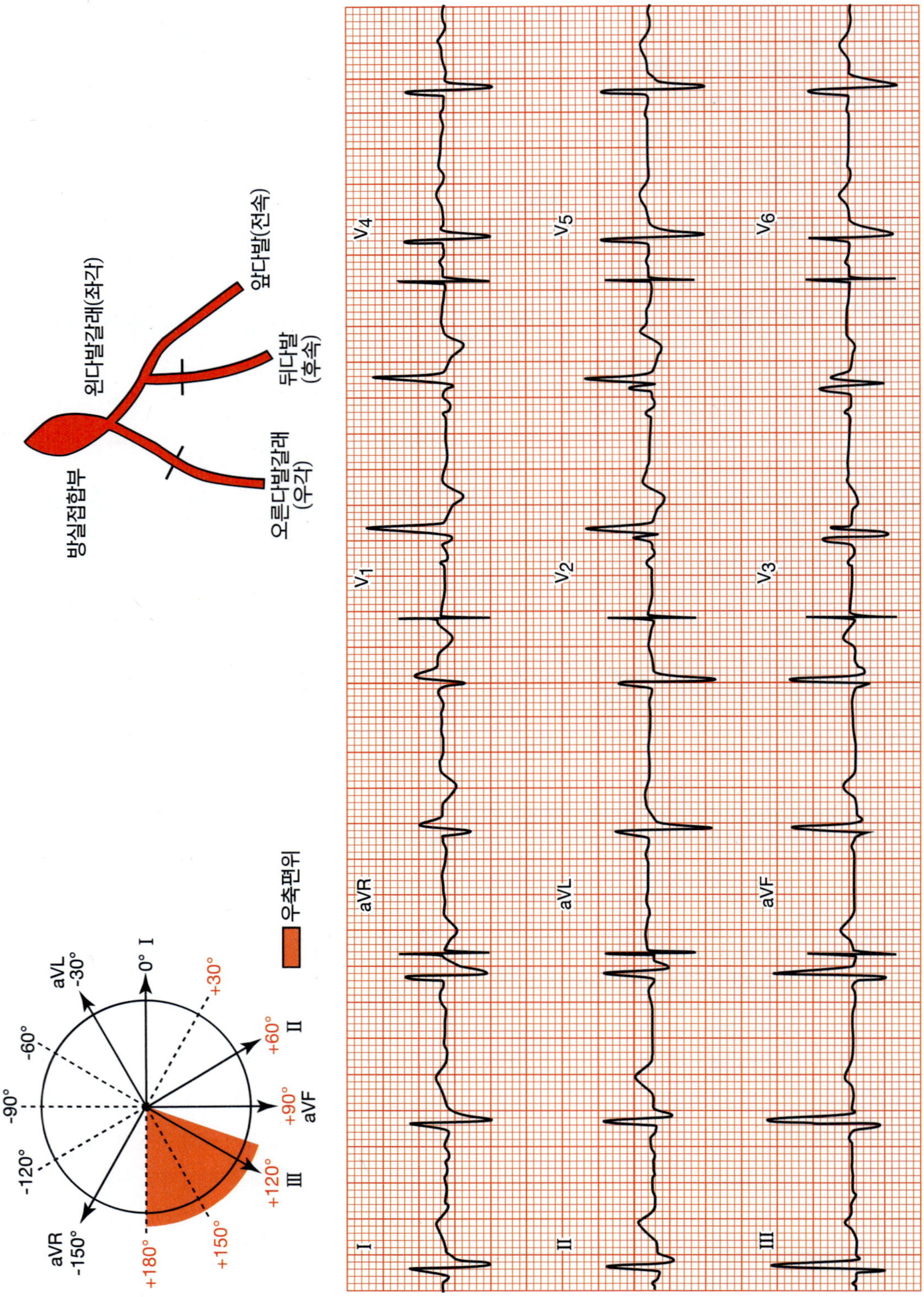

그림 13.10 두다발차단(양속차단), 우각차단과 왼다발갈래뒤다발차단

(Modified from Goldberger, A. L., et al. (Eds.). (2012). *Goldberger's clinical electrocardiography: A simplified approach* (8th ed.). St. Louis: Saunders.)

상심실성빈맥과 심실빈맥의 감별

DIFFERENTIATING BETWEEN SVT AND VT

기존의 심실내 전도장애나 변형전도 혹은 심실조기흥분이 있는 사람에서 상심실성빈맥이 발생하면 넓은 QRS를 가진 심실빈맥처럼 보인다. 넓은 QRS를 보이는 심방세동에서 빠른 심실반응을 보이면 역시 심실빈맥과 구분이 힘들다. 그러나 대개 심방세동의 불규칙적 리듬으로 구분이 가능하다.

넓은 QRS를 가진 상심실성빈맥과 다른 심실빈맥의 특징은 다음과 같다:

- 방실해리
- QRS 폭이 0.12초 이상(특히 0.14초 이상)
- 포획박동 혹은 융합박동

MCL_1 유도를 포함한 12유도 심전도를 분석하여 P파의 존재 유무와 QRS군과 관계를 확인하는 것이 도움이 된다. 특정 QRS군의 특징적 모양을 분석하는 것도 도움이 된다. 예를 들어, 좌축편위와 QRS 폭이 0.14가 넘으면 심실빈맥을 시사한다. 전흉부유도에서 RS패턴을 보이면서 R파의 시작에서 S파의 최저점까지의 기간이 0.10초이면 심실빈맥으로 진단할 수 있다. RBBB 형태를 보이는 심실빈맥은 (1) V_1에서 동방결절에서 시작된 QRS군과 달리 서로 다른 초기편향을 보이는 단상성파 혹은 이상성파의 QRS군 (2) V_1에서 R파의 크기가 R′ 보다 큰 경우 (3) V_6에서 작은 r과 큰 S파 혹은 QS패턴을 보인다. LBBB 형태를 보이는 심실빈맥은 (1) 우축편위와 V_6보다 V_1에서 더 깊은 음성편향을 보이거나 (2) V_1에서 넓고 연장된(0.04초 이상) R파 (3) V_6에서 작은 q파 혹은 QS패턴이 보인다. V_6보다 V_1에서 QRS군의 크기가 작으면 심실에서 기원된 QRS일 가능성이 크다.

변형전도를 동반한 상심실성빈맥은 V_1에서 삼상성파를 보인다. 200회/분을 넘는 불규칙적이며 넓은 QRS 빈맥은 부전도로를 통한 전도를 동반한 심방세동일 가능성이 많다. 기존의 각차단이 있는 경우 동리듬에서 보이는 모양과 다른 넓은 QRS를 가진 빈맥은 대부분 심실빈맥이다.

이런 기준을 바탕으로 심실빈맥과 변형전도를 동반한 상심실성빈맥을 구분하는 몇 가지 알고리듬이 개발되었다 (그림 14.18 참조). 그러나 앞서 언급한 기준의 예외도 존재하므로 확신이 가지 않는다면 당신의 임상적 판단에 의존하라. 그림 13.11에 심실빈맥과 상심실성빈맥을 구별하는 알고리듬을 설명하였다.

반드시 기억할 사항

TAKE-HOME POINTS

- 전기자극이 방실결절에 도달하면 전기는 오른다발갈래(우각)와 왼다발갈래(좌각)를 통해 심실로 전달된다.
- 왼다발갈래(좌각)는 앞다발과 뒤다발로 나뉜다.
- 양측의 다발갈래와 다발들은 특정 혈관에서 혈액을 공급받는다. 심근경색으로 혈액공급이 중단되면 손상된 전도로를 통한 전기전달이 차단된다.
- VAT는 심실중격이 탈분극되어 심실로 전달되는데 소요되는 시간으로 QRS의 시작에서 R파의 최고점까지의 시간으로 측정된다.
- LBBB는 RBBB보다 흔하며 둘 다 전중격심근경색에 의해 생긴다.
- RBBB는 V_1-V_3에서 특징적인 “토끼 귀 모양”을 보인다.
- LBBB는 V_1-V_3에서 특징적인 RS패턴을 보인다.
- 다발갈래차단(각차단)과 다발차단(속차단)은 심혈관질환이나 심실비대에 의해 생긴다.
- 각차단과 반차단의 임상적 의의는 다양한데 이들이 있으면 ST분절 상승 심근경색의 진단을 어렵게 한다.
- LAFB는 왼앞다발의 섬유가 왼뒤다발의 신경섬유보다 더 크고 잘 구획되어 있어 더 흔하게 생긴다.
- 좌축편위를 보이면서 유도 I에서 처음에 작은 q파, 유도 III에서 처음에 적은 r파를 보이면 (q_1r_3) LAFB이다.
- 우축편위를 보이면서 유도 III에서 처음에 작은 q파, 유도 I에서 처음에 적은 r파를 보이면 (q_1r_3) LAFB이다.
- RBBB를 동반한 LAFB는 가장 흔한 두다발차단(양속차단)으로 전흉부유도에서 특징적 RBBB 소견을 보이면서 우축편위를 보인다.

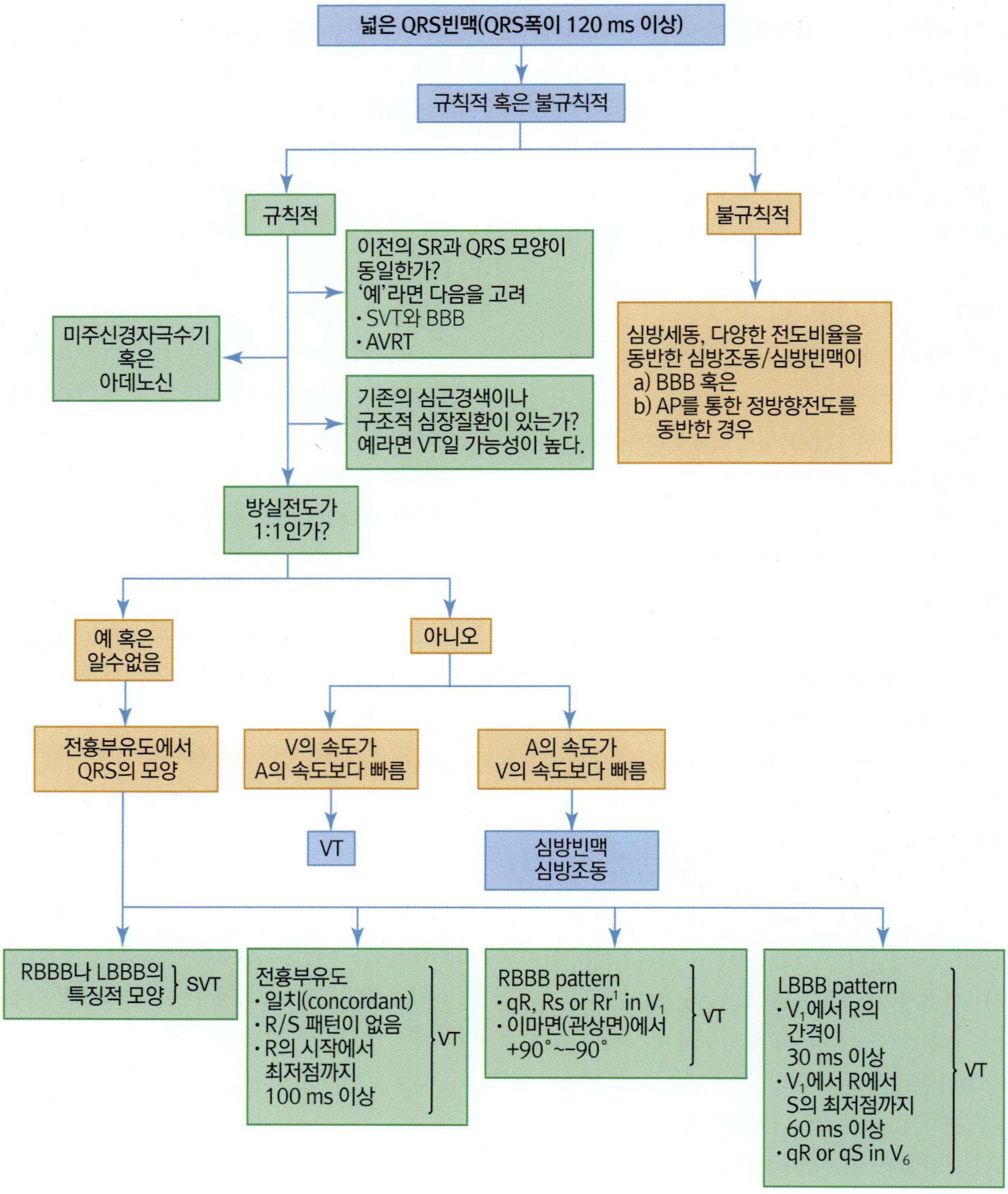

SR = 동리듬, SVT = 상실심성빈맥, BBB = 다발갈래차단(각차단), V = 심실,
A = 심방, AVRT = 방실재진입빈맥, AP = 부전도로

그림 13.11 SVT와 VT를 구분하기 위한 알고리듬
(Redrawn from Mann, D. L., et al. (Eds.). (2015). *Braunwald's heart disease: A textbook of cardiovascular medicine* (10th ed.). Philadelphia: Saunders.)

복습문제

1. QRS의 시작에서 R파의 최고점까지의 시간을 무엇이라 하는가?
   A. 탈분극 역치
   B. 심실내 전도장애
   C. 내인성 편향
   D. 심실반응시간

2. 심실중격의 앞부분에 혈액을 공급하는 혈관은?
   A. 방실결절동맥
   B. 왼앞내림가지
   C. 뒤내림가지
   D. 오른관상동맥

3. 대부분의 심장에서 방실결절과 히스다발에 혈액을 공급하는 방실결절동맥은 어디에서 분지하는가?
   A. 휘돌이가지
   B. 왼앞내림가지
   C. 뒤내림가지
   D. 오른관상동맥

4. 다발갈래차단의 가장 흔한 원인은?
   A. 고칼륨혈증 등 전해질이상
   B. 허혈성심질환
   C. 심한 오른심실비대
   D. 뇌졸중

5. 우각차단을 잘 일으키는 급성심근경색은?
   A. 전중격심근경색
   B. 하벽심근경색
   C. 측벽심근경색
   D. 후벽심근경색

6. 다발갈래차단을 동반한 심근경색 환자에 대한 적절한 설명은?
   A. 일시적 인공심장박동조율은 필요치 않다.
   B. 심장근육의 수축력 장애와 심실기능 부전이 흔하다.
   C. 상심실성빈맥이 자주 일어난다.
   D. 심실세동은 잘 일어나지 않는다.

7. 만성 우각차단의 흔한 원인은?
   A. 울혈심질환, 뇌졸중, 경련
   B. 과호흡, 급성관상동맥증후군, 당뇨
   C. 심근염, 심장근육병, 심장수술
   D. 심실비대

8. 우각차단에서 V_1유도에서의 QRS 모양을 가장 잘 설명한 것은?
   A. 좁은 QRS군
   B. rSR′ 패턴을 보이는 넓은 QRS군
   C. 큰 R파
   D. 넓고 깊은 QS패턴

9. 왼심실의 전벽과 측벽으로 가는 전기가 차단되면 어떤 전도차단이 발생하는가?
   A. 두다발차단(양속차단)
   B. 왼다발갈래앞다발차단
   C. 왼다발갈래 측벽반차단
   D. 왼다발갈래뒤다발차단

10. 가장 흔한 두다발차단(양속차단)은?
    A. RBBB와 LAFB
    B. LBBB와 LAFB
    C. RBBB와 LPFB
    D. LBBB와 LPFB

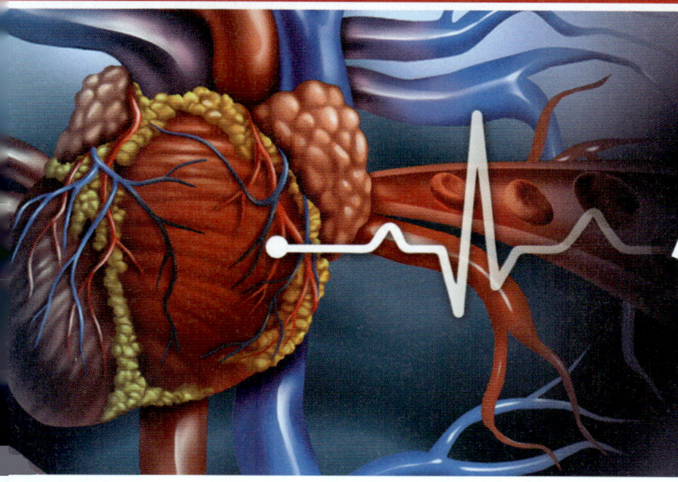

14

심장 구조 및 전해질이상 등에 의한 심전도 소견

Hypertrophy, Electrolytes, and Other ECG Findings

심장의 확대 HEART CHAMBER ENLARGEMENT

심방과 심실이 커지는 것은 심장질환으로 인해 심장내압이 높아진 것이 원인이다. 심장의 확대는 확장과 비대로 구분할 수 있다.

확장

DISTENTION

확장이란 심방이나 심실이 늘어나서 커지는 것을 말한다. 급성이나 만성으로 발생하며 급성인 경우는 드물게 보이며 심장벽의 비후는 동반되지 않는다. 급성 확장의 흔한 원인은 심장기능상실이나 폐색전이며 만성적 확장은 주로 판막질환에 의해 생긴다.

심장기능상실이 발생하면 심실은 심방으로부터 전달된 혈액을 모두 받아들이지 못하게 되고 폐색전의 경우에는 오른심실의 압력이 높아져서 심방이 확장된다.

폐쇄성 판막질환에서는 판막을 열기 위해 더 큰 힘이 필요하게 되어 이 영향으로 승모판의 경우 왼심방이, 대동맥판의 경우 왼심실이 확장된다. 판막이 완전히 닫히지 못하는 판막폐쇄부전에서도 심방과 심실의 확장이 발생한다.

비대

HYPERTROPHY

심장의 비대란 심장근육의 크기가 커지는 것을 말하며 만성적으로 심장근육의 양이 증가하여 심장벽의 두께가 두꺼워진다. 심장근육의 비후란 심장근육의 힘이 증가하는 것이 아니라 단지 두께만 두꺼워지는 것이다. 즉, 심장근육이 두꺼워지면 심실 내부의 용적이 줄어들어 심장내의 혈액량이 줄어든다. 심장의 비대는 다음과 같은 상황에서 발생한다:

- 대동맥판 협착증이나 폐쇄부전 혹은 전신성 고혈압으로 인한 왼심실비대(LVH)
- 만성폐쇄폐질환이나 폐동맥협착증에 의한 오른심실비대(RVH)
- 승모판 협착이나 폐쇄부전에 의한 왼심방비대 혹은 어떤 원인에 의해서든 발생한 왼심실비대
- 삼첨판 협착증이나 폐쇄부전에 의한 오른심방비대와 어떤 원인에 의해서든 발생한 오른심실비대

심장의 확장과 비대는 심전도상의 변화를 일으킨다. 심장의 확장으로 전기전도로가 길어지면 전기자극이 더 먼 거리를 통해 전달되므로 전도시간이 길어지고 심전도에서 해당 파형이 연장되어 나타난다. 심장근육의 비후에서는 더 많은 심장근육이 탈분극되므로 심전도상 파형의 진폭이 커지게 된다.

> **저자의 한마디**
> 비대는 심방벽이나 심실벽의 부피가 증가하는 것이고, 확장은 심방이나 심실 내부공간의 크기가 증가하는 것이다. 확대는 이 둘을 합친 개념이다.

오른심방확대

RIGHT ATRIAL ENLARGEMENT

오른심방확대는 오른심방의 압력이 증가하여 발생하며 심방의 확장보다는 비후가 더 많이 일어난다. 오른심방확대는 다음 상황에서 잘 생긴다:

- 폐동맥판 협착
- 삼첨판의 협착이나 폐쇄부전(상대적으로 드물다)
- 다양한 원인으로 인한 폐동맥 고혈압
    - COPD
    - 천식지속증
    - 폐색전증

- 폐부종
- 승모판 협착 혹은 폐쇄부전
- 선천성 심장질환

특징 (그림 14.1)

오른심방확대로 인한 특징적 심전도 소견은 대칭적으로 뾰족한 P파가 보이는 것이다. 이 파형을 폐성 P파(P pulmonale)라 한다.

P파

기간 대개 정상(0.10초 미만)

모양 특징적으로 크고 대칭적인 뾰족한 P파가 유도 II, III, aVF에서 관찰되고 유도 V_1, V_2에서는 뾰족한 이상파가 관찰됨

방향 유도 II, III, aVF에서는 상향파가 유도 V_1, V_2에서는 이상성파가 관찰됨

진폭 유도 II, III, aVF에서 2.5 mm 이상

폐성 P파 오른심방확대에서 보이는 크고 대칭적인 뾰족한 P파

왼심방확대

LEFT ATRIAL ENLARGEMENT

왼심방확대는 대개 왼심방의 압력이 높아져서 발생하며 심근의 비후보다는 확장에 의해 일어난다. 왼심방확대는 다음 상황에서 생긴다:

- 승모판 협착이나 폐쇄부전
- 급성심근경색증(AMI)
- 왼심실기능상실
- 다음 원인에 의한 왼심실비대
  - 대동맥판 협착 혹은 폐쇄부전
  - 전신성 고혈압
  - 비후성 심근염

특징 (그림 14.2)

왼심방확대는 승모판성 P파(*P mitrale*)라 불리는 패임(절흔)이 있는 P파가 특징적이다. 이러한 P파는 전기자극이 오른심방과 왼심방 사이에 있는 심방간전도로(Bechmann's bundle)에서 차단되거나 느려져서 생긴다.

P파

기간 0.10초 이상

모양 넓은 상향파가 0.10초 이상의 기간 동안 보임

- 0.04초 이상 벌어진 패임이 있는 넓은 모양의 P파-승모판성 P파. 첫 번째 곡선은 오른심방의 탈분극을 두 번째 곡선은 늘어난 왼심방의 탈분극이다. 승모판성 P파는 유도 I, II, V_4 - V_6에서 잘 관찰된다.
- 1 mm 이상 깊이의 하향파와 0.10초 이상의 기간을 보이는 이상성파형 P파. 처음의 상향파는 오른심방의 탈분극을 뒤에 나오는 하향파는 왼심방의 탈분극을 나타낸다. 이상성파형은 유도 V_1, V_2에서 잘 관찰된다.

방향 유도 I, II, V_4 - V_6에서 상향파이고, 유도 V_1, V_2에서는 하향파이다.

진폭 대개 정상(0.5~2.5 mm)

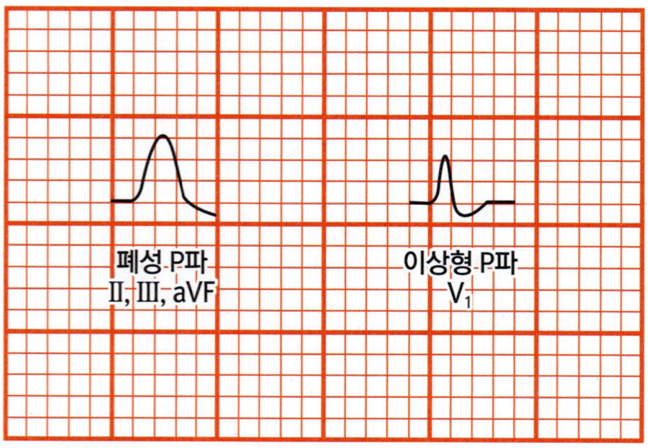

그림 14.1 오른심방확대

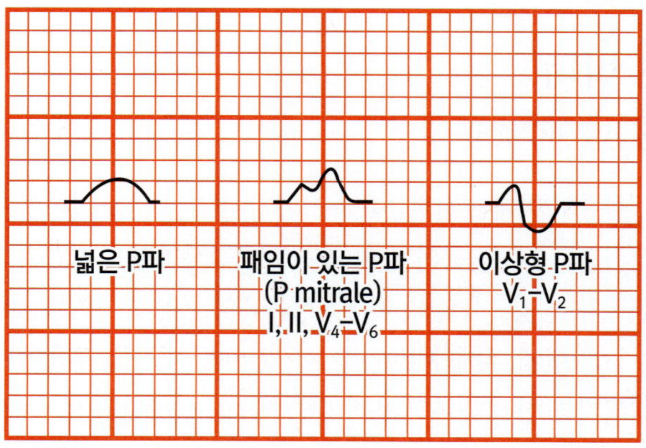

그림 14.2 왼심방확대

승모판성 P파 넓고 패임이 있는 왼심방팽만에서 보이는 P파

> **저자의 한마디**
>
> 오른심방과 왼심방이 함께 늘어난 경우에는 폐성 P파와 승모판성 P파의 특징을 함께 가진 두 개의 패임을 보이는 P파가 관찰된다.

오른심실비대

RIGHT VENTRICULAR HYPERTROPHY

오른심실비대는 다음과 같이 오른심실의 압력이 증가하는 상황에서 발생한다:

- 폐동맥판 협착 혹은 선천성 심장질환(심방 혹은 심실중격 결손)
- 삼첨판 폐쇄부전(상대적으로 드물다)
- 다음 원인으로 발생하는 폐동맥 고혈압
- COPD
- 폐색전증
- 승모판 협착 혹은 폐쇄부전

특징 (그림 14.3)

오른심실비대에서는 심장의 오른쪽 방향으로 움직이는, 즉, V_1쪽으로 가까워지고 V_5, V_6쪽에서 멀어지는 전기를 발생한다. 그러나 QRS의 대부분은 두꺼운 왼심실에서 발생하므로 심한 오른심실비대에서만 심전도 변화가 보인다.

P파

오른심방비대와 비슷한 P파의 변화(유도 II, III, aVF에서 폐성 P파, 유도 V_1, V_2에서 뾰족한 이상성파)가 관찰된다.

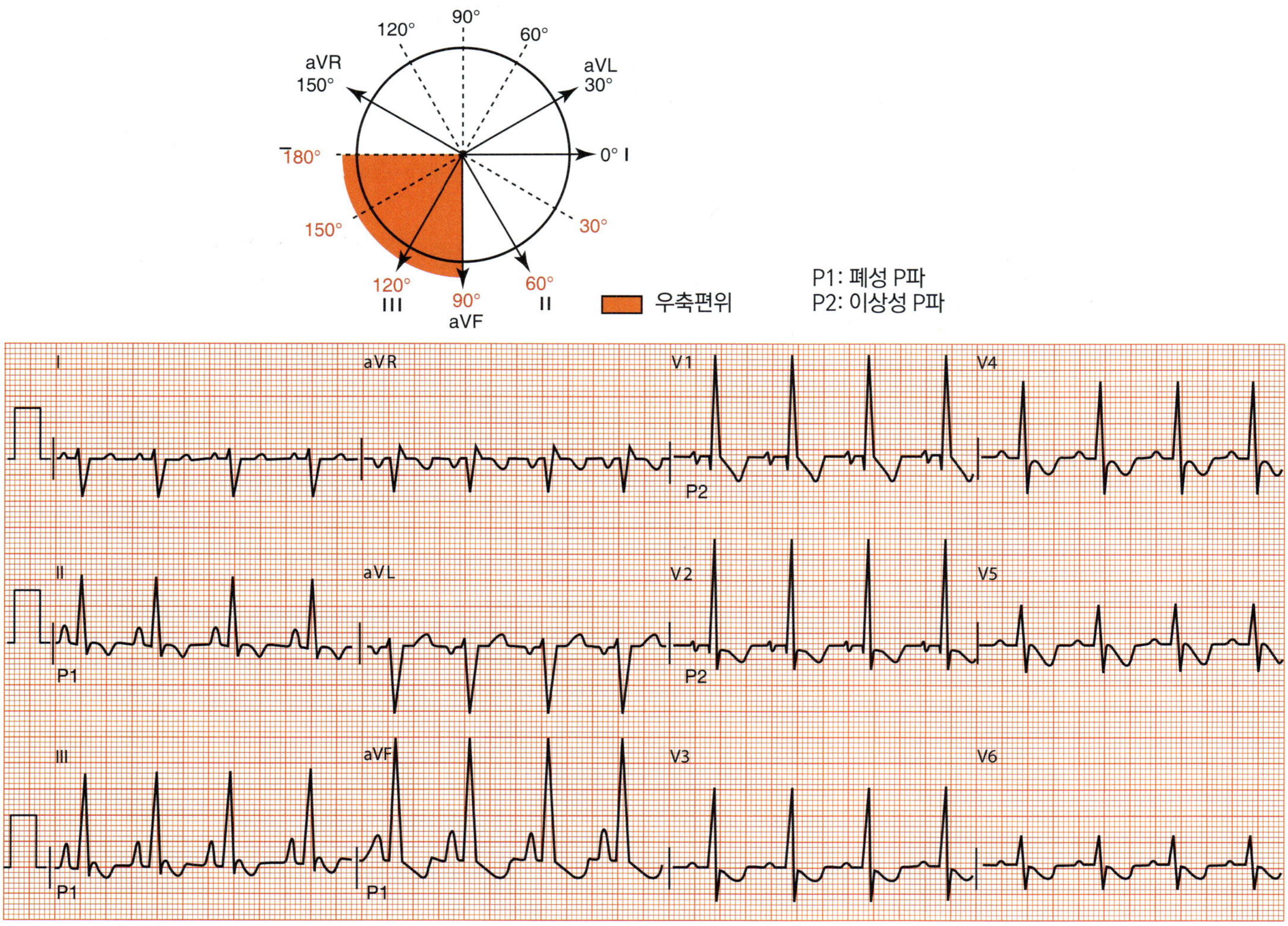

그림 14.3 오른심방확대를 동반한 오른심실비대

QRS군

기간 정상, 0.12초 이하

축 보통 90° 이상의 우축편위가 보임

심실반응시간 심실반응시간(ventricular activation time, VAT)이 우측 전흉부유도인 V_1, V_2에서 정상적인 0.035초보다 길어진다.

QRS군의 모양

R파 유도 II, III, V_1에서 큰 R파가 관찰되는데 V_1에서는 R파의 진폭이 7 mm 이상이며 S파의 진폭보다 크다. 인접한 V_2, V_3에서도 비슷한 모양의 큰 R파가 보인다.

S파 유도 I과 왼전흉부유도인 V_4, V_5에서 정상보다 더 깊은 S파가 보이며 V_6에서 S파의 깊이가 R파보다 더 깊다.

ST분절

1 mm 이상 아래로 끌려가는 형태의 ST분절 하강이 유도 II, III, aVF, V_1에서(가끔 V_2, V_3에서) 관찰된다.

T파

T파의 역위가 유도 II, III, aVF, V_1에서(가끔 V_2, V_3에서) 관찰된다.

> **저자의 한마디**
>
> 아래로 끌려가는 ST분절 하강과 T파의 역위는 오래된 오른심실비대나 왼심실비대에 특징적으로 나타나는 긴장(strain) 형태라고 불리는 소견이다.

왼심실비대

LEFT VENTRICULAR HYPERTROPHY

왼심실비대는 왼심실의 압력이 높아지는 다음 상황에서 잘 생긴다:

- 승모판 폐쇄부전
- 대동맥판 협착 혹은 폐쇄부전
- 전신성 고혈압
- 급성심근경색
- 비후성 심근염

특징 (그림 14.4)

왼심실비대는 왼쪽방향, 즉 유도 V_5, V_6으로 향하는 비정상적으로 강한 전기를 형성한다.

> **저자의 한마디**
>
> 오른심실비대나 왼심실비대를 진단하는 심전도 기준은 몇 가지가 존재한다. 이 교재에서 소개하는 기준은 상당히 특이도가 높다. 즉, 이 기준에서 부합하는 심전도 소견을 보이는 환자는 대부분 심장비대가 존재한는 것이다. 불행히도 심비대가 있는 환자의 거의 절반에서 정상 심전도를 보인다.

P파

왼심방확대를 시사하는 넓고 패임이 있는 P파가 유도 II, III, V_4, V_6에서 보이거나 유도 V_1, V_2에서 이상성파형 P파가 보인다. P파가 정상인 경우도 있다.

QRS군

기간 정상(0.12초 이하)

축 대개 정상이나 −30° 이상의 약간의 좌축편위를 보이기도 함

심실반응시간 왼전흉부유도인 V_5, V_6에서 정상의 최대치인 0.04~0.05초보다 약간 연장되어 있음

QRS군의 모양

R파 유도 I, aVL, V_5, V_6에서 큰 R파가 관찰된다. R파의 크기를 이용한 왼심실비대의 진단기준은 다음과 같다:

- 유도 I에서 R파의 크기가 20 mm (2.0 mV) 이상
- 유도 aVL에서 R파의 크기가 11 mm (1.1 mV) 이상
- 유도 V_5, V_6에서 R파의 크기가 30 mm (3.0 mV) 이상

S파 유도 III, V_1, V_2에서 깊은 S파가 관찰된다. S파의 크기를 이용한 왼심실비대의 진단기준은 다음과 같다:

- 유도 III에서 S파의 크기가 20 mm (2.0 mV) 이상
- 유도 V_1, V_2에서 S파의 크기가 30 mm (3.0 mV) 이상

R파와 S파의 합 가장 큰 R파와 S파의 합이 왼심실비대의 진단에 가장 많이 이용된다. 다음 중 한 가지 기준에 부합하면 왼심실비대로 진단한다:

- 사지유도 I, II, III의 가장 큰 R파와 S파의 합이 20 mm (2.0 mV) 이상일 때

$$R\ (I, II, III) + S\ (I, II, III) \geq 20\ mm\ (=2.0\ mV)$$

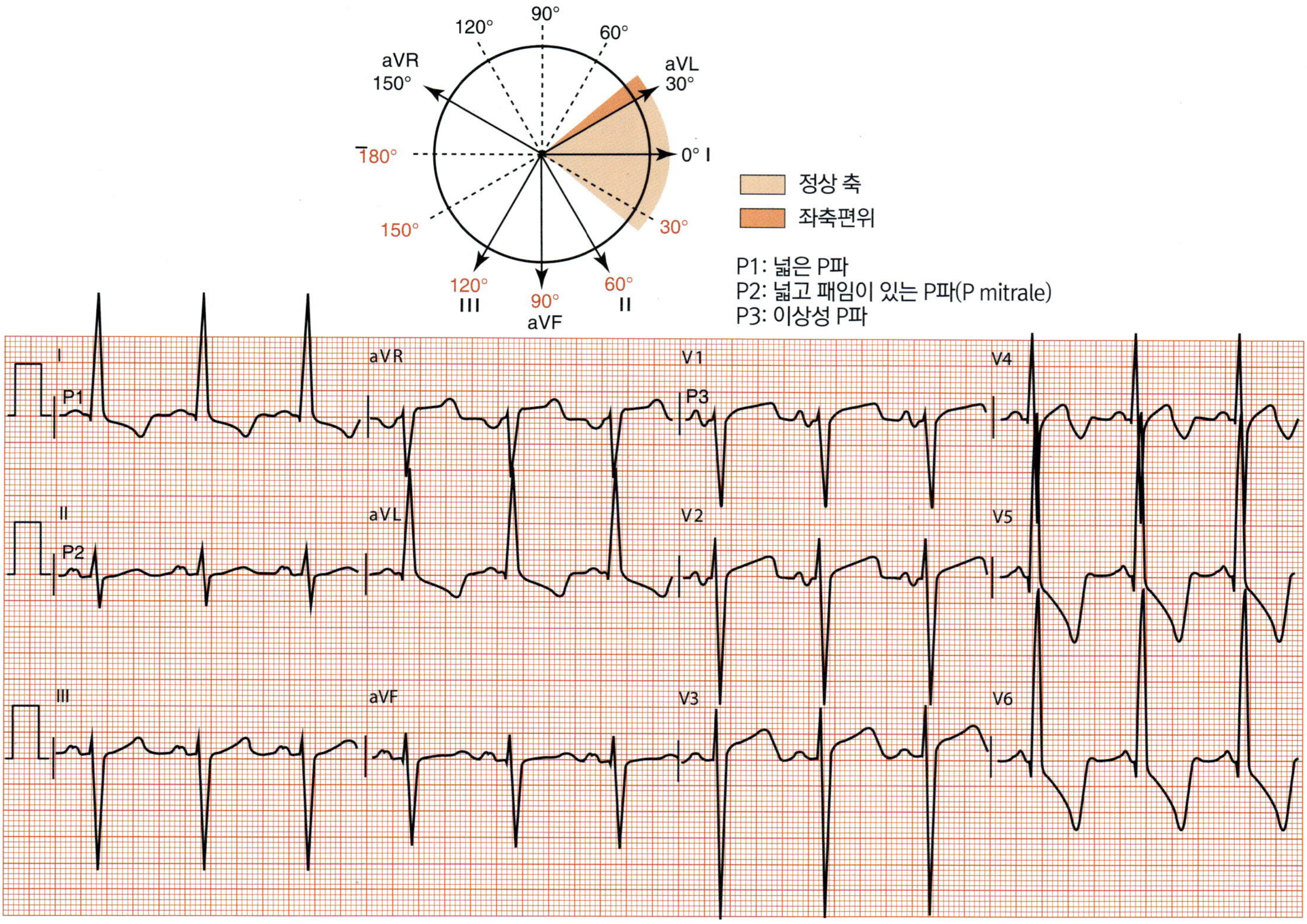

그림 14.4 왼심방확대를 동반한 왼심실비대

- 유도 I의 R파와 유도 III의 S파의 합이 25 mm (2.5 mV) 이상일 때

$$R\,I + S\,III \geq 25\ \text{mm}\ (=2.5\ \text{mV})$$

- 유도 V_1, V_2의 S파와 유도 V_5, V_6의 R파의 합이 35 mm (3.5 mV) 이상일 때

$$S\,V_1\,(S\,V_2) + R\,V_5\,(R\,V_6) \geq 35\ \text{mm}\ (=3.5\ \text{mV})$$

ST분절

유도 I, aVL, V_5, V_6에서 1 mm 이상 아래로 끌려가는 ST분절 하강 소견 혹은 유도 V_1, V_2, V_3에서 1 mm 이상 위로 끌려가는 ST분절의 상승소견이 보인다.

T파

유도 I, aVL, V_5, V_6에서 T파의 역위가 종종 관찰된다.

저자의 한마디

왼심실비대에서 보이는 ST분절의 변화는 16장에서 설명할 심근경색에서의 ST분절 상승과 제일 자주 혼동되는 소견이다.

표 14.1에 왼심실비대의 12유도 심전도 기준을 정리하였다.

심장막염(심낭염)

PERICARDITIS

심장막염(심낭염)은 심외막에 발생하는 염증성 질환으로 급성관상동맥증후군과 증상은 유사하지만 급성관상동맥증후군의 위험인자가 없는 더 젊은 연령에서 자주 발생한다. 심장막염의 증상과 징후는 다음과 같다:

- 가슴통증
- 호흡곤란
- 빈맥
- 발열
- 무력감
- 전신 쇠약
- 오한

표 14-1 R과 S파의 높이를 이용한 왼심실비대 진단기준

	유도				
파	I	III	aVL	V_1 or V_2	V_5 or V_6
R파	≥20 mm		≥11 mm		≥30 mm
S파		≥20 mm		≥30 mm	
합	R (I, II, or III) + S (I, II, or III) ≥20 mm (≥2.0mV)				
	R I + S III ≥25 (≥2.5 mV)				
	S V_1 or V_2 + R V_5 or V_6 ≥35mm(≥3.5mV)				

R파	I	aVL	V_5–V_6

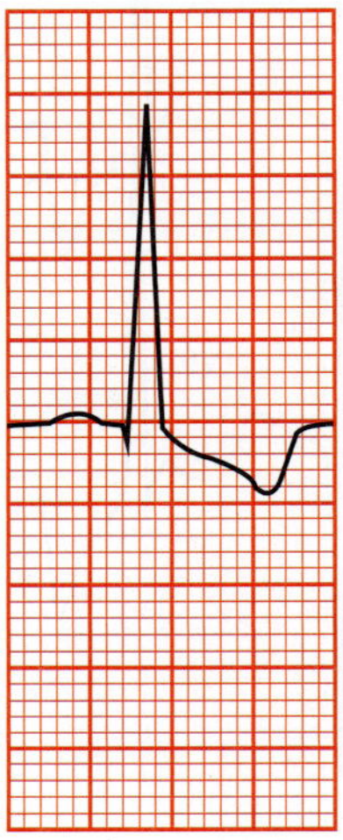

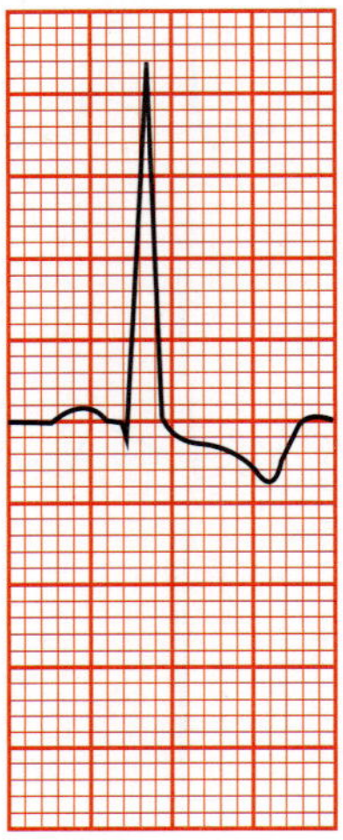

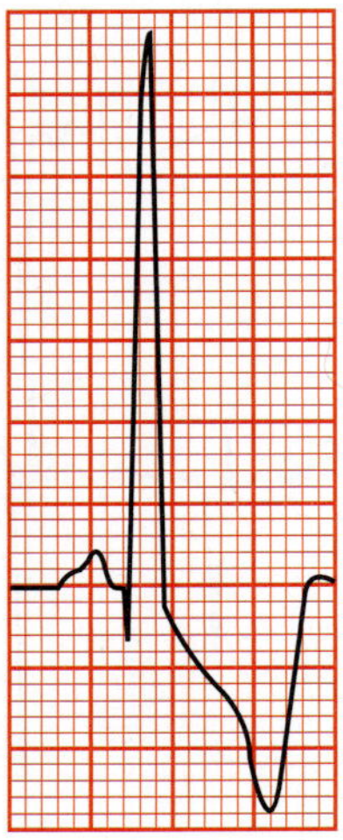

S파	III	V_1–V_2

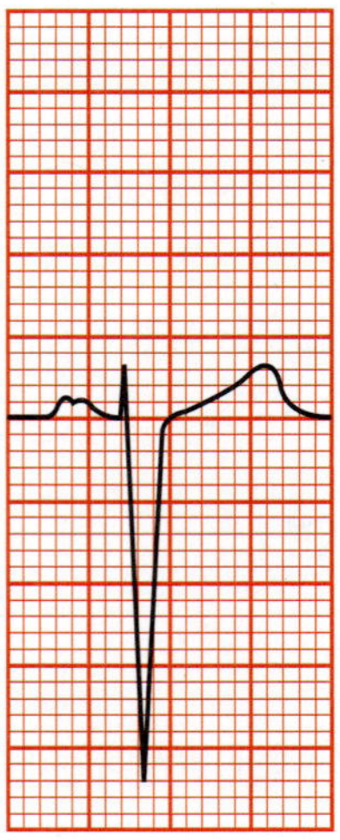

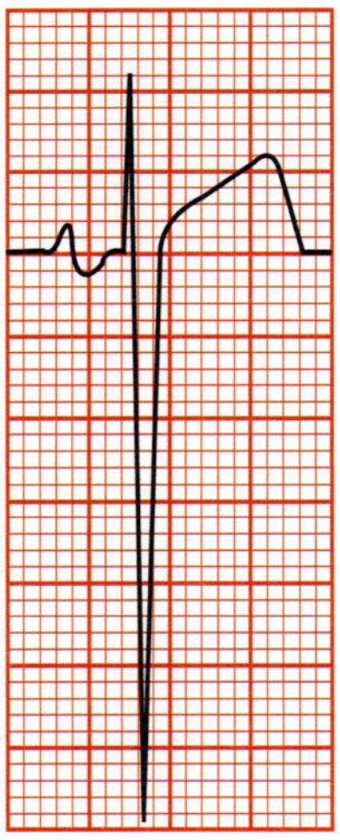

– 계속

표 14-1 R과 S파의 높이를 이용한 왼심실비대 진단기준

파	유도					
	I	III		aVL	V_1 or V_2	V_5 or V_6
합	R PLUS (I, II, III)	S OR (I, II, III)	RI PLUS	S III OR	SV_1/V_2 PLUS	R V_5/V_6
	R + S ≥ 20 mm	R + S ≥ 25 mm		S + R ≥ 35 mm		

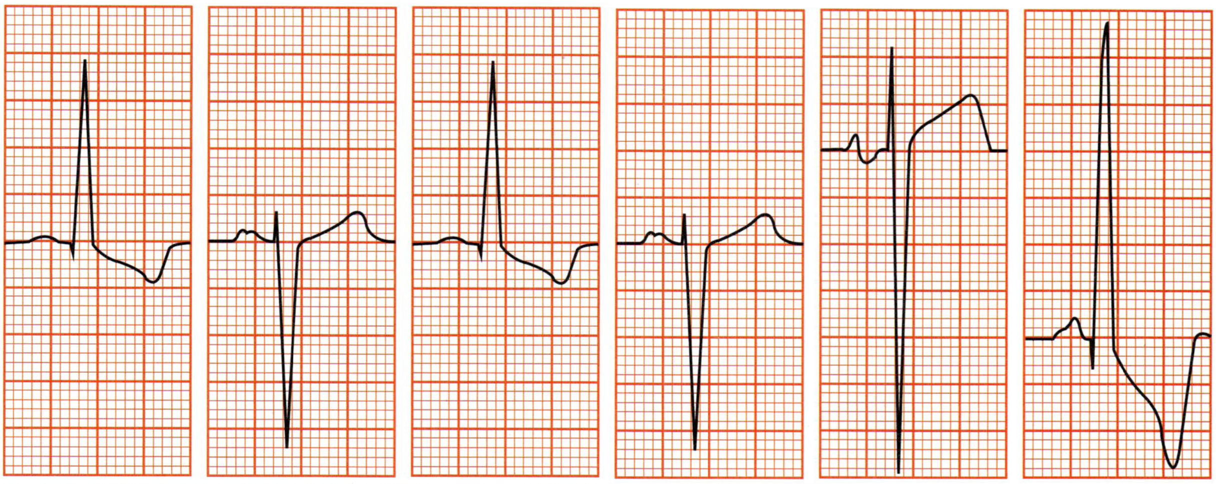

가슴통증은 급성심근경색과 오인되기도 하는데 더 날카롭고 심한 통증이 목과 등, 어깨 드물게 팔로 뻗혀 나간다. 특징적으로 통증은 복장뼈를 따라 나타나며 똑바로 앉으면 더 심해지고 허리를 펴거나 앞으로 숙이면 통증이 줄어든다. 종종 호흡할 때 통증이 심해지며 특히 흡기 시 더 심해진다. 급성심근경색과 달리 통증은 수일간 지속되며 휴식을 취하면 좋아진다.

심장막마찰음은 염증이 생긴 심장막이 심장의 다른 부위와 마찰되어 생기는 소리로 복장뼈의 아래부분 가장자리에서 잘 들린다. 심장막염의 특징적 심전도 소견은 90%의 환자에서 관찰된다.

특징 (그림 14.5)

PR분절

유도 aVR에서 PR분절은 상승하고 유도 I, II, III, V_5, V_6에서 하강한다. 이 변화는 심방이 얼마나 심외막에 가까운가와 심방의 재분극에 염증이 어떻게 작용하느냐에 따라 달라진다. 서로 PR분절과 ST분절의 상승이나 하강은 서로 반대로 보인다. 예를 들어, aVR에서 PR분절이 상승하면 ST분절은 하강한다.

또한 PR분절은 QRS군을 향해 아래로 기울어져 있으며 이러한 기울기에 의해 ST분절의 상승은 더 도드라져 보인다. ST분절의 상승이 도드라져 보이면 심전도에서 심근경색이 나타난 것으로 잘못 해석될 수 있다.

QRS군

삼출이 많은 심장막염의 경우 심장근육이 삼출액의 영향으로 전기를 잘 받아들이지 못하므로 QRS군의 진폭이 작아진다. 삼출이 심할 경우 QRS군은 정상과 낮은 진폭을 번갈아 보이는 전기적 교대파(electrical alternans)를 보인다(그림 14.6). 이것은 확장된 심장막 안에서 심장이 회전하기 때문에 심장의 전기축이 변화되어 생긴다고 알려져 있다. 그러나 이 소견은 심한 심장막삼출 환자의 10~15%에서만 관찰된다.

ST분절

ST분절의 상승은 대부분의 유도(대개 aVR 제외)에서 관찰되며 같은 유도에서 PR분절은 하강되어 ST분절의 상

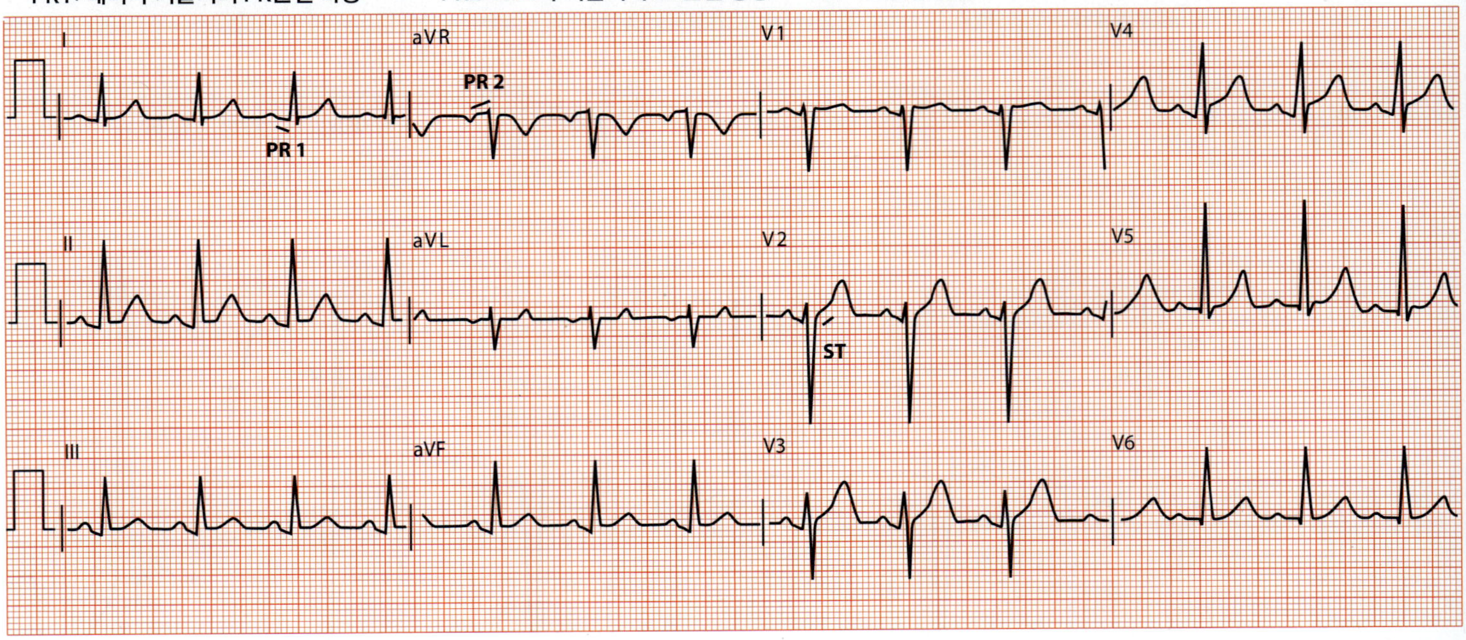

그림 14.5 심장막염

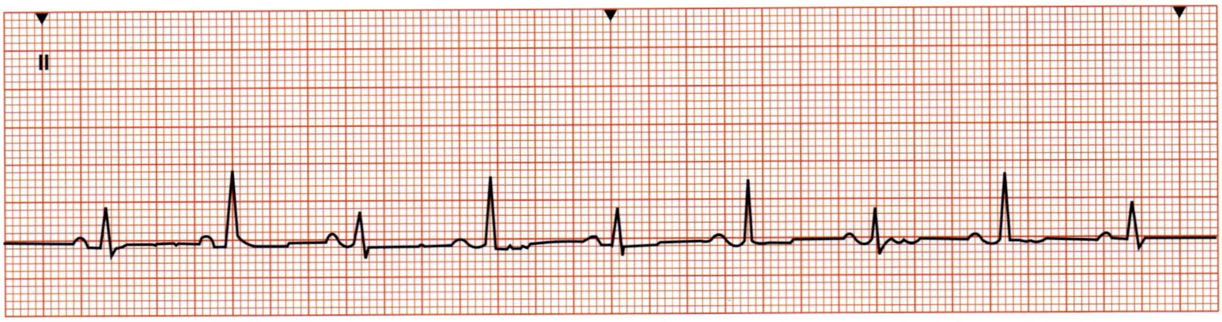

그림 14.6 전기적 교대파

(Modified from Goldberger, A. L., Goldberger, Z. D., & Shvilkin, A. [Eds.]. (2012). *Goldberger's clinical electrocardiography: A simplified approach* [8th ed.]. Saunders.)

승을 더 잘 보이게 한다. ST분절이 PR분절보다 길기 때문에 12유도 심전도에서 ST분절 상승소견이 더 뚜렷이 보인다. 대부분의 ST분절 상승은 아래로 오목한 형태이나 심근경색에서와 같이 위로 볼록한 형태로 보이기도 한다.

aVR유도에서는 ST분절이 정상이거나 약간 하강한다. 심장막염에서 ST분절 상승은 대부분의 유도에서 관찰되므로 일부 국한된 유도에서만 ST분절 변화가 관찰되는 급성 심근경색과는 구별된다. 심장막염이 회복되면 ST분절은 정상으로 돌아온다.

T파

심장막염의 초기에 T파는 상승되지만 곧 정상으로 돌아오고 ST분절 상승이 관찰되는 유도에서 역전되었다가 정상으로 돌아온다.

전기적 교대파(electrical alternans)

심장막삼출이 있을 때 번갈아 보이는 큰 진폭과 작은 진폭의 QRS군

저자의 한마디

심내막염에서 보이는 ST분절 상승을 심근경색으로 잘못 해석하는 것이 가장 흔한 심전도 판독실수의 하나이다. 심근경색과 심내막염의 감별하기 위해 줄자를 TP분절에 대고 PR과 ST분절을 살펴본다. 내리막인 PR분절 하향은 심내막염의 모든 유도에서 보이지만 심근경색의 ST분절 상승은 일부 유도에서만 보인다.

전해질이상 ELECTROLYTE IMBALANCE

고칼륨혈증

HYPERKALEMIA

칼륨은 심근의 탈분극과 재분극 시 나트륨이 심장근육의 세포막을 통해 안과 밖으로 움직이게 하는 요소이므로 칼륨의 혈중 변화는 심근의 수축과 이완에 큰 영향을 준다.

혈중 칼륨 농도가 정상인 3.5~5.0 mEq/L보다 높으면 고칼륨혈증이라고 한다. 고칼륨혈증의 가장 흔한 원인은 콩팥기능 상실과 이뇨제의 사용으로 몸 속에 칼륨이 과도하게 남는 것이다. 혈중 칼륨 농도에 따라 특징적 심전도 소견은 달라진다. 초기에는 재분극에 영향을 주므로 T파와 ST 분절에 변화를 보인다. 농도가 증가함에 따라 탈분극에도 이상이 생겨 QRS군에도 이상이 생긴다. 혈중 칼륨이 7.5 mEq/L보다 높으면 동정지가 생기고 10~12 mEq/L가 되면 심실세동이 생긴다. 초기에 크고 뾰족한 T파를 인지하는 것이 환자의 생명을 구하는 데 매우 중요하다.

특징 (그림 14.7)

저자의 한마디

칼륨 농도에 따른 심전도의 변화는 환자에 따라 다르게 나타나며 이 교재에서 설명하는 농도에 따른 변화는 평균적인 수치를 반영한 것이다.

P파

혈중 농도가 6.5 mEq/L 이상이 되면 편평해지고 넓어지기 시작하며 7~9 mEq/L이 되면 P파는 보이지 않는다.

PR간격

정상이거나 0.20초 이상으로 연장된다. P파가 보이지 않으면 PR간격도 알 수 없다.

QRS군

혈중 농도가 6~6.5 mEq/L가 되면 넓어지기 시작한다. QRS군이 넓어지면 좌각차단 비슷해지고 유도 I, V_6에서는 rS모양의 우각차단과 비슷한 모양을 보인다. 칼륨 농도가 10 mEq/L 이상이 되면 QRS군은 매우 넓고 큰 모양으로 변하고 뒤따르는 T파와 연결되어 특징적인 사인파 모양의 QRS-T형태를 보인다.

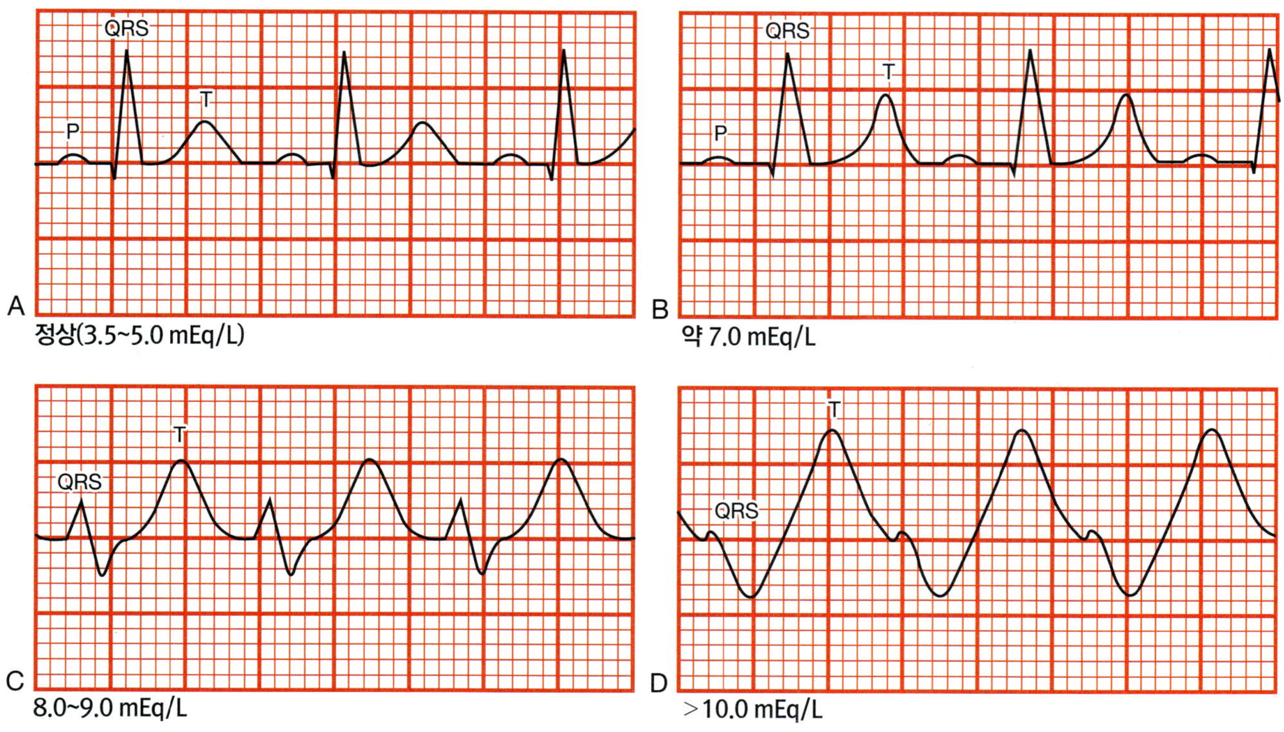

그림 14.7 고칼륨혈증

> **저자의 한마디**
> 좌각차단이나 우각차단 등 심실내 전도장애가 보이면 고칼륨혈증이 강력히 의심된다.

ST분절

10 mEq/L 이상이 되면 ST분절은 보이지 않는다.

T파

혈중 칼륨 농도가 5~6.5 mEq/L 이상이 되면 좁고 크고 뾰족한 특징적인 파형을 보인다. 텐트 모양의 T파는 QRS군 진폭의 50% 정도가 되기도 한다. T파는 대칭적이며 초기에는 유도 II, III, V_2-V_4에서 잘 관찰된다.

QT간격

고칼륨혈증의 영향은 받지 않지만 고칼륨혈증의 가장 흔한 원인인 콩팥기능상실에 잘 동반되는 저칼슘혈증에서 보이는 QT간격의 연장이 잘 나타난다.

저칼륨혈증

HYPOKALEMIA

저칼륨혈증이란 혈중 칼륨 농도가 정상인 3.5~5.0 mEq/L보다 낮아질 때를 말한다. 저칼륨혈증의 가장 많은 원인은 콩팥기능상실이나 이뇨제의 부작용으로 소변에서 칼륨이 빠져나가는 것이다. 구토나 위장관 흡인, 발한 등 체액을 통해 칼륨이 빠져 나가서 생길 수도 있다. 저칼륨혈증의 초기에는 소변양이 증가하지만 진행될수록 근육약화 등의 증상이 생긴다. 심방세동이나 조동의 치료에 자주 사용되는 디기탈리스 복용 중인 환자에서 저칼륨혈증이 동반되면 뒤틀림(염전성) 심실빈맥 같은 심각한 심실부정맥이 잘 발생한다.

특징 (그림 14.8)

P파

중증의 저칼륨혈증(2 mEq/L 이하)에서는 2.5 mm 이상의 크고 뾰족한 모양의 P파가 유도 II, III, aVF에서 보인다. 오른심방비대에서 보이는 폐성 P파와 닮아서 거짓 폐성 P파(pseudo P pulmonale)라고 한다.

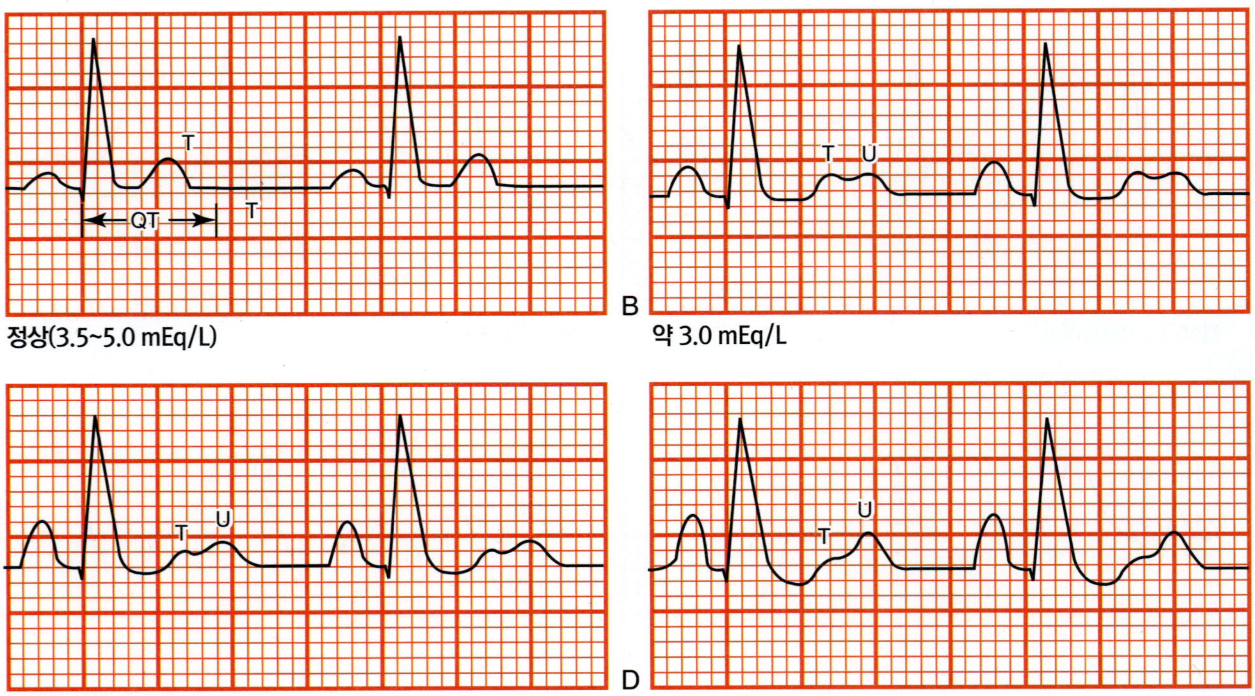

A 정상(3.5~5.0 mEq/L)

B 약 3.0 mEq/L

C 2.0 mEq/L

D 1.0 mEq/L

그림 14.8 저칼륨혈증

QRS군

혈중 농도 3 mEq/L부터 넓어지기 시작한다.

ST분절

1 mm 이상 하강하기도 한다.

T파

혈중 칼륨 농도 3 mEq/L부터 편평해지기 시작한다. T파 크기가 작아질수록 U파는 커지며 T파가 U파와 합쳐지거나 역전되기도 한다.

U파

크기가 점점 커져서 혈중 칼륨 농도 3 mEq/L 정도에서는 T파와 비슷한 높이가 되고 혈중 칼륨 농도가 2 mEq/L 이하가 되면 T파보다 커진다. 혈중농도 1 mEq/L 이하에서는 U파의 크기가 매우 커져서 T파와 융합한다.

QT간격

U파가 뚜렷이 보이고 T파와 융합하면 QT간격은 연장된다.

고칼슘혈증

HYPERCALCEMIA

고칼슘혈증은 정상 칼슘농도인 8.5~10.2 mg/dL 이상으로 혈중농도가 증가하는 것이다. 흔한 원인은 다음과 같다:

- 부신기능부전
- 부갑상샘기능항진
- 콩팥기능상실
- 다발성 골수종, 유방암, 폐암 등 뼈를 침범하는 암
- 사르코이드증
- 갑상샘기능항진
- 비타민 A나 D 중독

드물기는 하지만 중증의 고칼슘혈증은 생명을 위협하는 위험한 상황으로 뒤틀림(염전성)심실빈맥이나 3도 방실차단을 일으킨다.

특징 (그림 14.9A)

QT간격

정상보다 짧아지는데 대부분 ST분절이 짧아진다. ST분절의 기간이 짧아지면 QRS군이 끝나는 부분이 T파와 합쳐지게 되어 마치 ST분절이 상승된 것처럼 보인다.

저칼슘혈증

HYPOCALCEMIA

저칼슘혈증은 정상 칼슘농도인 8.5~10.2 mg/dL 이하로 혈중농도가 감소하는 것이다. 중증 저칼슘혈증의 흔한 원인은 다음과 같다:

- 만성적인 영양결핍이나 간경화 등에 의한 알부민 농도 저하
- 이뇨제(푸로세미드)
- 저마그네슘혈증(부갑상샘 호르몬 부족에 의한)

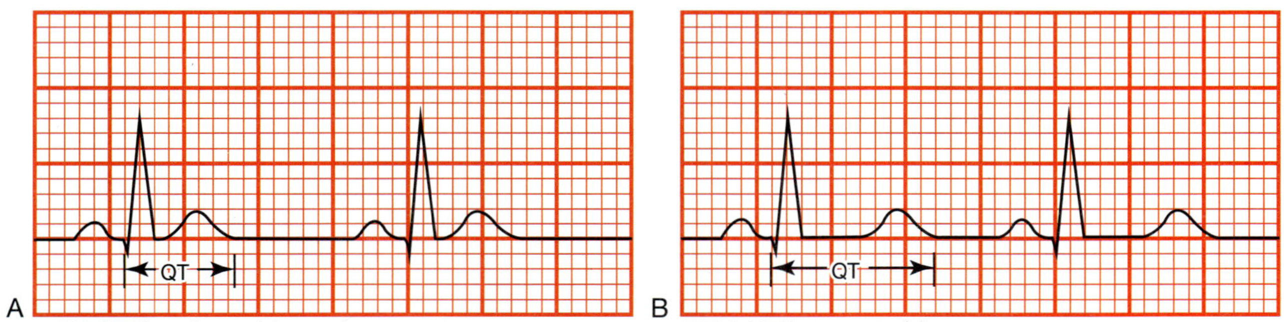

A 고칼슘혈증(>2.6 mEq/L)
비정상QT간격: 0.30초
맥박수 80에서 정상 QTc 0.32~0.39초보다 짧음

B 저칼슘혈증(<2.1 mEq/L)
비정상QT간격: 0.44초
맥박수 80에서 정상 QTc 0.32~0.39초보다 길어짐

그림 14.9 A. 고칼슘혈증 B. 저칼슘혈증

- 비타민 D 부족
- 부갑상샘호르몬 기능저하

특징 (그림 14.9B)

ST분절

연장된다.

QT간격

칼슘농도가 정상범위 이하가 되면 ST분절이 연장되고 따라서 QT간격도 연장된다. QT간격이 연장되면 T파의 상대적 불응기에 이소성박동조율기가 작동하여 심실조기수축이 잘 발생하며 이로 인해 심실빈맥이나 심실세동도 잘 발생하게 된다.

기타 심전도이상

약물에 의한 변화

DRUG EFFECTS

많은 약물들은 원래 사용 목적과 달리 심장의 전기생리에도 영향을 미친다. 표 14.2에 심장에 영향을 주는 약물들을 정리하였다. 표14.3에는 심장근육에 영향을 주는 기전에 따라 약물을 분류하였다. 심장에 영향을 주는 흔한 약물 2가지를 설명한다.

디기탈리스

치료농도 범위 안에 있는 디기탈리스도 심전도상 특징적 변화를 보인다. 이를 디기탈리스 효과(digitalis effect)라고 한다. 과량의 디기탈리스로 인한 중독에서는 심장전도계에 자극성 혹은 억제성 영향을 주게 된다.

심장전도계에 대한 자극성 영향은 다음과 같다:

- 심방조기수축
- 심방빈맥
- 비발작성 접합부빈맥
- 심실조기수축
- 심실빈맥
- 심실세동

표 14-2 심장에 영향을 주는 흔한 약물

분류	약물
Class I: 나트륨통로 차단제	1. 심혈관계 약물: 프로카인아미드, 퀴니딘, 이소피라미드, 플레카이니드, 토카이니드 2. 정신과 약물: 항우울증 약물: 카바마제핀, 아미트립틸린, 독세핀, 노르트립틸린 3. 기타 약물: 아만타딘(항바이러스제), 디펜히드라민(항히스타민제), 프로폭시펜(마약성 진정제)
Class II: 베타차단제	프로프라놀롤, 메토프로롤, 아테놀롤
Class III: 칼륨통로차단제	1. 심혈관계 약물: 이소피라미드, 퀴니딘, 프로카인아미드, 플레카이니드, 아미오다론, 소탈롤 2. 정신과 약물: A. 항정신성 약물: 클로르프로마진, 돌페리돌, 할로페리돌, 리스페리돈 B. 항우울제: 아미트립틸린, 이미프라민 3. 항생제: 스프로플록사신, 레보플록사신, 클라리스로마이신, 에리스로마이신, 아지스로마이신
Class IV: 칼슘통로차단제	니카르디핀, 니페디핀, 니모디핀, 딜티아젬, 베라파밀
심장글리코시드	디곡신

심장전도계에 대한 억제성 영향은 다음과 같다:

- 동서맥
- 동방차단
- 방실차단

특징 (그림 14.10)

디기탈리스 효과라 불리는 심전도상 변화는 다음과 같다.

PR간격

0.2초 이상으로 연장된다.

ST분절

ST분절은 1 mm 이상 하강하며 특징적인 숟가락으로 퍼낸 모양을 보인다.

표 14-3 심혈관계 약물과 작용기전

약물	작용기전	중독 시 심전도 변화
Class I: 나트륨통로 차단제	심장 탈분극의 phase 0에서 나트륨이 빠르게 세포내로 유입되는 것을 막는다. 이로 인해 활동전압의 속도와 전압크기가 줄어든다. 치료농도에서는 심실의 이소성 활동을 억제한다.	동방결절 차단 우각차단 QT간격 연장 넓은 QRS군(가끔 심실빈맥이나 심실세동 발생)
Class II: 베타차단제	동방결절과 방실결절의 교감신경계를 억제한다. 적절한 농도에서는 심박수를 조절하는 역할을 한다.	• 부교감신경계의 활동이 증가하여 동서맥 유발 • 동방결절과 푸르킨예 섬유의 자동능 저하 • 방실결절의 차단
Class III: 칼륨통로차단제	세포안에 있는 칼륨이 밖으로 흘러 나가는 것을 막아서 심근의 재분극을 느리게 한다. 적정농도에서는 심실의 이소성 활동을 억제한다.	• 동방결절, 심방, 방실결절, 푸르킨예 섬유, 심장근육 등 심장 전체의 전기전달을 느리게 함 • 방실차단 • 넓은 QRS • QT간격 연장 • 뒤틀림(염전성)심실빈맥을 동반하는 심실조기수축 • 심실빈맥 혹은 심실세동
Class IV: 칼슘통로차단제	동방결절과 방실결절의 탈분극에 관여하는 세포막의 칼슘통로를 차단한다. 이 약물들은 주로 심박동수를 조절하는 데 사용된다.	• 심각한 서맥 • 방실결절 차단 • 방실접합부리듬을 동반한 동정지 • 넓은 QRS
심장글리코시드	세포막을 통한 나트륨과 칼륨의 능동이동을 방해하므로 세포내 칼슘농도를 증가시킨다. 결과적으로 세포의 수축력과 자동능을 증가시킨다.	• 심실의 자동능 증가를 동반한 방실차단 • 동서맥 • 방실접합부리듬을 동반한 동정지 • 넓은 QRS

T파

편평해지거나 역전되기도 하며 이상성파형(biphasic)으로 보이기도 한다.

QT간격

정상보다 짧아진다.

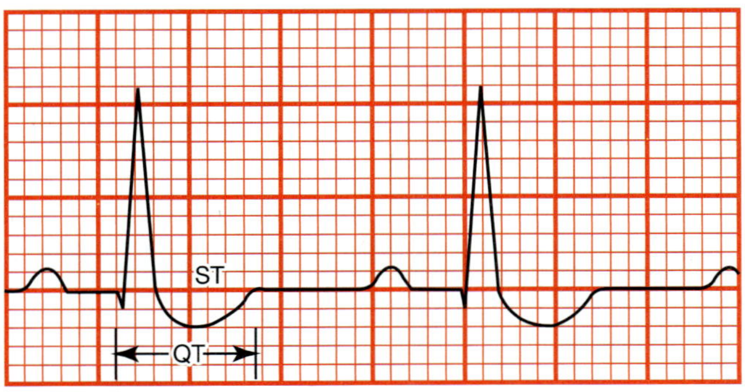

비정상QT간격: 0.30초
(맥박수 80에서 정상 QTc 0.32~0.39초보다 짧음)

그림 14.10 디기탈리스 효과

저자의 한마디

디기탈리스 중독은 이 교재에 설명한 모든 리듬의 변화를 초래하여 정상적인 심전도 모양을 찾아볼 수 없다.

프로카인아미드

프로카인아미드를 치료적 농도로 투약하면 특징적인 심전도 변화를 보인다. 과량 투여 시는 심장전도계에 자극성 혹은 억제성 영향을 주게 된다.

심장전도계에 대한 자극성 영향은 다음과 같다:

- 심실조기수축
- 뒤틀림(염전성)심실빈맥(퀴니딘보다는 드물게 나타남)
- 심실세동

심장전도계에 대한 억제성 영향은 다음과 같다:

- 방실차단
- 심장무수축

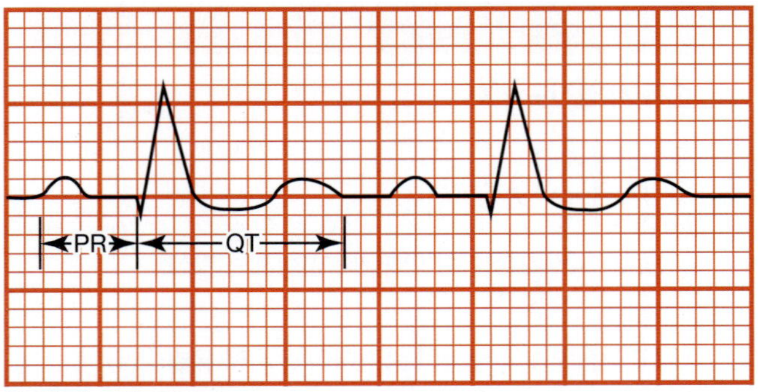

PR간격: >0.20초
QT간격: 연장, 0.45초
(맥박수 80에서 정상 QTc 0.32~0.39초보다 길어짐)
QRS군: 넓어짐, >0.12초

그림 14.11 프로카인아미드와 퀴니딘 독성

특징 (그림 14.11)

PR간격

연장되기도 한다.

QRS군

간격이 0.12초 이상 넓어지며 R파의 진폭이 작아진다.

T파

진폭이 작아지며 드물게 폭이 넓어지고 U파 출현의 영향으로 패임을 보이기도 한다.

ST분절

1 mm 이상 하강하기도 한다.

QT간격

대개 정상보다 연장되는데 QT간격의 연장은 프로카인아미드 독성을 알리는 신호라고 알려져 있다.

폐색전증

PULMONARY EMBOLISM

폐색전증은 혈전이나 다른 이물질(고체, 액체, 가스)이 허파동맥을 막아서 혈류가 차단되어 발생한다. 대부분의 혈전은 다리의 심부정맥이나 골반정맥에서 발생하며 드물게 팔의 정맥이나 오른심방, 오른심실에서 생기기도 한다.

폐색전에 의해 막힌 부위의 폐혈류는 거의 없으며 호흡곤란이나 과호흡 등의 증상도 거의 없다. 폐혈류가 차단되면 허파동맥의 압력이 올라가고 오른심실과 오른심방의 압력도 증가하여 적절한 수축이 이루어지지 않으므로 급성폐심장증(acute cor pulmonale)이라 불리는 오른쪽 심장의 기능부전이 생긴다.

심하지 않은 폐색전증에서는 심전도 소견은 정상이지만 심한 폐색전증에서는 심전도상 폐성 P와 특징적인 $S_1Q_3T_3$ 형태를 보인다.

급성폐심장증(acute cor pulmonale)

폐성 P파와 함께 유도 I에서 S파, 유도 III에서 Q파와 역전된 T파($S_1Q_3T_3$)를 보인다.

특징 (그림 14.12)

P파

오른심방확대(유도 II, III, aVF에서 크고 대칭적인 뾰족한 P파(폐성 P)가 보이고 유도 V_1, V_2에서 이상성 P파가 나타남) 소견을 보인다.

QRS군

갑자기 유도 I에서 S파, 유도 III에서 Q파와 역전된 T파를 보이는 $S_1Q_3T_3$ 소견이 보이며 우각차단이 같이 나타나기도 한다.

QRS축

+90° 이상의 우축편위를 보인다.

ST분절/T파

오른심실 긴장패턴(right ventricle strain pattern, 유도 V_1, V_2, V_3에서 역전된 T파와 유도 aVR에서 ST분절의 상승소견)이 보인다.

저자의 한마디

폐색전증에서 $S_1Q_3T_3$ 소견이 항상 보이는 것은 아니며 이 소견이 보일 때는 폐색전이 있을 가능성이 매우 높아진다.

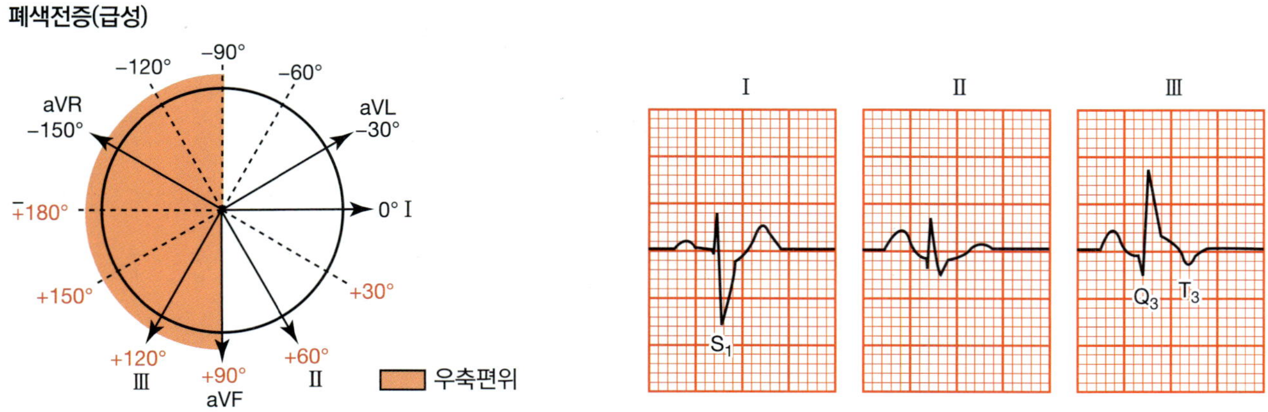

그림 14.12 폐색전증

만성폐심장증

CHRONIC COR PULMONALE

만성폐심장증(그림 14.13)은 오른심장부전에 의하여 오른심실이 확대된 것이다. 오른심장부전은 대개 COPD나 반복적인 폐색전에 의해 발생하는 지속적인 허파동맥 고혈압의 말기에 발생한다. 만성폐심장증은 다음과 같은 심방의 부정맥을 동반한다:

- 심방조기수축
- 유주박동조율기
- 다원성 심방빈맥
- 심방조동
- 심방세동

특징 (그림 14.13)

P파

오른심방확대(유도 II, III, aVF에서 크고 대칭적인 뾰족한 P파(폐성 P)가 보이고 유도 V_1, V_2에서 이상성 P파가 나타남)의 소견이 보인다.

QRS군

오른심실비대 소견이 보인다.

QRS축

+90° 이상의 우축편위를 보인다.

ST분절/T파

오른심실 긴장패턴(유도 V_1, V_2, V_3에서 역전된 T파와 유도 aVR에서 ST분절의 상승소견)이 보인다.

> **저자의 한마디**
>
> 심각한 폐의 과다팽창을 동반한 만성폐심장증 환자는 폐성 P와 함께 유도 I, II, III에서 S파를 보이는 $S_1S_2S_3$ 소견을 동반하며 심장의 축은 90°~150° 사이에 위치한다. 이런 환자들은 다른 폐심장증 환자에 비해 매우 낮은 생존율을 보인다.

조기 재분극

EARLY REPOLARIZATION

조기 재분극이란 다른 심장질환 없이 ST분절이 1~2 mm 하강하거나 상승하는 것을 지칭한다. ST분절 상승은 유도 I, II, aVF와 전흉부유도 V_2-V_6에서 주로 보이고 하강은 aVR에서 보인다. 조기 재분극은 건강한 젊은 사람에서 주로 관찰되며 심근경색이나 심장막염에서 보이는 ST분절 상승과 혼동될 수 있다. 그러나 조기 재분극의 ST분절 상승에서는 반대쪽 유도에서 보이는 ST분절의 하강(ST분절의 상대변화)이 보이지 않는다. 또한 급성관상동맥증후군에서 발생한 ST분절 상승은 시간이 지나면 바닥선으로 돌아오지만 조기 재분극에서는 계속 상승이 유지된다. 또다른 감별점은 조기 재분극에서 ST분절 상승은 오목한 모양이지만 급성심근경색에서는 볼록한 모양이라는 것이다. 마지막 감별점은 조기 재분극에서 J포인트의 상승이 관찰된다는 것이다. J포인트는 QRS군과 ST분절이 만나는 지점으로 조기 재분극에서

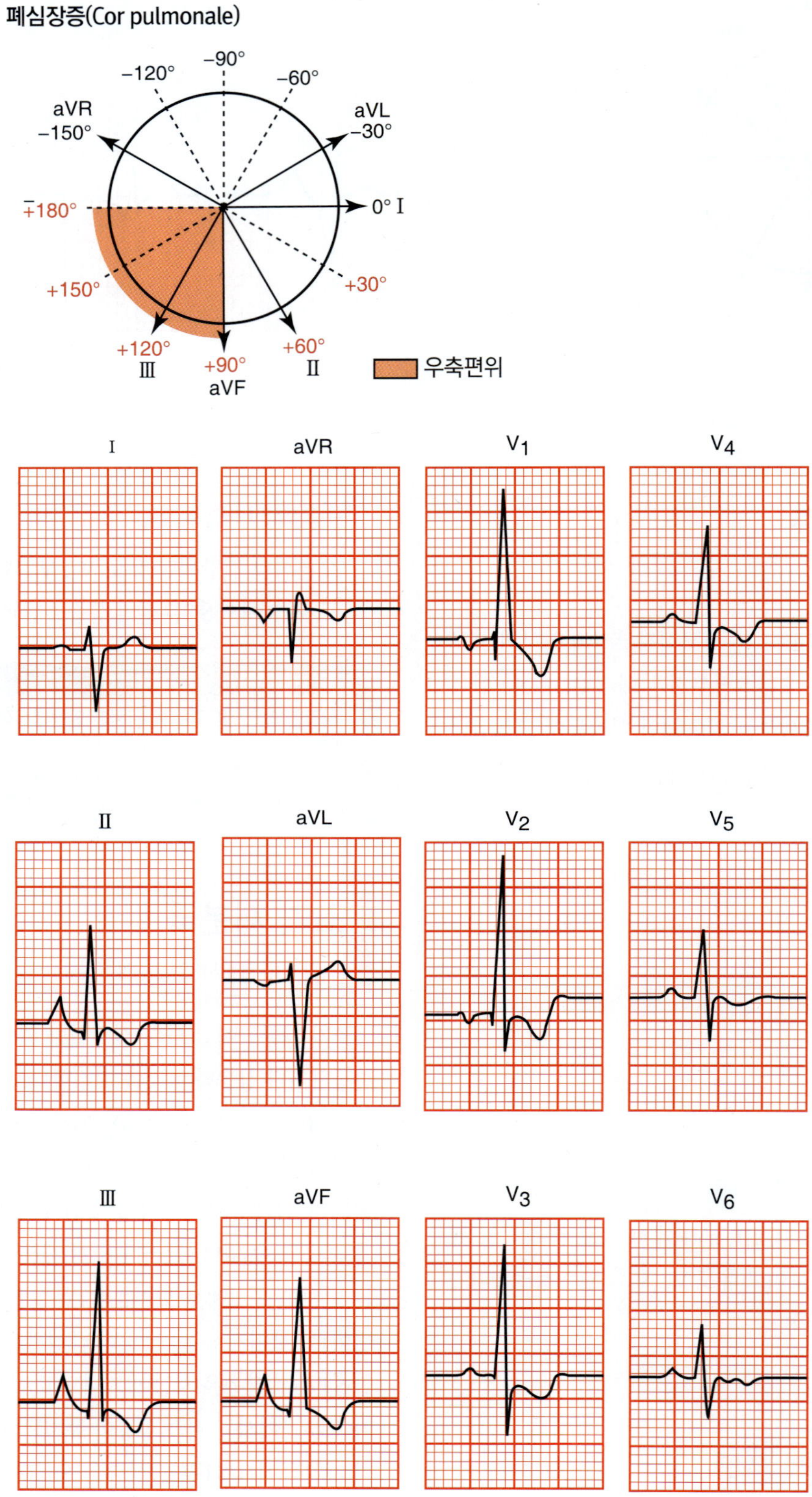
폐심장증(Cor pulmonale)
−90°
−120°
−60°
aVR
−150°
aVL
−30°
±180°
0° I
+150°
+30°
+120°
III
+90°
aVF
+60°
II
우축편위
I
aVR
V1
V4
II
aVL
V2
V5
III
aVF
V3
V6

그림 14.13 폐심장증

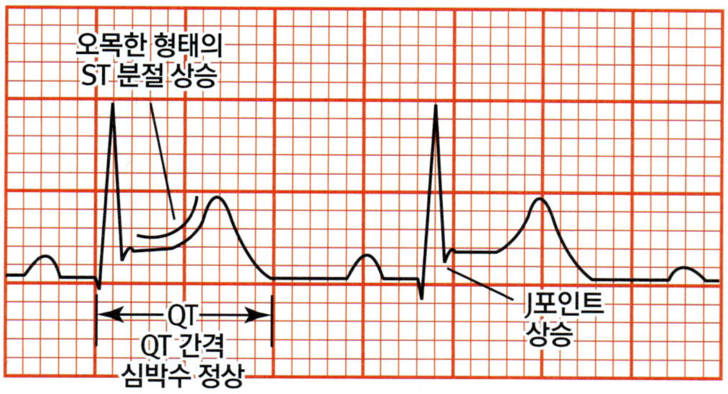

그림 14.14 조기 재분극

는 QRS군의 마지막 부분이 약간의 상향파 형태를 보이면서 J포인트의 상승을 초래한다. 조기 재분극과 심장막염의 구별은 더 어렵다. 심장막염과 달리 조기 재분극에서는 ST분절 상승은 정상으로 돌아가지 않고 T파의 역위도 보이지 않는다는 것이 유일한 감별점이다.

> **저자의 한마디**
> 조기 재분극의 정확한 발생 원인은 알려져 있지 않으며 직접적인 심장근육의 조기 재분극이 아닐 수도 있다. 그러므로 추가적인 정밀검사는 증상을 동반한 환자에서만 이루어져야 한다.

특징 (그림 14.14)

QRS군

비정상 Q파는 대개 관찰되지 않는다.

ST분절

ST분절은 유도 I, II, aVF에서 0.5~1 mm 정도 상승하고 전흉부유도 V_2-V_5에서 2 mm 미만으로 상승한다. 분절의 상승은 오목한 모양이며 J포인트의 상승도 관찰된다.

T파

대개 정상이다.

저체온증

HYPOTHERMIA

중심체온이 32℃ 이하인 대부분의 환자에서는 오스본파(Osborn wave, 매우 좁은 상향파, J파, J편형, 낙타등이라고도 불림)가 J포인트에서 관찰된다. 심한 저체온에서는 PR간

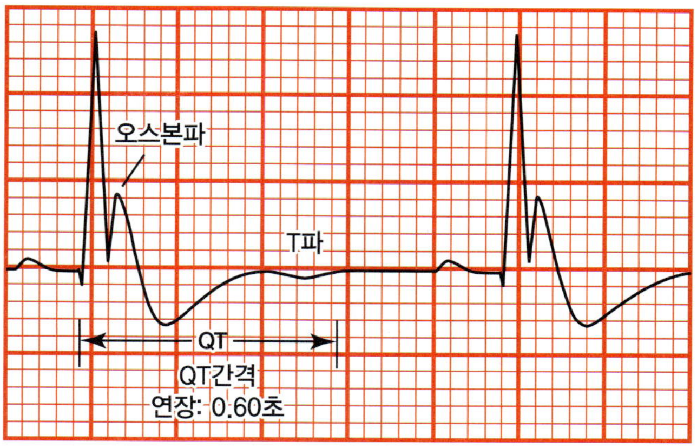

그림 14.15 저체온증

격과 QT간격이 연장되고 QRS군이 넓어진다.

저체온증에서는 동서맥과 접합부 혹은 심실리듬이 자주 발생한다. 저체온에서 보이는 비정상 심전도 소견은 체온이 정상으로 되돌아오면 정상 심전도 소견으로 돌아온다.

특징 (그림 14.15)

PR간격

대개 0.20초 이상 길어진다.

QRS군

0.12초 이상 넓어진다.

QT간격

보정된 QT간격(QTc)이 연장된다.

오스본파

왼심실과 연관된 유도(II, III, aVF, V_5, V_6)에서 특징적으로 관찰되며 좁은 상향파가 QRS군의 R파나 S파와 바로 이어지는 지점-J포인트에서 관찰된다.

조기흥분증후군과 부전도로

ACCESSORY CONDUCTION PATHWAYS AND PREEXCITATION SYNDROMES

방실결절을 우회하여 심방에서 심실로 전기를 전달하는 전도로가 몇 가지 알려져 있는데 이런 부전도로(그림 14.16)를 따라 전기자극이 전달되면 심실은 정상보다 조기에 흥분하게

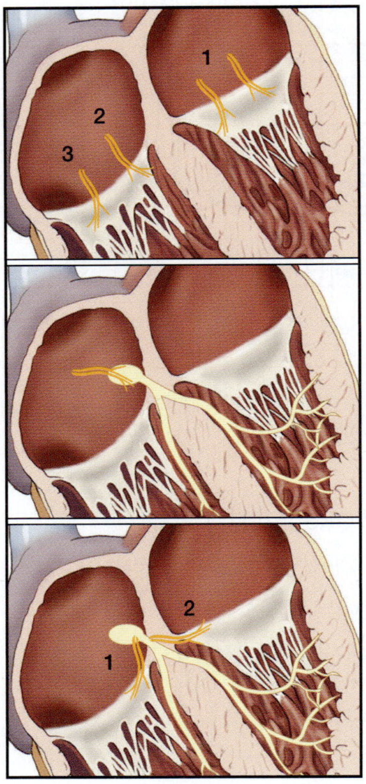

그림 14.16 부전도로

된다. 이런 부전도로는 모든 심장에 존재하나 특정 상황에서만 심실의 조기수축을 만든다. 이것을 조기심실흥분증후군이라 한다. 이 부전도로는 전기를 전향적으로도 전달하지만 후향적으로도 전달하므로 이로 인해 재진입에 의한 발작성상심실빈맥이 발생할 수 있다.

조기흥분증후군

심방에서 심실로 전기자극이 부전도로를 통해 전달되어 정상보다 심실이 조기에 탈분극되는 증후군

심방심실간 부전도로 (WOLFF-PARKINSON-WHITE)

방실간 부전도로(켄트다발)는 심방에서 심실로 연결되는 전기전달섬유로 구성된다. 이런 부전도로는 다음 위치에서 발견된다:

- 왼심방과 왼심실의 후벽 사이(A형 WPW 전도로)
- 심방의 뒤쪽과 심실판막 사이(후판막 WPW 전도로)
- 오른심방과 오른심실의 전벽 사이(B형 WPW 전도로)

이러한 심방심실간 부전도로를 통해 전기가 심실로 전달되면 조기흥분에서 전형적으로 나타나는 넓은 QRS군이 생긴다. 이런 비정상 방실간 전도가 정상 QRS군을 가진 발작성상심실빈맥과 연관되면 이것을 WPW증후군이라 한다.

특징 (그림 14.17A)

PR간격

대부분 0.09~0.12초로 정상보다 짧아진다.

QRS군

폭이 0.12초보다 넓어지며 델타파(QRS군의 시작점이 애매해지는 것)를 보이는 비정상적으로 날카로운 형태를 보인다. 탈분극의 과정이 길어지므로 정상보다 큰 진폭을 보인다.

ST분절/T파

서로 일치하지 않는 형태, 즉 서로 반대 편향을 보이게 된다.

심방-히스다발 전도로 (LOWN-GANONG-LEVINE 조기흥분)

제임스 섬유라고 알려진 심방-히스다발 간 전도로는 방실결절을 우회하여 심방과 방실결절 근처 히스다발의 시작지점을 연결한다. 이러한 조기흥분은 심방-히스다발 조기흥분 혹은 *Lown-Ganong-Levine 조기흥분*이라고 한다.

특징 (그림 14.17B)

PR간격

대개 0.12초보다 짧다.

QRS군

성인에서 0.12초 이내, 소아에서 0.08초 이내로 정상이며 델타파도 보이지 않는다.

결절심실간/속심실간 전도로

결절심실간 혹은 속심실간 전도로(마하임 섬유)은 방실접합부를 우회하며 다음 위치에 있다:

- 방실결절의 아래부분과 오른심실 사이(결절심실간 전도

로)

- 히스다발과 심실 사이(속심실간 전도로)

이러한 방실전도를 결절심실간/속심실간 조기흥분이라고 한다.

특징 (그림 14.17C)

PR간격

0.12초 이상으로 대개 정상이다.

QRS군

폭은 0.12초보다 넓으며 델타파를 동반한 날카로운 파형이 보인다.

저자의 한마디

조기흥분증후군들은 WPW에서 델타파와 짧은 PR간격을 보이는 것, Lown-Ganong-Levine 조기흥분에서 PR간격은 짧지만 델타파가 없다는 점, 결절심실간/속심실간 조기흥분은 정상 PR간격에 델타파가 있다는 것으로 쉽게 구분할 수 있다.

상심실성빈맥 VS 심실빈맥

SUPRAVENTRICULAR VERSUS VENTRICULAR TACHYCARDIA

심실빈맥을 상심실성빈맥과 구별하는 것은 어려울 수도 있다. 왜냐하면 둘 다 넓은 QRS군을 보일 수 있기 때문이다. 두 가지 부정맥을 구분하는 일반적 원칙은 다음과 같다(그림 14.18):

- **방실해리** 심실빈맥에서는 3도 방실차단이 동반되므로 심방을 자극하는 P파와 심실의 이소성박동조율기에 의해 자극되는 심실이 완전히 다른 리듬으로 뛰게 된다. 심전도를 자세히 살펴보면 심실보다 늦은 속도로 뛰는 P파를 확인할 수 있는데 가끔 QRS군에 묻혀서 보이기도 한다. 그러나 방실해리 현상은 일부 심실빈맥에서만 확실히 구분할 수 있으므로 방실해리가 보이면 심실빈맥이라고 확진할 수 있지만 없다고 심실빈맥을 제외할 수는 없다.
- **V_1, V_2, V_6에서의 QRS 모양** V_1 유도에서 상심실성빈맥일 경우 우각차단에서 특징적으로 보이는 rSRR 형태의 QRS군이 자주 관찰되며 넓은 R파나 qR, QR, RS 형태의

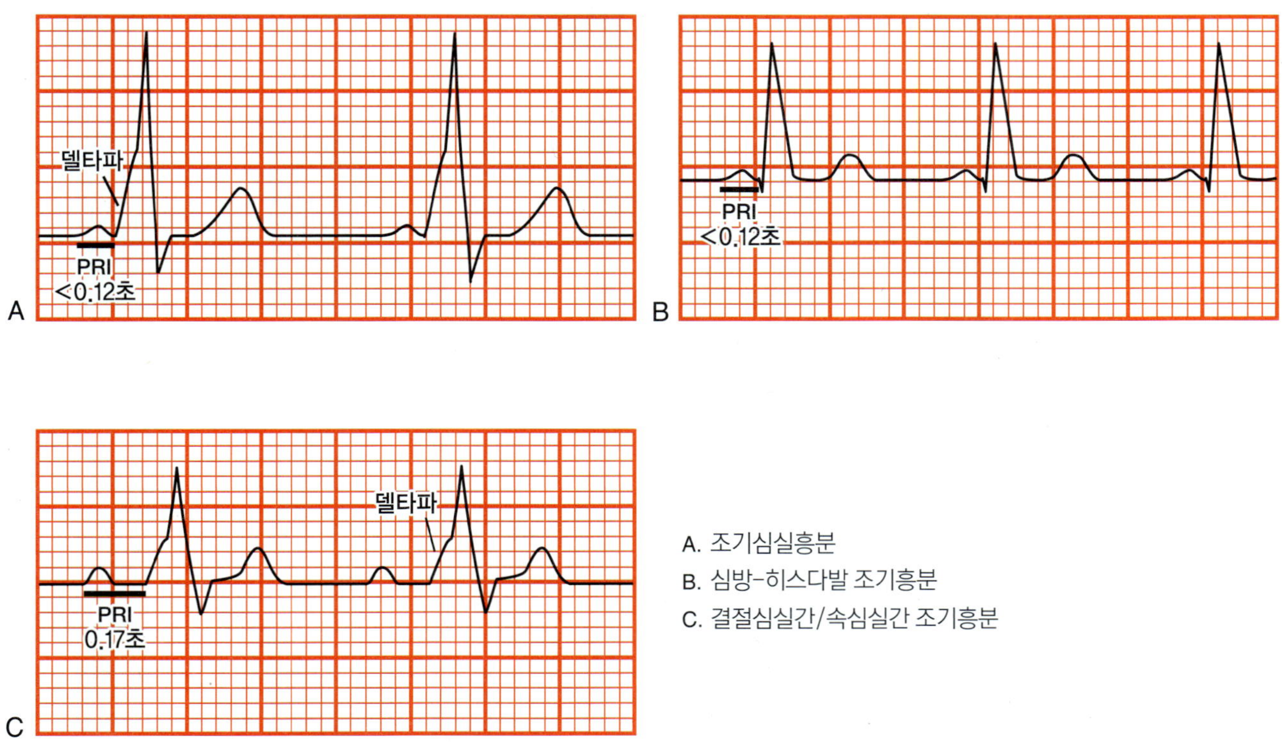

A. 조기심실흥분
B. 심방-히스다발 조기흥분
C. 결절심실간/속심실간 조기흥분

그림 14.17 조기흥분증후군들

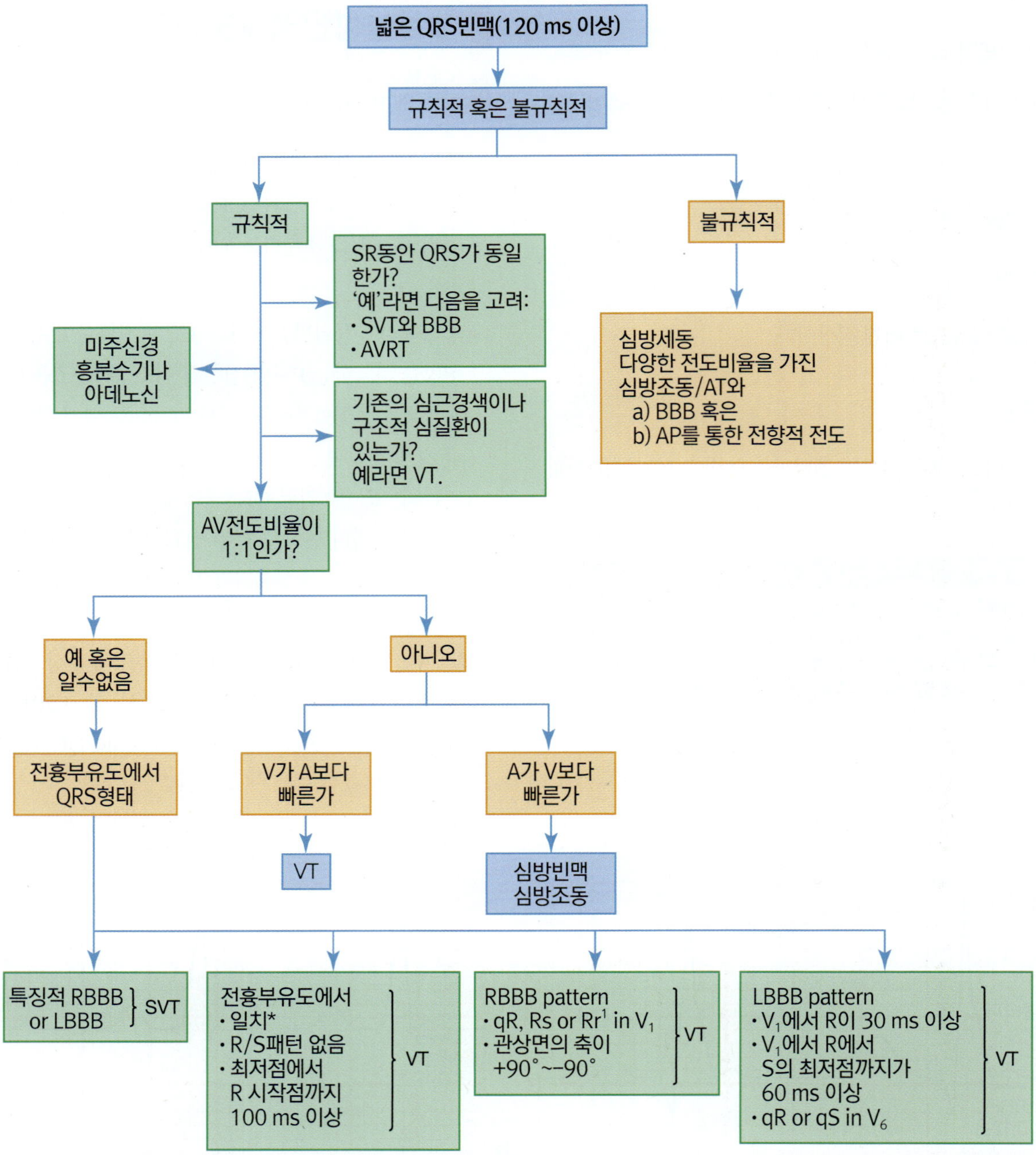

SR = 동리듬, SVT = 상심실성빈맥, BBB = 다발갈래차단(각차단), V = 심실
A = 심방, AVRT = 심방실재진입빈맥, AP = 부전도로

그림 14.18 심실빈맥과 상심실성빈맥의 감별

QRS가 보이면 심실빈맥을 강력히 시사한다. V_6에서 좌각차단에서 자주 보이는 넓은(0.04초 이상) 패임을 동반한 R파/QR 형태의 QRS군이 관찰되면 역시 심실빈맥이라고 할 수 있다.

- QRS폭 우각차단 형태를 보이면 0.14초 이상이거나 좌각차단 형태를 보이면서 0.16초 이상이면 심실빈맥을 의심한다. 그러나 프로카인아미드 같은 약물이나 고칼륨혈증에서도 QRS의 폭이 넓어질 수는 있다.

임상적으로 심실빈맥과 상심실성빈맥을 완전히 구분하는 것은 불가능하므로 임상적 판단으로 치료를 할 수밖에 없다. 저혈압이나 쇼크를 동반한 경우는 심실빈맥이 대부분이지만 모든 심실빈맥에서 저혈압을 동반하는 것은 아니다. 그림 14.18의 알고리즘을 활용하면 심실빈맥과 상심실성빈맥을 감별할 수 있다.

저자의 한마디

심실빈맥은 넓은 QRS군을 보이는 가장 심각한 부정맥이지만 변형전도나 각차단을 동반한 상심실성빈맥도 넓은 QRS를 보일 수 있다. 그러나 확인되기 전까지는 넓은 QRS군이 보이면 심실빈맥에 준하여 치료한다.

부르가다 증후군

BRUGADA SYNDROME

1992년 페드로와 조셉 부르가다 형제가 다음과 같은 임상 양상을 보이는 새로운 유전질환을 발표하였다:

- 급성관상동맥증후군이 아닌 사람에서 오른전흉부유도 (V_1-V_3)에서 ST분절의 상승
- 우각차단
- 심실빈맥의 가능성
- 구조적으로 정상인 심장
- 심장성 심정지의 가능성이 심각하게 증가함

이 질환의 유병률은 잘 알려져 있지 않으나 필리핀, 태국, 일본 등 일부 아시아 지역에서는 부르가다 증후군이 50대 이하 남성 사망의 가장 많은 원인이다. 부르가다 증후군 환자에서 정상적인 왼심실 탈분극을 방해하는 유전적 이상이 있을 것으로 추정된다.

이 질환에서는 특징적으로 빠른 다원형 심실빈맥이 발생하며 종종 심실세동으로 발전한다. 또한 심방세동도 잘 발생하는 것으로 알려져 있다. 유전적 이상으로 생기지만 아동기에는 실신이나 심정지 등 증상이 잘 나타나지 않고 30~40대에 심한 증상이 생긴다. 여성보다 남성에 8배 많이 생기나 연령과 성별에 따른 발생의 차이가 왜 생기는지는 잘 알려져 있지 않다. 심장과 관련된 증상은 수면이나 휴식 중에도 발생하며 발열, 삼환계 항우울제, 코카인 등에 의해 증상이 시작되기도 한다.

부르가다 증후군에 의한 조기급성사망 발생률은 30% 정도 되는 것으로 알려져 있으며, 대부분 실신 등의 사고가 생긴 후에 진단된다. 이 질환에 의한 사망의 위험을 줄이는 검증된 치료법은 자동제세동기를 삽입하는 것이다.

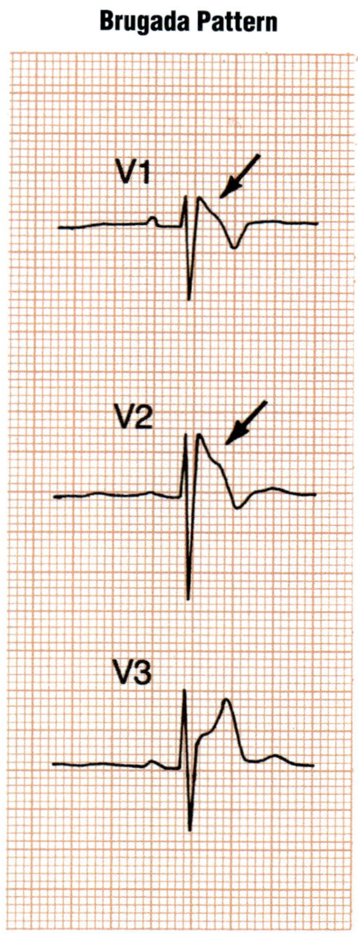

그림 14.19 부르가다 증후군. 화살표는 허혈에 의한 ST상승과 달리 아래로 향하는 ST분절 상승소견을 표시한다.
(Modified from Goldberger, A. L. (2012). *Goldberger's clinical electrocardiography: A simplified approach.* (8th ed.). St. Louis: Saunders.)

특징 (그림 14.19)

QRS군

V_1, V_2유도에서 현저한 J포인트의 상승을 보인다.

ST분절

심근경색환자에서 보이는 상대변화와 유사한 형태의 오목한 모양의 ST분절 하강이 전흉부유도에서 관찰된다.

T파

V_1, V_2 유도에서 역전된다.

반드시 기억할 사항

TAKE-HOME POINTS

- 전기전도에 영향을 주는 심장근육의 두 가지 생리적 변화는 확장과 비대이다. 확장이란 심장의 방들이 늘어나는 것이고 비대란 심장근육의 부피가 커지는 것이다.
- 왼심방비대는 승모판성 P, 오른심방비대는 폐성 P로 진단한다.
- 심장막염은 ST상승 급성심근경색으로 오인될 수 있는데, 특징적으로 PR간격이 하강하여 ST분절이 상승한 것처럼 보인다.
- 심장막삼출이 있으면 전기적 교대파(electrical alternans) 소견을 보인다.
- 칼륨이나 칼슘 등 전해질 농도의 변화는 특징적 심전도 변화를 보인다. 칼륨은 T파의 변화를 보이고 칼슘은 QT 간격의 변화를 동반한다.
- 폐색전증에서는 특징적인 $S_1Q_3T_3$ 형태의 QRS군과 ST 분절 상승, T파의 역위를 보인다.
- 심장질환을 치료하는 약물들은 독성농도에서 심각한 심장의 전도장애를 일으킨다.
- 오스본파는 저체온증에서 특징적인 심전도 소견이다.
- 심장의 부전도로는 발작성상심실빈맥 같은 빈맥을 잘 일으킨다. 발생하는 부정맥은 각각의 부전도로에 따라 달라진다.
- 심실빈맥과 상심실성빈맥은 감별이 힘들다. 상심실성빈맥과 달리 심실빈맥은 특징적 방실해리나 우각차단, 넓은 QRS군을 보인다.
- 델타파는 WPW증후군이라고 알려진 심방심실간 부전도로에 의한 전기전도에 의해 특징적으로 생긴다.
- 부르가다 증후군은 급성심정지를 유발하는 유전질환으로 특징적 심전도 변화를 보인다.

복습문제

1. 심장근육섬유가 증가하여 심실의 벽이 두꺼워지는 만성질환은?
   A. 위축
   B. 확장
   C. 비대
   D. 협착

2. 승모판 폐쇄부전과 좌심장부전은 어떤 질환에 의해 생기는가?
   A. 왼심방 및 왼심실비대
   B. 왼심방확대
   C. 오른심방 및 오른심실비대
   D. 오른심실비대

3. 왼심실비대는 주로 어떤 질환에 동반되는가?
   A. COPD
   B. 허파동맥 고혈압
   C. 전신성 고혈압
   D. 심실판막결손

4. 심외막의 염증으로 심장막 안에 염증성 삼출액이 가득 차는 심장질환은?
   A. 심장탐포네이드
   B. 전기적 교대파(electrical alternans)
   C. 심근염
   D. 심장막염

5. 심장막염에서 ST분절 상승이 관찰되는 유도는?
   A. aVR과 V_1을 제외한 모든 유도
   B. aVR, aVL, aVF
   C. 양극성 유도
   D. V_1-V_4의 전흉부유도

6. 혈중 칼륨 농도가 3.5~5.0 mEq/L 이상일 때를 무엇이라 하는가?
   A. 고칼슘혈증
   B. 고탄산혈증
   C. 고칼륨혈증
   D. 고나트륨혈증

7. 혈중 칼륨 농도가 증가할 때 심전도 소견은?
   A. 변형된 모양의 U파
   B. QT간격 연장
   C. PR간격 단축
   D. 크고 뾰족하고 넓은 T파

8. 심방세동이나 조동의 치료에 많이 쓰이는 심전도 이상을 잘 초래하는 약물은?
   A. 디기탈리스
   B. 푸로세미드
   C. 프로카인아미드
   D. 베라파밀

9. 급성 폐색전증의 심전도 변화는?
   A. +90° 이상의 축변화
   B. 유도 V_5, V_6에서 오른심실 긴장패턴
   C. 유도 I, III에서 $S_1Q_3T_3$ 형태
   D. 좌축편위

10. 오스본파는 언제 관찰되는가?
    A. 고체온증
    B. 저체온증
    C. 심장막염
    D. 심실조기흥분

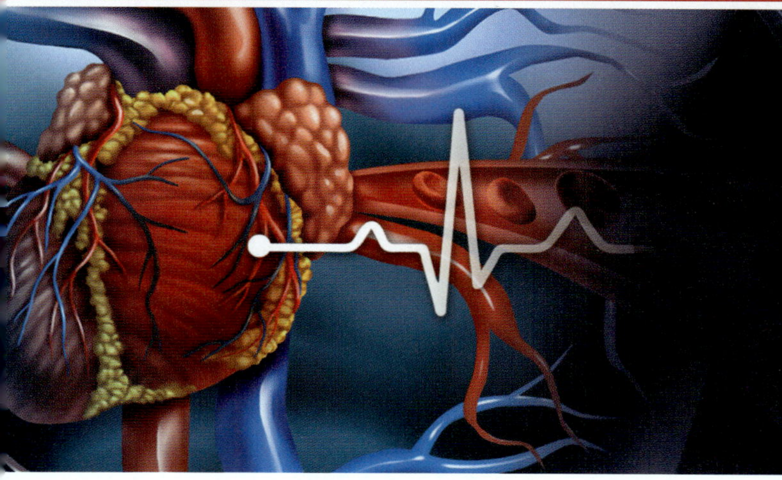

15

관상동맥질환과 12유도 심전도

Coronary Heart Disease and the 12-Lead ECG

관상동맥순환

CORONARY CIRCULATION

관상동맥은 오른쪽과 왼쪽 관상동맥으로 이루어지며(그림 15.1) 왼심실 대동맥판 바로 위에 있는 대동맥에서 나온다. 심장의 수축기에는 왼심실의 대동맥판이 열리면서 혈액이 뿜어져 나오고, 이완기에는 대동맥판이 닫히면서 관상동맥으로 혈액이 흘러간다.

저자의 한마디

심장의 이완기에 관상동맥으로 혈액이 흘러가므로 심박동이 빨라져서 이완기가 짧아지면 관상동맥의 혈류량이 줄어든다.

왼관상동맥

왼관상동맥은 2~10 mm의 짧은 주가지가 뻗어 나오다가 앞내림동맥(left anterior descending coronary artery, LAD)과 휘돌이동맥(left circumflex coronary artery, LCx)으로 나뉜다. 가끔 세 번째 줄기인 중간대각선관상동맥(intermediate diagonal coronary artery)이 내려가는 경우도 있다.

저자의 한마디

이 교재에서 동맥과 가지라는 용어는 관상동맥 순환에서 혼용되어 사용한다.

앞내림동맥은 심실중격의 앞쪽 아래로 주행하여 심장 끝을 지나 심장의 하벽에서 끝난다. 앞내림동맥에서 적어도 1개 이상에서 6개 정도의 대각선으로 주행하는 혈관이 시작된다: 3~5개 정도의 중격관통가지와 1개 이상의 오른심실가지.

대각선가지는 왼심실의 전벽과 측벽을 주행하며 중격관통가지는 심실중격으로 주행한다. 앞내림동맥에서 시작한 오른심실가지는 오른심실의 전벽을 따라 주행한다.

앞내림동맥은 심실중격의 앞쪽 2/3와 왼다발갈래(좌각) 및

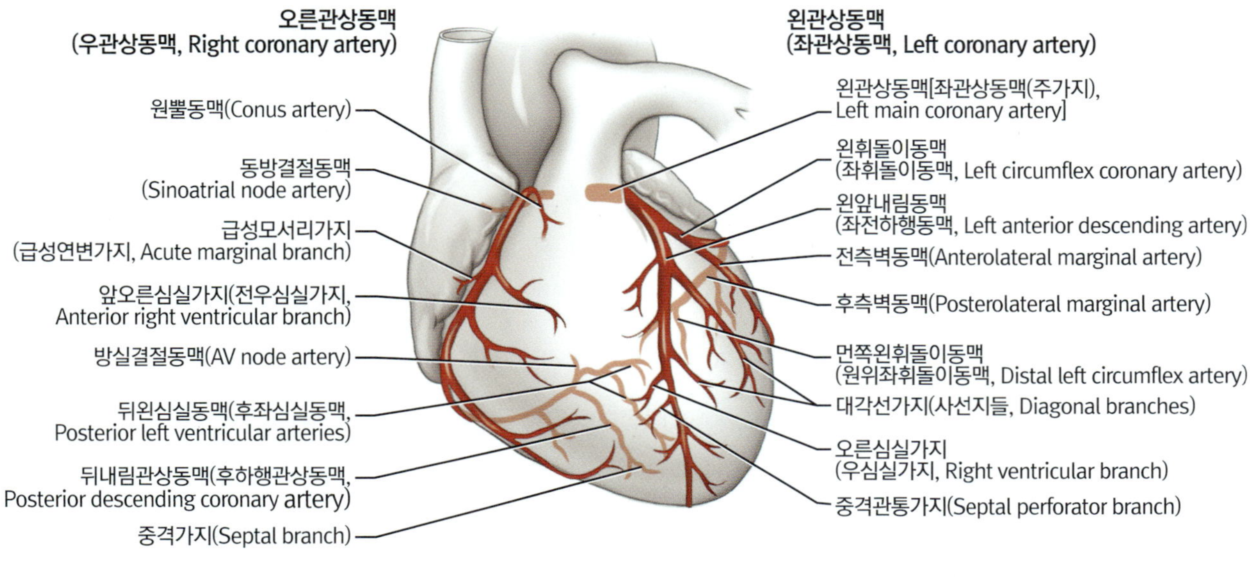

그림 15.1 관상동맥순환(The coronary circulation)

오른다발갈래(우각), 왼심실의 전벽과 측벽 부위에 혈액을 공급하며 가끔 오른심실의 일부에도 혈액을 공급한다.

휘돌이동맥은 왼관상동맥 주가지에서 급격하게 꺾이면서 (90°~180°) 왼쪽 방실사이고랑을 따라 주행하면서 왼심실의 후벽 대부분에 혈액을 공급한다.

휘돌이동맥은 방실사이고랑을 따라 계속 주행하면서 뒤왼심실동맥이 되어 왼심실의 하벽에 혈액을 공급한다.

휘돌이동맥은 동방결절과 왼심방, 왼심실의 측벽과 후벽에 혈액을 공급한다. 10~15%에서 뒤왼심실동맥과 뒤내림동맥(posterior descending artery, PDA)이 오른관상동맥이 아닌 휘돌이동맥에서 시작하는데 휘돌이동맥 자체도 왼심실의 하벽과 방실결절, 히스다발 및 심실중격의 뒤쪽 1/3에 혈액을 공급하고 있으므로 이런 사람에서는 심실중격의 모든 부분이 왼관상동맥에서 혈액을 공급받게 된다.

전측벽가지는 왼심실의 측벽을 따라 심장의 끝으로 주행하며, 후측벽가지는 왼심실의 후벽을 타고 내려간다.

오른관상동맥

오른관상동맥(right coronary artery, RCA)은 오른쪽 방실사이고랑을 따라 내려오면서 원뿔동맥, 동방결절동맥을 만들고 절반의 사람에서 앞오른심실가지와 오른심방가지 및 모서리가지(연변가지)로 연결된다. 대부분 오른관상동맥에서 뒤내림동맥과 방실결절동맥으로 연결된 후 뒤왼심실동맥에서 끝난다. 오른관상동맥은 오른심방과 오른심실 및 방실결절과 히스다발의 근위부, 심실중격의 뒤쪽 1/3에 혈액을 공급한다. 대부분의 심장에서는 뒤내림가지와 뒤왼심실동맥이 오른관상동맥에서 시작된다.

저자의 한마디

그림 15.1의 심장의 구조를 그린 그림을 따라 가면 관상동맥순환을 잘 이해할 수 있고 어떤 동맥이 심장의 어느 부분에 혈액을 공급하는지를 알 수 있다.

표 15.1에 관상동맥순환을 정리하였다.

표 15-1 관상동맥순환

관상동맥		관상동맥가지	혈액공급부위
왼관상동맥	앞내림동맥	대각선가지(사선지) 중격관통가지 오른심실가지	왼심실의 전측벽 심실중격의 앞쪽 2/3 오른심실의 앞쪽
	왼휘돌이동맥	동방결절동맥(40~60%의 심장) 심방 휘돌이동맥 전측벽동맥 후측벽동맥 말단 휘돌이동맥 뒤내림동맥(10~15%의 심장) 방실결절동맥(10~15%의 심장) 뒤왼심실동맥(10~15%의 심장)	동방결절 왼심방 왼심실의 전측벽 왼심실의 후측벽 왼심실의 후벽 심실중격의 뒤쪽 1/3 방실결절 히스다발의 위쪽 왼심실의 후벽
오른관상동맥		원뿔동맥 동방결절동맥(50~60%의 심장) 앞오른심실동맥 오른심방동맥 모서리가지(연변가지) 뒤내림동맥(85~90%의 심장) 방실결절동맥(85~90%의 심장) 뒤왼심실동맥(85~90%의 심장)	오른심실의 일부 동방결절 오른심실의 전측벽 오른심방 오른심실의 측벽 심실중격의 뒤쪽 1/3 방실결절 히스다발의 위쪽 왼심실의 하벽

관상동맥심질환

CORONARY HEART DISEASE

심혈관질환은 미국인 사망의 제일 많은 원인으로 관상동맥심질환, 뇌졸중, 심장기능상실, 고혈압과 죽경화증을 포함한다. 이중 관상동맥심질환으로 인한 사망은 미국인의 심혈관질환으로 인한 사망의 절반 이상을 차지한다. 과거에는 관상동맥질환이라고 불렀으나 질병의 경과가 처음에는 관상동맥에서 시작하지만 심혈관계 전체에 영향을 미치는 병태생리를 고려하여 최근에는 관상동맥심질환이라고 불린다.

2012년 20세 이상 미국인의 관상동맥심질환의 유병률은 약 2,660만 명으로 미국인구 11%에 해당한다. 남녀 성비는 비슷하며 전체 사망의 1/4에 달하는 연간 61만 명이 관상동맥심질환으로 사망한다. 2014년에는 735,000명의 미국인이 심정지를 경험하였고, 이중 525,000명이 처음으로 심정지를 경험한 사람이었고 최초의 심정지를 경험한 평균나이는 남성 64.5세 여성 70.4세였다. 2010년 100만 명 이상의 여성이 심장기능상실로 입원하였고, 전체 사망의 1/5을 차지하였다. 현재도 26초에 한 명이 심정지를 경험하고 1분에 한 명이 사망하고 있다.

관상동맥심질환으로 인한 사망률이 높음에도 불구하고 최근 20년 사이에 사망률은 꾸준히 감소하고 있다. 사망률 감소의 주된 원인은 관상동맥심질환의 증상과 징후에 대한 인지율을 높이는 교육과 관상동맥심질환의 위험인자를 교정하기 위한 적극적 치료이다. 관상동맥심질환의 교정가능한 위험인자는 다음과 같다:

- 흡연
- 비만
- 당뇨병
- 운동부족
- 고혈압
- 스트레스
- 고지혈증
- 마약류 투여

관상동맥 죽경화증은 관상동맥심질환의 주요 원인으로 관상동맥에 죽경화판을 형성하여 질병을 일으킨다. 관상동맥에 만들어진 죽경화판은 떨어져 나가서 색전을 형성하여 관상동맥을 막게 된다. 이런 일련의 관상동맥의 죽경화증은 급성관상동맥증후군(acute coronary syndrome, ACS)이라 불리는 일련의 임상증상을 보인다:

- 불안정협심증
- 비ST분절상승 심근경색(NSTEMI)
- ST분절상승 심근경색(STEMI)

급성관상동맥증후군

증후군이란 명칭에서 알 수 있듯이 몇 가지 관련된 증상과 징후를 보이는 불안정협심증, 비ST분절상승 심근경색과 ST분절상승 심근경색을 모두 포함하는 용어이다. 이 세 가지 중 하나에 의하여 가슴통증이 발생할 수 있으며 한 가지 질환에서 다른 질환으로 진행하기도 한다.

관상동맥 죽경화증과 전색증

관상동맥 죽경화증의 시작은 관상동맥 안에 죽경화판이 만들어지는 것이다(그림 15.2, 1단계). 이후 심장근육에 의한 염증반응(그림 15.2, 2단계)으로 혈액 속의 저밀도콜레스테롤(LDL)이 혈관의 내막에 축적되어 혈관 안쪽 표면에 노란 점이나 선 모양을 형성한다. 시간이 지나면서 이 병변이 점점 커져서 큰 경화판이 만들어지는데(그림 15.2, 3단계) 경화판은 안쪽은 부드럽고 끈끈한 액상의 지방질과 콜레스테롤이 풍부한 죽상 핵, 경화판의 외부를 덮는 민무늬근육과 아교질로 형성된 섬유질 뚜껑으로 이루어진다(그림 15.2, 4단계). 경화판의 크기와 섬유질의 두께는 다양하며 경화판은 수년 동안 증상 없이 유지될 수도 있다.

혈관내막

혈관계의 안쪽 표면을 덮는 세포들을 말하며 정맥과 동맥 등 모든 혈관의 안쪽 표면을 구성한다.

안정된, 파열되기 쉬운, 불안정한 경화판

모든 죽경화판은 파열되어 혈관을 완전히 막을 수 있는데 파열의 가능성이 적은 경우 안정된 경화판이라고 한다. 안정된 관상동맥의 죽경화판(그림 15.3)은 두꺼운 섬유질 뚜껑에 의해 혈관 내관과 분리된 지방질 핵을 가지고 있다. 시간이 지나면서 혈관의 내관이 좁아지면서 혈류량을 제한하여 협심증의 증상인 가슴통증이 생긴다.

파열되기 쉬운 경화판(그림 15.3)은 얇은 섬유질 뚜껑을 가지고 있어 리모델링이라 불리는 과정에 의해 염증이 잘 생긴다. 처음에는 경화판에 의해 좁아진 공간을 보상하기 위해 양성리모델링이라 불리는 과정에 의해 혈관이 늘어나며 아직 혈관 내경이 좁아지지 않았으므로 비협착 병변이라고 한다. 이후 음성리모델링에 의해 석회화와 지방침착이 지속되면 혈관내경이 좁아지고 50% 이상 좁아지면 임상증상을 유발할 정도로 혈류가 줄어든다. 이러한 병변에 의해 급성관상동맥증후군이 발생한다.

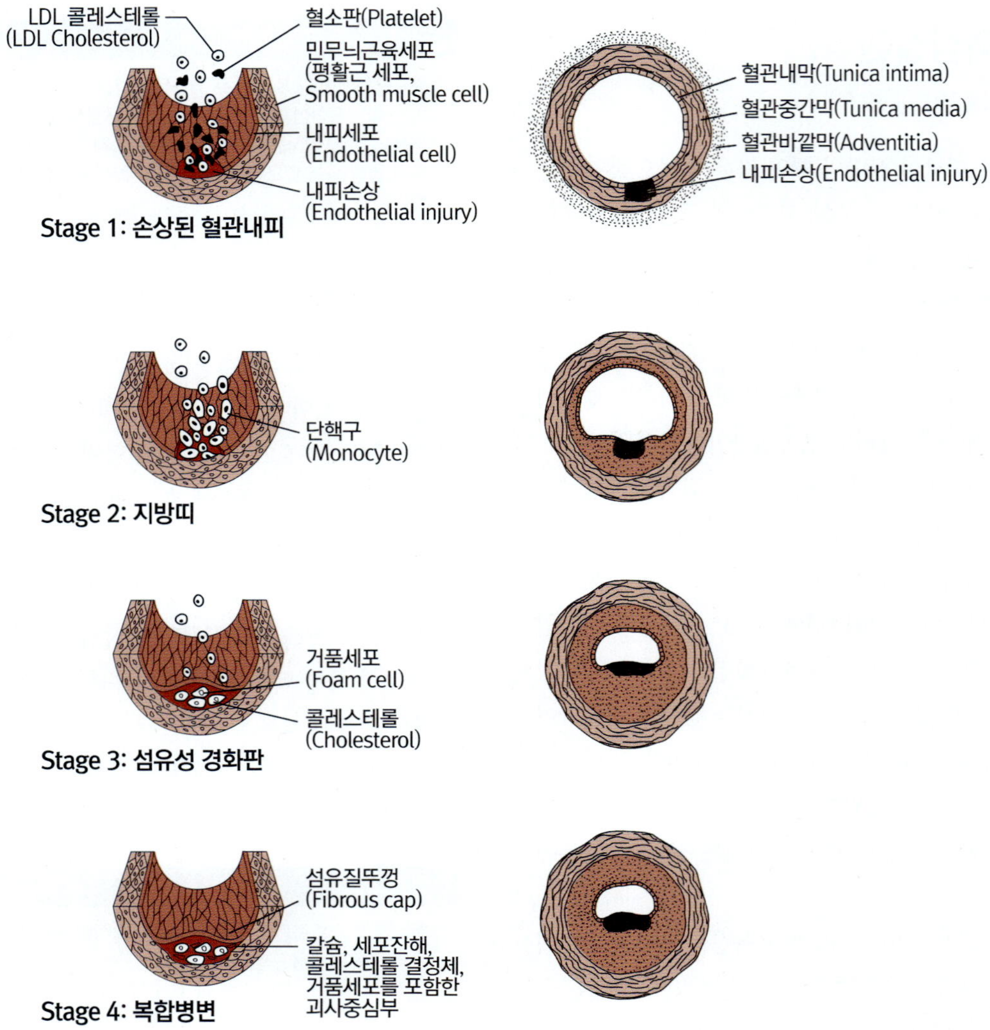

그림 15.2 경화판의 형성과정

(From Libby, P. (2015). The vascular biology of atherosclerosis. In Mann, D. L., et al. (Eds.). *Braunwald's heart disease: A textbook of cardiovascular medicine* (10th ed.). Philadelphia: Saunders.)

파열되기 쉬운 경화판은 관상동맥의 가지에서 잘 생기며 섬유질 뚜껑이 얇기 때문에 파열되어 혈전을 형성하기 쉽다. 경화판의 끝부분은 혈류에 지속적인 자극을 받아 염증이 잘 생기며 염증에 의해 약해진 부분은 미란이 생기거나 파열되기 쉽다. 파열이 된 경화판은 불안정한 경화판이라고 부른다.

경화판의 미란과 파열

경화판에 미란이 생기거나 파열되면 표면에 혈전이 생긴다. 일반적으로 경화판은 내부가 지방질로 충분히 성숙된 후에 파열된다. 미란보다는 파열이 3배 이상 흔하게 발생한다.

미란은 경화판 표면이 없어지면서 경화판 내부가 노출되는 것으로 혈소판이 풍부한 혈전이 즉시 생겨서 경화판의 크기가 커지게 된다.

파열은 경화판의 돌출부위에서 주로 생기며 원인은 다음과 같다:

- 지속적으로 섬유질 뚜껑이 얇아지는 것
- 혈압이나 맥박수 혹은 혈류량이 갑자기 증가하는 것 (심리적 흥분, 과도한 운동 등으로 인하여)
- 경화판 부위 관상동맥의 경련
- 혈류가 경화판 부위 혈관에 반복적으로 부딪히는 것

섬유질 뚜껑이 파열되면 혈액이 경화판 내부의 지방질과 섞여서 혈소판과 섬유소가 풍부한 혈전을 만든다. 초기에는 혈전이 혈관폐쇄를 일으키지 않지만 혈전이 점점 커지면서 혈관의 일부 혹은 전체를 막게 된다. 가끔 경화판의 바닥부위가 파열되면 혈류를 타고 흘러가서 더 작은 관상동맥의 폐쇄를 일으킨다.

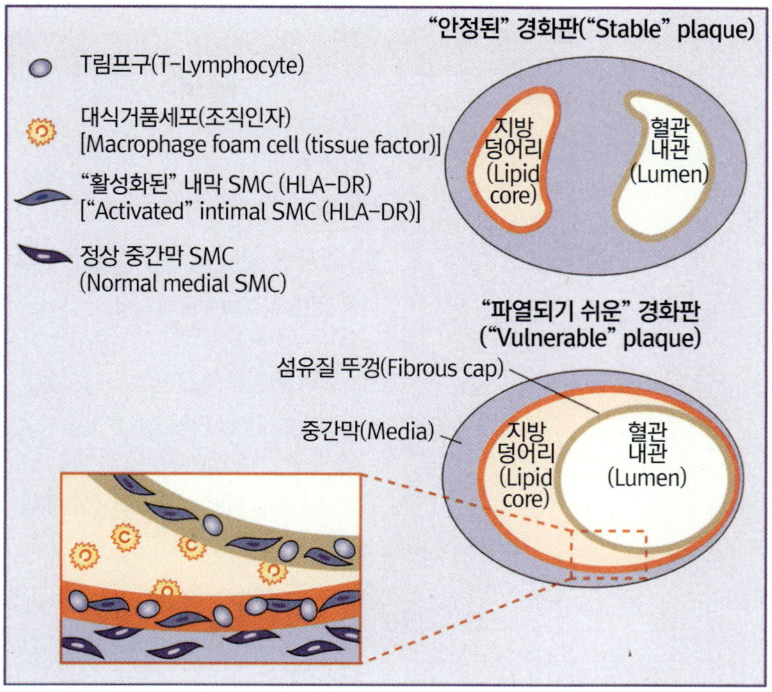

그림 15.3 안정된 그리고 파열되기 쉬운 경화판
(From Aehlert, B. (2017). *ACLS study guide* (5th ed.). St. Louis: Mosby.)

일단 혈전이 생기면 일부 혹은 전부가 자발적인 혈전용해 기전에 의해 없어지기도 하지만 점점 더 커지기도 하고 결합 조직과 합쳐져서 섬유조직(상처)을 만들기도 한다.

혈전의 형성과 용해

THROMBUS FORMATION AND LYSIS

급성관상동맥증후군의 치료를 이해하기 위해서는 죽경화판이 손상되었을 때 혈전이 어떻게 형성되고 어떤 경우 혈전이 저절로 용해되는지 알아야 한다. 다음은 혈전의 형성과 용해에 관련된 기본적인 요소들이다(표 15.2).

혈액성분

혈소판

혈소판에는 여러 가지 결합조직과 혈액에 부착하여 혈전 형성에 기여하는 당단백질수용체가 존재한다. 당단백질수용체의 종류와 기능은 다음과 같다:

- GPIa는 결합조직의 아교섬유에 직접 결합한다.
- GPIb는 혈소판과 폰 빌러브란트 인자를 결합한다.
- GPIIb/IIIa는 혈소판과 폰 빌러브란트 인자를 결합하며 혈소판이 활성화되고 나면 섬유소원과 결합한다.

혈소판은 활성화되고 나면 혈전형성을 촉진하는 다음 인자들을 분비한다:

- 아데노신 디포스페이트(ADP)
- 세로토닌
- 트롬복산 A_2 (TxA_2)

프로트롬빈

프로트롬빈은 손상된 혈관벽에서 분비되는 혈액응고인자에 의해 활성화되는 혈청단백질이다. 프로트롬빈은 트롬빈으로 바뀌어서 섬유소원을 섬유소로 만든다.

섬유소원

섬유소원은 트롬빈에 의해 섬유소로 변환되는 혈청 단백질이다.

플라스미노겐

플라스미노겐은 혈청 플라스미노겐 활성화인자에 의해 플라스민으로 변환되는 혈청 당단백질이다. 혈관벽의 내벽에 존재하는 플라스미노겐은 플라스민으로 변화되어 혈전 내의 섬유소를 녹이는 역할을 한다. 이 과정을 혈전용해라고 하는데 정상적으로 플라스미노겐은 혈전형성과정에서 스스로 섬

표 15-2 혈전 형성과 용해에 관련된 인자들

과정	성분	기능
혈전형성	혈액(혈소판)	
	GP Ia	혈소판과 아교섬유를 직접 결합한다.
	GP Ib	혈소판과 폰 빌러브란트인자를 직접 결합한다.
	GP IIb/IIIa	처음에 폰 빌러브란트인자와 결합하고 혈소판이 활성화된 후 섬유소원과 결합한다.
	아데노신(ADP), 세로토닌, 트롬복산 A_2 (TxA_2)	혈소판의 응집을 촉진한다.
	프로트롬빈	손상된 혈관벽에서 유리된 조직인자에 의해 트롬빈으로 전환된 후; 트롬빈은 섬유소원을 섬유소로 전환시킨다.
	섬유소원	트롬빈에 노출되면 섬유소로 전환된다.
	조직	
	폰 빌러브란트인자	혈소판의 GP Ib와 GP IIb/IIIa를 아교질과 결합시킨다.
	아교섬유	폰 빌러브란트 인자에 의해 혈소판의 GP Ib와 GP IIb/IIIa에 직접 결합한다.
	조직인자	프로트롬빈이 트롬빈으로 전환되는 과정을 시작한다.
혈전용해	혈액(혈소판)	
	플라스미노겐	조직플라스미노겐활성제에 의해 활성화되면 플라스민으로 전환되며; 플라스민은 섬유소를 녹이고(섬유소 용해), 혈전을 파괴한다(혈전용해).
	조직	
	조직플라스미노겐활성제(tPA)	플라스미노겐을 활성화하여 플라스민으로 전환시킨다.

유소에 부착하여 필요시 즉시 플라스민으로 변화한다.

조직성분

폰 빌러브란트 인자

폰 빌러브란트 인자는 동맥 혈관 안에 존재하는 단백질 성분으로 혈관벽이 손상받아 혈액에 노출되면 혈소판의 당단백질 Ib와 IIb/IIIa 수용체와 결합하고 혈관벽의 아교질 성분과 혈소판이 서로 결합하게 하는 역할을 한다.

아교섬유

아교섬유는 흰색의 섬유질로 구성되어 있으며 혈관내막에 존재한다. 손상 등으로 혈관내막이 혈액에 노출되면 혈소판의 당단백질 Ia 수용체와 결합하며 당단백질 IIb/IIIa 수용체를 통해 폰 빌러브란트 인자와도 간접적으로 결합한다.

조직인자

조직인자는 혈소판과 백혈구에 존재하며 손상에 의해 분비되면 프로트롬빈을 트롬빈으로 변환시킨다. 불행하게도 이 과정으로 인해 혈관을 폐쇄시킬 수 있는 혈전이 형성된다.

조직플라스미노겐활성제

조직플라스미노겐활성제(tissue plasminogen activator, tPA)는 혈관벽에 있는 당단백질로 혈액에 노출되면 플라스미노겐을 플라스민으로 변화시킨다. 변화된 플라스민은 섬유소원과 섬유소를 용해한다.

혈전형성과정

관상동맥에서 혈전의 형성은 4단계를 거친다(그림 15.4).

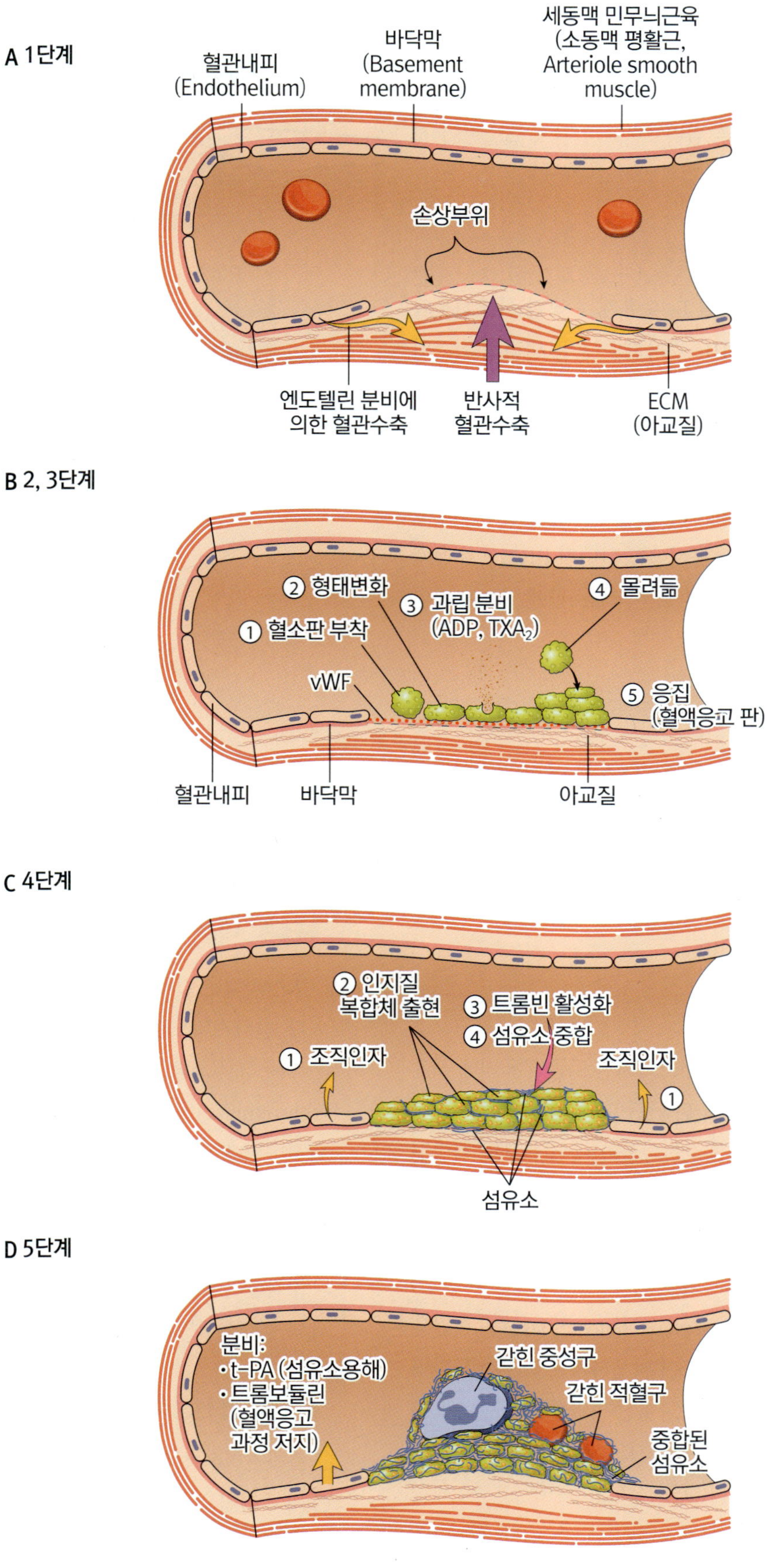

그림 15.4 혈전 형성과정

(From Kumar, V., et al. (2010). *Robbins and Cotran's pathologic basis for disease* (ed. 8). Philadelphia: Saunders.)

1단계: 혈관내벽 노출 및 혈관수축

죽경화판에 미란이 생기거나 파열되면 경화판 돌출부위에 존재하던 아교질과 폰 빌러브란트 인자에 혈소판이 접착한다. 또한 TxA_2에 의해 혈관벽이 수축한다.

2단계: 혈소판 접착과 활성화

혈소판에 있는 당단백질 Ia 수용체는 직접 아교섬유와 결합하고 당단백질 IIb/IIIa 수용체와는 폰 빌러브란트 인자를 통해 간접적으로 결합하여 혈소판이 경화판에 들러붙게 된다.

혈소판이 경화판에 붙으면 혈소판이 활성화되어 ADP, 세로토닌, TxA_2를 분비하고 혈소판의 모양이 변화되어 응집된 덩어리를 형성한다. 동시에 당단백질 IIb/IIIa 수용체는 플라스미노겐과 결합하여 조직과 혈소판에 있는 조직인자의 분비를 촉진한다.

3단계: 혈소판 응집

혈소판이 활성화되면 ADP와 TxA_2를 분비하고 이들은 섬유소원을 활성화시키고 활성화된 섬유소원이 혈소판의 당단백질 IIb/IIIa 수용체와 결합하여 혈소판들끼리 서로 들러붙게 만든다. 동시에 조직인자들이 경화판에 존재하는 프로트롬빈을 변화시킨다.

4단계: 혈전 형성

초기에 혈전은 불안정한 구조이지만 트롬빈에 의해 섬유소원이 섬유소로 변하면서 더 단단한 구조로 바뀐다. 혈전이 점점 커지면 혈소판-섬유소 그물 안에 적혈구와 백혈구가 쌓이게 된다.

혈전용해과정

혈전용해는 alteplase, reteplase, tenecteplase 등 혈전용해제가 TxA_2의 기능을 방해하여 발생하기도 하지만 혈관벽의 불연속성이 없어져서 더 이상 혈전이 만들어질 필요가 없을 때 혈관 내에서 저절로 발생하기도 한다. 자연적인 혈전용해는 3단계로 이루어진다(그림 15.5).

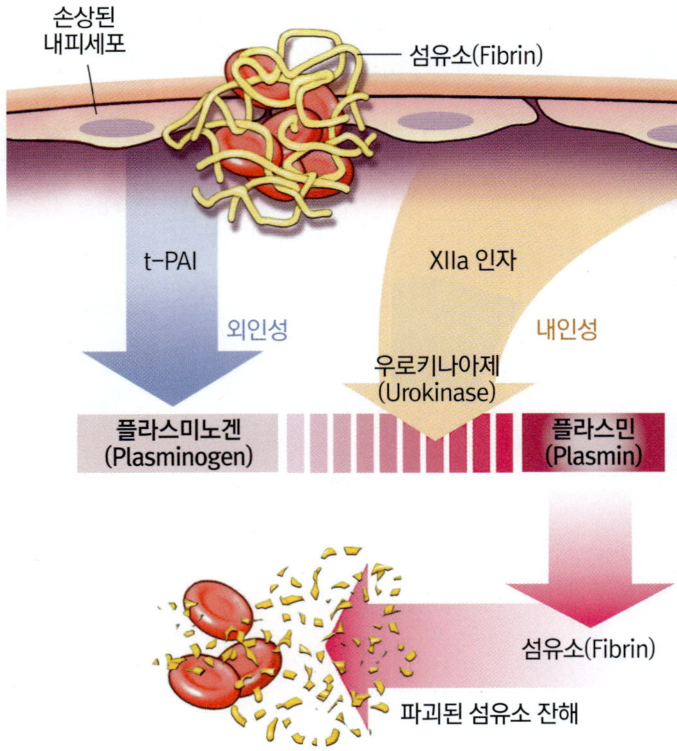

그림 15.5 혈전용해과정
(From Huether, S. (2012). *Understanding pathophysiology* (5th ed.). St. Louis: Mosby.)

1단계: 내부 및 외부 경로의 활성화

핵심과정은 플라스미노겐이 플라스민으로 변화되는 것이다. 플라스미노겐은 혈관벽에 있는 tPA의 분비로 시작되는 외부경로(그림 15.5, 푸른색)와 인자 XIIa와 우로키나아제(urokinase)에 의한 내부경로(그림 15.5, 황금색)에 의해 활성화된다.

2단계: 플라스민 형성

조직플라스미노겐활성제(tPA), 인자 XIIa와 우로키나아제는 플라스미노겐을 활성화하여 플라스민으로 만든다.

3단계: 혈전용해

플라스민은 섬유소를 물에 잘 녹는 작은 조각으로 잘게 쪼개어 혈전을 파괴한다.

저자의 한마디

혈전형성의 각 단계에 이를 저해하는 약물을 사용하여 혈전형성을 방해할 수 있다. 또한 혈전용해제를 투입하여 혈전의 파괴를 촉진할 수 있다. 이들 약물은 급성심근경색의 치료에 이용된다.

심장근육의 허혈, 손상, 경색

MYOCARDIAL ISCHEMIA, INJURY, AND INFARCTION

허혈

심장근육의 허혈은 심장근육의 산소요구도보다 혈액공급량이 부족하여 산소가 부족할 때(무산소증) 발생한다. 무산소증의 초기에는 몇 가지 가역적 허혈반응이 시작되는데 그 중에 세포의 탈분극과 재분극이 느려지는 것도 포함된다. 허혈이 시작된 수분 이내에는 경증 혹은 중등도의 허혈반응이 있으므로 세포의 기능에는 큰 영향이 없으나 심장근육의 수축력이 약간 감소하거나 전도계의 기능이 약간 저하될 수 있다. 적절한 혈류와 산소가 재공급되면 세포들은 거의 정상으로 돌아간다.

손상

허혈반응이 심하거나 오래 지속되면 무산소의 세포들은 손상을 받고 정상 기능을 못하게 된다. 완전한 심장근육의 수축이 저해되며 전기전달이 부적절하게 된다. 이 단계에서 손상은 가역적이며 적절한 혈류와 산소공급이 되면 정상으로 회복된다. 세포가 어느 정도 손상을 견디고 어느 정도로 정상 기능을 회복할 수 있는지는 허혈의 기간과 정도에 따라 달라진다.

경색

심장근육의 허혈이 지속되면 무산소의 세포들은 비가역적 손상을 입어 죽거나 전기를 띨 수 없게 된다. 이런 세포의 죽음(괴사)을 심근경색이라 하고 괴사된 세포는 혈류가 재개되어 산소가 다시 공급되어도 정상으로 돌아오지 못한다.

> **저자의 한마디**
>
> 심장근육의 허혈과 손상은 가역적인 변화이지만 경색은 비가역적이다. 치료의 목표는 허혈의 기간을 최소화하는 것이며, 차선책으로는 심장근육의 경색범위를 최소화하는 것이다.

원인의 분류

심장근육의 허혈, 손상과 경색은 관상동맥이 심장근육에 필요한 산소화된 피를 다음과 같은 원인들에 의해 공급하지 못해서 생긴다.

1형

죽경화증이 진행되어 심하게 좁아진 관상동맥이 파열된 경화판에 의해 갑자기 막혀서 발생한다. 죽경화판의 파열에 의한 관상동맥 혈전은 심근경색의 가장 흔한 원인으로 90%의 급성심근경색 환자에서 발생한다.

2형

심장근육의 산소요구량이 증가하거나 산소공급이 줄어들어 발생한다. 흔한 순서로 정리하면 다음과 같다:

- 호흡부전. 만성폐쇄폐질환(COPD), 공기증, 폐부종, 폐렴 등에 의해 혈액 속의 산소공급이 줄어들어 발생한다(30%).
- 상심실성빈맥 또는 심실빈맥에서 심장의 이완기가 줄어들고 심장의 산소요구량은 증가하여 발생한다(30%).
- 빈혈. 헤모글로빈 농도가 떨어져서 심장으로의 산소공급이 줄어든다(20%).
- 쇼크. 서맥, 폐색전증, 저혈압, 쇼크 등에서 관상동맥의 폐쇄나 경련이 아니라 관상동맥으로의 혈류량이 줄어들어 발생한다(10%).
- 위의 다양한 요인들이 복합적으로 작용하여 발생한다(10%).

> **저자의 한마디**
>
> 매우 드물지만 혈전 없이도 관상동맥의 민무늬근육이 수축하는 경련에 의해서 심근경색이 생길 수 있다고 문헌에 나와 있으며, 대부분 코카인 같은 약물과 연관이 있다고 한다.

3형

3형은 치명적인 부정맥으로 인한 급성심장사를 동반한 심근경색을 의미한다.

4, 5형

4, 5형은 시술, 수술 등에 의해서 생기는 심근경색을 의미한다.

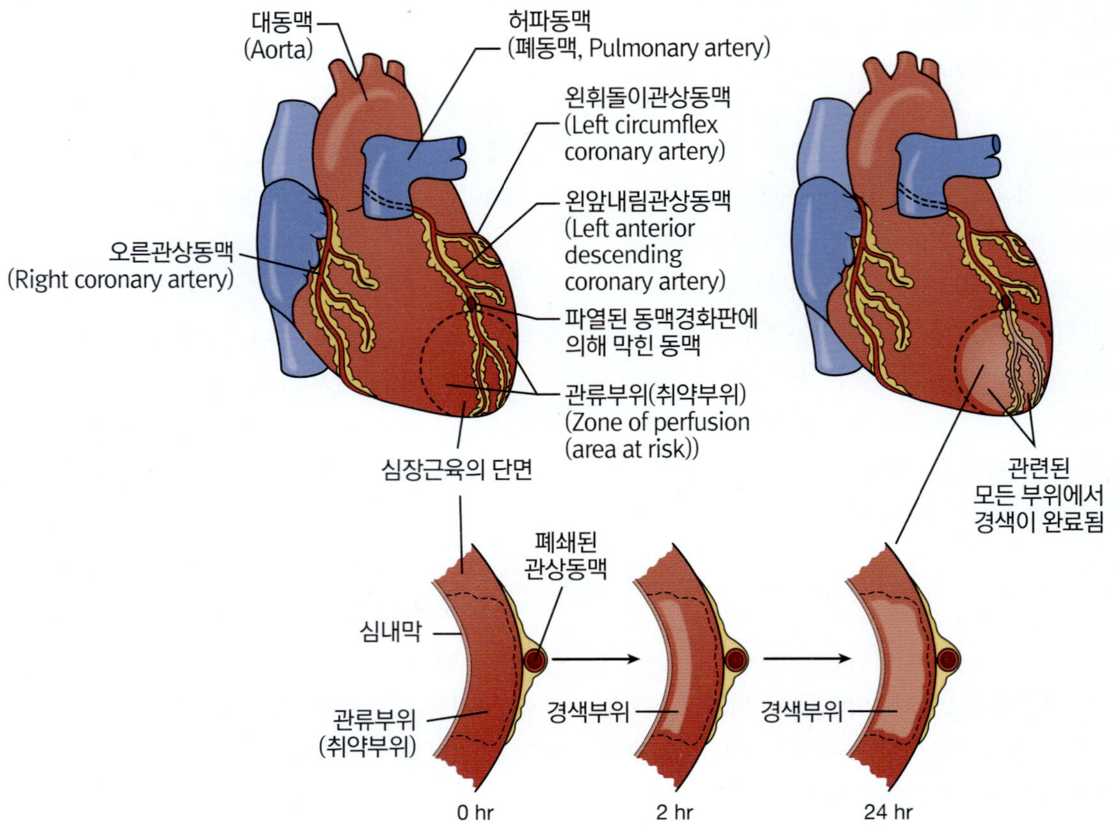

그림 15.6 경색의 범위
(Modified from Mann, D. L., et al. (Eds.). (2015). *Braunwald's heart disease* (10th ed.). Philadelphia: Saunders.)

심근경색의 병태생리

PATHOPHYSIOLOGY OF MYOCARDIAL INFARCTION

경색부위는 괴사된 조직으로 이루어진 경색부위와 그 주위를 둘러 있는 손상된 조직으로 된 손상부위 및 제일 바깥층의 허혈부위로 이루어져 있다(그림 15.6).

심근경색은 심장근육의 바깥막, 중간막, 속막 모두를 침범하여 전층을 거쳐 일어나기도 하고 일부 심장근육층, 즉 속막에서만(심내막하경색) 생기기도 한다. 심전도상으로 전층심근경색은 ST분절의 상승을 동반하며(STEMI) 심내막하경색은 ST분절의 상승이 동반되지 않는다(NSTEMI). STEMI를 1형 심근경색, NSTEMI를 2형 심근경색이라고도 한다.

저자의 한마디

STEMI는 Q파 심근경색, NSTEMI는 비Q파 심근경색이라고도 불린다(그림 15.7).

전형적인 1형 심근경색의 단계

1형 심근경색의 발생과 회복은 4단계를 거친다. 혈류가 가장 취약한 심내막에서 시작하여 경색은 심장근육 전층으로 퍼져 나간다.

1단계

관상동맥이 폐쇄된 2시간 이내에는 막힌 혈관이 혈류를 담당하는 심장 부위에서 다음과 같은 심장근육의 변화가 생긴다(그림 15.8,A).

1. 폐쇄 수초 이내에 허혈이 시작된다.
2. 초기 20~40분 사이에 심내막에 가역적 심장근육의 손상이 시작된다.
3. 혈류가 차단된 지 30분이 지나면 심내막의 심장근육에서 비가역적 괴사가 시작되고 심외막쪽으로 손상부위가 퍼져나간다.
4. 1시간이 지나면 심장근육 전층의 1/3에서 괴사가 생긴다.

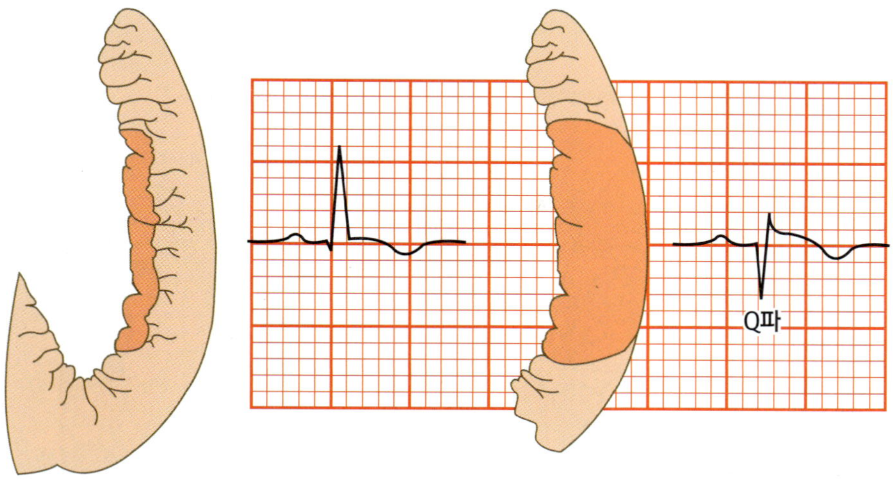

그림 15.7 비전층 vs 전층심근경색

5. 2시간이 지나면 심장근육 전층의 절반에서 괴사가 생긴다.

2단계

관상동맥 폐쇄 2~24시간 사이에는 다음 과정을 거쳐 심장근육의 경색이 진행된다(그림 15.8, B).

1. 3시간이 지나면 심장근육 전층 2/3에서 경색이 생긴다.
2. 6시간이 지나면 소수의 심장근육만이 살아 있으며 심장근육의 경색은 전층을 통해 진행된다.
3. 24시간이 지나면 심외막까지 경색이 완전히 일어난다.

3단계

24~72시간 사이에는 대부분의 심장근육이 괴사되거나 회복되므로 허혈 혹은 손상된 심장근육세포는 존재하지 않는다. 이 시기에 괴사된 조직에서 부종을 동반한 염증반응이 시작된다.

4단계

2주 동안 염증반응이 지속되며 3주째에는 결합조직으로 대체된다. 괴사된 조직이 섬유성 결합조직으로 대체되는 것은 7주에 완료된다.

표 15.3에 심근경색의 진행과정을 정리하였다.

심근경색의 해부학적 위치

심근경색의 부위는 막힌 혈관에 따라 달라진다(그림 15.9). 표 15.4에 관상동맥과 연관된 심장의 부위를 정리하였다.

심근경색의 심전도 변화

진행 중인 심근경색에서는 ST분절, T파, Q파에서 변화가 관찰된다. 표 15.5에 다음과 같은 심장근육의 변화를 정리하였다:

표 15-3 심근경색의 진행과정

단계	경색시작 후 시간경과	병태생리
1	0~2시간(처음 수시간)	심장근육의 50% 이상에서 허혈과 손상이 시작됨
2	2~24시간(첫 1일)	3시간이 지나면 심장근육 전층의 2/3에서 경색이 진행되며 6시간이 지나면 나머지 층에서도 경색이 진행됨
3	24~72시간(2~3일)	대부분의 세포가 괴사되거나 회복되므로 허혈 혹은 손상된 세포가 거의 없으며 경색된 조직에서 염증반응 시작됨
4	2~8주	괴사조직이 섬유조직으로 대체됨

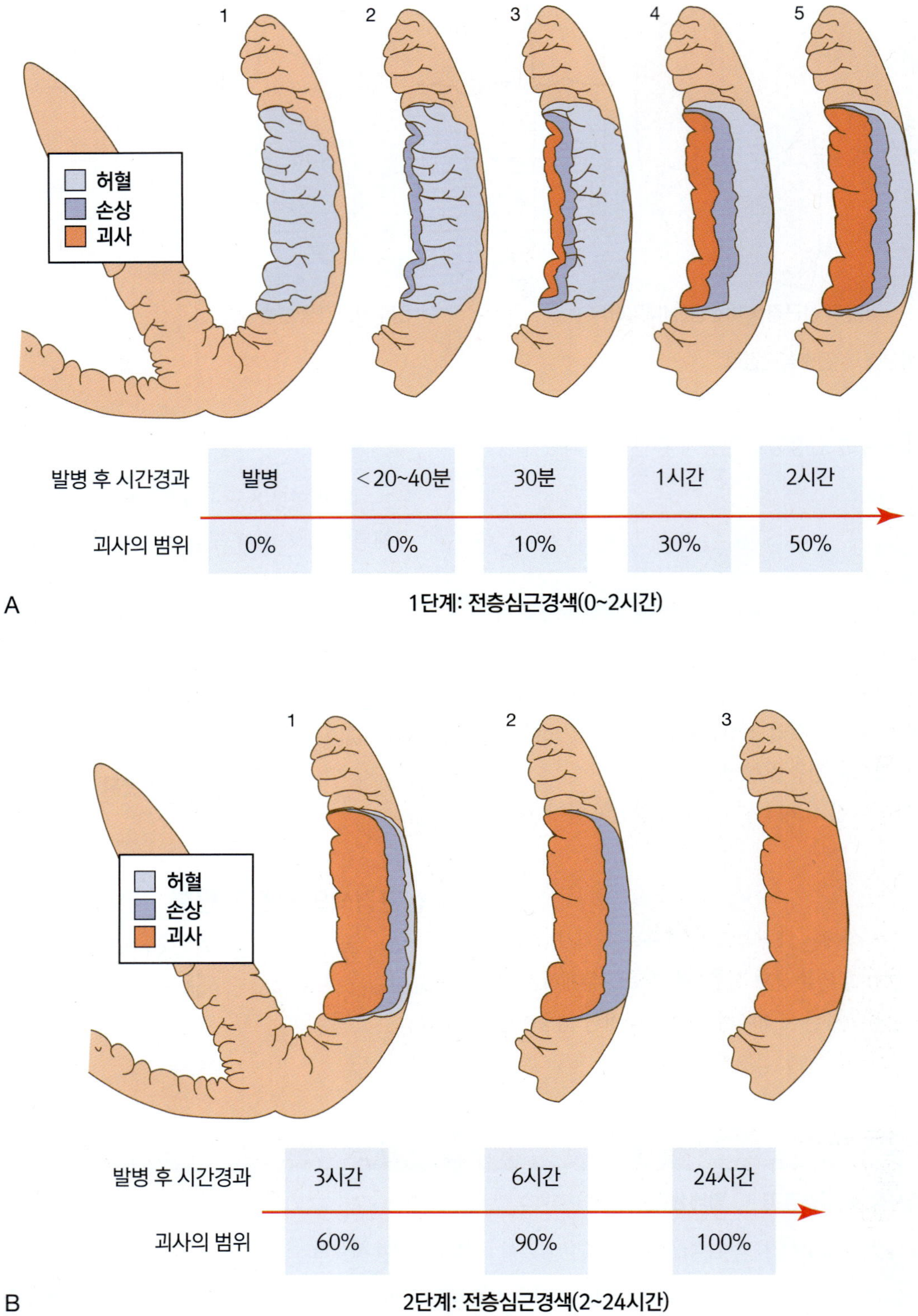

그림 15.8 급성심근경색의 초기 단계 A. 1단계 B. 2단계

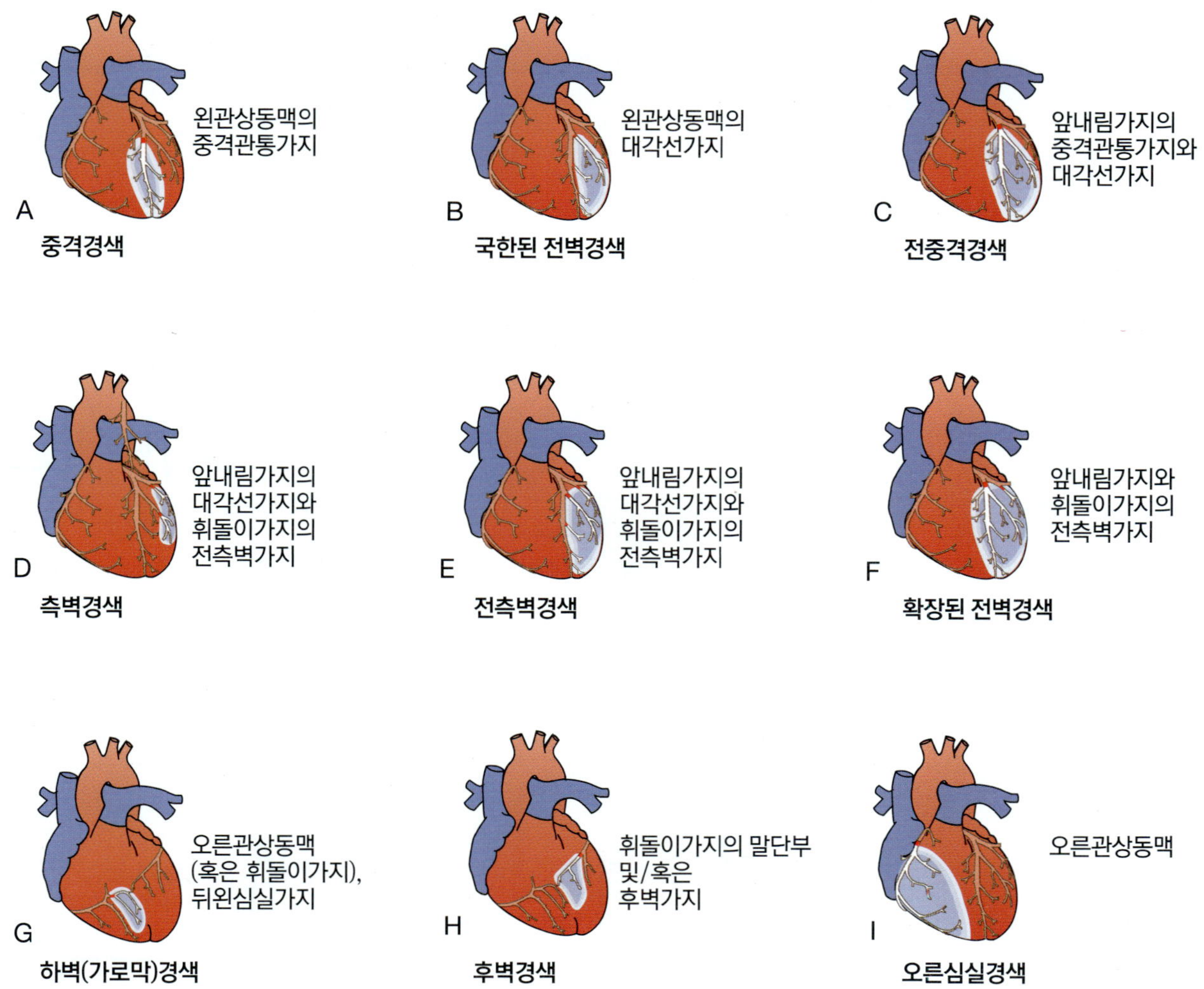

그림 15.9 막힌 관상동맥과 심근경색 부위

표 15-4 관상동맥과 심근경색의 해부학적 위치

경색부위	혈관폐쇄 부위
중격경색(그림 15.9,A)	LAD의 중격관통가지
전측벽경색(그림 15.9,B)	LAD의 대각선가지
전중격경색(그림 15.9,C)	LAD의 중격가지와 대각선가지
측벽경색(그림 15.9,D)	LAD의 가쪽면에 위치한 대각선가지와 LCx의 전측벽동맥
전측벽경색(그림 15.9,E)	LAD의 대각선가지 단독 혹은 LCx의 전측벽동맥이 함께 폐쇄
확장된 전벽경색(그림 15.9,F)	LAD 단독 혹은 LCx의 전측벽동맥 폐쇄
하벽경색(그림 15.9,G)	(1) RCA의 뒤왼심실동맥 혹은 드물게 왼관상동맥의 LCx (2) 뒤내림가지, 방실결절동맥, 뒤왼심실동맥이 나오기 직전의 RCA
후벽경색(그림 15.9,H)	LCx의 먼쪽 및/혹은 LCx의 후벽동맥
하벽경색을 동반한 오른심실경색(그림 15.9,I)	RCA

LAD, 앞내림가지; RCA, 오른관상동맥; LCx, 휘돌이가지

표 15-5 전층심근경색의 심전도 변화

단계	정도	정면유도의 변화	상대유도의 변화
허혈	가역적	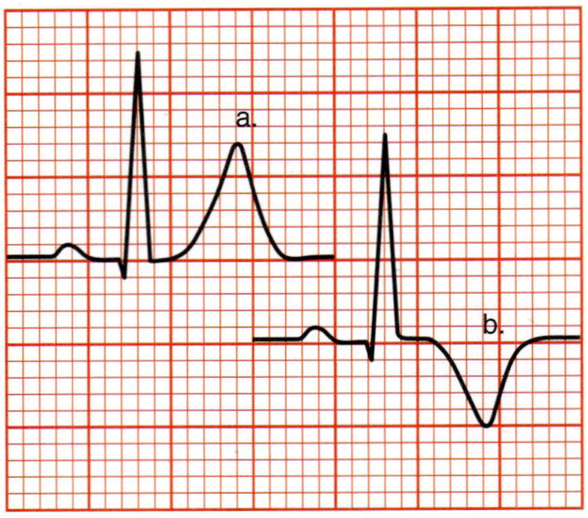 크고 뾰족한 (a) 혹은 역위된 (b) T 파	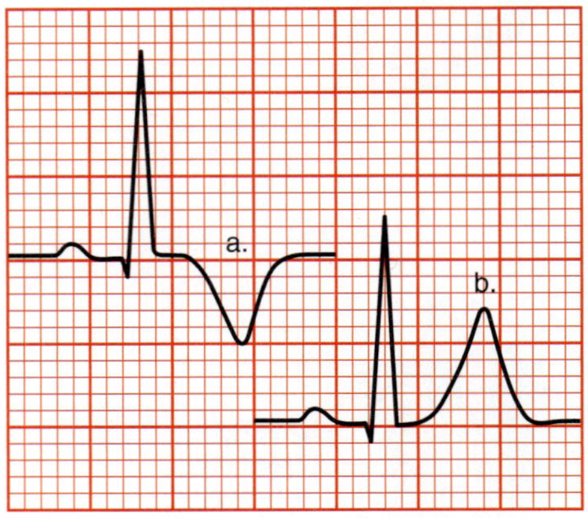 역위된 (a) 혹은 크고 뾰족한 (b) T 파
허혈, 손상	가역적	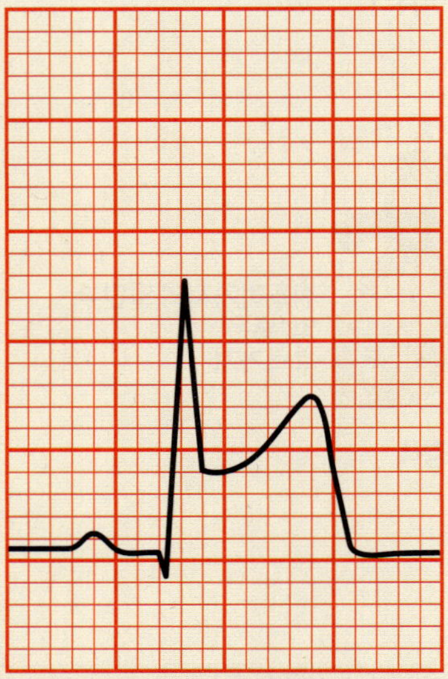 ST분절 상승	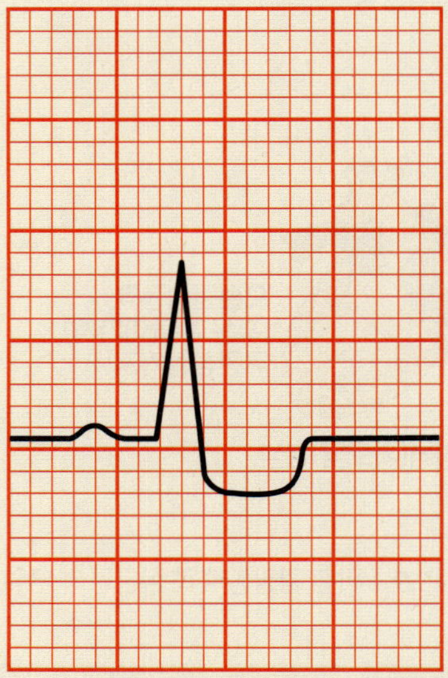 ST분절 하강
괴사	비가역적	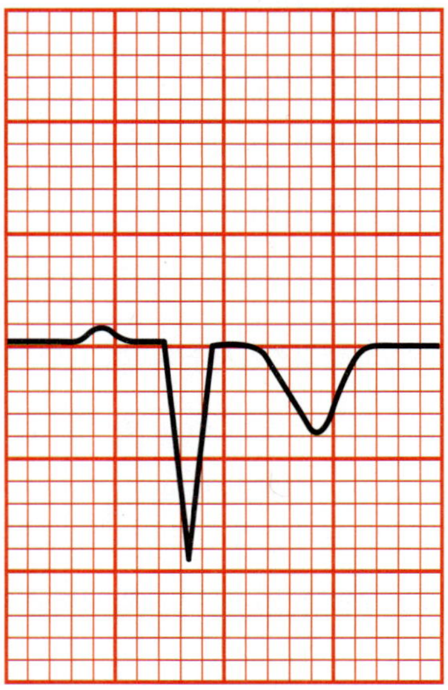 비정상 Q파와 QS군	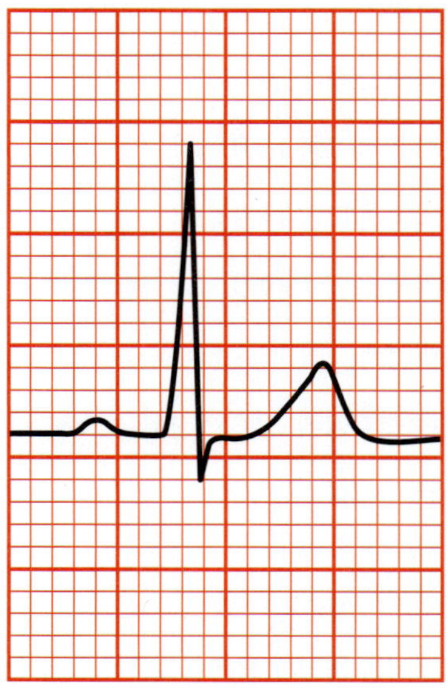 큰 R파

- *심근허혈*: T파 변화와 ST분절의 상승 혹은 하강
- *심근손상*: ST분절의 상승 혹은 하강
- *심근경색*: 병적 Q파

심근경색에서 심전도의 변화와 부위는 (1) 경색의 부위(전벽, 후벽, 하벽 혹은 오른심실), (2) 경색의 범위(전층 혹은 일부)에 따라 달라진다.

QRS군, ST분절, T파의 변화는 허혈과 경색된 부위를 지나는 전기의 경로를 반영한다. 심전도의 변화는 경색의 부위와 크기 및 폐쇄된 혈관부위에 따라 달라진다.

> **저자의 한마디**
> 심근경색 환자의 심전도에서 T파의 변화는 심근허혈, ST분절의 변화는 심장근육의 손상, Q파의 발생은 심근경색을 의미한다.

앞장에서 언급한 것처럼 일부 유도는 심장의 특정 부위를 의미한다. 그러므로 심장 특정부위의 심장근육의 허혈, 손상, 경색을 나타내는 유도를 정면 유도(facing lead)라고 지칭한다. 허혈, 손상 혹은 경색이 보이는 부위와 마주보는 부위를 나타내는 유도를 상대 유도(reciprocal lead)라 하고 이 부위에서 보이는 심전도변화를 상대변화(reciprocal change)라고 한다. 심장의 같은 부위를 나타내는 유도를 연관된 유도(contiguous lead)라 한다. 예를 들어, 왼심실의 전벽을 나타내는 V_1, V_2는 연관된 유도이다.

> **저자의 한마디**
> 상대유도는 허혈, 손상 또는 경색이 발생한 부위의 반대쪽을 가리킨다.

> **저자의 한마디**
> 연관된 유도란 심장의 같은 부위를 나타내는 유도로서 한 개 이상의 연관된 유도에서 허혈이나 손상, 경색이 관찰되면 더 확실한 증거이다.

T파

심근경색에서 T파의 변화는 경색 발생 수초 이내에 보이며 허혈성 T파라고 한다. T파의 변화는 경색이 발생한 부위의 유도에서 관찰되는데 심장근육의 재분극 방향이 바뀌

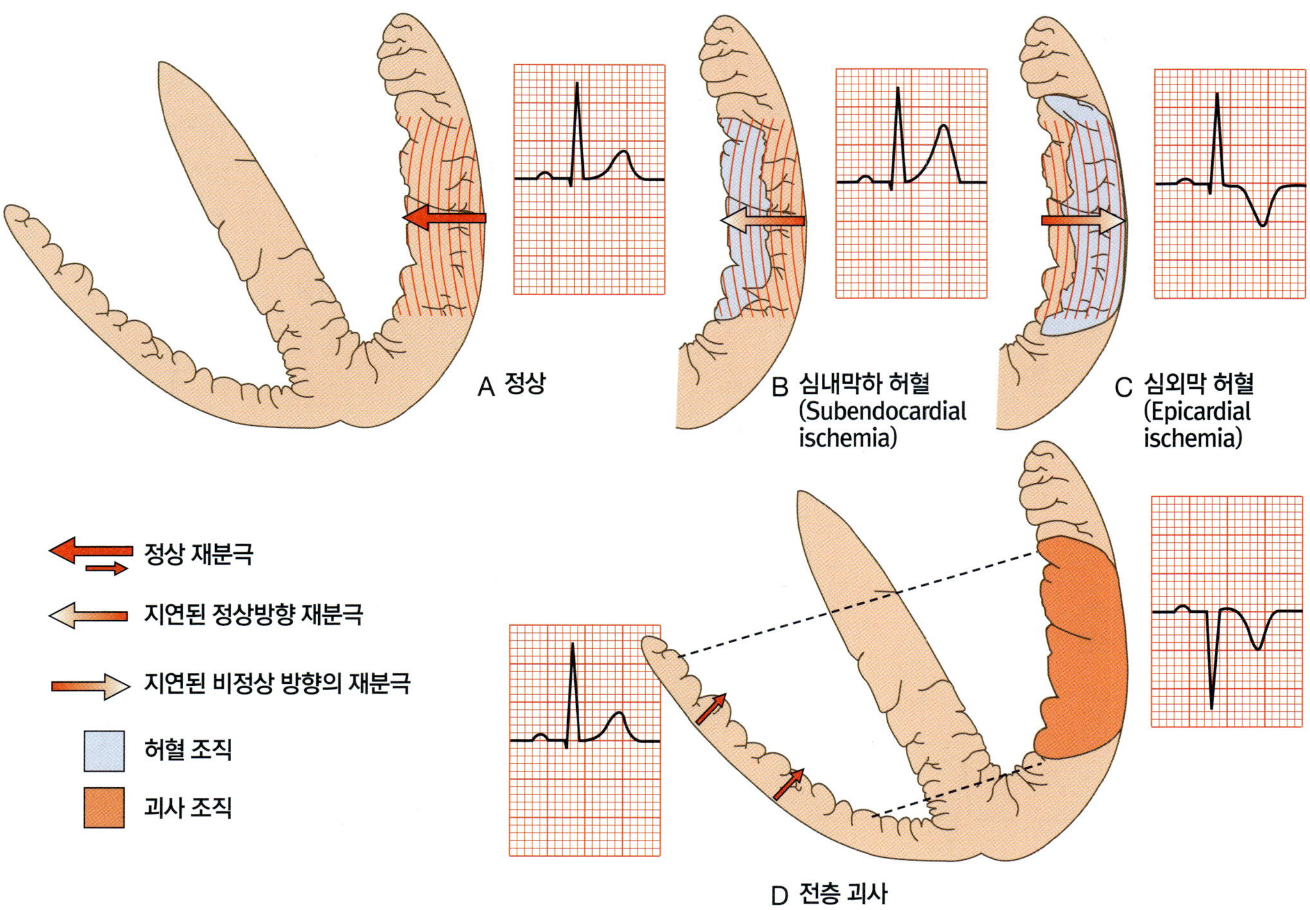

그림 15.10 허혈성 T파 발생의 원리

어서 생긴다(그림 15.10). T파는 비정상적으로 크고 뾰족하게 보이거나 역전되기도 한다. QT간격도 따라서 연장된다.

T파의 역위는 경색이 전층에 걸쳐 발생하였는지 속막에만 국한되었는지에 따라 달라진다. 정상 심장에서 재분극은 심외막에서 심내막으로 진행되고 이에 따라 상향 T파가 보인다.

심내막에 국한되어 허혈이 발생하면 심내막 세포의 재분극은 지연되지만 정상적으로 심외막에서 심내막으로 재분극파가 진행하면서 심내막에서의 재분극 시간만 길어지므로 연장된 QT간격과 크고 뾰족한 상향 T파가 생긴다. 전층에 걸쳐 허혈이 생기면 심외막 세포의 재분극이 연장되므로 재분극이 심내막에서 시작하여 심외막쪽으로 반대방향으로 진행한다. 따라서 연장된 QT간격과 역위된 T파가 나타난다.

허혈성 T파는 대개 ST분절의 상승이나 하강을 동반한다. 협심증에서도 ST분절 변화를 동반한 T파 변화가 나타나지만 금방 정상으로 돌아가나 심근경색 환자에서는 더 천천히 정상으로 돌아가거나 비정상 소견이 지속될 수도 있다.

급성심근경색의 후기에는 병적 Q파와 함께 깊고 역위된 T파가 관찰되기도 한다. 이 T파는 뒤에 설명할 Q파와 비슷한 기전으로 만들어지며 경색의 반대 부위에서 관찰되는 정상 T파와 거울이미지를 형성한다.

전형적인 전층경색에서 허혈성 T파는 처음에는 크고 대칭적이며 넓은 모양을 보이는데, 특히 허혈의 초기에는 진폭이 매우 높은 초급성 T파가 보이기도 한다. 허혈의 초기에는 ST분절이 상승하기 시작하여 QRS-T복합체를 만들며 이 변화는 손상시기를 거쳐 병적 Q파가 보이기 시작하는 괴사의 시기까지 지속된다.

전형적인 심내막하경색에서 T파는 경색 초기에는 등전위, 이상성파형으로 보이기도 하고 역전되어 보이기도 한다. 대부분 협심증에서와 유사한 모양의 ST분절의 하강을 동반하나 협심증과 달리 바로 정상으로 돌아가지 않고 천천히 정상으로 회복된다.

ST분절

심근경색에서 ST분절의 변화는 심장근육의 허혈과 손상을 의미한다. 그러나 4장에서 설명하였듯이 경색이 아닌 심장막염, 고칼륨혈증, 심실비대, 다발갈래차단(각차단), 약물중독 및 조기재분극에서도 ST분절의 변화가 보일 수 있다. ST분절의 변화는 상승이나 하강으로 특징지어진다.

ST분절 상승 ST분절의 상승은 Q파 심근경색의 진행과정 중에 심각한 허혈이나 손상이 있을 때 관찰되나 드물게 비Q파 심근경색의 진행과정 중에도 보일 수는 있다. ST분절이 QRS군의 J포인트보다 0.04초 지난 지점에서 기저선보다 1 mm (0.1 mV) 이상 올라가면 상승되었다고 한다(그림

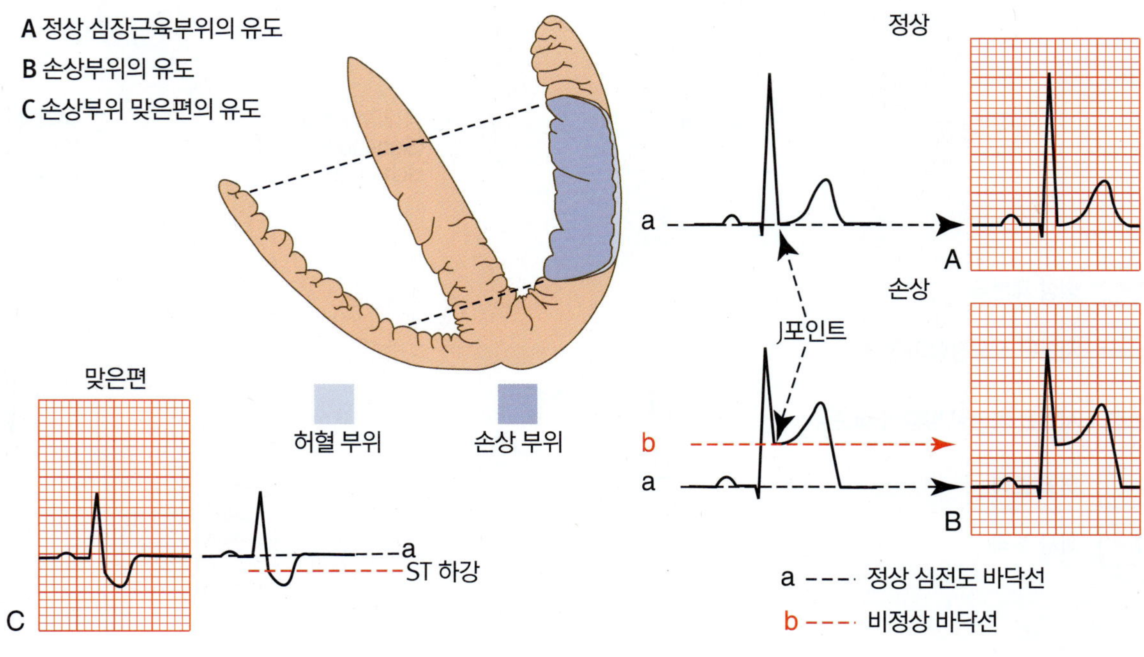

그림 15.11 ST분절 상승의 원리

15.11).

ST분절 상승은 경색 시작 수분 내에 나타나는데 초기에는 심각한 허혈을 의미하고 20~40분(평균 30분) 정도 후의 심장근육의 손상, 2시간 정도 후의 심각한 심장근육괴사 출현을 예고하는 전조증상이다. 경색이 발생한 심장 부위와 마주한 심전도 유도에서 ST분절 상승이 보이고 반대쪽 상대유도에서는 하강이 나타난다. ST분절 상승에 동반되어 큰 R파가 보일 수 있으나 허혈이 지속되면 작아진다.

급성심근경색에서 ST분절의 상승은 진행 중인 손상에 의해 발생하는데 심각한 허혈로 손상을 받은 심장근육세포가 활동전압의 4단계에서 정상 안정막전압을 유지하지 못하는 것이 원인이다(1장 참조).

허혈과 손상의 단계를 지나면 경색이 진행되어 심장근육이 괴사되고 현재 진행 중인 손상은 없어지고 심장조직은 전기를 띠지 못한다. 따라서 ST분절은 서서히 정상으로 돌아온다.

ST분절 하강 ST분절 하강은 심내막하의 허혈이나 손상을 의미한다. ST분절 상승과 마찬가지로 QRS군의 J포인트보다 0.04초 지난 지점에서 바닥선보다 1 mm (0.1 mV) 이상 내려가면 하강되었다고 한다.

대부분 비Q파 심근경색이나 협심증의 초기 수분 내에 관찰되며 드물기는 하나 Q파 심근경색에서도 보일 수 있다. ST분절 하강은 여러 유도에서 보일 수 있으므로 이것만으로 허혈의 부위를 국한할 수 없다.

ST분절 하강은 모양에 따라 그림 15.12와 같이 분류한다. 하강형 ST분절 하강이 심내막하경색의 가장 특징적 소견이며 수평형은 중간 정도 특이도를 보이고 상승형은 비특이적이다.

모양에 상관없이 허혈성 T파를 동반한 ST분절 하강은 신뢰 할만한 심근허혈의 심전도 소견이다.

ST분절 하강은 협심증 발생 직후 빠르게 정상화되며, 심근경색에서도 이후 대개 정상화된다.

> **저자의 한마디**
>
> 이 교재에서 설명한 ST분절의 상승과 하강 기준은 매우 단순한 것으로 다른 교재에서는 더 복잡한 기준으로 설명하고 있다. 독자들은 이러한 심전도 변화의 해석에 논란이 많다는 것을 이해할 필요가 있다.

Q파

Q파는 QRS군에서 가장 먼저 보이는 하향파로 정상적으로 보일 수 있으나 병적 상황에서 보이기도 한다(그림 15.13).

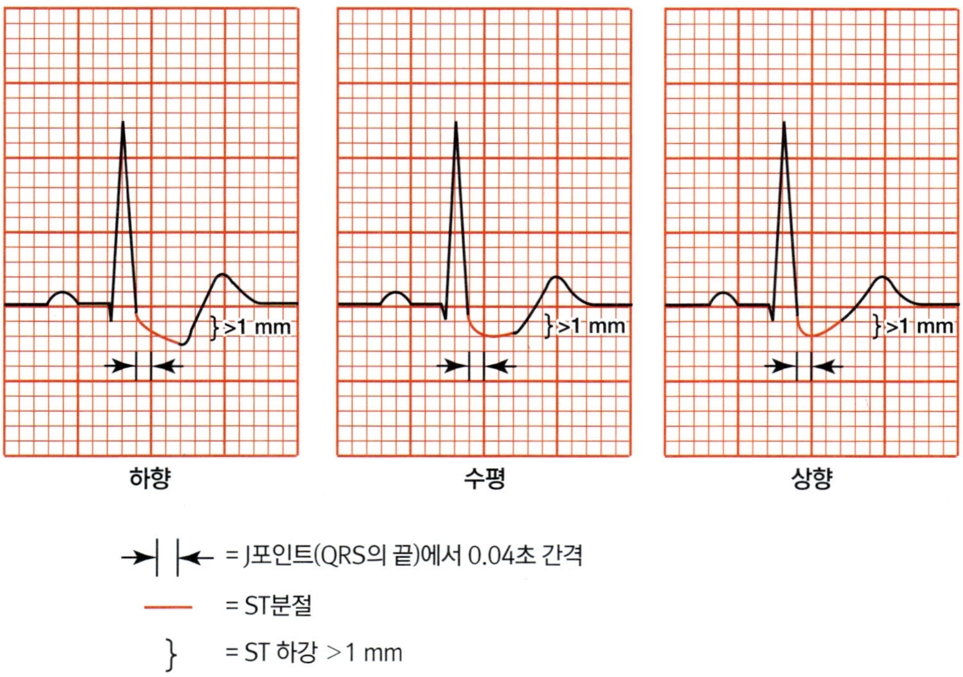

그림 15.12 ST분절 하강의 여러 형태

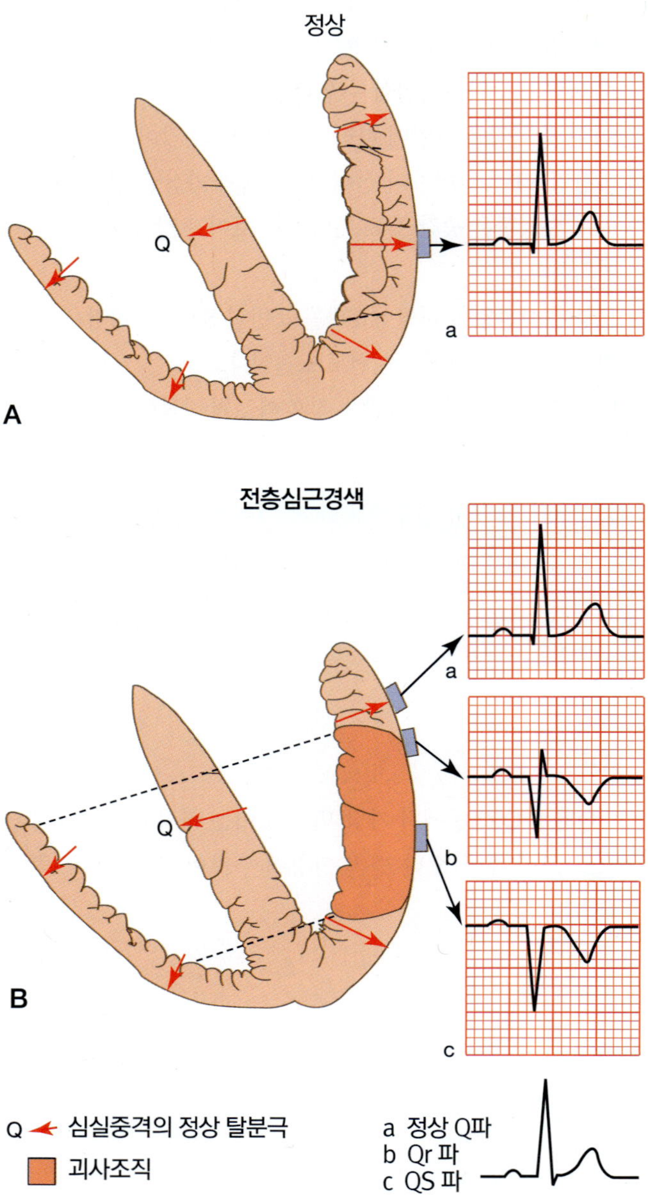

그림 15.13 정상적 Q파와 병적 Q파

정상 Q파 정상적인 Q파는 심실중격이 왼쪽에서 오른쪽 방향으로 탈분극하여 발생한다. 따라서 정상적으로 보이는 작은 q파를 중격 q파라고 한다. 정상 q파는 심실탈분극 초기에 심실중격의 탈분극에서 나오는 전류를 의미하며 심실중격은 매우 얇은 조직으로 나오는 전기량도 매우 소량이고 짧은 시간만 보인다. 따라서 정상 q파는 간격이 0.04초 미만이고 진폭도 뒤따르는 R파의 25% 미만이다. 또한 심실중격의 탈분극은 심전도 유도와 멀어지는 방향으로 진행되므로 하향파이다. 정상 q파는 I, II, III, aVRL, aVF, V_5, V_6 유도에서 관찰된다.

병적 Q파 병적 Q파는 비가역적 심근경색을 의미하며 0.04초 이상의 폭과 R파의 25% 이상의 높이를 가진 Q파로 정의된다. 전흉부유도에서 R파 없이 Q파와 S파만 보이는 경우가 있는데 이런 파를 QS파라고 한다. 정상에서는 R파가 보여야 하므로 R파가 없더라도 병적 Q파라고 진단할 수 있다. 예를 들어, V_1, V_2 유도에서 정상적으로 작은 R파가 V_6로 갈수록 R파는 점점 커진다. 이를 R파 진행(R-wave progression)이라 한다.

병적 Q파는 심근경색 환자의 50%에서 관찰되는데 경색 발생 8~12시간에 나타나고 24~48시간에 가장 커진다. 특징적으로 심장근육의 괴사가 발생한 경색부위와 접한 유도에서 보이며 경색 발생 수개월~수년 후에 없어지기도 하지만 계속 남아 있기도 한다. 병적 Q파를 동반한 심근경색을 Q파 심근경색이라 한다.

병적 Q파의 발생과정은 정상 Q파와 다르다. 가장 잘 알려진 이론은 창이론(window theory)으로 경색된 심장근육이 탈분극이나 재분극을 하지 못해 전기를 띠지 못하는 부위가 생기며, 이 구멍을 통해 반대쪽 심실 부위의 전기가 유도에 반영된다고 한다. 일반적으로 반대쪽 심실 부위의 탈분극은 심내막에서 바깥쪽으로 진행되므로 경색부위의 심전도 유도와 멀어지는 방향으로 전기가 전달되고 이것이 하향의 큰 Q파로 나타난다.

병적 Q파의 크기와 나타나는 유도의 수는 심근경색의 크기에 따라 달라진다. 경색범위가 넓을수록 창의 크기는 커지고 결과적으로 Q파도 커지며 Q파를 보이는 유도도 많아진다. 반대로 경색의 범위가 작으면 Q파의 크기와 깊이도 작아지며 Q파를 보이는 유도의 수도 줄어든다. 경색이 작거나 심내막만 침범하면 병적 Q파가 보이지 않을 수도 있다. 이것을 비Q파 경색이라고 한다. 일부 임상상황에서는 병이 아닌데도 큰 Q파가 보이는 경우가 있는데 대부분 이런 Q파는 무시한다(표 15.6).

저자의 한마디

심근경색에서 치료의 목표는 경색의 범위를 제한하고 괴사를 막는 것이므로 심근경색의 범위를 결정할 때는 심장근육이 이미 괴사된 이후에 보이는 Q파보다는 ST분절이 더 효과적이다.

표 15-6 임상적으로 의미 없는 Q파

유도	해석
aVR	QRS군이 큰 S파를 보이므로 Q파는 무시한다.
aVL	축이 60° 이상이면서 QS나 QR파가 보이면 무시한다.
aVF	다른 하벽의 유도(II, III)에서 ST분절이나T파의 변화가 보이지 않는 한 QS나 QR파는 무시한다.
III	다음과 같은 상황이 동반되지 않는 한 단독의 Q파는 무시한다: 1. 다른 하벽의 유도에서 ST분절과 T파 변화를 동반한 경우 2. 유도 II, aVF보다 Q파가 더 깊고 넓은 경우
V_1	다른 전흉부유도(V_2-V_6)에서 ST분절이나 T파 변화를 동반하지 않는 한 단독으로 보이는 Q파는 무시한다.

다른 고려사항

- 좌각차단 혹은 좌전속차단에 동반된 Q파는 의미없다.
- 우각차단의 경우 Q파는 임상적 의미가 있다.
- 왼심실비대는 Q파가 의미 있을 수도 있고 없을 수도 있다.

표 15.7과 표 15.8에 심근경색의 4단계 동안의 심전도 변화를 정리하였다.

심근경색의 경색부위 결정 Q파 심근경색의 부위는 ST분절과 병적 Q파가 관찰되는 유도가 마주한 심장부위이다(표 15.9)(그림 15.14). 경색의 부위를 정확히 알기 위해서는 연관된 2개 이상의 유도에서 심전도 변화가 보여야 한다. 예를 들어, ST분절 상승과 Q파가 V_1-V_6유도에서 관찰되면 전벽경색이라고 한다. II, III, aVF 유도에서 ST분절 상승과 Q파가 관찰되면 하벽경색이라 하고 V_{4R}유도에서 ST분절 상승과 Q파가 관찰되면 오른심실경색이 발생한 것이다. 왼심실의 후벽은 마주한 심전도 유도가 없으므로 ST분절 상승과 Q파로 진단하지 않고 후벽과 마주한 V_1-V_4유도의 상대변화, 즉 ST분절의 하강과 큰 R파로 진단한다.

반드시 기억할 사항

TAKE-HOME POINTS

- 심장근육은 심장의 각 부위에 가지를 뻗어 산소를 공급하는 왼관상동맥과 오른관상동맥에 의해 혈류를 공급받는다. 특정 부위의 혈관이 막히면 해당 부위 심장근육의 허혈과 경색이 발생한다.
- 관상동맥질환에 의해 만들어진 죽경화판이 혈관을 막게 된다.
- 어떤 이유에서든 관상동맥의 혈류량이 줄어들면 급성관상동맥증후군이 발생한다. 급성관상동맥증후군에는 불안정협심증, 비ST분절상승 심근경색, ST분절상승 심근경색이 포함된다.
- 죽경화판이 파열되면 혈전의 형성이 시작된다. 혈전의 형성에는 다양한 혈액 및 조직성분이 관여한다. 이러한 성분들은 약제들에 의해 작용이 저해되기도 하고 촉진되기도 한다.
- 마찬가지로 혈전용해에도 다양한 요인들이 관여하고 약물에 의해 영향을 받는다.
- 급성관상동맥증후군의 특징적 심전도 변화는 T파 변화, ST분절의 상승이나 하강, 병적 Q파의 출현이다.
- 특정 연관된 유도들에서 특징적 심전도 변화가 보이면 해당 부위에 심장근육의 허혈, 손상, 경색이 발생한 것이다.
- 경색부위의 정면유도란 허혈이나 손상이 직접 발생한 부위에 부착된 유도이고 상대유도란 허혈이나 손상이 발생한 부위와 마주보는 방향에 부착된 유도이다.
- 같은 심장부위와 접촉하는 2~3개의 심전도 유도를 연관된 유도라고 한다.
- T파의 변화는 심장근육의 허혈, ST분절의 변화는 심장근육의 손상, Q파의 출현은 심장근육의 경색을 의미한다.
- ST분절의 상승은 전층의 경색을 의미하고 ST분절의 하강은 심내막하경색을 의미한다.
- 전층 경색에서 많은 양의 심장근육이 괴사되면 Q파가 보이지만 심내막하경색에서는 Q파가 나타나지 않는다.
- 표 15.10에 심근경색의 부위와 연관된 유도들을 정리하였다.

표 15-7 심근경색과 관련된 정면유도의 심전도변화

경색의 단계	Q 파	R 파	ST 분절	T 파	심전도
1단계(0~2 hr) 즉시 심한 허혈이 시작되며 20~40분 이내에 심내막의 손상이 시작된다. 약 30분 후부터 심내막의 괴사가 시작되며 괴사는 약 2시간에 걸쳐 심장근육 전층의 1/2로 진행된다.	변화없음	변화없음 혹은 비정상적으로 큰 R파	상승 시작	진폭이 커지고 뾰족한 모양이 생김	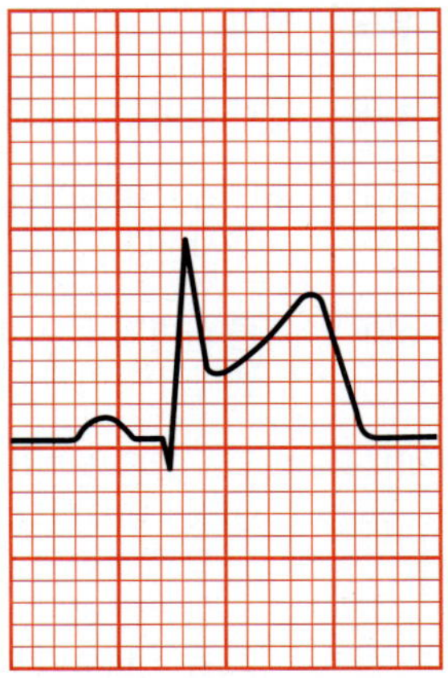
2단계(2~24 hr) 전층의 괴사는 6시간에 걸쳐 진행되며 심장근육의 90%를 침범한다; 나머지 부분의 괴사는 2단계의 마지막까지 일어난다.	넓이와 진폭이 커짐	진폭이 작아짐	최대 상승	진폭이 작아지나; 여전히 상향파를 보임	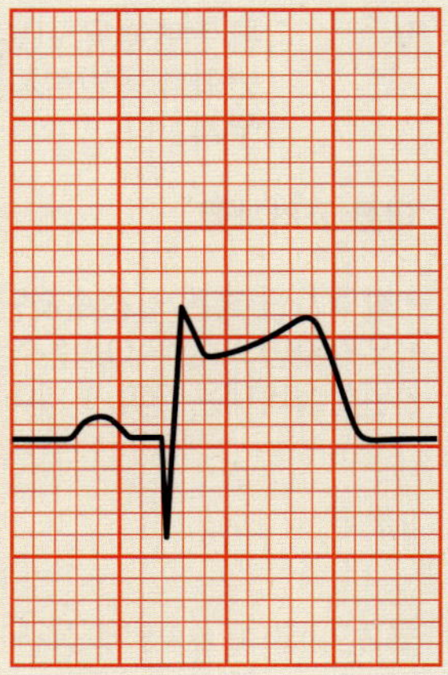
3단계(24~72 hr) 허혈이나 손상반응은 없어지고 치유반응이 시작됨	최대 크기에 이름	보이지 않음	바닥선으로 되돌아감	최대치로 역위됨	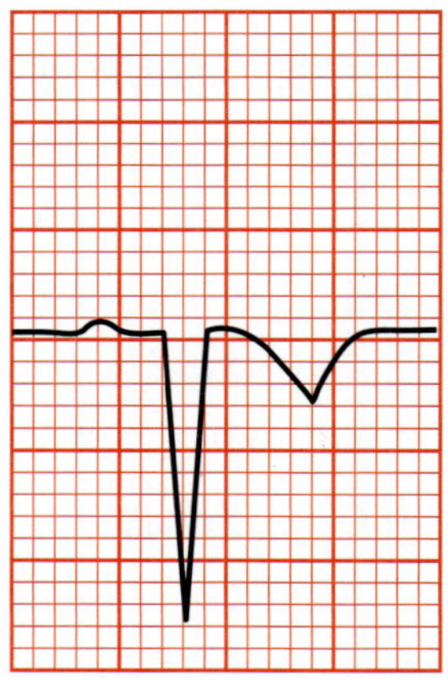
4단계(2~8 wk) 괴사된 조직이 섬유성 조직으로 대체됨	Q파 존속	일부 회복됨	대부분 정상	약간의 역위가 관찰됨	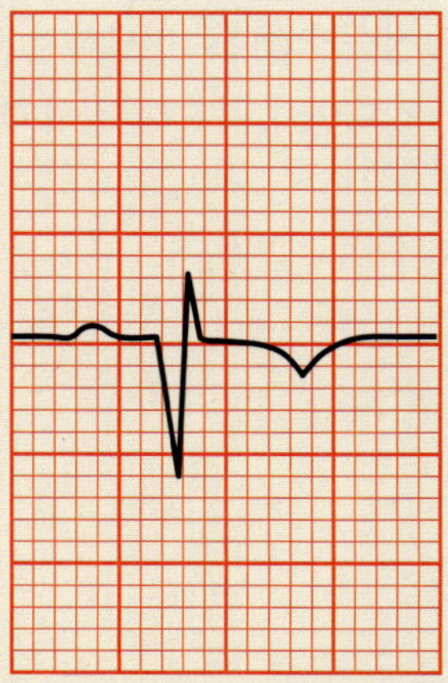

표 15-8 심근경색과 관련된 상대유도의 심전도변화

경색의 단계	Q 파	R 파	ST 분절	T 파	심전도
1단계(0~2 hr) 즉시 심한 허혈이 시작되며 20~40분 이내에 심내막의 손상이 시작된다. 약 30분 후부터 심내막의 괴사가 시작된다.	변화없음	변화없음	하강 시작	진폭은 약간 커질 수 있음	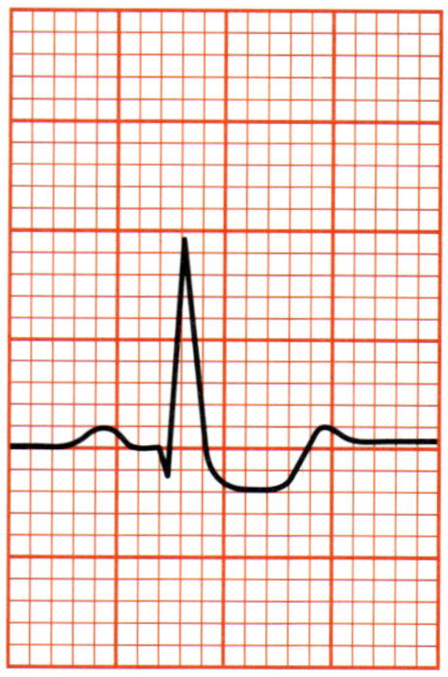
2단계(2~24 hr) 심내막의 경색은 6시간 이내에 완료되며 괴사는 심장근육의 제일 안쪽(심내막)에서만 진행된다.	변화없음	진폭이 약간 작아지기 시작함	최대 하강	역위가 있을 수 있음	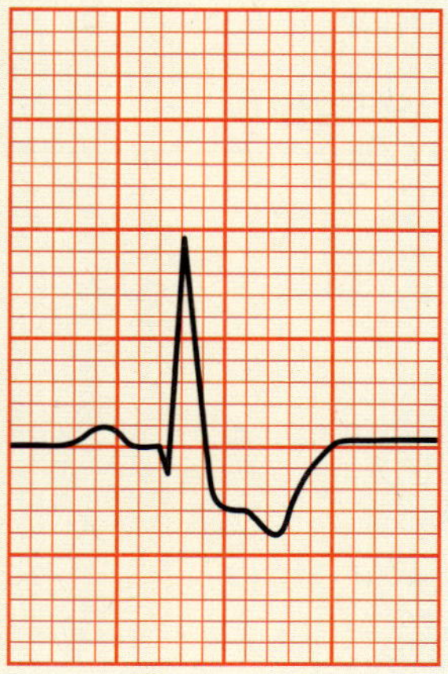
3단계(24~72 hr) 허혈과 손상은 없고 치유과정이 시작됨	변화없음	변화없음	대개 정상으로 돌아옴	역위가 있을 수 있음	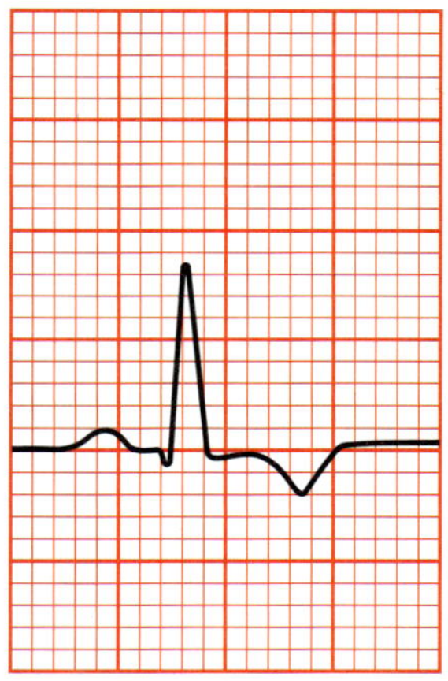
4단계(2~8 wk) 괴사된 조직이 섬유성 조직으로 대체됨	변화없음	변화없음	대개 정상으로 돌아옴	대개 정상으로 돌아옴	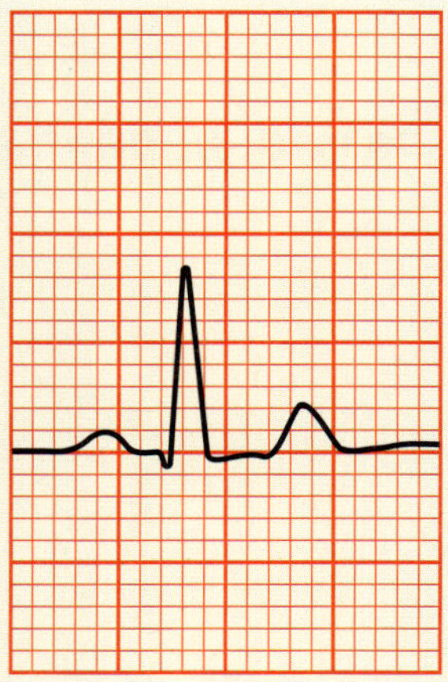

표 15-9 심근경색의 부위와 심전도 유도

경색의 부위	정면유도	상대유도
심실중격	V_1-V_2	없음
전벽	V_3-V_4	없음
전중격(전벽과 심실중격)	V_1-V_4	없음
측벽	I, aVL, V_5 또는 V_6	II, III, aVF
전측벽	I, aVL, V_3-V_6	II, III, aVF
확장된 전벽	I, aVL, V_1-V_6	II, III, aVF
하벽	II, III, aVF	I, aVL
후벽	없음	V_1-V_4
오른심실	II, III, aVF, V_{4R}	I, aVL

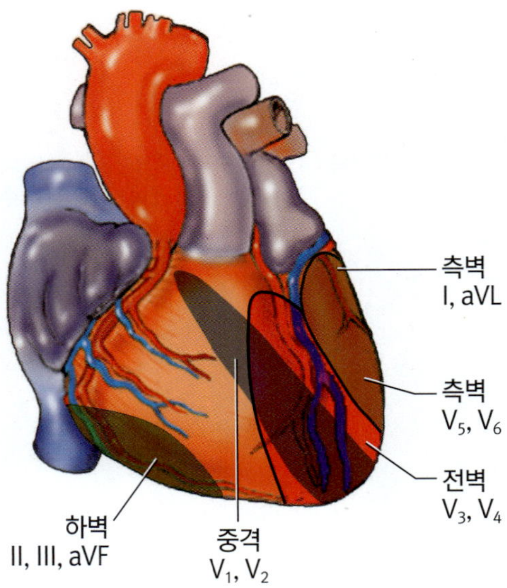

그림 15.14 심근경색의 부위와 심전도 유도

표 15-10 심근경색의 부위와 관련된 관상동맥 분포 및 연관된 심전도 유도와 합병증

유형	관련된 관상동맥	연관된 유도	합병증
중격경색	LAD의 중격가지	V_1-V_4 (ST)	방실차단 2도 II형 방실차단* 2:1 2도 차단 및 고도 방실차단* 3도 방실차단* 다발갈래차단(각차단): 우각차단 좌각차단 왼다발갈래 앞다발차단 왼다발갈래 위다발차단†
전벽경색	LAD의 대각선가지	V_3-V_4 (ST)	왼심실 기능부전: 울혈심장기능상실 심장성 쇼크
측벽경색	LAD의 대각선가지/ LCx의 전측벽동맥	I, aVL, V_5-V_6 (ST)	왼심실 기능부전: 울혈심장기능상실(중등도)
하벽경색	RCA의 뒤왼심실동맥, 드물게 LCx의 뒤내림가지나 방실결절동맥	II, III, aVF	왼심실 기능부전: 울혈심장기능상실(경증) 방실차단: 1도 방실차단† 2도 I형 방실차단† 2:1 2도 차단 및 고도 방실차단† 3도 방실차단† 다발갈래차단(각차단): 왼다발갈래 위다발차단‡
후벽경색	LCx의 원위부/후측벽동맥	없음 상대유도 변화: V_1-V_4 (ST↓)	왼심실 기능부전: 울혈심장기능상실(경증)
오른심실경색	RCA, 동방결절동맥, 방실결절동맥, 뒤내림가지, 뒤왼심실동맥 포함	II, III, aVF, V_{4R} (ST)	오른심실 기능부전: 오른심실부전 부정맥: 동정지 동서맥 심방조기박동 심방조동 심방세동 방실차단: 1도 방실차단† 2도 I형 방실차단† 2:1 2도 차단 및 고도 방실차단† 3도 방실차단† 다발갈래차단(각차단): 왼다발갈래 위다발차단‡

* 넓은 QRS군 동반
† 정상 QRS군 동반
‡ 오른심실 경색 혹은 하벽경색과 동반됨
§ 중격경색과 동반됨
↓ ST분절 하강

복습문제

1. 왼관상동맥에서 시작하여 급격한 각도로 꺾여서 왼심실의 뒤쪽에 혈액을 공급하는 혈관은?
   A. 앞내림가지
   B. 휘돌이가지
   C. 오른심실동맥
   D. 중격관통가지

2. 동방결절에 혈액을 공급하는 혈관은?
   A. 원뿔가지
   B. 앞내림가지
   C. 휘돌이가지
   D. 오른관상동맥

3. 심근경색의 가장 흔한 원인은?
   A. 코카인 중독
   B. 관상동맥 경련
   C. 심장근육의 과부하
   D. 관상동맥의 폐쇄

4. 급성 심근경색의 가장 흔한 원인은?
   A. 공기색전증
   B. 관상동맥 경련
   C. 관상동맥 전색
   D. 고혈압

5. 괴사된 심장근육세포에 혈류와 산소가 재개되면 어떤 일이 일어나는가?
   A. 정상으로 돌아가지 못함
   B. 정상이나 거의 정상 기능회복
   C. 손상 이전 상태로 돌아감
   D. 24시간 이내에 정상으로 회복

6. 심외막부터 심내막까지 심장근육 전체에 경색이 발생한 것을 지칭하는 용어는?
   A. 괴사성 경색
   B. 비전층 경색
   C. 심내막하경색
   D. 전층 경색

7. 창이론은 무엇의 발생을 설명하는 이론인가?
   A. T파 역위
   B. 병적 Q파 발생
   C. ST분절 상승
   D. ST분절 하강

8. 심근경색의 초기에 크고 뾰족한 T파가 보이면 무엇을 의미하는가?
   A. 경색
   B. 손상
   C. 허혈
   D. 괴사

9. 하벽경색은 주로 어느 혈관의 폐쇄에 의해 발생하는가?
   A. 전측벽동맥
   B. 왼관상동맥의 앞내림가지
   C. 오른관상동맥의 뒤내림가지
   D. 오른관상동맥

10. 전층심근경색의 주요한 심전도 변화는?
   A. ST분절 하강
   B. Q파 출현
   C. T파 역위
   D. 초급성 R파 출현

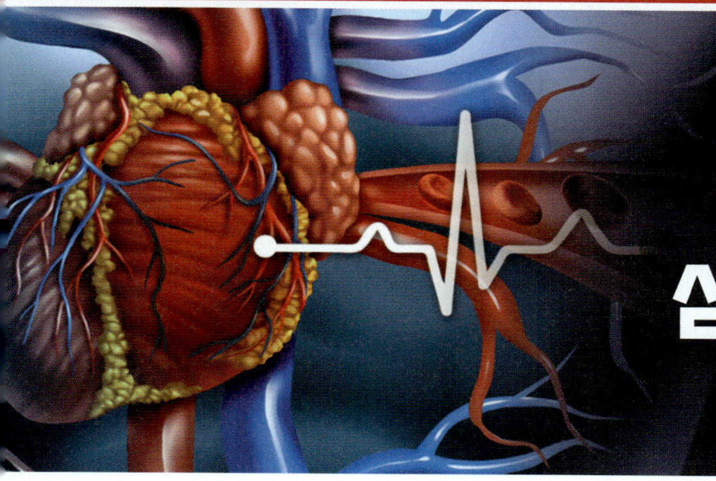

16 심근경색의 심전도 판독

ECG Diagnosis of Myocardial Infarction

심근경색은 몇 가지 단계로 나뉘는데 허혈과 손상을 동반하여 ST분절 상승과 T파 변화를 동반한 특징적 심전도 소견을 보이는 초기단계는 급성심근경색이라 하며, 즉시 치료하면 정상으로 회복된다.

급성심근경색

심근경색 발생 24시간 이내의 초기단계

시간이 경과하여 많은 심장근육세포가 사망하면 만성심근경색이라 하는데 심근경색 발생 24~72시간 이후에 시작되며 심전도상 Q파가 보인다.

만성심근경색

심근경색 발생 24~72시간 이후에 Q파가 나타나는 단계로 경색이 이미 발생한 시기이다.

저자의 한마디

각각의 심근경색의 심전도 변화는 경색에 의한 것이나 특정 환자에 따라 조금씩 다른 소견을 보일 수 있다. 이러한 다양성은 심장의 크기나 가슴의 해부학적 구조 등 환자 개인적 특성뿐만 아니라 관상동맥혈관의 분포, 다발갈래차단(각차단)이나 심실비대 등의 동반 여부 등에 따라 영향을 받는다.

중격심근경색

SEPTAL MYOCARDIAL INFARCTION

폐쇄된 관상동맥

왼관상동맥, 특히 앞내림가지(전하행동맥, anterior descending)의 중격관통가지(그림 16.1)

경색의 부위

심실중격 부위 앞쪽의 왼심실 전벽과 심실중격의 앞쪽 2/3

심전도 변화

일반적으로 V_1-V_2 유도에서 보이는 작은 r파가 나타나지 않으므로 QS파가 생긴다. r파는 심실중격의 탈분극을 의미하는데 정상적으로 I, II, III, aVF, V_4-V_6유도에서 보이던 중격 r파가 관찰되지 않는다. 중격경색의 심전도 변화는 표 16.1에 정리하였다.

저자의 한마디

정상에서 전흉부유도에서는 중격 r파가 아주 작게 보이거나 보이지 않는다. 정확한 가슴 위치에 V_1과 V_2유도를 붙여야 정확한 판독을 할 수 있다.

전벽경색

ANTERIOR MYOCARDIAL INFARCTION

폐쇄된 관상동맥

왼관상동맥, 특히 앞내림가지의 대각선가지(그림 16.2)

경색의 부위

심실중격 바로 옆에서 시작하는 왼심실의 전벽

심전도 변화

표 16.2에 전벽경색의 심전도 변화를 정리하였다.

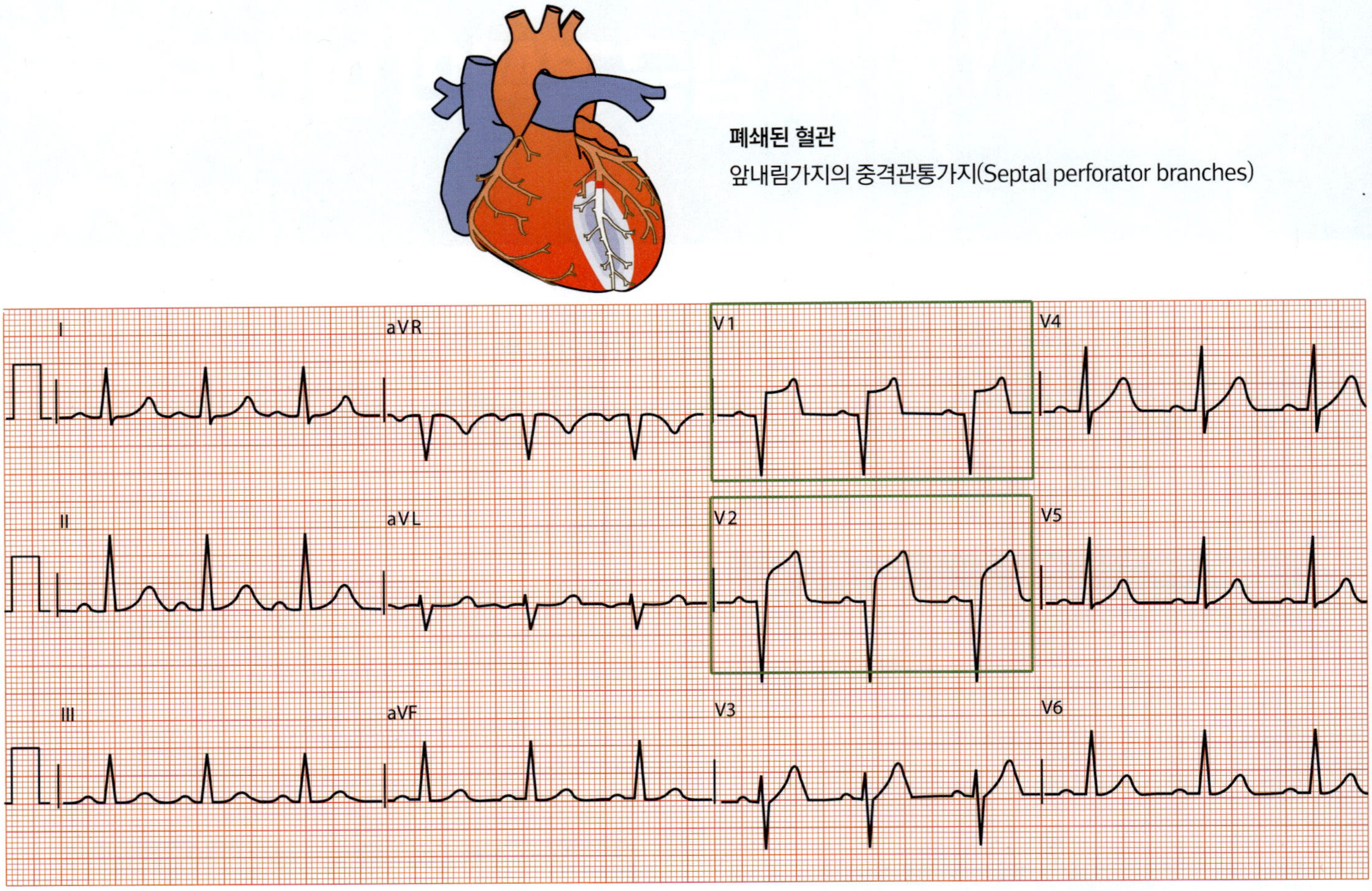

그림 16.1 중격경색

표 16-1 중격경색의 심전도 변화

	Q파	R파	ST분절	T파
초기	중격 q파가 유도 I, II, III, aVF, V_4-V_6에서 보이지 않음 V_1-V_2에서 QS파	중격 r파가 유도 V_1-V_2에서 보이지 않음	V_1-V_2에서 상승	V_1-V_2에서 크고 뾰족한 모양
후기	V_1-V_2에서 QS파	1단계와 동일	정상으로 회복	V_1-V_2에서 T파 역위

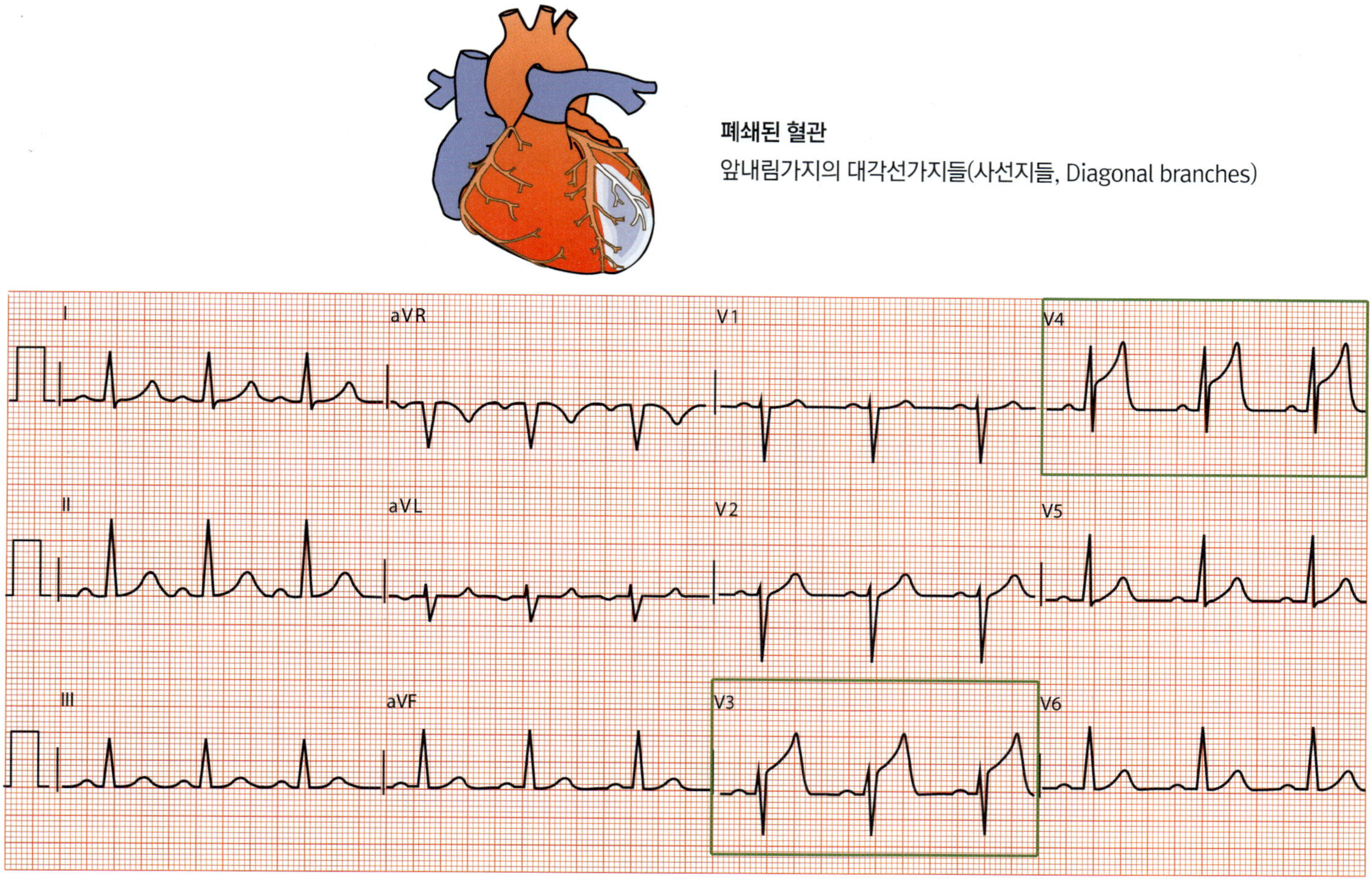

그림 16.2 전벽경색

표 16-2	전벽경색의 심전도 변화			
	Q파	R파	ST분절	T파
초기	정상 Q파	V_3-V_4에서 정상 혹은 큰 R파	V_3-V_4에서 상승	V_3-V_4에서 크고 뾰족한 모양
후기	V_3-V_4에서 QS파	V_3-V_4에서 보이지 않음	정상으로 회복	V_3-V_4에서 T파 역위

전중격경색

ANTEROSEPTAL MYOCARDIAL INFARCTION

폐쇄된 관상동맥

왼관상동맥, 특히 앞내림가지의 대각선가지와 중격관통가지(그림 16.3)

경색의 부위

심실중격과 그 옆부분과 만나는 왼심실의 전벽 및 심실중격의 앞쪽 2/3

심전도 변화

표 16.3에 전벽경색의 심전도 변화를 정리하였다.

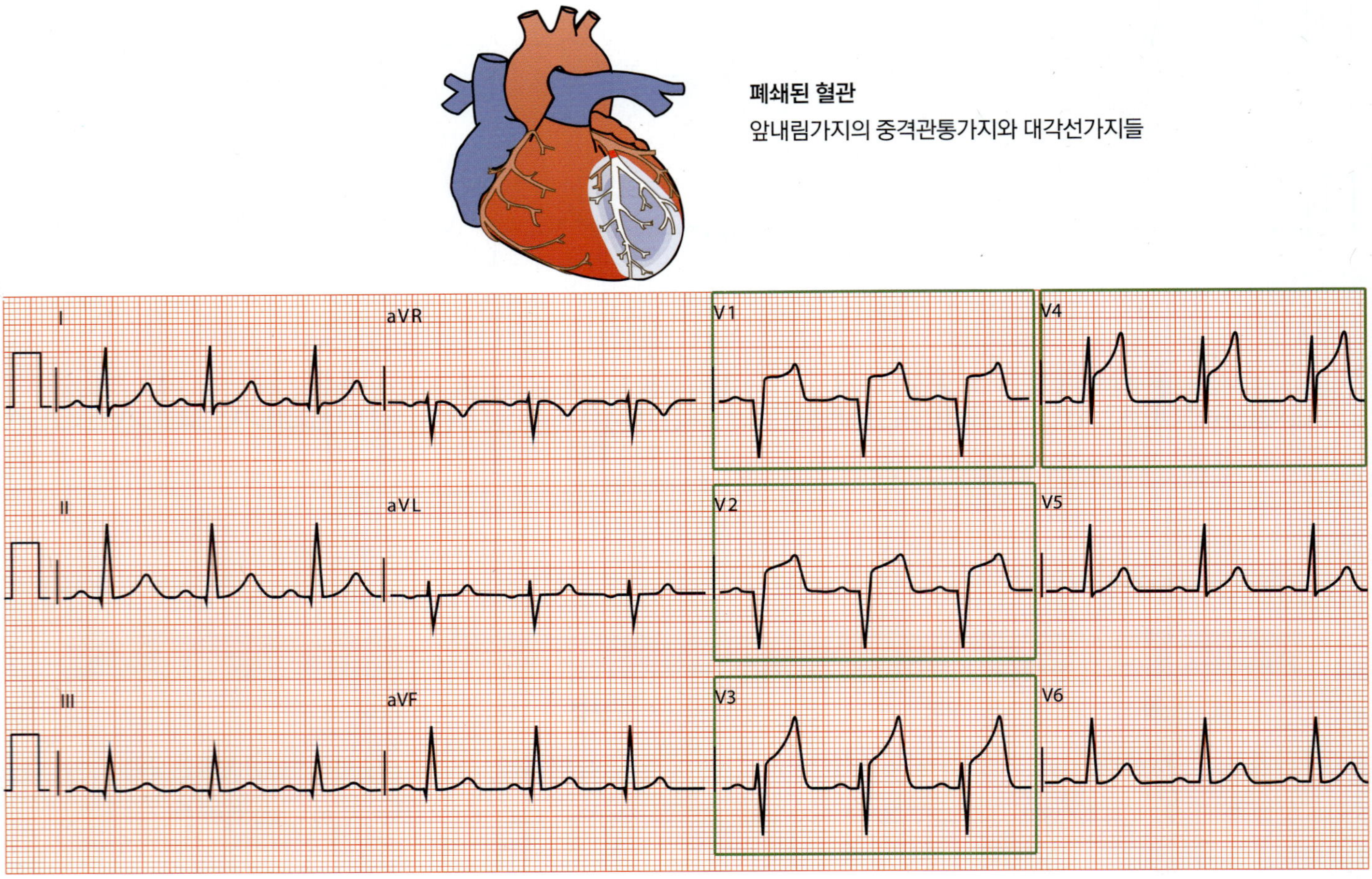

그림 16.3 전중격경색

표 16-3 전중격경색의 심전도 변화

	Q파	R파	ST분절	T파
초기	중격 q파가 유도 I, II, III, aVF, V_4-V_6에서 보이지 않음 V_1-V_2에서 QS파	중격 r파가 유도 V_1-V_2에서 보이지 않음 V_3-V_4에서 정상 혹은 큰 R파	V_1-V_4에서 상승	V_1-V_4에서 크고 뾰족한 모양
후기	V_1-V_4에서 QS파	V_1-V_4에서 보이지 않음	정상으로 회복	V_1-V_4에서 T파 역위

측벽경색

LATERAL MYOCARDIAL INFARCTION

폐쇄된 관상동맥

왼관상동맥, 특히 앞내림가지의 대각선가지와 휘돌이가지의 전측벽동맥(그림 16.4)

경색의 부위

왼심실의 측벽

심전도 변화

표 16.4에 전벽경색의 심전도 변화를 정리하였다.

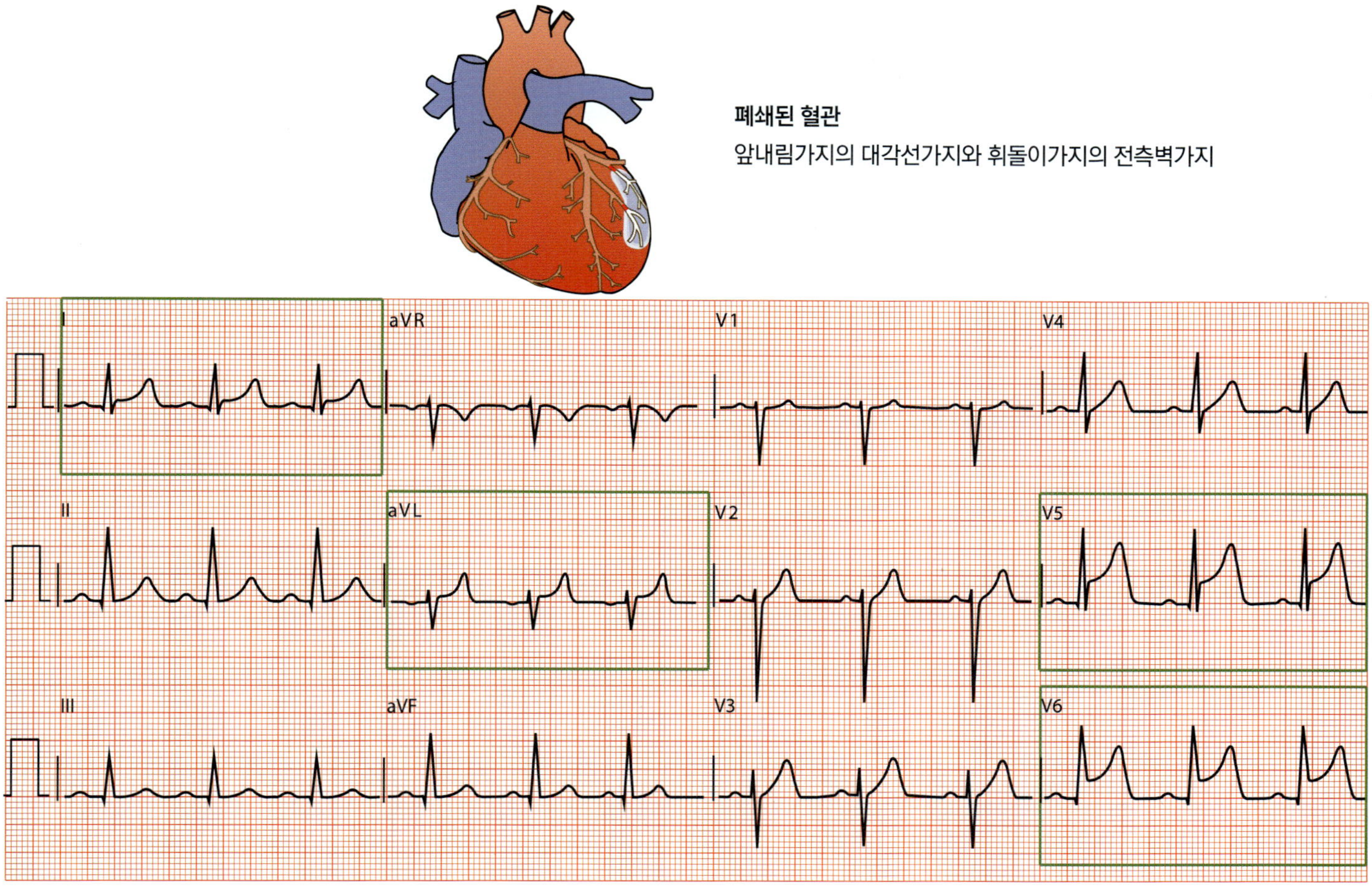

그림 16.4 측벽경색

표 16-4 측벽경색의 심전도 변화

	Q파	R파	ST분절	T파
초기	유도 I, aVL, V_5 또는 V_6에서 약간 비정상 소견	정상 혹은 큰 R파가 유도 I, aVL, V_5 또는 V_6에서 보임	I, aVL, V_5 또는 V_6에서 상승 II, III, aVF에서 하강	I, aVL, V_5 또는 V_6에서 크고 뾰족한 모양
후기	I, aVL, V_5 또는 V_6에서 비정상 QS파	V_5 또는 V_6에서 작아지거나 보이지 않음 I, aVL에서 작은 R파	정상으로 회복	I, aVL, V_5, V_6에서 T파 역위 II, III, aVF에서 큰 T파

전측벽경색

ANTEROLATERAL MYOCARDIAL INFARCTION

폐쇄된 관상동맥

왼관상동맥, 특히 앞내림가지의 대각선가지와 단독 혹은 휘돌이가지의 전측벽동맥이 같이 막힌다(그림 16.5).

경색의 부위

왼심실의 전벽과 측벽

심전도 변화

표 16.5에 전벽경색의 심전도 변화를 정리하였다.

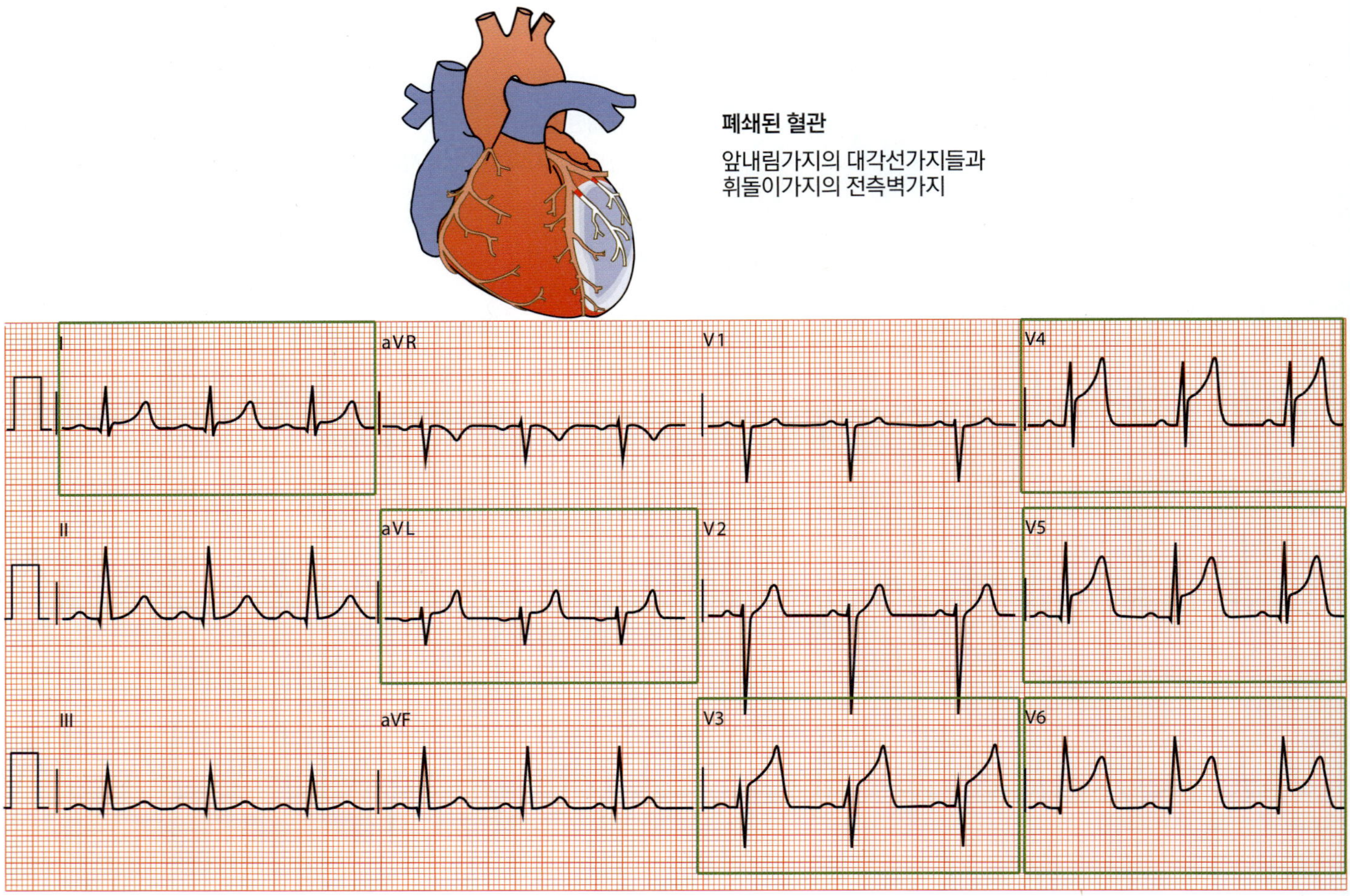

그림 16.5 전측벽경색

표 16-5 전측벽경색의 심전도 변화

	Q파	R파	ST분절	T파
초기	유도 I, aVL, V_3-V_6에서 약간 비정상 소견	정상 혹은 큰 R파가 유도 I, aVL, V_3-V_6에서 보임	I, aVL, V_3-V_6에서 상승 II, III, aVF에서 하강	I, aVL, V_3-V_6에서 크고 뾰족한 모양
후기	I, aVL에서 심각한 비정상 소견 V_3-V_6에서 비정상 QS파	V_3-V_6에서 작아지거나 보이지 않음 I, aVL에서 작은 R파	정상으로 회복	I, aVL, V_3-V_6에서 T파 역위 II, III, aVF에서 큰 T파

확장된 전벽경색

EXTENSIVE ANTERIOR MYOCARDIAL INFARCTION

폐쇄된 관상동맥

왼관상동맥, 특히 앞내림가지 단독 혹은 휘돌이가지의 전측벽동맥이 같이 막힌다(그림 16.6).

경색의 부위

왼심실의 전벽과 측벽 전체와 심실중격 앞쪽 2/3

심전도 변화

표 16.6에 전벽경색의 심전도 변화를 정리하였다.

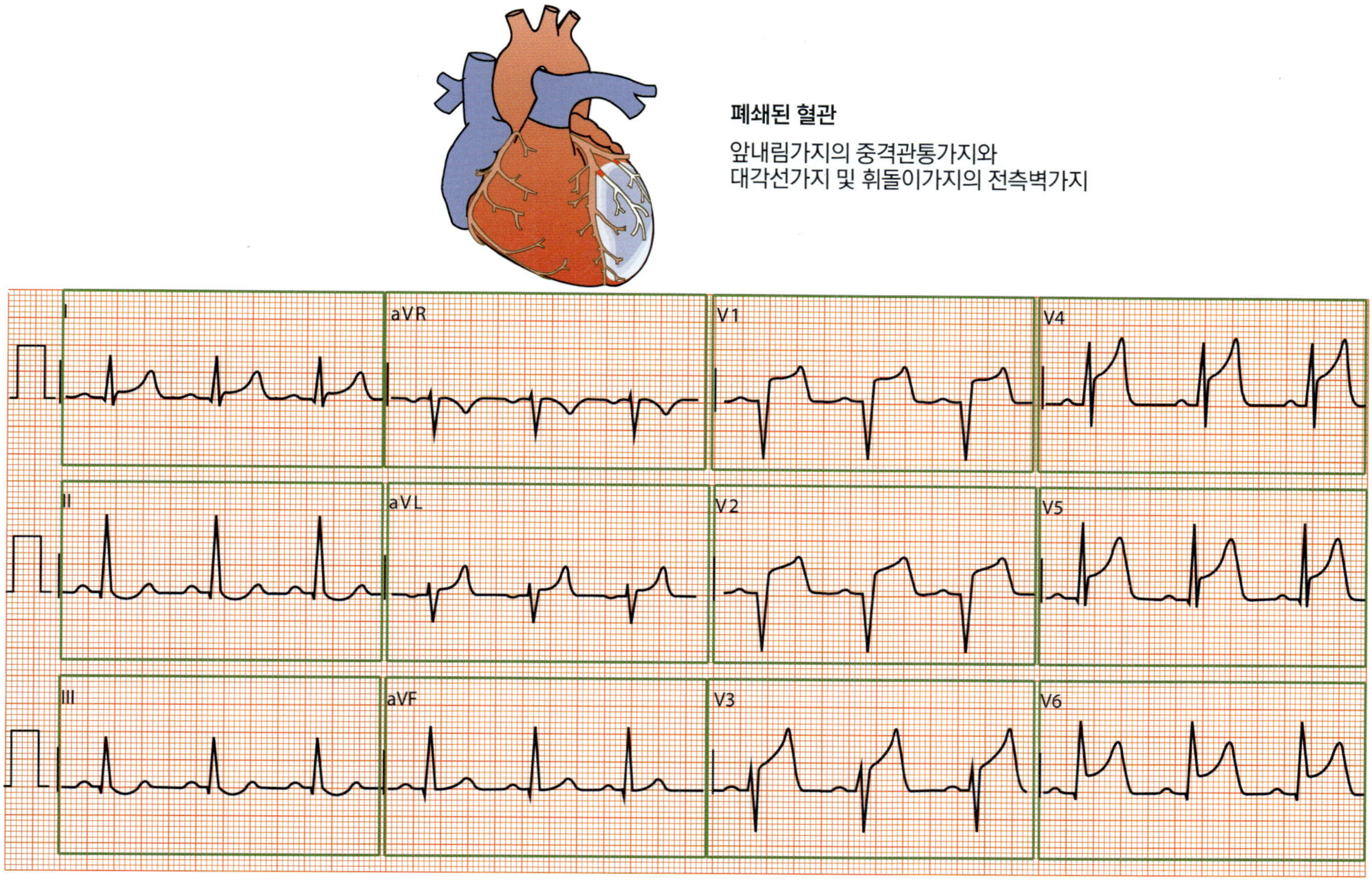

그림 16.6 확장된 전측벽경색

표 16-6 확장된 전측벽경색의 심전도 변화

	Q파	R파	ST분절	T파
초기	유도 I, II, III, aVR, V_4-V_6에서 중격 q파가 보이지 않음 V_1-V_2에서 QS파	V_1-V_2에서 중격 r파가 보이지 않음 정상 혹은 큰 R파가 유도 I, aVL, V_3-V_6에서 보임	I, aVL, V_1-V_6에서 상승 II, III, aVF에서 하강	I, aVL, V_1-V_6에서 크고 뾰족한 모양
후기	I, aVL에서 심각한 비정상 소견 V_1-V_6에서 비정상 QS파	V_1-V_2에서 보이지 않음 V_3-V_6에서 작아지거나 보이지 않음 I, aVL에서 작은 R파	정상으로 회복	I, aVL, V_1-V_6에서 T파 역위 II, III, aVF에서 큰 T파

하벽경색

INFERIOR MYOCARDIAL INFARCTION

폐쇄된 관상동맥

오른관상동맥 혹은 드물게 휘돌이가지에서 분지하는 뒤왼심실동맥이 막히며 뒤내림가지나 방실결절동맥이 같이 막힐 수도 있다(그림 16.7).

경색의 부위

가로막과 만나는 왼심실의 아래쪽이다. 휘돌이가지가 막힌 경우는 경색의 범위가 왼심실의 측벽까지 넓어져서 아래측벽경색이 생긴다. 뒤내림가지와 방실결절동맥이 막힌 경우는 경색이 심실중격의 뒤 1/3 지점까지 확장된다.

심전도 변화

표 16.7에 전벽경색의 심전도 변화를 정리하였다.

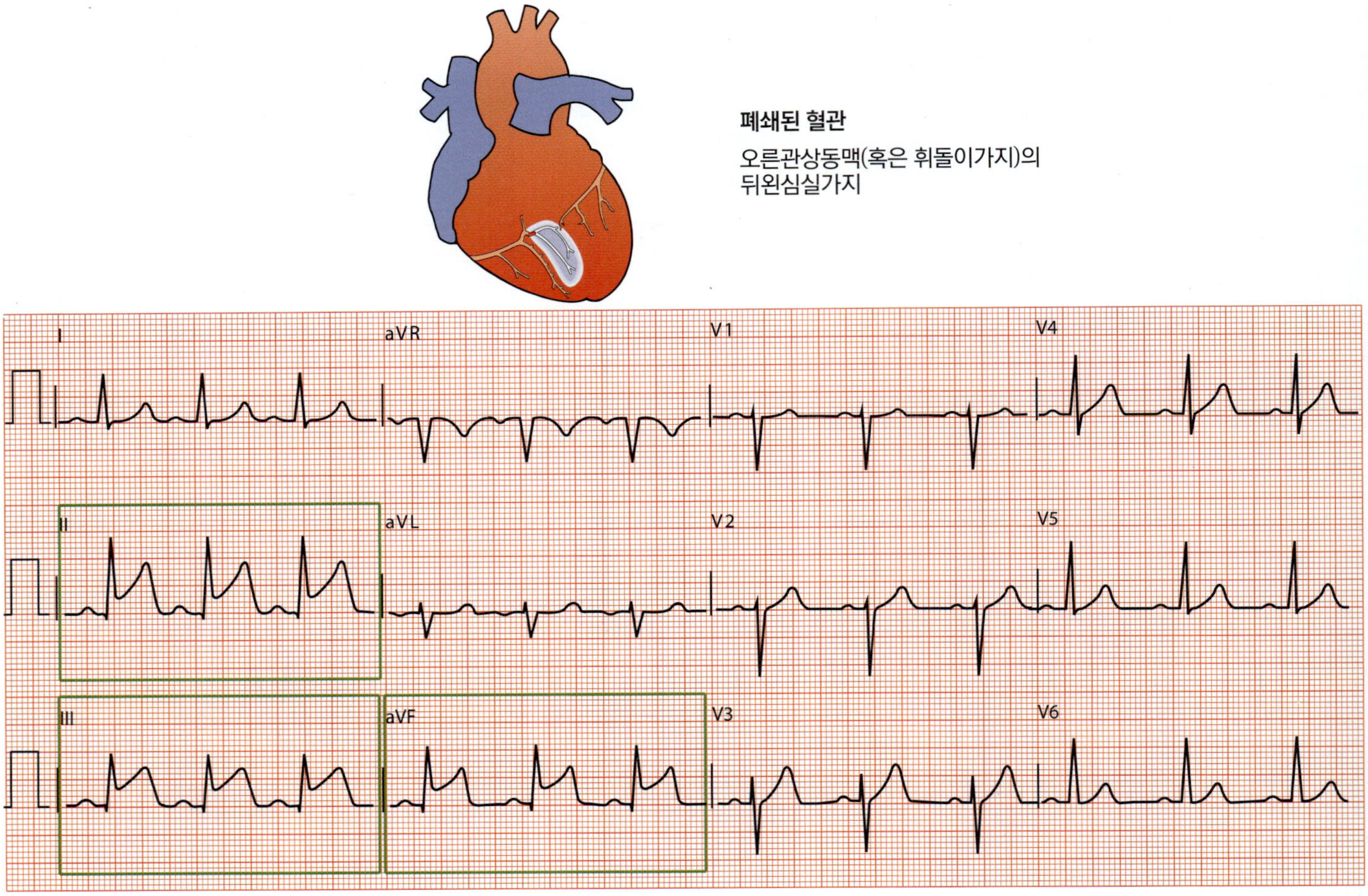

그림 16.7 하벽경색

표 16-7 하벽경색의 심전도 변화

	Q파	R파	ST분절	T파
초기	정상 Q파	정상 혹은 큰 R파가 유도 II, III, aVF에서 보임	II, III, aVF에서 상승 I, aVL에서 하강	II, III, aVF에서 크고 뾰족한 모양
후기	II, III, aVF에서 QS파	II, III, aVF에서 R파가 보이지 않거나 작아짐	정상으로 회복	II, III, aVF에서 T파 역위 I, aVL에서 큰 T파

후벽경색

POSTERIOR MYOCARDIAL INFARCTION

폐쇄된 관상동맥

휘돌이가지의 말단 부위/혹은 휘돌이가지의 뒤측벽동맥 (그림 16.8).

경색의 부위

왼심실의 후벽이 침범되며 하벽으로 확장될 수 있다.

심전도 변화

후벽과 직접 접하는 심전도 유도는 없다. 표 16.8에 후벽경색의 심전도 변화를 정리하였다.

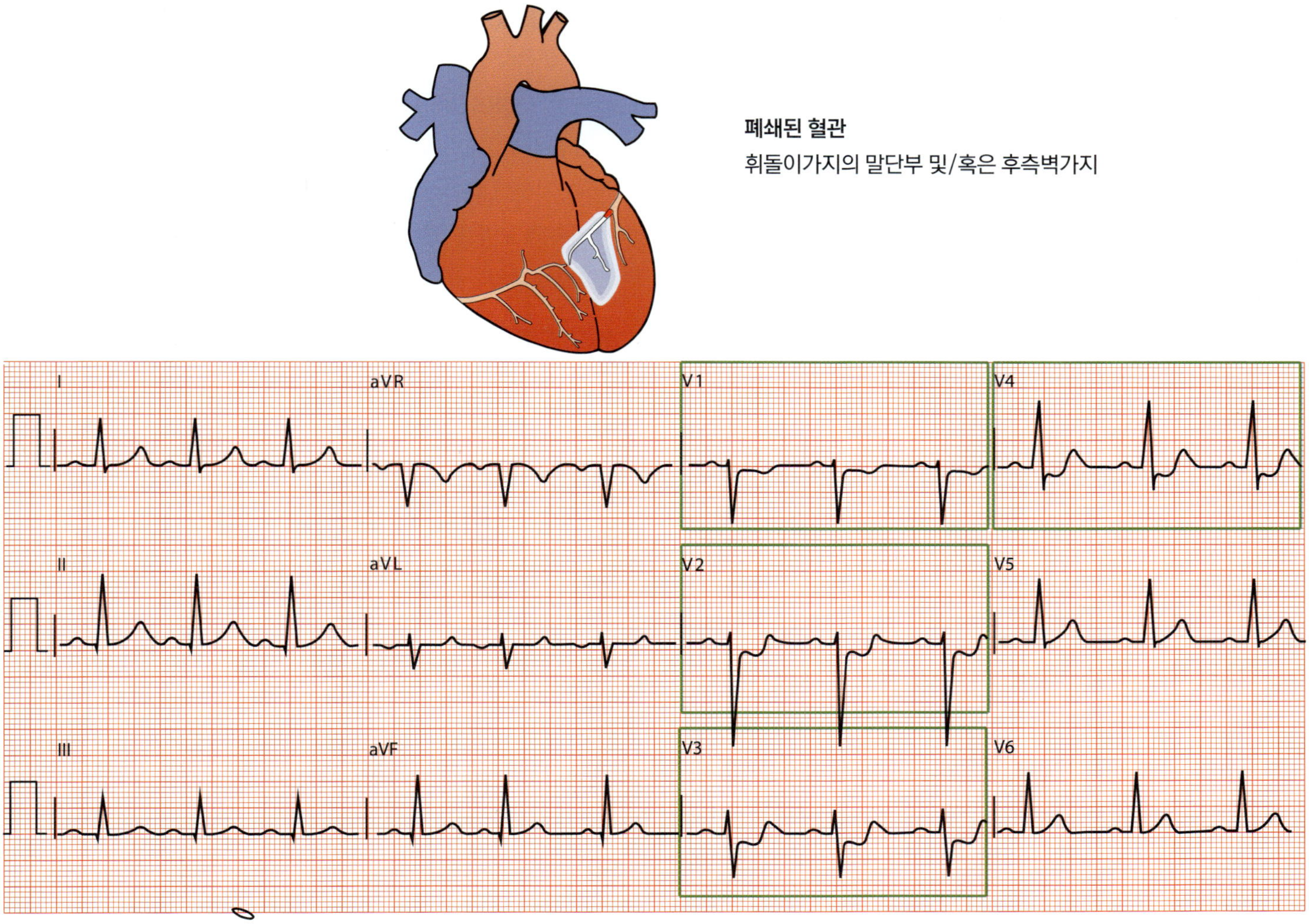

그림 16.8 후벽경색

표 16-8 후벽경색의 심전도 변화

	Q파	R파	ST분절	T파
초기	정상 Q파	정상 R파	V_1-V_4에서 하강	V_1, 드물게 V_2에서 역위
후기	1단계와 유사함	V_1-V_4에서 큰 R파, V_1에서 R파는 패임(절흔)이 보이면서 파형이 불명확해짐 V_1에서 S파의 크기가 크지면서 R/S비율이 1이 됨	정상으로 회복	V_1-V_4에서 큰 T파

우심실경색
RIGHT VENTRICULAR MYOCARDIAL INFARCTION

폐쇄된 관상동맥

오른관상동맥과 말단가지들-뒤좌심실동맥, 뒤내림가지, 방실결절동맥(그림 16.9).

경색의 부위

오른심실의 전벽, 후벽, 하벽과 측벽; 심실중격의 뒤 1/3; 왼심실의 하벽; 방실결절

심전도 변화

표 16.9에 우심실경색의 심전도 변화를 정리하였다.

다발갈래차단(각차단)이 동반된 경우의 심근경색의 진단
DIAGNOSING MI IN THE PRESENCE OF BUNDLE BRANCH BLOCK

다발갈래차단(각차단)은 QRS군의 확장(120 ms 이상)을 동반하므로 ST분절과 연결되는 QRS군의 마지막 부분이 불명확해져서 ST분절이 상승하거나 하강한 것처럼 보일 수 있다.

우각차단과 심근경색

우각차단이 있는 경우 QRS군은 상향파로 나타나며 정상 바닥선을 보인다(그림 16.10). 우각차단에서 심근경색은 우각차단이 없을 때와 동일한 진단기준-즉, 전흉부유도에서 1 mm 이상(그림 16.11), 사지유도에서 2 mm 이상의 ST분절 변화를 보인는 경우 진단할 수 있다(그림 16.12).

좌각차단과 심근경색

좌각차단 환자에서 심근경색을 진단할 때는 QRS군의 마지막 부분과 T파는 서로 반대방향을 보인다는 것을 기억하는 것이 좋다(그림 16.13). 즉, QRS군이 상향인 경우 T파는 하향파이고, QRS군이 하향인 경우 T파는 상향파를 보인다. 또한 급성관상동맥증후군의 증상과 징후를 보이는 환자에서 새로 좌각차단이 관찰되면 급성심근경색이라고 진단할 수 있다. 그러나 이 경우 높은 거짓양성률을 보이므로 불필요하게 환자를 혈관조영실로 보낼 수 있다.

Sgarbossa 기준(그림 16.14)은 좌각차단을 동반한 급성심근경색의 진단을 돕기 위해 제안되었으며(그림 16.15, 그림 16.16), 다음과 같다;

1. 상향의 QRS군과 같은 방향으로 ST분절이 1 mm 이상 상승
2. V_1-V_3유도에서 같은 방향의 ST분절이 1 mm 이상 상승
3. 하향의 QRS군과 다른 방향으로 ST분절이 5 mm 이상 상승

인공심박기 환자의 QRS군은 다발갈래차단(각차단)에서와 비슷한 모양을 보이므로 Sgarbossa 기준은 체내형 인공심박기를 삽입한 환자에서도 이용된다.

> **저자의 한마디**
> Sgarbossa 기준은 심근경색의 진단에 매우 특이적이지만 민감도는 떨어진다.

왼심실비대와 심근경색의 진단
DIAGNOSING MI IN THE PRESENCE OF LEFT VENTRICULAR HYPERTROPHY

왼심실비대에서 QRS군은 탈분극이 길어져서 매우 큰 높이를 보이므로 재분극도 영향을 받아 심근경색에서와 비슷한 ST분절 변화를 보이는데, 특히 전흉부유도에서 잘 관찰된다. 따라서 왼심실비대 환자에서 심근경색의 진단은 매우 어렵다. 심근허혈에 의한 ST분절의 변화를 감별하기 위해 다음 접근법을 사용한다:

1. 하벽유도에서 2 mm 이상의 ST분절 상승(그림 16.17)
2. 전흉부유도에서 RS파 크기의 25% 이상의 ST분절 상승(그림 16.18)

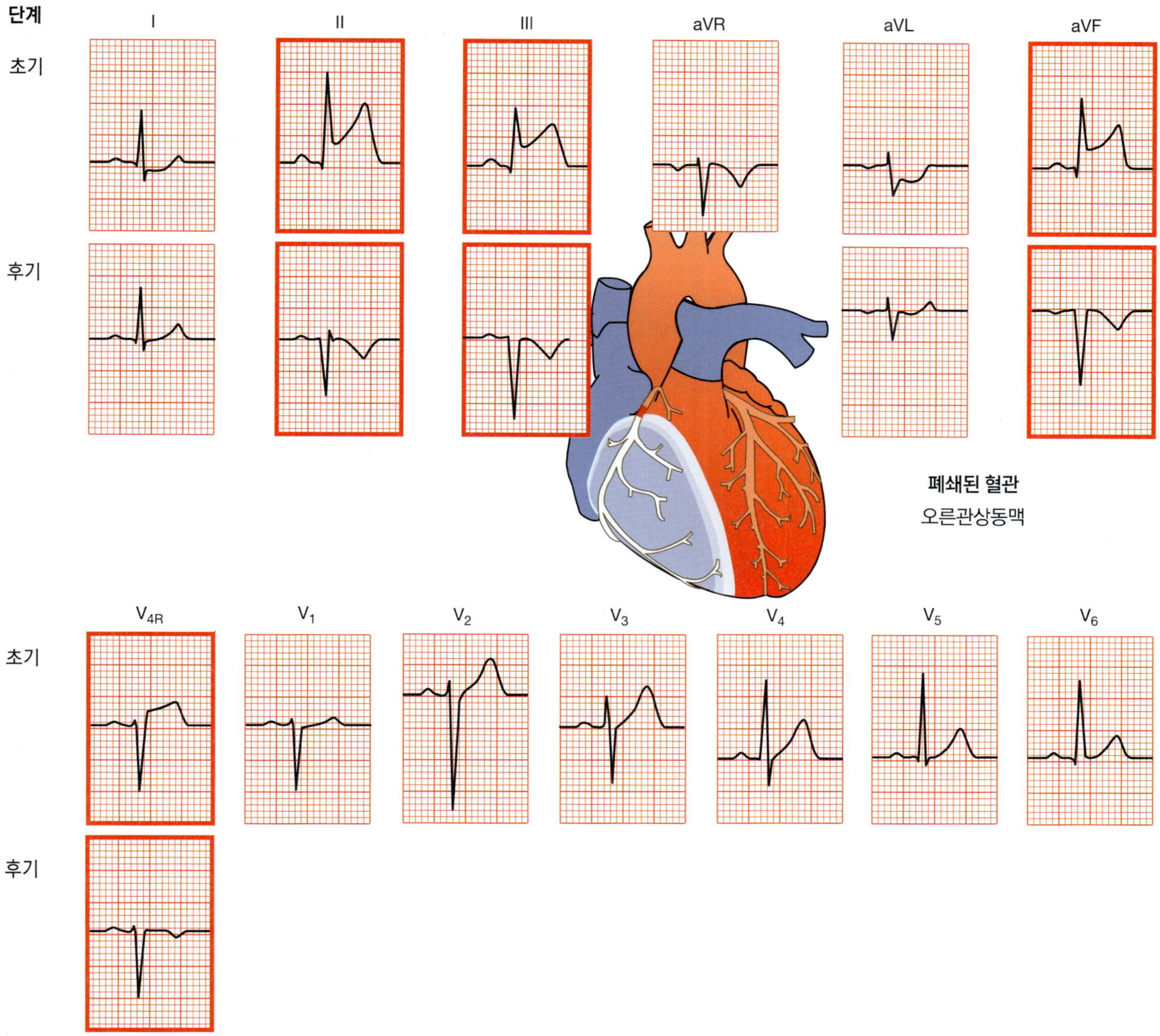

그림 16.9 우심실경색

표 16-9 우심실경색의 심전도 변화

	Q파	R파	ST분절	T파
초기	정상 Q파	정상 혹은 큰 R파가 유도 II, III, aVF에서 보임	II, III, aVF, aV_{4R}에서 상승 I, aVL에서 하강	II, III, aVF에서 크고 뾰족한 모양
후기	II, III, aVF에서 QS파	II, III, aVF에서 R파가 보이지 않거나 작아짐	정상으로 회복	II, III, aVF, aV_{4R}에서 T파 역위 I, aVL에서 큰 T파

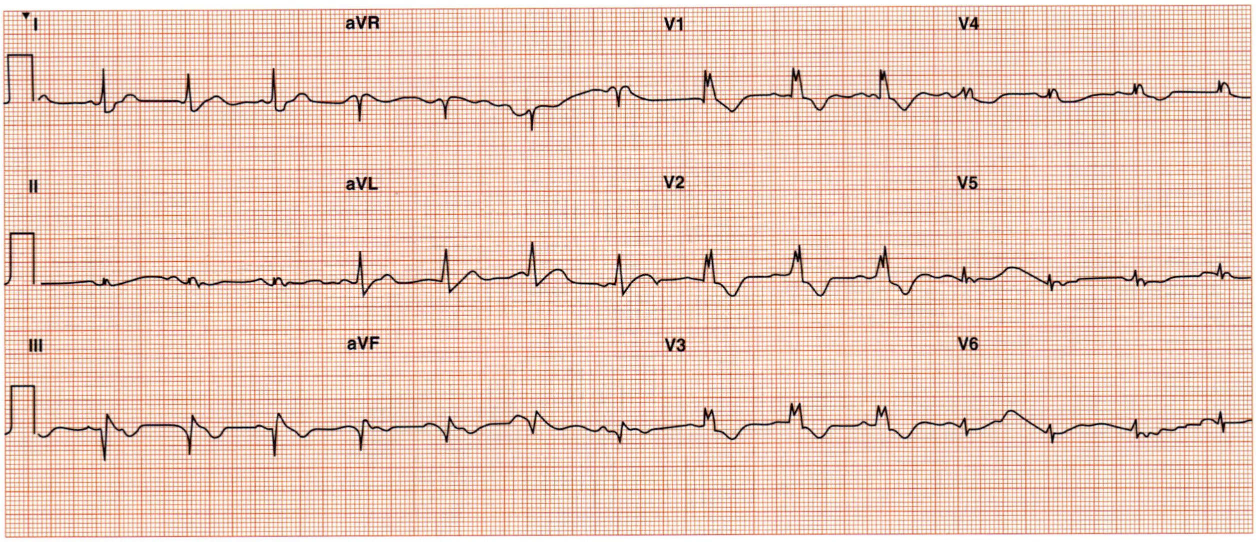

그림 16.10 우각차단

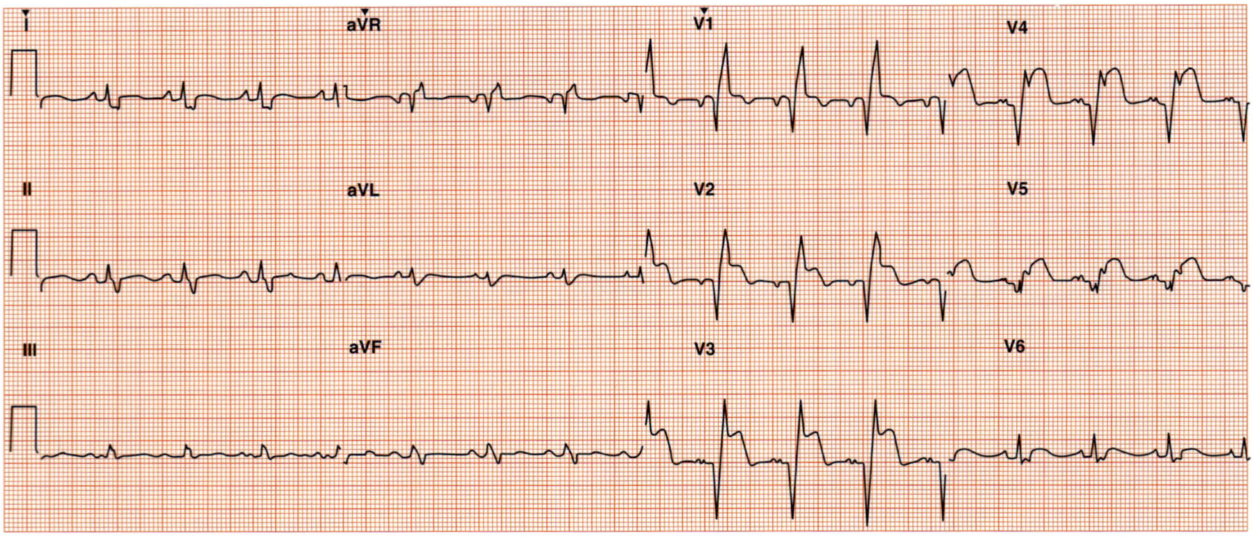

그림 16.11 우각차단을 동반한 전벽경색

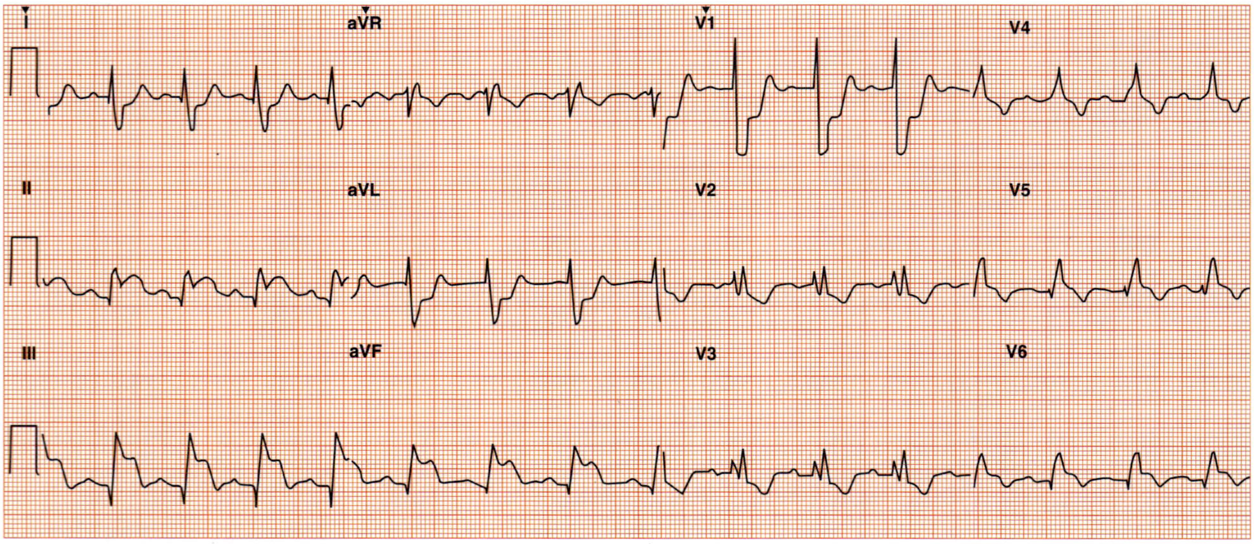

그림 16.12 우각차단을 동반한 하벽경색

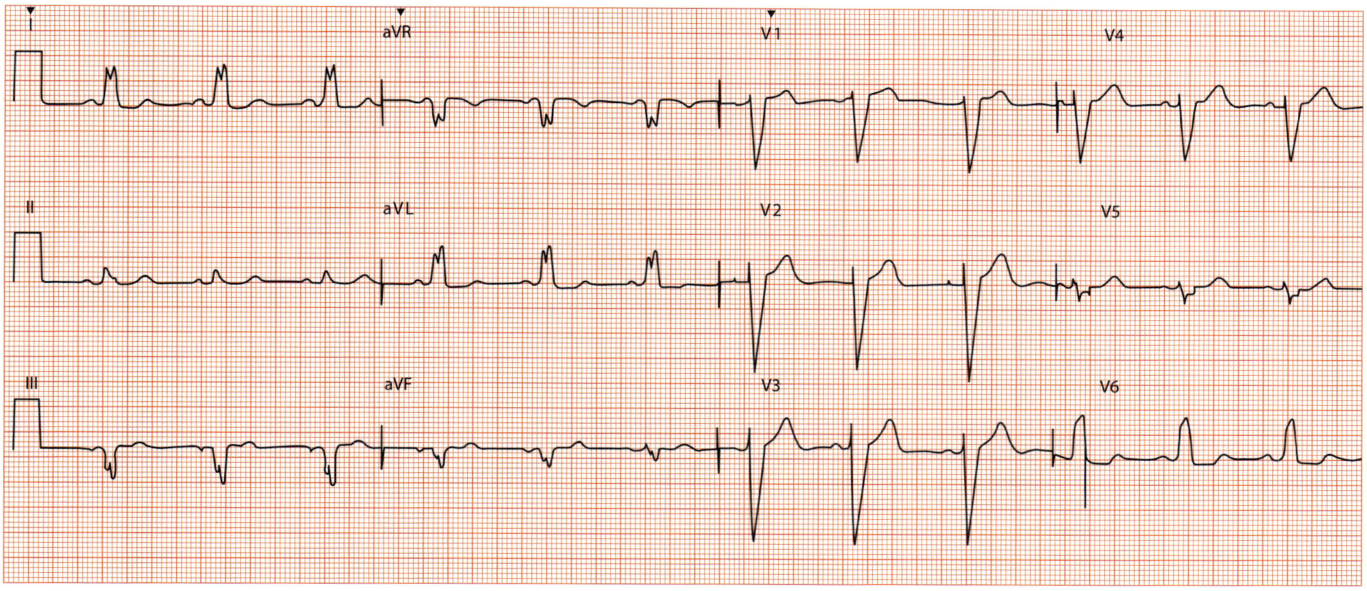

그림 16.13 좌각차단

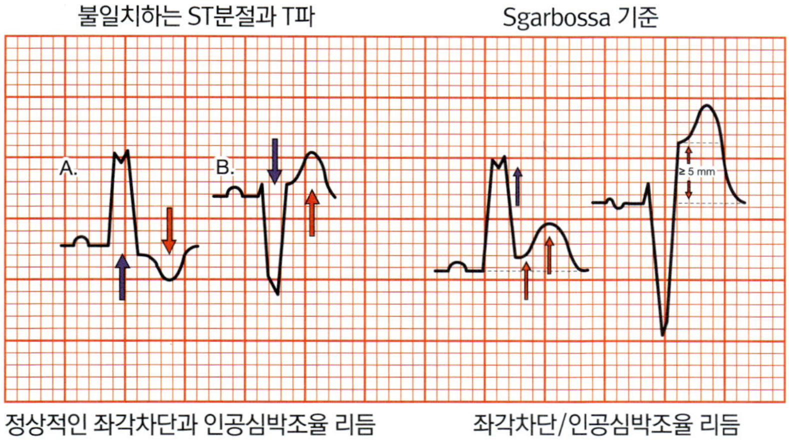

그림 16.14 좌각차단 Sgarbossa 기준

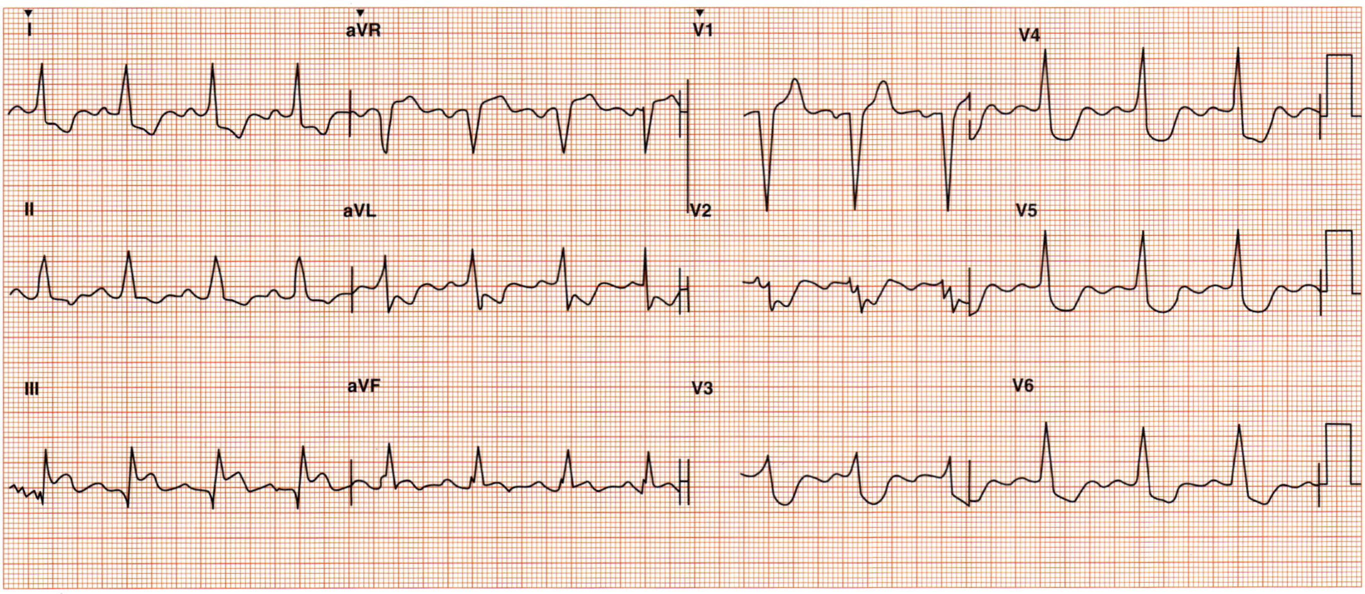

그림 16.15 좌각차단을 동반한 전벽경색

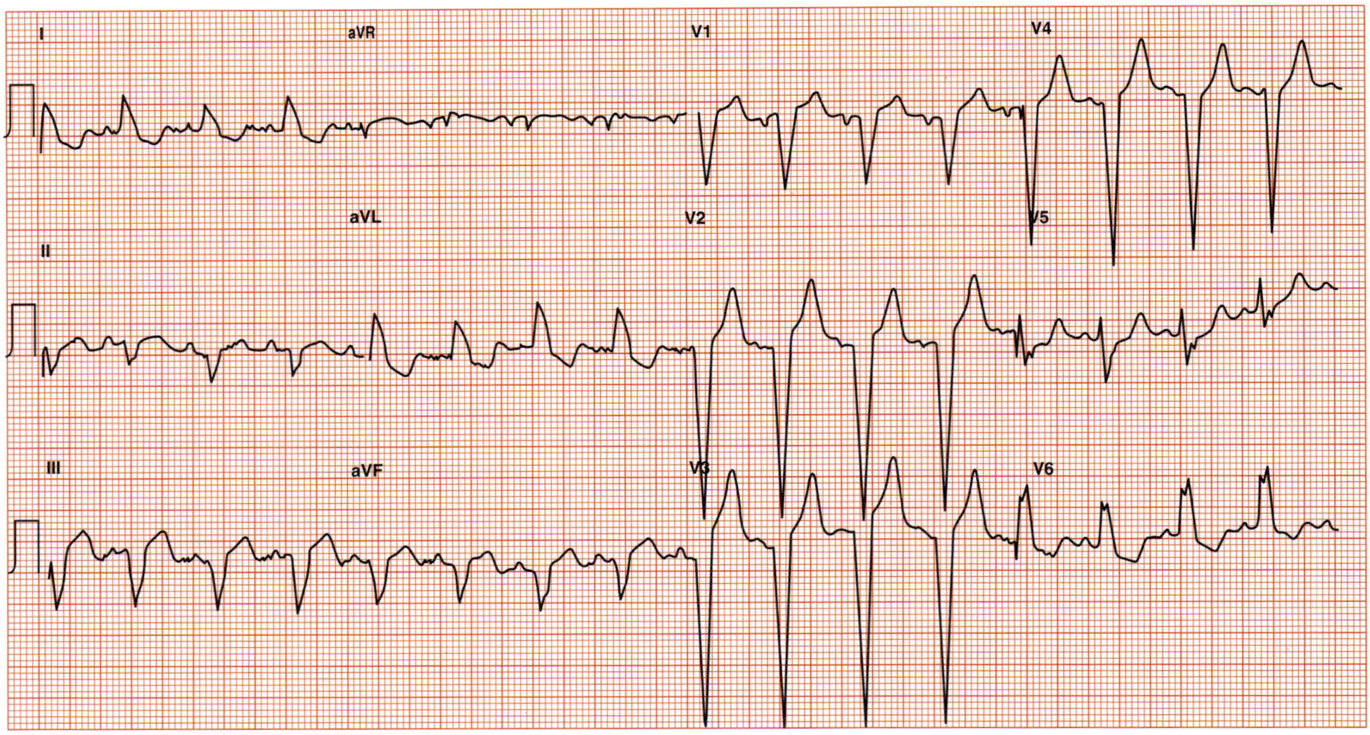

그림 16.16 좌각차단을 동반한 하벽경색

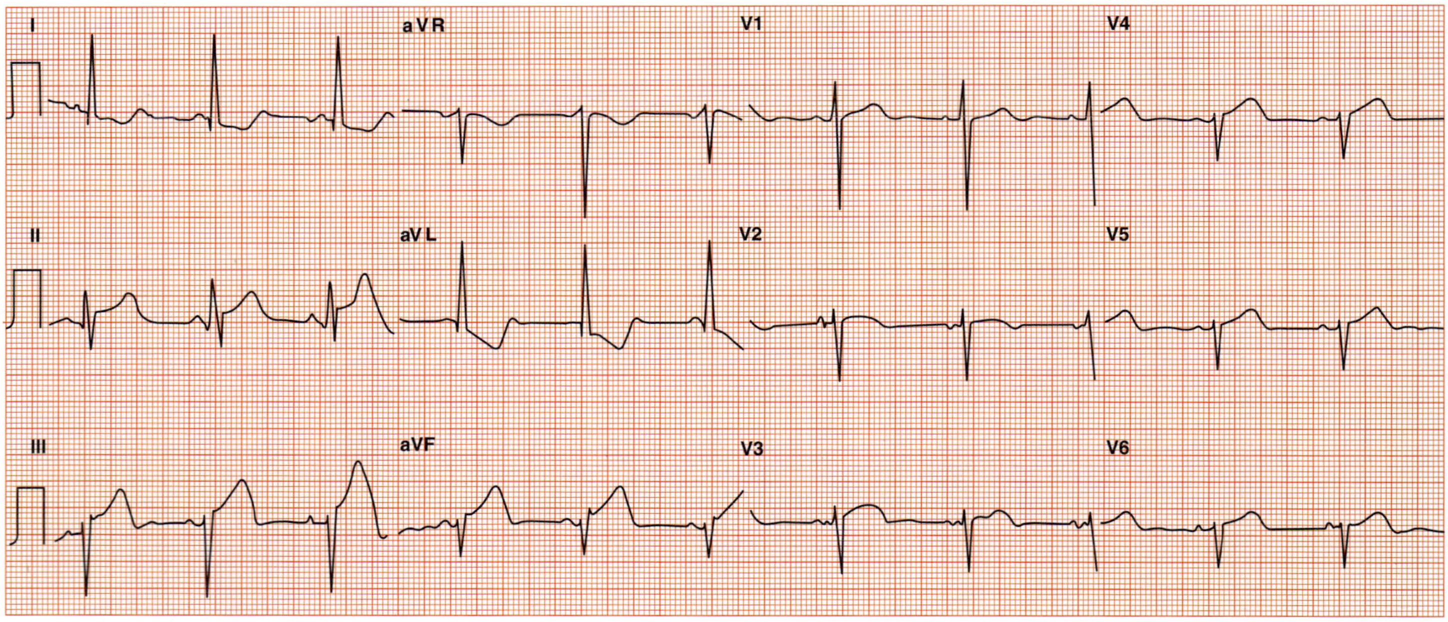

그림 16.17 왼심실비대를 동반한 하벽경색

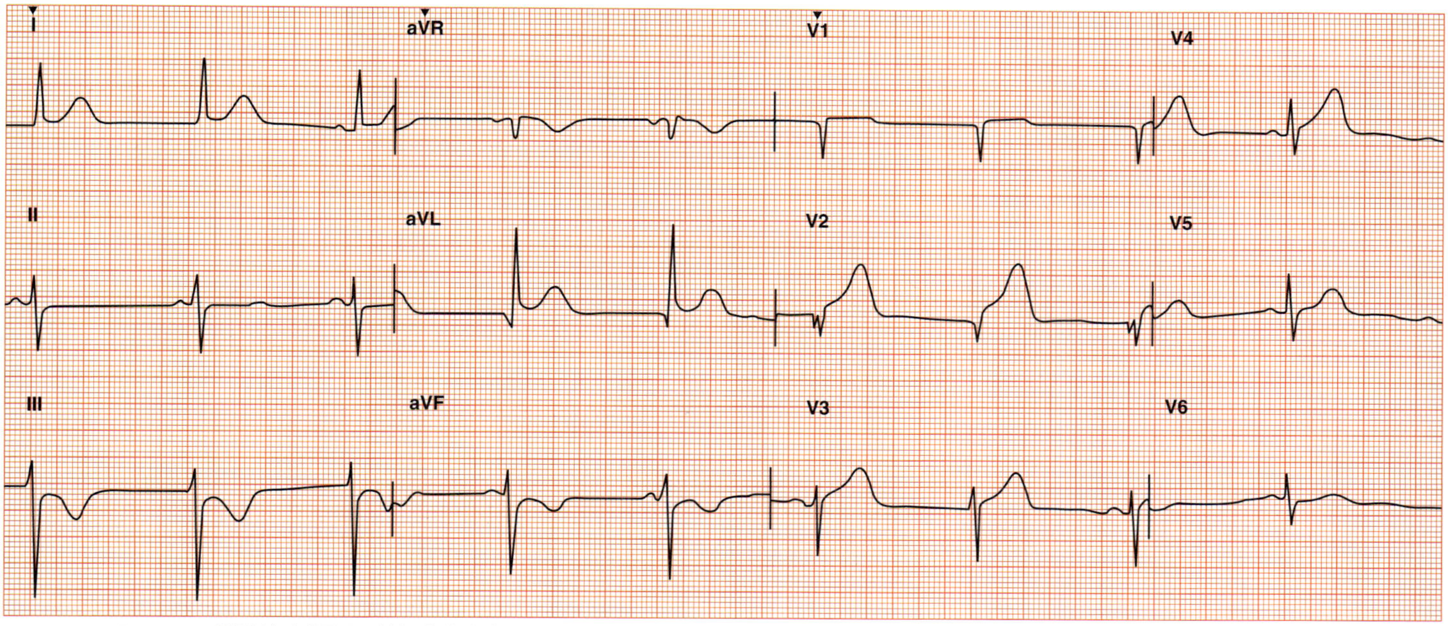

그림 16.18 왼심실비대를 동반한 전벽경색

심장막염(심낭염)과 심근경색의 감별

DISTINGUISHING PERICARDITIS FROM MYOCARDIAL INFARCTION

14장에서 설명한 것처럼 심장막염에서도 ST분절의 상승과 PR분절의 하강이 aVR, V_1 유도를 제외한 모든 유도에서 관찰된다(그림 16.19). 만일 2~3개의 연관된 유도만 보면 심근경색으로 오진할 수도 있다. 이를 피하기 위해 모든 12유도를 체계적으로 확인해야 한다. 특히 심장막염은 심장의 한 부위에 국한되어 일부 유도에서만 변화를 보일 수 있으므로 심근경색과의 감별이 매우 어렵다. 다음은 심장막염보다 급성 심근경색을 더 암시하는 경우이다:

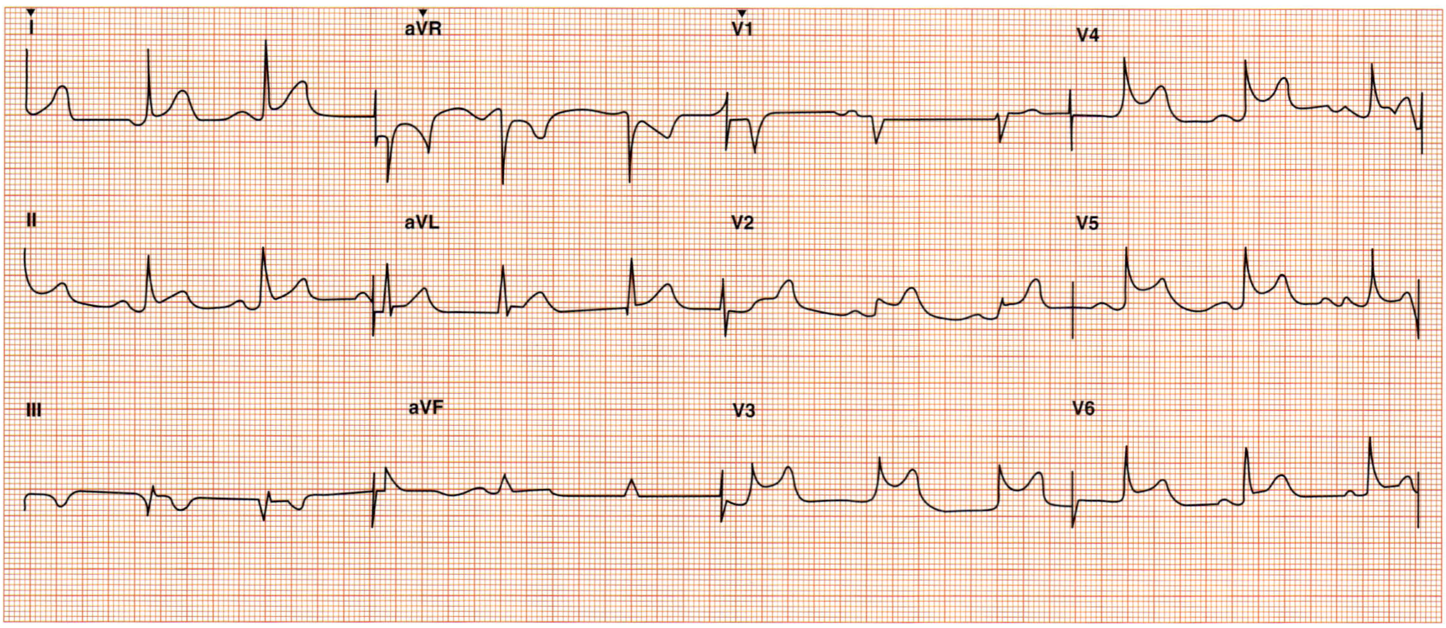

그림 16.19 심장막염과 유사한 소견을 보이는 전벽경색

1. aVR, V_1 유도를 제외한 어떤 유도에서 ST분절 하강이 보이는 경우
2. 볼록하거나 평평한 ST분절 상승
3. 유도 II보다 유도 III에서 더 큰 ST분절 상승이 보이는 경우

심전도 추적관찰과 심장표지자 검사를 같이 시행하면 진단을 더 확실하게 할 수 있다. 환자의 병력과 신체검진이 급성관상동맥증후군에 부합하고 심전도상 변화가 의심되면 조기에 심장내과 전문의에게 의뢰하여 관상동맥조영술을 고려하는 것이 좋다.

반드시 기억할 사항

TAKE-HOME POINTS

- 12유도 심전도는 심장의 각 방향에서의 모양을 보여주므로 어느 부위에 경색이 발생했는지 알 수 있다.
- 관상동맥의 분포 위치를 알면 어떤 동맥이 막혔는지 예상할 수 있다.
- 심근경색에서 심전도 변화는 초기와 후기로 나뉜다.
- 심근경색의 급성변화는 ST분절의 상승/하강과 T파의 역위이다.
- 병적 Q파는 만성 심전도 변화의 중요한 표시이다.
- 좌각차단, 왼심실비대, 심장막염은 심근경색의 진단을 어렵게 하는 대표적 질환이다.
- Sgarbossa 기준이 보이면 심근경색의 가능성이 높아진다. 그러나, 이 기준에 부합되지 않는다고 심근경색이 아니라고 할 수는 없다.
- 왼심실비대에서는 심근경색과 혼동되는 비특이적 ST분절 상승이 종종 관찰된다.
- 심장막염은 심근경색과 대부분 감별되지만 진단이 확실하지 않으면 조기 관상동맥조영술의 적응이 된다.

복습문제

1. 유도 V_3, V_4에서 ST분절 상승, 큰 T파, 정상보다 큰 R파를 보이고 뒤에 QS파와 T파 역위를 보이는 심근경색은?
   A. 전벽경색
   B. 전중격경색
   C. 측벽경색
   D. 중격경색

2. I, aVL, V_5와/혹은 V_6유도에서 ST분절 상승, 큰 T파, 정상보다 큰 R파를 보이고 II에서 ST분절 하강을 보이는 것은?
   A. 전벽경색
   B. 전중격경색
   C. 측벽경색
   D. 중격경색

3. V_1, V_2에서 후기에 QS파와 T파 역위가 관찰되고 II, III, aVF에서 정상적인 중격 q파가 보이지 않는 것은?
   A. 전벽경색
   B. 전중격경색
   C. 측벽경색
   D. 중격경색

4. I, aVL, V_3-V_6에서 초기에 ST분절 상승과 큰 T파, 정상보다 큰 R파가 보이고 II, III, aVF에서 ST분절 하강이 관찰되는 것은?
   A. 전벽경색
   B. 전측벽경색
   C. 측벽경색
   D. 중격경색

5. 오른관상동맥 혹은 휘돌이가지의 뒤왼심실동맥이 막히면 침범되는 경색부위는?
   A. 전중격경색
   B. 하벽경색
   C. 왼심실경색
   D. 후벽경색

6. II, III, aVF에서 ST분절 상승과 큰 T파, 정상보다 큰 R파를 보이고 I, aVL에서 ST분절 하강을 보이는 것은?
   A. 전중격경색
   B. 하벽경색
   C. 측벽경색
   D. 후벽경색

7. V_1-V_4에서 후기에 큰 R파와 T파를 보이고 V_1에서 0.04초 이상 넓고 불명확하며 패임(절흔)을 동반한 R파로 R/S비율이 1인 경색은?
   A. 전중격경색
   B. 하벽경색
   C. 후벽경색
   D. 우심실경색

8. Sgarbossa 기준에 포함되지 않는 것은?
   A. 상향의 QRS군과 같은 방향으로 ST분절이 1 mm 이상 상승
   B. 2개 이상의 연관된 유도에서 다른 방향의 ST 분절 하강
   C. V_1-V_3유도에서 같은 방향의 ST분절이 1mm 이상 상승
   D. 하향의 QRS군과 다른 방향으로 ST분절이 5 mm 이상 상승

복습문제

9. 왼심실비대가 있을 때 심근경색의 진단은?
   A. 불가능하다.
   B. RS파 크기의 25% 이상 크기의 ST분절 상승/하강이 있으면 진단할 수 있다.
   C. aVR에서 서로 다른 방향의 ST분절 하강이 있으면 진단 가능하다.
   D. II, III, aVF에서 2 mm 이상의 ST분절 상승이 있으면 심근경색을 배제할 수 있다.

10. 심장막염보다 심근경색을 더 시사하는 심전도 변화는?
   A. aVR 혹은 V_1을 제외한 어떤 유도에서든 ST분절 하강이 보일 때
   B. 볼록하거나 편평한 ST분절 상승이 보일 때
   C. II, III 유도에서 제일 큰 ST분절 상승이 보일 때
   D. aVR 혹은 V_1에서만 ST분절 하강이 보일 때

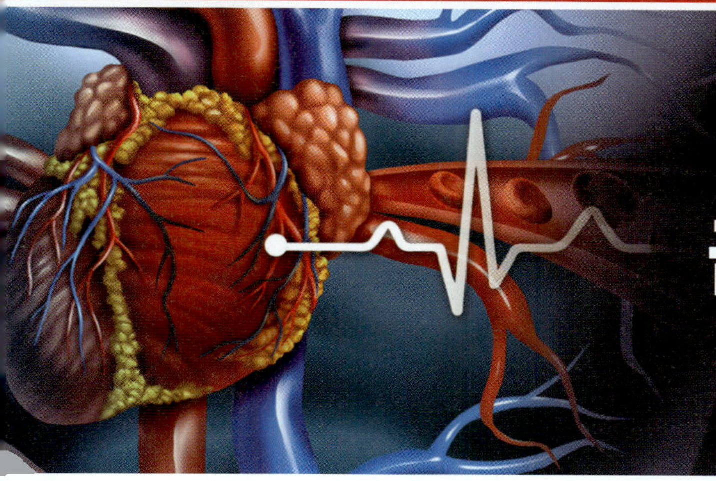

17 급성관상동맥증후군의 진단과 치료

Diagnosis and Treatment of Acute Coronary Syndrome

급성관상동맥증후군(acute coronary syndrome, ACS)은 관상동맥심질환과 관련된 증상과 징후 및 심전도 소견, 심장표지자 검사 결과, 위험인자들을 모두 포함하는 용어이다. 정확한 진단을 위해서는 제일 먼저 관련 증상과 징후를 잘 인지하고; 즉시 위험인자를 평가하고; 12유도 심전도와 검사를 시행한 뒤 적절한 자문을 하는 것이다.

병원전 상황에서 가슴통증 환자 진단을 위해서는 표준접근법을 개발하는 것이 매우 중요하다. 이것을 이용하면 ST 분절상승 심근경색 환자를 빨리 확인하여 재관류치료가 가능한 병원으로 신속하게 이송할 수 있다. 믿을만한 표준접근법은 구체적 병력청취와 신체검진 및 급성관상동맥증후군 관련 증상과 징후를 모두 포함한다.

정확한 병력을 청취하는 것은 진단에 필수적이며 부적절한 과거병력은 환자의 심전도 판독을 방해하여 심근경색을 인지하지 못하여 오진하게 하는 원인이다.

> **저자의 한마디**
>
> 가슴통증 환자를 검사할 때 심근경색을 강력히 의심하는 것이 진단에 가장 중요하다. 심근경색을 놓치는 가장 많은 집단은 여성, 노인, 당뇨병 환자이다.

심근경색의 출현

PRESENTATION OF MYOCARDIAL INFARCTION

성과 연령과 관련된 특성

여성은 남성보다 더 늦은 나이에 발생하며 여성과 남성의 증상이 다르게 나타난다. 노인들은 젊은 사람들보다 가슴통증의 정도가 미약하며 오히려 호흡곤란이나 실신, 쇠약감, 오심 등의 비특이적 증상을 더 많이 보인다.

당뇨병

당뇨병 환자들은 자율신경계 합병증인 신경증 때문에 가슴통증을 잘 느끼지 못하고 대신 호흡곤란, 오심, 구토, 피로감, 발한이나 혈당조절이상 등을 호소한다. 10년 이상 제2형 당뇨병을 앓은 환자의 50% 이상에서 자율신경계통 합병증으로 심박동수의 이상이 발생한다.

급성관상동맥증후군이 의심되는 환자의 병력청취

HISTORY TAKING IN SUSPECTED ACUTE CORONARY SYNDROME

급성관상동맥증후군이 의심되는 환자에서 병력 청취는 체계적이면서 충분하고 세세한 부분을 포함해야 하지만 확진된 환자의 재관류치료를 지연시키지는 않아야 한다. 병력청취에 반드시 포함되어야 할 질문들은 심전도 키박스 17.1에 정리하였다.

주호소

급성관상동맥증후군 환자의 가장 흔한 증상은 통증과 가슴의 불쾌감이다. 통증의 정도는 다양한데 통증이 전혀 없는 0에서 제일 심한 통증인 10 사이의 수치로 표현한다. 많은 환자들은 통증보다는 가슴 부위의 불쾌감이나 누르는 느낌, 답답함을 느낀다. 가슴의 불쾌감은 보통 쥐어짜거나 벨트로 조이는 느낌을 받는다. 종종 코끼리가 가슴에 앉아 있거나 가슴이 불타는 느낌 혹은 소화불량을 호소하기도 한다.

불편감은 주로 명치 부위에서 느끼지만 목이나 턱, 팔, 명치부위(위장)에서 느끼거나 이 부위로 뻗쳐나가는 것을 호소하기도 한다. 불편감은 30분 이상 지속되며 나아지지 않고 점점 더 심해지기도 한다.

심전도 키박스 17-1 급성관상동맥증후군의 병력 청취

3가지 주요 질문:

1. 급성관상동맥증후군과 관련된 증상과 징후가 있는가?
2. 급성관상동맥증후군의 위험인자가 있는가?
3. 심전도상 ST분절 상승이 관찰되면 환자가 재관류 치료의 대상이 되는가?

병력청취를 원활히 하기 위해 환자에게 자신의 말로 주요 증상을 표현하라고 한다. 이후에 다음의 질문을 진행한다:

- 가슴통증 혹은 가슴의 불편감이 있는가?
    - 있다면 언제 시작되었는가?
    - 통증의 정도를 0~10 (0은 전혀 통증이 없는 것이고 10은 가장 심한 통증) 사이로 표현하라고 한다.
    - 둔한 통증인지 날카로운 통증인지?
    - 방사통이 있는지?
    - 더 심해지거나 덜해지게 하는 것이 있는지?
    - 통증을 덜기 위해 시도한 것이 있는지? 있다면 효과가 있는지?
- 호흡곤란이나 피로감이 있는지?
- 어지럽거나 쓰러질 것 같은 느낌이 있는지? 쓰러질 것 같은지?
- 손발이 저리거나 따끔거리는 증상이 있는지?
- 토할 것 같은 느낌이나 다른 증상이 있는지?

저자의 한마디

정확한 병력을 위해서 통증보다는 불편감이라는 용어를 쓰는 것이 좋다.

불편감이 언제 어떻게 시작해서 얼마나 지속되었는지, 악화시키거나 완화시키는 요인은 있는지 등을 물어본다. 협심증 병력이 있는 환자에게는 최근에 가슴통증이 있었는지 통증 양상이나 정도가 변하였는지를 물어본다. 환자가 가지고 있던 니트로글리세린을 복용하였다면 약의 효과가 있는지와 약이 변질되었을 가능성을 확인하는 것이 중요하다.

통증의 정도와 질에 상관없이 가장 중요한 것은 통증이 시작한 시간이다. 환자의 허혈이 언제 시작하였는지 정확한 시간을 알면 재관류요법의 효과도 정확히 예측할 수 있다.

호흡곤란, 피로감, 오심, 발한, 어지러움, 감각이상 등 동반된 증상을 물어보는 것도 중요하다. 전형적인 협심증 양상이 없는 경우 'anginal equivalent'라고 일컬어지는 이러한 증상을 확인하는 것이 중요하다. 이런 증상은 불안정협심증이나 비ST분절상승 심근경색(NSTEMI)에서 자주 관찰된다.

anginal equivalent

가슴통증이 없이 나타나는 급성관상동맥증후군에 의한 호흡곤란, 발한, 심한 구토, 턱의 통증 등의 증상으로 주로 노인이나 제2형 당뇨환자에서 흔하다.

과거병력

급성관상동맥증후군이 의심되는 환자에서는 심장과 관련된 병력에 집중한다. 협심증, 불안정협심증, 심근경색, 관상동맥치환술이나 혈관성형술 등의 과거 병력을 조사하고 당뇨를 앓고 있는지도 확인한다. 대동맥박리나 출혈, 심혈관질환의 위험성도 충분히 고려한다.

고혈압

고혈압을 평가한다: 잘 조절되지 않은 만성의 심한 고혈압은 혈전용해제 치료의 상대적 금기증이다.

대동맥박리의 가능성

대동맥박리는 고혈압을 앓고 있는 노년층에서 잘 발생하며 등으로 퍼지는 심한 찢어지는 것 같은 통증이 특징이다. 호흡곤란이나 실신을 잘 동반하며 심장막으로 확대되어 심장막압전이나 관상동맥의 폐쇄를 잘 동반하므로 적절한 검사가 즉시 시행되어야 한다. 관상동맥의 혈류가 막히면 심전도상 STEMI와 유사한 소견이 보이므로 수술적 치료보다 혈전용해제를 선택할 위험이 있다.

출혈의 위험성

수술이나 치과치료 중 출혈이 있었는지 과거 출혈의 위험과 위장관계 궤양, 뇌졸중, 원인을 알 수 없는 빈혈, 흑색변 등의 과거력에 관하여 반드시 물어보아야 한다. STEMI 치료를 위한 혈소판억제제, 트롬빈억제제, 혈전용해제의 투여는 이러한 출혈 위험을 더 크게 한다. ACS 환자는 심근경색과 뇌졸중의 위험을 동시에 가진 경우가 많다. 과거의 심혈관계 질환의 증거들을 찾아보고 환자에게 허혈성 뇌졸중, 뇌실질내 출혈, 거미막밑 출혈 등이 있었는지 물어본다. 마지막으로 최근 수술력이나 외상력을 물어본다.

급성관상동맥증후군의 증상과 징후

SIGNS AND SYMPTOMS OF ACUTE CORONARY SYNDROME

ACS의 증상과 징후는 심근의 허혈, 손상 및 경색 범위에 따라 달라지며 심각한 부정맥이나 심장기능상실 혹은 쇼크 등 합병증 동반 유무에 따라서도 다양하게 나타난다. 통증이 ACS의 가장 흔한 증상이지만 통증 없이도 다음의 증상들이 나타날 수 있다. 이런 증상을 anginal equivalent라 한다.

증상

환자나 친구, 가족이 급성관상동맥증후군의 초기 증상을 인지하는 것은 매우 중요한 치료의 첫 단계이다. 가슴통증은 잘 알려진 증상이지만 팔이나 어깨, 목, 턱의 통증이나 호흡곤란, 차고 축축한 피부, 발한 등의 증상은 잘 알려져 있지 않다.

환자들은 평균 2시간 정도를 통증이 없어질 거라고 생각해서 기다린다고 한다. 환자들이 치료를 미루고 기다리는 이유는 심장발작에 대한 두려움이나 심한 증상에 대한 거부, 소화불량 등으로 증상을 오인하는 것 등이 포함된다.

일반적 혹은 신경학적 증상

ACS의 일반적 혹은 신경학적 증상은 다음과 같이 다양하다:

- 불안과 걱정
- 안절부절못함, 급박한 죽음에 대한 공포
- 극심한 피로감 혹은 쇠약감
- 쓰러질 것 같은 느낌
- 기절 혹은 의식소실(실신)

환자는 의식이 명료하기도 하지만 심장기능상실이나 심장근육파열, 부정맥이 있는 경우 심박출량이 줄어들어 쇼크나 저산소증, 뇌혈류량 감소로 인한 증상이 갑자기 나타날 수 있다. 이런 경우 심한 불안이나 초조, 안절부절못함과 곧 죽을 것 같은 공포가 동반된다. 극심한 피로감이나 쇠약감, 쓰러질 것 같은 느낌도 심박출량 감소 시 잘 나타난다.

쇠약감 같은 막연한 증상도 잘 나타나며 특히 노인이나 당뇨병 환자에서 흔하다. 심장이식 환자에서는 심장의 미주신경이 끊어져 있으므로 통증을 느끼지 못하고 쇠약감이나 피로감, 호흡곤란만이 나타난다.

심혈관계통 증상

협심증 협심증은 급성관상동맥증후군과 관련된 불쾌감 – 주로 가슴통증 – 이다. 통증은 급성관상동맥증후군의 확실한 증상으로 급성심근경색의 70~80%의 환자에서 동반된다. 통증은 주로 명치나 등쪽의 쥐어짜거나 누르는 듯한 감각이다. 그러나 20~30%의 환자, 특히 처음 심근경색을 앓는 노인이나 당뇨에서는 통증이 없거나 명확하지 않다. 통증이 없는 경우 심근경색은 '조용하다'고 한다. 그 외에도 급성심근경색은 다른 증상이나 징후에 의해 진단될 수 있다.

ACS의 통증은 심장근육의 산소공급이 줄어들고 이산화탄소와 젖산이 축적되어 생긴다. 통증은 이미 경색이 진행된 심근이 아니라 허혈상태의 심근에서 발생한다는 것을 명심하라. 이미 경색이 진행된 심근은 죽은 상태로 통증이 없다. 통증이 있는 한 허혈은 진행 중이며 경색이 더 진행될 가능성이 있다.

안정 혹은 불안정협심증의 통증은 비슷한 양상을 보이지만 정확하고 구체적인 병력청취로 감별할 수 있다. 안정협심증의 통증이 육체적 활동 등에 의해 발생하는 것과 달리 불안정협심증의 통증은 이른 새벽 같이 쉬고 있는 중에도 발생한다. 처음 급성심근경색을 앓는 환자의 50%는 발병 수일 혹은 수시간 전에 반복되는 경고성 협심증 통증(경색전 혹은 전구 협심증)을 경험한다.

통증은 지속적이고 점점 심해지는데 강도는 다양하다. 통증은 옮겨 다니지 않으며 기침, 호흡, 자세변화에 의해서 심해지거나 좋아지지 않는다. 통증 부위를 가리키라고 하면 환자는 주먹을 가슴부위에 댄다. 이것을 Samuel Levine 박사의 이름을 따서 'Levine sign'이라고 한다.

ACS의 통증은 수분 만에 없어지기도 하지만 대부분 30분 이상 지속된다. 대부분의 경우 니트로글리세린, 몰핀, 펜타닐 등 약물에 의해서만 완화된다. 협심증의 치료에 있어서 펜타닐이 몰핀보다 우월하다는 근거들이 있다. 몰핀은 저혈압, 오심, 구토를 유발할 가능성이 높다. 펜타닐은 작용이 빠르고 지속기간이 짧으므로 더 쉽게 조절 가능하다. 심전도 키박스 17.2에 정리된 니트로글리세린의 투여로 통증은 완화되지만 이것으로 진단할 수는 없으며 추가 검사가 필요하다. 예를 들어, ACS의 통증이 활동과 관계 있다면 협심증과 헷갈릴 수 있다. 만일 휴식이나 3번의 니트로글리세린 투여에 반응이 없다면 급성심근경색일 가능성이 높다. 그러나 첫 번째 투약으로 통증이 약간 완화되기는

심전도 키박스 17-2 급성관상동맥증후군에서 니트로글리세린의 투여

- 니트로글리세린 0.4 mg 투여:
  - 환자의 수축기 혈압이 100 mmHg 이상이면 투여 가능
  - 앉거나 누운 자세에서 투여
  - 저혈압이 없으면 5분 뒤 동일용량으로 반복 투여하여 총 3회 투여 가능
- 3회의 투여에도 통증이 심하면:
  - 펜타닐 1 mcg/kg을 1~2분에 걸쳐 서서히 정맥투여하고 필요 시 5~10분 후 재투여 가능

《그리고》

- 니트로글리세린 5 mg/분의 속도로 정맥주입하기 시작하여 5~10분마다 5 mg/분씩 용량을 다음 상황이 보일 때까지 증가시킴
  - 통증 소실
  - 정상 혈압의 환자에서 평균동맥압이 10% 감소
  - 고혈압 환자에서 평균동맥압이 30% 감소
- 어떤 경우든지 평균동맥압이 80 mmHg 이하이거나 수축기혈압이 90 mmHg 이하인 경우:
  - 니트로글리세린 정맥투여를 멈추거나 투여속도를 늦춤
- 환자의 통증은 거의 없으나 안절부절못하고 불안해하면 항불안제 투여를 고려함:
  - 디아제팜 2.5~5 mg 혹은 로라제팜 0.5~1 mg을 천천히 정맥투여
- 구역이나 구토가 있으면:
  - 온단세트론 4 mg이나 프로메타진 2.5~10 mg 정맥 투여

하나 남아 있다면 허혈이나 경색이 진행되는 폐쇄된 부위가 존재하므로 즉시 추가 검사를 비롯한 의학적 조언을 구할 필요가 있다.

> **저자의 한마디**
> 과량 투여로 인한 저혈압을 예방하기 위해서 인퓨전 펌프를 이용하여 니트로글리세린을 투여해야 한다.

심전도 키박스 17.3에 정리된 가슴통증과 관련된 증상을 1개 이상 가진 환자는 다른 질병으로 확인되기 전까지는 ACS 환자로 가정하고 치료해야 한다. 그러나 몇 가지 질환들은 ACS의 증상과 유사하다(심전도 키박스 17.4).

안정협심증

운동에 의해 야기되며 반복해서 발생한다고 더 심해지지 않으며 휴식으로 금방 좋아지는 통증을 가진 협심증을 안정형 협심증이라 한다. 죽경화판에 의해 관상동맥이 좁아져서 발생한다.

심전도 키박스 17-3 ACS에 의한 혹은 ACS와 관련 없는 가슴통증의 감별

ACS에 의한 가슴통증의 특징

- 통증의 위치 – 명치부위, 넓고 국한되지 않음
- 통증의 양상 – 짓이기는 듯한 압박감, 쥐어짜는 느낌, 무겁게 누르는 느낌
- 통증의 뻗침 – 한쪽 혹은 양쪽 어깨, 왼쪽 팔과 팔꿈치, 손목, 목, 턱, 이빨
- 몸의 움직임과의 관계 – 자세와 관련 없으며 만지는 것과 상관없음
- 지속시간 – 20분 이상
- 감정이나 심리적 요인과 관련됨
- 휴식이나 니트로글리세린에 반응 없음

ACS와 관련 없는 가슴통증의 특징

- 통증의 위치 – 바늘 끝 정도로 좁은 부위에 국한됨
- 통증의 양상 – 날카로운 찌르는 듯한 느낌
- 통증의 뻗침 – 아랫배 혹은 골반 부위
- 몸의 움직임과의 관계 – 늑막성 가슴통증 혹은 만지면 심한 통증을 느낌
- 지속시간 – 수초 혹은 수분 이내
- 움직이면 통증이 완화됨

심전도 키박스 17-4 ACS의 가슴통증과 유사한 가슴통증을 보이는 질환

- **심근염 혹은 심장막염** 급성심근염 혹은 심장막염과 관련된 통증은 더 날카롭고 찌르는 듯하며 앞으로 숙일 때 더 심해진다. 통증은 수초 혹은 수분간 지속되면 다른 증상과 징후가 ACS와 관련이 없다.
- **대동맥박리** 고문을 당하듯 심한 통증이 있으며 등이 찢어지는 느낌이 든다. 한 개 이상의 주요 부위에서 맥박이 만져지지 않는다.
- **자발성 기흉** 통증은 벽쪽가슴막과 내장쪽가슴막이 분리되어 폐가 짜부라져서 생긴다. 자발공기가슴증으로 호흡 시 심해지며 한 부위에 국한된다.
- **폐색전증** 혈전이 허파동맥을 막아서 발생하며 막힌 부위의 허파조직이 괴사된다. 통증은 가슴벽의 가쪽에 주로 국한되고 다른 곳으로 잘 뻗히지 않는다.

불안정협심증

한 개 이상의 다음과 같은 상황이 있으면 불안정협심증을 고려한다:

- 최근에 새로 발생한 운동에 의한 협심증
- 잦고 긴 시간 지속되며 약간의 활동으로도 발생하는 협심증
- 휴식 중 발생하는 협심증(20분 이상 지속됨)

불안정협심증의 가장 흔한 원인은 죽경화판이 염증으로 인하여 찢어지는 것이다. 찢어진 경화판은 더 커지고 파열되거나 혈전을 형성하며 자발혈전용해가 진행되면 다시 정상적 혈류가 회복된다. 처음에 관상동맥이 일부 막히면 활동성 협심증이 나타난다. 협착이 더 진행되면 기존의 협심증이 더 심해지며 일시적인 완전 폐쇄가 생기면 휴식 중에 협심증이 생긴다.

심근의 산소요구량과 공급량 사이의 불균형이 생기면 협착 정도가 더 심해지지 않아도 불안정협심증이 생길 수 있다.

가슴 두근거림 급성심근경색 환자에서 가장 흔한 부정맥은 한 개 이상의 조기수축으로 인해 규칙적 심박동이 방해받는 것이다. 특히 이런 심장의 불규칙성은 스트레스 상황에서 자주 발생한다. 보통 왼쪽 가슴이나 복장뼈 아래에서 느껴지며 "가슴이 두근거리거나", "박동이 건너 뛰는 느낌"을 받는다. 증상이 없는 환자에서는 가슴 두근거림이 얼마나 위험한지 평가하기 어렵다. 다른 급성관상동맥증후군의 증상과 함께 가슴 두근거림이 발생하면 심정지에 이르는 위험한 부정맥이 생길 수 있음을 시사한다. 가장 흔한 부정맥은 심방세동인데 심근경색의 결과로 생기고 만성적이다. 다른 원인으로 심방조기수축과 심실조기수축이 있는데 심근허혈에서 다원형으로 빠른 박동수를 보이는 심실조기수축이 자주 동반된다.

호흡기계 증상

호흡곤란 호흡곤란은 급성관상동맥증후군에서 흔히 관찰되는 증상으로 서서히 생길 수도 있고 갑자기 나타나기도 한다. 호흡곤란은 왼심실기능상실의 주요 증상으로 빠르고 얕은 힘든 호흡이 특징이다. 호흡곤란은 불편감과 심할 경우 불안 및 안절부절못하는 증상을 동반한다. 환자는 가슴이 답답하거나 목이 졸리는 느낌을 느끼며 호흡 시 통증을 느끼기도 한다. 폐부종이나 울혈에서 몸을 움직이거나 휴식 중에도 호흡곤란이 나타난다. 활동 중 호흡곤란(dyspnea on exertion, DOE), 앉아숨쉬기, 발작야간호흡곤란 등 다양한 형태로 나타난다.

- DOE는 왼심실기능상실에서 맨 처음 나타나는 증상으로 이전에 호흡곤란을 야기하지 않은 계단오르기, 걷기 등의 운동이나 신체활동 후에 생긴다.
- 앉아숨쉬기는 환자가 앉거나 반쯤 기댄 자세를 취할 때만 좋아지는 심한 호흡곤란 증상이다.
- 발작야간호흡곤란은 한밤중에 갑자기 호흡곤란이 발생하는 것이 특징이다. 환자는 낮동안은 정상이며 환자가 침대에 눕고 나서 몇시간 동안 다리의 혈액과 체액이 허파로 몰리면서 생긴다. 기능이 떨어진 왼심실은 혈액증가를 감당하지 못하여 결과적으로 왼심실기능상실과 폐울혈 및 폐부종이 생기고 환자는 숨을 편히 쉬기 위해 일어나 앉거나 베개를 높이게 된다.

기침 가래를 동반한 기침은 왼심실기능상실과 관련된 폐부종 환자에서 보이는 증상이며, 가래가 투명할 수도 있고 피가 섞여 있을 수도 있다. 울혈된 폐점막에서 생긴 과다한 기관지 분비물이 배출되는 것으로 기침은 발작성이고 거품이 있는 많은 가래를 동반한다. 충혈된 폐점막에서 출혈이 있으면 피가 섞인 분홍색의 가래(객혈)가 보일 수도 있다.

쌕쌕거림 쌕쌕거림은 기침에 동반되는데 기존의 만성폐쇄폐질환 환자, 특히 공기증 환자에서 많이 나타난다. 폐질환이 없는 경우에도 앞서 언급한 기관지 분비물이 쌕쌕거림을 만들어 환자의 호흡곤란을 악화시키기도 한다.

소화기계 증상

급성관상동맥증후군의 소화기계 증상은 다음과 같다:

- **식욕부진** 구토를 동반하거나 동반하지 않은 욕지기와 식욕부진은 ACS에서 흔히 나타난다.
- **오심과 구토** 환자들의 대다수 특히 통증이 위창자로 뻗치는 경우 식욕부진과 함께 이 증상이 있으면 통증을 무시하고 증상을 오인하게 된다. 특히 하벽 심근경색의 경우 다른 부위의 심근경색보다 욕지기와 다른 소화기계 증상을 많이 나타내는데 이는 Bezold-Jarish 반사라 불리는 부교감신경계통의 과다한 자극 때문이다.
- **갈증** ACS 환자는 통증과 공포 때문에 교감신경계통이 항진되어 있어 입이 빠짝 마르고 갈증을 많이 느낀다.

징후

전신 소견과 신경학적 징후

급성 심근경색 환자들은 의식이 명료할 수도 있지만 다음과 같은 신경학적 증상을 보이기도 한다:

- 공포
- 안절부절못함
- 불안과 걱정
- 지남력장애
- 의식수준의 저하 또는 무의식

저혈압이나 쇼크가 동반되면 환자는 혼란스러워하고 지

남력을 상실하며 졸려하거나 반응이 없으며 의식이 완전히 없어질 수도 있다. 심한 폐울혈이나 폐부종이 있는 경우는 앉은 자세로 호흡을 힘들게 하고 있다.

활력징후

ACS 환자에서 활력징후는 경색의 부위와 심장근육이 손상된 범위 및 자율신경계통이상의 정도에 따라 다양하다.

맥박 맥박수는 대개 정상이지만 교감신경계통이 활성화되면 빠른 맥박수를 보일 수 있고 부교감신경계통이 활성화되면 서맥을 보이기도 한다. 하벽 심근경색 환자에서는 미주신경이 항진되거나/방실차단에 의해 서맥이 자주 나타난다.

맥박의 리듬 맥박의 리듬은 규칙적이거나 불규칙적이다. 소수의 환자에서 생명을 위협하는 심각한 부정맥의 조기증상인 심실조기수축이나 심실이단맥 등에 의해 불규칙한 리듬이 보이기도 한다.

호흡수 급성관상동맥증후군 환자에서 맥박수는 불안, 심장기능상실, 저산소증, 저혈압, 쇼크의 유무에 따라 달라진다. 12~20%의 환자에서 맥박수는 안정 시 정상이며 호흡주기가 규칙적인 경우도 있고 불규칙한 리듬을 보이기도 한다. 호흡의 깊이는 정상일 수도 있지만 깊거나 얕을 수도 있다. 조용한 호흡을 보이기도 하지만 힘들게 소리 내어 호흡할 수도 있고 헐떡거리는 호흡이 보이기도 한다. 대개 환자는 20회/분의 빠르고 얕은 호흡을 보인다. 심장기능상실이 있는 경우 빠르고 얕은 호흡을 보이며 힘들게 소리 내어 호흡하는 양상과 함께 호흡보조근을 사용하는 것이 보이기도 한다.

피부소견

급성관상동맥증후군 환자의 피부는

- 차고 축축하며
- 청색증으로 인해 푸른 빛을 띤다.

교감신경계통 항진으로 인해 급성관상동맥증후군 환자의 피부는 차고 축축한데 때로는 동반된 저혈압이나 쇼크로 표피의 혈관이 수축되고 땀샘이 자극되어서도 피부가 차고 축축해진다. 청색증(동맥피의 산소화 감소로 인한)이 피부와 손톱, 점막에서 관찰되면 폐울혈과 폐부종에 의하여 저산소증이 발생한 것이다. 심각한 쇼크나 청색증이 있으면 피부는 붉은색과 푸른색이 얼룩덜룩한 모양을 보이며 입술은 정상일 수도 있지만 창백하고 푸른 청색증을 보이기도 한다.

정맥의 모양

목의 정맥은 정상으로 보이기도 하지만 확장되거나 허탈되기도 한다. 대개 목의 정맥은 앉은 자세에서 45° 정도 약간 숙인 자세로 검진한다. 정상적으로 바로 누운 자세에서 목정맥은 약간 확장되어 있고 앉은 자세에서 평평하게 보인다. 앉거나 기댄 자세에서 기침을 하거나 소리를 내면 심장기능상실이 없는 경우 목정맥이 확장된다. 오른심실기능상실이 있는 경우 정맥의 압력이 심각하게 높아져서 목정맥이 특징적으로 확장된다. 경증의 오른심실기능상실인 경우는 목정맥은 약간 확장된다. 그러나 심각한 오른심실기능상실에서는 목정맥이 많이 확장되고 환자가 앉아 있는 자세에서는 박동이 보이기도 한다. 왼심실기능상실에서도 허파순환에 의해오른심방과 오른심실의 압력이 높아지므로 목정맥이 약간 확장될 수 있다.

반대로 저혈압과 쇼크 환자에서는 앉은 자세에서 목정맥이 허탈된다. 오른심실기능상실이 같이 동반되면 목정맥은 확장되고 박동을 보일 수도 있다.

심혈관계 징후

제1심음(S_1)은 방실판이 닫히는 소리이고, 제2심음(S_2)은 폐동맥판과 대동맥판이 닫힐 때 나는 소리이며, 제3심음(S_3)은 심근경색증에서 심각한 왼심실기능상실과 왼심실충만압이 높아져 있음을 시사한다. 제3심음은 혈류가 승모판을 지나 기능이 떨어진 왼심실벽에 부딪히면서 갑자기 혈류속도가 떨어지면서 나는 소리이다. 대부분 광범위한 경색이 생겼을 때 들리며 환자가 왼쪽옆누운자세로 누웠을 때 심장의 끝에서 잘 들린다. 제3심음은 왼심실기능상실뿐 아니라 왼심실로 혈류량이 증가한 승모판역류나 심실중격결손 같은 심근경색의 합병증에서도 들릴 수 있다.

이런 심음은 대개 심근경색의 초기에는 작아서 잘 안들리기도 하고 경색이 회복되면서 정상크기로 회복된다. 부드러운 제1심음은 PR간격의 연장을 시사한다. 심장막 마찰음이란 심외막의 염증으로 심장근육이 심장막에 마찰되어 나는 소리로 STEMI, 특히 광범위한 전층 심근경색이 있을 때 들린다. 마찰음은 보고가 된 것보다 더 흔하며 경색발생 이후 24시간에서 2주까지 들릴 수 있으나 대개 2~3일째에 제일 많이 들린다. 드물게 광범위한 경색에서 큰 마찰음이 수일간 들리기도 한다.

STEMI 환자에서 심장막의 염증성 삼출로 인해 심장막 마찰음이 들리는데 심장막 삼출액은 심전도상으로도 확인할 수 있다. 심근경색후증후군(Dressler증후군)은 뒤늦게(최장 경색 후 3개월) 발생하는 심장막 마찰음과 심장막염에 의한 불편감을 특징으로 한다. 심장막 마찰음은 왼쪽 복장뼈가장자리나 심장 끝의 박동이 가장 잘 느껴지는 부위의 바로 안쪽에서 잘 들린다. 큰 마찰음은 전체 가슴우리나 등에서도 들을 수 있다.

호흡음 기도를 통한 공기의 흐름에 의해 만들어지는 호흡음은 정상일 수도 있지만 노력성 호흡에 의해 크게 들릴 수도 있고 감소되어 들리지 않을 수도 있다. 폐부종 환자에서는 울혈되거나 부종이 발생한 부분으로 공기 흐름이 차단되어 양측 혹은 일측 폐의 뒤쪽 아래부분에서 호흡음이 감소되거나 안 들릴 수도 있다.

거품소리, 삑삑거림(rhonchi), 쌕쌕거림 부종이나 연축에 의해 좁아진 기관지나 액체나 거품으로 가득 찬 기관지를 공기가 통과하면 거품소리, 삑삑거림, 쌕쌕거림 같은 비정상적 호흡음이 들린다. 이상 호흡음은 침범된 기관지의 크기나 액체가 가득 찬 정도에 따라 소리의 강도가 달라진다. 거품소리는 시작된 부위에 따라 소리의 질이 달라지는데 허파꽈리나 종말세기관지 같은 매우 작은 기관지에서 시작되면 매우 섬세한 소리(염발음, crackle, bubbling)가 나고 큰 기관지에서 시작되면 거친 소리(그렁거리는)가 난다. 거품소리의 가장 흔한 원인은 허파꽈리에 물이 찬 것이다. 거품소리는 왼심실기능상실(좌심부전)로 인한 폐부종의 가장 흔한 증상으로 호흡곤란을 유발한다. 울혈은 폐 하부에서부터 시작되므로 왼심실기능상실(좌심부전)의 초기에는 폐 하부의 거품소리가 심하지만 점차 심부전이 심해질수록 폐 상부로 진행한다.

삑삑거림은 거품소리보다 더 크고 거친 소리로 큰 기관지나 기관의 점막에서 분비물이 증가하여 생긴다. 삑삑거림은 폐부종에서도 들릴 수 있지만 기관지염이나 폐렴에서 더 흔하다. 기관에서는 건조하고 덜덜거리는 소리로 들린다. 거품소리와 달리 삑삑거림은 기침 후에 안 들리다가 기관지에 분비물이 고이면 다시 들린다.

환자는 간헐적으로 캑캑거리거나 기침을 하면서 거품이 많은 가래를 뱉어낸다. 가래는 대개 분홍색이나 피가 묻어 있는데 심한 심장기능상실에서 다량의 체액이 폐혈관계를 통해 기관지로 배출되어 만들어진다. 쌕쌕거림은 기관지가 좁아져서 들리는 소리로 대개 천식이나 공기증에서 들리지만 심장기능상실에서도 들릴 수 있다. 공기증과 심장기능상실이 있는 환자에서 체액이 종말세기관지를 좁게 만들어 쌕쌕거림과 거품소리가 같이 들린다. 이것을 심장성 천식이라고 하며 전형적인 공기증에서 기관지의 협착이나 경련이 원인인 것과 달리 울혈심장기능상실이 원인이다. 거품소리, 삑삑거림, 쌕쌕거림은 청진에서 잘 들리지만 소리가 클 경우 청진기 없이 들리기도 한다. 왼심실기능상실의 초기에는 섬세한 염발음이나 쌕쌕거림이 양쪽 폐의 뒤쪽 아랫부분에서 주로 들리지만 가끔 어깨뼈 정도의 위치에서 들리기도 하고 앞쪽에서 들릴 수도 있다. 거품소리는 입을 벌리고 심호흡을 하게 하면 더 잘 들리며 흡기 시 특히 심호흡의 마지막 부분에 잘 들린다. 삑삑거림은 호기와 흡기 말에 기관이나 기관지 부위에서 잘 들린다.

흉막 삼출과 경화 허파의 한 구역이 액체로 가득 차서 공기가 통하지 않으면 경화가 생기고 초기에 들리던 거품소리나 호흡음이 들리지 않는다. 오른심실기능상실에서는 양쪽 폐의 가슴막안에 물이 차서(흉막 삼출) 양쪽 혹은 한쪽 폐의 뒤쪽 아랫부분에서 호흡음이 전혀 들리지 않을 수도 있다. 가슴막안에 물이 차면 폐가 눌리게 되고 공기의 공명이 사라지므로 호흡음이 감소하거나 없어지고 이 부위를 타진하면 둔탁한 소리가 들리게 된다.

조직의 모양

부종 부종이란 조직 사이에 장액이 축적된 것이다. 부종은 한두 부위에 국한되기도 하지만 전신으로 퍼질 수도 있다(전신부종, anasarca).

오른심장기능상실의 경우 어느 정도의 부종은 항상 존재한다. 체액저류의 초기에는 체중증가가 유일한 징후이지만 심장기능상실이 심해질수록 체액의 축적이 진행되어 눈으로 알 수 있는 부종이 다리, 특히 정강이 앞쪽(정강뼈앞 부종)이나 발목이나 발(발 부종), 등의 아래쪽 척추부위(엉치앞 부종), 배벽에 발생한다. 부종 부위의 피부는 팽팽하고 반짝거리며 손가락으로 누르면 손가락 자국이 바로 없어지지 않는데 이것을 우묵부종이라 한다. 반대로 조직의 손상이나 염증에 의한 부종은 즉시 누른 자국이 없어진다. 표 17.1에 ACS의 증상과 징후를 정리하였다.

표 17-1 급성관상동맥증후군의 증상과 징후

	징후	증상
전신 및 신경학적	• 의식 명료하고 지남력 있음 • 안절부절못함 • 걱정 • 불안	• 불안 • 걱정 • 심한 피로와 쇠약감 • 안절부절못하고 곧 죽을 것 같은 공포를 느낌
심혈관계	• 심음이 멀게 느껴짐 • 이완기에 제3심음이 들림(왼심실기능상실) • 이완기에 제4심음이 들림(진단적 의미 없음) • 심장막 마찰음	• 가슴통증 • 잦은 가슴두근거림
호흡계	• 정상 혹은 노력성 호흡 • 빠르고 얕은 호흡 • 거품소리(폐포내의 액체) • 삑삑거림(기관지의 분비물) • 쌕쌕거림 혹은 심장성 천식 • 타진 시 둔탁한 소리(가슴막삼출)	• 호흡곤란 • 숨이 막힘 • 기침
소화기계	• 구토	• 욕지기 • 식욕부진
활력징후		
맥박	• 대개 정상이나 서맥이나 빈맥이 나타날 수 있음 • 규칙적 혹은 불규칙적 리듬 • 맥박의 세기는 대개 정상이나 세게 박동할 수도 있고 저혈압인 경우 약하게 박동할 수도 있음	
호흡	• 특징적으로 20회/분의 빈호흡이나 12~20회/분의 정상일 수도 있음 • 규칙적 혹은 불규칙적 • 정상 혹은 얕거나 깊은 호흡 • 노력성 시끄러운 호흡음 • 심한 폐울혈이나 폐부종이 있는 경우 호흡보조근의 사용이 눈에 띄임	
혈압	• 정상 혹은 높거나 낮음	
피부	• 창백함 • 차고 축축함 • 발한 • 청색증 • 모세혈관 충전이 늦어짐	
정맥	• 정상 • 약간 확장됨(왼심장기능상실이나 경도의 오른심장기능상실) • 심하게 확장되고 박동이 느껴짐(심한 오른심장기능상실) • 허탈(저혈압이나 쇼크)	
조직	• 우묵부종(정강뼈앞 부종) • 허리의 척추부위(엉치앞 부종) • 배벽 • 전신부종	

급성관상동맥증후군의 치료

다음의 치료전략은 최신 문헌을 바탕으로 저자가 제안하는 것으로 지역이나 국가마다 치료 프로토콜이 다를 수가 있다. 그러므로 모든 치료전략은 해당 지역의 의학전문가와 의료체계의 자문하에 적용가능한 범위에서 수정 가능하다. 또한 프로토콜이나 치료전략은 순서대로 나와 있지만 일부 과정은 동시에 시행할 수 있다. 모든 치료과정은 전체적인 시각에서 보는 것이 중요하고 단지 단계적 과정으로만 볼 필요는 없다.

치료의 목표

GOALS OF MANAGEMENT

급성관상동맥증후군 치료의 일차적 목표는 허혈을 교정하여 경색의 범위를 줄이고 조직관류를 재개하는 것이다(그림 17.1). 재관류는 혈전용해제를 투여하여 혈전을 녹이거나 경피경혈관 관상동맥중재술(PCI)을 시행함으로써 가능하다. 이 모든 치료는 시간이 관건이다. 분단위로 시간이 경과할 때마다 심장근육의 손상이 많아지고 치료의 효과는 경감된다. 따라서 모든 치료에 시간제한이 있다(그림 17.2). 치료의 시간적 목표는 허혈시간은 120분 이내로 제한하고 도착-약물투여 투여시간(door-to-needle time)은 30분 이내로 하는 것이다. 모든 환자에서 첫 심전도를 측정할 때부터 시간을 측정하도록 권장하고 있다.

가슴통증의 초기평가와 치료 (그림 17.3)

병원전/응급실에서 가슴통증 환자의 초기 평가와 치료는 다음과 같다:

1. 호흡부전이 있거나 산소포화도가 94% 이하이면 산소를 비강캐뉼라로 4 L/mim로 투여하거나 비재호흡마스크로 100% 산소를 투여하여 산소포화도를 94~98%로 유지한다. 산소포화도가 100%가 되는 것은 피한다.
2. 활력징후를 측정하면서 의식을 포함한 환자의 심혈관계 상태를 신속히 평가한다.
3. 심전도 모니터링을 시작한다.
4. 생리식염수나 5% 포도당으로 정맥로를 확보한다.
5. 가슴통증의 원인을 파악하기 위해 1~4단계의 과정을

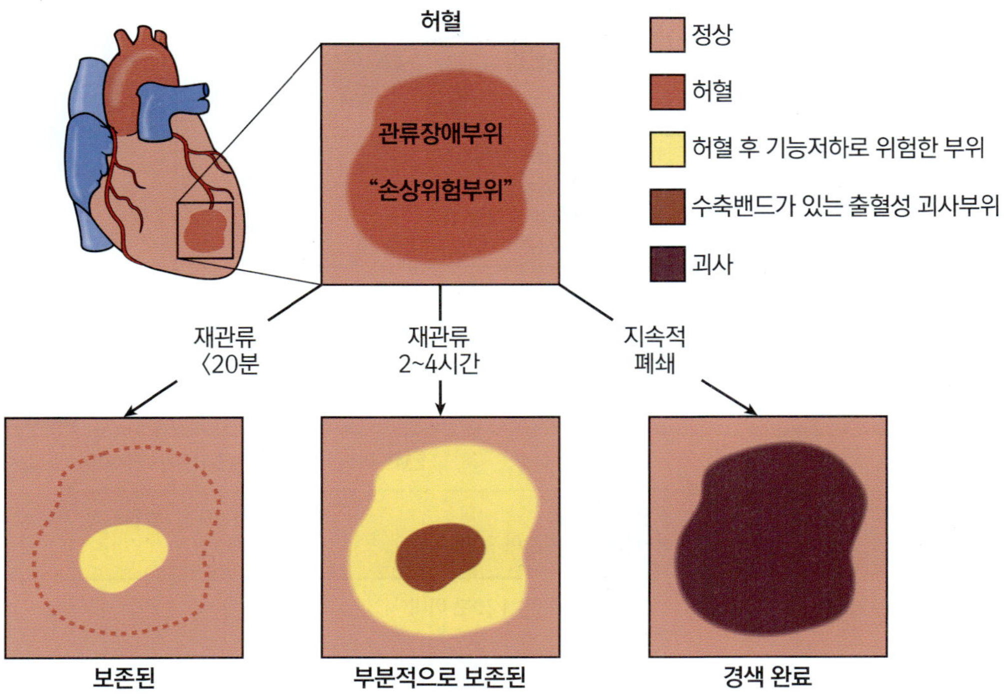

그림 17.1 심장근육의 보존과 재관류
(From Mann, D. L., et al. (Eds.), (2015). *Braunwald's heart disease* (10th ed.). Philadelphia: Saunders.)

수행하면서 간략한 병력과 신체검진을 시행한다.

6. 12유도 심전도(필요시 V_4R 포함)를 시행하고 심전도 결과를 병원의 의사에게 전송한다.

다음 상황을 판단한다:

A. ST분절 하강이 명확하게 보인다.
B. STEMI가 명확하다.
C. 심전도 판독을 할 수 없다.

정상 심전도가 보기에 없음을 알 수 있다. 급성관상동맥증후군을 평가하는 단계에서 정상 심전도라는 것은 있을 수 없다. 대신, ST분절 변화가 명확하지 않은 심전도를 비진단적(nondiagnostic), 즉 진단을 내릴 수 없다고 간주한다.

저자의 한마디

연구에 의하면 산소를 투여하여 100% 산소포화도를 유지하면 산소유리기가 생성되어 저산소 상태의 심장근육세포의 손상을 증가시킨다고 한다.

병원전 치료

STEMI의 초기에 환자가 발견되면 적절한 초기치료를 시행할 수 있다. 최근 제세동기에는 ST분절 변화를 감지하는 기능이 추가되어 있고 응급구조사가 적절하게 12유도 심전도를 판독하는 능력을 가지고 있다. 병원전 상황에서 12유도 심전도 판독이 애매할 때는 모바일 전송시스템을 이용하여 이송할 병원의 전문의에게 판독을 의뢰할 수 있다. 12유도 심전도 결과를 다음 기준에 적용하여 병원전 STEMI치료 프로그램을 시작한다:

- **기준 A**: 연관된 2개 이상의 유도에서 1 mm 이상의 ST분절 상승이 보이는 경우
- **기준 B**: 연관된 2개 이상의 유도에서 1 mm (하벽유도) / 2 mm (전흉부유도) 이상의 ST분절 상승이 보이는 경우

저자의 한마디

기준 A가 B보다 더 민감도는 높지만 전흉부유도에서에서 1 mm 이상의 ST분절 상승이 보이는 경우는 심근경색 이외에도 다른 상황들이 포함될 수 있다. 따라서 기준 A를 적용하면 위양성 환자(심근경색이 아닌 환자)를 더 많이 진단하게 된다. 그러므로 상황에 따라 적절한 기준을 적용하는 것이 필요하다.

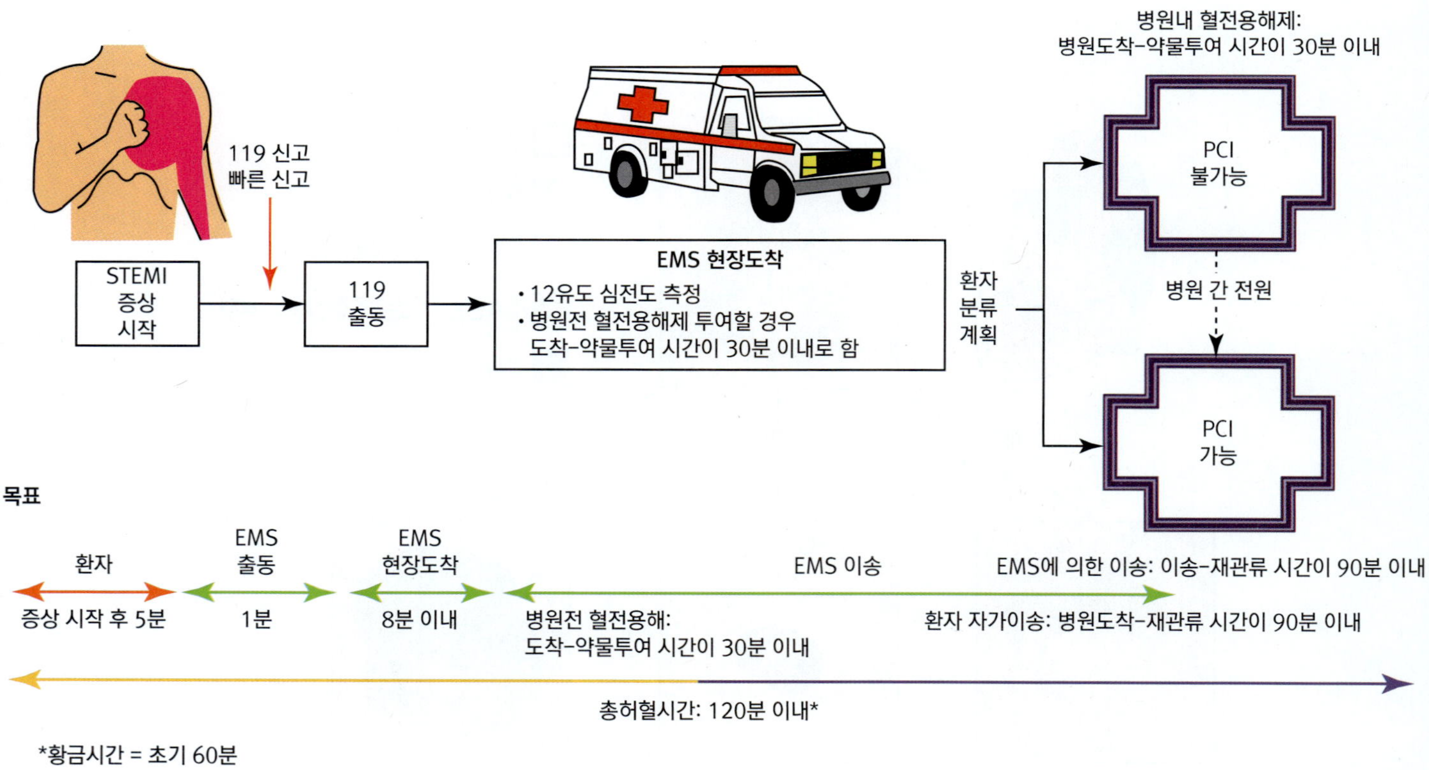

그림 17.2 재관류치료 목표

(From Antman, E. M., Hand, M., Armstrong, P.W., Bates, E. R., Green, L. A., Halasyamani, L. K., Hochman, J. S., Krumholz, H. M., Lamas, G. A., Mullany, C. J., Pearle, D. L., Sloan, M. A., Smith, C. A., Jr., & 2004 Writing Committee Members. [2008]. 2007 focused update of the ACC/AHA 2004 guidelines for the management of patients with ST elevation myocardial infarction. *Circulation, 117* [2], 296–329.)

환자가 기준에 부합하면 가장 가까운 적절한 병원으로 이송한다(PCI가 가능한 병원 선호). 혈전용해제 투여와 PCI 중 어느 재관류요법이 적절한지 선택하기 위한 기준을 심전도 키박스 17.5에 제시하였다.

- PCI가 가능한 병원이면 즉시 심혈관센터와 심장전문의에게 알린다. 환자는 이송-재관류 시간을 90분 이내가 되도록 이송한다.
- PCI가 불가능한 병원이면 응급실에 알려서 혈전용해제를 준비한다. 환자는 이송-약물투여 시간을 30분 이내가 되도록 이송한다. 환자 이송 후에는 다음 순서에 따라 치료한다:
- 혈전용해제 투여의 대상이 되는지 확인한다(심전도 키박스 17.6).
- 혈전용해제 투여의 금기증이 있는지 확인한다(심전도 키박스 17.7).
- 혈전용해제를 투여한다.

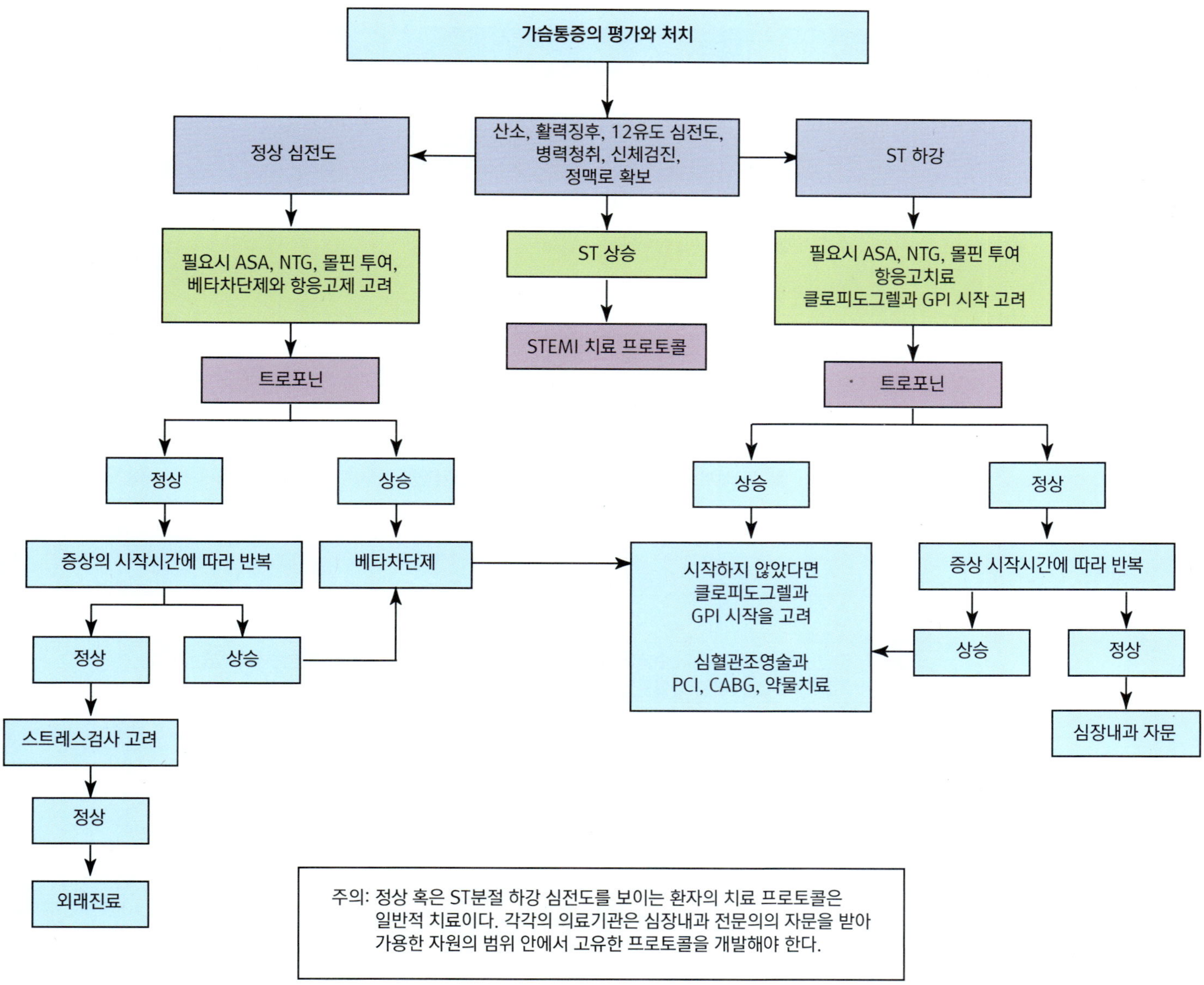

그림 17.3 가슴통증의 초기평가와 처치

심전도 키박스 17-5 적절한 혈전용해제 투여

1단계: 시간과 위험성 확인

- 증상 발현부터의 시간
- STEMI의 확실성
- 혈전용해제 치료의 적절성(심전도 키박스 17.6, 심전도 키박스 17.7)
- PCI가 가능한 병원까지의 이송시간

2단계: 혈전용해제와 PCI 중 우선되는 치료법 결정

다음 환자에서는 PCI 치료가 우선되어야 한다:

- PCI 가능한 병원까지의 이송시간이 이송 – 재관류시간 90분을 충족할 때
- STEMI의 위험성이 높은 환자
- 심장성 쇼크가 동반된 환자
- 출혈의 위험이 큰 환자 등 혈전용해제 치료의 금기증이 있는 경우
- 너무 늦게 발견된 환자(증상이 3시간 이전에 생긴 경우)
- STEMI의 진단이 확실하지 않은 경우

다음 상황에서는 혈전용해제 투여가 선호된다:

- 다른 환자가 이미 PCI 치료를 받고 있어 이송 – 재관류시간이 120분을 넘길 경우
- 혈관을 통한 PCI 치료가 힘든 경우
- 심혈관센터 의료진이 없는 경우
- 심혈관센터 의료진과의 접촉이 늦어 이송 – 재관류시간이 120분을 넘길 경우

심전도 키박스 17-6 혈전용해제 투여의 적절성 평가

최초 평가

예	아니오	
		통증이 15분 이상 12시간 이내인가
		수축기 혈압이 <180 mmHg
		이완기 혈압이 <110 mmHg
		양팔의 혈압 차이가 <15 mmHg (대동맥류 의심)
		울혈심장기능상실의 증상이 있는가
		심장성 쇼크의 증상이 있는가
		12유도 심전도에서 의미있는 ST분절이나 T파 변화가 있는가
		병원까지의 도착시간

병력

예	아니오	
		최근(6주 이내)에 주요 수술(뇌수술, 척추수술 등) 및 출산이나 생검을 받은 적이 있는가, 지혈할 수 없는 부위의 혈관을 찌른 적이 있는가
		6개월 이내에 심각한 두부 손상이나 얼굴손상을 받은 적이 있는가
		임신 중인가
		간질환이나 콩팥질환 혹은 항응고제 복용으로 지혈에 문제가 있는가
		10분 이상의 심폐소생술을 받았는가
		그 외에 지혈이 어려운 상황이 있는가
		뇌졸중이나 뇌혈관질환, 뇌동맥꽈리, 동정맥기형, 발작, 뇌종양이 있는가
		대동맥박리가 의심되거나 대동맥류가 있는가

심전도 키박스 17-7 급성관상동맥증후군에서 혈전용해제 투여의 금기증

절대적 금기증

- 지속적인 내부 출혈(소화기계 혹은 비뇨생식계)
- 이전의 뇌내 출혈
- 3개월 이내의 머리 혹은 얼굴의 손상
- 3개월 이내의 허혈성 뇌졸중
- 최근의 머리뼈안 혹은 척수손상이나 수술
- 머리뼈안의 종양, 동정맥기형. 뇌동맥꽈리
- 대동맥류가 의심되는 경우

상대적 금기증

- 최근에 압박할 수 없는 부위의 혈관천자
- 출혈 경향이 있는 환자
- 스트렙토키나제/아니스트레플레이즈의 경우: 이전에 투여 받은 적 있거나(5일 이전) 알레르기 반응이 있었던 경우
- 손상이 동반되거나 오래 지속된(10분 이상) 심폐소생술
- 주요 수술(3주 이내)
- 최근의 항응고제 복용(와파린 등)으로 INR > 2~3
- 최근(2~4주 이내)의 소화기계, 비뇨생식계 등 내부 출혈이 있었던 경우
- 심한 혈압 상승(수축기 혈압 180 mmHg 혹은 이완기혈압 > 110 mmHg)
- 3개월 이내에 허혈성 뇌졸중, 치매나 다른 머리뼈안의 병리학적 문제가 있는 경우
- 임신

응급실에서의 치료

위험성 평가

병력청취와 신체검진이 끝나고 나면 환자의 증상이 급성관상동맥증후군과 일치하는지 판단한다. 심전도 소견과 심장표지자 검사만으로 판단하는 것보다 위험도를 같이 평가하는 것이 중요한데 그 이유는 다음과 같다:

1. 심전도만으로 진단할 수 없을 때가 있다.
2. 심장표지자 검사를 할 수 없거나 환자를 적절한 치료를 위해 이송해야 할 경우가 있다.

표 17.2에 환자의 증상이 급성관상동맥증후군과 일치하는지 평가하는 방법이 나와 있다. 이 시점에서 12유도 심전도검사를 하여 환자가 STEMI인지 NSTEMI인지 확인해야 한다.

진단

12유도 심전도 급성관상동맥증후군이 의심되는 환자는 응급실 도착 10분 이내에 12유도 심전도를 측정한다. 심전도 측정이 끝나면 가능한 한 빠른 시간내에 검증받은 의료인이 판독하여 재관류요법의 대상인지를 판단한다.

연관된 유도에서 진단적 의미가 있는 ST분절 상승이 보이면 진단할 수 있다. ST분절 하강과 T파 역위가 보이면 NSTEMI일 가능성이 높지만 V_1-V_4유도에서 보일 경우 후벽경색의 가능성을 확인해야 한다. ST분절의 변화가 없다면 불안정협심증으로 진단한다. 심장표지자 검사 결과가 나올 때까지 환자는 불안정협심증/NSTEMI로 분류한다.

90% 이상의 ST분절 상승 환자에서 심장표지자 검사로 확진할 수 있다. ST분절 상승이 없는 환자의 25% 정도에서 CK-MB가 증가하고 Q파가 출현한다. 나머지 75%는 Q파가 보이지 않는 심근경색 환자이다. 가슴통증이 있으나

표 17-2 급성관상동맥증후군을 시사하는 소견

	가능성이 매우 높음	가능성이 중등도임	가능성이 낮음
병력	• 이전의 협심증과 연관된 가슴 혹은 왼팔의 통증 • 심근경색을 포함한 심장질환의 과거력	• 가슴 혹은 왼팔의 통증 • 70세 이상 • 남성 • 당뇨병	• 중등도 가능성에 포함된 증상 이외의 허혈과 연관된 증상
신체검진	• 일시적인 승모판 폐쇄부전에 의한 잡음, 저혈압, 발한, 폐부종, 거품소리	• 심장외 혈관질환	• 가슴 두근거림과 연관된 흉부 불편감
심전도	• 여러 개의 전흉부유도에서 새로 나타난 ST분절 상승(1mm 이상)과 T파 역위	• Q파 • 0.5~1 mm의 ST분절 상승 혹은 1 mm의 T파 역위	• 뚜렷한 R파와 편평한 T파 혹은 1 mm 이내의 역위 • 정상 심전도
심장표지자	• TnI, TnT, CK-MB 상승	• 정상	• 정상

Modified from Braunwald, E., Jones, R. H., Mark, D. B., Brown, J., Brown, L., Cheitlin, M. D., Concannon, C. A., Cowan, M., Edwards, C., & Fuster, V. (1994). *Unstable angina: Diagnosis and management* (AHCPR Publication No. 94-0602). U.S. Dept of Health and Human Services.

정상 심전도 소견을 보이는 환자의 1~6% 정도가 최종적으로 NSTEMI로 진단되며 적어도 4%는 불안정협심증이다.

최초 심전도로 진단하지 못하더라도 연속적인 12유도 심전도나 심전도 모니터링을 통해 확진할 수 있다. 가슴통증이 있는 환자에서 12유도 심전도를 측정하는 것은 가장 정확하고 중요한 진단법이다.

심장표지자 환자가 응급실에 내원하면 손상된 심근에서 방출되는 효소들이 비정상적으로 상승했는지 확인하기 위해 혈액검사를 시행한다. 심장표지자 검사를 하는 다른 이유는 심전도만으로는 가슴통증을 호소하는 확진된 심근경색 환자의 50%는 초기에 진단을 할 수 없기 때문이다. 가슴통증으로 내원한 환자의 20%는 즉시 심근경색으로 진단 가능하지만 나머지 대부분의 환자는 시간 간격을 두고 심장표지자 검사를 하여 심근경색을 확진하거나 완전히 배제할 수 있다.

최근에 이용되는 심장표지자는 크레아틴 키나아제(CK-MB)와 트로포닌이다.

크레아틴 키나아제

- CK-MB는 심장근육에만 존재하는 효소로 심장근육이 손상되어 괴사되었을 때 혈액으로 방출된다. CK에는 MM, BB, MB 세 종류의 동종효소가 있다.
  - BB는 뇌와 콩팥에 존재한다.
  - 골격근은 대부분 MM이 존재하지만 일부(1~3%) MB가 존재한다.
  - 심근에는 MM과 MB가 함께 존재한다.

CK-MB는 다음 상황에서 상승한다:

- 힘든 운동을 한 경우 특히 전문적인 훈련을 받은 장거리 선수에서 CK와 CK-MB가 함께 상승한다.
- 뇌, 콩팥 혹은 근육의 수술을 한 경우
- 심장 이외의 조직에서도 소량의 CK-MB가 나올 수 있다.

전문 체육인이나 최근 수술을 받은 경우를 제외하고 CK-MB가 상승하면 심근경색을 고려한다. 가슴통증 발생 4시간 이내에 적절히 검사한 경우 CK-MB 수치는 진단적 의미가 있다.

4시간이 경과한 경우에도 심근의 손상이 지속될 수는 있지만 이 시기의 CK-MB 수치만으로 심근경색을 진단하고 재관류요법을 결정할 수는 없다. 유일한 예외는 급성심근경색 며칠 뒤에 다시 경색이 생긴 경우이다.

심장의 트로포닌 T와 트로포닌 I (cTnT, cTnI)

CK-MB와 마찬가지로 트로포닌은 심장근육에 특이적이다. 트로포닌은 심장근육의 경색뿐만 아니라 심장근육의 손상에 의해서도 검출된다. 트로포닌은 골격근의 수축에 관여하는 세 가지 소단위로 구분된다:

1. 칼슘과 결합하는 트로포닌 C
2. 액틴과 결합하여 액틴-미오신 작용을 방해하는 트로포닌 I (TnI)
3. 트로포미오신과 결합하여 트로포닌 복합체를 가는 필라멘트에 붙이는 역할을 하는 트로포닌 T (cTnI, cTnT)

심장근육에 특이적인 트로포닌 I와 T는 골격근의 손상과 심장근육의 손상을 정확하게 구별해 주기 때문에 최근에는 트로포닌이 심근경색의 진단에 가장 선호된다. 그러나 트로포닌은 5~14일 정도 상승하므로 재경색의 경우는 CK-MB가 갑자기 상승하는 것으로 진단한다.

그림 17.4에서 보여주는 것처럼 미오글로빈이 심근경색 후 가장 먼저 상승하지만 심장근육 특이성이 낮아서 거의 사용되지 않는다. 미오글로빈이 상승한 후에 트로포닌과 CK-MB가 상승한다. 이 효소들은 심근경색 발생 20분 이내에는 잘 상승하지 않으므로 초기 심근경색의 진단에는 도움이 되지 않을 수 있다.

저자의 한마디

심장표지자들의 진단적 기준은 검사기관마다 다르므로 공통의 표준 농도는 없다.

적절한 치료법의 선택

적절한 재관류 방법은 이송 병원의 시설에 따라 달라진다. 이 선택 기준은 의사 및 병원관계자들로 구성된 협의체에서 만든 정책에 따라 정해진다. 이 정책은 미리 승인된 처방과 치료절차를 포함하므로 치료가 지연되는 것을 막아준다. 다양한 전문가 그룹이 심근경색 환자의 치료 경과를 검토하여 지속적으로 심근경색 환자 치료의 질을 높일 수 있다. 전문가 그룹은 최신의 치료법을 적용하는지와 중요한 시간목표를 지키는 데 장애는 없는지를 지속적으로 검토하는 것을 목표로 한다. 재관류요법이 필요한 STEMI 환자가 발견되면 가능한 한 빨리 적절한 치료를 할 수 있는 병원으로 이송한다. 통증이 시작되면 환자의 시계가 작동된다. 환

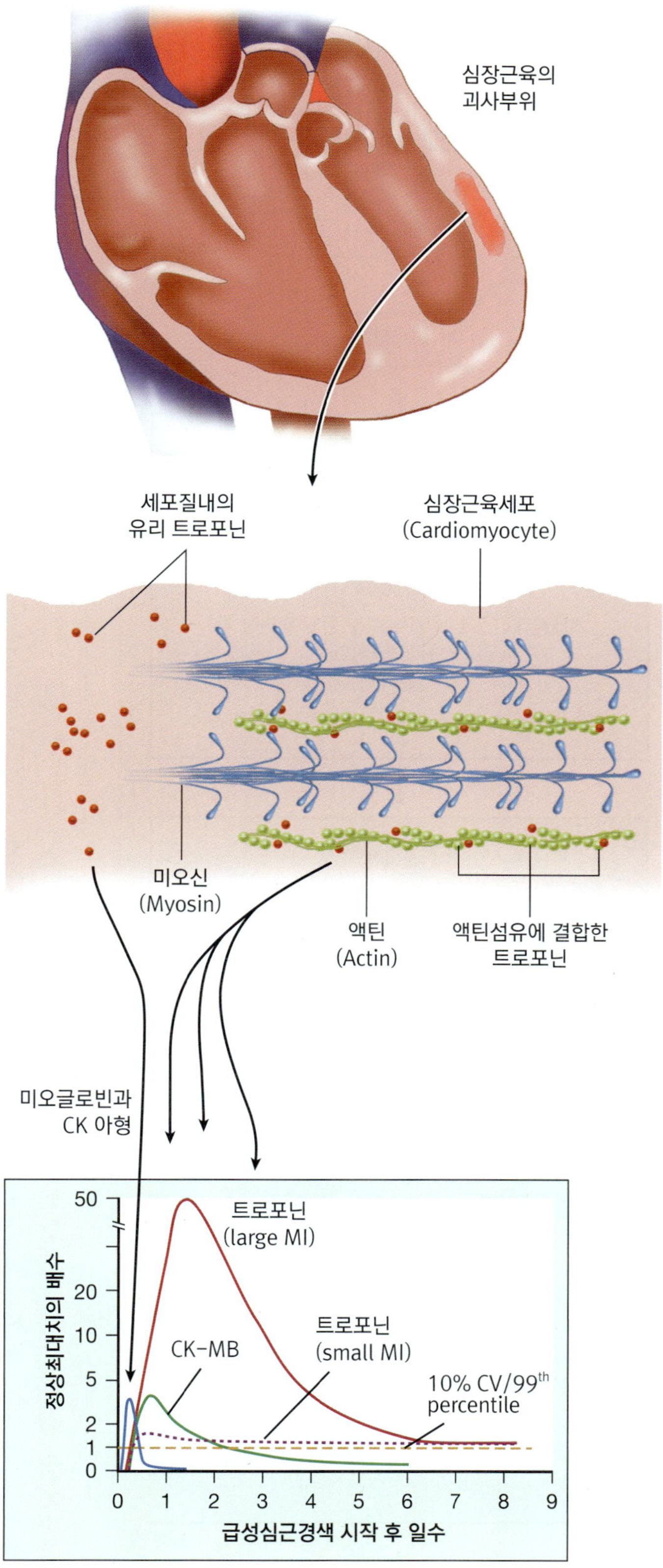

그림 17.4 급성심근경색 시작 후 혈중표지자의 상승곡선과 시간
(Modified from Antman, E. M. [2002]. Decision making with cardiac troponin tests. *New England Journal of Medicine, 346* [26], 2079–2082; and Jaffe, A. S., Babiun, L., & Apple, F. S. (2006). Biomarkers in acute cardiac disease: The present and the future. *Journal of the American College of Cardiology, 48* [1], 1–11.)

자에게 어떤 재관류요법을 적용할지는 어떤 병원이 가능한지에 따라 달라진다.

특정한 상황의 치료

ST분절 상승 심근경색

ST ELEVATION MYOCARDIAL INFARCTION

12유도 심전도에서 STEMI 기준에 부합하면 적절한 재관류요법을 위한 결정을 한다. 급성심근경색 치료의 제일 중요한 목표는 혈전의 형성을 막고 이미 만들어진 혈전을 녹여서 막힌 관상동맥을 다시 재개통하는 것이다. 이 과정은 응급실에 내원한 직후부터 가능한 한 빨리 진행되어야 하며 90분 이내가 이상적이다. 90분 안에 PCI가 가능하면 PCI를 시행하는 것이 우선이고 부정맥이 있는 경우는 11장의 치료법을 적용한다. STEMI의 재관류요법은 다음에 개괄적으로 설명한다(그림 17.5).

1단계

기존의 혈전이 더 확장되지 않게 하고 새로운 혈전이 형성되는 것을 예방하기 위해 다음 약물을 투여한다(표 17.3):

- **혈소판**에서 트롬복산이 형성되어 분비되는 것을 저해하여 혈소판의 응집을 방해하는 아스피린 등 항혈소판제제. 씹는 아스피린 165~325 mg 투여
- 프로트롬빈이 트롬빈으로 전환되는 과정을 저해하여 섬유소원(fibrinogen)을 섬유소(fibrin)로 만들어주는 트롬빈이 역할을 못하게 하는 에녹사파린(Lovenox), 저분자량 헤파린 등 **항응고제**. 헤파린은 혈소판이 혈관벽의 콜라겐 섬유에 부착되는 것을 막지는 못한다.
- 에녹사파린 30 mg을 투여하고 이어서 15분 동안 1 mg/kg로 투여

혹은

- 60 U/kg의 미분획 헤파린을 정맥으로 덩이주사(70 kg 이상의 환자에게 최대 4,000 U)한 후 12 U/kg로 지속주입(70 kg 이상에서 최대 1,000 U)하여 aPTT를 50~70초로 유지
- 다음과 같은 프로스타글란딘 억제제를 투여:
  - 클로피도그렐(플라빅스) 600 mg 복용

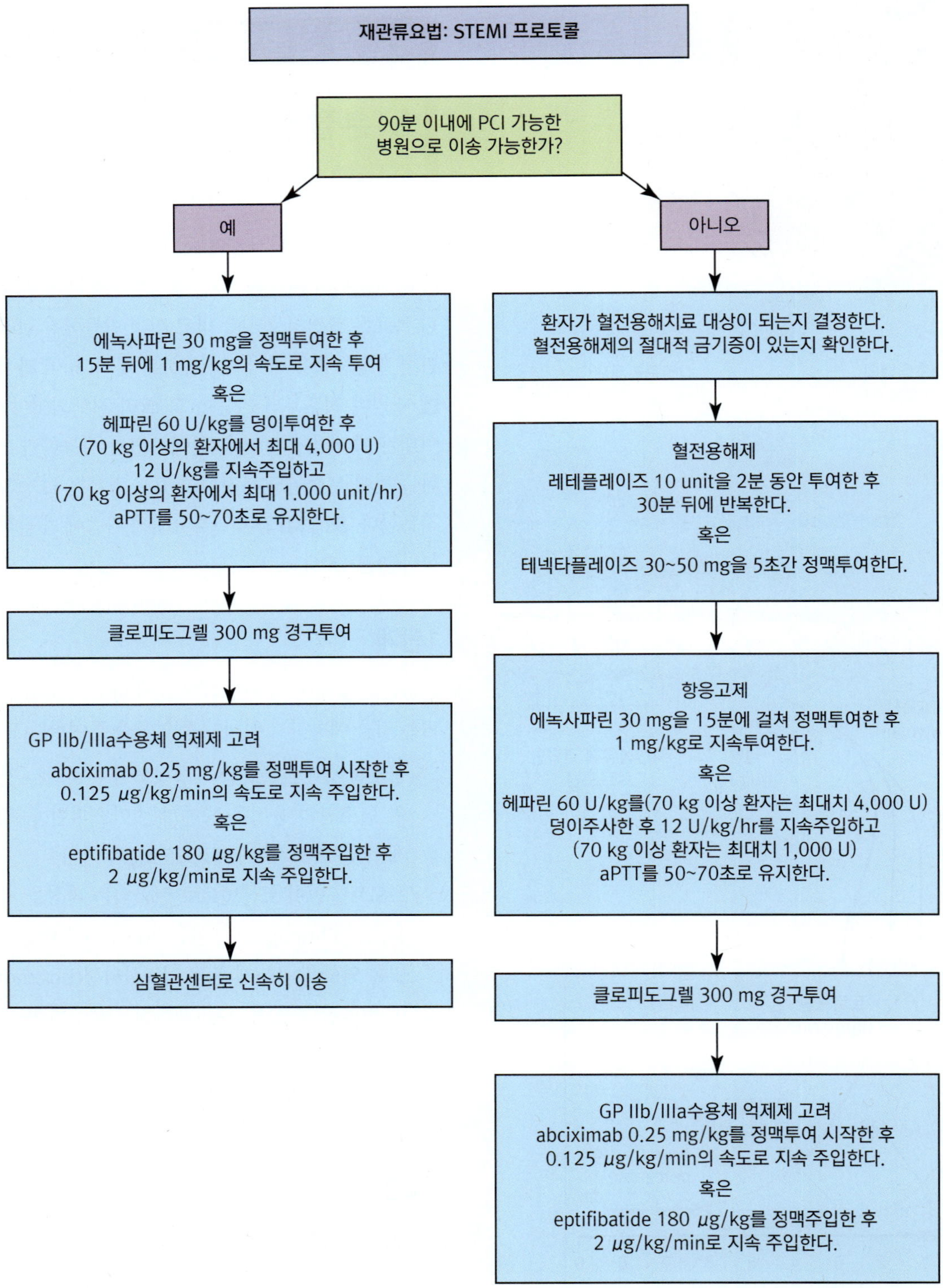

그림 17.5 재관류치료: STEMI 프로토콜

표 17-3 급성심근경색 치료에 사용되는 항혈전제제

분류	작용	약물
항혈소판제제	혈소판에서 트롬복산 A_2 (Txa_2)의 형성과 분비를 억제하여 혈소판 응집 방해	아스피린 클로피도그렐(플라빅스) 프라수그렐(에피엔트) 티카그렐러(브릴란타)
항응고제	섬유소원에 대한 트롬빈의 작용을 방해하여 섬유소원이 섬유소로 전환되는 것을 억제함	에녹사파린(Lecnox) 같은 저분자량 헤파린 미분획 헤파린
GP IIb/IIIa 억제제	혈소판의 GP IIb/IIIa 수용체를 억제하여 혈소판의 부착과 응집을 방해함	압시시막(ReoPro) 앱티피바티드(인테그릴린)
혈전용해제	플라스미노겐을 플라스민으로 전환하여 피브린이 혈소판과 결합한 것을 녹여줌	알테플레이즈(tPA) 레테플레이즈(rPA) 테넥타플레이즈(TNK-tPA)

- 프라수그렐(에피언트) 60 mg 복용
- 티그렐러(브릴린타) 180 mg 복용

- 압시시막(ReoPro) 혹은 엡티피바티드(인테그릴린) 등 활성화된 혈소판에 존재하는 GP IIb/IIIa 수용체에 섬유소원(fibrinogen)이 부착되는 것을 방지하여 혈소판의 응집과 혈전의 형성을 막아주는 혈소판 GP IIb/IIIa 억제제(GPI). 75세 이하의 심한 전벽경색 환자나 출혈의 위험이 아주 적은 환자에서 투여를 고려한다.
    - 압시시막 0.25 mg/kg 정맥투여

그리고

- 압시시막 0.125 mcg/kg/min 정맥주입 시작

혹은

- 엡티피바티드 180 mcg/kg 정맥투여

그리고

- 엡티피바티드 2 mcg/kg/min 정맥주입 시작

그리고

- 혈관조영실로 신속히 이송

주의사항: 이런 약물들을 투여한 이후는 출혈경향을 집중적으로 감시한다.

> **저자의 한마디**
> GP IIb/IIIa억제제를 혈전용해제와 함께 투여할 경우 혈전용해제의 용량을 절반 이하로 줄여야 한다.

2단계

1번 선택

알테플레이즈(tPA)나 레테플레이즈(rPA), 테넥타플레이즈(TNK-tPA) 등의 혈전용해제를 사용하여 혈전을 녹인다. 급성심근경색으로 확진되고 혈전용해제 투여의 금기가 없다면:

- 레넥타플레이즈 10 U를 2분간 정맥투여한 후 30분 뒤 반복 투여한다.

혹은

- 테넥타플레이즈 30~50 mg을 5초간 정맥투여한다(표 17.4의 환자 몸무게를 기초로 한 용량 참조).

2번 선택

다음과 같은 PCI 기법을 이용하여 막힌 관상동맥의 혈관내경을 기계적으로 넓혀준다:

- **경피경혈관 관상동맥성형술**(PTCA; 그림 17.6). 끝에 풍선이 달린 카테터를 막힌 관상동맥 안으로 집어넣은 뒤 풍선을 확장시키면 혈관을 막았던 혈전이 부서져서 혈관이 뚫리게 된다. 이 시술은 풍선성형술이라고도 불리는데 관상동맥폐쇄 환자에서 가장 흔하게 사용되는 시술이다. 이 시술 후에는 대개 스텐트를 삽입하게 된다.
- **관상동맥 스텐트삽입술**(그림 17.7). 원통 모양의 철사줄을 막히거나 좁아진 관상동맥 내부에 집어 넣고 혈관 내경에 딱 맞게 철사줄을 확장하는 것이다. 스텐트는 단독

표 17-4	테넥타플레이즈 용량				
환자 몸무게	〈60 kg	60 to 〈70 kg	70 to 〈80 kg	80 to 〈90 kg	≥90 kg
TNK-tPA (mg)	30 mg	35 mg	40 mg	45 mg	50 mg
투여량(mL)	(6 mL)	(7 mL)	(8 mL)	(9 mL)	(10 mL)

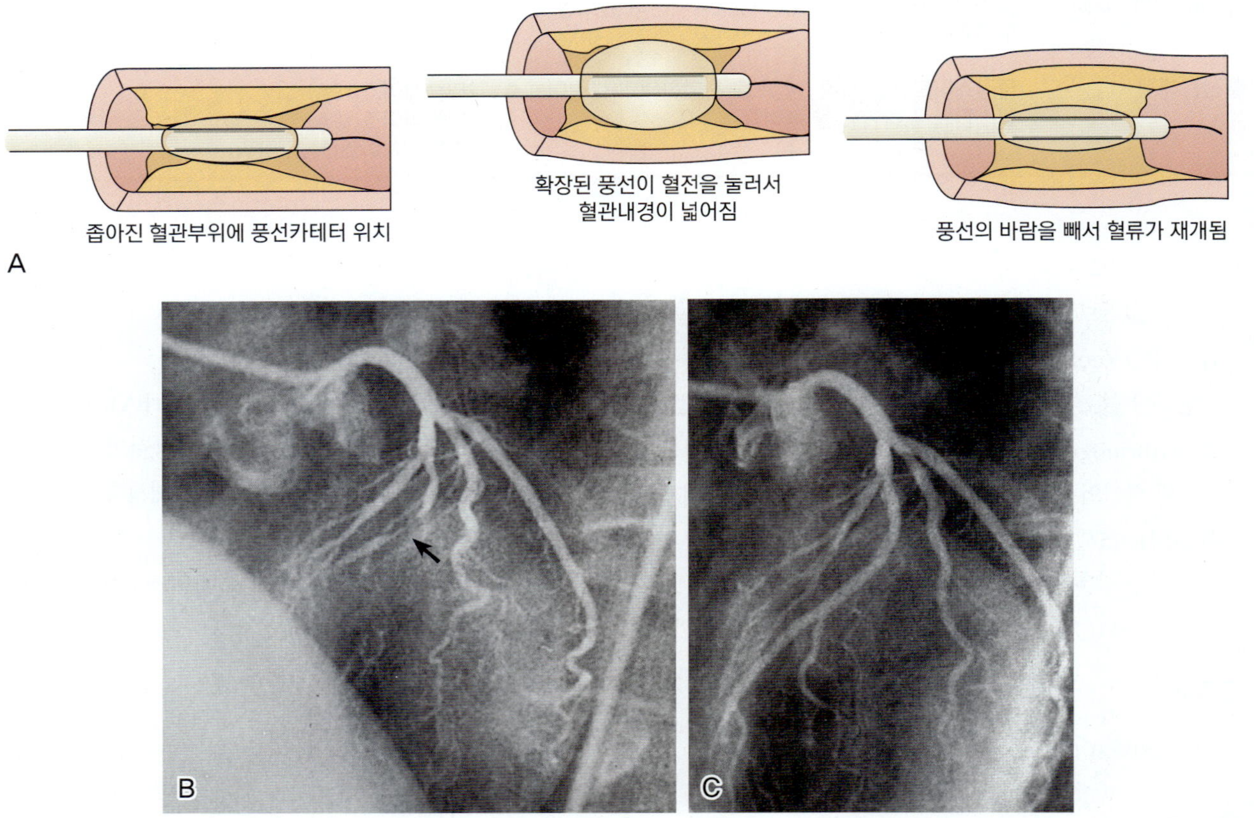

그림 17.6 경피경혈관성형술
(From LaFleur, B. (2014). *Exploring medical language: A student-directed approach* (9th ed.). St. Louis: Mosby.)

으로 삽입되기도 하지만 풍선성형술과 함께 이용되며 재협착을 방지하는 물질로 코팅되어 있다.

- Directional coronary atherectomy (DCA) 석회화되지 않은 혈전을 막힌 관상동맥에 카테터를 삽입하여 제거하는 방법이다.
- Rotational atherectomy 석회화된 혈전을 제거하기 위해 드릴과 유사한 기구를 혈관내에 삽입하는 시술이다.

응급관상동맥치환술(CABG)은 통증 발생 4~6시간 이내의 환자에서 다음과 같은 상황에서 고려한다:

- PCI가 실패한 환자가 혈역학적으로 불안정하거나 통증이 지속되는 경우
- PCI 금기증인 경우
- 여러 개의 관상동맥이 침범된 경우

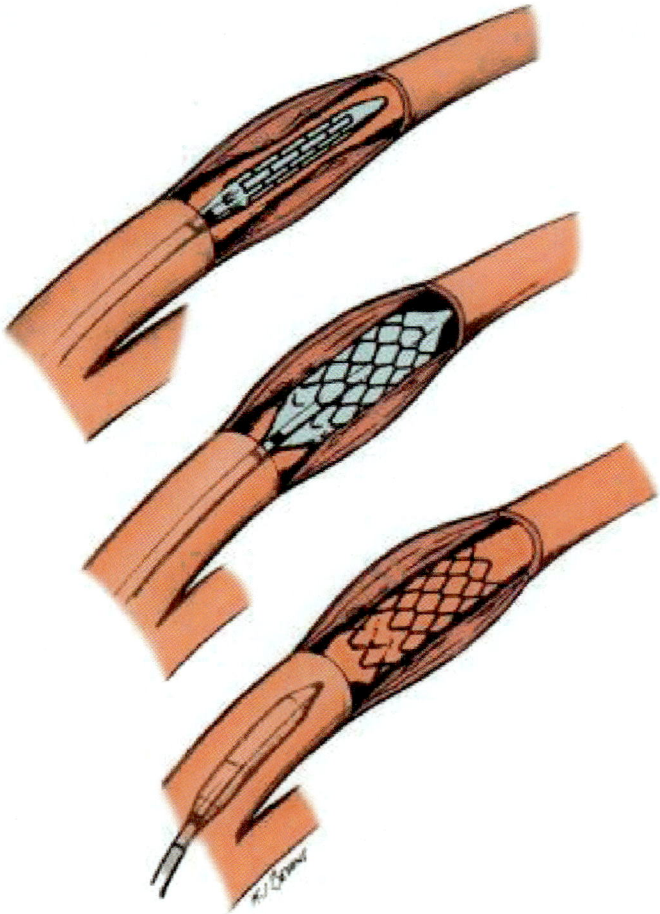

그림 17.7 스텐트 삽입
(From Bevans, M. & McLimore, E. (1992). Intracoronary stents: A new approach to coronary artery dilatation. *J Cardiovasc Nurs* 7(1), 34–49.)

반드시 기억할 사항

TAKE-HOME POINTS

- 증상과 과거 병력을 포함한 환자의 병력 청취를 한다. 병력에는 주호소와 현병력, 과거 병력을 포함한다. 주호소는 응급처치가 필요한 환자의 가장 중요한 증상(들)이고 현병력은 환자의 주호소를 자세하게 설명하는 것으로 증상과 발현시기, 심한 정도, 지속시간, 운동, 감정적 흥분, 자세 등의 유발인자와의 관련성을 모두 포함한다.
- 활력징후를 포함한 신체 징후들이 급성관상동맥증후군과 부합하는지 판단하기 위해 병력을 청취한 후 혹은 도중에 신체검진을 한다. 검진 결과를 병력 및 심전도 소견(ST분절 상승 혹은 하강 및 T파 변화)과 연결하여 해석하는 것이 정확한 진단과 적절한 치료법 결정에 도움이 된다.
- ACS의 증상은 손상된 심장의 부위와 자율신경계통의 자극 정도(교감신경계통 혹은 부교감신경계통)에 따라 다양하다.
- 증상은 불편감이나 기능저하를 환자가 느끼는 것으로 주관적인 표현이다. 병력 청취 중에 증상을 확인하는데 급성관상동맥증후군의 증상에는 안절부절못함, 가슴통증, 호흡곤란, 가슴두근거림, 욕지기 등이 있다.
- 징후는 신체적 기능이나 구조에 이상이 발견된 것으로 신체검진을 통해서 확인한다. 징후는 객관적인 것으로 빈맥, 목정맥의 확장, 부종, 청색증 등이 포함된다.
- 가슴통증 환자는 임상적으로 어려운 환자로서 체계적 접근법을 이용하여 병력청취와 신체검진을 하여 진단을 놓치지 않도록 한다(표 17.1).
- 심전도의 진단적 유용성과 한계를 이해하고 손상된 심장근육에서 심장표지자가 방출되는 시간적 경과를 잘 아는 것이 진단에 도움이 된다.
- 급성관상동맥증후군의 치료를 적절하게 하기 위해서는 시간과 연결된 치료목표를 세우는 것이 필요하다. 치료목표는 120분 이내에 심장근육의 허혈상태를 해소하는 것이다.
- 조기에 심전도를 측정하여 재관류요법을 시행하는 것이 심근경색 치료의 핵심이다.
- STEMI 치료는 혈전의 생성을 막고 이미 생성된 혈전을 녹여서 관상동맥을 재개통하는 것이다.
- PCI를 할 것인가 혈전용해제를 투여할 것인가는 환자의 상태와 병원 상황에 따라 결정한다.

복습문제

1. 급성심근경색의 진단에 가장 유용한 것은?
   A. 심전도의 정확한 판독
   B. 니트로글리세린의 조기 투여
   C. 조기 심장표지자 검사
   D. 급성관상동맥증후군의 증상과 징후를 조기에 인지

2. 가슴통증 없이 ACS의 다른 증상만 보이는 환자를 무엇이라 하는가?
   A. anginal equivalent
   B. 침묵의 심근경색
   C. 심장발작이 엄습
   D. 불안정협심증

3. ACS에서 가슴통증은 주로 어떻게 표현되는가?
   A. 묵직한 느낌
   B. 1분 이내로 지속됨
   C. 만지면 통증이 심해짐
   D. 호흡 시 악화됨

4. 안절부절못하는 증상이 있는 환자가 운동 시 호흡곤란, 쌕쌕거림, 피가 섞인 가래와 기침을 보인다. 활력징후는 다음과 같다: 맥박 104회/분에 규칙적, 호흡 24회/분에 얕음, 혈압 160/90 mmHg. 목정맥이 확장되어 있고 제3심음(S_3)이 들린다. 가장 가능성 있는 진단은?
   A. 심장성 쇼크
   B. 왼심장기능상실
   C. 오른심장기능상실
   D. 합병증 없는 급성심근경색

5. NSTEMI에서 12유도 심전도로 진단하기 힘들 때 어떤 것을 근거로 진단할 수 있는가?
   A. 심장표지자
   B. 심전도 추적검사
   C. 병력
   D. 병력과 증가한 심장표지자

6. 심근경색 치료의 궁극적 목표는?
   A. 가슴통증 환자에게 아스피린 투여
   B. 가능한 한 빠른 시간에 니트로글리세린 투여
   C. 가능한 한 빨리 위험한 환자 파악
   D. 심장근육의 손상범위를 축소하는 것

7. 심근경색환자에서 시간을 고려한 치료의 목표는 __________시간을 __________분 이내로 제한하는 것이다.
   A. 심전도-약물투여; 30분
   B. 병원도착-재관류; 30분
   C. 병원도착-약물투여; 30분
   D. 병원도착-재관류; 90분

8. 항혈소판 제재 투여의 목적은?
   A. 혈전 파괴
   B. 혈관의 연속성 유지
   C. 혈전의 추가 생성 억제
   D. 출혈을 막기 위해 혈액을 묽게 만듬

9. 저분자량 헤파린, 와파린, 압시시막의 작용기전은?
   A. 혈소판 응집 억제
   B. 트롬복산 A_1 방출 억제
   C. 파열된 혈전의 손상 회복촉진
   D. 피브린의 파괴 촉진

10. 풍선이 달린 카테터를 삽입하여 혈전을 파괴하고 막힌 혈관을 넓혀주는 시술은?
    A. 관상동맥 스텐트 삽입술
    B. Directional coronary atherectomy
    C. 경피경혈관 관상동맥성형술
    D. Rotational atherectomy

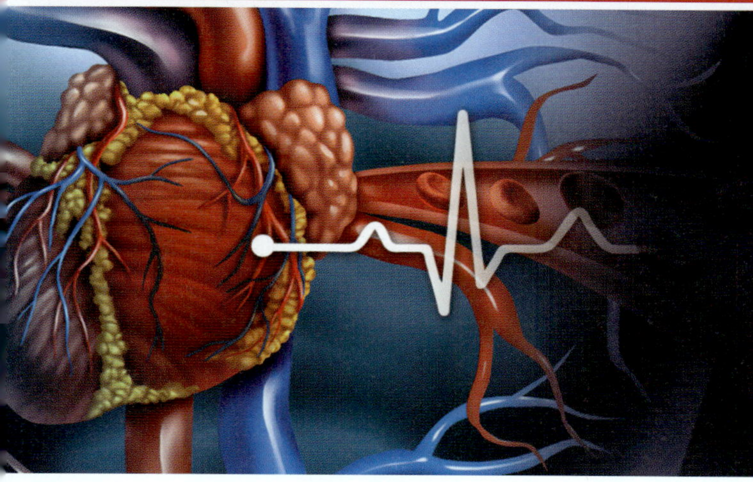

A 복습문제정답

Answers to Chapter Review Questions

1장

1. (B)
2. (C)
3. (C)
4. (C)
5. (C)
6. (A)
7. (D)
8. (A)
9. (D)
10. (A)
11. [그림 1.1] 참조

2장

1. (A)
2. (D)
3. (B)
4. (B)
5. (D)
6. (C)
7. (D)
8. (C)
9. (D)
10. (D)

3장

1. (B)
2. (D)
3. (D)
4. (B)
5. (D)
6. (B)
7. (C)
8. (C)
9. (C)
10. (C)

4장

1. (B)
2. (A)
3. (B)
4. (D)
5. (A)
6. (B)
7. (B)
8. (D)
9. (A)
10. (D)

5장

1. (C)
2. (B)
3. (C)
4. (C)
5. (A)
6. (C)
7. (B)
8. (A)
9. (C)
10. (B)

6장

1. (D)
2. (D)
3. (A)
4. (B)
5. (D)
6. (B)
7. (B)
8. (D)
9. (D)
10. (A)

7장

1. (A)
2. (C)
3. (B)
4. (D)
5. (B)
6. (C)
7. (B)
8. (B)
9. (C)
10. (D)

8장

1. (D)
2. (D)
3. (D)
4. (B)
5. (D)
6. (C)
7. (C)
8. (C)
9. (A)
10. (D)

9장

1. (A)
2. (B)
3. (A)
4. (C)
5. (D)
6. (C)
7. (C)
8. (D)
9. (A)
10. (B)

10장

1. (C)
2. (A)
3. (A)
4. (B)
5. (B)
6. (D)
7. (B)
8. (C)
9. (A)
10. (C)

11장

1. (D)
2. (A)
3. (D)
4. (B)
5. (A)
6. (C)
7. (B)
8. (D)
9. (D)
10. (B)

12장

1. (A)
2. (D)
3. (B)
4. (B)
5. (B)
6. (D)
7. (D)
8. (A)
9. (B)
10. (B)

13장

1. (D)
2. (B)
3. (D)
4. (B)
5. (A)
6. (B)
7. (C)
8. (B)
9. (B)
10. (A)

14장

1. (C)
2. (A)
3. (C)
4. (D)
5. (A)
6. (C)
7. (D)
8. (A)
9. (A)
10. (B)

15장

1. (B)
2. (D)
3. (D)
4. (C)
5. (A)
6. (D)
7. (B)
8. (C)
9. (D)
10. (B)

16장

1. (A)
2. (C)
3. (D)
4. (B)
5. (B)
6. (B)
7. (C)
8. (B)
9. (B)
10. (D)

17장

1. (D)
2. (A)
3. (A)
4. (B)
5. (D)
6. (D)
7. (C)
8. (C)
9. (A)
10. (C)

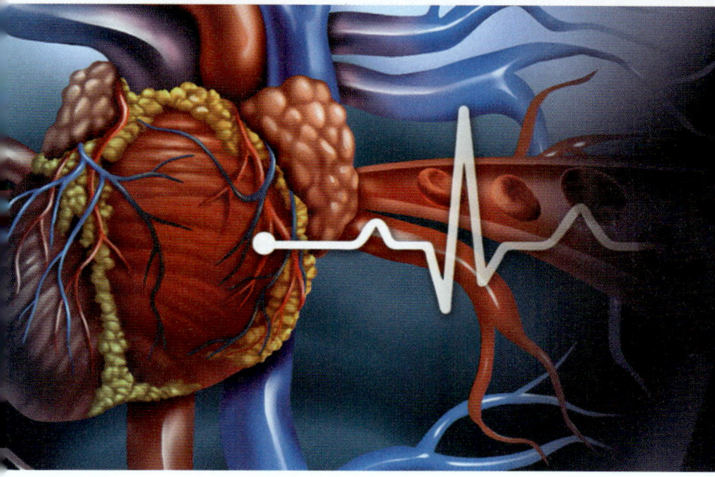

B

리듬판독: 자율평가

Rhythm Interpretation: Self-Assessment

I. 부정맥

Dysrhythmias

1.

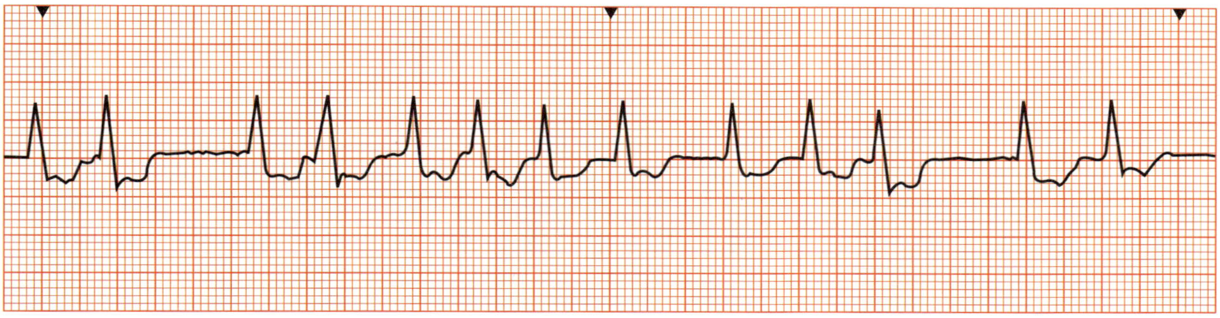

속도: ______________________ PR간격: ______________________

리듬: ______________________ QRS군: ______________________

P파: ______________________ 리듬명: ______________________

2.

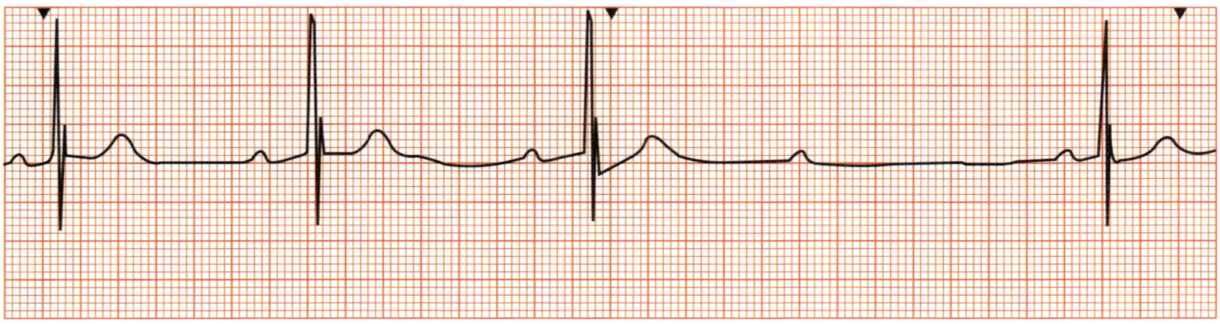

속도: ______________________ PR간격: ______________________

리듬: ______________________ QRS군: ______________________

P파: ______________________ 리듬명: ______________________

3.

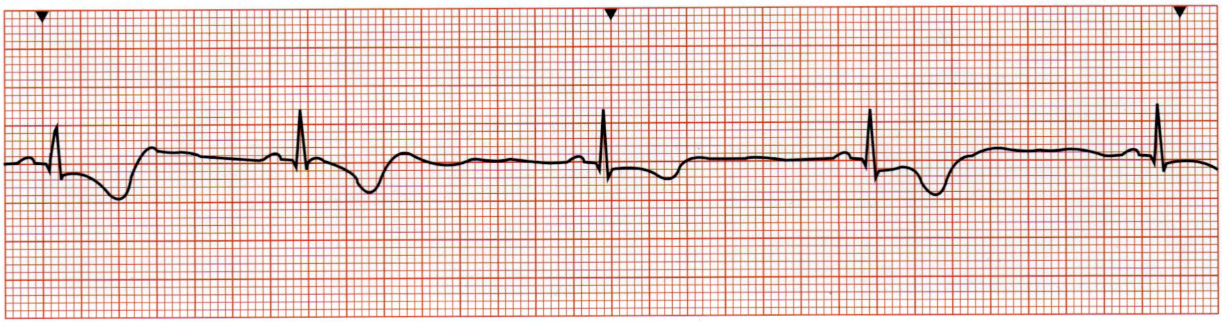

속도: ______ PR간격: ______

리듬: ______ QRS군: ______

P파: ______ 리듬명: ______

4.

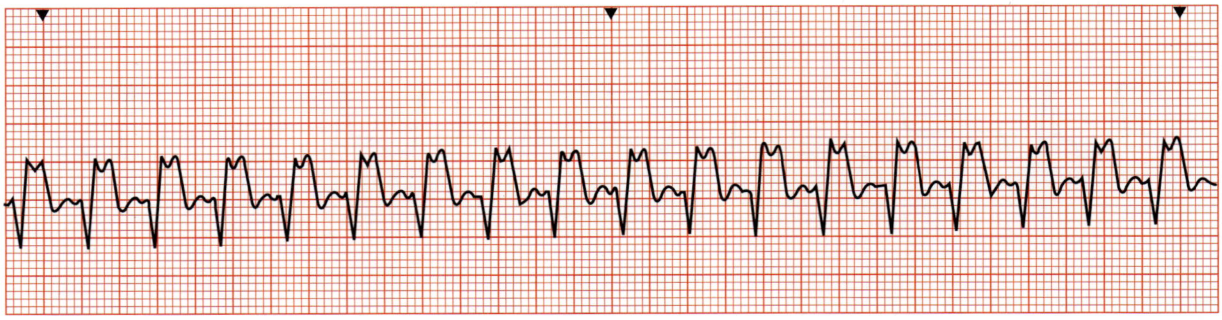

속도: ______ PR간격: ______

리듬: ______ QRS군: ______

P파: ______ 리듬명: ______

5.

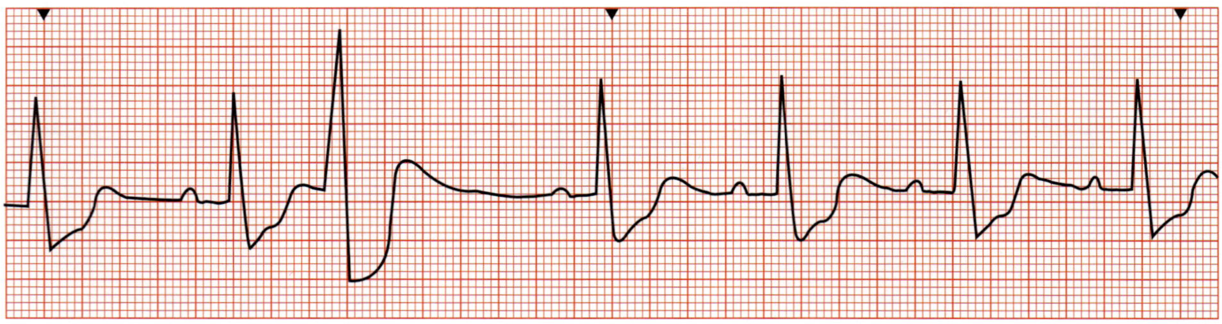

속도: ______ PR간격: ______

리듬: ______ QRS군: ______

P파: ______ 리듬명: ______

6.

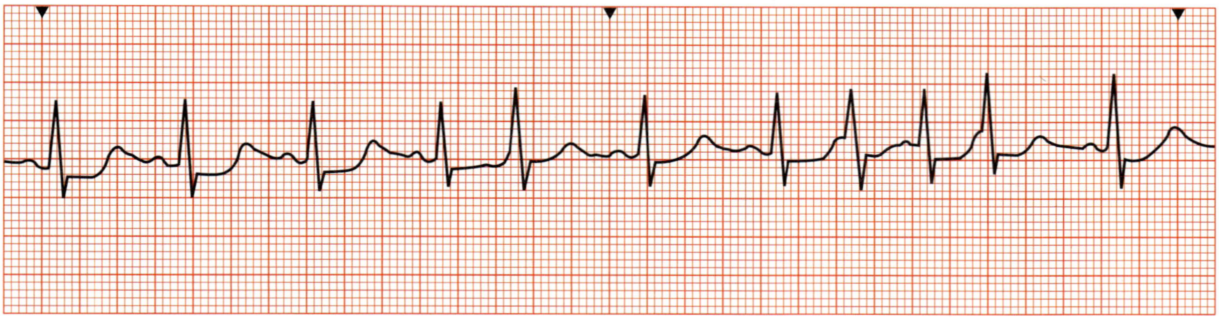

속도: ______________________ PR간격: ______________________

리듬: ______________________ QRS군: ______________________

P파: ______________________ 리듬명: ______________________

7.

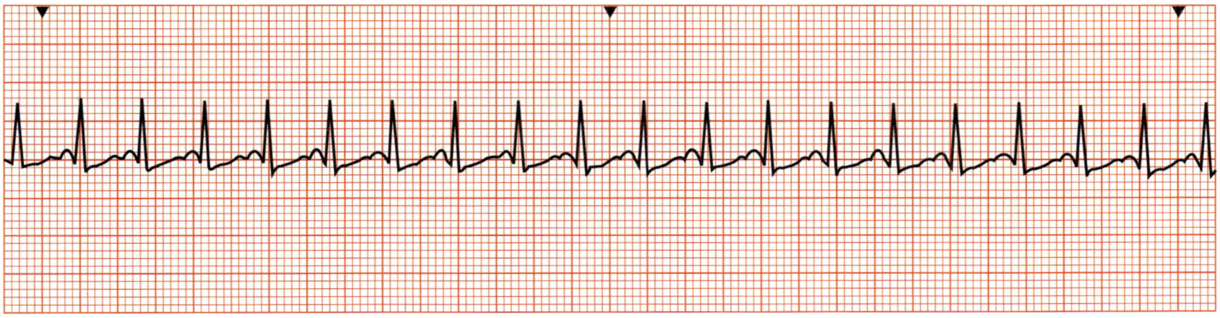

속도: ______________________ PR간격: ______________________

리듬: ______________________ QRS군: ______________________

P파: ______________________ 리듬명: ______________________

8.

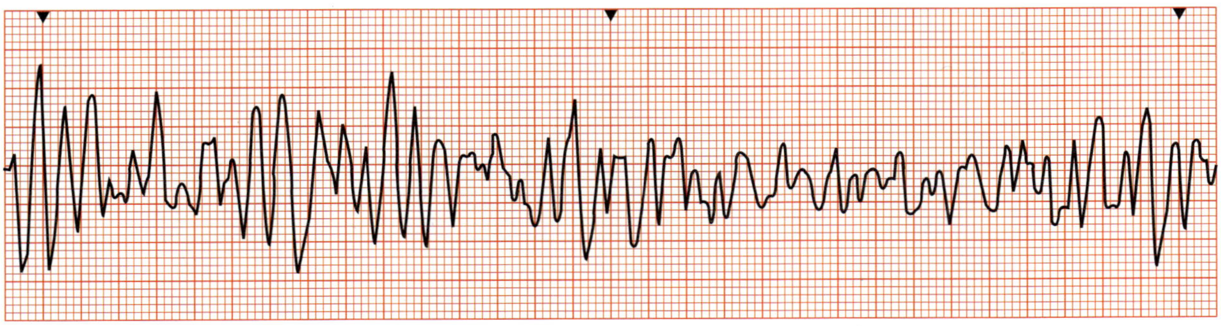

속도: ______________________ PR간격: ______________________

리듬: ______________________ QRS군: ______________________

P파: ______________________ 리듬명: ______________________

9.

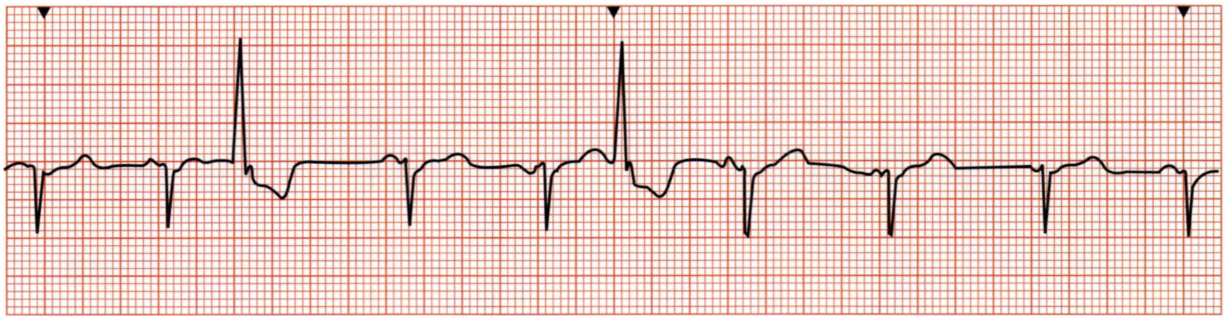

속도: ______________ PR간격: ______________

리듬: ______________ QRS군: ______________

P파: ______________ 리듬명: ______________

10.

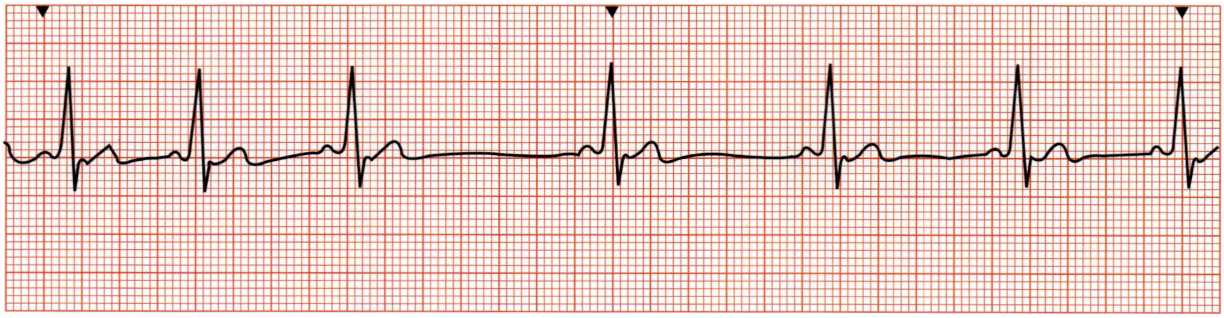

속도: ______________ PR간격: ______________

리듬: ______________ QRS군: ______________

P파: ______________ 리듬명: ______________

11.

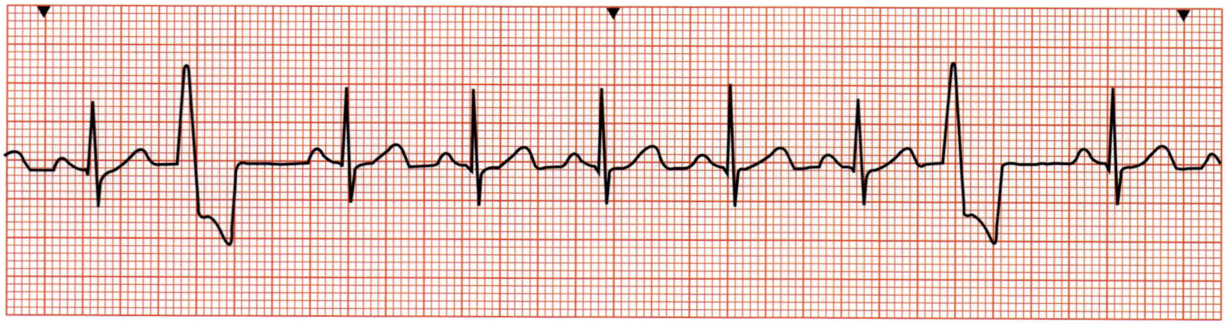

속도: ______________ PR간격: ______________

리듬: ______________ QRS군: ______________

P파: ______________ 리듬명: ______________

12.

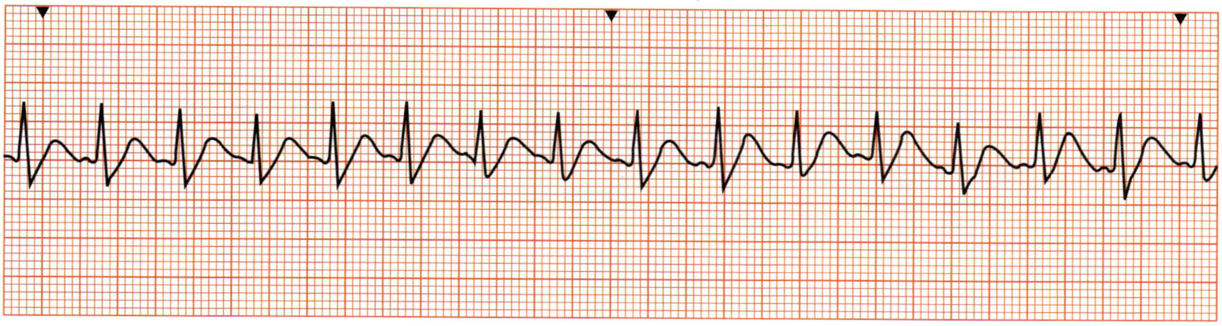

속도: ______________________ PR간격: ______________________

리듬: ______________________ QRS군: ______________________

P파: ______________________ 리듬명: ______________________

13.

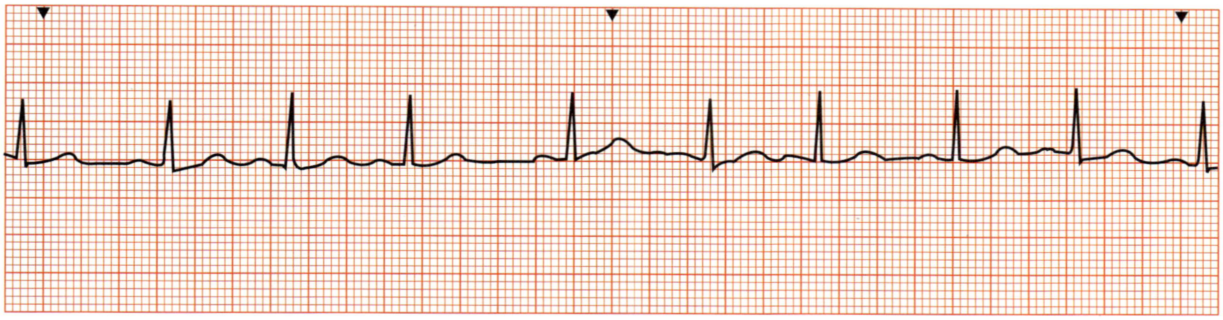

속도: ______________________ PR간격: ______________________

리듬: ______________________ QRS군: ______________________

P파: ______________________ 리듬명: ______________________

14.

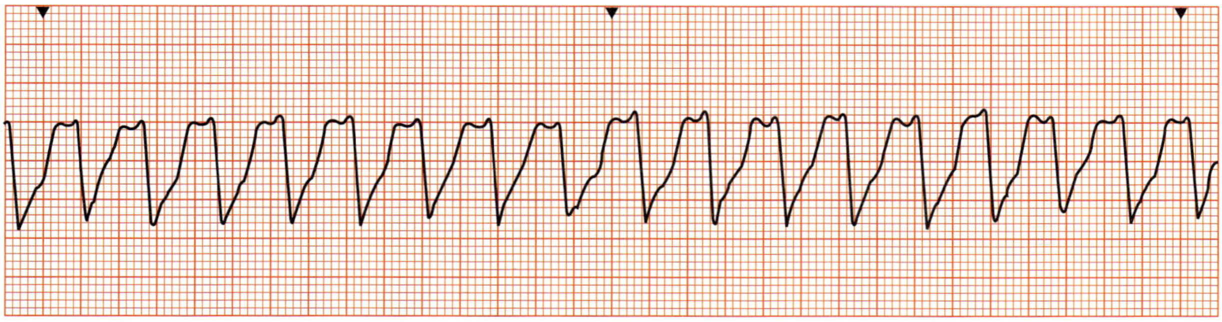

속도: ______________________ PR간격: ______________________

리듬: ______________________ QRS군: ______________________

P파: ______________________ 리듬명: ______________________

15.

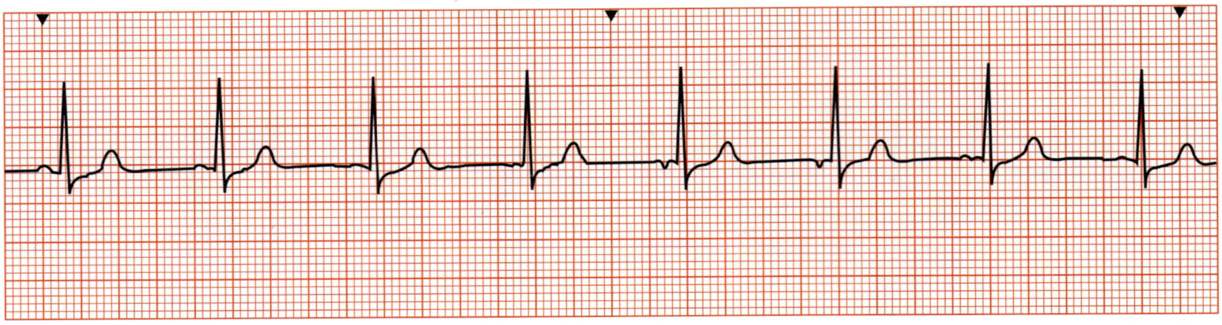

속도:

PR간격:

리듬:

QRS군:

P파:

리듬명:

16.

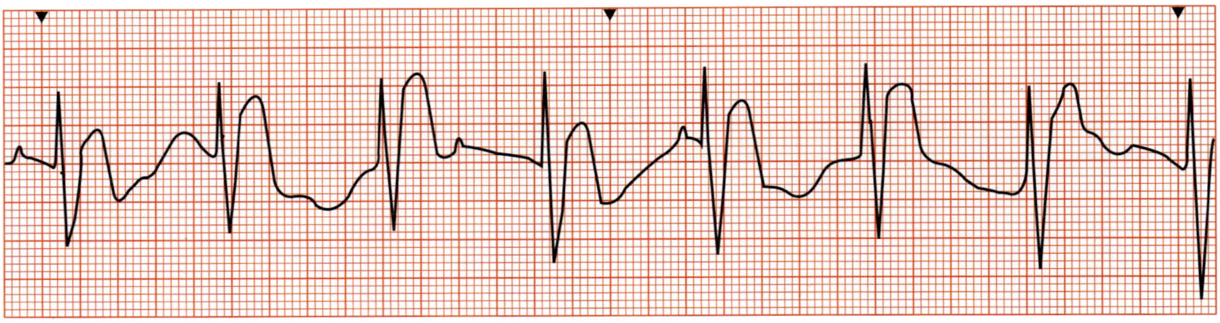

속도:

PR간격:

리듬:

QRS군:

P파:

리듬명:

17.

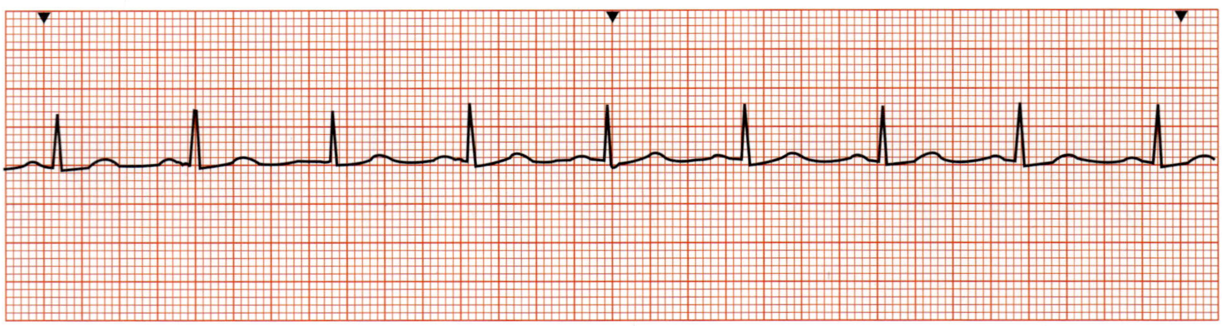

속도:

PR간격:

리듬:

QRS군:

P파:

리듬명:

18.

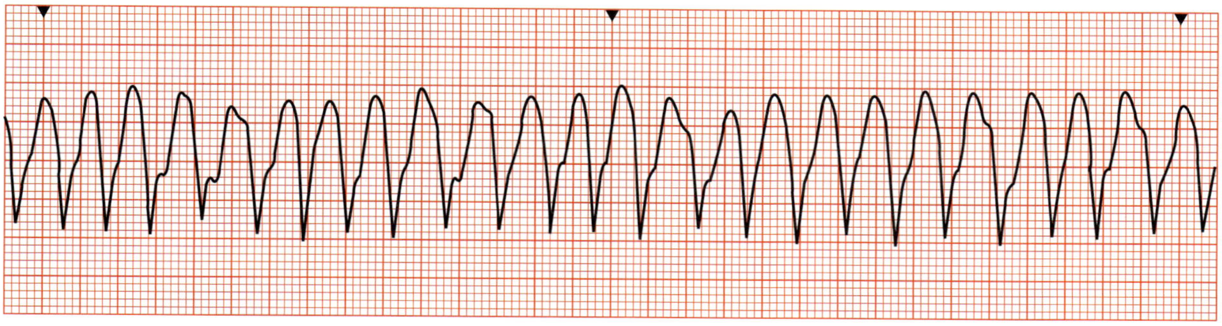

속도: ____________________ PR간격: ____________________

리듬: ____________________ QRS군: ____________________

P파: ____________________ 리듬명: ____________________

19.

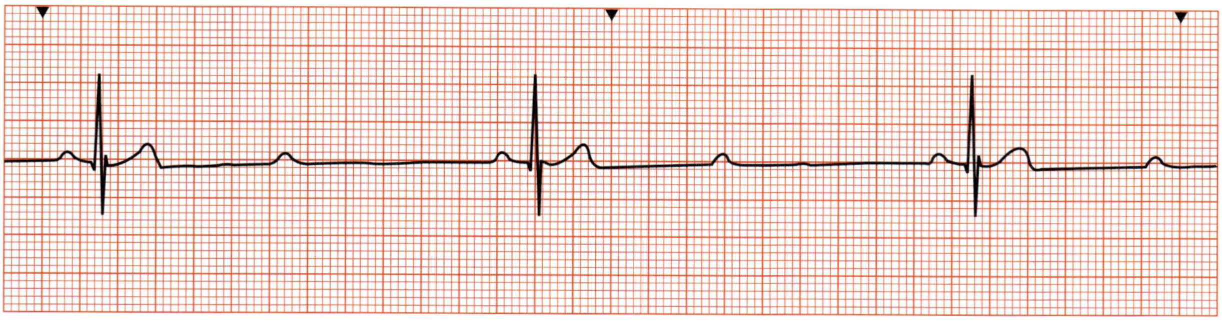

속도: ____________________ PR간격: ____________________

리듬: ____________________ QRS군: ____________________

P파: ____________________ 리듬명: ____________________

20.

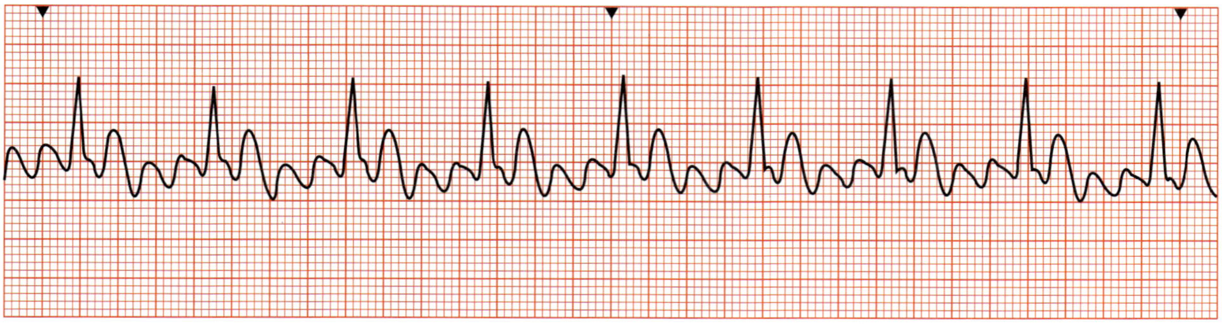

속도: ____________________ PR간격: ____________________

리듬: ____________________ QRS군: ____________________

P파: ____________________ 리듬명: ____________________

21.

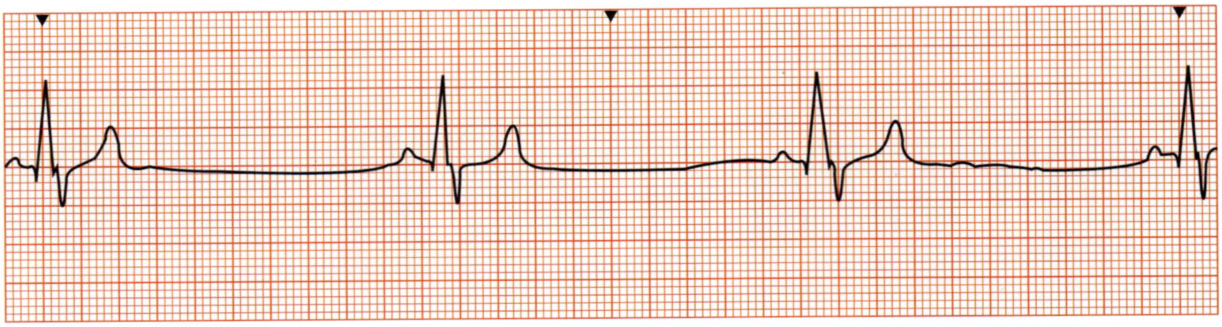

속도: ______________________ PR간격: ______________________

리듬: ______________________ QRS군: ______________________

P파: ______________________ 리듬명: ______________________

22.

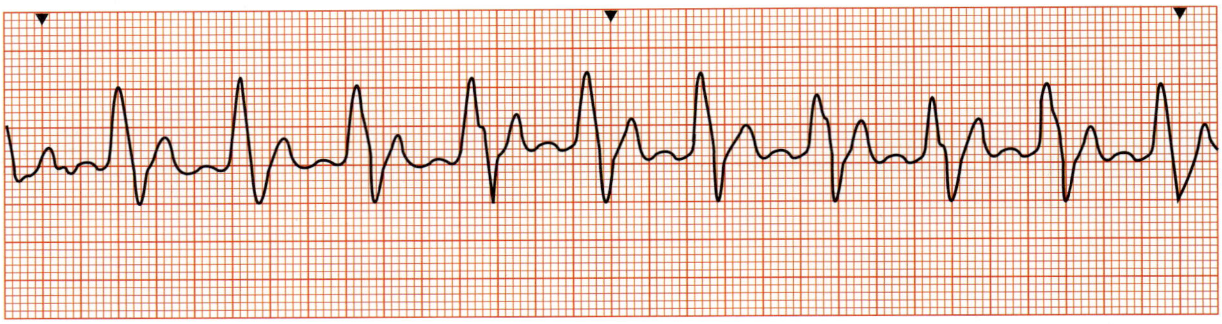

속도: ______________________ PR간격: ______________________

리듬: ______________________ QRS군: ______________________

P파: ______________________ 리듬명: ______________________

23.

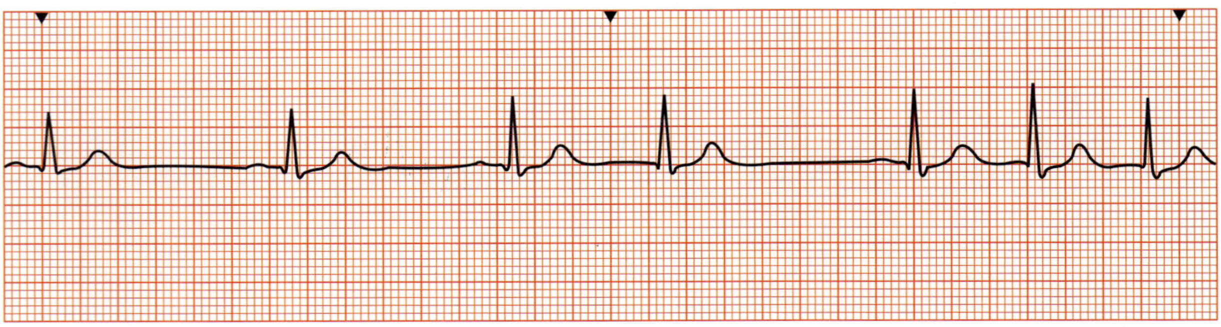

속도: ______________________ PR간격: ______________________

리듬: ______________________ QRS군: ______________________

P파: ______________________ 리듬명: ______________________

24.

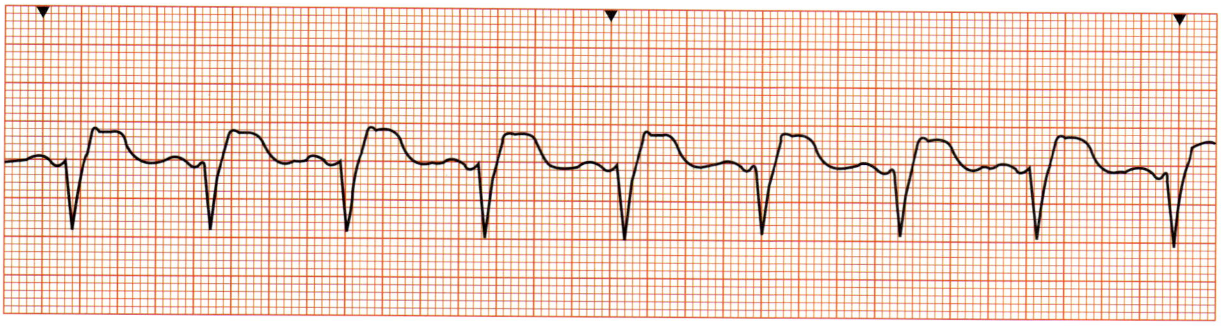

속도: ______________________ PR간격: ______________________

리듬: ______________________ QRS군: ______________________

P파: ______________________ 리듬명: ______________________

25.

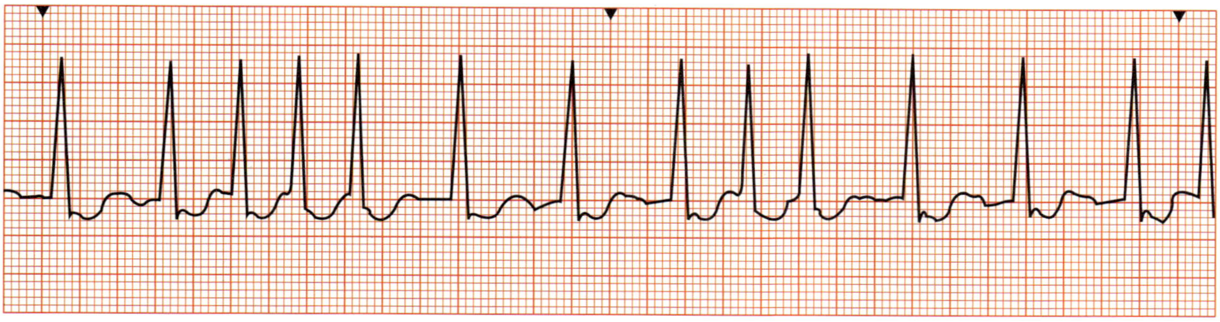

속도: ______________________ PR간격: ______________________

리듬: ______________________ QRS군: ______________________

P파: ______________________ 리듬명: ______________________

26.

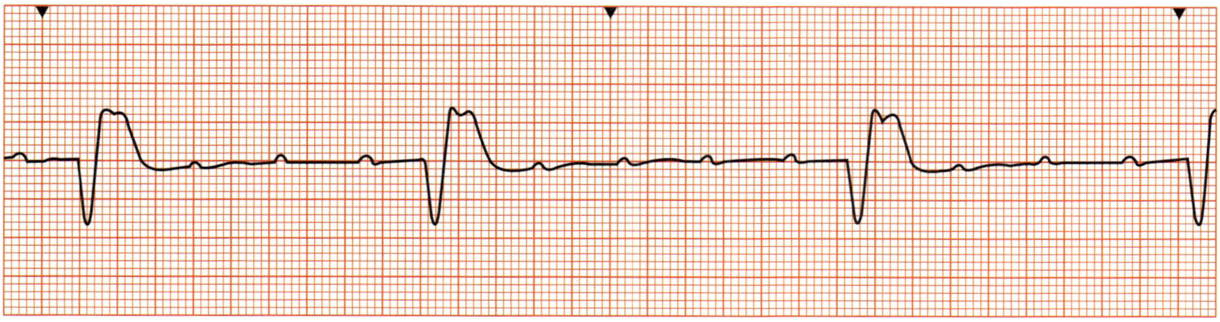

속도: ______________________ PR간격: ______________________

리듬: ______________________ QRS군: ______________________

P파: ______________________ 리듬명: ______________________

27.

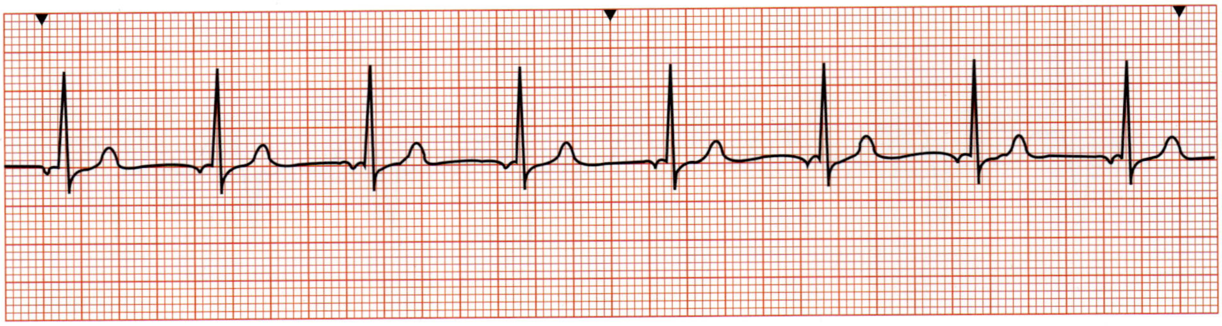

속도: ____________________ PR간격: ____________________

리듬: ____________________ QRS군: ____________________

P파: ____________________ 리듬명: ____________________

28.

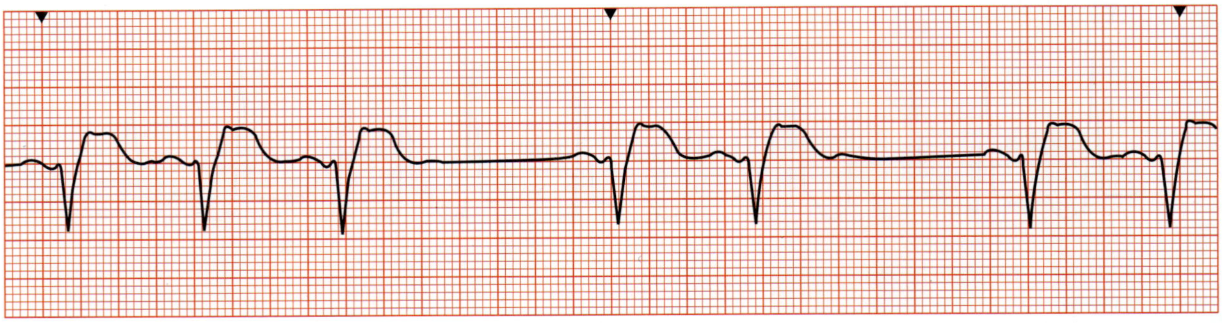

속도: ____________________ PR간격: ____________________

리듬: ____________________ QRS군: ____________________

P파: ____________________ 리듬명: ____________________

29.

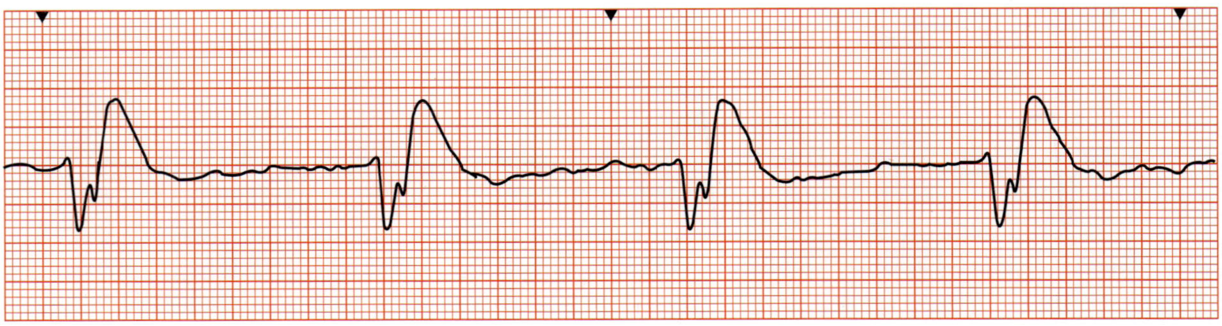

속도: ____________________ PR간격: ____________________

리듬: ____________________ QRS군: ____________________

P파: ____________________ 리듬명: ____________________

30.

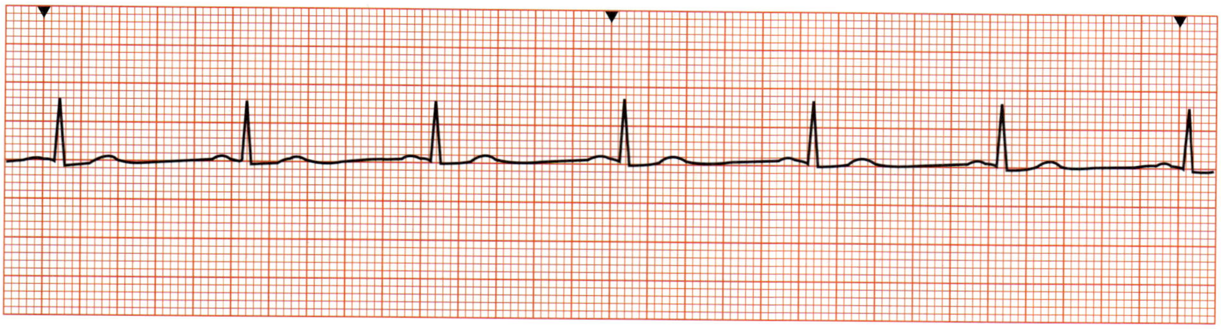

속도: ____________________ PR간격: ____________________

리듬: ____________________ QRS군: ____________________

P파: ____________________ 리듬명: ____________________

31.

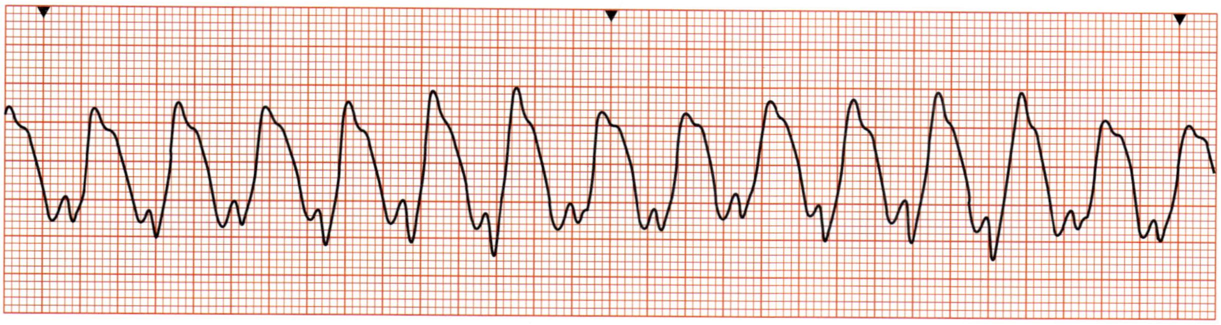

속도: ____________________ PR간격: ____________________

리듬: ____________________ QRS군: ____________________

P파: ____________________ 리듬명: ____________________

32.

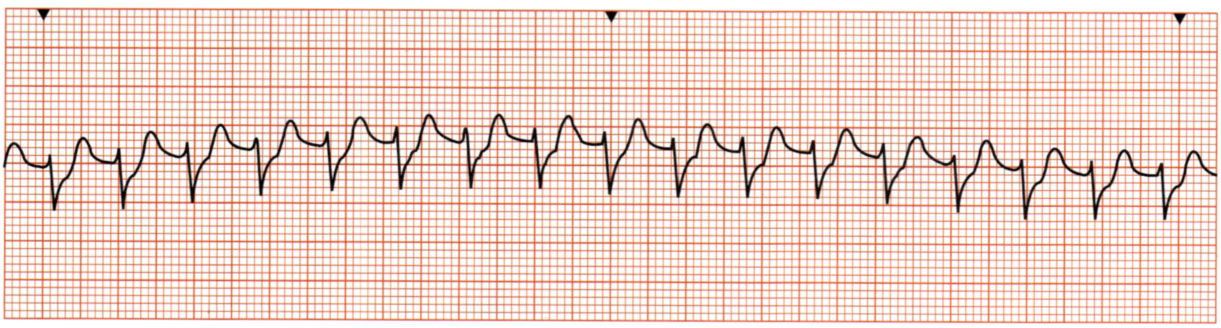

속도: ____________________ PR간격: ____________________

리듬: ____________________ QRS군: ____________________

P파: ____________________ 리듬명: ____________________

33.

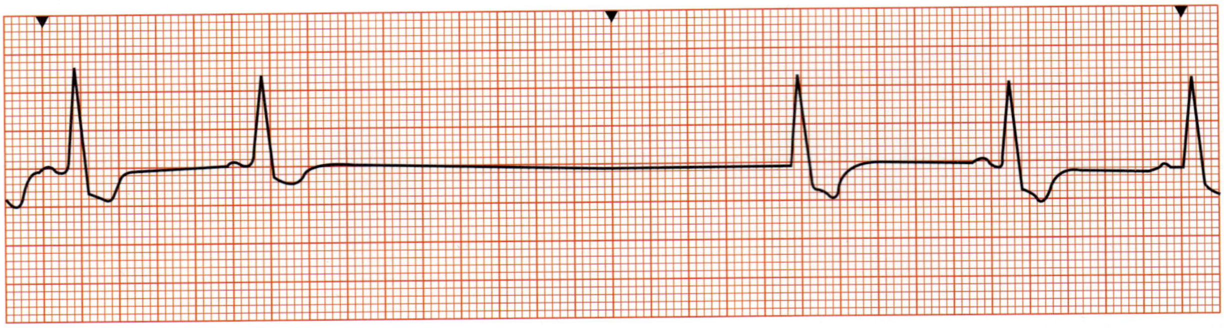

속도: ______________________ PR간격: ______________________

리듬: ______________________ QRS군: ______________________

P파: ______________________ 리듬명: ______________________

34.

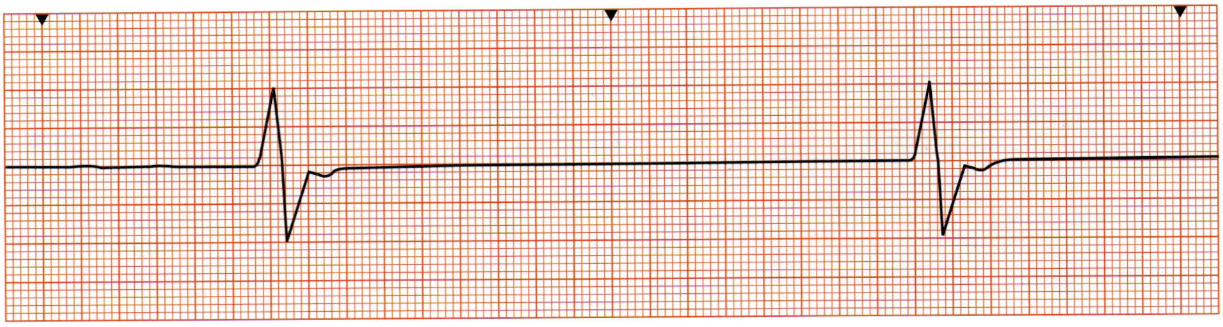

속도: ______________________ PR간격: ______________________

리듬: ______________________ QRS군: ______________________

P파: ______________________ 리듬명: ______________________

35.

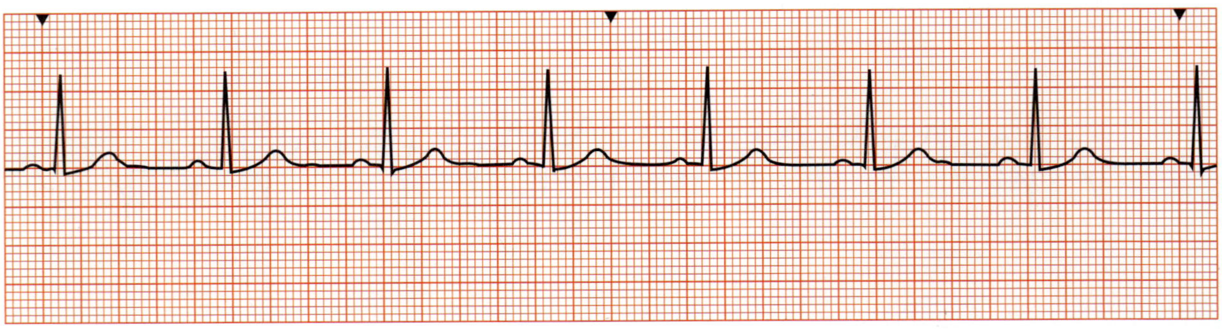

속도: ______________________ PR간격: ______________________

리듬: ______________________ QRS군: ______________________

P파: ______________________ 리듬명: ______________________

36.

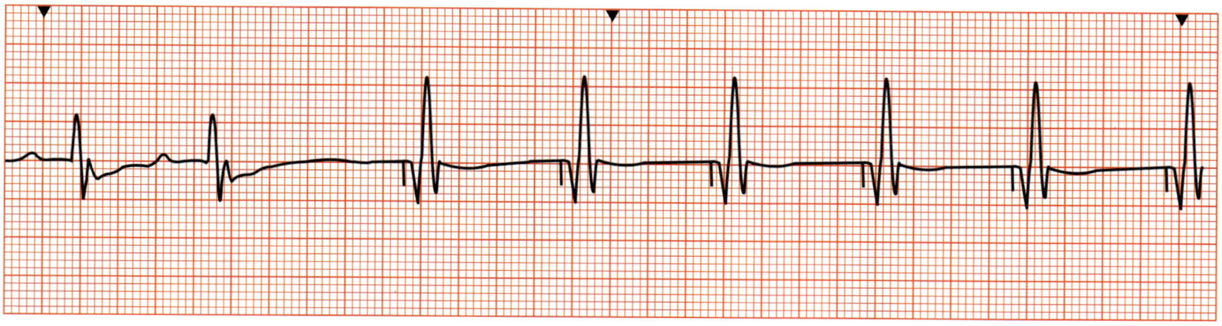

속도: ______________________ PR간격: ______________________

리듬: ______________________ QRS군: ______________________

P파: ______________________ 리듬명: ______________________

37.

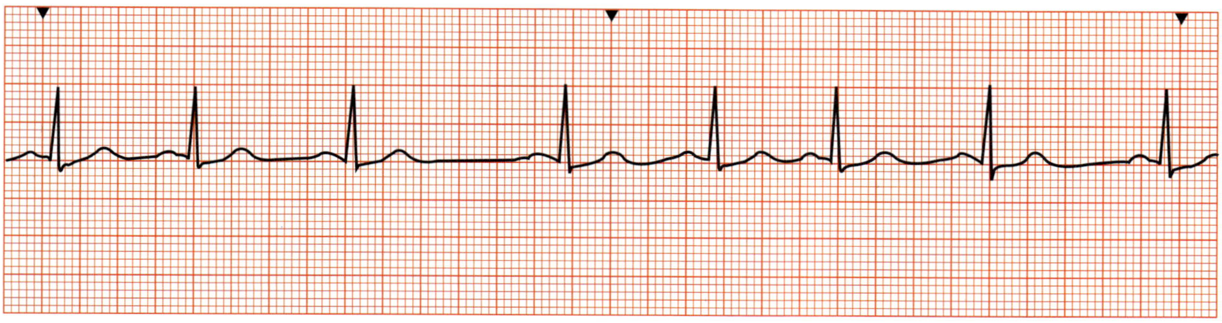

속도: ______________________ PR간격: ______________________

리듬: ______________________ QRS군: ______________________

P파: ______________________ 리듬명: ______________________

38.

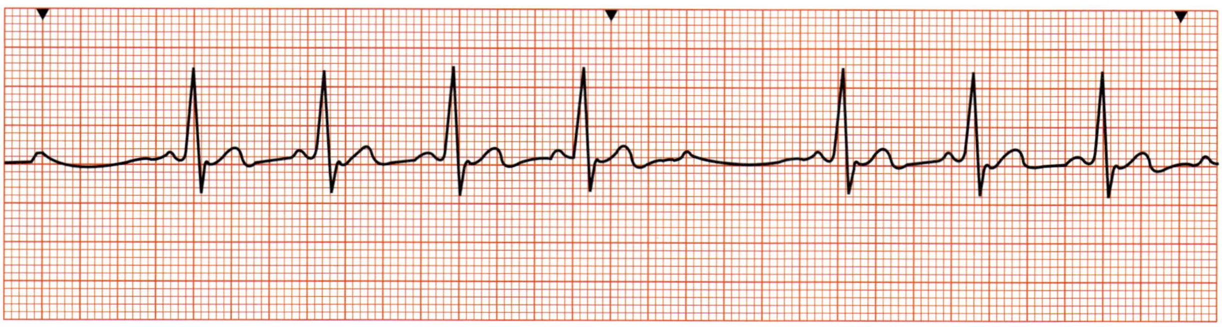

속도: ______________________ PR간격: ______________________

리듬: ______________________ QRS군: ______________________

P파: ______________________ 리듬명: ______________________

39.

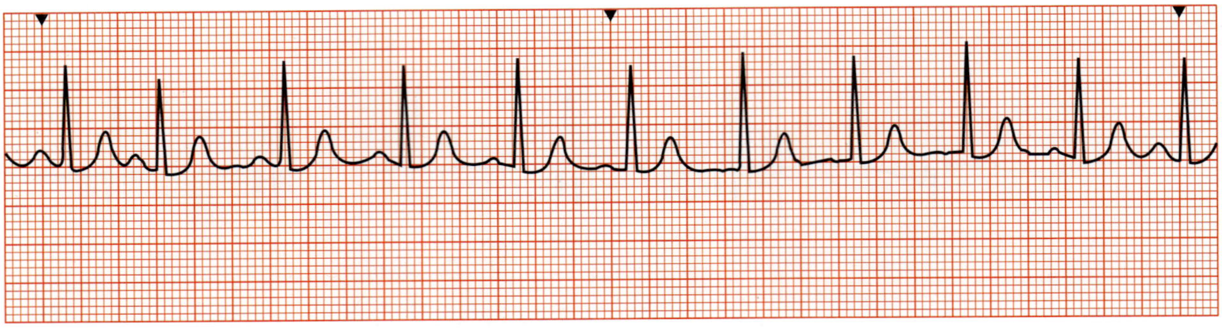

속도: ______________ PR간격: ______________

리듬: ______________ QRS군: ______________

P파: ______________ 리듬명: ______________

40.

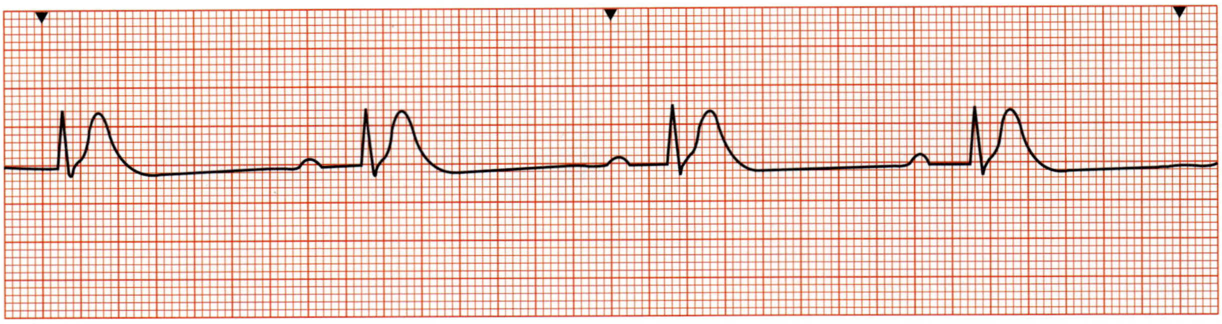

속도: ______________ PR간격: ______________

리듬: ______________ QRS군: ______________

P파: ______________ 리듬명: ______________

41.

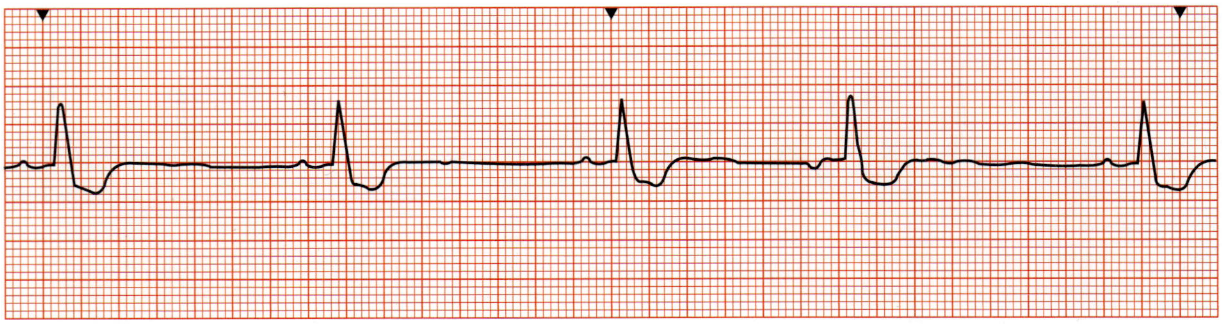

속도: ______________ PR간격: ______________

리듬: ______________ QRS군: ______________

P파: ______________ 리듬명: ______________

42.

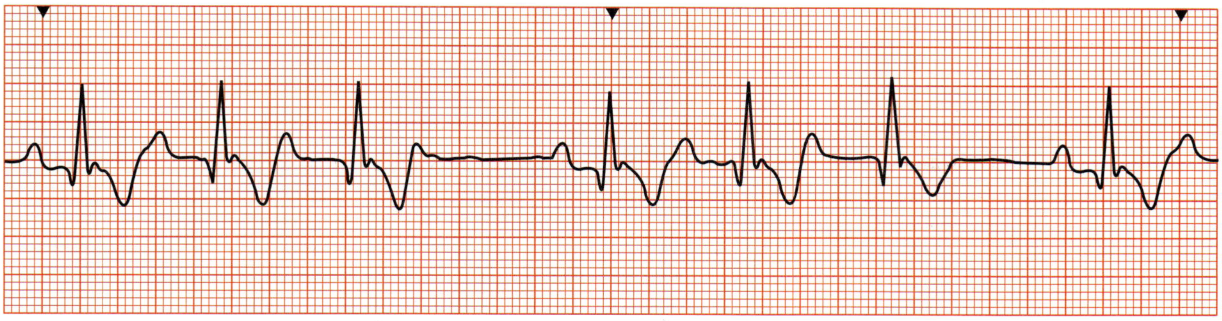

속도: ____________ PR간격: ____________

리듬: ____________ QRS군: ____________

P파: ____________ 리듬명: ____________

43.

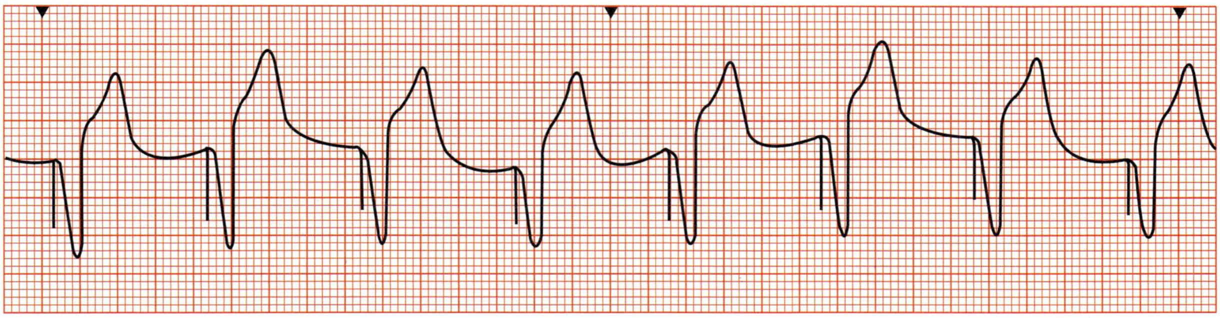

속도: ____________ PR간격: ____________

리듬: ____________ QRS군: ____________

P파: ____________ 리듬명: ____________

44.

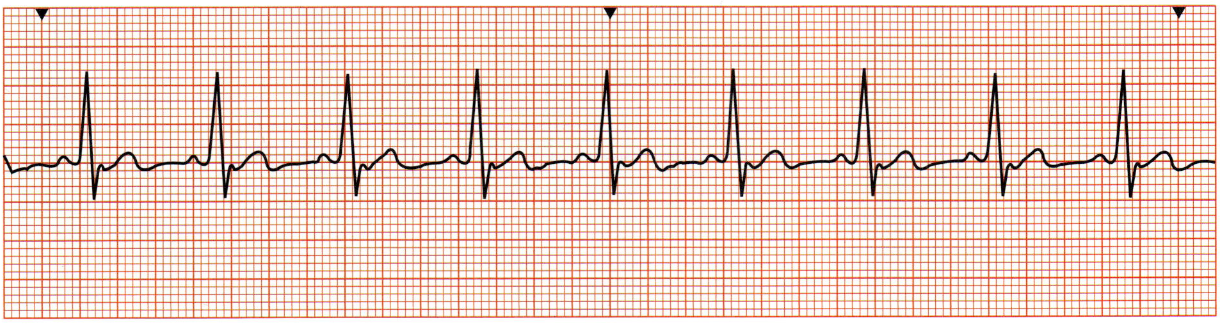

속도: ____________ PR간격: ____________

리듬: ____________ QRS군: ____________

P파: ____________ 리듬명: ____________

45.

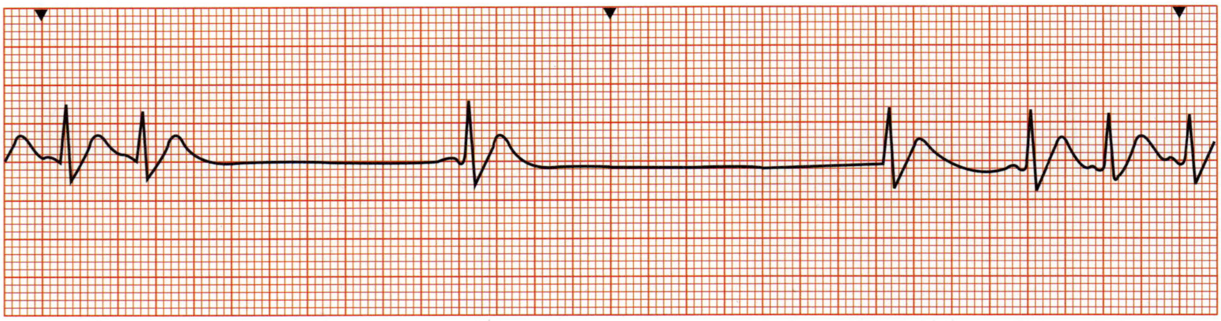

속도: ______ PR간격: ______

리듬: ______ QRS군: ______

P파: ______ 리듬명: ______

46.

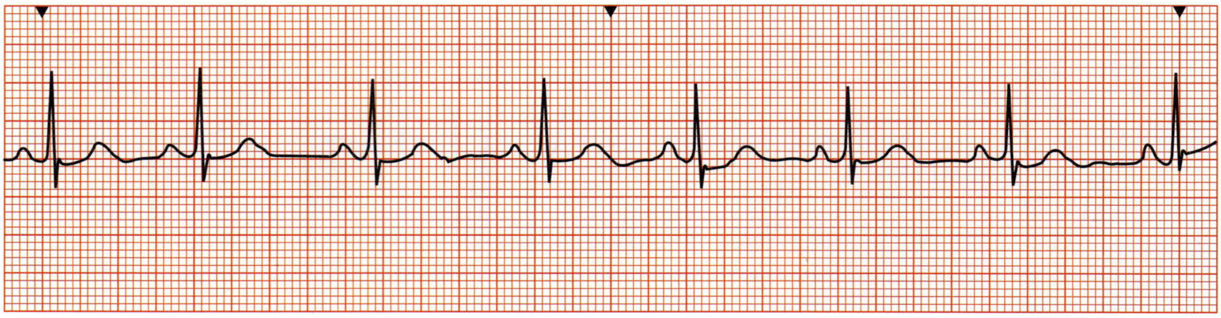

속도: ______ PR간격: ______

리듬: ______ QRS군: ______

P파: ______ 리듬명: ______

47.

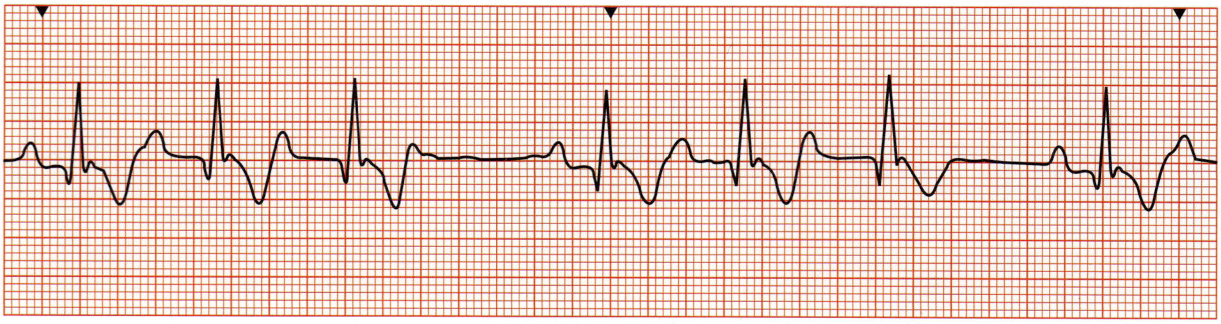

속도: ______ PR간격: ______

리듬: ______ QRS군: ______

P파: ______ 리듬명: ______

48.

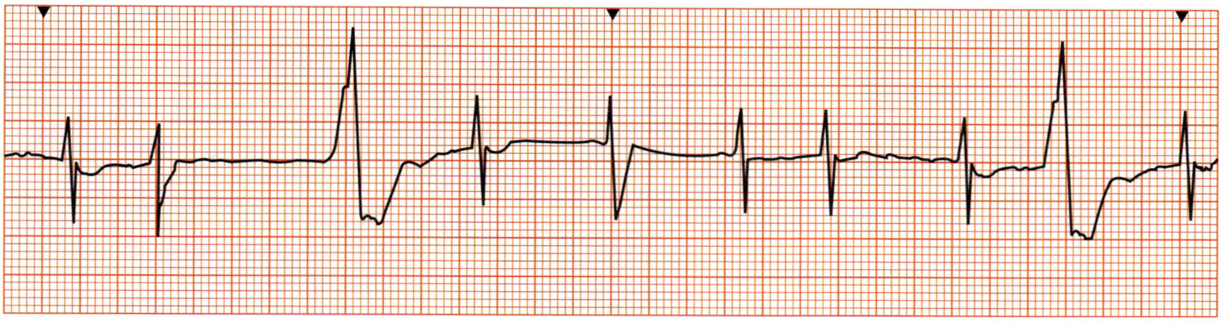

속도: ______ PR간격: ______

리듬: ______ QRS군: ______

P파: ______ 리듬명: ______

49.

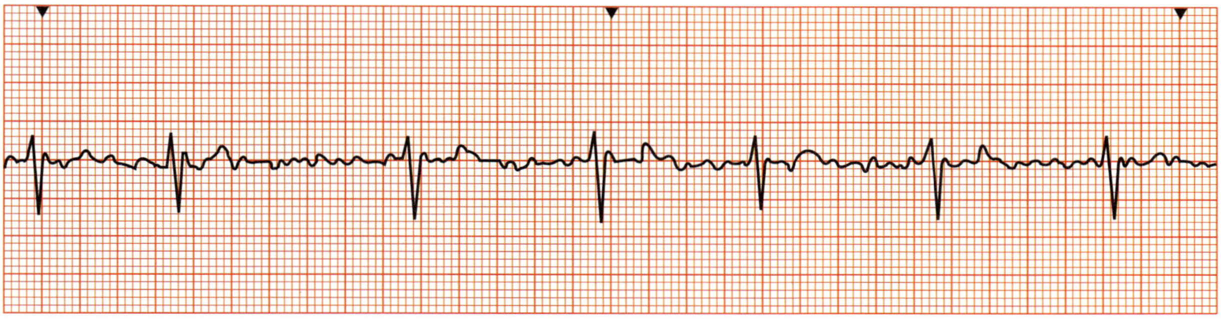

속도: ______ PR간격: ______

리듬: ______ QRS군: ______

P파: ______ 리듬명: ______

50.

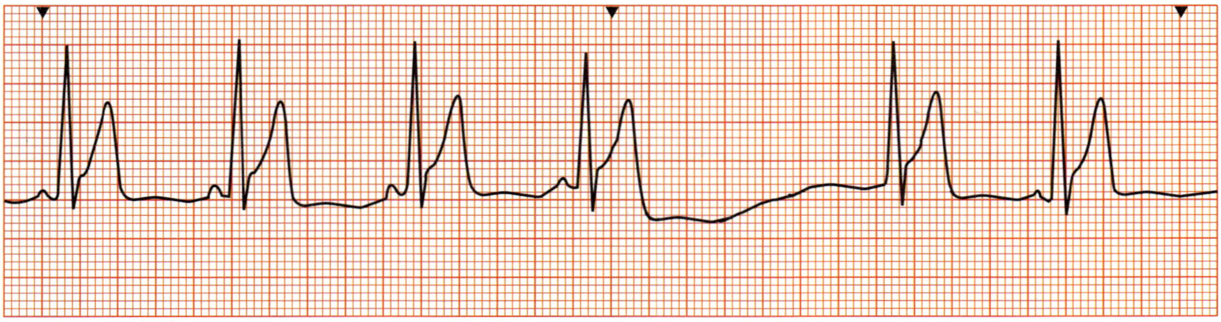

속도: ______ PR간격: ______

리듬: ______ QRS군: ______

P파: ______ 리듬명: ______

51.

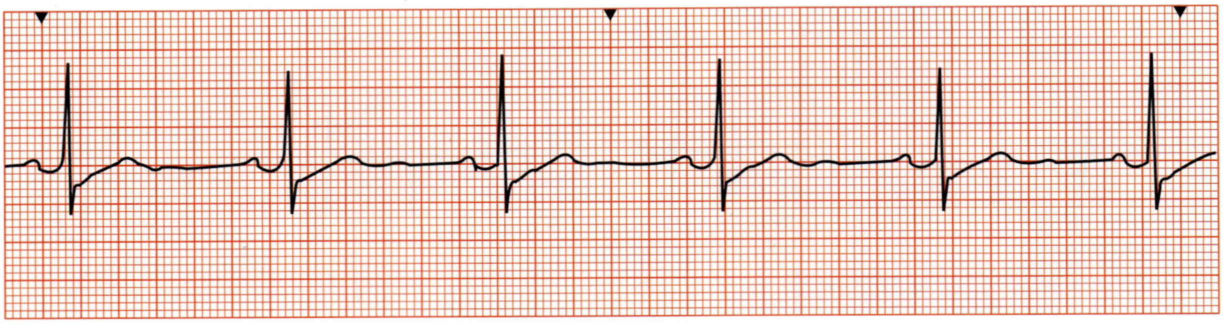

속도: ____________________ PR간격: ____________________

리듬: ____________________ QRS군: ____________________

P파: ____________________ 리듬명: ____________________

52.

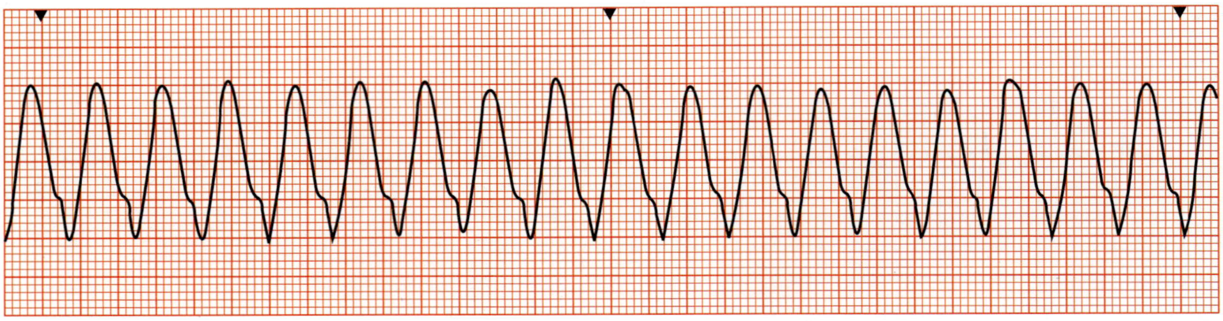

속도: ____________________ PR간격: ____________________

리듬: ____________________ QRS군: ____________________

P파: ____________________ 리듬명: ____________________

53.

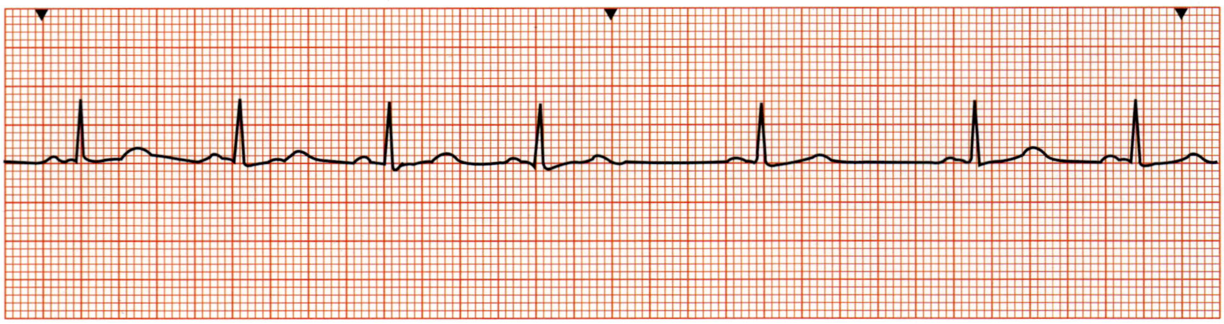

속도: ____________________ PR간격: ____________________

리듬: ____________________ QRS군: ____________________

P파: ____________________ 리듬명: ____________________

54.

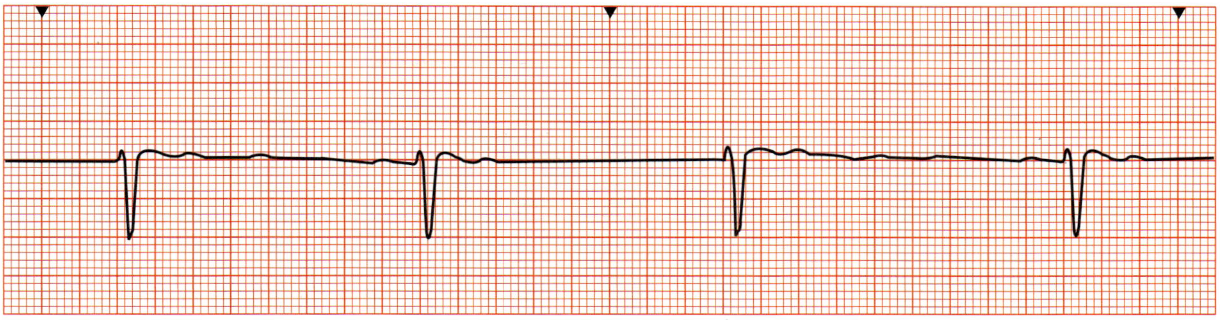

속도: ______ PR간격: ______

리듬: ______ QRS군: ______

P파: ______ 리듬명: ______

55.

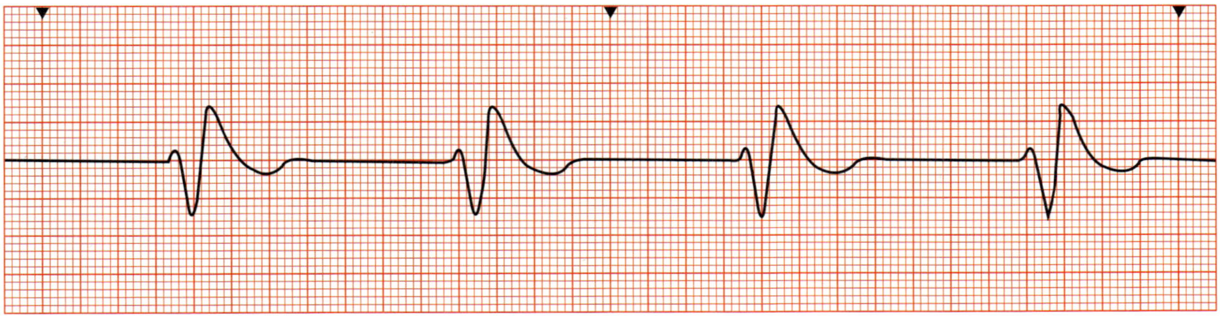

속도: ______ PR간격: ______

리듬: ______ QRS군: ______

P파: ______ 리듬명: ______

56.

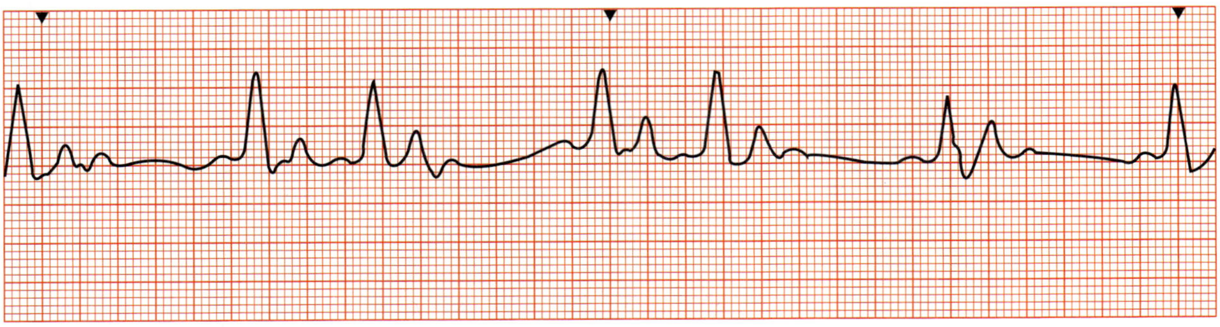

속도: ______ PR간격: ______

리듬: ______ QRS군: ______

P파: ______ 리듬명: ______

57.

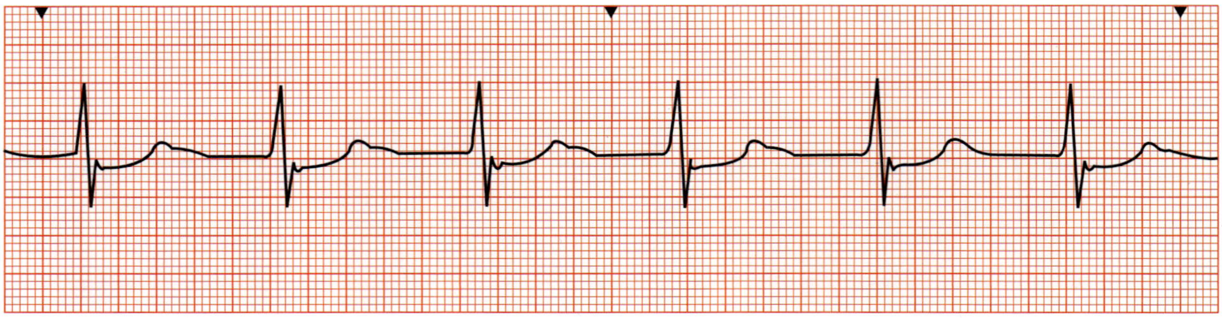

속도: ______________ PR간격: ______________

리듬: ______________ QRS군: ______________

P파: ______________ 리듬명: ______________

58.

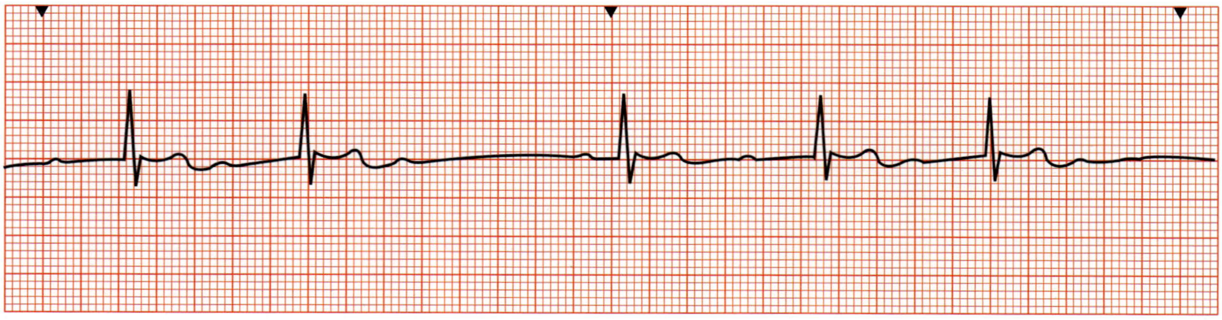

속도: ______________ PR간격: ______________

리듬: ______________ QRS군: ______________

P파: ______________ 리듬명: ______________

59.

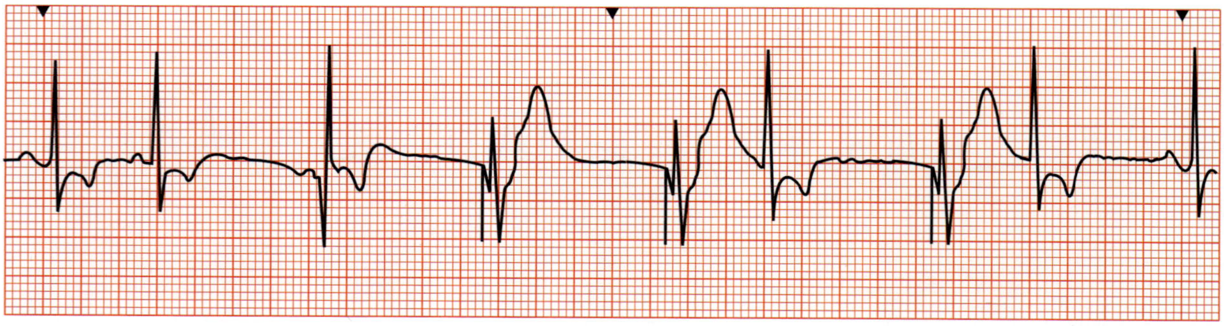

속도: ______________ PR간격: ______________

리듬: ______________ QRS군: ______________

P파: ______________ 리듬명: ______________

60.

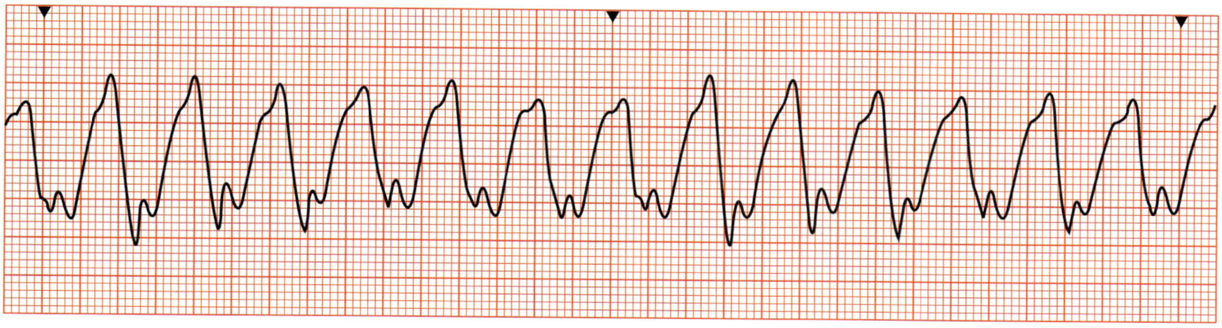

속도: ______ PR간격: ______

리듬: ______ QRS군: ______

P파: ______ 리듬명: ______

61.

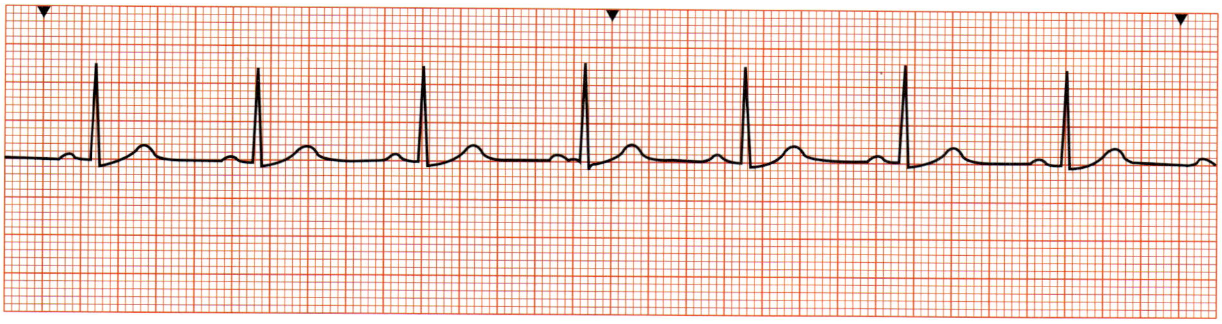

속도: ______ PR간격: ______

리듬: ______ QRS군: ______

P파: ______ 리듬명: ______

62.

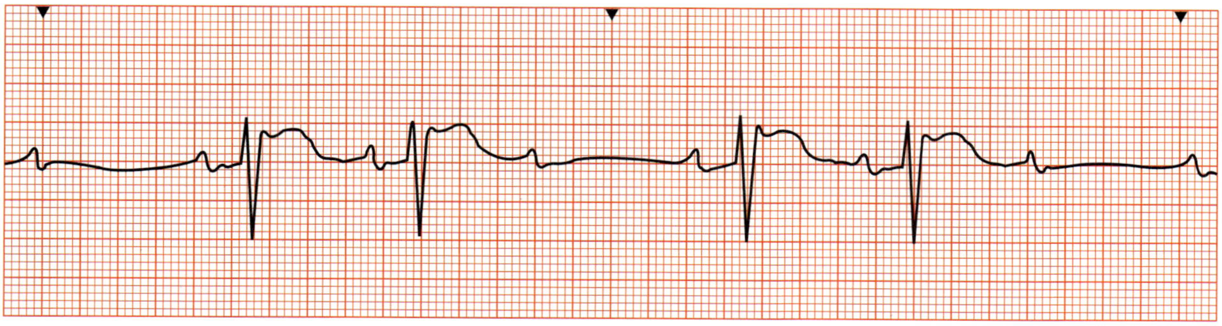

속도: ______ PR간격: ______

리듬: ______ QRS군: ______

P파: ______ 리듬명: ______

63.

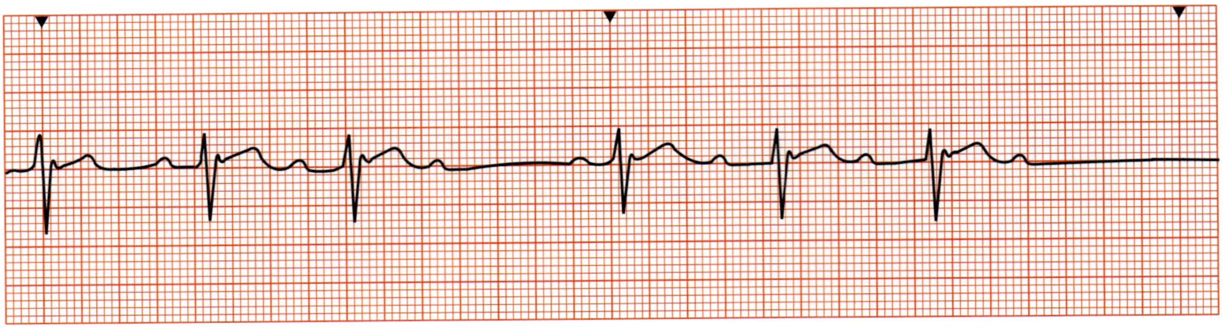

속도: ______ PR간격: ______

리듬: ______ QRS군: ______

P파: ______ 리듬명: ______

64.

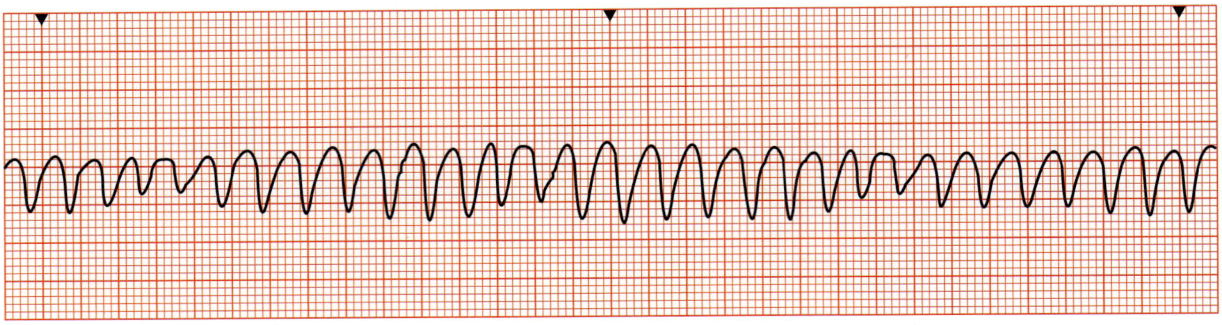

속도: ______ PR간격: ______

리듬: ______ QRS군: ______

P파: ______ 리듬명: ______

65.

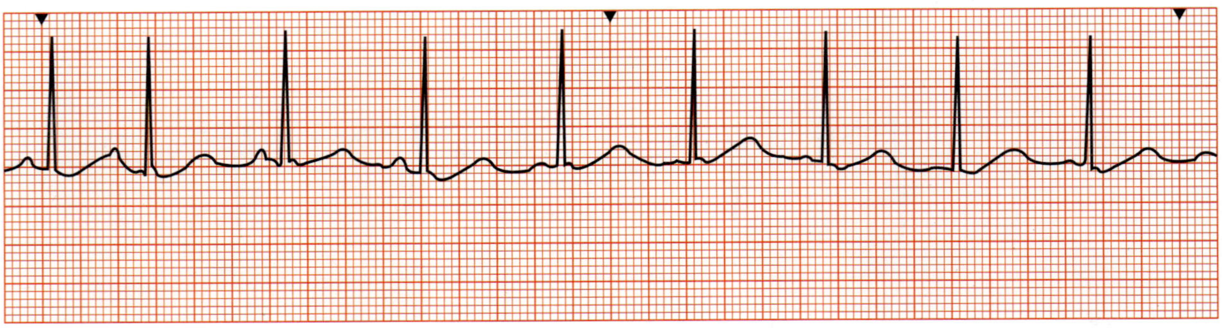

속도: ______ PR간격: ______

리듬: ______ QRS군: ______

P파: ______ 리듬명: ______

66.

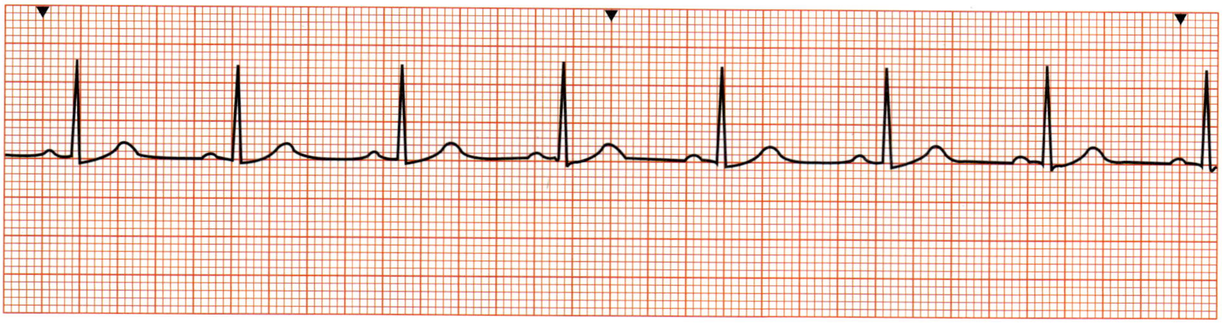

속도: ______ PR간격: ______

리듬: ______ QRS군: ______

P파: ______ 리듬명: ______

67.

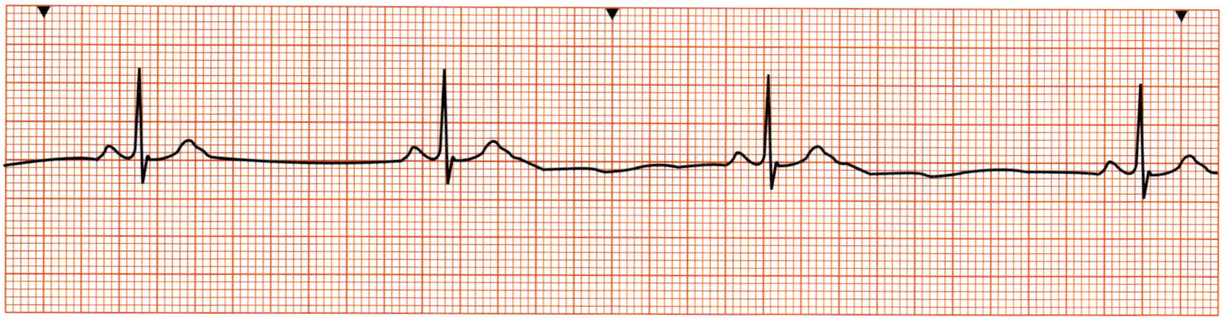

속도: ______ PR간격: ______

리듬: ______ QRS군: ______

P파: ______ 리듬명: ______

68.

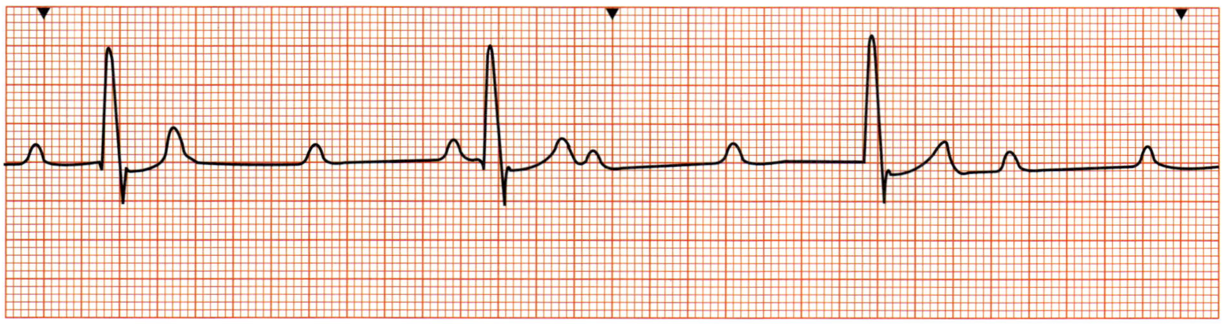

속도: ______ PR간격: ______

리듬: ______ QRS군: ______

P파: ______ 리듬명: ______

69. 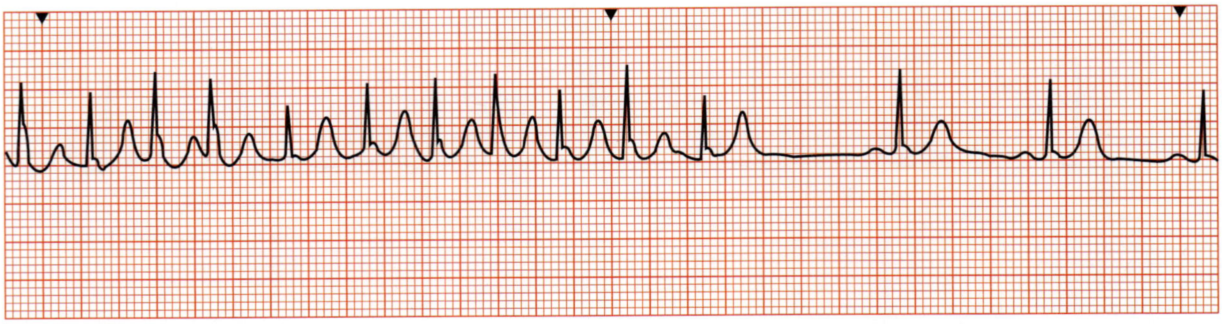

속도: ______ PR간격: ______

리듬: ______ QRS군: ______

P파: ______ 리듬명: ______

70. 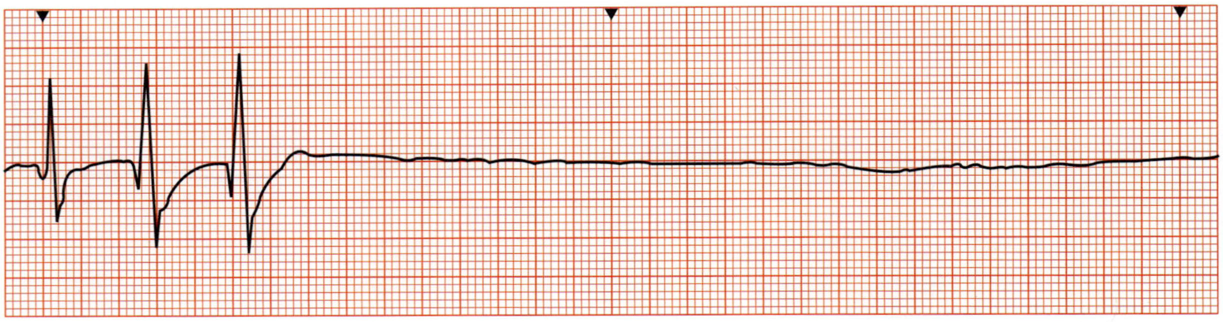

속도: ______ PR간격: ______

리듬: ______ QRS군: ______

P파: ______ 리듬명: ______

71. 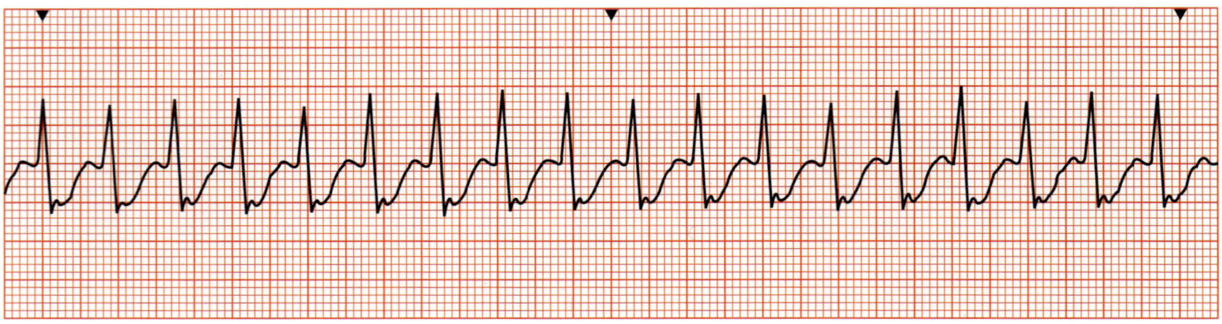

속도: ______ PR간격: ______

리듬: ______ QRS군: ______

P파: ______ 리듬명: ______

72.

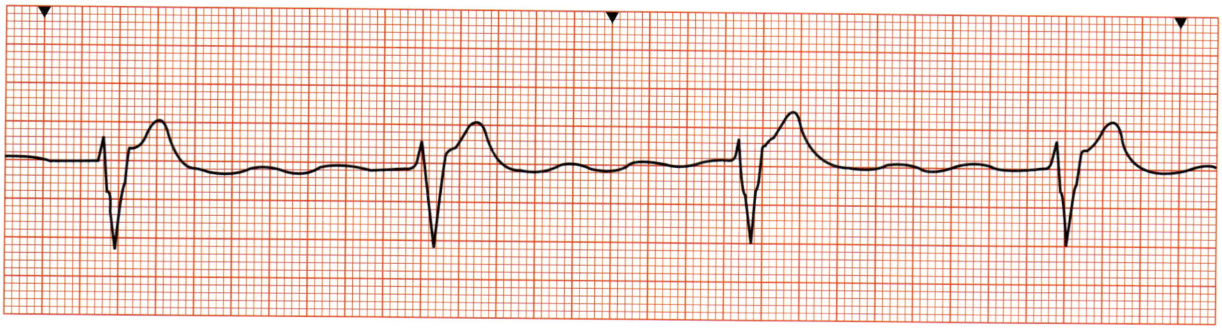

속도: ____________________ PR간격: ____________________

리듬: ____________________ QRS군: ____________________

P파: ____________________ 리듬명: ____________________

73.

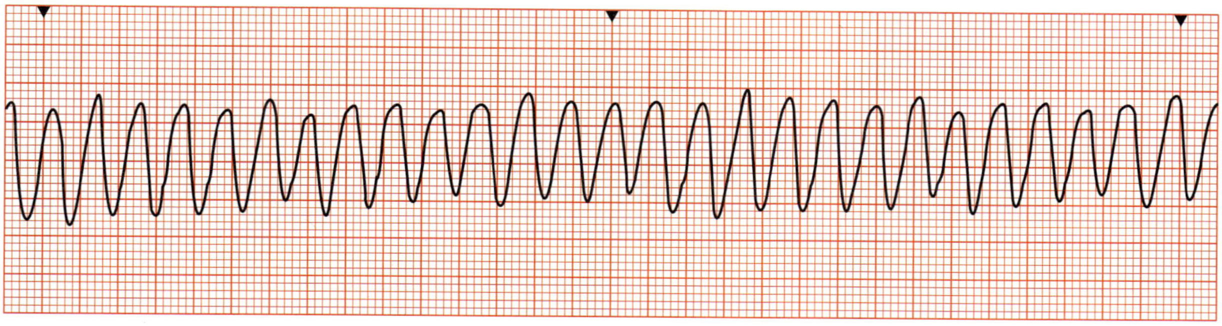

속도: ____________________ PR간격: ____________________

리듬: ____________________ QRS군: ____________________

P파: ____________________ 리듬명: ____________________

74.

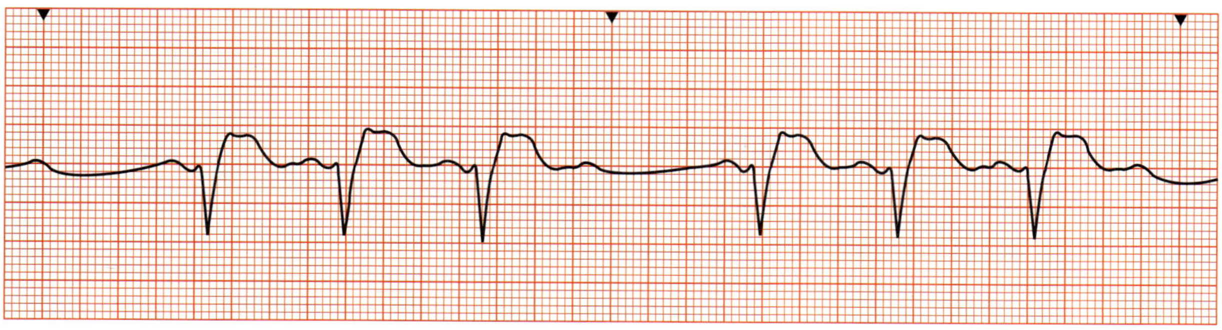

속도: ____________________ PR간격: ____________________

리듬: ____________________ QRS군: ____________________

P파: ____________________ 리듬명: ____________________

75.

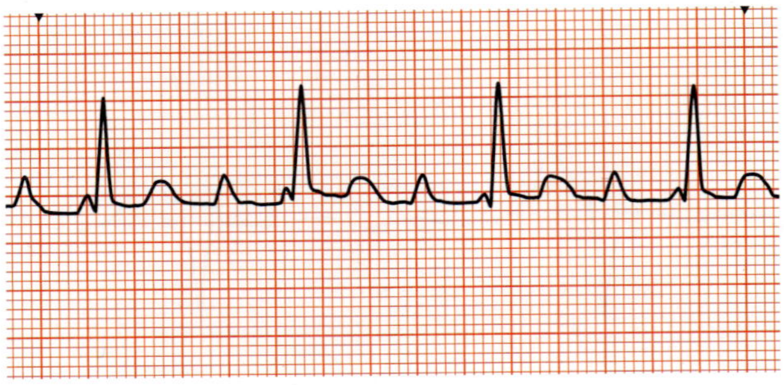

속도:
리듬:
P파:
PR간격:
QRS군:
리듬명:

76.

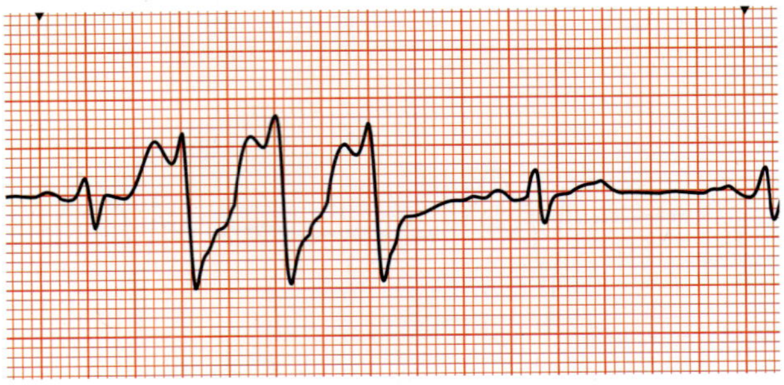

속도:
리듬:
P파:
PR간격:
QRS군:
리듬명:

77.

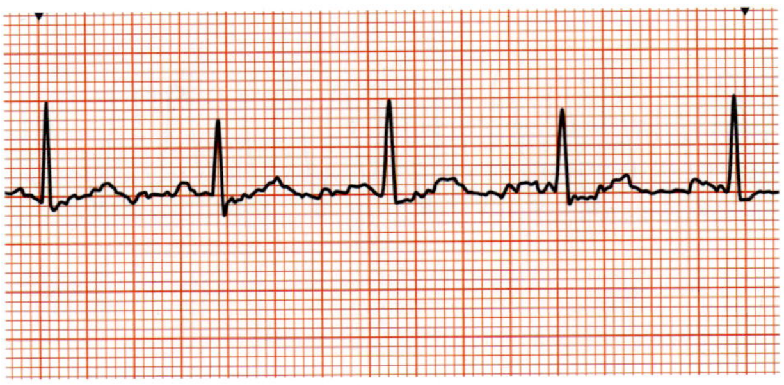

속도:
리듬:
P파:
PR간격:
QRS군:
리듬명:

78.

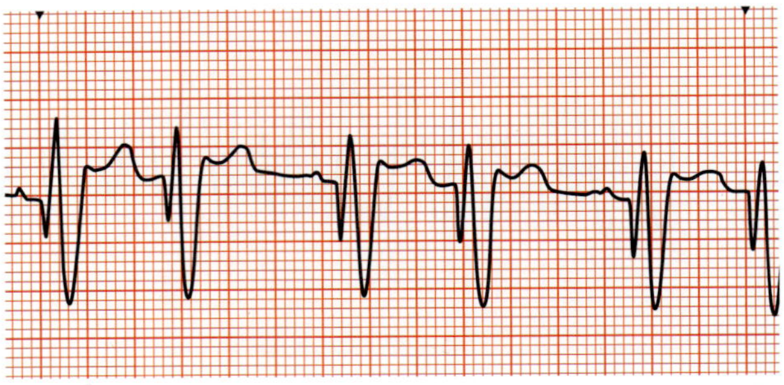

속도:
리듬:
P파:
PR간격:
QRS군:
리듬명:

79.

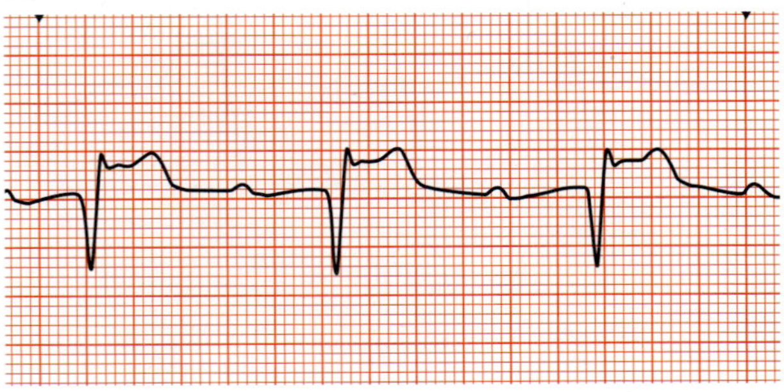

속도:
리듬:
P파:
PR간격:
QRS군:
리듬명:

80.

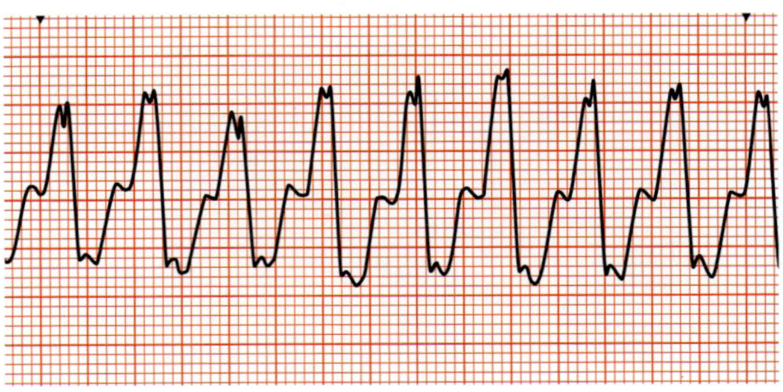

속도:
리듬:
P파:
PR간격:
QRS군:
리듬명:

81.

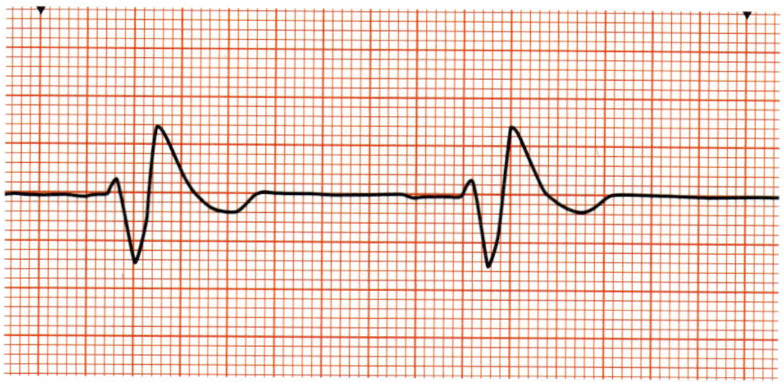

속도: ____

리듬: ____

P파: ____

PR간격: ____

QRS군: ____

리듬명: ____

82.

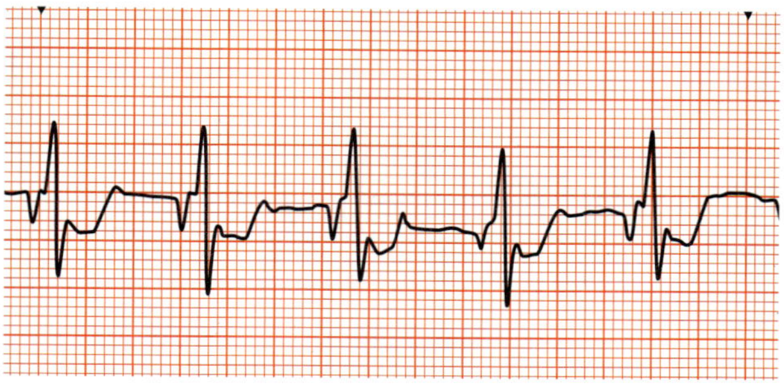

속도: ____

리듬: ____

P파: ____

PR간격: ____

QRS군: ____

리듬명: ____

83.

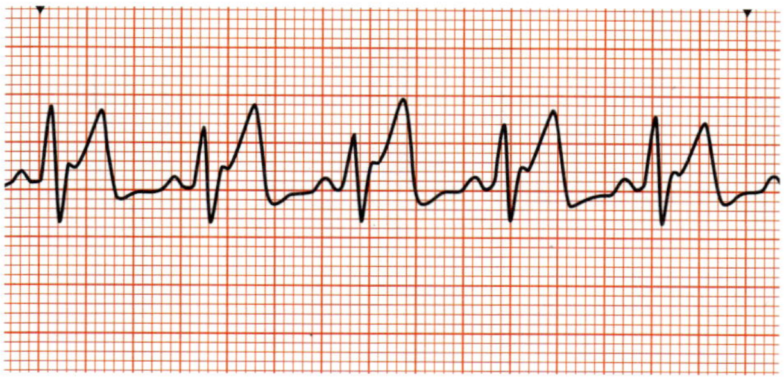

속도: ____

리듬: ____

P파: ____

PR간격: ____

QRS군: ____

리듬명: ____

84.

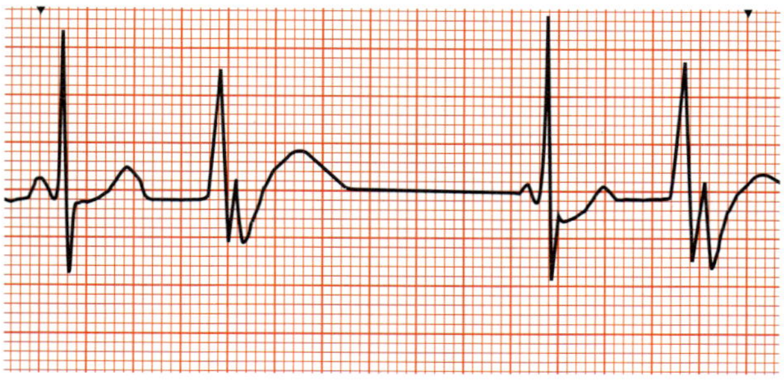

속도: ____

리듬: ____

P파: ____

PR간격: ____

QRS군: ____

리듬명: ____

85.

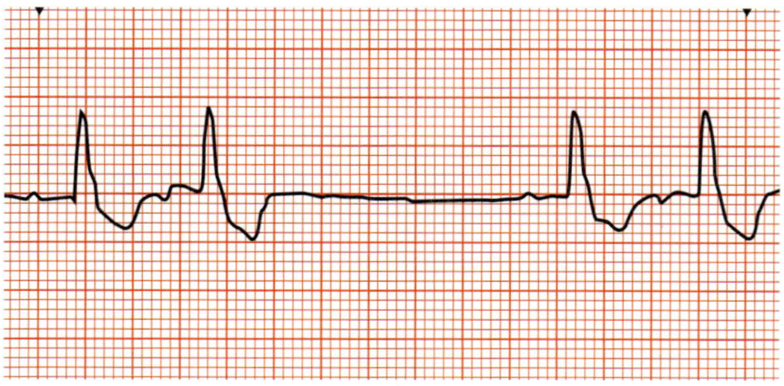

속도: ____

리듬: ____

P파: ____

PR간격: ____

QRS군: ____

리듬명: ____

86.

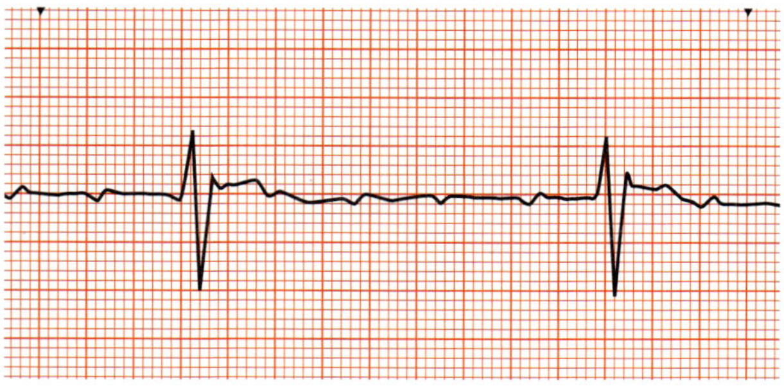

속도: ____

리듬: ____

P파: ____

PR간격: ____

QRS군: ____

리듬명: ____

87.

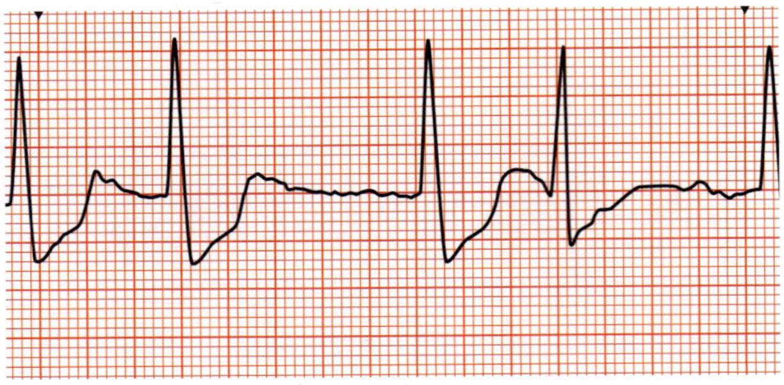

속도:
리듬:
P파:
PR간격:
QRS군:
리듬명:

88.

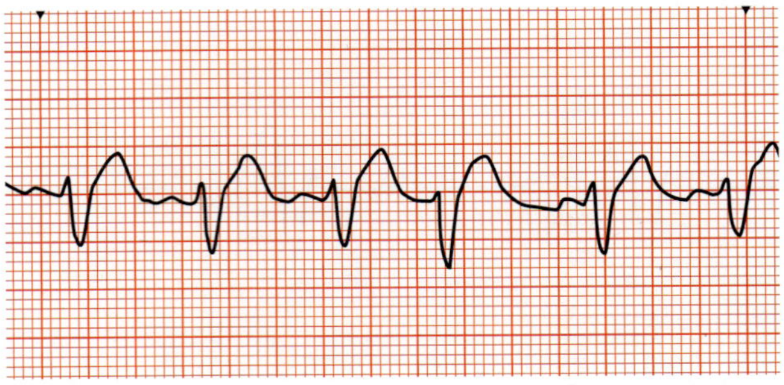

속도:
리듬:
P파:
PR간격:
QRS군:
리듬명:

89.

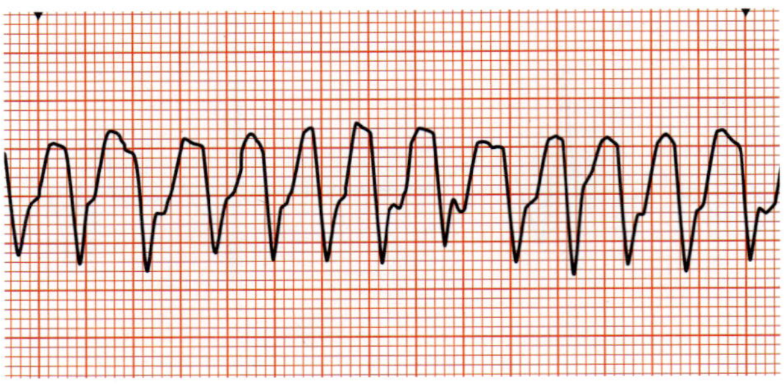

속도:
리듬:
P파:
PR간격:
QRS군:
리듬명:

90.

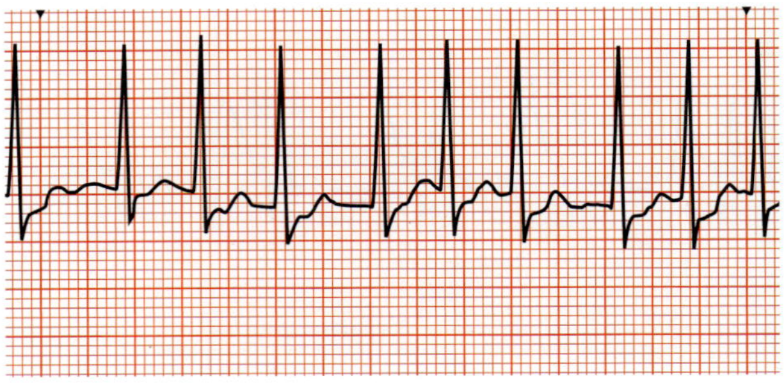

속도:
리듬:
P파:
PR간격:
QRS군:
리듬명:

91.

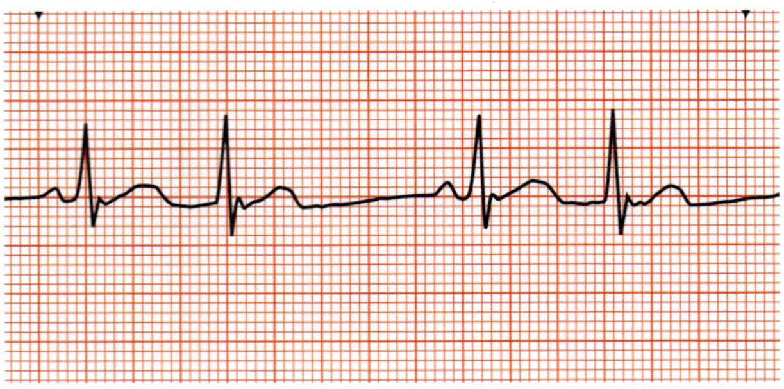

속도:
리듬:
P파:
PR간격:
QRS군:
리듬명:

92.

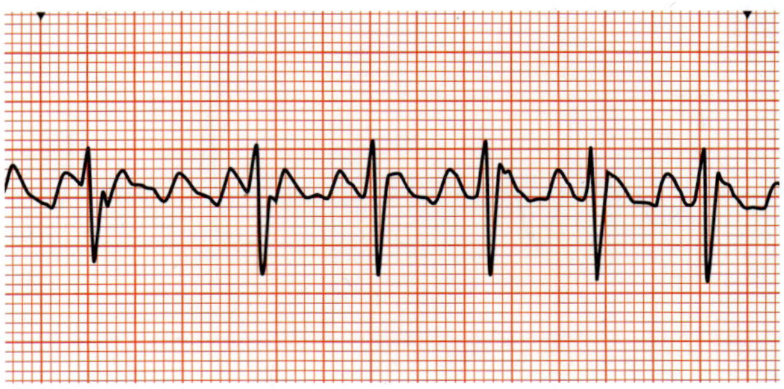

속도:
리듬:
P파:
PR간격:
QRS군:
리듬명:

93.

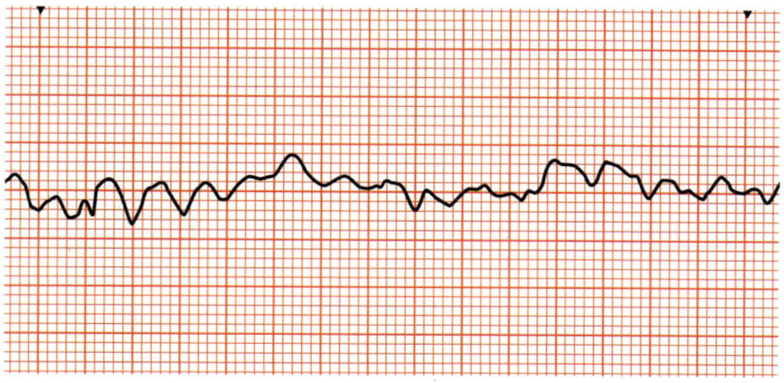

속도: ______

리듬: ______

P파: ______

PR간격: ______

QRS군: ______

리듬명: ______

94.

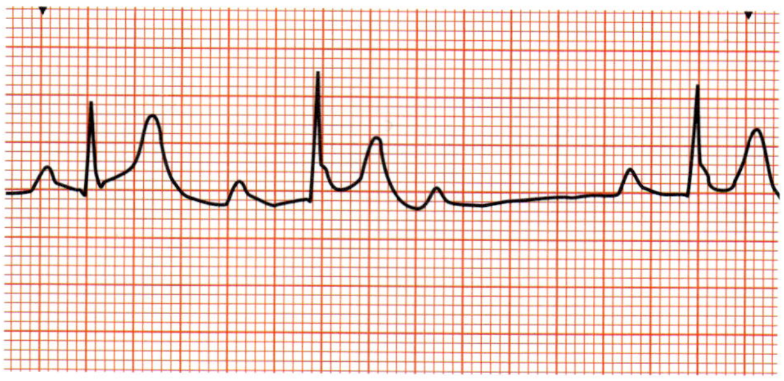

속도: ______

리듬: ______

P파: ______

PR간격: ______

QRS군: ______

리듬명: ______

95.

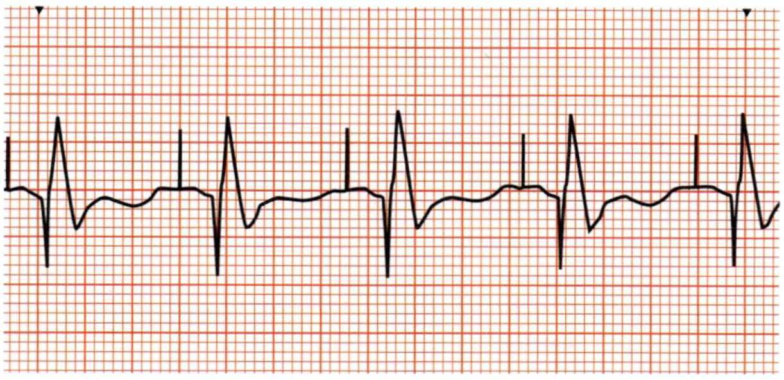

속도: ______

리듬: ______

P파: ______

PR간격: ______

QRS군: ______

리듬명: ______

96.

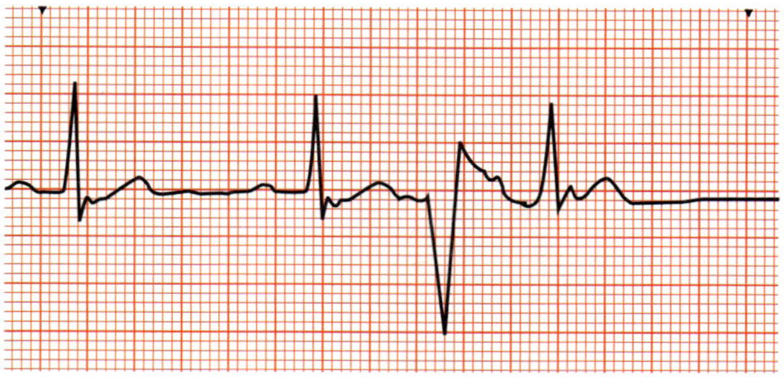

속도: ______

리듬: ______

P파: ______

PR간격: ______

QRS군: ______

리듬명: ______

97.

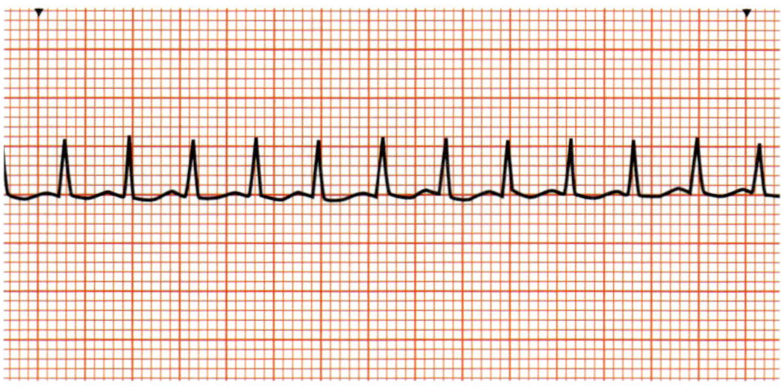

속도: ______

리듬: ______

P파: ______

PR간격: ______

QRS군: ______

리듬명: ______

98.

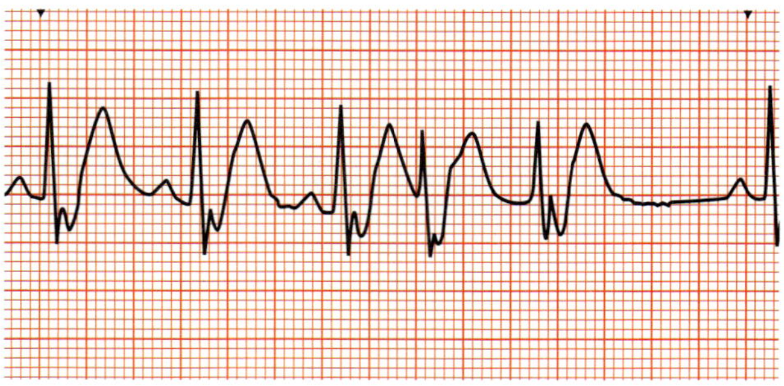

속도: ______

리듬: ______

P파: ______

PR간격: ______

QRS군: ______

리듬명: ______

99.

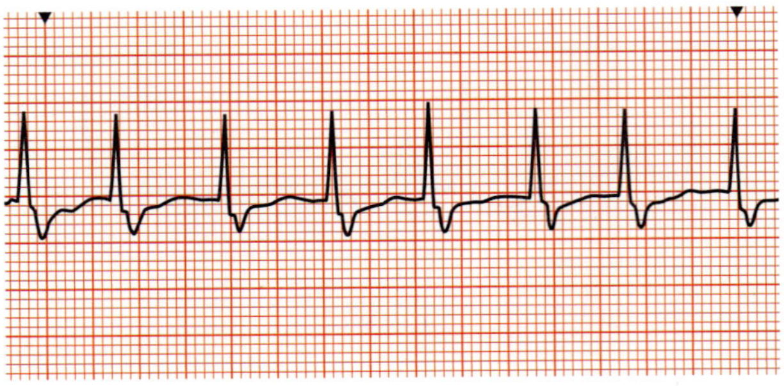

속도:
리듬:
P파:
PR간격:
QRS군:
리듬명:

100.

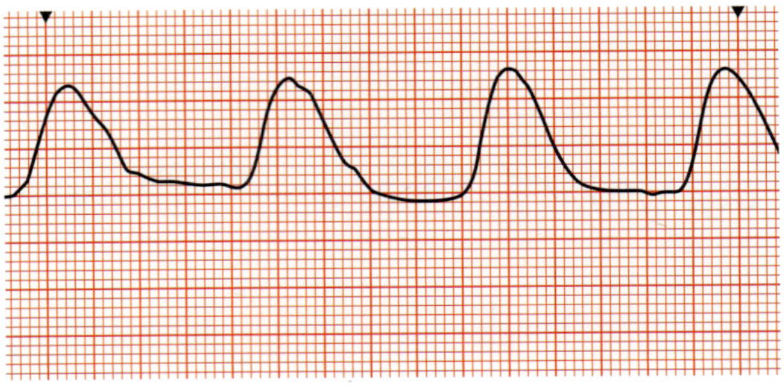

속도:
리듬:
P파:
PR간격:
QRS군:
리듬명:

101.

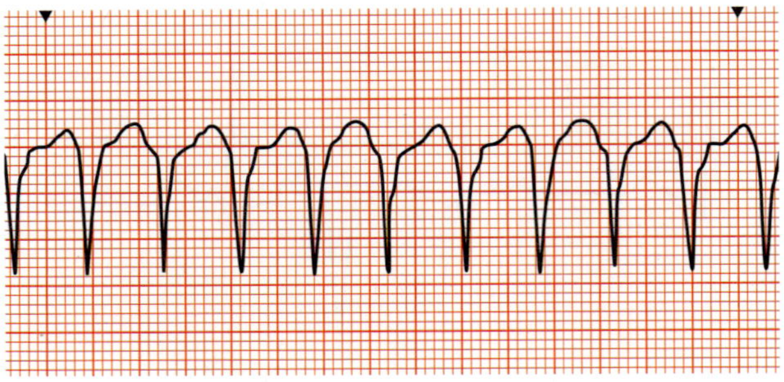

속도:
리듬:
P파:
PR간격:
QRS군:
리듬명:

102.

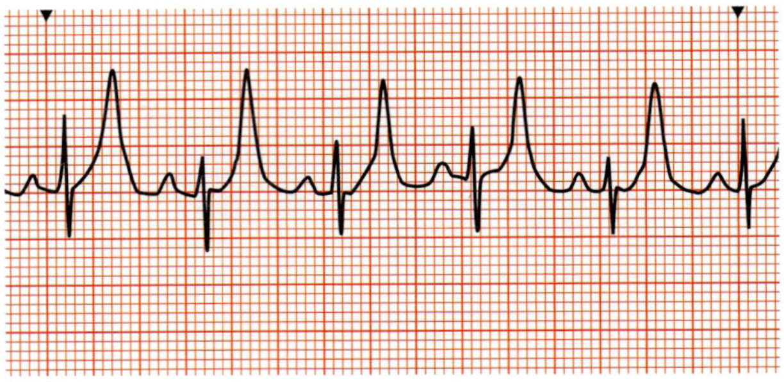

속도:
리듬:
P파:
PR간격:
QRS군:
리듬명:

103.

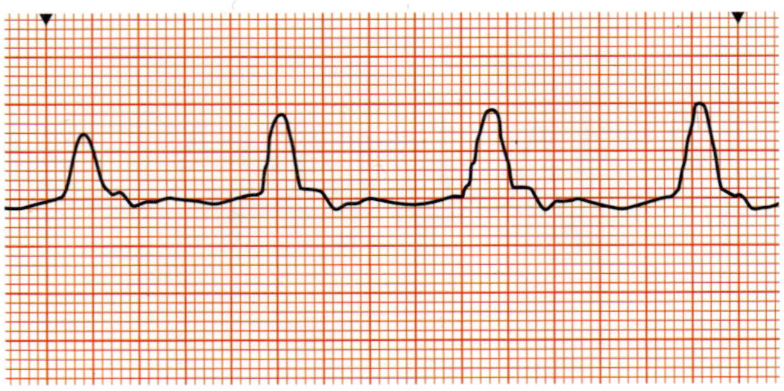

속도:
리듬:
P파:
PR간격:
QRS군:
리듬명:

104.

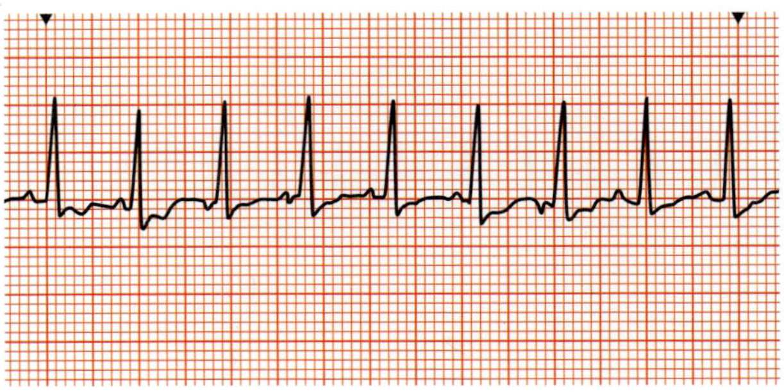

속도:
리듬:
P파:
PR간격:
QRS군:
리듬명:

105.

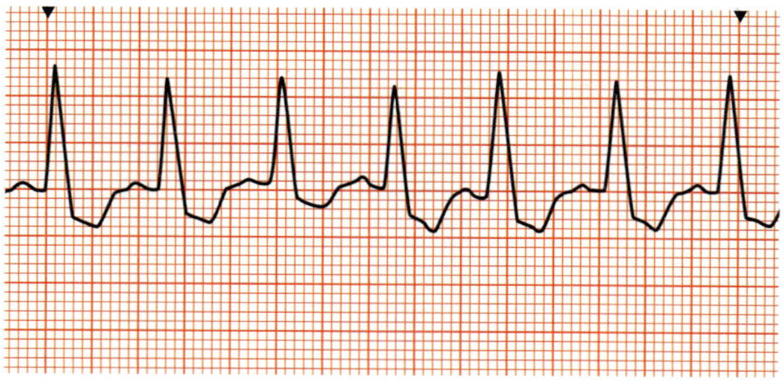

속도: ____________________

리듬: ____________________

P파: ____________________

PR간격: ____________________

QRS군: ____________________

리듬명: ____________________

106.

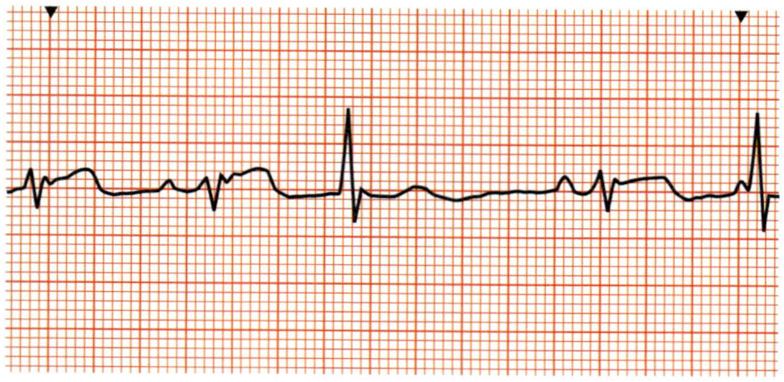

속도: ____________________

리듬: ____________________

P파: ____________________

PR간격: ____________________

QRS군: ____________________

리듬명: ____________________

107.

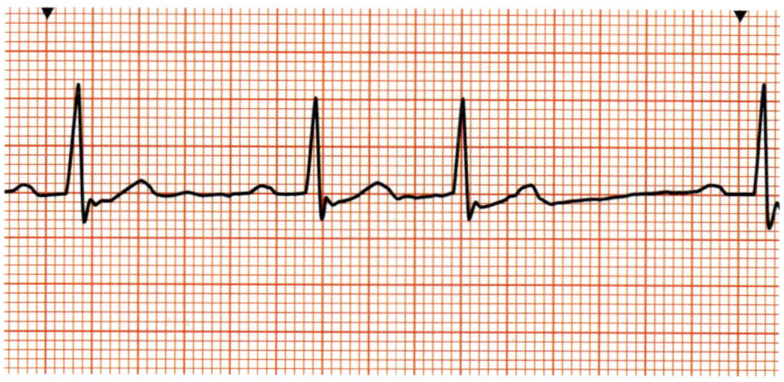

속도: ____________________

리듬: ____________________

P파: ____________________

PR간격: ____________________

QRS군: ____________________

리듬명: ____________________

108.

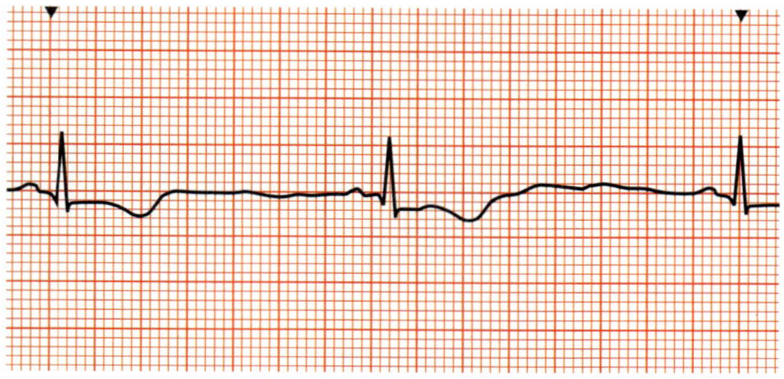

속도: ____________________

리듬: ____________________

P파: ____________________

PR간격: ____________________

QRS군: ____________________

리듬명: ____________________

109.

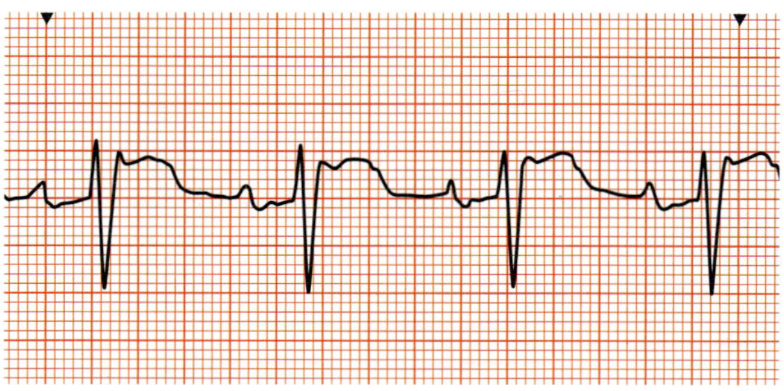

속도: ____________________

리듬: ____________________

P파: ____________________

PR간격: ____________________

QRS군: ____________________

리듬명: ____________________

110.

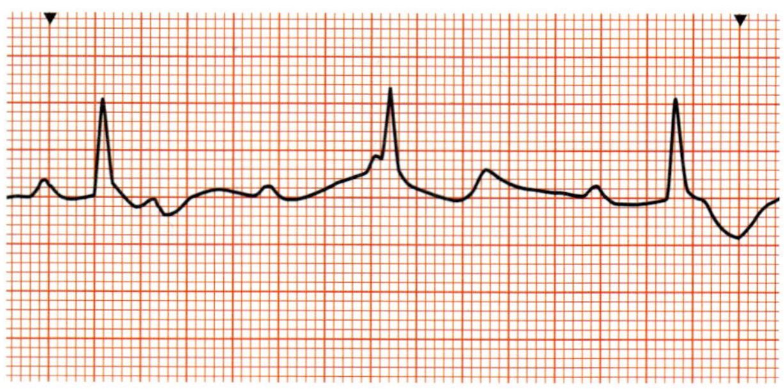

속도: ____________________

리듬: ____________________

P파: ____________________

PR간격: ____________________

QRS군: ____________________

리듬명: ____________________

111.

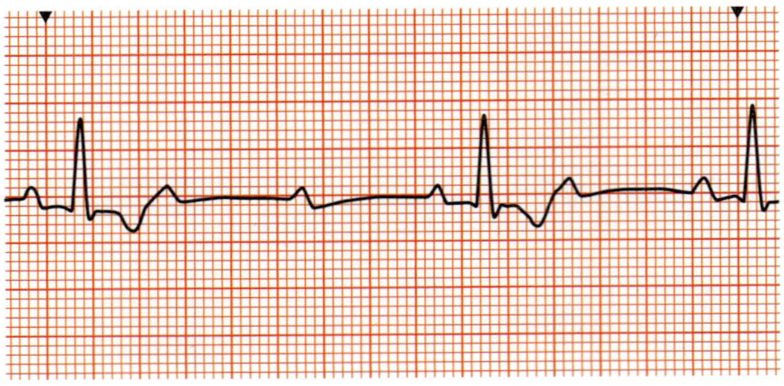

속도:
리듬:
P파:
PR간격:
QRS군:
리듬명:

112.

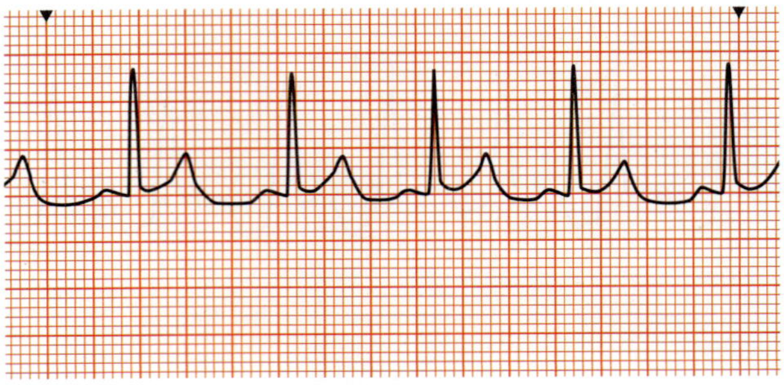

속도:
리듬:
P파:
PR간격:
QRS군:
리듬명:

113.

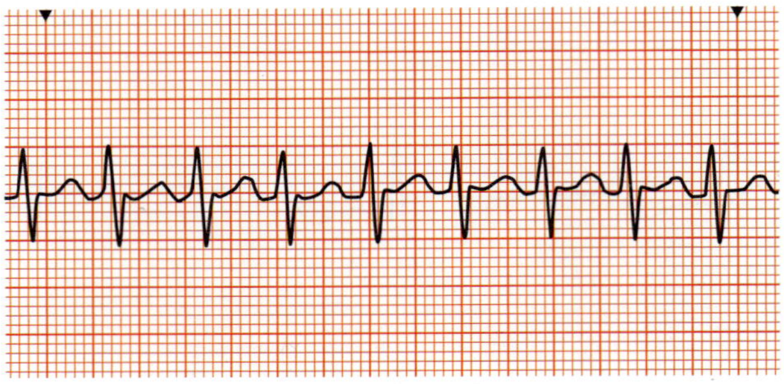

속도:
리듬:
P파:
PR간격:
QRS군:
리듬명:

114.

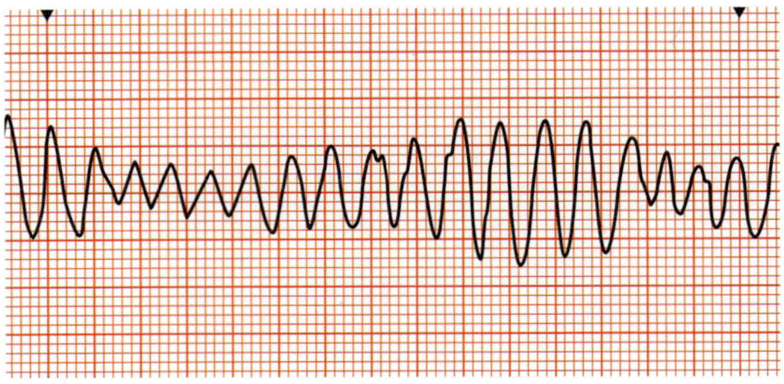

속도:
리듬:
P파:
PR간격:
QRS군:
리듬명:

115.

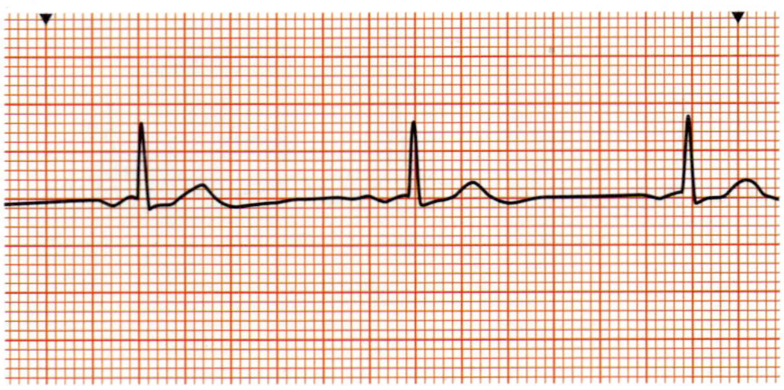

속도:
리듬:
P파:
PR간격:
QRS군:
리듬명:

116.

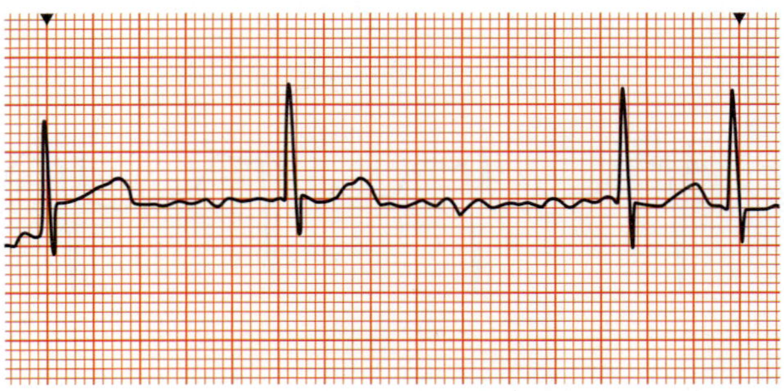

속도:
리듬:
P파:
PR간격:
QRS군:
리듬명:

117.

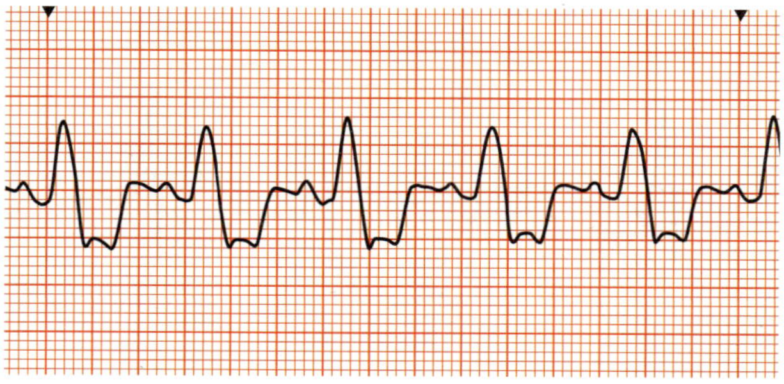

속도:
리듬:
P파:
PR간격:
QRS군:
리듬명:

118.

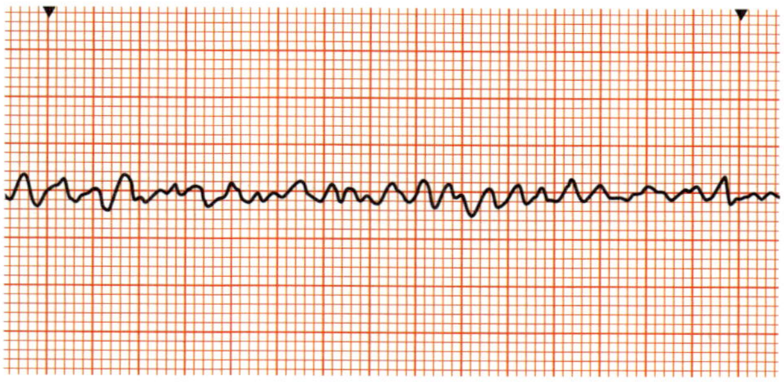

속도:
리듬:
P파:
PR간격:
QRS군:
리듬명:

119.

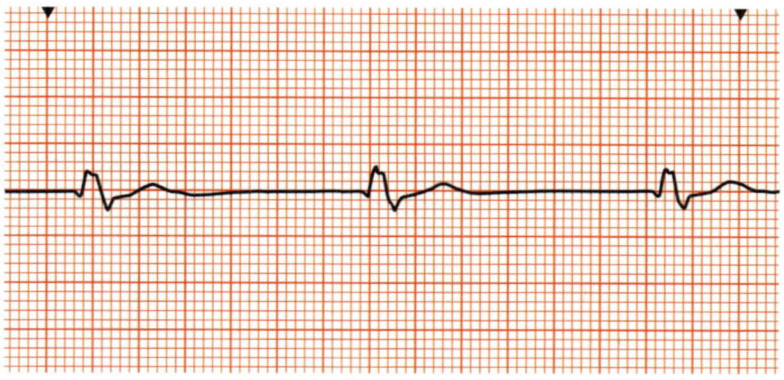

속도:
리듬:
P파:
PR간격:
QRS군:
리듬명:

120.

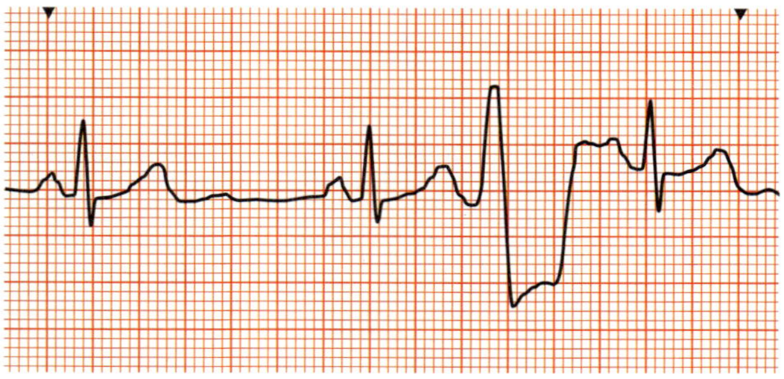

속도:
리듬:
P파:
PR간격:
QRS군:
리듬명:

121.

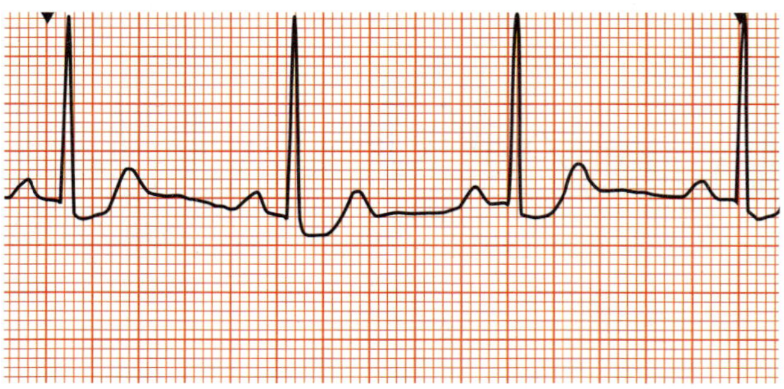

속도:
리듬:
P파:
PR간격:
QRS군:
리듬명:

122.

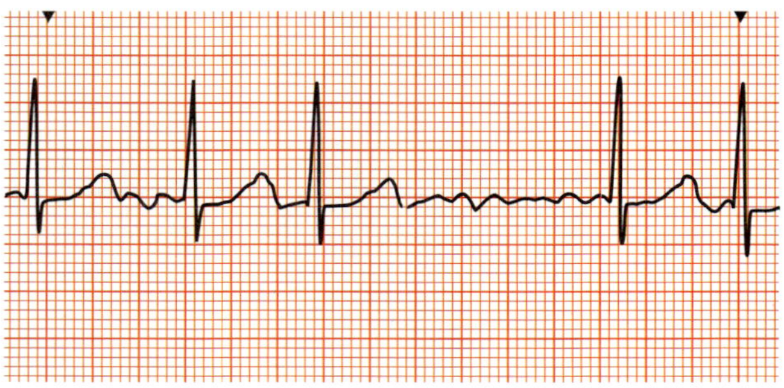

속도:
리듬:
P파:
PR간격:
QRS군:
리듬명:

123.

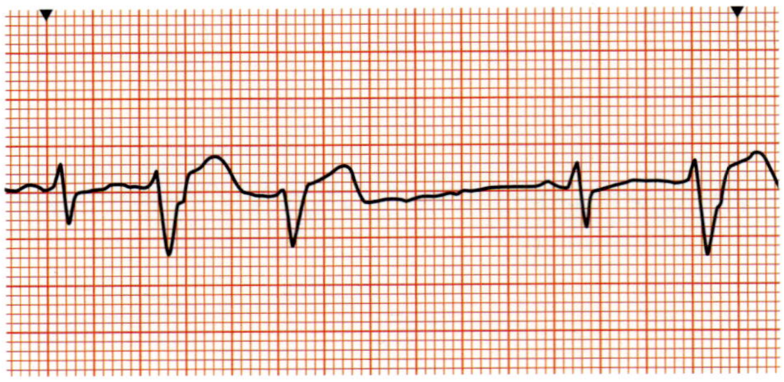

속도:
리듬:
P파:
PR간격:
QRS군:
리듬명:

124.

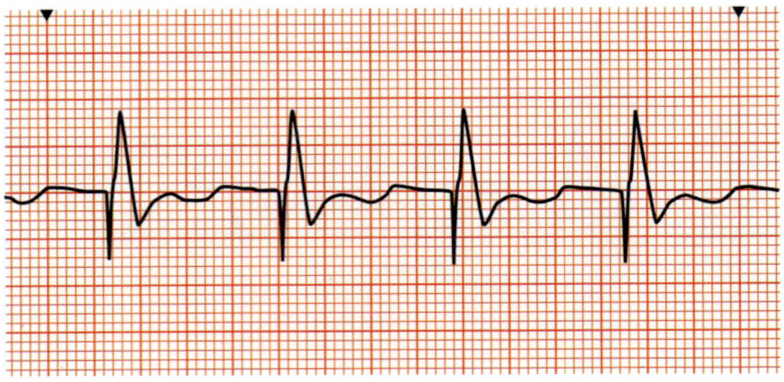

속도:
리듬:
P파:
PR간격:
QRS군:
리듬명:

125.

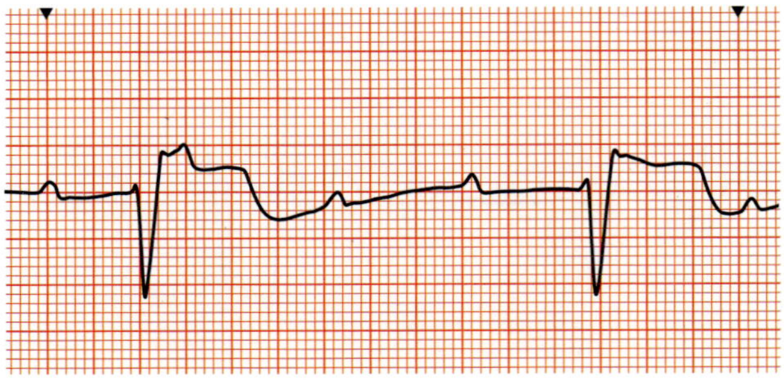

속도:
리듬:
P파:
PR간격:
QRS군:
리듬명:

126.

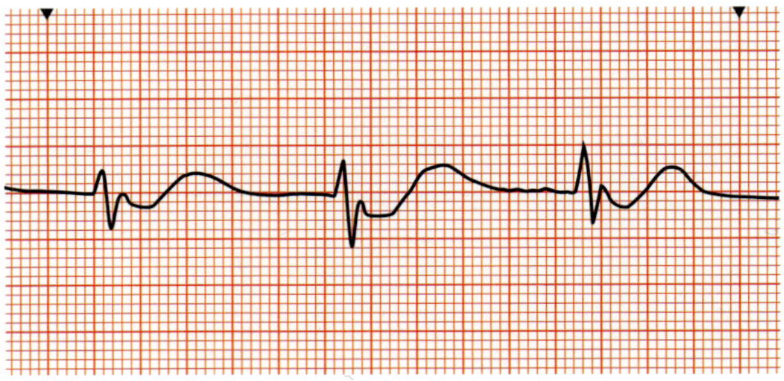

속도:
리듬:
P파:
PR간격:
QRS군:
리듬명:

127.

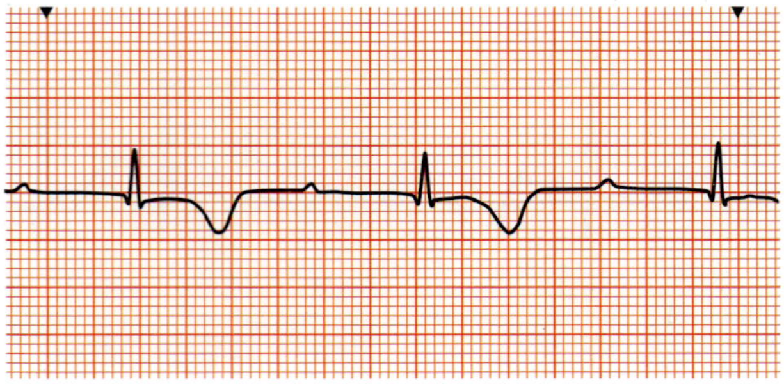

속도:
리듬:
P파:
PR간격:
QRS군:
리듬명:

128.

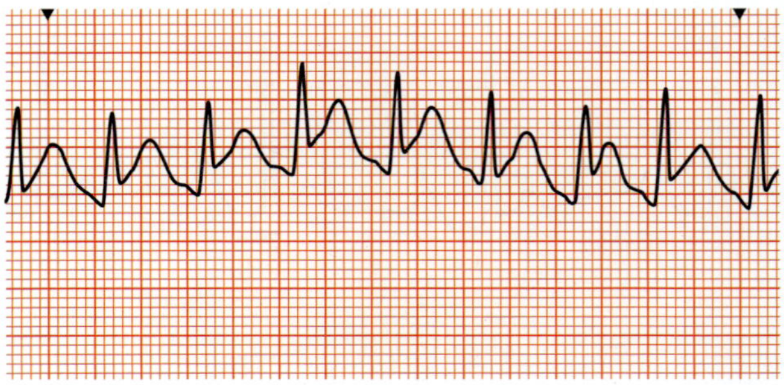

속도:
리듬:
P파:
PR간격:
QRS군:
리듬명:

129.

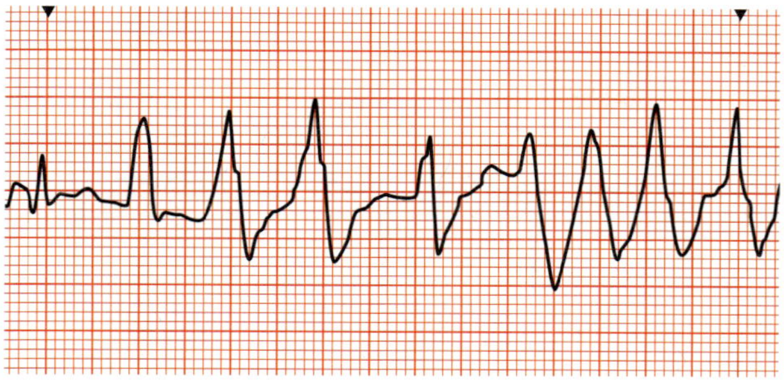

속도:
리듬:
P파:
PR간격:
QRS군:
리듬명:

130.

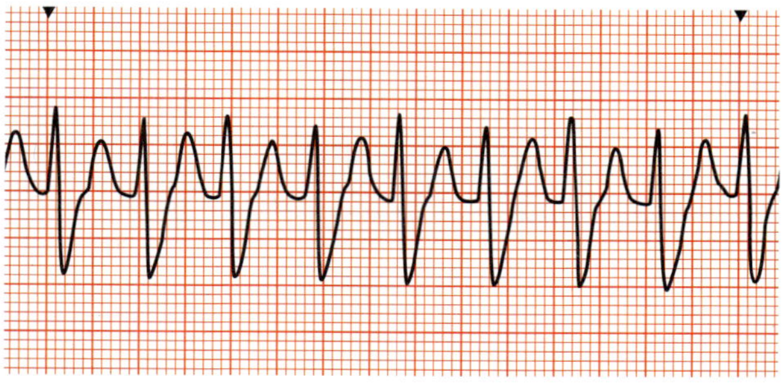

속도:
리듬:
P파:
PR간격:
QRS군:
리듬명:

131.

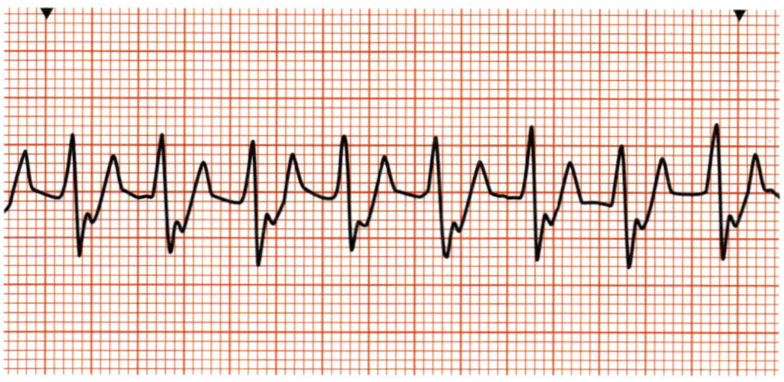

속도:
리듬:
P파:
PR간격:
QRS군:
리듬명:

132.

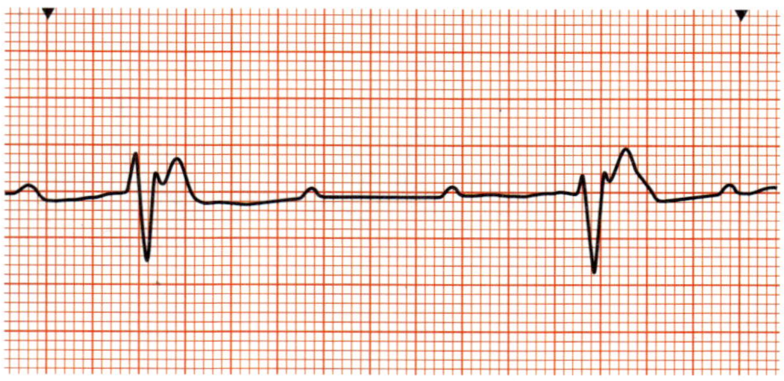

속도:
리듬:
P파:
PR간격:
QRS군:
리듬명:

133.

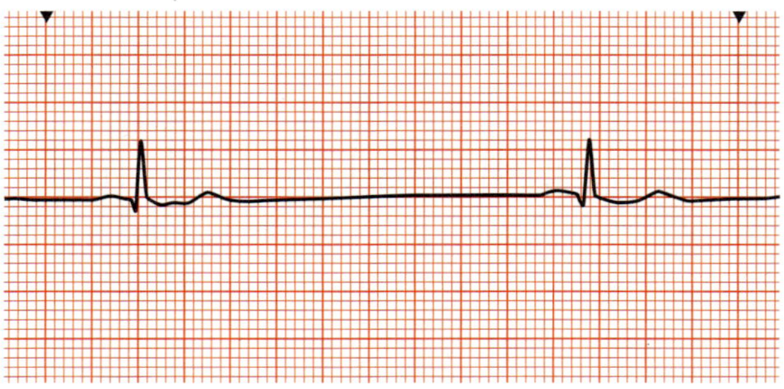

속도:
리듬:
P파:
PR간격:
QRS군:
리듬명:

134.

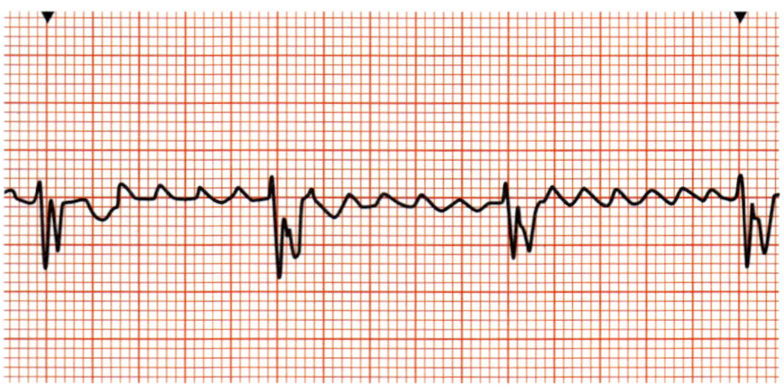

속도:
리듬:
P파:
PR간격:
QRS군:
리듬명:

135.

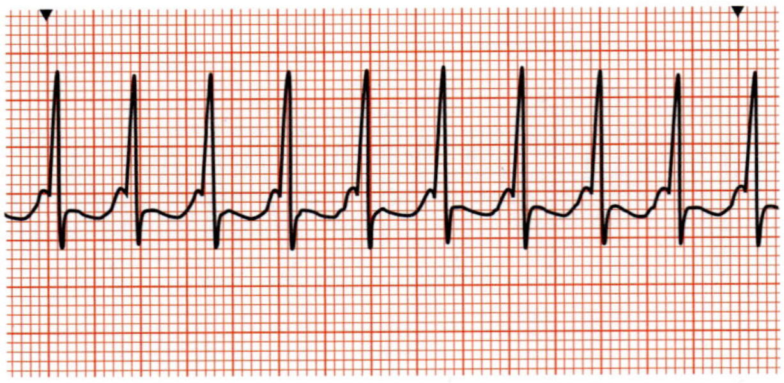

속도: ______

리듬: ______

P파: ______

PR간격: ______

QRS군: ______

리듬명: ______

136.

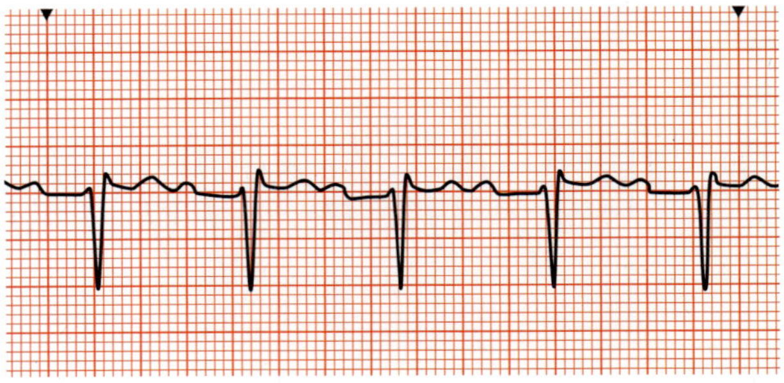

속도: ______

리듬: ______

P파: ______

PR간격: ______

QRS군: ______

리듬명: ______

137.

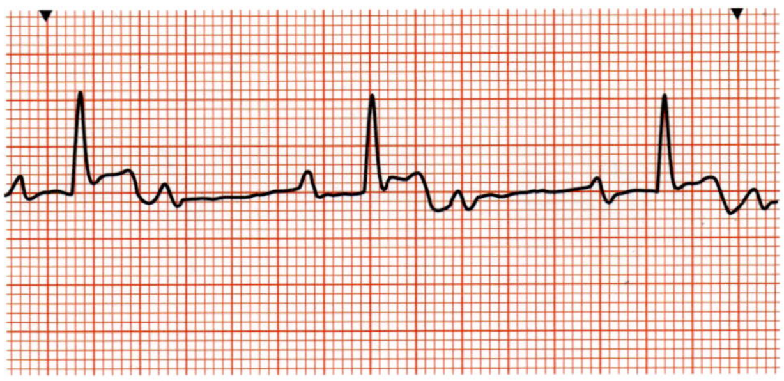

속도: ______

리듬: ______

P파: ______

PR간격: ______

QRS군: ______

리듬명: ______

138.

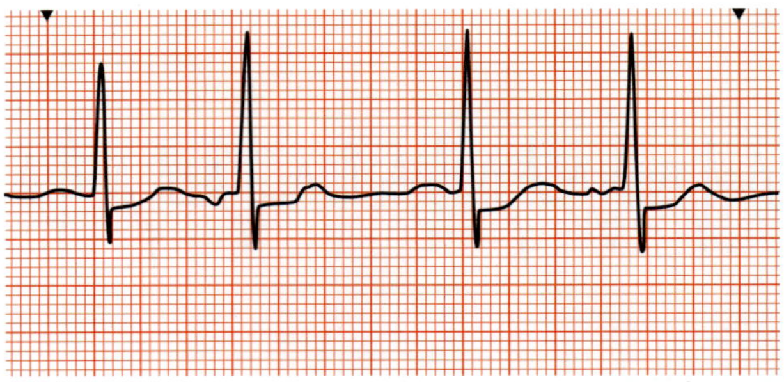

속도: ______

리듬: ______

P파: ______

PR간격: ______

QRS군: ______

리듬명: ______

139.

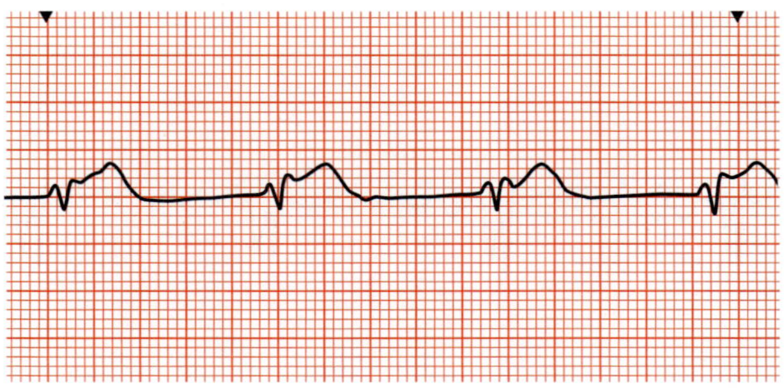

속도: ______

리듬: ______

P파: ______

PR간격: ______

QRS군: ______

리듬명: ______

140.

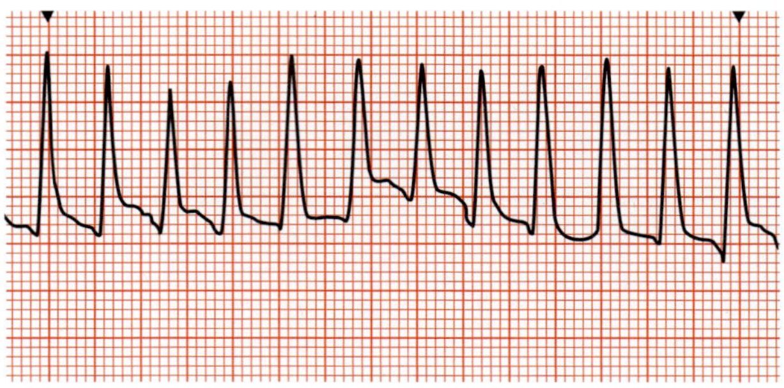

속도: ______

리듬: ______

P파: ______

PR간격: ______

QRS군: ______

리듬명: ______

141.

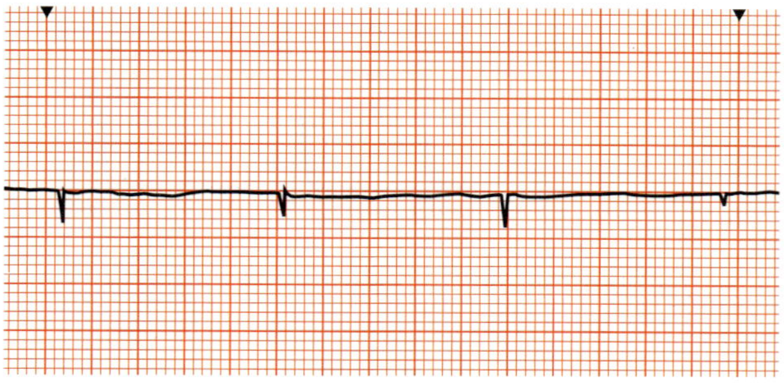

속도:

리듬:

P파:

PR간격:

QRS군:

리듬명:

142.

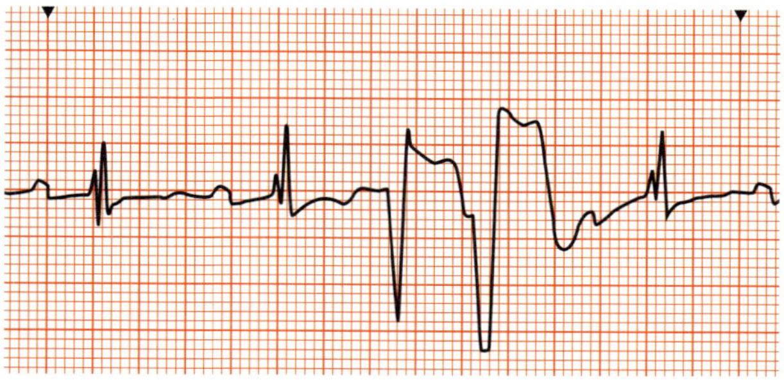

속도:

리듬:

P파:

PR간격:

QRS군:

리듬명:

143.

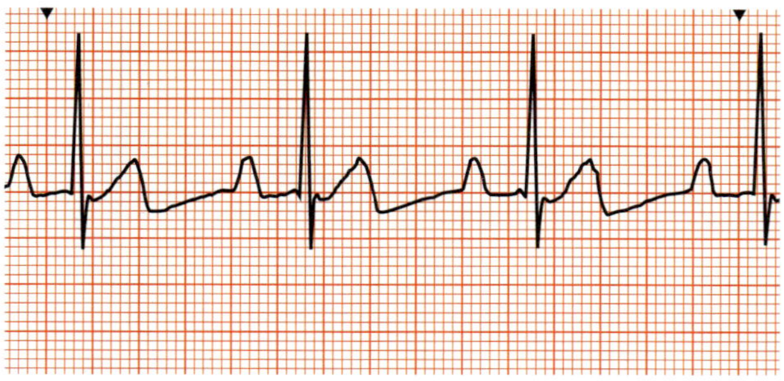

속도:

리듬:

P파:

PR간격:

QRS군:

리듬명:

144.

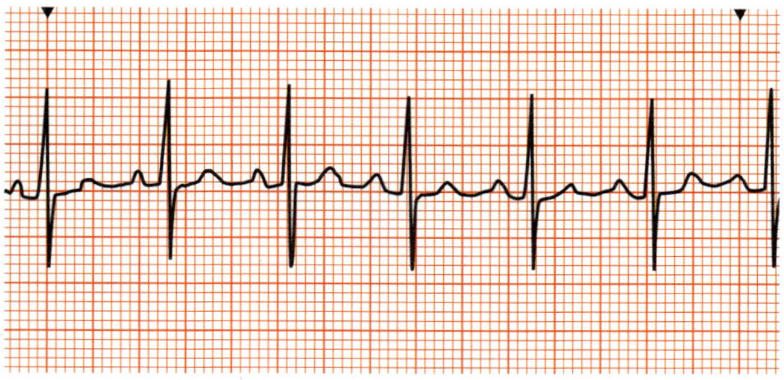

속도:

리듬:

P파:

PR간격:

QRS군:

리듬명:

145.

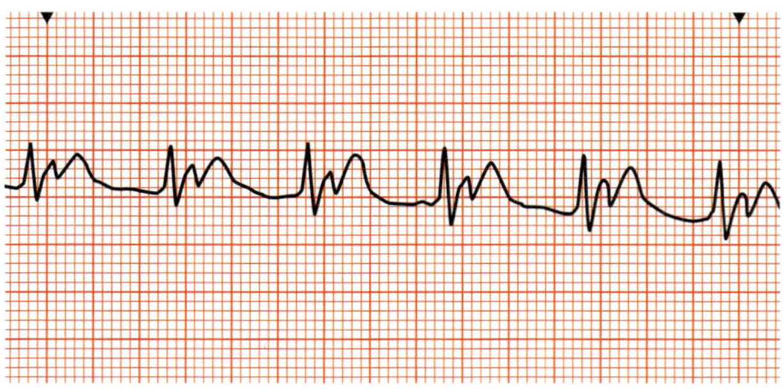

속도:

리듬:

P파:

PR간격:

QRS군:

리듬명:

146.

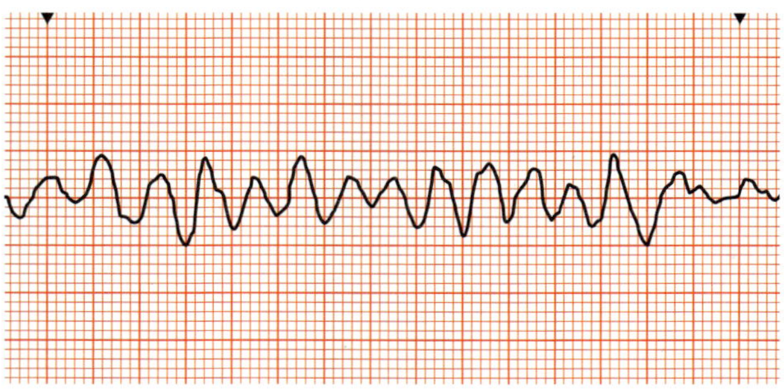

속도:

리듬:

P파:

PR간격:

QRS군:

리듬명:

147.

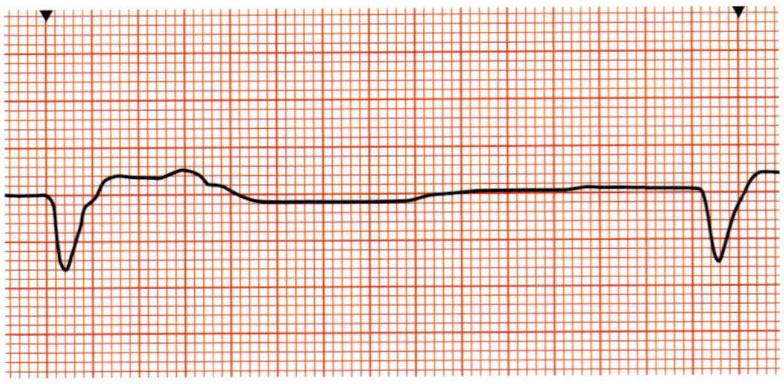

속도:
리듬:
P파:
PR간격:
QRS군:
리듬명:

148.

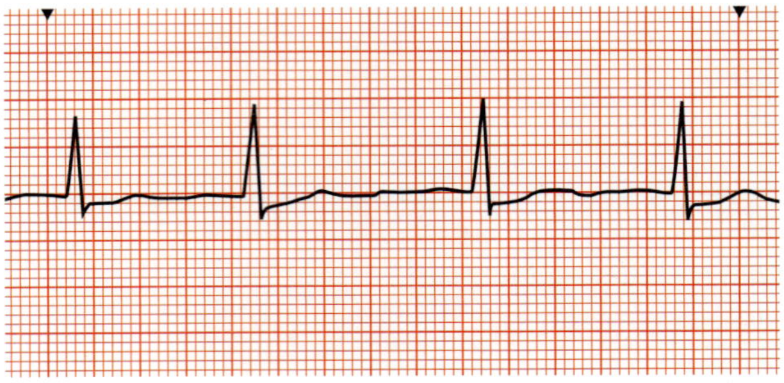

속도:
리듬:
P파:
PR간격:
QRS군:
리듬명:

149.

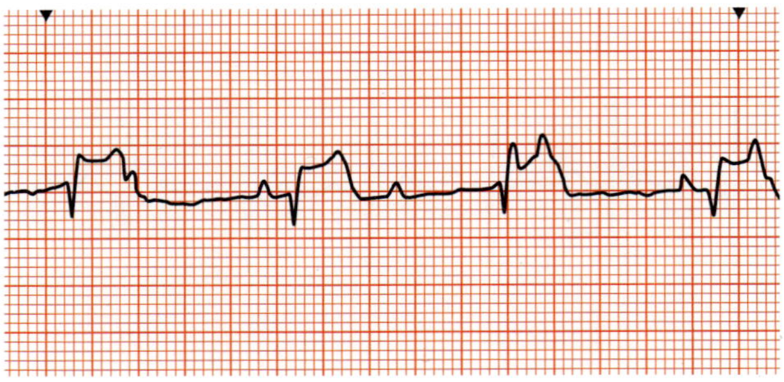

속도:
리듬:
P파:
PR간격:
QRS군:
리듬명:

150.

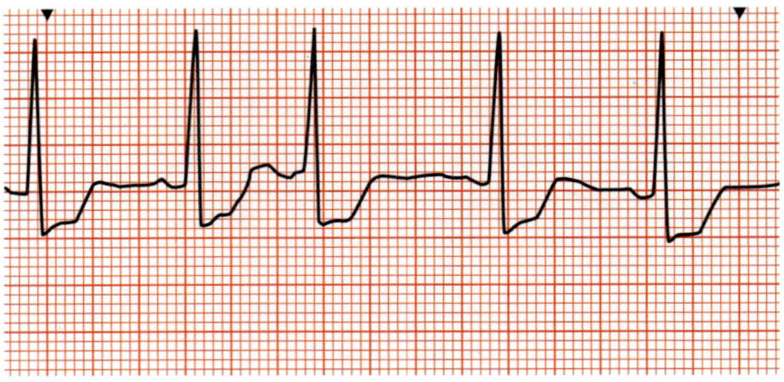

속도:
리듬:
P파:
PR간격:
QRS군:
리듬명:

151.

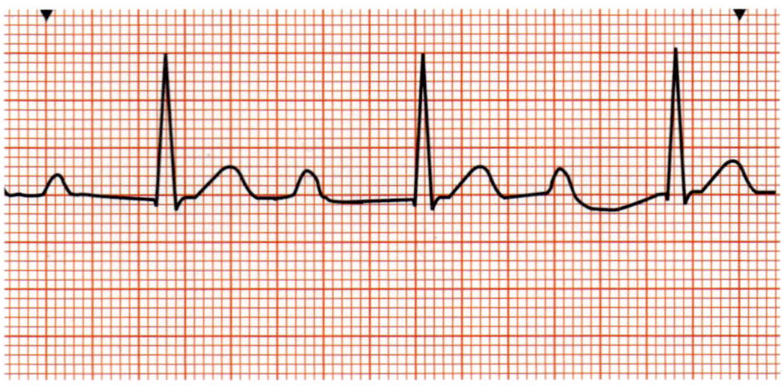

속도:
리듬:
P파:
PR간격:
QRS군:
리듬명:

152.

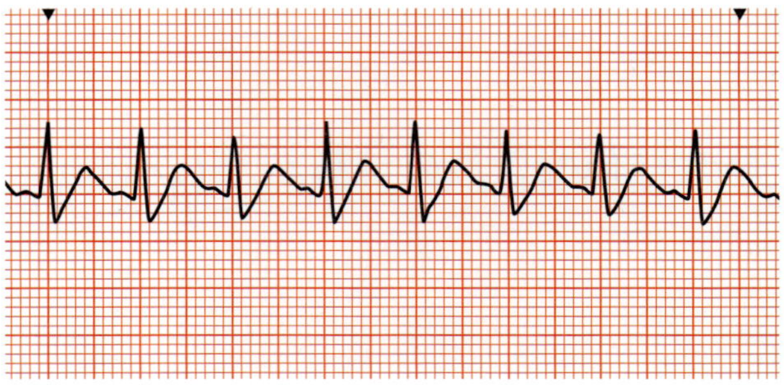

속도:
리듬:
P파:
PR간격:
QRS군:
리듬명:

153.

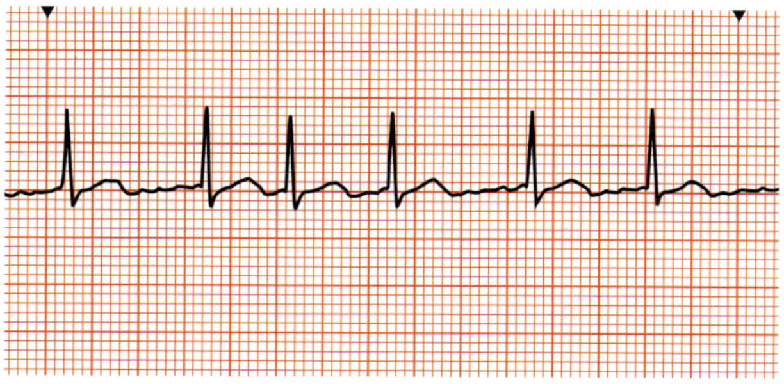

속도:
리듬:
P파:
PR간격:
QRS군:
리듬명:

154.

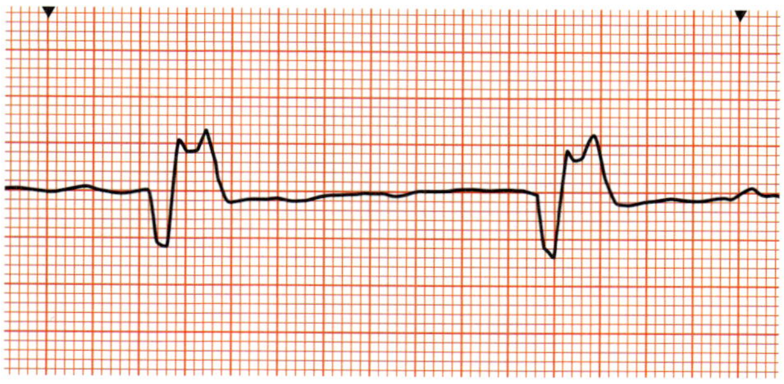

속도:
리듬:
P파:
PR간격:
QRS군:
리듬명:

155.

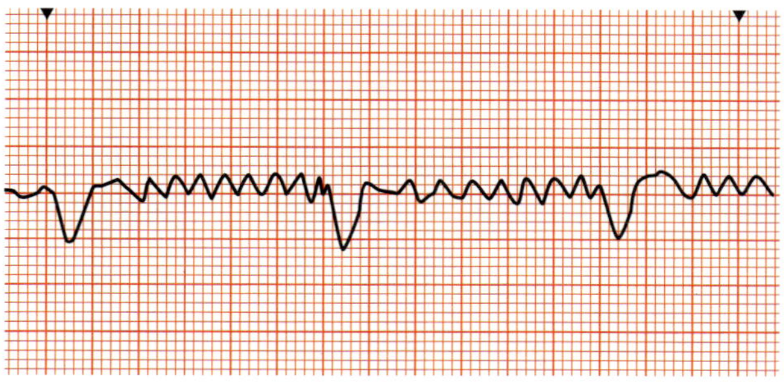

속도:
리듬:
P파:
PR간격:
QRS군:
리듬명:

156.

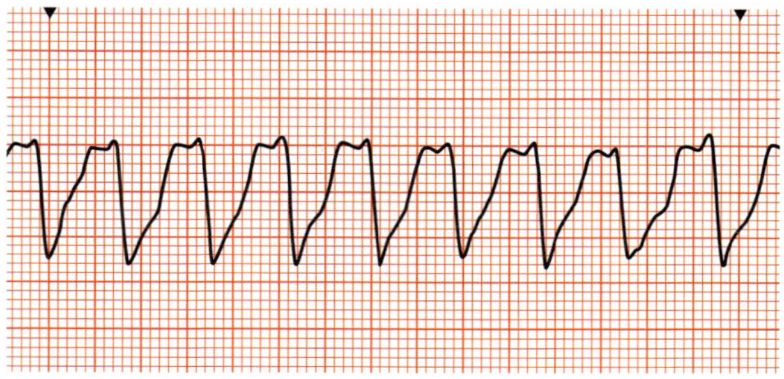

속도:
리듬:
P파:
PR간격:
QRS군:
리듬명:

157.

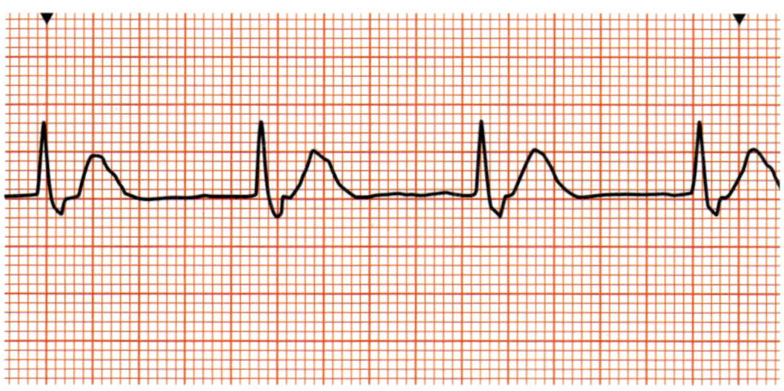

속도:
리듬:
P파:
PR간격:
QRS군:
리듬명:

158.

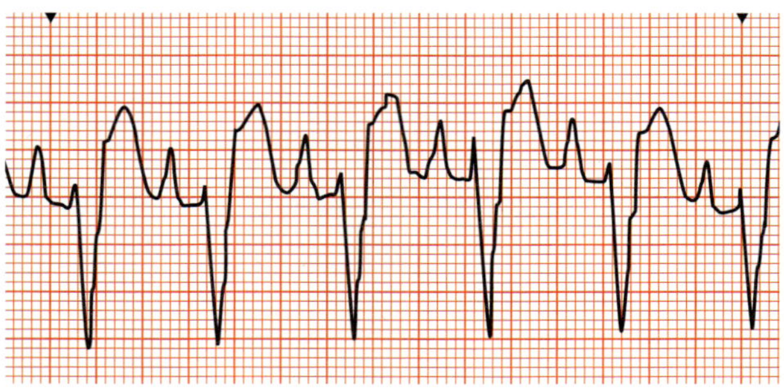

속도:
리듬:
P파:
PR간격:
QRS군:
리듬명:

159.

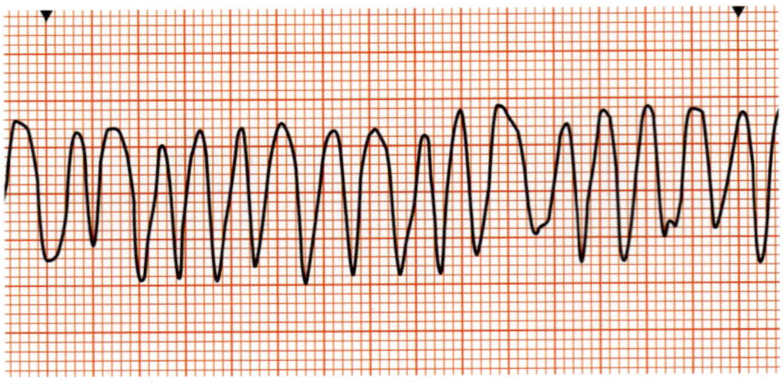

속도: ______

리듬: ______

P파: ______

PR간격: ______

QRS군: ______

리듬명: ______

160.

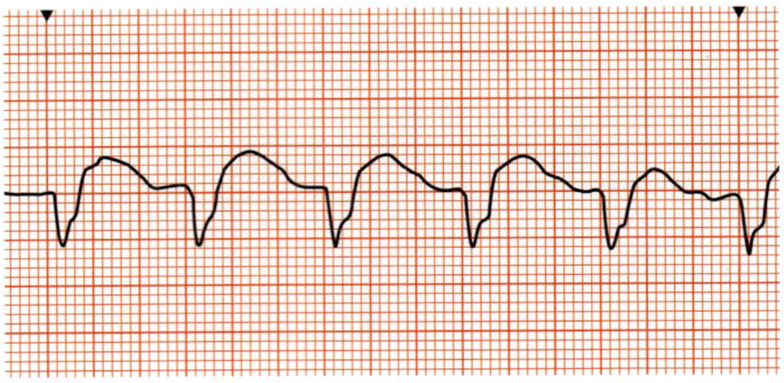

속도: ______

리듬: ______

P파: ______

PR간격: ______

QRS군: ______

리듬명: ______

161.

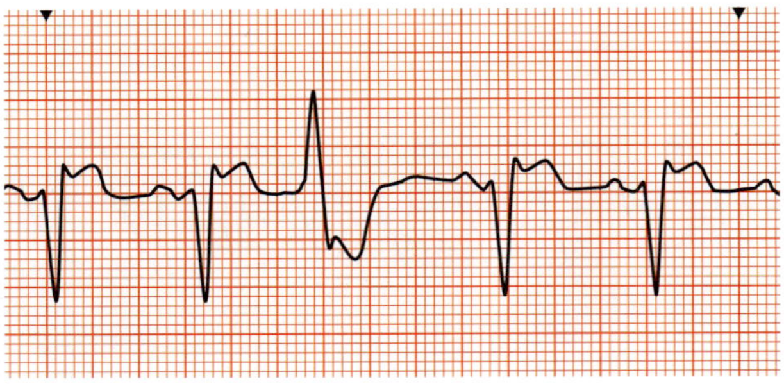

속도: ______

리듬: ______

P파: ______

PR간격: ______

QRS군: ______

리듬명: ______

162.

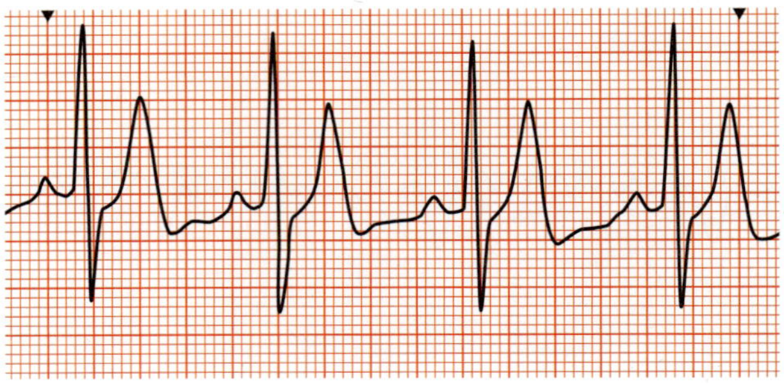

속도: ______

리듬: ______

P파: ______

PR간격: ______

QRS군: ______

리듬명: ______

163.

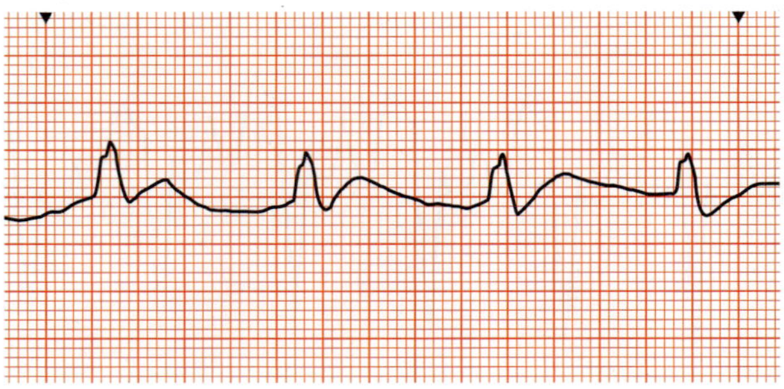

속도: ______

리듬: ______

P파: ______

PR간격: ______

QRS군: ______

리듬명: ______

164.

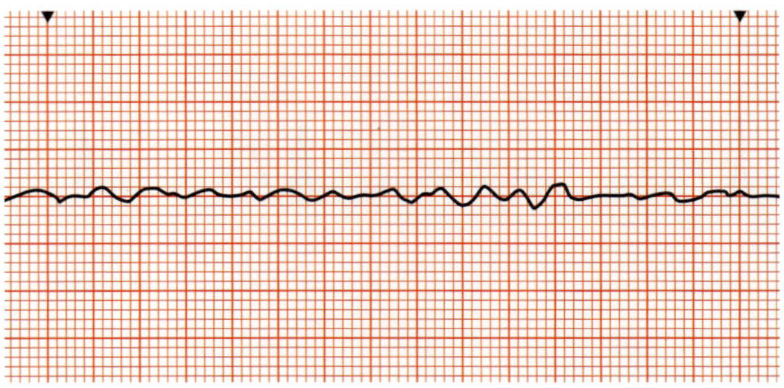

속도: ______

리듬: ______

P파: ______

PR간격: ______

QRS군: ______

리듬명: ______

165.

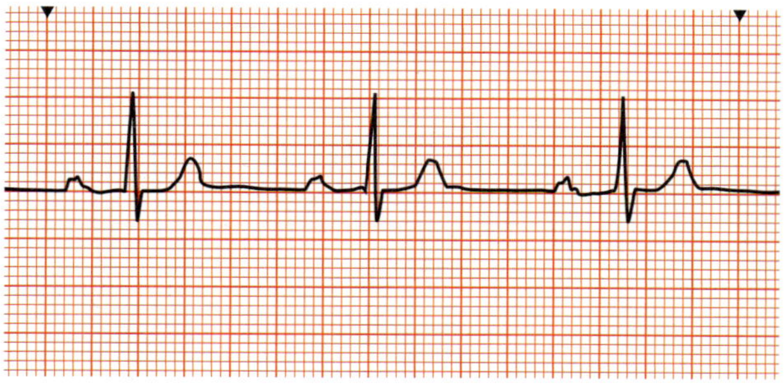

속도: ______

리듬: ______

P파: ______

PR간격: ______

QRS군: ______

리듬명: ______

166.

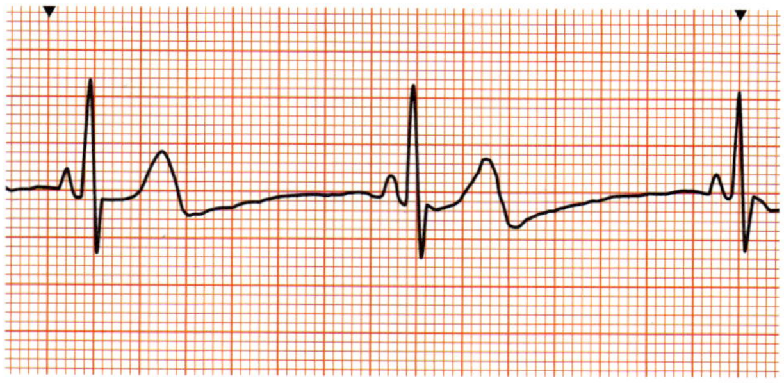

속도: ______

리듬: ______

P파: ______

PR간격: ______

QRS군: ______

리듬명: ______

167.

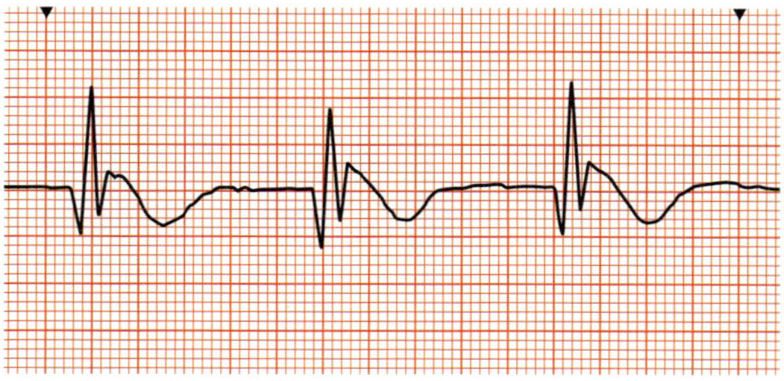

속도: ______

리듬: ______

P파: ______

PR간격: ______

QRS군: ______

리듬명: ______

168.

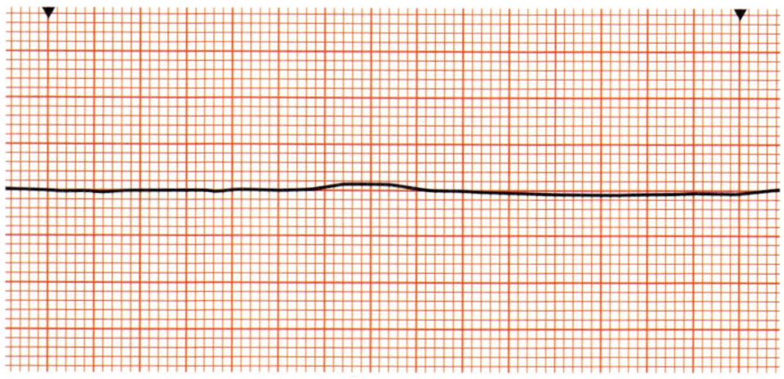

속도: ______

리듬: ______

P파: ______

PR간격: ______

QRS군: ______

리듬명: ______

169.

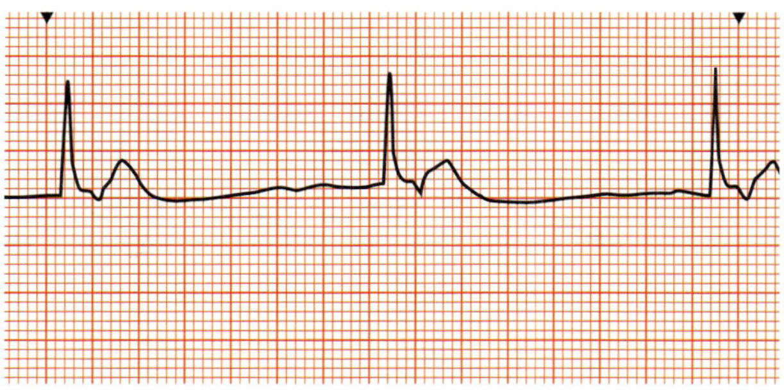

속도: ______

리듬: ______

P파: ______

PR간격: ______

QRS군: ______

리듬명: ______

170.

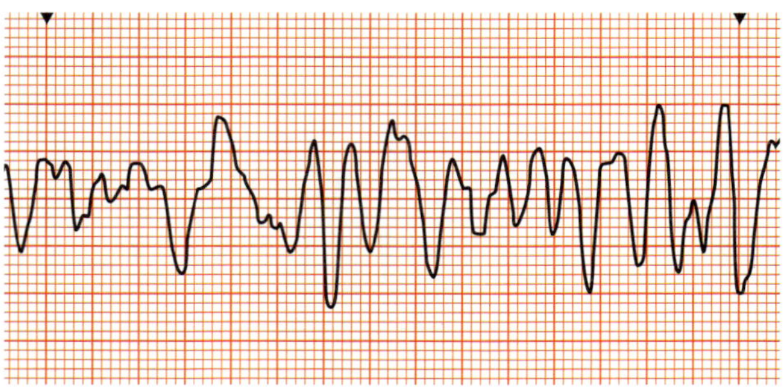

속도: ______

리듬: ______

P파: ______

PR간격: ______

QRS군: ______

리듬명: ______

171.

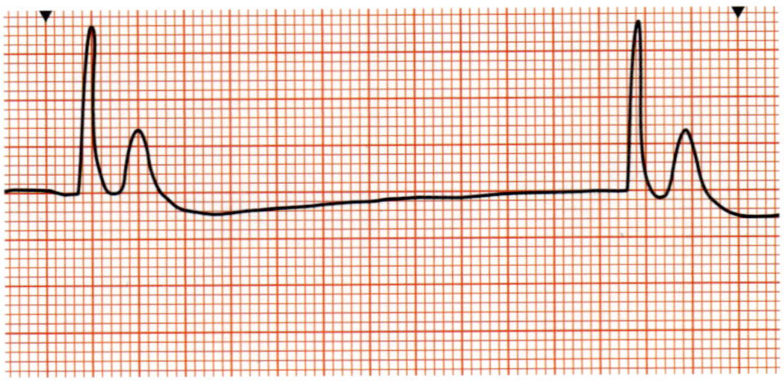

속도:
리듬:
P파:
PR간격:
QRS군:
리듬명:

172.

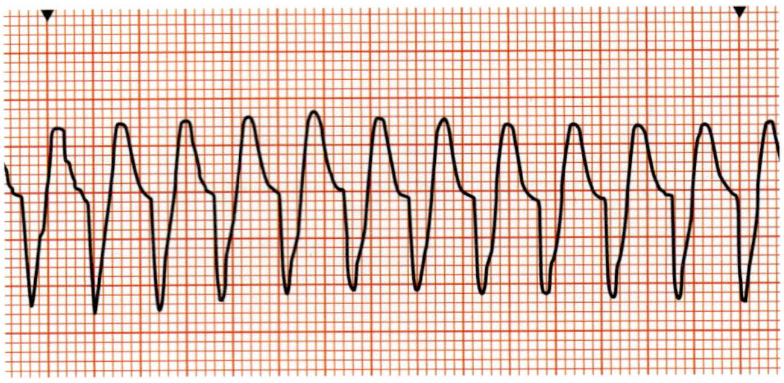

속도:
리듬:
P파:
PR간격:
QRS군:
리듬명:

173.

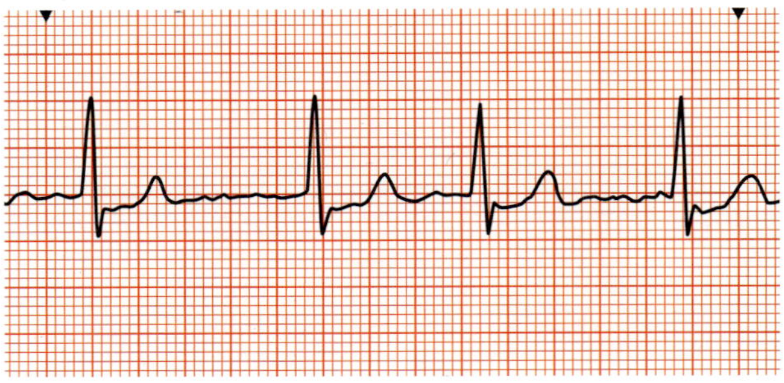

속도:
리듬:
P파:
PR간격:
QRS군:
리듬명:

174.

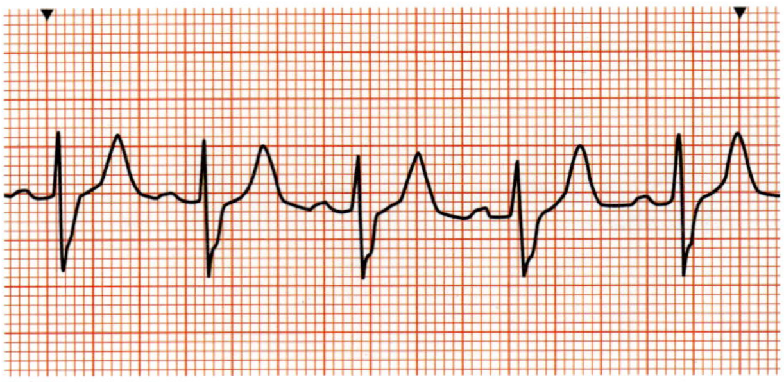

속도:
리듬:
P파:
PR간격:
QRS군:
리듬명:

175.

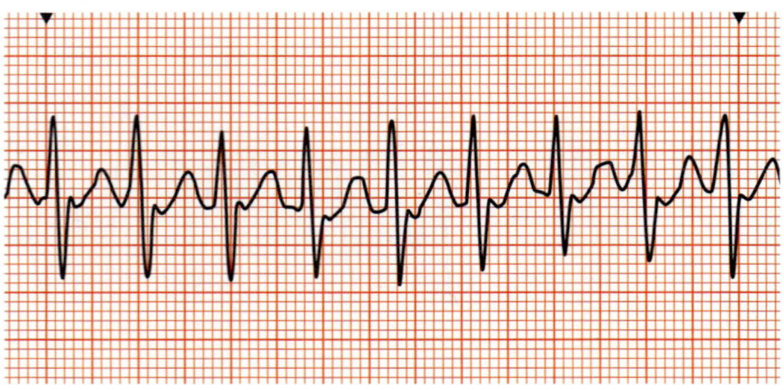

속도:
리듬:
P파:
PR간격:
QRS군:
리듬명:

176.

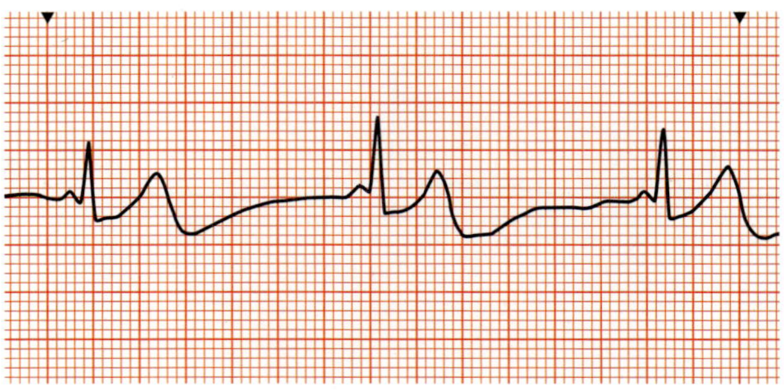

속도:
리듬:
P파:
PR간격:
QRS군:
리듬명:

177.

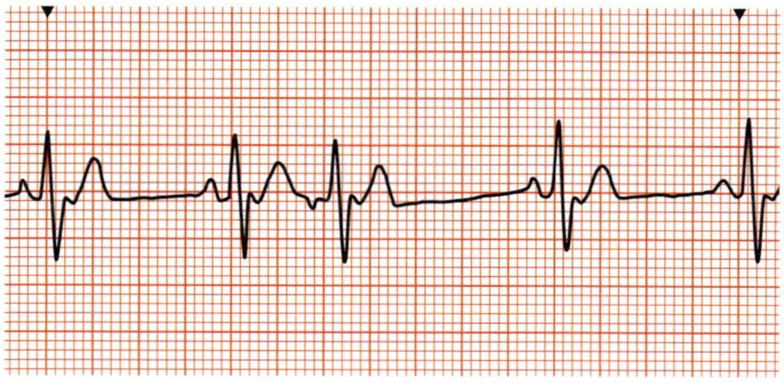

속도: ______

리듬: ______

P파: ______

PR간격: ______

QRS군: ______

리듬명: ______

178.

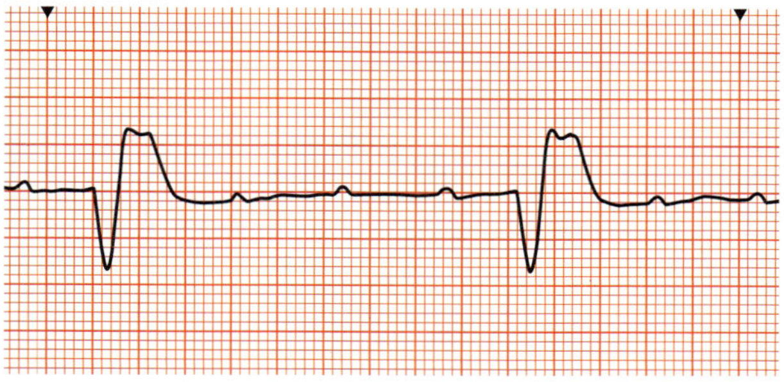

속도: ______

리듬: ______

P파: ______

PR간격: ______

QRS군: ______

리듬명: ______

179.

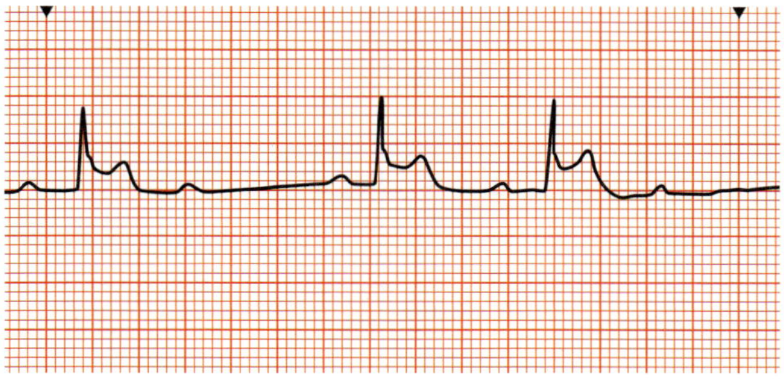

속도: ______

리듬: ______

P파: ______

PR간격: ______

QRS군: ______

리듬명: ______

180.

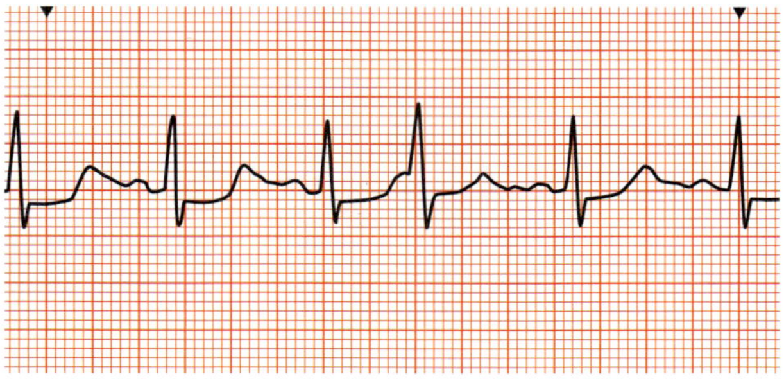

속도: ______

리듬: ______

P파: ______

PR간격: ______

QRS군: ______

리듬명: ______

181.

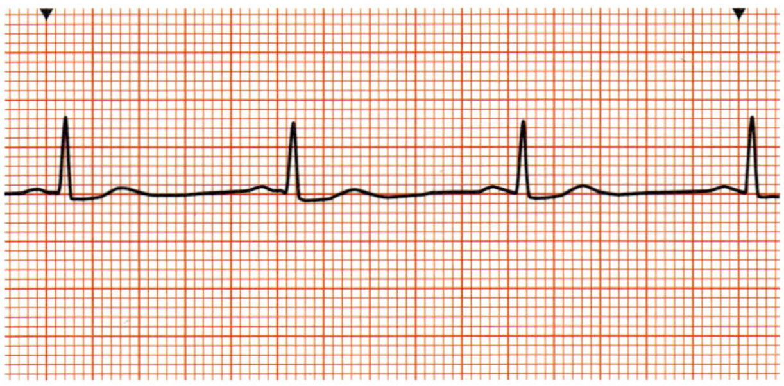

속도: ______

리듬: ______

P파: ______

PR간격: ______

QRS군: ______

리듬명: ______

182.

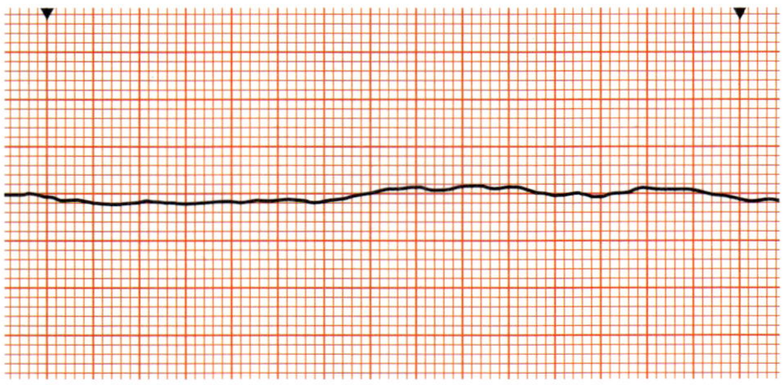

속도: ______

리듬: ______

P파: ______

PR간격: ______

QRS군: ______

리듬명: ______

183.

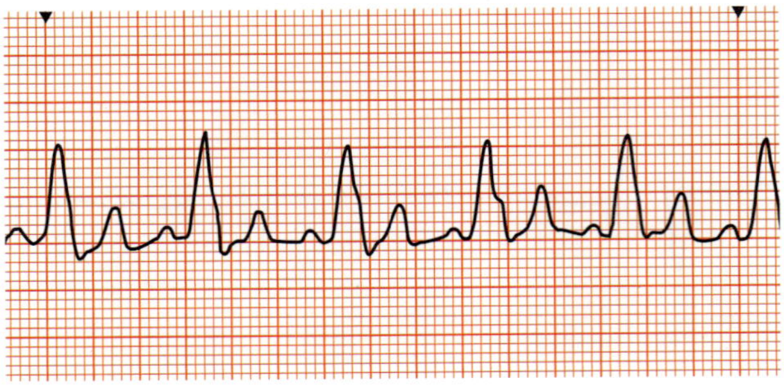

속도: ______

리듬: ______

P파: ______

PR간격: ______

QRS군: ______

리듬명: ______

184.

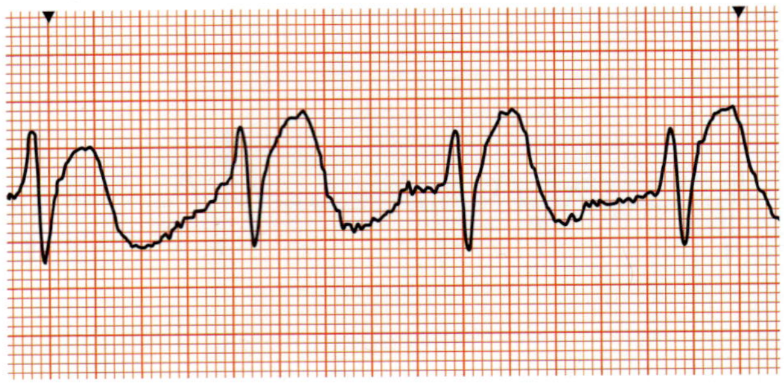

속도: ______

리듬: ______

P파: ______

PR간격: ______

QRS군: ______

리듬명: ______

185.

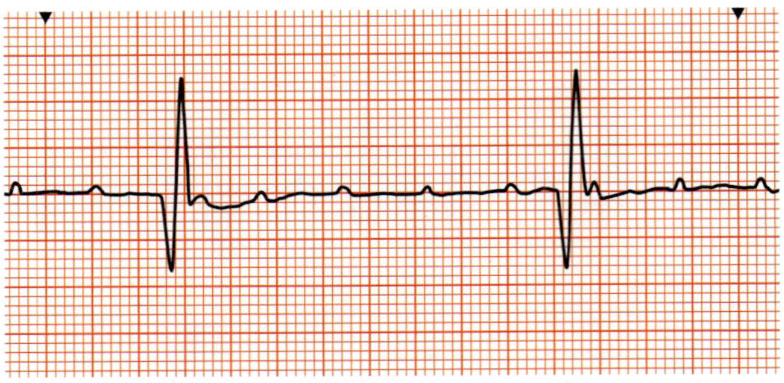

속도: ______

리듬: ______

P파: ______

PR간격: ______

QRS군: ______

리듬명: ______

186.

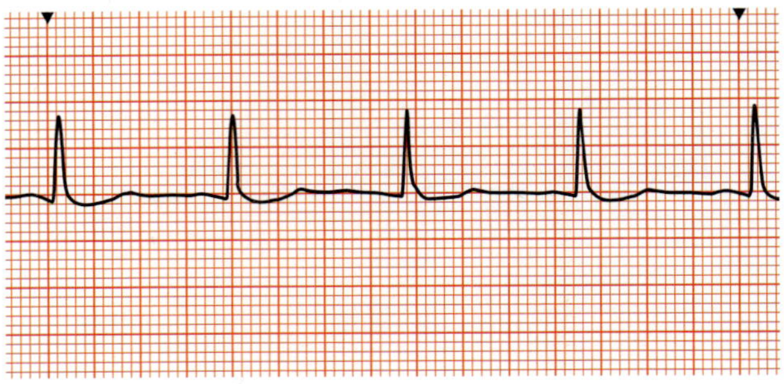

속도: ______

리듬: ______

P파: ______

PR간격: ______

QRS군: ______

리듬명: ______

187.

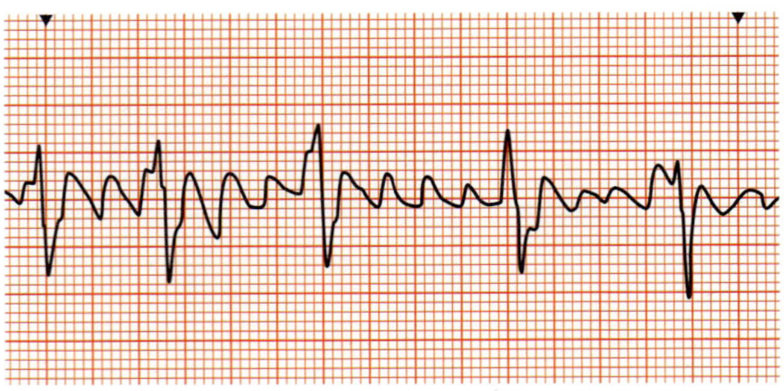

속도: ______

리듬: ______

P파: ______

PR간격: ______

QRS군: ______

리듬명: ______

188.

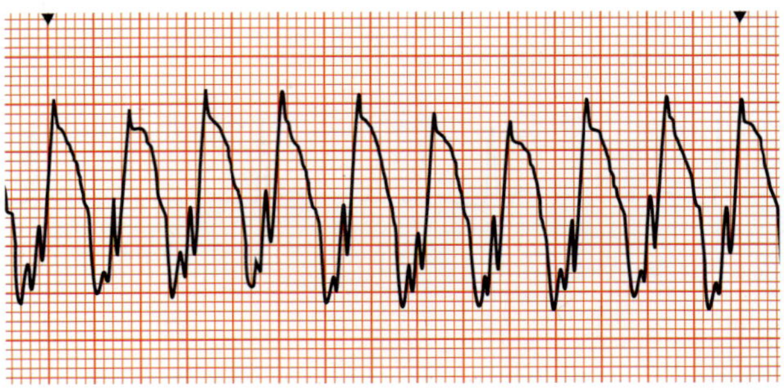

속도: ______

리듬: ______

P파: ______

PR간격: ______

QRS군: ______

리듬명: ______

189.

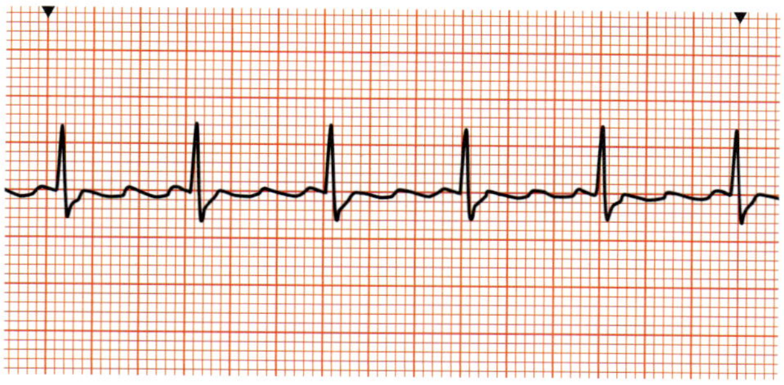

속도: ____

리듬: ____

P파: ____

PR간격: ____

QRS군: ____

리듬명: ____

190.

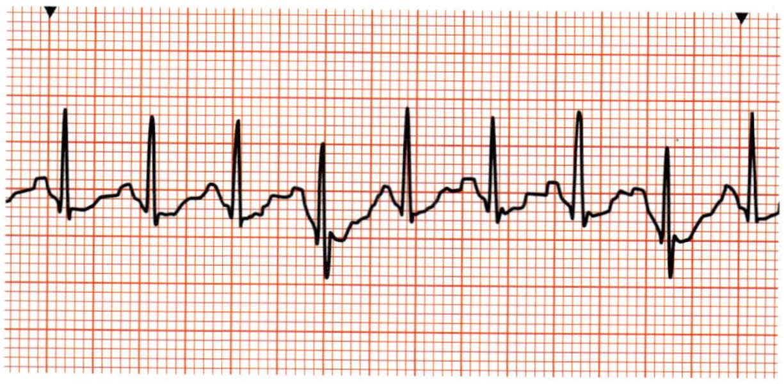

속도: ____

리듬: ____

P파: ____

PR간격: ____

QRS군: ____

리듬명: ____

191.

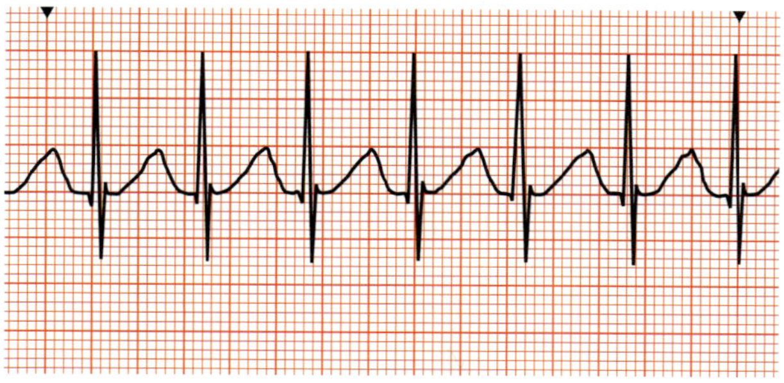

속도: ____

리듬: ____

P파: ____

PR간격: ____

QRS군: ____

리듬명: ____

192.

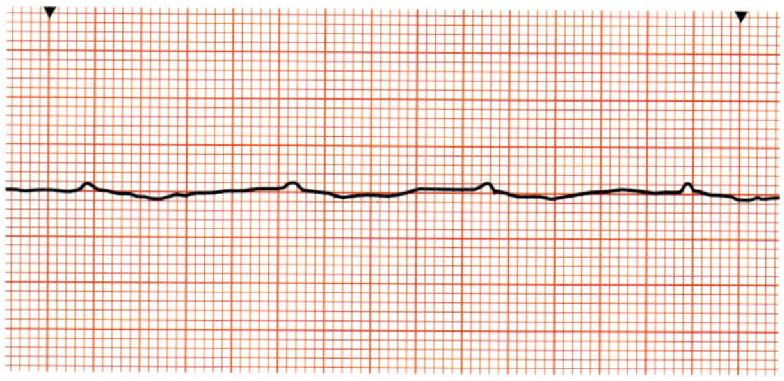

속도: ____

리듬: ____

P파: ____

PR간격: ____

QRS군: ____

리듬명: ____

193.

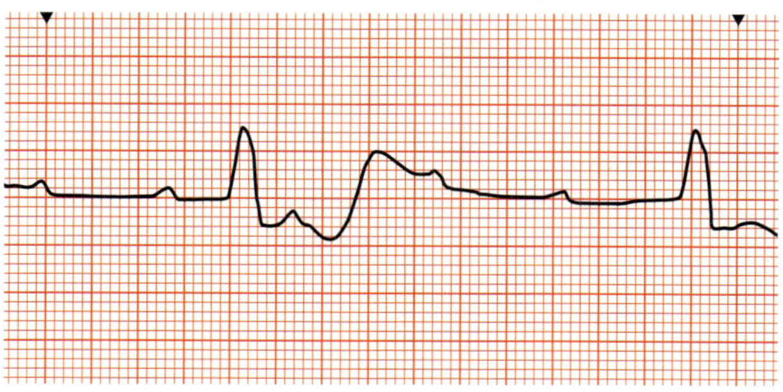

속도: ____

리듬: ____

P파: ____

PR간격: ____

QRS군: ____

리듬명: ____

194.

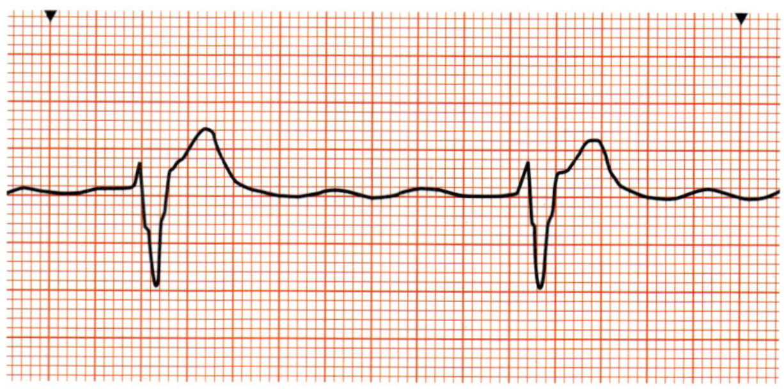

속도: ____

리듬: ____

P파: ____

PR간격: ____

QRS군: ____

리듬명: ____

195.

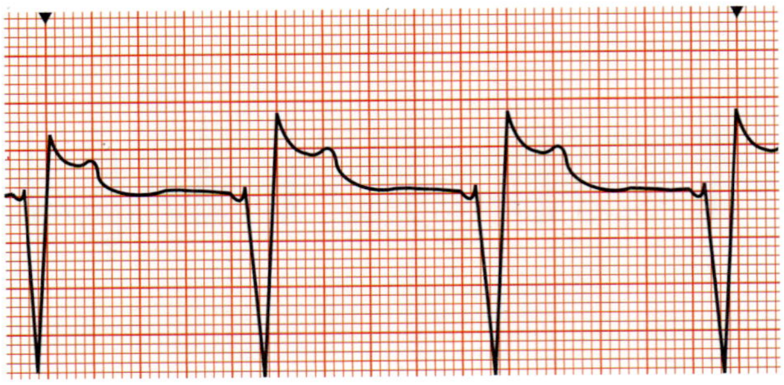

속도:

리듬:

P파:

PR간격:

QRS군:

리듬명:

196.

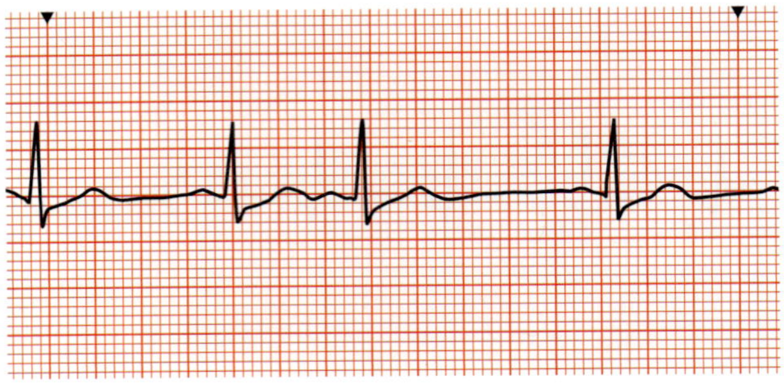

속도:

리듬:

P파:

PR간격:

QRS군:

리듬명:

197.

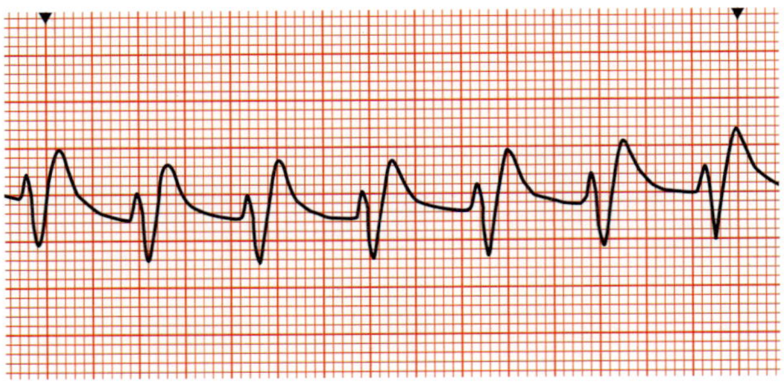

속도:

리듬:

P파:

PR간격:

QRS군:

리듬명:

198.

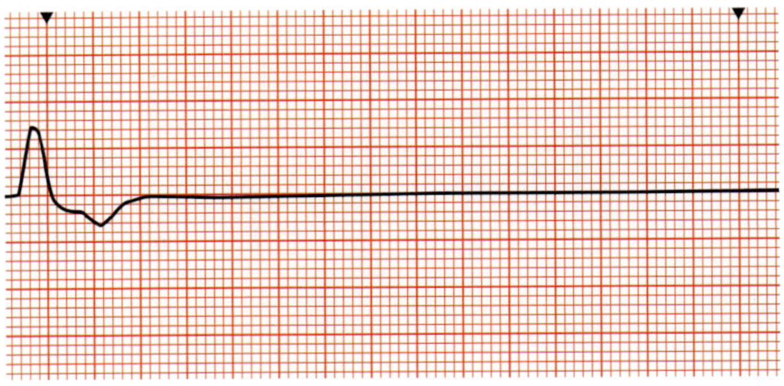

속도:

리듬:

P파:

PR간격:

QRS군:

리듬명:

199.

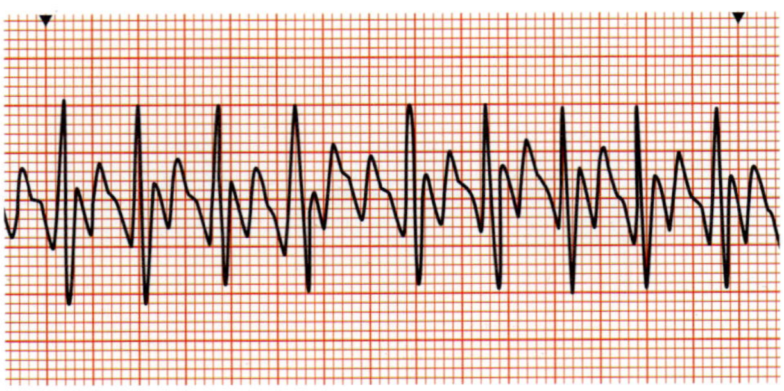

속도:

리듬:

P파:

PR간격:

QRS군:

리듬명:

200.

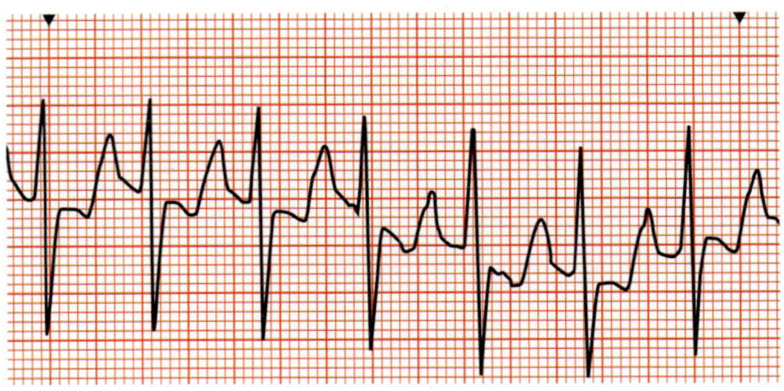

속도:

리듬:

P파:

PR간격:

QRS군:

리듬명:

201.

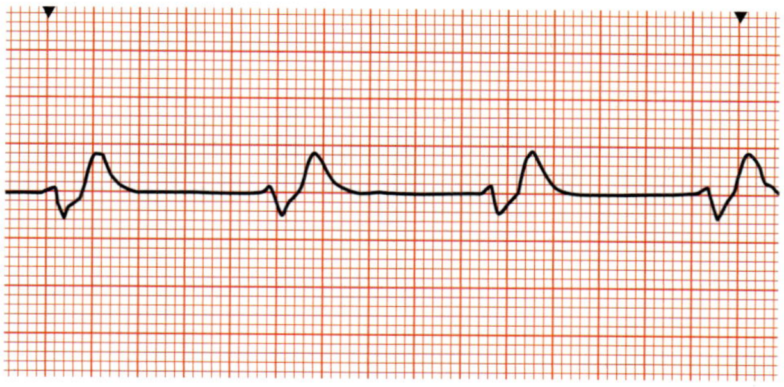

속도: ____________________

리듬: ____________________

P파: ____________________

PR간격: ____________________

QRS군: ____________________

리듬명: ____________________

202.

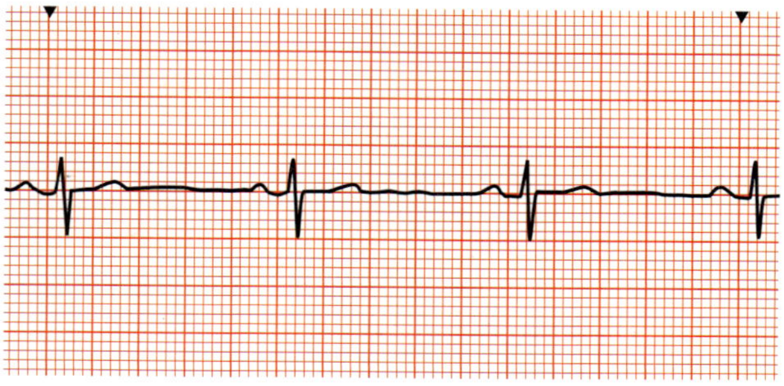

속도: ____________________

리듬: ____________________

P파: ____________________

PR간격: ____________________

QRS군: ____________________

리듬명: ____________________

203.

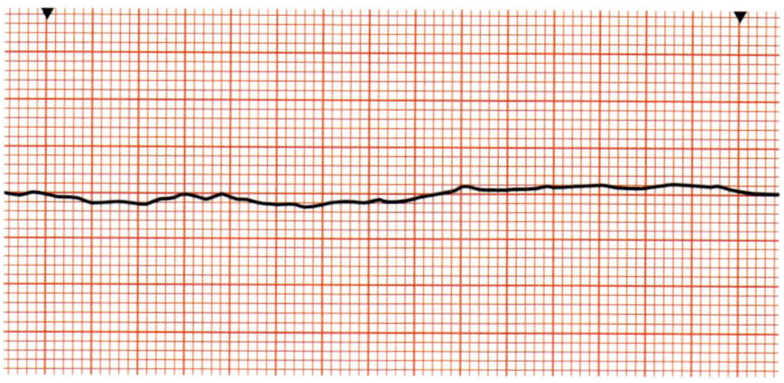

속도: ____________________

리듬: ____________________

P파: ____________________

PR간격: ____________________

QRS군: ____________________

리듬명: ____________________

204.

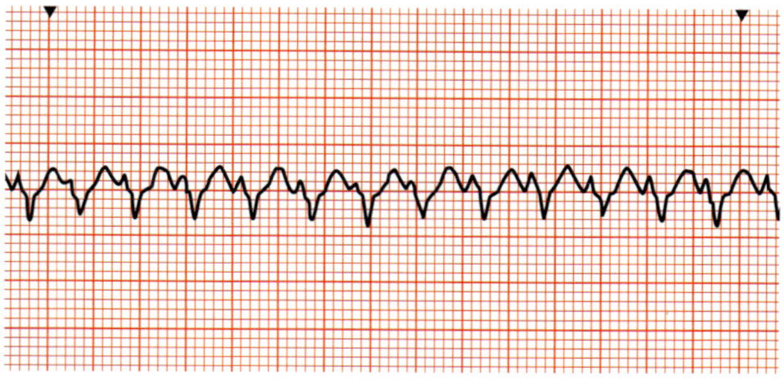

속도: ____________________

리듬: ____________________

P파: ____________________

PR간격: ____________________

QRS군: ____________________

리듬명: ____________________

205.

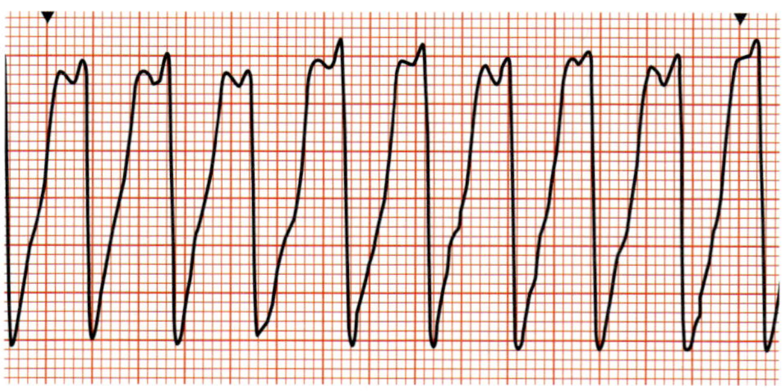

속도: ____________________

리듬: ____________________

P파: ____________________

PR간격: ____________________

QRS군: ____________________

리듬명: ____________________

206.

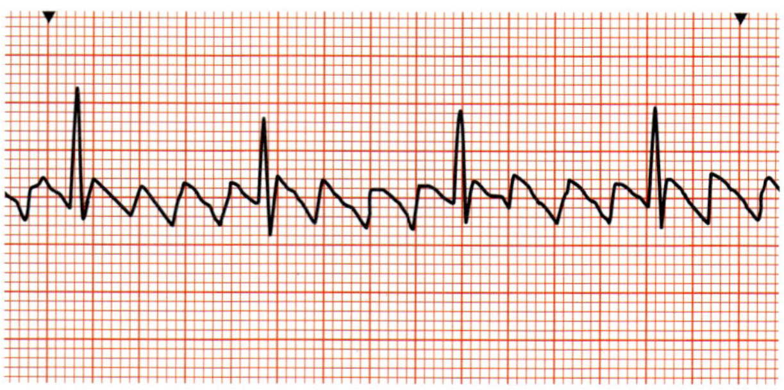

속도: ____________________

리듬: ____________________

P파: ____________________

PR간격: ____________________

QRS군: ____________________

리듬명: ____________________

207.

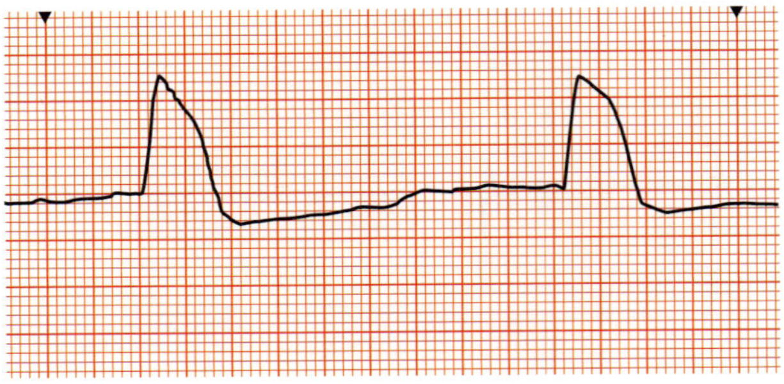

속도:
리듬:
P파:
PR간격:
QRS군:
리듬명:

208.

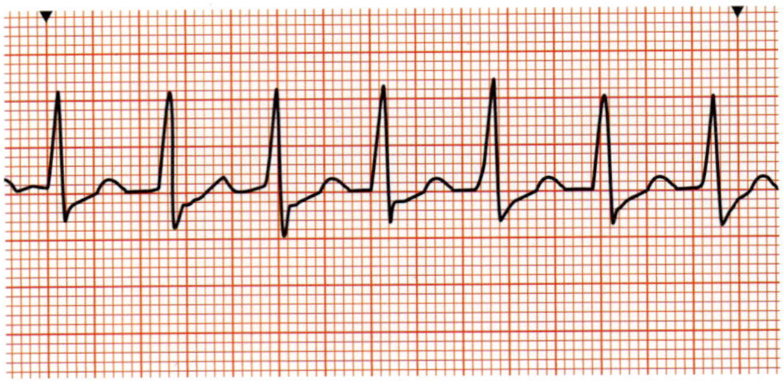

속도:
리듬:
P파:
PR간격:
QRS군:
리듬명:

209.

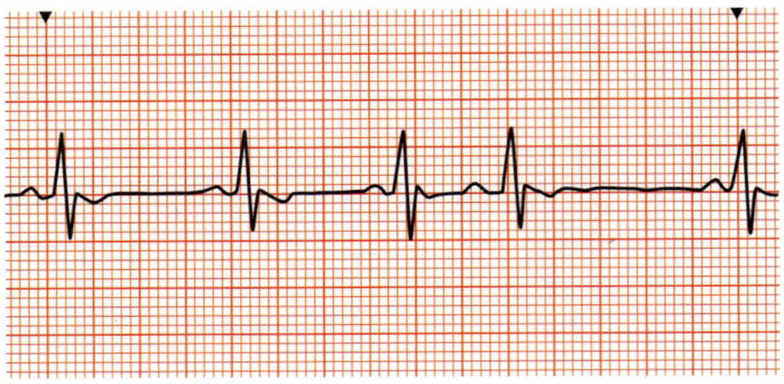

속도:
리듬:
P파:
PR간격:
QRS군:
리듬명:

210.

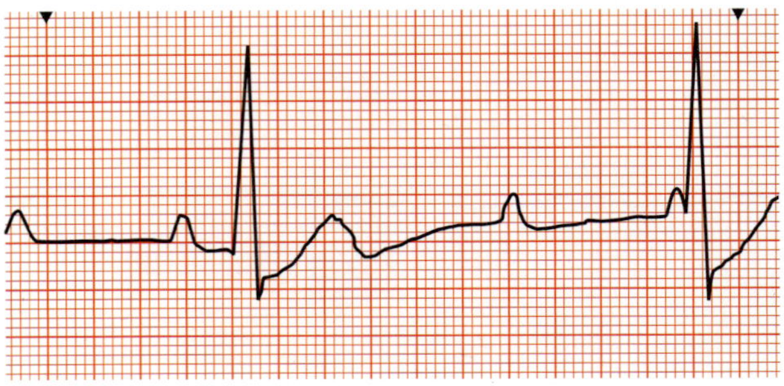

속도:
리듬:
P파:
PR간격:
QRS군:
리듬명:

211.

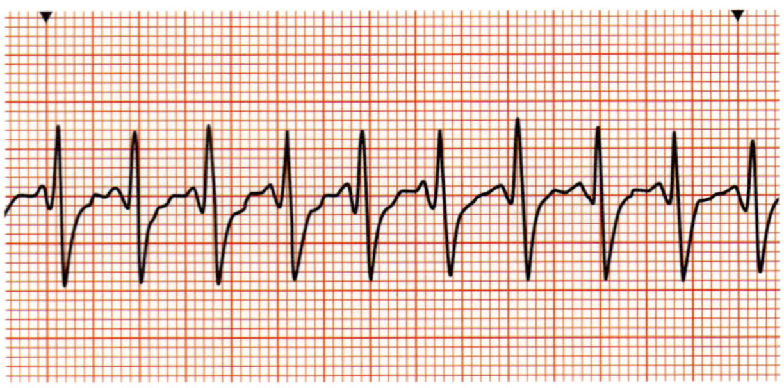

속도:
리듬:
P파:
PR간격:
QRS군:
리듬명:

212.

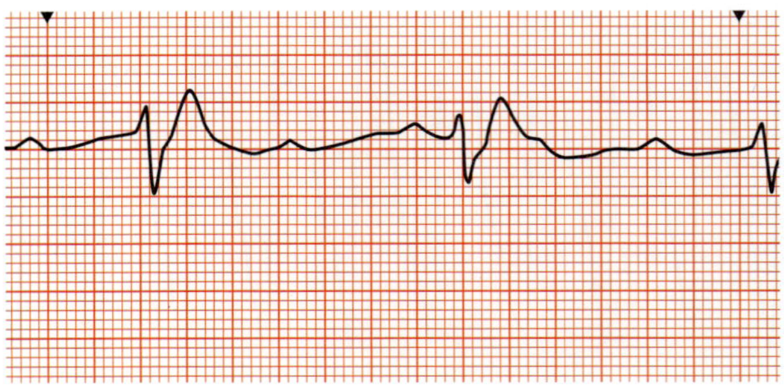

속도:
리듬:
P파:
PR간격:
QRS군:
리듬명:

213.

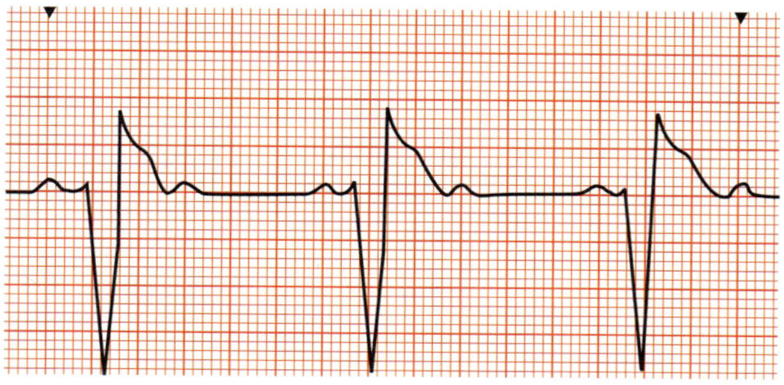

속도:
리듬:
P파:
PR간격:
QRS군:
리듬명:

214.

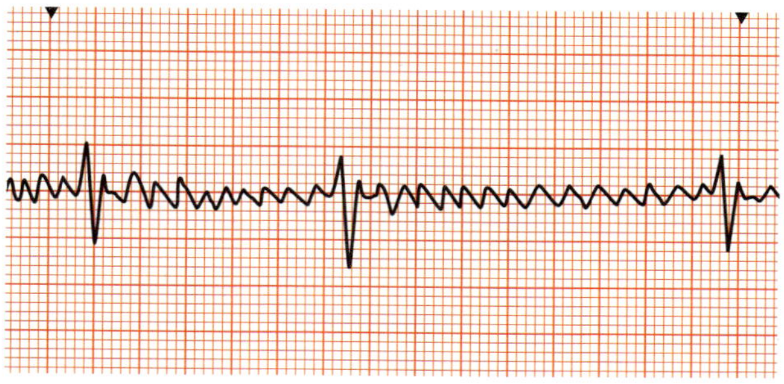

속도:
리듬:
P파:
PR간격:
QRS군:
리듬명:

215.

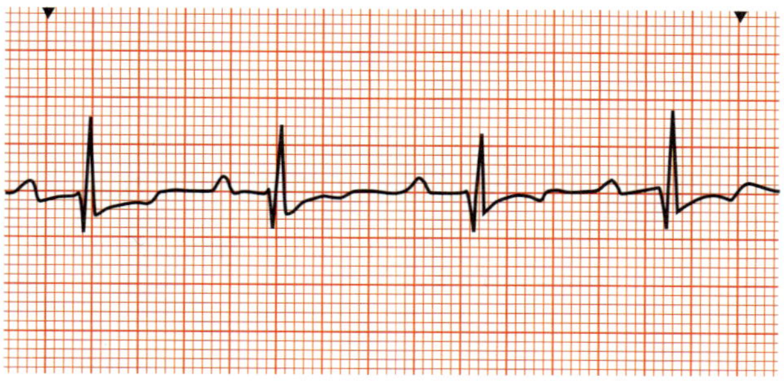

속도:
리듬:
P파:
PR간격:
QRS군:
리듬명:

216.

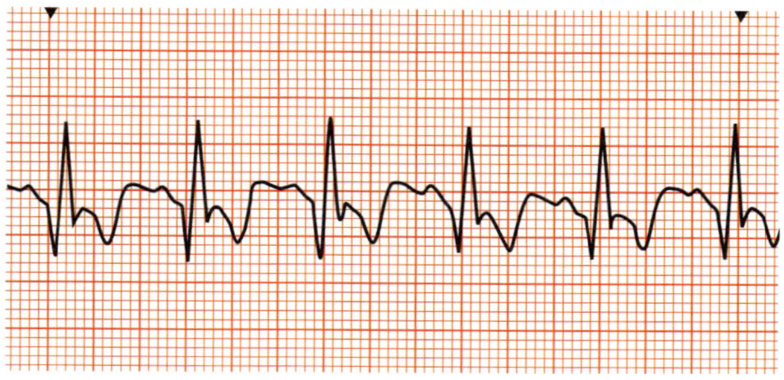

속도:
리듬:
P파:
PR간격:
QRS군:
리듬명:

217.

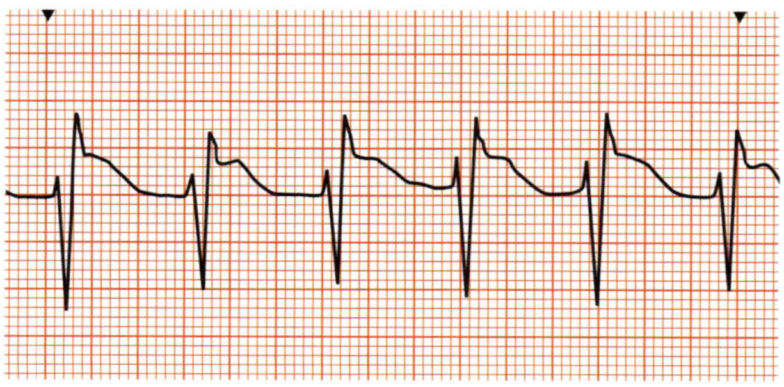

속도:
리듬:
P파:
PR간격:
QRS군:
리듬명:

218.

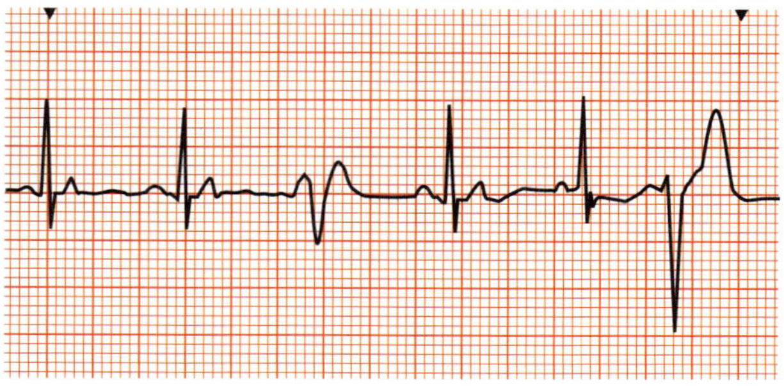

속도:
리듬:
P파:
PR간격:
QRS군:
리듬명:

219.

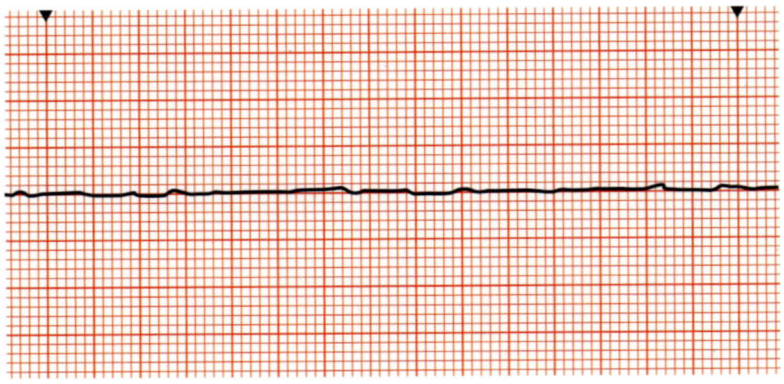

속도:

리듬:

P파:

PR간격:

QRS군:

리듬명:

220.

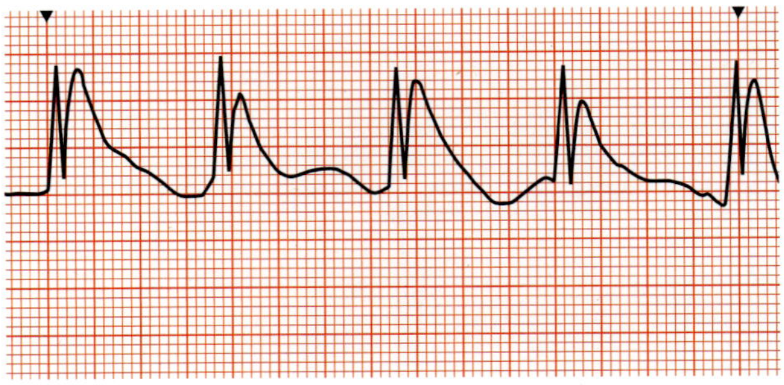

속도:

리듬:

P파:

PR간격:

QRS군:

리듬명:

221.

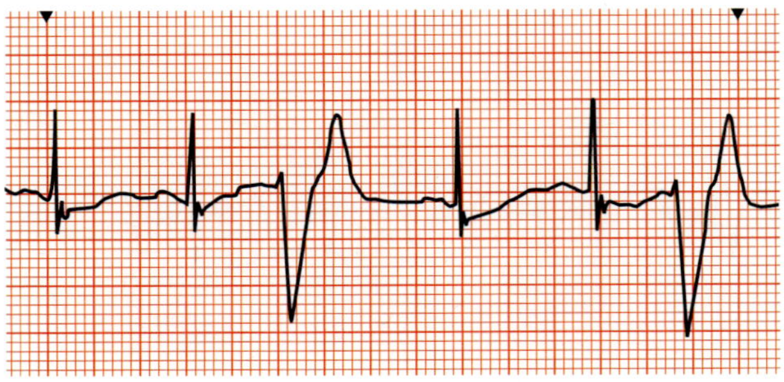

속도:

리듬:

P파:

PR간격:

QRS군:

리듬명:

222.

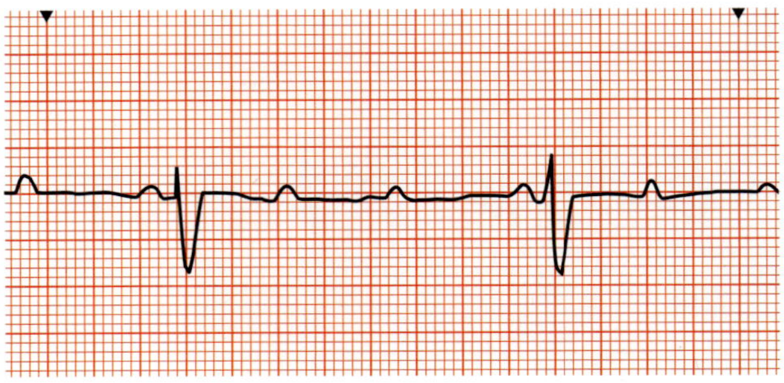

속도:

리듬:

P파:

PR간격:

QRS군:

리듬명:

223.

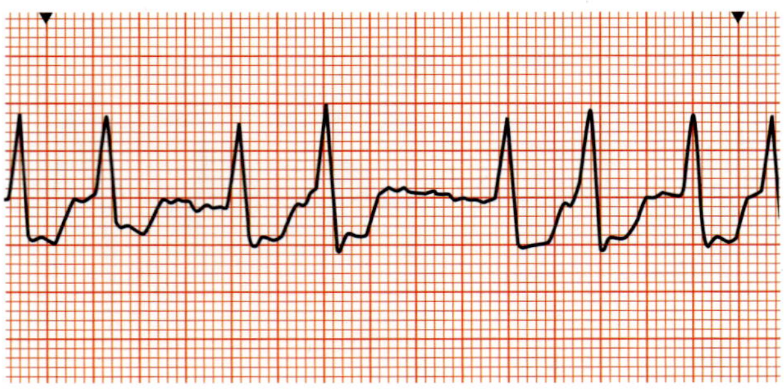

속도:

리듬:

P파:

PR간격:

QRS군:

리듬명:

224.

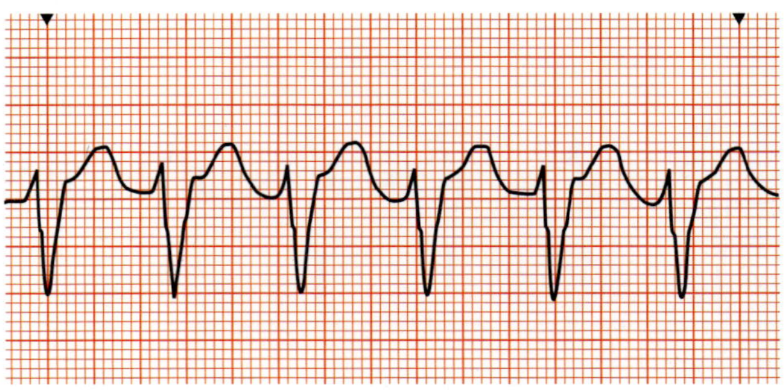

속도:

리듬:

P파:

PR간격:

QRS군:

리듬명:

II. 각차단

Bundle Branch and Fascicular Blocks

225.

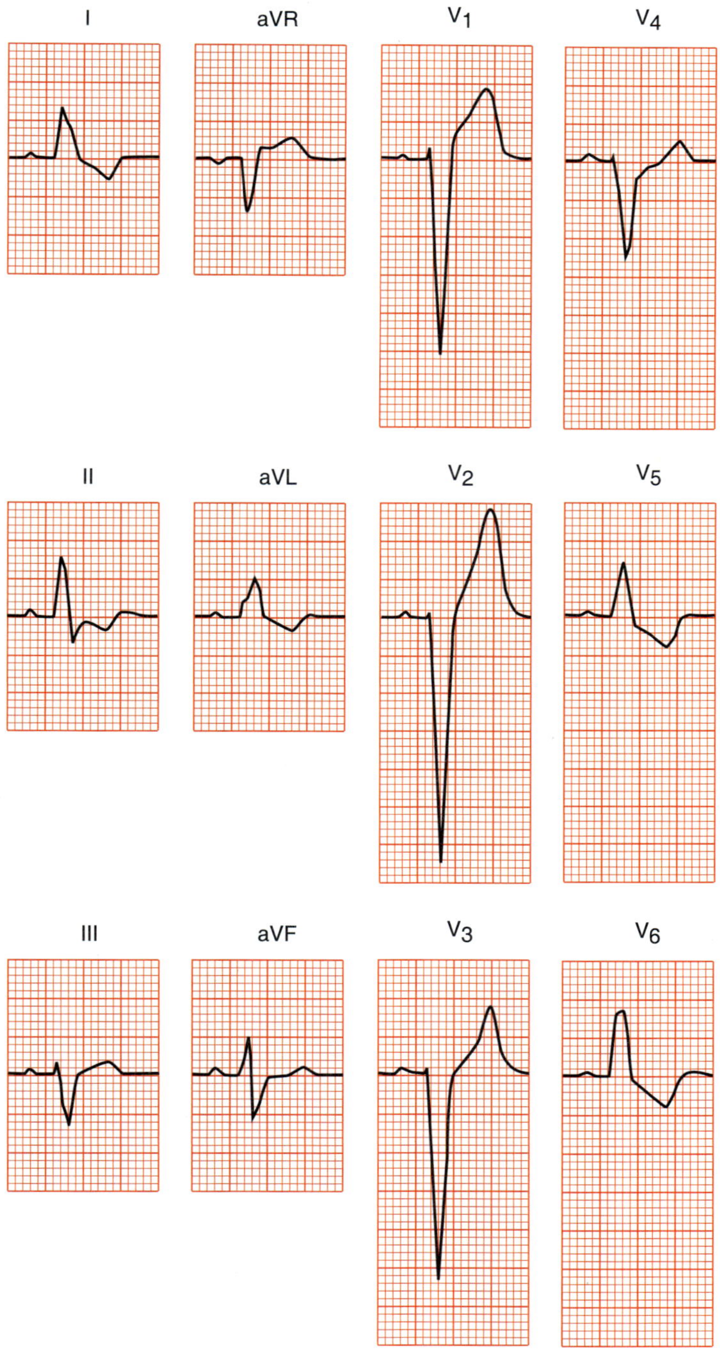

☐ 우각차단
☐ 좌각차단
☐ 좌각전속차단
☐ 좌각후속차단

226.

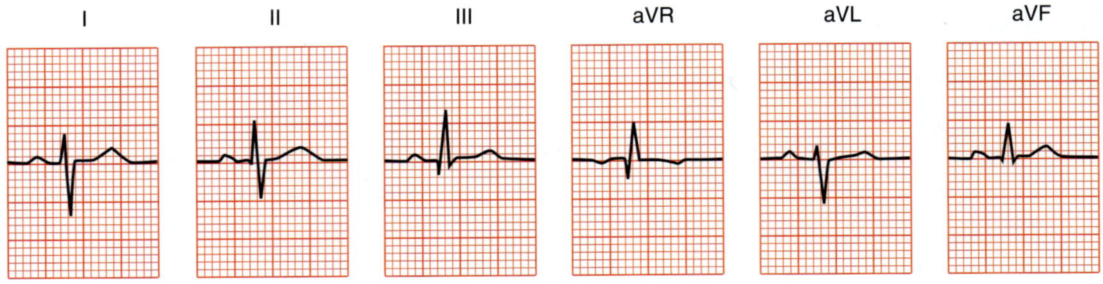

- □ 우각차단
- □ 좌각차단
- □ 좌각전속차단
- □ 좌각후속차단

227.

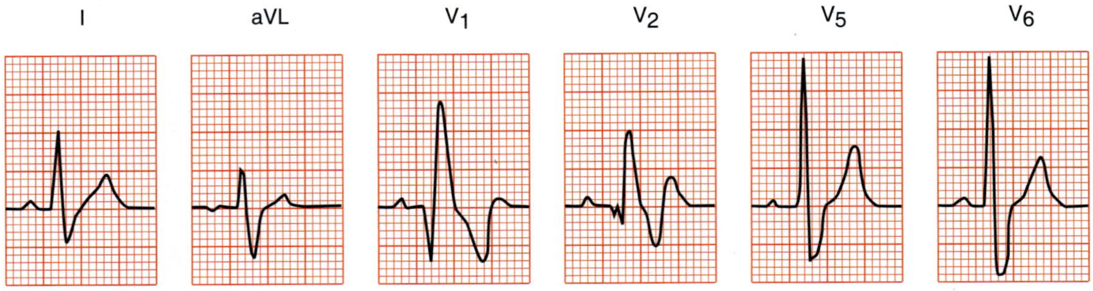

- □ 우각차단
- □ 좌각차단
- □ 좌각전속차단
- □ 좌각후속차단

228.

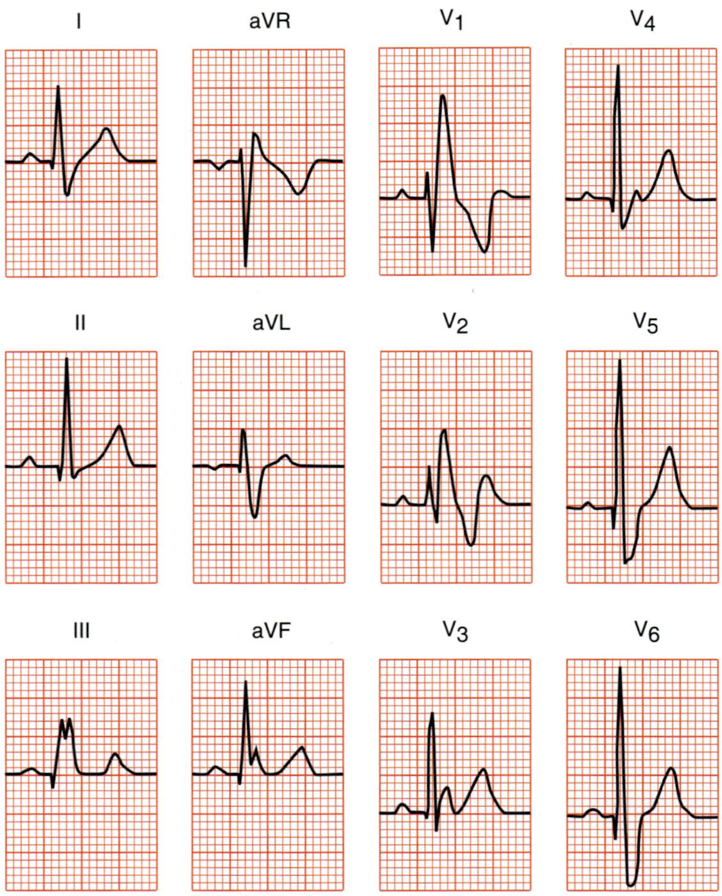

- □ 우각차단
- □ 좌각차단
- □ 좌각전속차단
- □ 좌각후속차단

229.

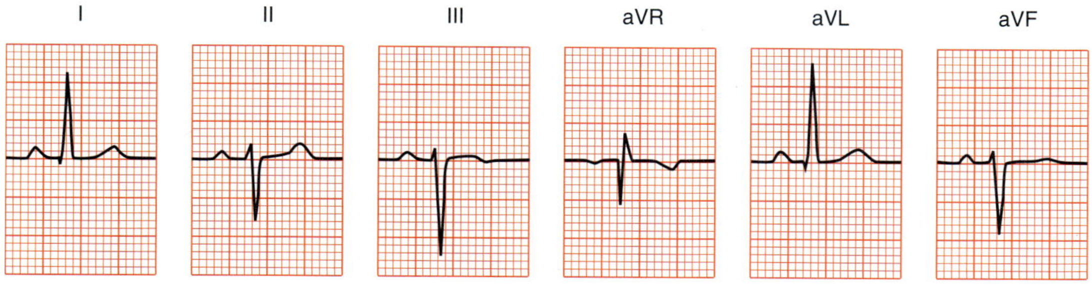

□ 우각차단
□ 좌각차단
□ 좌각전속차단
□ 좌각후속차단

III. 심근경색

Myocardial Infarctions

230.

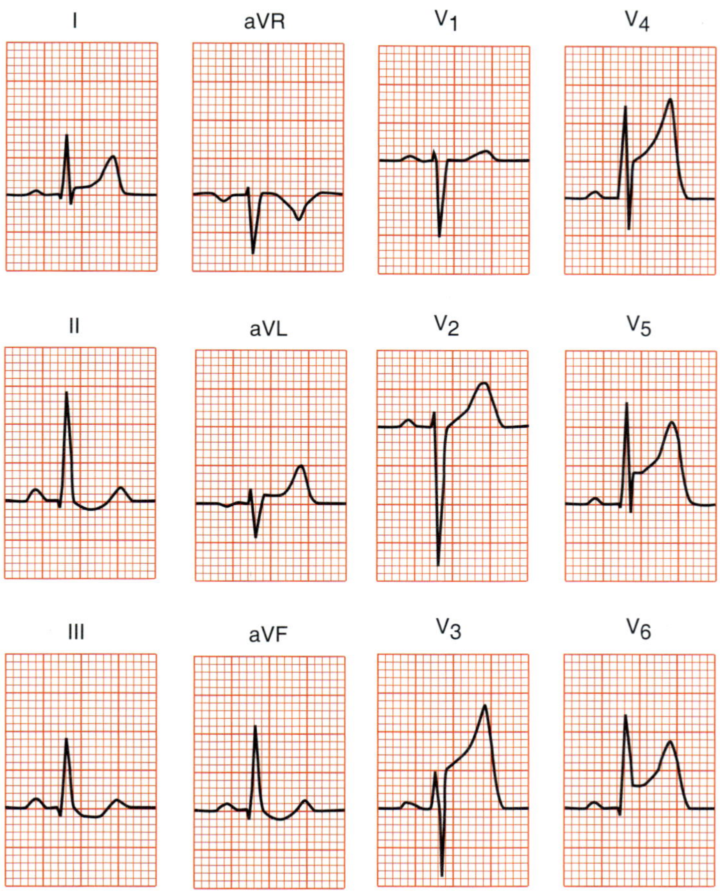

□ 중격경색
□ 전벽(국한된)경색
□ 전중격경색
□ 측벽경색
□ 전측벽경색
□ 확장된 전벽경색
□ 하벽경색
□ 후벽경색

231.

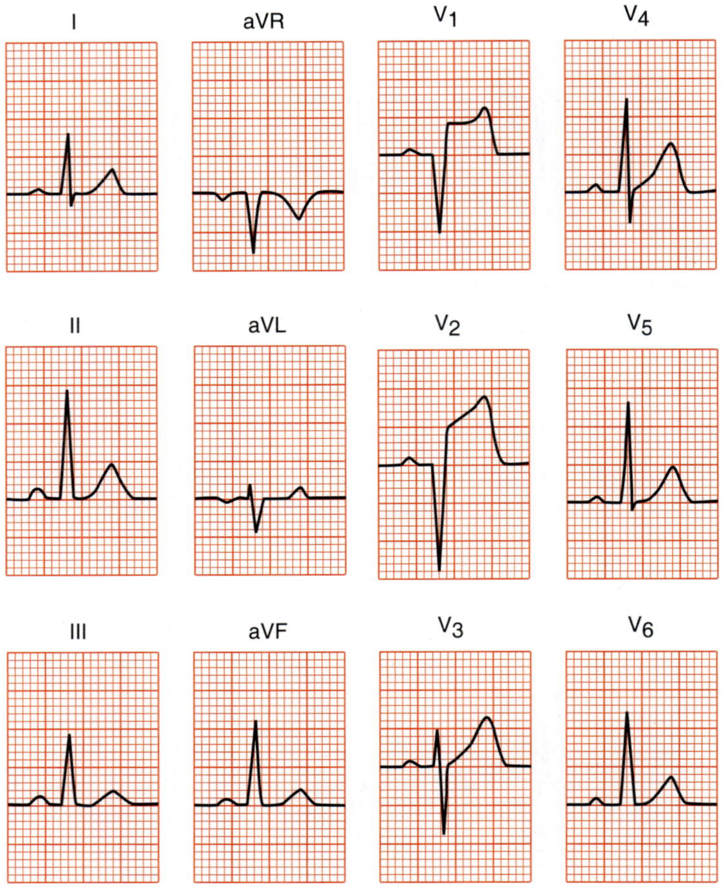

- ☐ 중격경색
- ☐ 전벽(국한된)경색
- ☐ 전중격경색
- ☐ 측벽경색
- ☐ 전측벽경색
- ☐ 확장된 전벽경색
- ☐ 하벽경색
- ☐ 후벽경색

232.

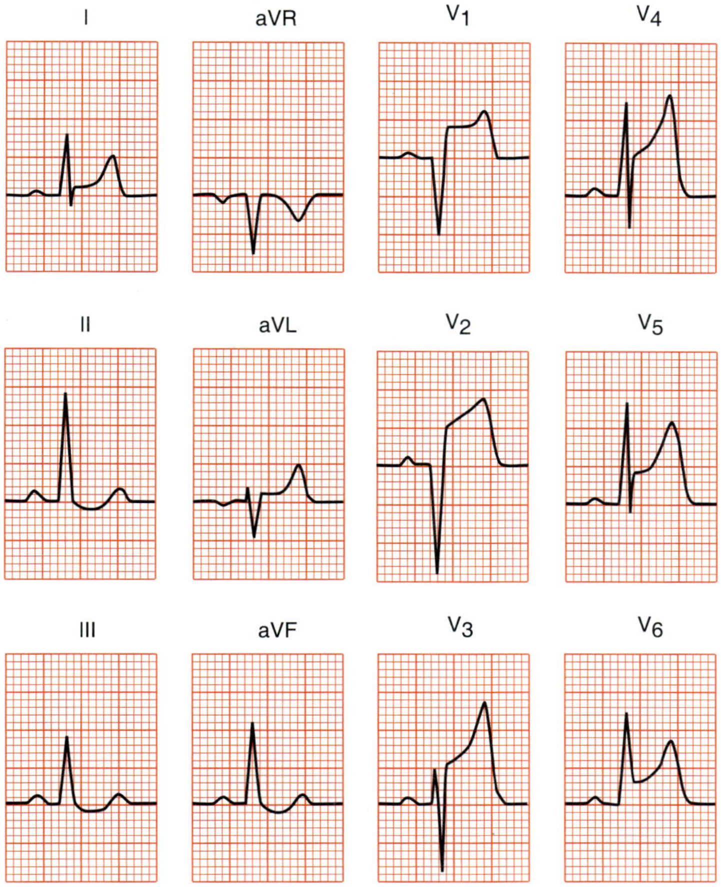

- ☐ 중격경색
- ☐ 전벽(국한된)경색
- ☐ 전중격경색
- ☐ 측벽경색
- ☐ 전측벽경색
- ☐ 확장된 전벽경색
- ☐ 하벽경색
- ☐ 후벽경색

233.

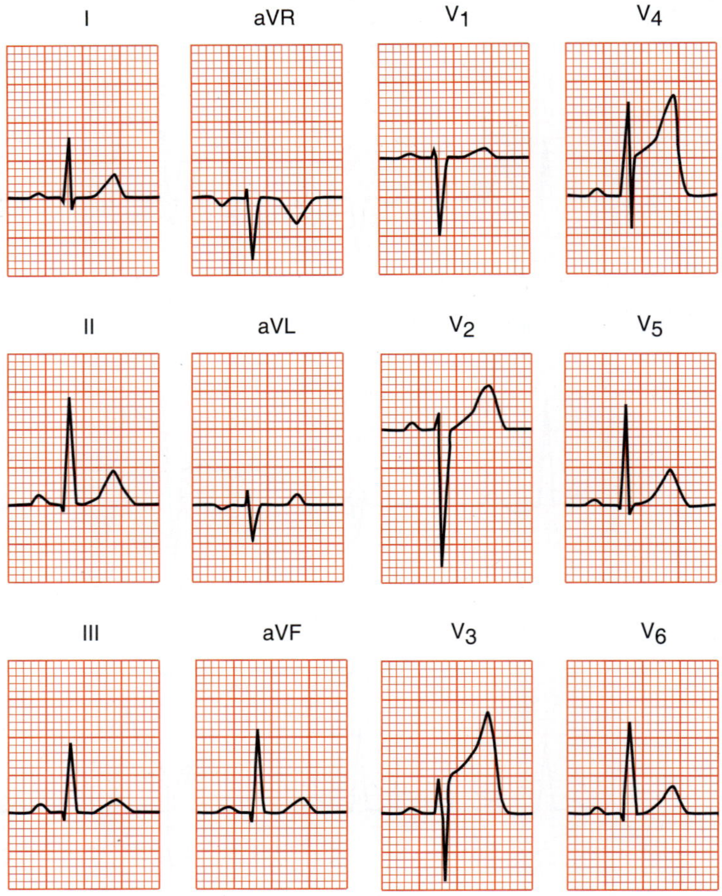

- □ 중격경색
- □ 전벽(국한된)경색
- □ 전중격경색
- □ 측벽경색
- □ 전측벽경색
- □ 확장된 전벽경색
- □ 하벽경색
- □ 후벽경색

234.

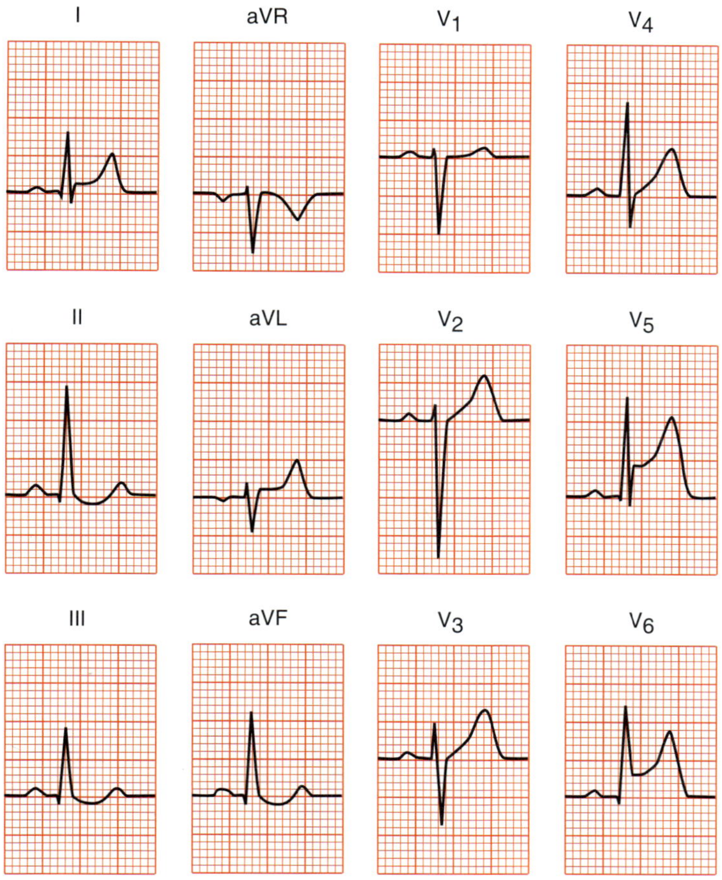

- □ 중격경색
- □ 전벽(국한된)경색
- □ 전중격경색
- □ 측벽경색
- □ 전측벽경색
- □ 확장된 전벽경색
- □ 하벽경색
- □ 후벽경색

235.

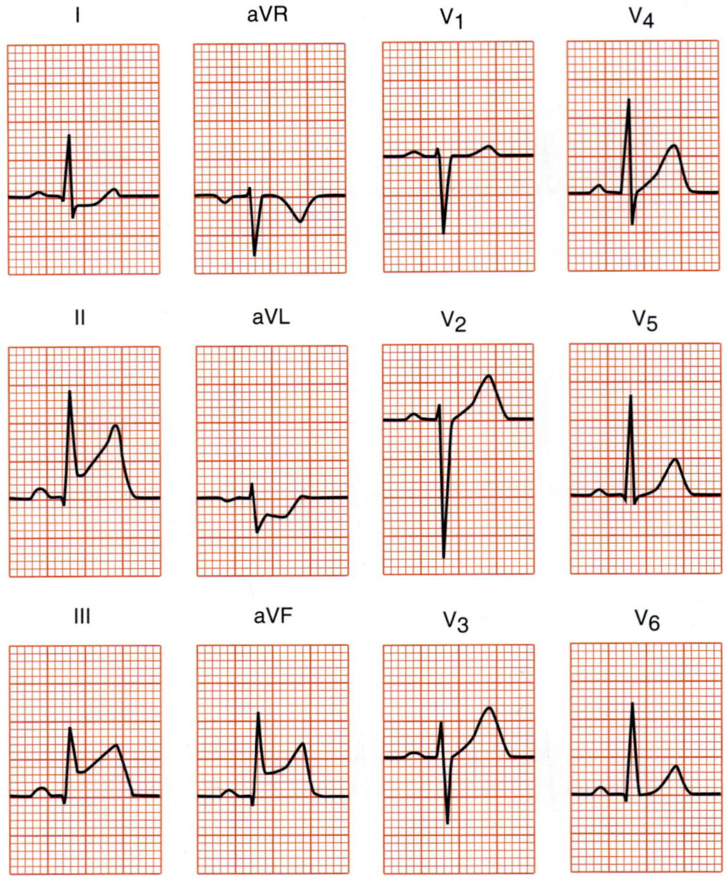

- □ 중격경색
- □ 전벽(국한된)경색
- □ 전중격경색
- □ 측벽경색
- □ 전측벽경색
- □ 확장된 전벽경색
- □ 하벽경색
- □ 후벽경색

236.

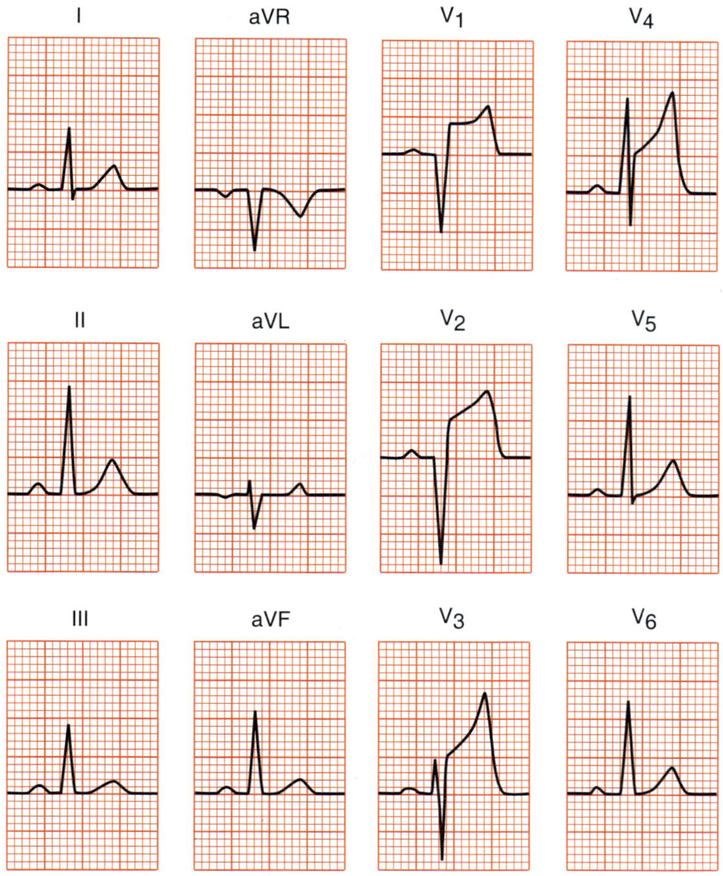

- □ 중격경색
- □ 전벽(국한된)경색
- □ 전중격경색
- □ 측벽경색
- □ 전측벽경색
- □ 확장된 전벽경색
- □ 하벽경색
- □ 후벽경색

237.

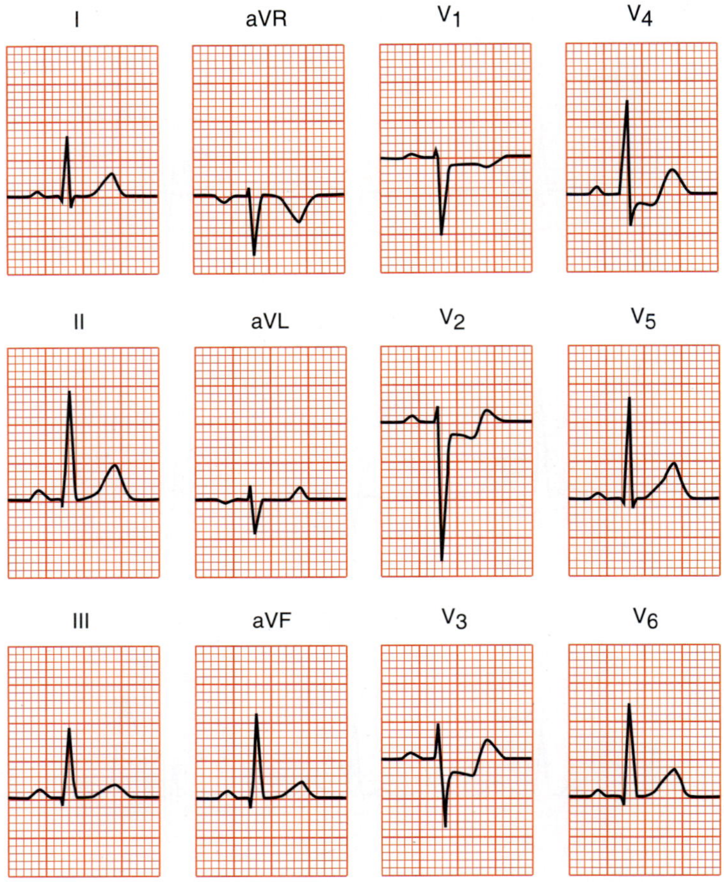

- □ 중격경색
- □ 전벽(국한된)경색
- □ 전중격경색
- □ 측벽경색
- □ 전측벽경색
- □ 확장된 전벽경색
- □ 하벽경색
- □ 후벽경색

238.

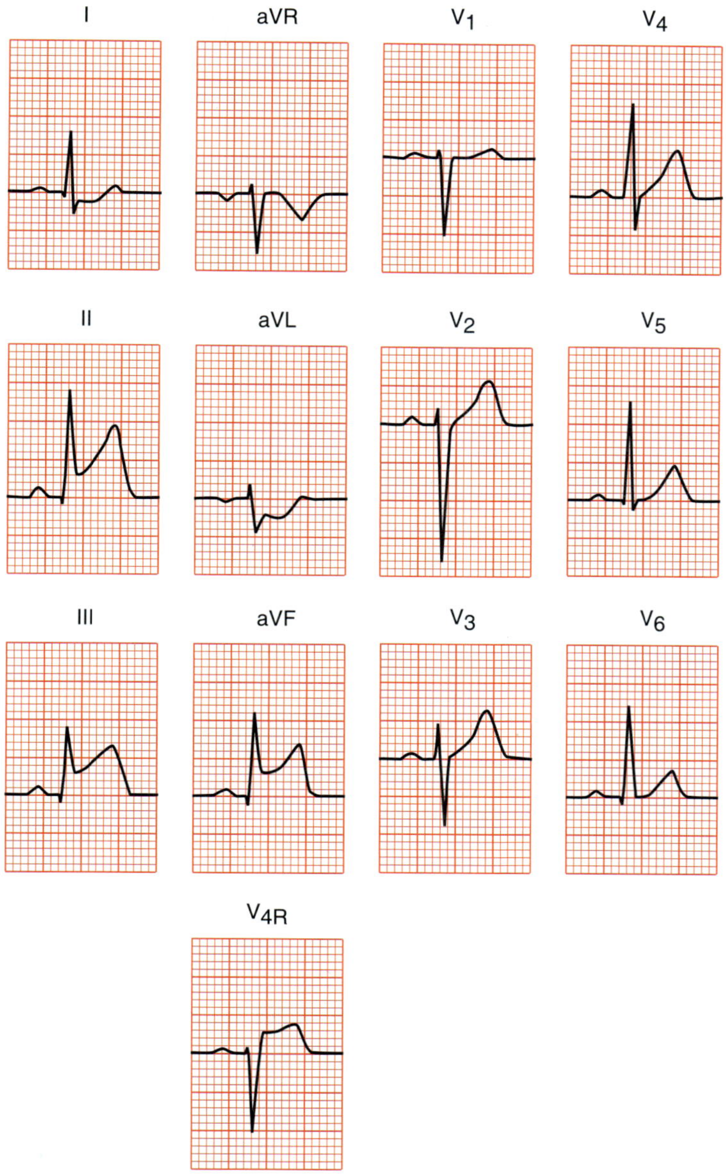

- □ 중격경색
- □ 전벽(국한된)경색
- □ 전중격경색
- □ 측벽경색
- □ 전측벽경색
- □ 확장된 전벽경색
- □ 하벽경색
- □ 후벽경색

Ⅳ. 축의 결정

QRS Axes

239.

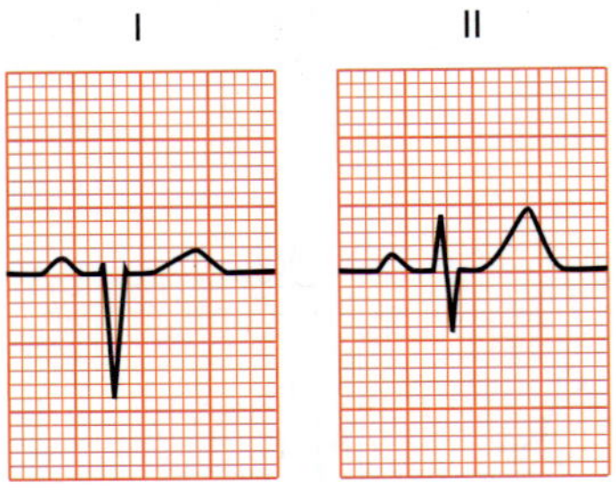

- □ QRS축: −30° to −90°
- □ QRS축: 0° to +30°
- □ QRS축: +90° to +150°
- □ QRS축: +150°
- □ QRS축: +90°
- □ QRS축: 0° to −30°

240.

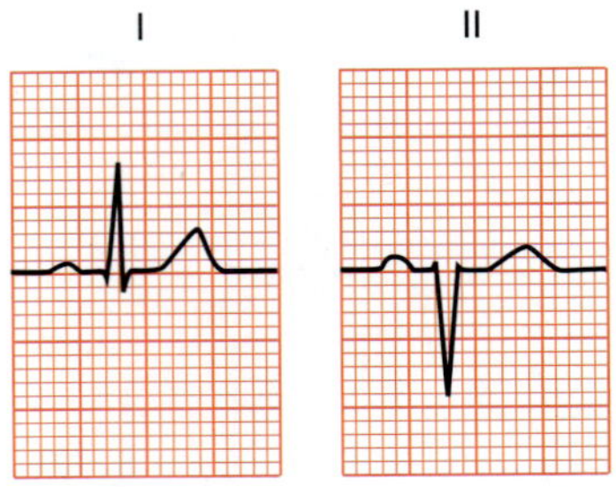

- □ QRS축: −30° to −90°
- □ QRS축: 0° to +30°
- □ QRS축: +90° to +150°
- □ QRS축: +150°
- □ QRS축: +90°
- □ QRS축: 0° to −30°

241.

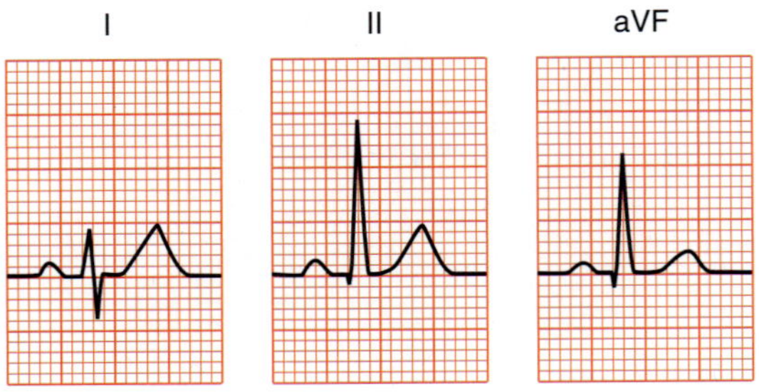

- □ QRS축: −30° to −90°
- □ QRS축: 0° to +30°
- □ QRS축: +90° to +150°
- □ QRS축: +150°
- □ QRS축: +90°
- □ QRS축: 0° to −30°

242.

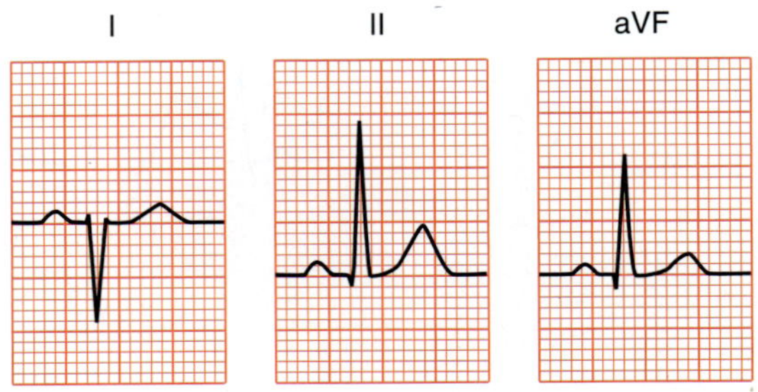

- □ QRS축: −30° to −90°
- □ QRS축: 0° to +30°
- □ QRS축: +90° to +150°
- □ QRS축: +150°
- □ QRS축: +90°
- □ QRS축: 0° to −30°

243.

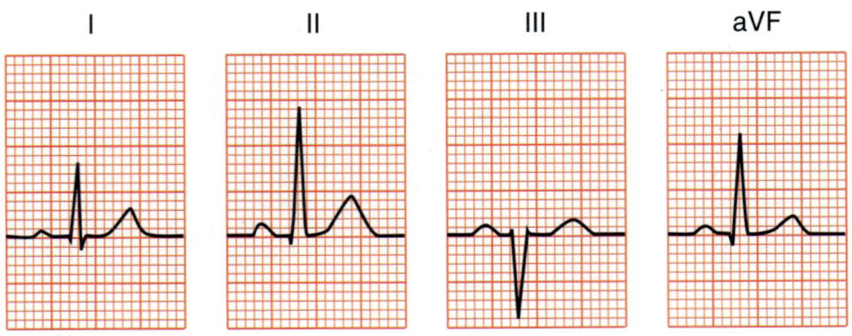

- □ QRS축: −30° to −90°
- □ QRS축: 0° to +30°
- □ QRS축: +90° to +150°
- □ QRS축: +150°
- □ QRS축: +90°
- □ QRS축: 0° to −30°

244.

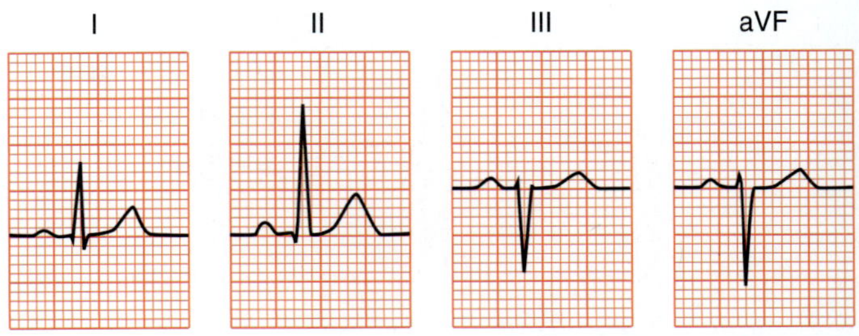

- □ QRS축: −30° to −90°
- □ QRS축: 0° to +30°
- □ QRS축: +90° to +150°
- □ QRS축: +150°
- □ QRS축: +90°
- □ QRS축: 0° to −30°

V. 약물과 전해질에 의한 심전도 변화

ECG Changes: Drug and Electrolyte

245.

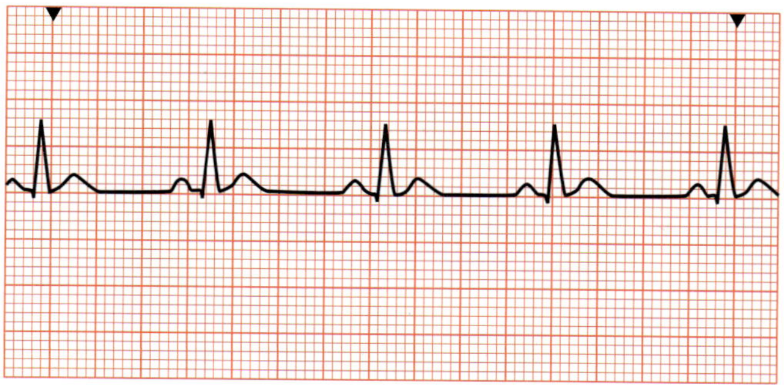

- □ 고칼륨혈증
- □ 저칼륨혈증
- □ 고칼슘혈증
- □ 저칼슘혈증
- □ 디지털리스 효과
- □ 프로케이나미드/퀴니딘 중독

246.

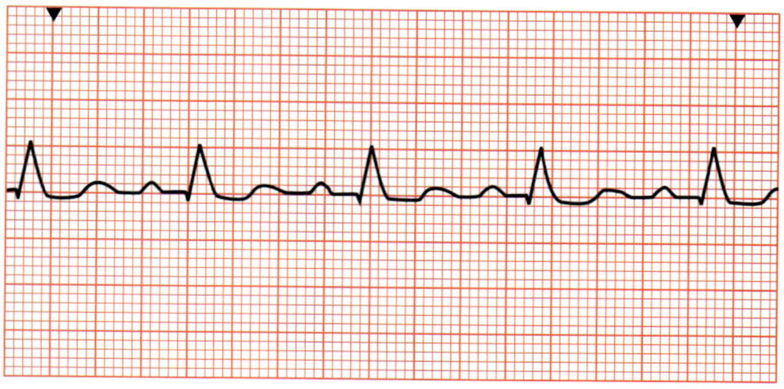

- □ 고칼륨혈증
- □ 저칼륨혈증
- □ 고칼슘혈증
- □ 저칼슘혈증
- □ 디지털리스 효과
- □ 프로케이나미드/퀴니딘 중독

247.

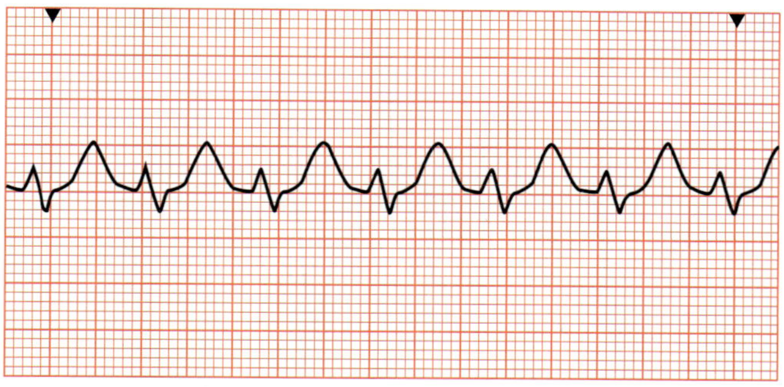

- □ 고칼륨혈증
- □ 저칼륨혈증
- □ 고칼슘혈증
- □ 저칼슘혈증
- □ 디지털리스 효과
- □ 프로케이나미드/퀴니딘 중독

248.

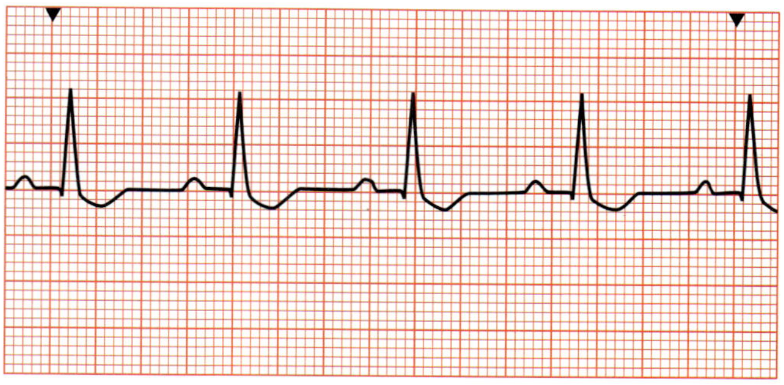

- □ 고칼륨혈증
- □ 저칼륨혈증
- □ 고칼슘혈증
- □ 저칼슘혈증
- □ 디지털리스 효과
- □ 프로케이나미드/퀴니딘 중독

249.

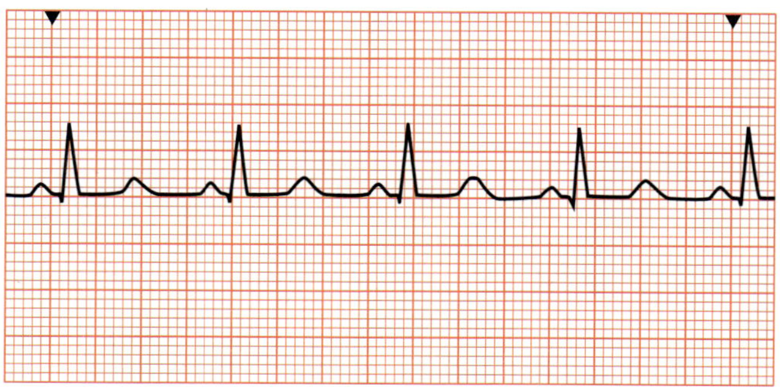

- □ 고칼륨혈증
- □ 저칼륨혈증
- □ 고칼슘혈증
- □ 저칼슘혈증
- □ 디지털리스 효과
- □ 프로케이나미드/퀴니딘 중독

250.

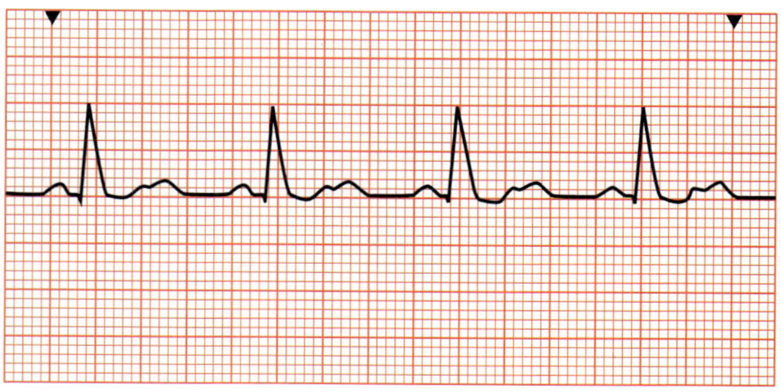

- □ 고칼륨혈증
- □ 저칼륨혈증
- □ 고칼슘혈증
- □ 저칼슘혈증
- □ 디지털리스 효과
- □ 프로케이나미드/퀴니딘 중독

VI. 다양한 심전도 변화

ECG Changes: Miscellaneous

251.

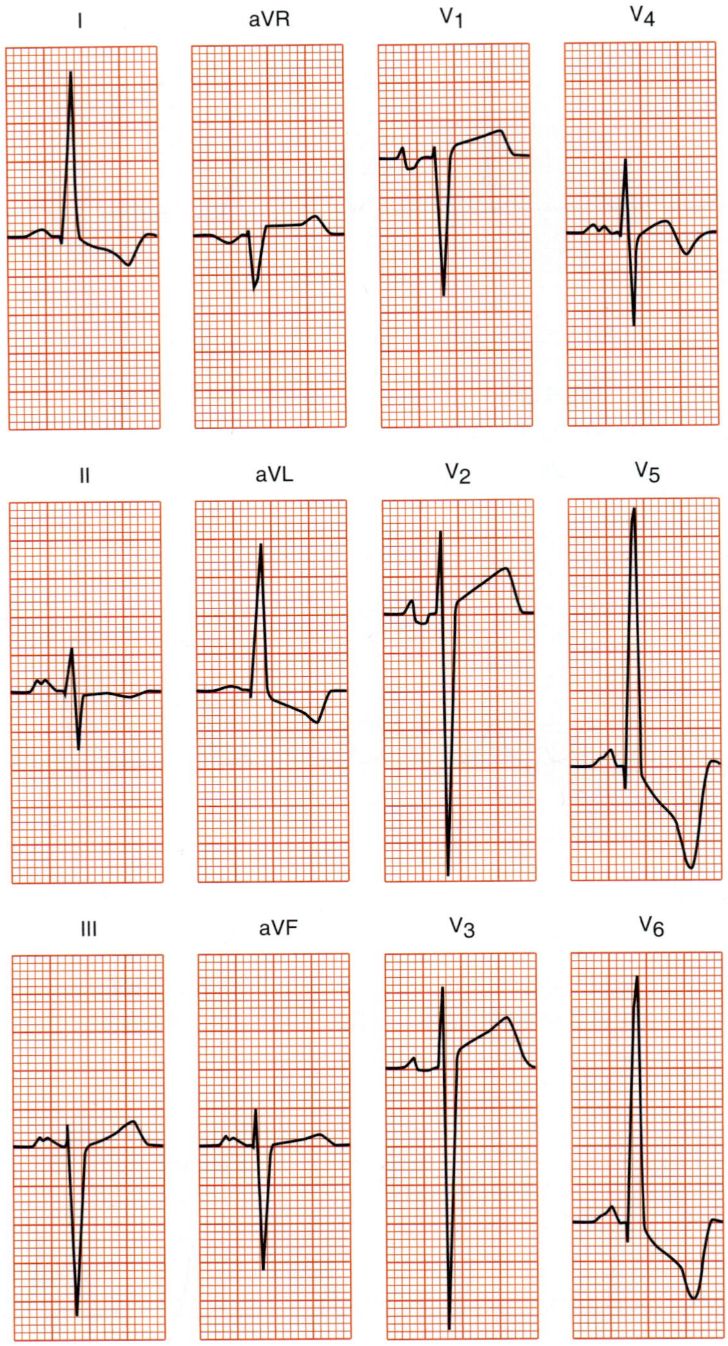

- ☐ 우심실비대/폐성심
- ☐ 좌심실비대
- ☐ 심낭염
- ☐ 만성폐쇄성폐질환(COPD)
- ☐ 급성폐색전증

252.

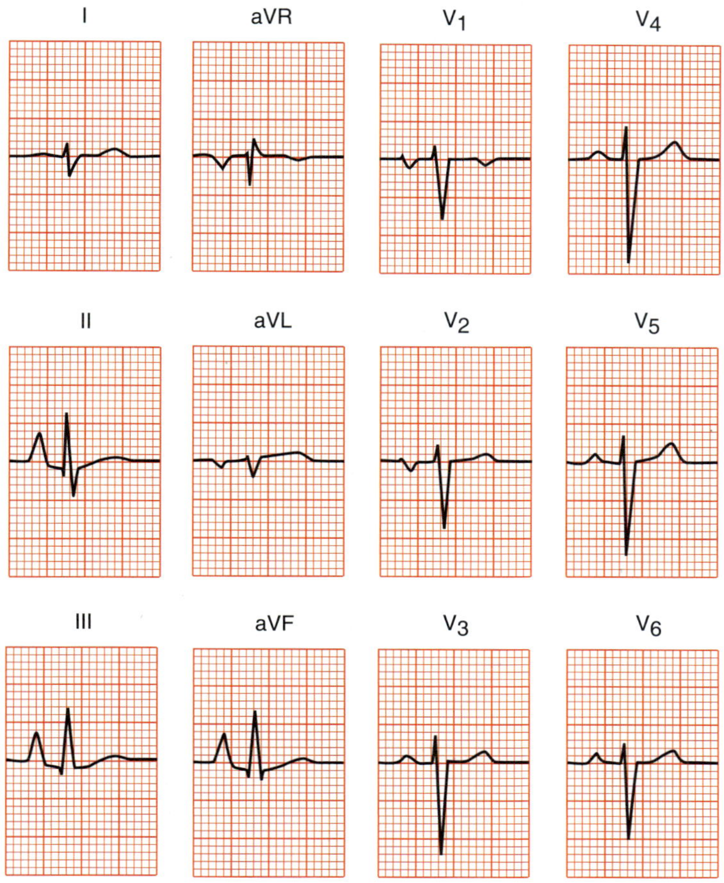

☐ 우심실비대/폐성심
☐ 좌심실비대
☐ 심낭염
☐ 만성폐쇄성폐질환(COPD)
☐ 급성폐색전증

253.

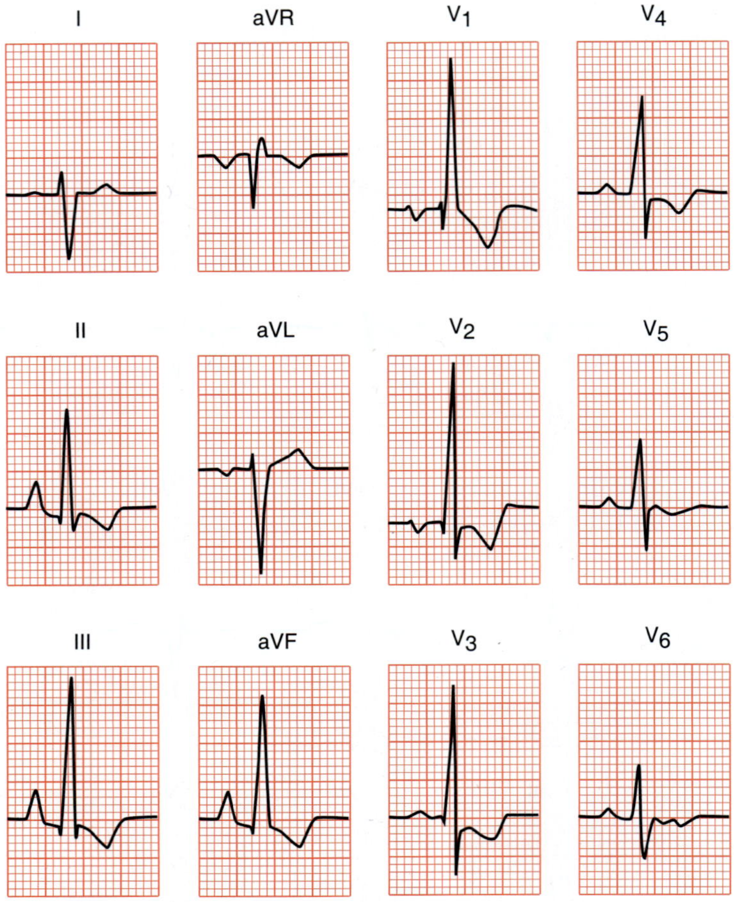

□ 우심실비대/폐성심
□ 좌심실비대
□ 심낭염
□ 만성폐쇄성폐질환(COPD)
□ 급성폐색전증

254.

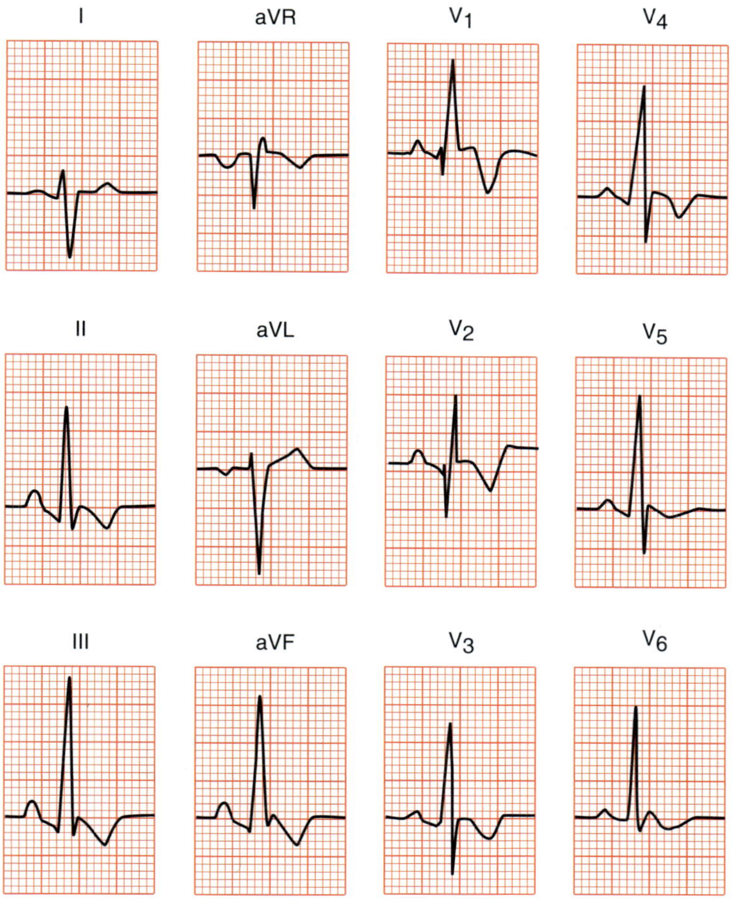

- ☐ 우심실비대/폐성심
- ☐ 좌심실비대
- ☐ 심낭염
- ☐ 만성폐쇄성폐질환(COPD)
- ☐ 급성폐색전증

255.

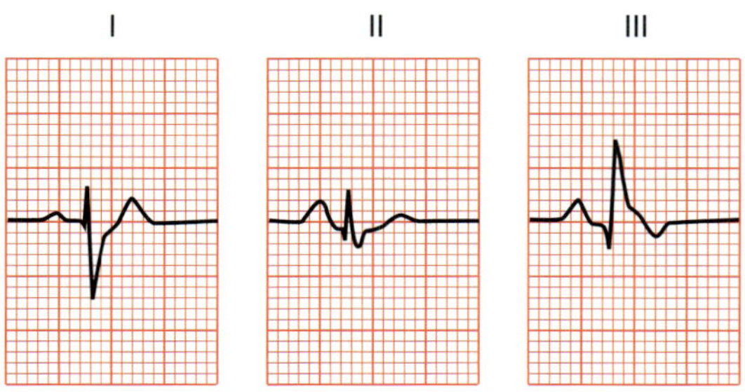

- ☐ 우심실비대/폐성심
- ☐ 좌심실비대
- ☐ 심낭염
- ☐ 만성폐쇄성폐질환(COPD)
- ☐ 급성폐색전증

256.

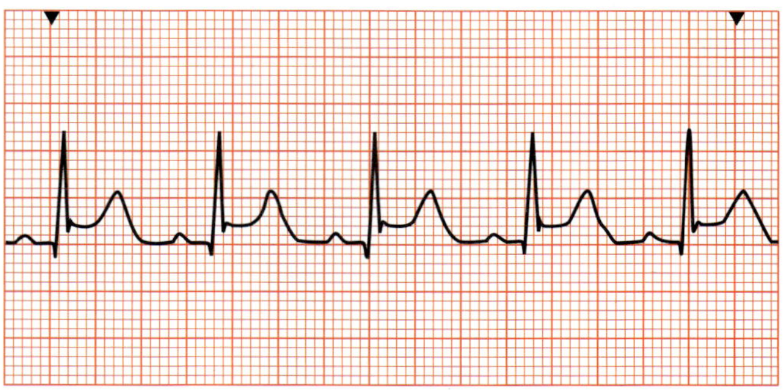

- ☐ 저체온증
- ☐ 결절심실/속-심실 조기흥분
- ☐ 심실 조기흥분
- ☐ 조기 탈분극
- ☐ 심방-히스속 조기흥분

257.

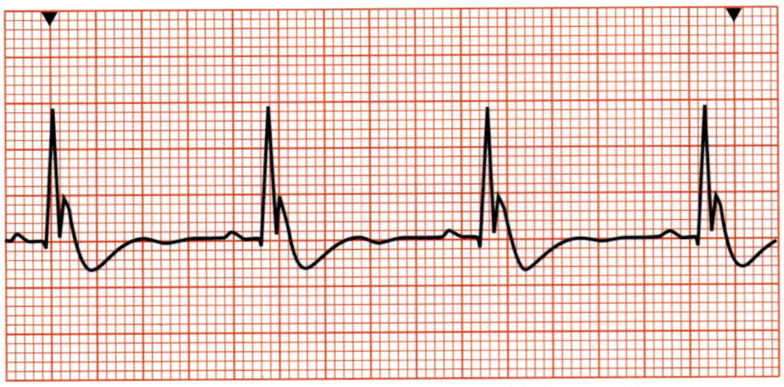

☐ 저체온증
☐ 결절심실/속-심실 조기흥분
☐ 심실 조기흥분
☐ 조기 탈분극
☐ 심방-히스속 조기흥분

258.

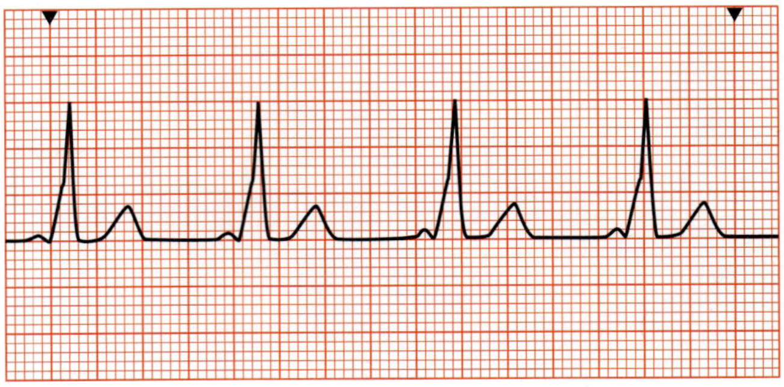

☐ 저체온증
☐ 결절심실/속-심실 조기흥분
☐ 심실 조기흥분
☐ 조기 탈분극
☐ 심방-히스속 조기흥분

259.

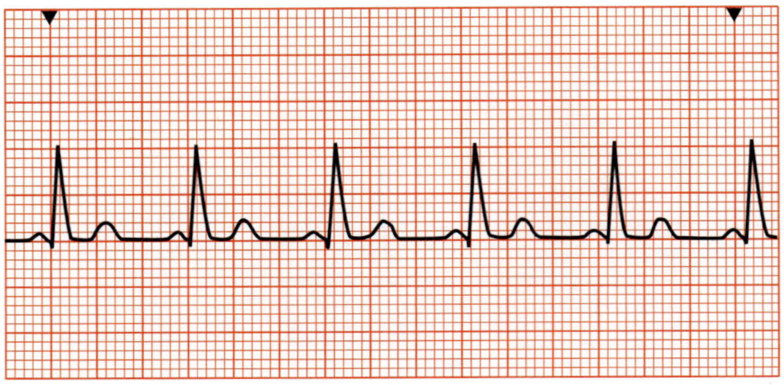

☐ 저체온증
☐ 결절심실/속-심실 조기흥분
☐ 심실 조기흥분
☐ 조기 탈분극
☐ 심방-히스속 조기흥분

260.

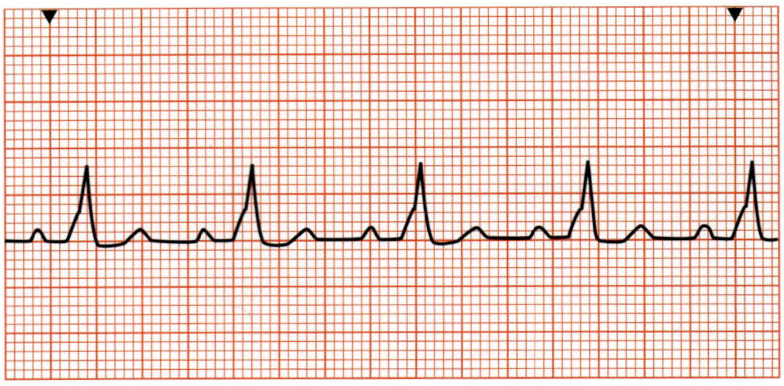

☐ 저체온증
☐ 결절심실/속-심실 조기흥분
☐ 심실 조기흥분
☐ 조기 탈분극
☐ 심방-히스속 조기흥분

Ⅶ. 시나리오

Scenarios

시나리오 1

동네 쇼핑센터에 여자가 쓰러졌다는 신고를 받고 119가 출동하였다. 현장에서 확인한 62세의 여자는 의식이 명료하고 지남력이 있는 상태로 딸과 함께 의자에 앉아 있었다. 만성신부전 병력이 있으며 집에서 복막투석을 마친 후 쇼핑을 하러 나왔다고 했다. 환자는 이뇨제와 칼륨제, 어린이용 아스피린을 복용하였으며 알러지는 없다고 했다. 검진상 환자의 피부는 핑크색으로 따듯하고 축축하였다. 폐음은 정상이었으며 혈압은 104/60, 맥박은 62로 규칙적이고 호흡은 24, 산소포화도는 95%였다. 심전도 모니터를 부착하자 다음과 같은 리듬이 보였다:

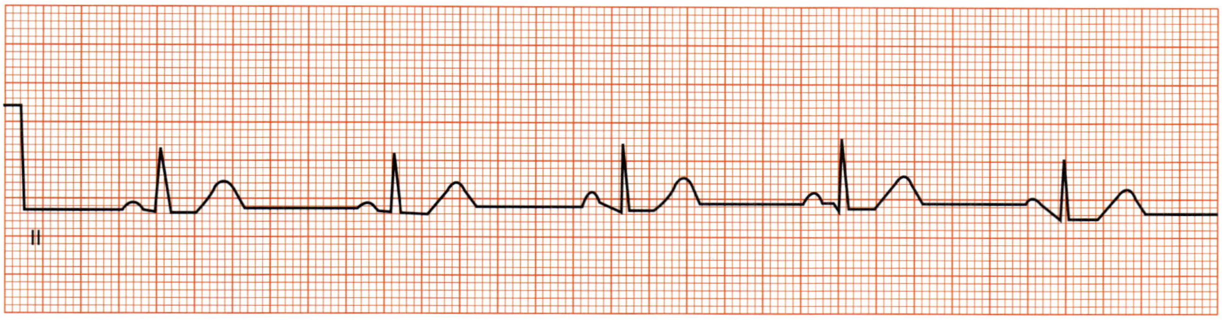

Scenario 1

261. 모니터의 리듬은 다음과 같다:

A. 정상 동성리듬

B. 동부정맥

C. 동서맥

D. 유주박동조율기

의식이 잠깐 소실되었기 때문에 12유도 심전도를 측정하였다.

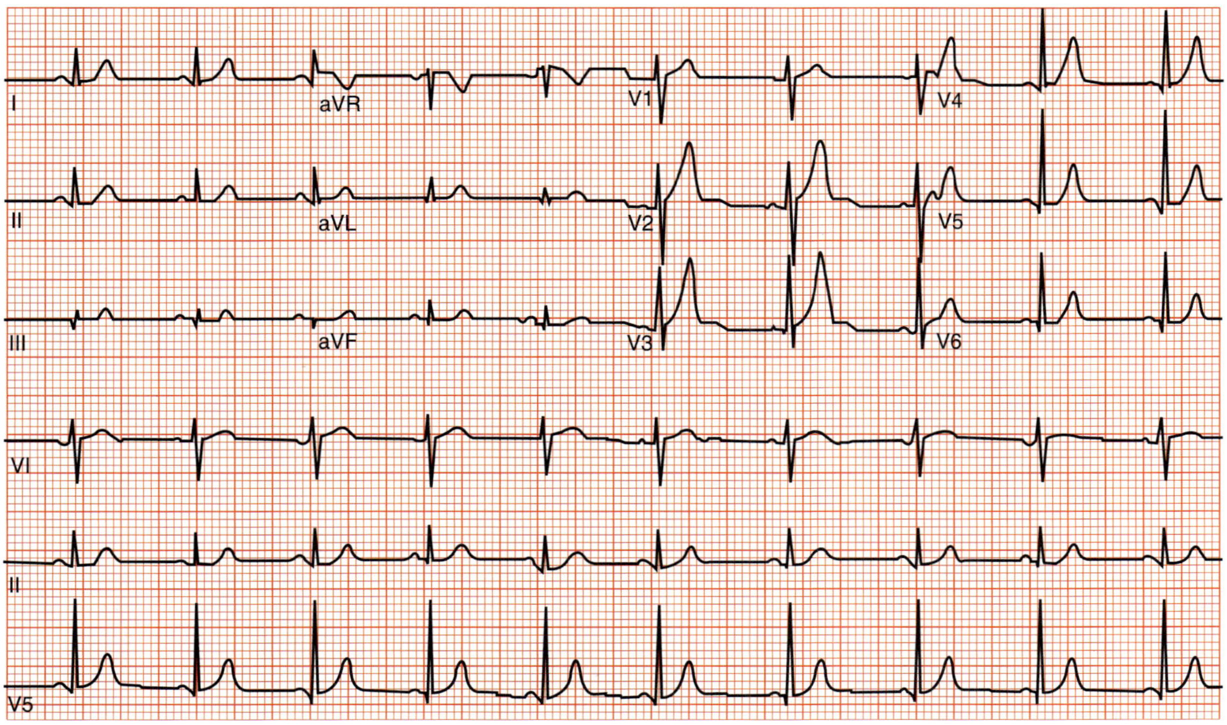

Scenario 1

262. 12유도 심전도의 가장 중요한 판독 소견은 다음과 같다:
A. 전벽 ST분절 상승
B. 전흉부유도의 T파 상승
C. 전흉부유도의 낮은 R파
D. QT간격 연장

263. 262번 질문에서 보인 변화의 원인은 다음과 같다:
A. 관상동맥 폐쇄
B. 고칼륨혈증
C. 저칼슘혈증
D. 저체온증

시나리오 2

33세 여자가 갑자기 심장이 두근거리고 맥박이 안 느껴진다는 증상으로 응급실을 방문하였다. 과거에도 비슷한 증상이 2번 있었으나 이번이 제일 심하다고 하였다. 흉통은 없었으나 약간의 쇠약감을 느낀다고 했다. 당뇨를 앓고 있으나 검사와 투약을 잘하고 있다고 했다. 다른 약은 먹는 것이 없으며 페니실린에 대한 알러지도 없다고 했다. 의식은 명료하고 지남력도 있으며 피부는 따뜻하고 핑크색이며 건조하였다. 혈압은 110/70, 맥박은 약하고 빨랐으며 호흡은 24회였다. 심전도 모니터에 보인 리듬은 다음과 같다:

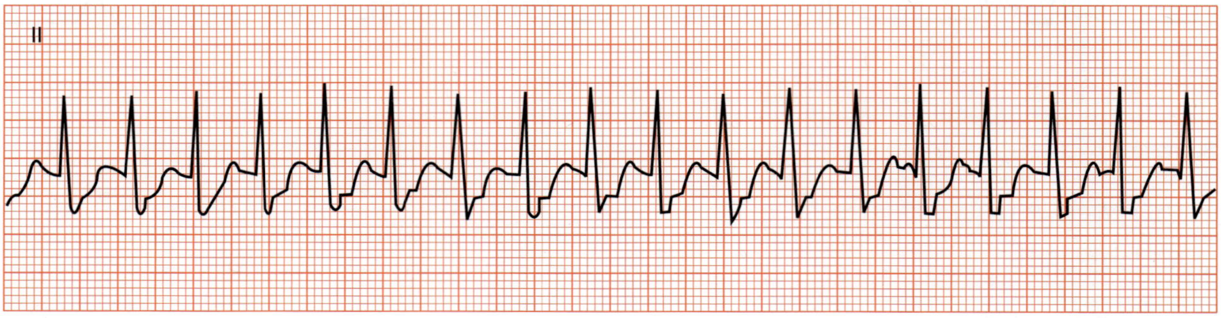

Scenario 2

264. 가장 가능성이 높은 부정맥은:
A. 1:1 전도된 심방조동
B. 심방빈맥
C. 발작성상심실성빈맥
D. 동빈맥

265. 환자는 혈역학적으로 안정되어 있고 넓은 QRS가 보인다면 심실빈맥과 감별하기 위해 시행하여야 할 처치는 무엇인가:
A. 12유도 심전도
B. 아데노신 6 mg 정맥주사
C. 아미오다론 150 mg 정맥주사
D. 미주신경흥분수기

266. 이 부정맥의 원인은 다음과 같다:
A. 방실결절의 조기 재분극
B. 심방의 이소성 부위에서 전기를 빠르게 발생
C. 방실결절을 통한 전기의 부분적 차단
D. 동방결절과 방실결절 사이의 부전도로에 의한 재진입 기전

시나리오 3

82세 남자환자가 감기증상으로 응급실을 방문하였다. 환자는 오심과 호흡곤란, 오한과 가슴이 답답한 증상을 호소하고 있으며 주치의가 독감예방주사를 맞으라고 했는데 맞지 못했다고 걱정하고 있었다. 피부는 창백하고 차고 축축했다. 혈압은 94/64, 맥박은 50으로 규칙적이나 약하게 촉지되었고 호흡은 20회였다. 환자가 먹고 있는 약을 가지고 왔으며 응급실 침대에 올라갈 때 도움이 필요했다. 심전도 모니터에 보인 리듬은 다음과 같다:

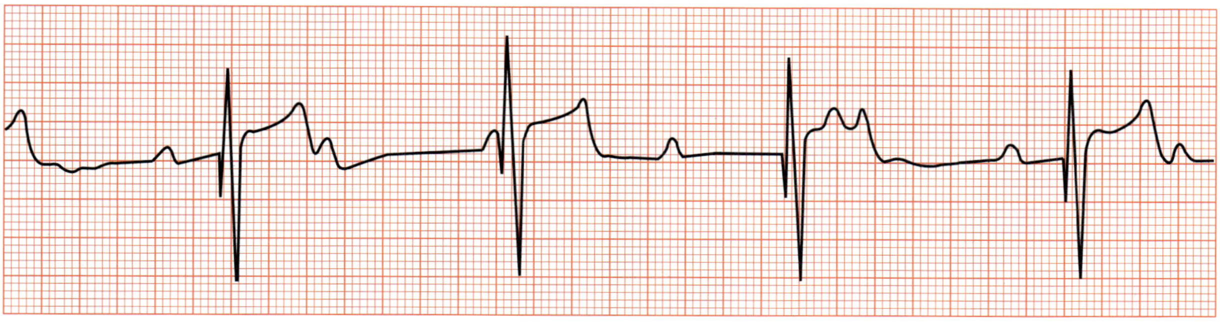

Scenario 3

267. 모니터에 보인 심전도는:
   A. 1도 방실차단
   B. 2도 I형 방실차단
   C. 2도 II형 방실차단
   D. 3도 방실차단

268. QRS군의 기원은:
   A. 방실결절
   B. 히스다발
   C. 푸르킨예 섬유망
   D. 동방결절

269. 가장 적절한 초기 치료는:
   A. 아트로핀 1 mg 투여
   B. 에피네프린 1 mg 투여
   C. 경피심장박동조율 시작
   D. 환자를 똑바로 눕힌 뒤 산소를 투여하고 정맥로 확보

시나리오 4

어지럼증을 느끼는 57세 남자환자가 있다는 신고를 받고 출동하였다. 일주일 내내 감기증세가 있었고 오늘 회의에 가던 중 바닥에 쓰러졌으나 의식은 있었다고 비서가 말하였다. 의자에 앉아있던 환자는 약간 혼란스러워 보였으나 자신은 "부비동 문제" 이외에는 "아무런 건강문제가 없다"고 말하였다. 일반의약품인 충혈제거제와 타이레놀 이외에 다른 약은 복용하고 있지 않았다. 환자의 피부는 창백하였고 차고 축축하였다. 혈압은 80/56, 맥박은 손목에서 촉지되지 않았다. 호흡은 18회, 산소포화도는 96%이고 심전도는 다음과 같다:

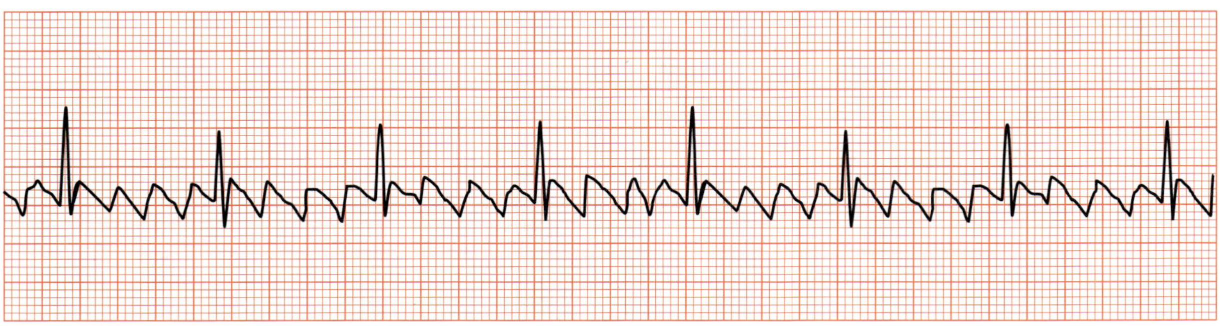

Scenario 4

270. 모니터에 보인 심전도는:
- A. 빠른 심실반응을 보이는 심방조동
- B. 다형태 심방빈맥
- C. 발작성상심실성빈맥
- D. 심방조기수축을 동반한 동빈맥

271. 이 심전도의 규칙성은:
- A. 규칙적 리듬
- B. 일정한 패턴을 보이는 불규칙적 리듬
- C. 일정한 패턴이 보이지 않는 불규칙적 리듬
- D. 전체적으로 규칙성이 전혀 없는 불규칙적 리듬

272. 이 부정맥의 가장 가능한 원인은:
- A. 급성심근경색
- B. 충혈제거제에 의한 교감신경흥분
- C. 탈수
- D. 방실결절에서의 재진입기전

시나리오 5

심정지 환자를 치료중이다. 2분간의 심폐소생술 후 심전도는 심실세동으로 360 J로 제세동 후 즉시 가슴압박을 시작하였다. 이 때 정맥로가 확보되어 가슴압박을 중단한 후 심전도와 맥박을 재확인하였다. 맥박은 만져지지 않았으며 심전도 리듬은 다음과 같다:

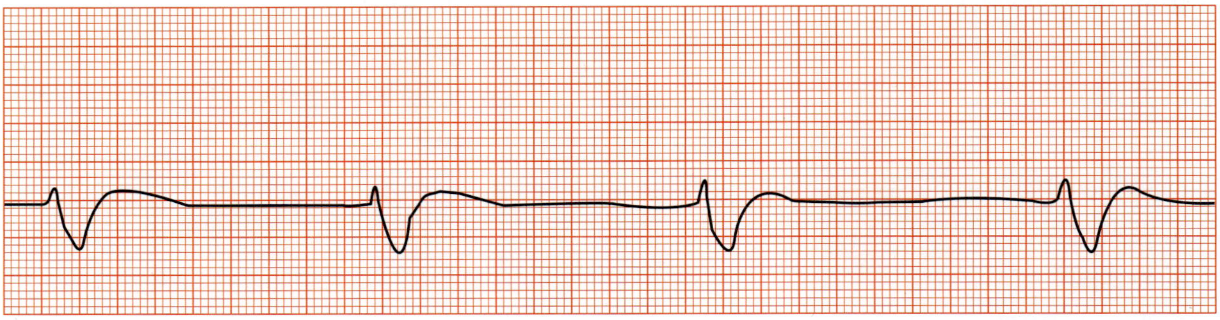

Scenario 5

273. 심전도 리듬은:
- A. 무수축
- B. PEA
- C. 심실이탈박동
- D. 심실세동

274. 환자생존을 위해 다음 단계로 해야할 것은:
- A. 환자의 생존 징후를 확인하고 "가망없는 시간"이 지속되면 소생노력을 중단할 것을 고려
- B. 가슴압박을 지속하면서 아트로핀 1 mg, 에피네프린 1 mg, 아미오다론 150 mg 투여 후 2분 뒤 심전도 리듬 재확인
- C. 가슴압박을 지속하면서 바소프레신 40 IU 투여 후 2분 뒤 심전도 리듬 재확인
- D. 360 J로 즉시 제세동

275. 심폐소생술에서 제세동의 목적은:
- A. 심근허혈의 원인을 전기적으로 제거
- B. 모든 심근을 동시에 탈분극
- C. 페이스메이커 세포를 자극
- D. 심실세동/심실빈맥을 종료

시나리오 6

앰뷸런스로 출동하여 이사회 중 쓰러진 기업가를 치료하고 있다. 환자는 왼쪽 가슴과 어깨 및 등으로 퍼지는 통증을 호소하고 있었으며, 일주일 내내 오심과 속쓰림이 있어서 제산제를 복용했다고 했다. 어제부터 어깨 통증이 있어 일반적 근육통 진통제인 NSAID를 복용했고 다른 처방은 받지 않았다고 했다. 하루 한갑의 담배를 피우고 있었으며 혈압은 158/90, 맥박은 88, 호흡은 18회였다. 심전도 모니터 리듬은 다음과 같았으며 12유도 심전도를 측정하였다:

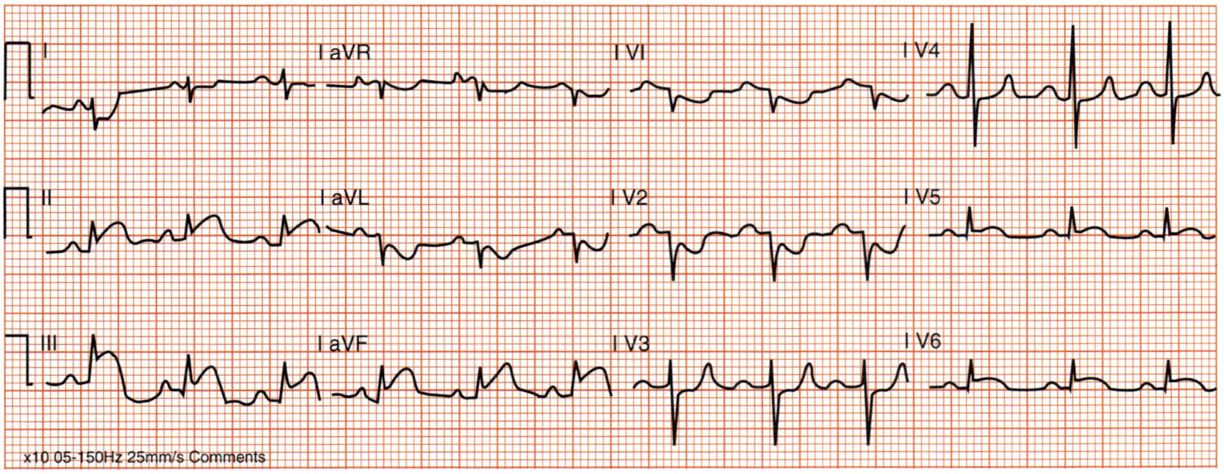

Scenario 6

276. 12유도 심전도 진단은:
   A. 급성전벽경색
   B. 급성하벽경색
   C. 후벽으로 확장된 급성하측벽경색
   D. 불안정협심증

277. 관상동맥이 막혔을 가능성이 가장 큰 부위는:
   A. 왼휘돌이가지의 원위부
   B. 왼 앞내림가지
   C. 왼관상동맥 주가지
   D. 오른관상동맥

278. 초기 치료로 반드시 해야 할 것은:
   A. PCI 대상인지 신속하게 결정하는 것
   B. 베타차단제 투여
   C. 헤파린 투여
   D. 통증완화를 위해 모르핀 투여

시나리오 7

4일 동안 고열에 시달리던 여자환자가 반응이 둔해졌다는 신고를 받고 요양원으로 출동하였다. 직원이 말하기를 환자는 열과 함께 몇 번의 구토를 했다고 하였다. 환자는 정상적 지남력은 없었으나 예의바르고 대화가 가능했다. 오늘 안절부절 못하고 다른 사람과 잘 어울리지 못하였으며 방문한 손녀를 밀치기도 하였다. 울혈심부전, 폐기종, 치매의 병력이 있으며 피부는 창백하나 따뜻하고 건조했다. 혈압은 178/80, 맥박은 45회, 호흡은 26회, 비강캐뉼라로 2 L의 산소투여시 산소포화도는 97%였다. 모니터는 다음과 같다:

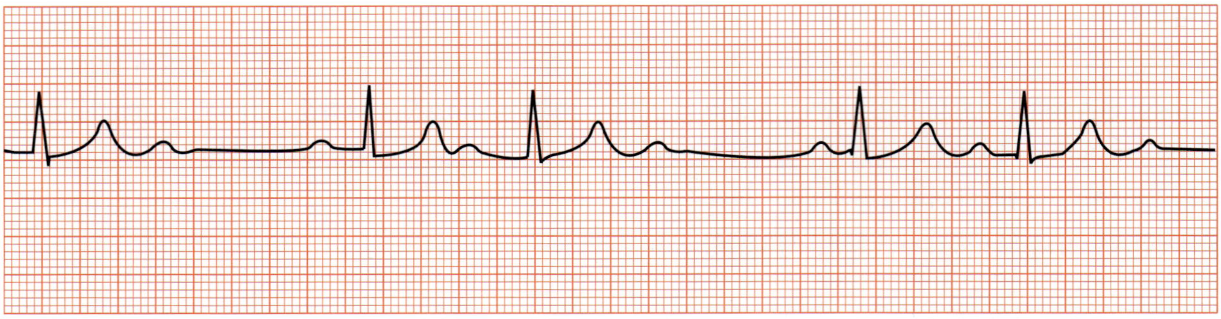

Scenario 7

279. 심전도 리듬은:

A. 동정지를 동반한 동리듬

B. 2도 I형 방실차단(벤케바흐형)

C. 2도 II형 방실차단

D. 고도의 2도 방실차단

280. 이 심전도의 전도비율은:

A. 1:2

B. 2:1

C. 2:3

D. 3:2

281. 이 환자 부정맥의 가장 가능성 있는 원인은:

A. 다른 급성원인을 동반하지 않은 전도 차단

B. 탈수

C. 디기탈리스 중독

D. 저산소증

시나리오 8

몸이 좋지 않다고 내원한 50세 남자환자를 진찰 중이다. 환자는 맥박은 있으나 반응이 없어 소생팀이 도착 후 제세동 패드를 붙이고 리듬을 분석하였다:

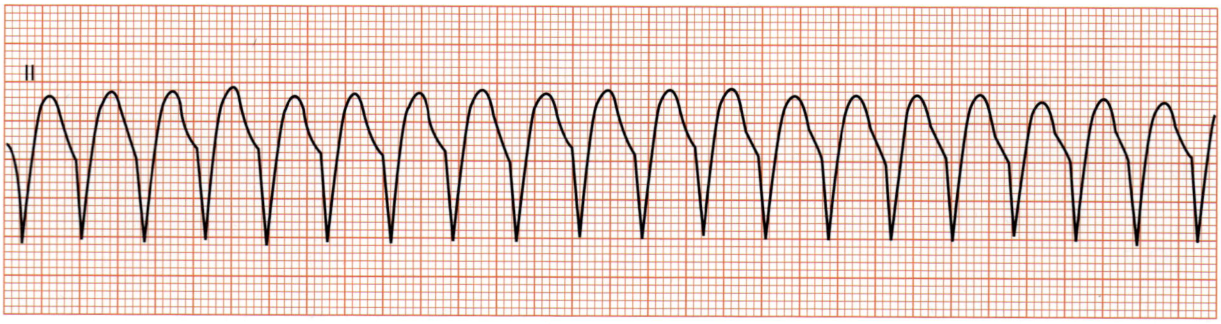

Scenario 8

282. 심전도 리듬은:

A. 상심실성 빈맥

B. 뒤틀림(염전성) 심실빈맥

C. 심실세동

D. 심실빈맥

283. 환자를 소생시키기 위한 첫 번째 처치는:

A. 고농도 산소투여와 호흡보조

B. 정맥로 확보 후 아미오다론 150 mg 투여

C. 360 J로 즉시 제세동

D. 100 J로 동시성 심장율동전환

283번의 술기를 시행한 후 시행한 12유도 심전도가 다음과 같다:

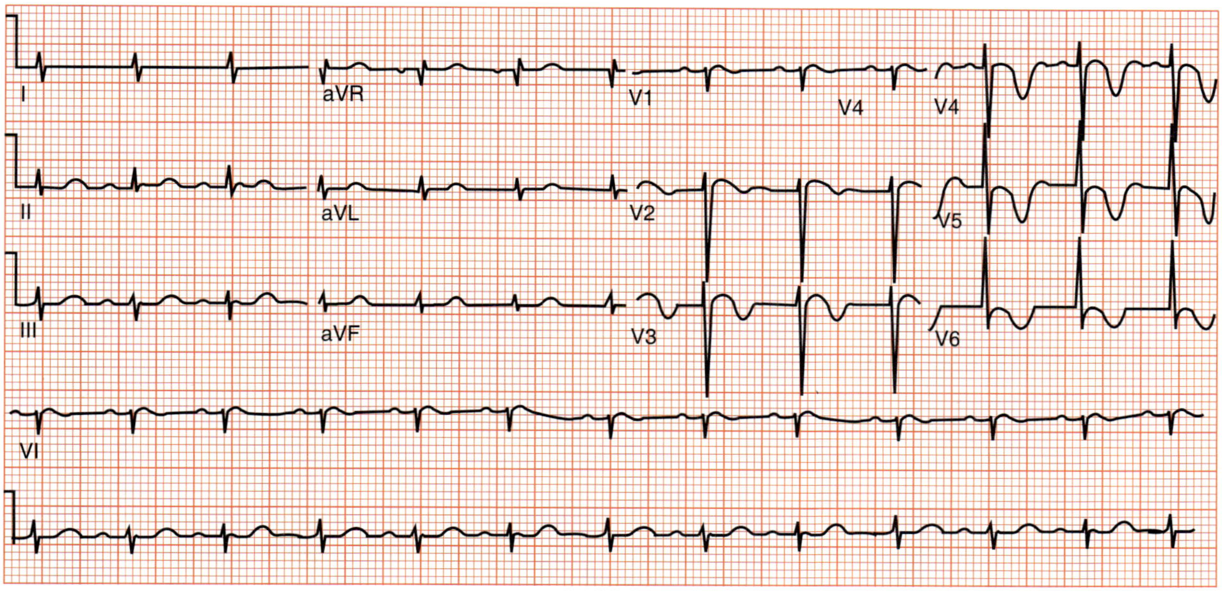

Scenario 8

284. 이 심전도의 판독 소견은:

A. 급성 전벽경색

B. 급성 전중격경색

C. 급성 하벽경색

D. 전측벽 허혈

시나리오 9

63세 남자가 이틀 전부터 시작된 흉통을 호소하고 있다. 과거 의학적 문제는 없었으며 오심과 구토도 같이 있어 이 문제를 해결하기 위해 병원을 방문했다고 했다. 환자의 건강상태는 좋아 보였으며 최근 업무상 스트레스나 생활의 변화는 없었다고 했다. 혈압 158/78, 맥박 75, 호흡 18, 산소포화도는 98%였다.

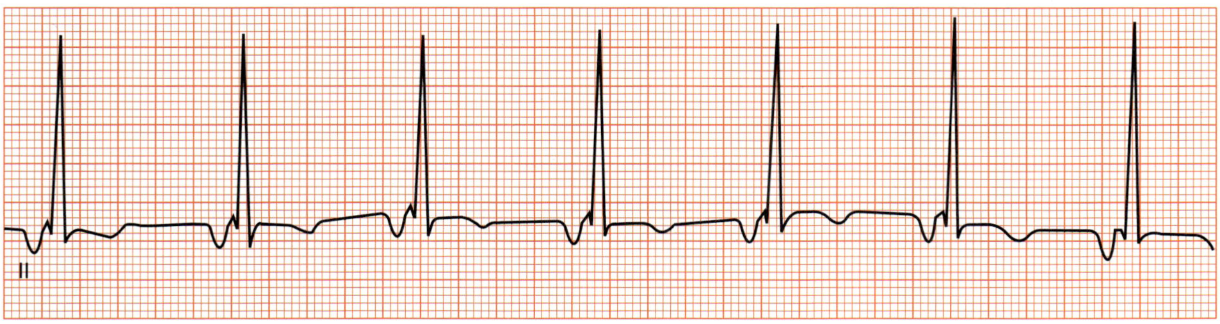

Scenario 9

285. 심전도 리듬은:

A. 접합부빈맥

B. 접합부이탈리듬

C. 다형태 심방빈맥

D. 유주박동조율기

286. 이 환자에서 부정맥의 원인은:

A. 충혈제거제 남용

B. 하벽심근경색

C. 심장막염

D. 류마티스성 심질환

287. 이 부정맥은 정상전도로 중 어느 부위의 차단으로 생기는가:
A. 방실결절
B. 히스다발
C. 심방간전도로
D. 푸르킨예 섬유망

시나리오 10

가족들이 평소보다 지쳐 보이고 숨쉬기 힘들어한다고 76세 여자를 응급실로 모시고 왔다. 6년 전 심근경색을 앓은 후 인공심박기 삽입을 권유받았으며 그 이후 건강하게 지냈다고 한다. 호흡곤란과 발목 부종 때문에 니트로글리세린, 디곡신, 라식스를 복용중이었다. 혈압 96/45, 맥박 45회, 호흡 18회이고 모니터상 심전도는 다음과 같다:

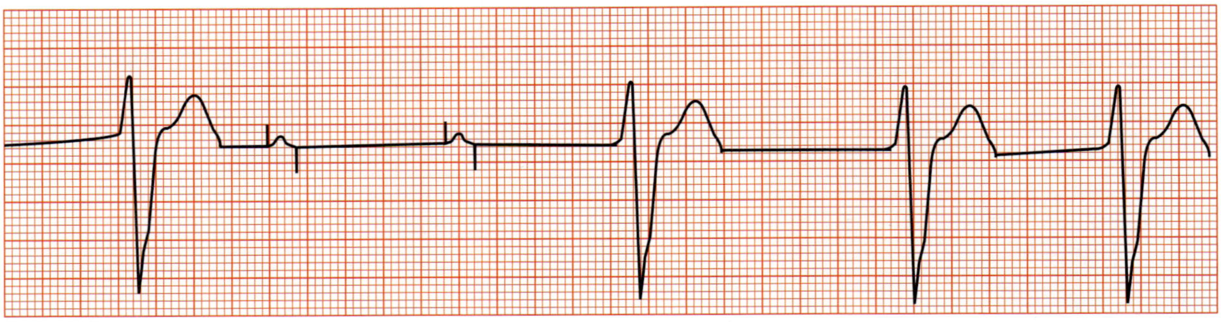
Scenario 10

288. 환자에게 삽입된 인공심박기의 종류는:
A. AAI
B. DDI
C. VDD
D. VVI

289. 인공심박기의 작동불능을 무엇이라 하는가:
A. 자동 수요모드
B. 감지실패
C. 포획실패
D. 감지와 포획실패

290. 이 환자의 초기처치에 포함되지 않는 것은:
A. 산소공급
B. 경피인공심박조율
C. 쇼크의 방지를 위한 수액 투여
D. 인공심박기 분석을 위한 심장내과 자문의뢰

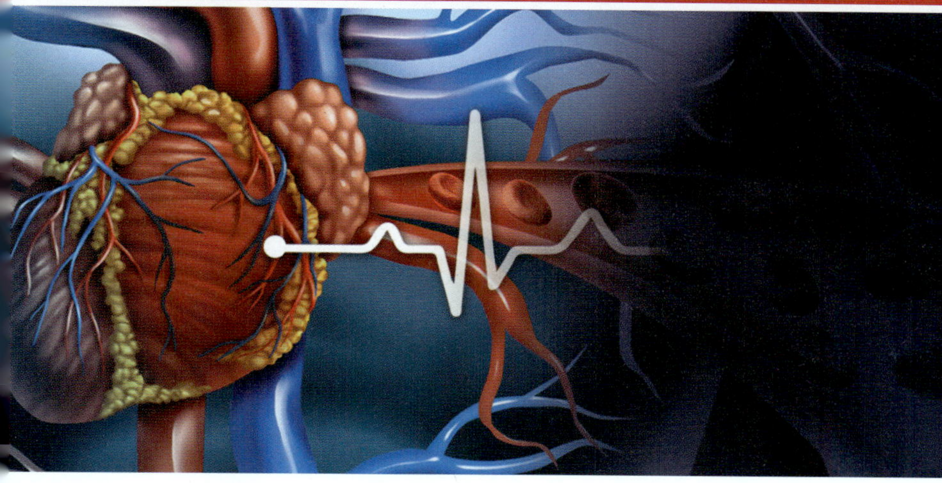

C

자율평가 정답

Self-Assessment Answer Key

I. 부정맥

Dysrhythmias

1. 속도: 126 beats/mins.[†]
   리듬: Irregular.
   P파: None; fine atrial fibrillation waves are present.
   PR간격: None.
   QRS군: 0.10 sec.
   리듬명: Atrial fibrillation (fine).

2. 속도: 33 beats/min.
   리듬: Irregular.
   P파: Present; the first, second, third, and fifth P waves are followed by QRS complexes.
   PR간격: 0.22 to 0.36 sec. The PR intervals progressively increase until a QRS complex fails to follow the P wave.
   QRS군: 0.10 sec.
   리듬명: Sinus rhythm with second-degree, type I AV block (Wenckebach).

3. 속도: 41 beats/min.
   리듬: Irregular.
   P파: Present; precede each QRS complex.
   PR간격: 0.16 sec.
   QRS군: 0.08 sec.
   리듬명: Sinus bradycardia with sinus arrhythmia.

4. 속도: 170 beats/min.
   리듬: Regular.
   P파: Present; precede each QRS complex.
   PR간격: 0.12 sec.
   QRS군: About 0.12 sec.
   리듬명: Atrial tachycardia with wide QRS complexes.

5. 속도: 62 beats/min.
   리듬: Irregular.
   P파: Present; precede the second, fourth, fifth, sixth, and seventh QRS complexes. The P waves are abnormal (0.16 sec in duration and notched).
   PR간격: 0.26 sec.
   QRS군: 0.12 sec (all QRS complexes except the third QRS complex); 0.14 sec (third QRS complex).
   리듬명: Sinus rhythm with first-degree AV block, bundle branch block, and an isolated premature ventricular complex.

6. 속도: 107 beats/min.
   리듬: Irregular.
   P파: Present; precede all QRS complexes except the fifth, eighth, ninth, and tenth QRS complexes.
   PR간격: 0.16 sec.
   QRS군: 0.09 to 0.10 sec.
   리듬명: Normal sinus rhythm with premature junctional complexes (fifth, eighth, ninth, and tenth QRS complexes) occurring singly and in group beats; the latter may be considered a short episode of junctional tachycardia.

7. 속도: 182 beats/min.
   리듬: Regular.
   P파: Present; precede each QRS complex.
   PR간격: 0.08 sec.
   QRS군: 0.09 sec.
   리듬명: Atrial tachycardia.

8. 속도: Unmeasurable.
   리듬: Irregular.
   P파: None; coarse ventricular fibrillation waves are present.
   PR간격: None.
   QRS군: None.
   리듬명: Ventricular fibrillation (coarse).

† The heart rates were calculated using R-R interval method 3.

9. 속도: 89 beats/min.
   리듬: Irregular.
   P파: Present; precede all except the third and sixth QRS complexes. The shape and direction of the P waves vary from positive to negative.
   PR간격: 0.6 to 0.12 sec.
   QRS군: 0.10 sec (all QRS complexes except the third and sixth QRS complexes); 0.12 sec (third and sixth QRS complexes).
   리듬명: Wandering atrial pacemaker with unifocal (uniform) premature ventricular complexes.
10. 속도: 61 beats/min.
   리듬: Irregular.
   P파: Present; precede each QRS complex.
   PR간격: 0.12 sec.
   QRS군: 0.14 sec.
   리듬명: Sinus arrhythmia.
11. 속도: 89 beats/min.
   리듬: Irregular.
   P파: Present; precede all QRS complexes except the second and eighth QRS complexes.
   PR간격: About 0.16 sec.
   QRS군: 0.08 sec (all QRS complexes except the second and eighth QRS complexes); 0.12 sec (second and eighth QRS complexes).
   리듬명: Normal sinus rhythm with isolated unifocal (uniform) premature ventricular complexes.
12. 속도: 145 beats/min.
   리듬: Regular.
   P파: Present; precede each QRS complex.
   PR간격: About 0.10 sec.
   QRS군: 0.08 sec.
   리듬명: Sinus tachycardia.
13. 속도: 87 beats/min.
   리듬: Irregular.
   P파: Present; precede each QRS complex.
   PR간격: 0.18 sec.
   QRS군: 0.06 sec.
   리듬명: Sinus arrhythmia.
14. 속도: 164 beats/min.
   리듬: Regular.
   P파: None.
   PR간격: None.
   QRS군: 0.12 sec.
   리듬명: Ventricular tachycardia.
15. 속도: 74 beats/min.
   리듬: Regular.
   P파: Present; precede each QRS complex; shape and direction vary from positive to negative.
   PR간격: 0.08 to 0.12 sec.
   QRS군: 0.08 sec.
   리듬명: Wandering atrial pacemaker.
16. 속도: 70 beats/min (atrial Rate: 52 beats/min).
   리듬: Regular.
   P파: Present, but have no set relation to the QRS complexes.
   PR간격: None.
   QRS군: 0.14 sec.
   리듬명: Accelerated idioventricular rhythm with atrioventricular (AV) dissociation.
17. 속도: 83 beats/min.
   리듬: Regular.
   P파: Present; precede each QRS complex.
   PR간격: 0.16 sec.
   QRS군: 0.06 sec.
   리듬명: Normal sinus rhythm.
18. 속도: 229 beats/min.
   리듬: Regular.
   P파: None.
   PR간격: None.
   QRS군: 0.12 sec.
   리듬명: Ventricular tachycardia.
19. 속도: 26 beats/min.
   리듬: Regular.
   P파: Present; the first, third, and fifth P waves are followed by QRS complexes. AV conduction ratio is 2:1.
   PR간격: 0.19 sec.
   QRS군: 0.10 sec.
   리듬명: Sinus rhythm with second-shape, 2:1 AV block.
20. 속도: 84 beats/min.
   리듬: Regular.
   P파: None; atrial flutter waves are present.
   PR간격: None.
   QRS군: 0.10 sec.
   리듬명: Atrial flutter.
21. 속도: 30 beats/min.
   리듬: Regular.
   P파: Present; precede each QRS complex.
   PR간격: 0.17 to 0.18 sec.
   QRS군: 0.14 sec.
   리듬명: Sinus bradycardia with bundle branch block.
22. 속도: 98 beats/min.
   리듬: Regular.
   P파: Present; precede each QRS complex.
   PR간격: About 0.16 sec.
   QRS군: About 0.19 sec.
   리듬명: Normal sinus rhythm with bundle branch block.
23. 속도: 62 beats/min.
   리듬: Irregular.

P파: Present; precede the first, second, third, and fifth QRS complexes.
PR간격: 0.18 sec.
QRS군: 0.12 sec.
리듬명: Normal sinus rhythm with premature junctional complexes.

24. 속도: 82 beats/min.
리듬: Regular.
P파: Present; precede each QRS complex. The P waves are abnormally wide.
PR간격: 0.16 sec.
QRS군: 0.16 sec.
리듬명: Normal sinus rhythm with bundle branch block.

25. 속도: 129 beats/min.
리듬: Irregular.
P파: None; fine atrial fibrillation waves are present.
PR간격: None.
QRS군: About 0.10 sec.
리듬명: Atrial fibrillation (fine).

26. 속도: 31 beats/min.
리듬: Irregular.
P파: Present; a QRS complex follows the first, fifth, and tenth P waves. AV conduction ratios are 4:1 and 5:1.
PR간격: 0.34 sec.
QRS군: 0.16 sec.
리듬명: Sinus rhythm with second-degree, advanced AV block and bundle branch block.

27. 속도: 75 beats/min.
리듬: Regular.
P파: Present; negative P waves precede each QRS complex.
PR간격: 0.08 sec.
QRS군: 0.08 sec.
리듬명: Accelerated junctional rhythm.

28. 속도: 62 beats/min.
리듬: Irregular. The R-R intervals between the third and fourth QRS complexes and the fifth and sixth QRS complexes are twice the R-R interval of the underlying sinus rhythm.
P파: Present; precede each QRS complex.
PR간격: 0.18 sec.
QRS군: 0.18 sec.
리듬명: Sinus rhythm with sinoatrial (SA) exit block and bundle branch block.

29. 속도: 37 beats/min.
리듬: Regular.
P파: None; atrial fibrillation waves are present.
PR간격: None,
QRS군: About 0.24 sec.
리듬명: Atrial fibrillation (fine) with ventricular escape rhythm.

30. 속도: 60 beats/min.
리듬: Regular.
P파: Present; precede each QRS complex.
PR간격: 0.16 sec.
QRS군: 0.06 sec.
리듬명: Normal sinus rhythm.

31. 속도: 135 beats/min.
리듬: Regular.
P파: None.
PR간격: None.
QRS군: 0.26 sec.
리듬명: Ventricular tachycardia.

32. 속도: 163 beats/min.
리듬: Regular.
P파: None.
PR간격: None.
QRS군: 0.10 sec.
리듬명: Junctional tachycardia.

33. 속도: 41 beats/min.
리듬: Irregular.
P파: Present; precede the first, second, fourth, and fifth QRS complexes. The R-R interval between the second and fourth QRS complexes is four times the R-R interval of the underlying sinus rhythm.
PR간격: 0.14 sec.
QRS군: 0.12 sec.
리듬명: Sinus rhythm with SA exit block and an isolated junctional escape beat (third QRS complex).

34. 속도: 17 beats/min.
리듬: Undeterminable.
P파: None.
PR간격: None.
QRS군: 0.16 sec.
리듬명: Ventricular escape rhythm.

35. 속도: 70 beats/min.
리듬: Regular.
P파: Present; precede each QRS complex.
PR간격: 0.16 sec.
QRS군: 0.06 sec.
리듬명: Normal sinus rhythm.

36. 속도: 64 beats/min.
리듬: Irregular.
P파: Present; precede the first and second QRS complexes. Pacemaker spikes precede the rest of the QRS complexes.
PR간격: 0.26 sec.
QRS군: 0.08 sec (first and second QRS complexes); 0.12 sec (third, fourth, fifth, sixth, and seventh QRS complexes).
리듬명: Sinus rhythm with first-degree AV block followed by ventricular asystole and a ventricular demand pacemaker rhythm.

37. 속도: 72 beats/min.
리듬: Irregular.
P파: Present; precede each QRS complex.
PR간격: 0.16 sec.
QRS군: 0.08 sec.
리듬명: Sinus arrhythmia.

38. 속도: 75 beats/min.
리듬: Irregular.
P파: Present; all but the first and sixth P waves are followed by QRS complexes. AV conduction ratio is 5:4.
PR간격: 0.12 to 0.14 sec.
QRS군: 0.12 sec.
리듬명: Sinus rhythm with second-degree, type II AV block.

39. 속도: 101 beats/min.
리듬: Irregular.
P파: Present; precede each QRS complex. The shape and direction of the P waves vary from positive to negative.
PR간격: 0.12 to 0.18 sec.
QRS군: 0.06 sec.
리듬명: Wandering atrial pacemaker.

40. 속도: 37 beats/min.
리듬: Regular.
P파: Present; precede each QRS complex.
PR간격: 0.34 sec.
QRS군: 0.08 sec.
리듬명: Sinus bradycardia with first-degree AV block.

41. 속도: 42 beats/min.
리듬: Irregular.
P파: Present; precede each QRS complex. The fourth P wave is negative; the rest are positive.
PR간격: 0.18 to 0.20 sec.
QRS군: 0.16 sec.
리듬명: Sinus bradycardia with bundle branch block and an isolated premature atrial complex.

42. 속도: 66 beats/min.
리듬: Irregular.
P파: Present; all the P waves except the fourth and eighth P waves are followed by QRS complexes.
PR간격: 0.22 to 0.40 sec. The PR intervals progressively increase until a QRS complex fails to follow the P wave.
QRS군: 0.16 sec.
리듬명: Sinus rhythm with second-degree, type I AV block (Wenckebach) and bundle branch block.

43. 속도: 74 beats/min.
리듬: Regular.
P파: None.
PR간격: None.
QRS군: 0.12 sec.
리듬명: Pacemaker rhythm (ventricular pacemaker).

44. 속도: 88 beats/min.
리듬: Regular.
P파: Present; precede each QRS complex.
PR간격: 0.12 sec.
QRS군: 0.14 sec.
리듬명: Normal sinus rhythm with bundle branch block.

45. 속도: 61 beats/min.
리듬: Irregular.
P파: Present; precede all but the fourth QRS complex.
PR간격: 0.12 sec.
QRS군: 0.08 sec.
리듬명: Sinus rhythm with sinus arrest and a premature junctional complex.

46. 속도: 71 beats/min.
리듬: Slightly irregular.
P파: Present; precede each QRS complex.
PR간격: 0.18 sec.
QRS군: About 0.10 sec.
리듬명: Sinus arrhythmia.

47. 속도: 66 beats/min.
리듬: Irregular.
P파: Present; all but the fourth and eighth P waves are followed by QRS complexes.
PR간격: 0.22 to 0.40 sec. The PR intervals progressively increase until a QRS complex fails to follow the P wave.
QRS군: About 0.15 sec.
리듬명: Sinus rhythm with second-degree, type I AV block (Wenckebach) and bundle branch block.

48. 속도: 102 beats/min.
리듬: Irregular.
P파: None; fine atrial fibrillation waves are present.
PR간격: None.
QRS군: About 0.10 sec (first, fifth, seventh, eighth, ninth, and tenth QRS complexes); 0.12 to 0.16 sec (second, third, fourth, sixth, and tenth QRS complexes). The shape and direction of the second, third, and fourth QRS complexes differ from each other. The second QRS complex is similar to the sixth QRS complex; the fourth QRS complex is similar to the tenth QRS complex.
리듬명: Atrial fibrillation (fine) with third-degree AV block, accelerated junctional rhythm, multifocal (multiform) premature ventricular complexes (PVCs; group beats), and a short burst of ven-

tricular tachycardia. AV dissociation is present.

49. 속도: 63 beats/min.
리듬: Irregular.
P파: None; coarse atrial fibrillation waves are present.
PR간격: None.
QRS군: 0.13 sec.
리듬명: Atrial fibrillation (coarse) with bundle branch block.

50. 속도: 57 beats/min.
리듬: Irregular. The R-R interval between the fourth and fifth QRS complexes is less than twice the R-R interval of the underlying sinus rhythm.
P파: Present; precede all but the fifth QRS complex.
PR간격: 0.12 sec.
QRS군: About 0.12 sec.
리듬명: Sinus rhythm with sinus arrest and an isolated junctional escape beat.

51. 속도: 52 beats/min.
리듬: Regular.
P파: Present; precede each QRS complex.
PR간격: 0.20 sec.
QRS군: 0.08 sec.
리듬명: Normal sinus rhythm.

52. 속도: 183 beats/min.
리듬: Regular.
P파: None.
PR간격: None.
QRS군: 0.16 sec.
리듬명: Ventricular tachycardia.

53. 속도: 65 beats/min.
리듬: Irregular.
P파: Present; precede each QRS complex.
PR간격: 0.16 sec.
QRS군: 0.08 sec.
리듬명: Sinus arrhythmia.

54. 속도: 36 beats/min.
리듬: Regular.
P파: None.
PR간격: None.
QRS군: 0.12 sec.
리듬명: Junctional escape rhythm.

55. 속도: 40 beats/min.
리듬: Regular.
P파: None.
PR간격: None.
QRS군: 0.16 sec.
리듬명: Ventricular escape rhythm.

56. 속도: 59 beats/min.
리듬: Irregular.
P파: Present; the second, third, fifth, sixth, eighth, and tenth P waves are followed by QRS complexes. AV conduction ratios are 3:2 and 2:1.
PR간격: About 0.16 sec.
QRS군: About 0.16 sec.
리듬명: Sinus rhythm with second-degree, type II 3:2 AV block and 2:1 AV block and bundle branch block.

57. 속도: 58 beats/min.
리듬: Regular.
P파: Present; negative P waves follow each QRS complex.
PR간격: None.
QRS군: 0.16 sec.
리듬명: Junctional escape rhythm with bundle branch block.

58. 속도: 53 beats/min.
리듬: Irregular.
P파: Present; the first, second, fourth, fifth, and sixth P waves are followed by QRS complexes.
PR간격: 0.22 to 0.46 sec. The PR intervals progressively increase until a QRS complex fails to follow the P wave.
QRS군: 0.08 sec.
리듬명: Sinus rhythm with second-degree, type I AV block (Wenckebach).

59. 속도: 80 beats/min.
리듬: Irregular.
P파: Present; precede the first, second, third, sixth, eighth, and ninth QRS complexes. The third P wave is negative; the fifth wave is buried in the preceding T wave. Pacemaker spikes precede the third, fourth, fifth, and seventh QRS complexes.
PR간격: 0.12 to 0.18 sec.
QRS군: 0.07 sec (first, second, sixth, eighth, and ninth QRS complexes); 0.16 sec (fourth, fifth, and seventh QRS complexes). The third QRS complex is a fusion beat—a combination of the normally conducted QRS complex and the pacemaker induced ventricular QRS complex.
리듬명: Sinus rhythm with episodes of ventricular demand pacemaker rhythm.

60. 속도: 135 beats/min.
리듬: Regular.
P파: None.
PR간격: None.
QRS군: About 0.32 to 0.36 sec.
리듬명: Ventricular tachycardia.

61. 속도: 70 beats/min.
리듬: Regular.
P파: Present; precede each QRS complex.
PR간격: 0.16 sec.

QRS군: 0.06 sec.
리듬명: Normal sinus rhythm.

62. 속도: 52 beats/min.
리듬: Irregular.
P파: Present; the second, third, fifth, and sixth P waves are followed by QRS complexes. The AV conduction ratio is 3:2.
PR간격: 0.24 to 0.26 sec.
QRS군: 0.16 sec.
리듬명: Sinus rhythm with second-degree, type II AV block and bundle branch block.

63. 속도: 64 beats/min.
리듬: Irregular.
P파: Present; the first, second, fourth, fifth, and sixth P waves are followed by QRS complexes.
PR간격: 0.24 to 0.36 sec. The PR intervals progressively increase until a QRS complex fails to follow the P wave.
QRS군: 0.12 sec.
리듬명: Sinus rhythm with second-degree, type I AV block (Wenckebach).

64. 속도: 284 beats/min.
리듬: Regular.
P파: None.
PR간격: None.
QRS군: About 0.20 sec.
리듬명: Ventricular tachycardia.

65. 속도: 87 beats/min.
리듬: Irregular.
P파: Present; precede each QRS complex.
PR간격: 0.12 to 0.16 sec.
QRS군: 0.04 sec.
리듬명: Wandering atrial pacemaker.

66. 속도: 70 beats/min.
리듬: Regular.
P파: Present; precede each QRS complex.
PR간격: 0.16 sec.
QRS군: 0.07 sec.
리듬명: Normal sinus rhythm.

67. 속도: 37 beats/min.
리듬: Regular.
P파: Present; precede each QRS complex.
PR간격: 0.20 sec.
QRS군: 0.12 sec.
리듬명: Sinus bradycardia.

68. 속도: 30 beats/min (atrial Rate: 82 beats/min).
리듬: Regular.
P파: Present, but have no set relation to the QRS complexes.
PR간격: None.
QRS군: 0.14 sec.
리듬명: Third-degree AV block with wide QRS complexes.

69. 속도: 125 beats/min (average); 165 beats/min (first part); 79 beats/min (second part).
리듬: Irregular.
P파: Present; precede each QRS complex. In the first part, the P waves are superimposed on the preceding T waves.
PR간격: 0.16 sec.
QRS군: About 0.08 sec.
리듬명: Paroxysmal supraventricular tachycardia (PSVT) with reversion to normal sinus rhythm.

70. 속도: 120 beats minute (three beats).
리듬: Regular (three beats).
P파: None.
PR간격: None.
QRS군: 0.14 sec.
리듬명: Supraventricular tachycardia with wide QRS complexes or ventricular tachycardia followed by asystole.

71. 속도: 174 beats/min.
리듬: Regular.
P파: None.
PR간격: None.
QRS군: 0.12 sec.
리듬명: Supraventricular tachycardia.

72. 속도: 36 beats/min.
리듬: Regular.
P파: None.
PR간격: None.
QRS군: 0.18 sec.
리듬명: Junctional escape rhythm with bundle branch block or ventricular escape rhythm.

73. 속도: 263 beats/min.
리듬: Regular.
P파: None.
PR간격: None.
QRS군: About 0.20 sec.
리듬명: Ventricular tachycardia.

74. 속도: 69 beats/min.
리듬: Irregular.
P파: Present; the second, third, fourth, sixth, seventh, and eighth P waves are followed by QRS complexes. AV conduction ratio is 4:3.
PR간격: 0.16 sec.
QRS군: 0.20 sec.
리듬명: Sinus rhythm with second-degree, type II AV block and bundle branch block.

75. 속도: 72 beats/min.
리듬: Regular.
P파: P waves are present. A QRS complex follows every third P wave.
PR간격: 0.32 sec.

QRS군: 0.08 sec.
리듬명: Sinus rhythm with first-degree AVB block.

76. 속도: 104 beats/min.
리듬: Irregular.
P파: Present; precede the first, fifth, and sixth QRS complex.
PR간격: 0.18 sec.
QRS군: 0.12 sec (first, fifth, and sixth complexes); about 0.16 sec (second, third, and fourth QRS complex).
리듬명: Sinus rhythm with and unifocal (uniform) premature ventricular complexes occurring in a burst of three (ventricular tachycardia); R-on-T phenomenon.

77. 속도: 82 beats/min.
리듬: Regular.
P파: Present; precede each QRS complex.
PR간격: About 0.16 sec.
QRS군: 0.08 sec.
리듬명: Normal sinus rhythm.

78. 속도: 100 beats/min.
리듬: Irregular.
P파: Present; precede QRS complexes 1, 3, and 5.
PR간격: 0.12 sec.
QRS군: About 0.20 sec.
리듬명: Sinus rhythm with bundle branch block and premature junctional complexes.

79. 속도: 56 beats/min.
리듬: Regular.
P파: Present; precede each QRS complex.
PR간격: 0.36 to 0.42 sec. The PR intervals progressively increase.
QRS군: About 0.12 sec.
리듬명: Sinus rhythm with second-degree AV block (type undeterminable, probably type I AV block [Wenckebach]).

80. 속도: 181 beats/min.
리듬: Regular.
P파: None.
PR간격: None.
QRS군: About 0.18 sec.
리듬명: Supraventricular tachycardia with wide QRS complexes or ventricular tachycardia.

81. 속도: 40 beats/min.
리듬: Undeterminable.
P파: None.
PR간격: None.
QRS군: About 0.20 sec.
리듬명: Ventricular escape rhythm.

82. 속도: 94 beats/min.
리듬: Regular.
P파: Present; negative P waves precede each QRS complex.
PR간격: 0.08 sec.
QRS군: 0.10 sec.
리듬명: Accelerated junctional rhythm.

83. 속도: 94 beats/min.
리듬: Regular.
P파: Present; precede each QRS complex.
PR간격: 0.12 sec.
QRS군: 0.12 sec.
리듬명: Normal sinus rhythm.

84. 속도: 68 beats/min.
리듬: Irregular.
P파: Present; precede the first and third QRS complexes.
PR간격: About 0.08 sec.
QRS군: 0.08 sec (first and third QS complex); 0.18 sec (second and fourth QRS complex).
리듬명: Atrial rhythm with premature ventricular complexes (ventricular bigeminy).

85. 속도: 68 beats/min.
리듬: Irregular.
P파: Present; precede each QRS complex. The first and third P waves are positive; the second and fourth P waves are negative.
PR간격: 0.20 sec.
QRS군: 0.12 sec.
리듬명: Sinus rhythm with first-degree AV block, and premature atrial complexes (atrial bigeminy).

86. 속도: 34 beats/min (atrial Rate: 163 beats/min).
리듬: Undeterminable.
P파: Present, but the negative P waves have no set relation to the QRS complexes.
PR간격: None.
QRS군: 0.16 sec.
리듬명: Third-degree AV block with wide QRS complexes.

87. 속도: 75 beats/min.
리듬: Irregular.
P파: None; fine atrial fibrillation waves are present.
PR간격: None.
QRS군: 0.16 sec.
리듬명: Atrial fibrillation (fine).

88. 속도: 107 beats/min.
리듬: Irregular.
P파: Present; precede each QRS complex.
PR간격: 0.14 sec.
QRS군: 0.16 sec.
리듬명: Sinus tachycardia with first-degree AV block, bundle branch block, and an isolated premature junctional com-

plex (fourth QRS complex).

89. 속도: 230 beats/min.
리듬: Slightly irregular.
P파: None.
PR간격: None.
QRS군: 0.20 sec.
리듬명: Ventricular tachycardia.

90. 속도: 170 beats/min.
리듬: Irregular.
P파: None; fine atrial fibrillation waves are present.
PR간격: None.
QRS군: 0.08 sec.
리듬명: Atrial fibrillation (fine).

91. 속도: 80 beats/min.
리듬: Irregular.
P파: Present; precede the first and third QRS complexes.
PR간격: 0.14 sec.
QRS군: 0.12 sec.
리듬명: Sinus rhythm with bundle branch block and premature junctional complexes (bigeminy).

92. 속도: 115 beats/min.
리듬: Irregular.
P파: None; atrial flutter waves are present.
PR간격: None.
QRS군: 0.12 sec.
리듬명: Atrial flutter with variable conduction ratio.

93. 속도: Unmeasurable.
리듬: Irregular.
P파: None; coarse ventricular fibrillation waves are present.
PR간격: None.
QRS군: None.
리듬명: Ventricular fibrillation (coarse).

94. 속도: 46 beats/min.
리듬: Irregular.
P파: Present; the first, second, and fourth P waves are followed by QRS complexes.
PR간격: 0.20 to 0.32 sec. The PR intervals progressively increase until a QRS complex fails to follow the P wave.
QRS군: 0.10 sec.
리듬명: Sinus rhythm with second-degree, type I AV block (Wenckebach).

95. 속도: 82 beats/min.
리듬: Regular.
P파: None; atrial and ventricular pacemaker spikes are present.
PR간격: None.
QRS군: 0.16 sec.
리듬명: Pacemaker rhythm (AV sequential pacemaker).

96. 속도: 61 beats/min.
리듬: Irregular.
P파: Present; precede the first, second, and fourth QRS complexes.
PR간격: 0.22 sec.
QRS군: 0.11 sec.
리듬명: Normal sinus rhythm with first-degree AV block and isolated premature ventricular complex (third QRS complex).

97. 속도: 224 beats/min.
리듬: Regular.
P파: None.
PR간격: None.
QRS군: 0.06 sec.
리듬명: Supraventricular tachycardia.

98. 속도: 98 beats/min.
리듬: Irregular.
P파: Present; precede the first, second, third, and sixth QRS complexes.
PR간격: 0.16 sec.
QRS군: 0.16 to 0.18 sec.
리듬명: Normal sinus rhythm with bundle branch block and premature junctional complexes (group beats).

99. 속도: 136 beats/min.
리듬: Regular.
P파: Present; negative P waves follow each QRS complex.
PR간격: None.
QRS군: 0.06 sec.
리듬명: Junctional tachycardia.

100. 속도: 63 beats/min.
리듬: None.
P파: None; positive wide artifacts are present.
PR간격: None.
QRS군: None.
리듬명: Ventricular asystole with artifacts (chest compressions).

101. 속도: 184 beats/min.
리듬: Regular.
P파: None.
PR간격: None.
QRS군: 0.10 sec.
리듬명: Supraventricular tachycardia.

102. 속도: 102 beats/min.
리듬: Regular.
P파: Present; precede each QRS complex.
PR간격: 0.16 sec.
QRS군: 0.06 sec.
리듬명: Sinus tachycardia. Abnormally tall T waves characteristic of hyperkalemia are present.

103. 속도: 68 beats/min.
리듬: Regular.
P파: None.

PR간격: None.
QRS군: About 0.22 sec.
리듬명: Accelerated idioventricular rhythm.

104. 속도: 164 beats/min.
리듬: Regular.
P파: Present; precede each QRS complex.
PR간격: 0.12 sec.
QRS군: 0.08 sec.
리듬명: Atrial tachycardia.

105. 속도: 123 beats/min.
리듬: Regular.
P파: Present; precede each QRS complex.
PR간격: 0.12 sec.
QRS군: 0.16 sec.
리듬명: Sinus tachycardia with bundle branch block.

106. 속도: 76 beats/min.
리듬: Irregular.
P파: Present; precede the second and fourth QRS complex. The fifth QRS complex is superimposed on a P wave.
PR간격: 0.16 sec.
QRS군: 0.08 sec (third and fifth QRS complexes); 0.12 sec (first, second, and fourth QRS complexes).
리듬명: Normal sinus rhythm with bundle branch block and premature junctional complexes.

107. 속도: 61 beats/min.
리듬: Irregular.
P파: Present; precede the first, second, and fourth QRS complexes.
PR간격: 0.24 sec.
QRS군: 0.10 sec.
리듬명: Sinus rhythm with first-degree AV block and an isolated premature junctional complex.

108. 속도: 41 beats/min.
리듬: Regular.
P파: Present; precede each QRS complex.
PR간격: About 0.14 sec.
QRS군: 0.08 sec.
리듬명: Sinus bradycardia.

109. 속도: 69 beats/min.
리듬: Regular.
P파: Present; precede each QRS complex.
PR간격: About 0.24 sec.
QRS군: 0.16 sec.
리듬명: Sinus rhythm with first-degree AV block and bundle branch block.

110. 속도: 48 beats/min (atrial Rate: 125 beats/min).
리듬: Regular.
P파: Present, but have no set relation to the QRS complexes.
PR간격: None.
QRS군: 0.10 sec.
리듬명: Third-degree AV block.

111. 속도: 41 beats/min.
리듬: Irregular.
P파: Present; the first, fourth, and sixth P waves are followed by QRS complexes. AV conduction ratios are 2:1 and 3:1.
PR간격: 0.20 sec.
QRS군: 0.12 sec.
리듬명: Sinus rhythm with second-degree, 2:1 and advanced AV block.

112. 속도: 92 beats/min.
리듬: Regular.
P파: Present; precede each QRS complex.
PR간격: 0.14 sec.
QRS군: About 0.08 sec.
리듬명: Normal sinus rhythm.

113. 속도: 161 beats/min.
리듬: Regular.
P파: None.
PR간격: None.
QRS군: 0.08 sec.
리듬명: Supraventricular tachycardia.

114. 속도: 320 beats/min.
리듬: Slightly irregular.
P파: None.
PR간격: None.
QRS군: 0.14 to 0.20 sec.
리듬명: Torsades de pointes.

115. 속도: 50 beats/min.
리듬: Regular.
P파: Present; precede each QRS complex.
PR간격: 0.16 sec.
QRS군: 0.08 sec.
리듬명: Junctional escape rhythm.

116. 속도: 60 beats/min.
리듬: Irregular.
P파: None; fine atrial fibrillation waves are present.
PR간격: None.
QRS군: 0.08 sec.
리듬명: Atrial fibrillation (fine).

117. 속도: 97 beats/min.
리듬: Regular.
P파: Present; precede each QRS complex.
PR간격: 0.16 sec.
QRS군: 0.20 sec.
리듬명: Normal sinus rhythm with bundle branch block.

118. 속도: Unmeasurable.
리듬: Irregular.
P파: None; coarse ventricular fibrillation waves present.
PR간격: None.
QRS군: None.

리듬명: Ventricular fibrillation (coarse).

119. 속도: 48 beats/min.
리듬: Regular.
P파: Present; follow each QRS complex.
PR간격: None.
QRS군: About 0.16 sec.
리듬명: Junctional escape rhythm with bundle branch block or accelerated idioventricular rhythm.

120. 속도: 73 beats/min.
리듬: Irregular.
P파: Present; precede the first, second, and fourth QRS complexes.
PR간격: 0.18 sec.
QRS군: 0.08 sec (first, second, and fourth QRS complexes); 0.16 sec (third QRS complex).
리듬명: Normal sinus rhythm with an isolated premature ventricular complex (interpolated).

121. 속도: 62 beats/min.
리듬: Regular.
P파: Present; precede each QRS complex.
PR간격: 0.20 sec.
QRS군: About 0.08 sec.
리듬명: Normal sinus rhythm.

122. 속도: 78 beats/min.
리듬: Irregular.
P파: None; fine atrial fibrillation waves are present.
PR간격: None.
QRS군: 0.08 sec.
리듬명: Atrial fibrillation (fine).

123. 속도: 87 beats/min.
리듬: Irregular.
P파: Present; precede the first and fourth QRS complexes.
PR간격: 0.16 sec.
QRS군: 0.10 sec (first and fourth QRS complexes); about 0.16 to 0.18 sec (second, third, and fifth QRS complexes).
리듬명: Normal sinus rhythm with uniform premature ventricular complexes (group beats).

124. 속도: 80 beats/min.
리듬: Regular.
P파: None; ventricular pacemaker spikes are present.
PR간격: None.
QRS군: 0.16 sec.
리듬명: Pacemaker rhythm (ventricular pacemaker).

125. 속도: 31 beats/min (atrial Rate: 97 beats/min).
리듬: Undeterminable.
P파: Present, but have no set relation to the QRS complexes.
PR간격: None.
QRS군: 0.12 to 0.14 sec.
리듬명: Third-degree AV block with wide QRS complexes.

126. 속도: 57 beats/min.
리듬: Regular.
P파: None.
PR간격: None.
QRS군: About 0.16 sec.
리듬명: Junctional escape rhythm with bundle branch block.

127. 속도: 47 beats/min.
리듬: Regular.
P파: Present; precede each QRS complex.
PR간격: 0.48 sec.
QRS군: 0.08 sec.
리듬명: Sinus bradycardia with first-degree AV block.

128. 속도: 149 beats/min.
리듬: Regular.
P파: Present; precede each QRS complex.
PR간격: Unmeasurable.
QRS군: 0.08 sec.
리듬명: Atrial tachycardia.

129. 속도: 160 beats/min.
리듬: Irregular.
P파: Undeterminable.
PR간격: Undeterminable.
QRS군: 0.12 sec (first QRS complex); ≥ 0.16 sec (rest of the QRS complexes).
리듬명: A wide QRS complex followed by ventricular tachycardia.

130. 속도: 160 beats/min.
리듬: Regular.
P파: None.
PR간격: None.
QRS군: 0.16 sec.
리듬명: Supraventricular tachycardia.

131. 속도: 150 beats/min.
리듬: Regular.
P파: Present; follow each QRS complex.
PR간격: None.
QRS군: 0.10 sec.
리듬명: Junctional tachycardia.

132. 속도: Ventricular rate 31 beats/min; atrial rate 100 beats/min
리듬: Undeterminable.
P파: Present, but have no set relation to the QRS complexes.
PR간격: None.
QRS군: About 0.15 sec.
리듬명: Third-degree AV block with wide QRS complexes.

133. 속도: 31 beats/min.
리듬: Undeterminable.

P파: Present; precede each QRS complex.
PR간격: 0.14 sec.
QRS군: 0.08 sec.
리듬명: Sinus bradycardia.

134. 속도: 59 beats/min.
리듬: Regular.
P파: None; atrial flutter waves are present.
PR간격: None.
QRS군: 0.16 sec.
리듬명: Atrial flutter with bundle branch block.

135. 속도: 178 beats/min.
리듬: Regular.
P파: None.
PR간격: None.
QRS군: 0.08 sec.
리듬명: Supraventricular tachycardia.

136. 속도: 91 beats/min.
리듬: Regular.
P파: Present; precede each QRS complex.
PR간격: 0.28 sec.
QRS군: 0.12 sec.
리듬명: Sinus rhythm with first-degree AV block and bundle branch block.

137. 속도: 47 beats/min.
리듬: Regular.
P파: Present; the first, third, and fifth P waves are followed by QRS complexes.
PR간격: 0.28 sec.
QRS군: 0.12 sec.
리듬명: Sinus rhythm with second-degree, 2:1 AV block and bundle branch block.

138. 속도: 78 beats/min.
리듬: Irregular.
P파: Present; precede each QRS complex. The second and fourth P waves are abnormal, each in a different way.
PR간격: About 0.22 sec (first and third PR intervals); about 0.16 second (second and fourth PR intervals).
QRS군: About 0.10 sec.
리듬명: Sinus rhythm with multifocal premature atrial complexes.

139. 속도: 64 beats/min.
리듬: Regular.
P파: None.
PR간격: None.
QRS군: About 0.10 sec.
리듬명: Accelerated junctional rhythm.

140. 속도: 222 beats/min.
리듬: Regular.
P파: None.
PR간격: None.
QRS군: 0.12 sec.
리듬명: Supraventricular tachycardia with wide QRS complexes or ventricular tachycardia.

141. 속도: None (pacemaker spikes: 63 beats/min).
리듬: Regular.
P파: None; pacemaker spikes are present.
PR간격: None.
QRS군: None.
리듬명: Asystole with pacemaker spikes without capture.

142. 속도: 99 beats/min.
리듬: Irregular.
P파: Present; precede the first, second, and fifth QRS complexes.
PR간격: 0.28 sec.
QRS군: 0.10 sec (first, second, and fifth QRS complexes); 0.12 to 0.16 second (third and fourth QRS complexes).
리듬명: Sinus rhythm with first-degree AV block and multifocal premature ventricular complexes (group beats).

143. 속도: 61 beats/min.
리듬: Regular.
P파: Present: precede each QRS complex. P waves are abnormally tall (P pulmonale).
PR간격: 0.26 sec.
QRS군: 0.10 sec.
리듬명: Sinus rhythm with first-degree AV block.

144. 속도: 114 beats/min.
리듬: Regular.
P파: Present; precede each QRS complex.
PR간격: 0.16 sec.
QRS군: 0.08 sec.
리듬명: Sinus tachycardia.

145. 속도: 100 beats/min.
리듬: Regular.
P파: Present; retrograde P waves follow each QRS complex.
PR간격: None.
QRS군: 0.10 sec.
리듬명: Junctional tachycardia.

146. 속도: Unmeasurable.
리듬: Irregular.
P파: None; coarse ventricular fibrillation waves are present.
PR간격: None.
QRS군: None.
리듬명: Ventricular fibrillation (coarse).

147. 속도: 21 beats/min.
리듬: Undeterminable.
P파: None.
PR간격: None.
QRS군: 0.20 sec.
리듬명: Ventricular escape rhythm.

148. 속도: 68 beats/min.
리듬: Irregular.
P파: None; fine atrial fibrillation waves are present.
PR간격: None.
QRS군: 0.10 sec.
리듬명: Atrial fibrillation (fine).

149. 속도: 65 beats/min (atrial Rate: 113 beats/min).
리듬: Regular.
P파: Present, but have no set relation to the QRS complexes.
PR간격: None.
QRS군: Undeterminable.
리듬명: Third-degree AV block.

150. 속도: 88 beats/min.
리듬: Irregular.
P파: Present; precede each QRS complex. Third wave negative.
PR간격: About 0.14 sec.
QRS군: About 0.08 sec.
리듬명: Normal sinus rhythm with an isolated premature junctional complex.

151. 속도: 55 beats/min.
리듬: Regular.
P파: Present; abnormally wide, positive P waves precede each QRS complex.
PR간격: About 0.40 sec.
QRS군: About 0.10 sec.
리듬명: Sinus rhythm with first-degree AV block. Possible 2:1 AV block.

152. 속도: 148 beats/min.
리듬: Regular.
P파: Present; precede each QRS complex.
PR간격: Undeterminable; P waves are buried in the preceding QRS complexes.
QRS군: 0.10 sec.
리듬명: Sinus tachycardia.

153. 속도: 118 beats/min.
리듬: Irregular.
P파: None; fine atrial fibrillation waves are present.
PR간격: None.
QRS군: 0.08 sec.
리듬명: Atrial fibrillation (fine).

154. 속도: 36 beats/min.
리듬: Undeterminable.
P파: None.
PR간격: None.
QRS군: About 0.16 sec.
리듬명: Ventricular escape rhythm.

155. 속도: 50 beats/min.
리듬: Regular.
P파: None; atrial flutter waves are present.
PR간격: None.
QRS군: 0.16 sec.
리듬명: Atrial flutter with bundle branch block.

156. 속도: 163 beats/min.
리듬: Regular.
P파: None.
PR간격: None.
QRS군: 0.16 sec.
리듬명: Ventricular tachycardia.

157. 속도: 63 beats/min.
리듬: Regular.
P파: Present; negative P waves follow each QRS complex.
PR간격: None.
QRS군: About 0.08 sec.
리듬명: Accelerated junctional rhythm.

158. 속도: 103 beats/min.
리듬: Regular.
P파: Present:PwavesprecedeeachQRScomplex. The P waves are abnormally tall (P pulmonale).
PR간격: 0.19 sec.
QRS군: About 0.15 sec.
리듬명: Sinus tachycardia with bundle branch block.

159. 속도: 312 beats/min.
리듬: Slightly irregular.
P파: None.
PR간격: None.
QRS군: 0.12 to 0.14 sec.
리듬명: Ventricular tachycardia (multiform).

160. 속도: 101 beats/min.
리듬: Regular.
P파: None.
PR간격: None.
QRS군: 0.14 sec.
리듬명: Junctional tachycardia with wide QRS complexes or ventricular tachycardia.

161. 속도: 92 beats/min.
리듬: Irregular.
P파: Present; precede the first, second fourth, and fifth QRS complexes.
PR간격: 0.14 sec.
QRS군: 0.16 sec.
리듬명: Normal sinus rhythm with bundle branch block and an isolated premature ventricular complex (interpolated).

162. 속도: 70 beats/min.
리듬: Regular.
P파: Present; precede each QRS complex.
PR간격: About 0.12 sec.
QRS군: 0.12 sec.
리듬명: Normal sinus rhythm.

163. 속도: 72 beats/min.
리듬: Regular.

P파: None.
PR간격: None.
QRS군: 0.12 to 0.16 sec.
리듬명: Accelerated idioventricular rhythm.

164. 속도: Unmeasurable.
리듬: Irregular.
P파: None; fine ventricular waves are present.
PR간격: None.
QRS군: None.
리듬명: Ventricular fibrillation (fine).

165. 속도: 57 beats/min.
리듬: Regular.
P파: Present; precede each QRS complex.
PR간격: 0.24 sec.
QRS군: About 0.10 sec.
리듬명: Sinus bradycardia with first-degree AV block.

166. 속도: 43 beats/min.
리듬: Regular.
P파: Present; positive P waves precede each QRS complex.
PR간격: 0.10 sec.
QRS군: About 0.10 sec.
리듬명: Sinus bradycardia with atrio-His preexcitation.

167. 속도: 57 beats/min.
리듬: Regular.
P파: None.
PR간격: None.
QRS군: About 0.16 sec.
리듬명: Accelerated idioventricular rhythm.

168. 속도: None.
리듬: None.
P파: None.
PR간격: None.
QRS군: None.
리듬명: Asystole.

169. 속도: 43 beats/min.
리듬: Regular.
P파: Present; negative P waves follow each QRS complex.
PR간격: None.
QRS군: About 0.10 sec.
리듬명: Junctional escape rhythm.

170. 속도: Unmeasurable.
리듬: Irregular.
P파: None; coarse ventricular fibrillation waves are present.
PR간격: None.
QRS군: None.
리듬명: Ventricular fibrillation (coarse).

171. 속도: 25 beats/min.
리듬: Undeterminable.
P파: None.
PR간격: None.
QRS군: 0.16 sec.
리듬명: Junctional escape rhythm with wide QRS complexes.

172. 속도: 213 beats/min.
리듬: Regular.
P파: None.
PR간격: None.
QRS군: 0.12 sec.
리듬명: Supraventricular tachycardia with wide QRS complexes or ventricular tachycardia.

173. 속도: 70 beats/min.
리듬: Irregular.
P파: None; fine atrial fibrillation waves are present.
PR간격: None.
QRS군: 0.10 sec.
리듬명: Atrial fibrillation (fine).

174. 속도: 89 beats/min.
리듬: Regular.
P파: Present; precede each QRS complex.
PR간격: About 0.18 sec.
QRS군: 0.12 sec.
리듬명: Normal sinus rhythm with bundle branch block.

175. 속도: 165 beats/min.
리듬: Regular.
P파: None.
PR간격: None.
QRS군: 0.10 sec.
리듬명: Supraventricular tachycardia.

176. 속도: 48 beats/min.
리듬: Regular.
P파: Present; appear to precede each QRS complex.
PR간격: 0.08 sec.
QRS군: 0.08 sec.
리듬명: Sinus bradycardia with atrio-His preexcitation.

177. 속도: 79 beats/min.
리듬: Irregular.
P파: Present; positive P waves precede the first, second, fourth, and fifth QRS complexes. A negative P wave precedes the third QRS complex.
PR간격: 0.12 sec (first, second, fourth, and fifth QRS complexes); 0.09 sec (third QRS complex).
QRS군: 0.10 sec.
리듬명: Normal sinus rhythm with an isolated premature junctional complex.

178. 속도: 33 beats/min (atrial Rate: 39 beats/min).
리듬: Undeterminable.

P파: Present; the first and fifth P waves are followed by QRS complexes. AV conduction ratio is 4:1.
PR간격: Variable.
QRS군: 0.14 sec.
리듬명: Third-degree heart block.

179. 속도: 59 beats/min.
리듬: Irregular.
P파: Present; the first, third, and fourth P waves are followed by QRS complexes.
PR간격: 0.20 to 0.28 sec.
QRS군: About 0.05 sec.
리듬명: Sinus rhythm with second-degree AV block (probably Type I [Wenckebach]).

180. 속도: 96 beats/min.
리듬: Irregular. An incomplete compensatory pause follows the fourth QRS complex.
P파: Present; precede the second, third, fifth, and sixth QRS complexes.
PR간격: 0.18 sec.
QRS군: 0.10 sec.
리듬명: Normal sinus rhythm with an isolated premature junctional complex.

181. 속도: 60 beats/min.
리듬: Regular.
P파: Present; precede each QRS complex.
PR간격: 0.15 sec.
QRS군: 0.07 sec.
리듬명: Normal sinus rhythm.

182. 속도: Unmeasurable.
리듬: Irregular.
P파: None.
PR간격: None.
QRS군: None.
리듬명: Asystole

183. 속도: 98 beats/min.
리듬: Regular.
P파: Present; precede each QRS complex.
PR간격: About 0.20 sec.
QRS군: About 0.16 sec.
리듬명: Normal sinus rhythm with bundle branch block.

184. 속도: 64 beats/min.
리듬: Regular.
P파: None.
PR간격: None.
QRS군: About 0.16 sec.
리듬명: Accelerated idioventricular rhythm.

185. 속도: 35 beats/min (atrial Rate: 167 beats/min).
리듬: Undeterminable.
P파: Present, but have no set relation to the QRS complexes.
PR간격: None.
QRS군: 0.12 sec.
리듬명: Third-degree AV block with wide QRS complexes.

186. 속도: 79 beats/min.
리듬: Regular.
P파: Present; precede each QRS complex.
PR간격: 0.15 sec.
QRS군: 0.08 sec.
리듬명: Normal sinus rhythm.

187. 속도: 87 beats/min.
리듬: Irregular.
P파: None; atrial flutter waves are present. The AV conduction ratios vary.
PR간격: None.
QRS군: 0.12 sec.
리듬명: Atrial flutter.

188. 속도: 181 beats/min.
리듬: Regular.
P파: None.
PR간격: None.
QRS군: About 0.22 sec.
리듬명: Supraventricular tachycardia with wide QRS complexes or ventricular tachycardia.

189. 속도: 103 beats/min.
리듬: Regular.
P파: None; atrial flutter waves are present.
PR간격: None.
QRS군: 0.06 sec.
리듬명: Atrial flutter.

190. 속도: 161 beats/min.
리듬: Regular.
P파: Present; precede each QRS complex.
PR간격: 0.12 sec.
QRS군: 0.08 sec.
리듬명: Sinus tachycardia.

191. 속도: 130 beats/min.
리듬: Regular.
P파: None.
PR간격: None.
QRS군: About 0.10 sec.
리듬명: Supraventricular tachycardia.

192. 속도: Ventricular Rate: none (atrial Rate: 70 beats/min).
리듬: Regular.
P파: Present.
PR간격: None.
QRS군: None.
리듬명: Asystole (ventricular standstill).

193. 속도: 31 beats/min (atrial rate 106 beats/min).
리듬: Undeterminable.
P파: Present, but have no set relation to the QRS complexes.
PR간격: None.
QRS군: About 0.16 sec.

리듬명: Third-degree AV block with wide QRS complexes.

194. 속도: 36 beats/min.
리듬: Undeterminable.
P파: None.
PR간격: None.
QRS군: 0.16 sec.
리듬명: Ventricular escape rhythm.

195. 속도: 59 beats/min.
리듬: Regular.
P파: Absent.
PR간격: 0.05 to 0.06 sec.
QRS군: About 0.16 sec.
리듬명: Junctional escape rhythm with bundle branch block.

196. 속도: 71 beats/min.
리듬: Irregular. A complete compensatory pause follows the third QRS complex.
P파: Present; precede each QRS complex.
PR간격: 0.16 sec.
QRS군: 0.08 sec.
리듬명: Normal sinus rhythm with an isolated premature atrial complex.

197. 속도: 122 beats/min.
리듬: Regular.
P파: None.
PR간격: None.
QRS군: 0.12 sec.
리듬명: Junctional tachycardia

198. 속도: None.
리듬: None.
P파: None.
PR간격: None.
QRS군: 0.16 sec.
리듬명: A single wide QRS complex, probably ventricular in origin, followed by asystole.

199. 속도: 169 beats/min.
리듬: Irregular.
P파: None; atrial flutter waves are present. The AV conduction ratios vary.
PR간격: None.
QRS군: 0.08 sec.
리듬명: Atrial flutter with rapid ventricular response.

200. 속도: 128 beats/min.
리듬: Regular.
P파: Present; precede each QRS complex. The P waves are abnormally tall (P pulmonale).
PR간격: 0.24 sec.
QRS군: About 0.12 sec.
리듬명: Sinus tachycardia with first-degree AV block and bundle branch block.

201. 속도: 63 beats/min.
리듬: Regular.
P파: None.
PR간격: None.
QRS군: About 0.16 sec.
리듬명: Accelerated junctional rhythm with wide QRS complexes or accelerated idioventricular rhythm.

202. 속도: 60 beats/min.
리듬: Regular.
P파: Present; precede each QRS complex.
PR간격: 0.16 sec.
QRS군: 0.07 sec.
리듬명: Normal sinus rhythm.

203. 속도: Unmeasurable.
리듬: None.
P파: None.
PR간격: None.
QRS군: None.
리듬명: Asystole.

204. 속도: 238 beats/min.
리듬: Regular.
P파: None.
PR간격: None.
QRS군: About 0.10 sec.
리듬명: Supraventricular tachycardia.

205. 속도: 165 beats/min.
리듬: Regular.
P파: None.
PR간격: None.
QRS군: About 0.24 sec.
리듬명: Ventricular tachycardia.

206. 속도: 72 beats/min.
리듬: Regular.
P파: None; atrial flutter waves are present.
PR간격: None.
QRS군: 0.08 sec.
리듬명: Atrial flutter.

207. 속도: 33 beats/min.
리듬: Undeterminable.
P파: None.
PR간격: None.
QRS군: Unmeasurable; greater than 0.12 sec.
리듬명: Ventricular escape rhythm.

208. 속도: 126 beats/min.
리듬: Regular.
P파: None.
PR간격: None.
QRS군: 0.11 sec.
리듬명: Sinus tachycardia with first-degree AV block.

209. 속도: 81 beats/min.
리듬: Irregular.
P파: Present; precede each QRS complex. The shape and direction of the fourth P wave differs from the others.

PR간격: 0.13 sec (first, second, third, and fifth PR intervals); 0.18 sec (fourth PR interval).
QRS군: 0.10 sec (first, second, third, and fifth QRS complex).
리듬명: Normal sinus rhythm with an isolated premature atrial complex.

210. 속도: 31 beats/min (atrial Rate: 83 beats/min).
리듬: Undeterminable.
P파: Present, but have no set relation to the QRS complexes.
PR간격: None.
QRS군: About 0.14 sec.
리듬명: Third-degree AV block with wide QRS complexes.

211. 속도: 180 beats/min.
리듬: Regular.
P파: Present; precede each QRS complex.
PR간격: 0.08 sec.
QRS군: 0.12 sec.
리듬명: Atrial tachycardia with atrio-His preexcitation and bundle branch block.

212. 속도: 45 beats/min (atrial rate 111 beats/min).
리듬: Regular.
P파: Present, but have no set relation to the QRS complexes.
PR간격: None.
QRS군: 0.12 sec.
리듬명: Third-degree AV block.

213. 속도: 52 beats/min.
리듬: Regular.
P파: Present; the first, third, and fifth P waves are followed by QRS complexes. The AV conduction ratio is 2:1.
PR간격: 0.20 sec.
QRS군: 0.14 sec.
리듬명: Sinus rhythm with second-degree, 2:1 AV block and bundle branch block.

214. 속도: 44 beats/min.
리듬: Irregular.
P파: None; atrial flutter waves are present. The AV conduction ratios vary.
PR간격: None.
QRS군: About 0.14 sec.
리듬명: Atrial flutter with wide QRS complexes.

215. 속도: 71 beats/min.
리듬: Regular.
P파: Present; precede each QRS complex.
PR간격: 0.26 sec.
QRS군: 0.10 sec.
리듬명: Sinus rhythm with first-degree AV block.

216. 속도: 103 beats/min.
리듬: Regular.
P파: Present; precede each QRS complex.
PR간격: 0.12 sec.
QRS군: 0.14 sec.
리듬명: Sinus tachycardia with bundle branch block.

217. 속도: 104 beats/min.
리듬: Regular.
P파: None.
PR간격: None.
QRS군: 0.14 sec.
리듬명: Junctional tachycardia with wide QRS complexes.

218. 속도: 109 beats/min.
리듬: Irregular.
P파: Present; precede the first, second, third, fourth, and fifth QRS complexes.
PR간격: 0.14 sec.
QRS군: 0.09 sec (first, second, third, fourth, and fifth QRS complexes); 0.11 sec (sixth QRS complex).
리듬명: Normal sinus rhythm with premature ventricular complexes and a fusion beat (third QRS complex).

219. 속도: None.
리듬: None.
P파: None.
PR간격: None.
QRS군: None.
리듬명: Asystole.

220. 속도: 81 beats/min.
리듬: Regular.
P파: None.
PR간격: None.
QRS군: 0.10 sec.
리듬명: Accelerated junctional rhythm with possible Osborn waves.

221. 속도: 109 beats/min.
리듬: Irregular.
P파: Present; precede the first, second, fourth, and fifth QRS complexes.
PR간격: About 0.14 sec.
QRS군: 0.09 sec (first, second, fourth, and fifth QRS complexes); 0.11 sec (third and sixth QRS complexes).
리듬명: Normal sinus rhythm with unifocal (uniform) premature ventricular complexes (trigeminy).

222. 속도: 37 beats/min.
리듬: Undeterminable.
P파: Present; the second and fifth P waves are followed by QRS complexes. The

third and sixth P waves are buried in the preceding T waves. The AV conduction ratio is 3:1.

PR간격: 0.16 sec.
QRS군: 0.14 sec.
리듬명: Sinus rhythm with second-degree, advanced AV block and bundle branch block.

223. 속도: 128 beats/min.
리듬: Irregular.
P파: None; final atrial fibrillation waves are present.
PR간격: None.
QRS군: 0.12 to 0.16 sec.
리듬명: Atrial fibrillation (fine) with bundle branch block.

224. 속도: 108 beats/min.
리듬: Regular.
P파: None.
PR간격: None.
QRS군: 0.16 sec.
리듬명: Supraventricular tachycardia.

II. 각차단

Bundle Branch and Fascicular Blocks

225. Left bundle branch block.
226. Left posterior fascicular block.
227. Right bundle branch block.
228. Right bundle branch block with an intact interventricular septum.
229. Left anterior fascicular block.

III. 심근경색

Myocardial Infarctions

230. Anterolateral myocardial infarction.
231. Septal myocardial infarction.
232. Extensive anterior myocardial infarction.
233. Anterior myocardial infarction.
234. Lateral myocardial infarction.
235. Inferior myocardial infarction.
236. Anteroseptal myocardial infarction.
237. Posterior myocardial infarction.
238. Right ventricular myocardial infarction.

IV. 축의 결정

QRS Axes

239. QRS axis: +150°.
240. QRS axis: −30° to −90°.
241. QRS axis: +90°.
242. QRS axis: +90° to +150°.
243. QRS axis: 0° to +30°.
244. QRS axis: 0° to −30°.

V. 약물과 전해질에 의한 심전도 변화

ECG Changes: Drug and Electrolyte

245. Hypercalcemia.
246. Procainamide/quinidine toxicity.
247. Hyperkalemia.
248. Digitalis effect.
249. Hypocalcemia.
250. Hypokalemia.

VI. 다양한 심전도 변화

ECG Changes: Miscellaneous

251. Left ventricular hypertrophy.
252. Chronic obstructive pulmonary disease (COPD).
253. Right ventricular hypertrophy/cor pulmonale.
254. Pericarditis.
255. Acute pulmonary embolism.
256. Early repolarization.
257. Hypothermia.
258. Ventricular preexcitation.
259. Atrio-His preexcitation.
260. Nodoventricular/fasciculoventricular preexcitation.

Ⅶ. 시나리오

Scenarios

시나리오 1

261. (A) The rhythm is regular with P waves preceding each QRS complex. All P waves are identical. The rate is between 60 and 100 and therefore is a **normal sinus rhythm**.

262. (B) The T waves in the precordial leads are **tall and peaked**. Although the ST segment appears to be slightly elevated in V_2 and V_3, the ST segment is "upsloping," which is not characteristic of ischemia. The QT interval is normal at 352 ms.

263. (B) Peaked T waves are caused by **hyperkalemia**. Coronary artery occlusion results in ST elevation. Hypocalcemia causes QT interval prolongation. Hypothermia is manifested by prolonged PR and QT intervals, QRS complexes, and the presence of Osborn waves.

시나리오 2

264. (C) Although it is true that atrial tachycardia and atrial flutter with 1:1 conduction are supraventricular tachycardias, this patient reports a sudden onset of the dysrhythmia, which places it in the special category of **paroxysmal supraventricular tachycardia**. There are no P waves; therefore sinus tachycardia is unlikely.

265. (A) A wide QRS complex tachycardia may be either supraventricular tachycardia with aberrant conduction or ventricular tachycardia. If the patient is stable, a **12-lead ECG** may be used to determine the axis of the QRS and assist in the differentiation. Performing vagal maneuvers will not assist in the differentiation. Administration of adenosine to ventricular tachycardia is contraindicated and can result in asystole. Amiodarone will treat either dysrhythmia, but will not aid in differentiating the two.

266. (D) The electrophysiologic mechanism responsible for PSVT is a **reentry mechanism involving the AV node alone, or the AV node in conjunction with an accessory conduction pathway**.

시나리오 3

267. (D) **Third atrioventricular heart block** is characterized by total dissociation between the P waves and the QRS complexes. Examination of the rhythm strip, marking the P waves and attempting to correlate them with any QRS complex, makes it clear that no association exists. The wide QRS complex and rate are consistent with a ventricular escape rhythm or junctional escape rhythm with aberrant conduction.

268. (A) It is more probable that the **AV node** pacemaker has assumed the escape rhythm with aberrant conduction because ventricular escape rhythms are more often slower than 40.

269. (D) Although the patient's blood pressure is slightly low, she is awake and conscious. Therefore she is tolerating the relative bradycardia well. Initial care would include **laying her down, administering oxygen, and obtaining vascular access**. It would be prudent to apply a transcutaneous pacemaker on the patient so as to be prepared in the event her rate slowed. If she continues to tolerate this rate, she can await a cardiology consultation for pacemaker placement. In the event she were to deteriorate, sedation and transcutaneous pacing would be appropriate.

시나리오 4

270. (A) The rhythm is totally irregular, there are no discernable P waves, and the baseline in the R-R interval appears to contain f waves and F waves. The QRS complex rate is 128, which is fast. This meets the criteria of **atrial fib/flutter with rapid ventricular response**.

271. (D) The R-R intervals vary across the strip without pattern. This is called **grossly or irregularly irregular**.

272. (B) The patient admits to taking cold medication containing decongestants. These agents contain antihistamine and other adrenergic-stimulating chemicals. This, combined with fatigue and mild dehydration, results in **increased adrenergic stimulation of the atria**, which can precipitate atrial fibrillation.

시나리오 5

273. (C) There are no P waves. The QRS complex is wide and bizarre at a rate of 40. This is consistent with a **ventricular escape rhythm**, which is common following defibrillation. Pulseless electrical activity (PEA) is not a rhythm but is instead a condition.

274. (C) Because there is no pulse, cardiopulmonary resuscitation (CPR) must be continued. The goal now is to encourage the rate to increase and produce a sustainable pulse. This is accomplished by **administering 40 units of vasopressin**, which is a potent vasoconstrictor. Vasopressin will additionally stimulate the heart's pacemakers to fire. It is too early to consider termination of resuscitation. Only VF/VT are susceptible to defibrillation. The administration of too many agents this early in the

resuscitation is not warranted, and until the heart's pacemaker is above the AV node, the administration of amiodarone or lidocaine could extinguish the ventricular escape rhythm, resulting in asystole.

275. (D) When the heart is defibrillated, the entire myocardium is **depolarized** simultaneously. This results in asystole and the **termination of VF/VT**. At this point, if quality CPR has been performed and the heart is perfused, the goal is for one of the pacemaker sites to "awaken" and begin an organized rhythm, which produces a pulse.

시나리오 6

276. (C) The most notable finding on this 12-lead ECG is the marked ST elevation in leads II, III, and aVF, which is consistent with an acute inferior wall myocardial wall infarction. However, looking at the lateral precordial leads V_5 and V_6 reveals ST segment elevation as well. Examination of V_1 to V_3 reveals marked ST segment depression. Together this indicates a myocardial infarction involving the inferior, lateral, and posterior walls of the left ventricle.

277. (A) The majority of inferior wall myocardial infarctions is caused by occlusion of the right coronary artery because 80% to 90% of hearts are "right artery" dominant. However, the lateral and posterior walls of the left ventricle are perfused by the left circumflex artery. Therefore this heart is "left artery" dominant, and the **occlusion is in the distal left circumflex**.

278. (A) The primary goal for patients suffering acute myocardial infarction is to limit ischemic time. Therefore the goal is to rapidly assess the patient for **candidacy for either percutaneous coronary intervention (PCI) or fibrinolytic therapy**. Oxygen, aspirin, and nitrates are the only medications included in the initial therapy of all acute coronary syndromes. The decision to administer the other agents listed is case dependent.

시나리오 7

279. (B) The rhythm is patterned irregularity. There are more P waves than QRS complexes; therefore an atrioventricular block (AVB) is present. The PR interval is 0.20 second in complex 2 and 0.24 second in complex 3. There is no QRS following the next P wave. This progressive lengthening of the PR interval and "dropped" QRS complex is characteristic of second **AVB type I (Wenckebach)**.

280. (D) The conduction ratio is always the number of P waves to QRS complexes. In this case there are three P waves to every two QRS complexes. Therefore the ratio is **3:2**.

281. (A) More than likely this is the **patient's underlying cardiac rhythm**. The rate is normal and would not be expected to result in hemodynamic compromise. This is common dysrhythmia in the elderly and does not require treatment.

시나리오 8

282. (D) Although it is possible that a wide QRS complex tachycardia could be supraventricular tachycardia in the emergent situation, it **is prudent to assume the rhythm is ventricular tachycardia until proven otherwise**. The QRS complexes are uniform "monomorphic" and therefore do not meet the criteria for torsades de pointes. Ventricular fibrillation would not produce a pulse and would appear totally chaotic on the monitor.

283. (D) Despite the presence of a pulse, the dysrhythmia has resulted in shock and must be terminated immediately. This is accomplished by administering a **synchronized cardioversion at 100 joules**. Defibrillation would be effective in terminating the dysrhythmia, but the higher energy and lack of synchronized delivery are more likely to result in producing ventricular fibrillation.

284. (D) The presence of inverted T waves in leads V_1 to V_6 are consistent with extensive myocardial ischemia. The ST segments in V_1 to V_3 are upsloping, which is characteristic of ischemia. These are common findings after defibrillation or could represent an underlying acute coronary syndrome, which precipitated the dysrhythmia.

시나리오 9

285. (A) The rhythm is regular. P and P′ waves are present. The PR interval varies due to the varying location of the P waves. The QRS complex is less than 0.12 second. The conduction ratio is 1:1. The rate is 70. This is characteristic of **junctional tachycardia**. Junctional escape rhythm would have a rate between 40 and 60. Multiatrial tachycardia would have a rate greater than 100. A wandering atrial pacemaker requires the identification of three or more ectopic P waves.

286. (B) Damage to the AV, which occurs during an **inferior wall myocardial infarction**, is a common cause of this dysrhythmia. Although it can occur in rheumatic heart disease, the patient's history is consistent with an acute coronary syndrome. Adrenergic agents and pericarditis are not associated with junctional tachycardia.

287. (A) Junctional tachycardia results from **disruption of normal conduction through the AV node**.

시나리오 10

288. (B) This is a dual-chamber pacemaker that senses and paces both the atria and ventricles and is inhibited by electrical activity from both sites. Therefore it is referred to as **D (dual-chamber sense)**, **D (dual-chamber pace)**, **I (inhibited)**. The AAI pacemaker only senses and paces the atria. VDD senses the ventricles, paces both atria and ventricles, and is a demand pacemaker. VVI pacemakers only sense and pace the ventricle.

289. (C) There are pacer spikes without corresponding P′ and QRS complexes. This indicates the pacemaker is firing but the electrical discharge is not, resulting in depolarization of the myocardium. **This condition is referred to as failure to capture because the pacemaker is not "capturing" the myocardium**.

290. (C) The patient has a history of congestive heart failure; therefore **a large-volume fluid resuscitation would be contraindicated**. Although the patient's blood pressure is low, he or she is conscious and therefore cautious therapy would include supplemental oxygen, institution of transcutaneous pacing once the patient is sedated, and a cardiology consultation for evaluation of the malfunctioning pacemaker.

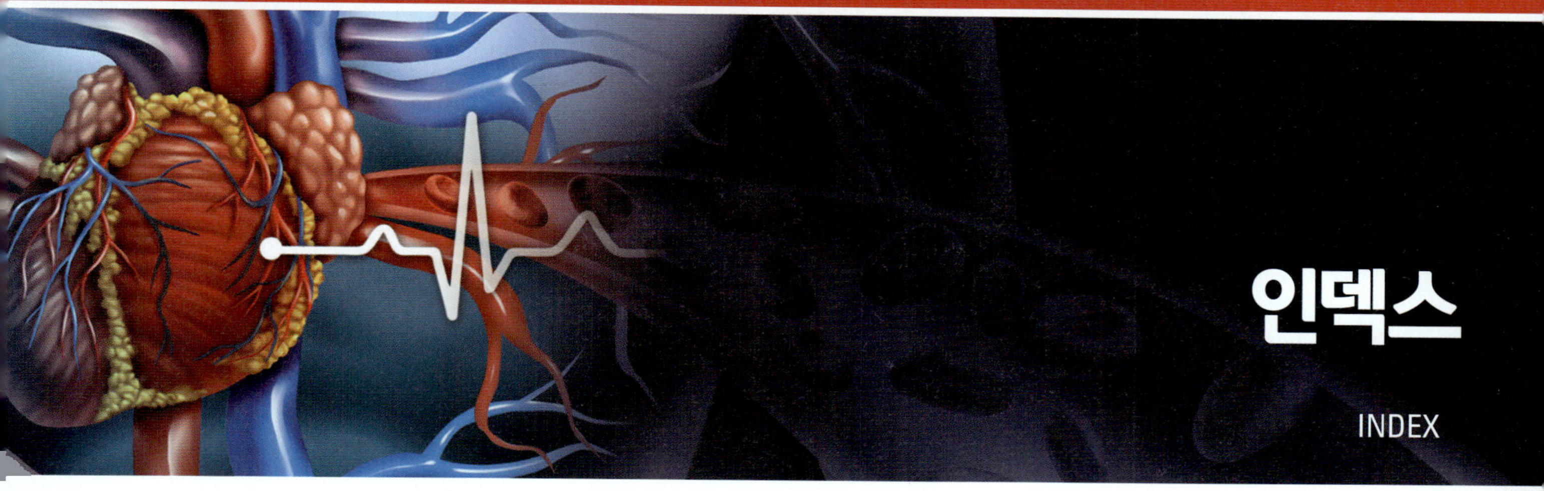

인덱스

INDEX

ㅅ

ㅇ

ㅈ

ㅊ

ㅋ

L

M

N

O

P

R

S

T

V

W

기타